MANUAL WASHINGTON®
DE ESPECIALIDADES CLÍNICAS

Reumatología

3ª. EDICIÓN

Editores

María C. González-Mayda, MD

Assistant Professor of Medicine
Division of Rheumatology
Washington University School of Medicine
St. Louis, Missouri

Prabha Ranganathan, MD, MSCI

Professor of Medicine
Division of Rheumatology
Washington University School of Medicine
St. Louis, Missouri

Editores de la serie

Thomas Ciesielski, MD

Assistant Professor of Medicine
Department of Internal Medicine
Division of General Medicine
Washington University School of Medicine
St. Louis, Missouri

Thomas M. De Fer, MD, FACP

Professor of Medicine
Associate Dean for Medical Student
Education
Department of Medicine
Washington University School of Medicine
St. Louis, Missouri

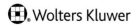

Wolters Kluwer

Philadelphia • Baltimore • New York • London
Buenos Aires • Hong Kong • Sydney • Tokyo

Av. Carrilet, 3, 9.ª planta, Edificio D
Ciutat de la Justícia
08902 L'Hospitalet de Llobregat
Barcelona (España)
Tel.: 93 344 47 18
Fax: 93 344 47 16
Correo electrónico: consultas@wolterskluwer.com

Revisión científica:
Dra. Judith López Zepeda
Médica Internista, Facultad de Medicina, Universidad Nacional Autónoma de México (UNAM)
Reumatóloga, Universidad Nacional Autónoma de México (UNAM)

Traducción:
Pilar Obón León

Dirección editorial: Carlos Mendoza
Editor de desarrollo: María Teresa Zapata
Gerente de mercadotecnia: Simon Kears
Cuidado de la edición: M&N Medical Solutrad, S.A. de C.V.
Maquetación: M&N Medical Solutrad, S.A. de C.V.
Adaptación de portada: Jesús Esteban Mendoza
Impresión: C&C Offset / Impreso en China

Contenido

PARTE I. INTRODUCCIÓN A LA CONSULTA DE REUMATOLOGÍA

PARTE II. PRINCIPALES ENFERMEDADES REUMÁTICAS

PARTE III. ESPONDILOARTROPATIAS SERONEGATIVAS

PARTE IV. ARTRITIS POR CRISTALES

PARTE VI. INFECCIONES Y TRASTORNOS RELACIONADOS

PARTE VII. OTRAS ENFERMEDADES REUMÁTICAS

Autores colaboradores

Richard D. Brasington, MD
Professor of Medicine
Division of Rheumatology
Washington University School of Medicine
St. Louis, Missouri

Philip Chu, MD
Hospitalist
Division of Hospital Medicine
Washington University School of Medicine
St. Louis, Missouri

Jennifer L. Demertzis, MD
Associate Professor of Radiology
Department of Radiology
Washington University School of Medicine
St. Louis, Missouri

Vladimir Despotovic, MD
Associate Professor of Medicine
Department of Pulmonary and Critical Care Medicine
Washington University School of Medicine
St. Louis, Missouri

Colin Diffie, MD
Instructor in Medicine
Division of Rheumatology
Washington University School of Medicine
St. Louis, Missouri

Devon M. DiVito, MD
Fellow
Musculoskeletal Section
Mallinckrodt Institute of Radiology
Washington University School of Medicine
St. Louis, Missouri

Jaime Flores-Ruiz, MD
Resident
Department of Medicine
Washington University School of Medicine
St. Louis, Missouri

Anneliese M. Flynn, MD
Fellow
Division of Rheumatology
Washington University School of Medicine
St. Louis, Missouri

Yuka Furuya, MD
Fellow
Division of Pulmonary and Critical Care Medicine
Washington University School of Medicine
St. Louis, Missouri

María C. González-Mayda, MD
Assistant Professor of Medicine
Division of Rheumatology
Washington University School of Medicine
St. Louis, Missouri

Michiko Inaba, MD
Fellow
Division of Rheumatology
Washington University School of Medicine
St. Louis, Missouri

Divya Jayakumar, MD
Fellow
Division of Rheumatology
Washington University School of Medicine
St. Louis, Missouri

Heather A. Jones, MD
Assistant Professor
Division of Dermatology
Washington University School of Medicine
St. Louis, Missouri

Amy M. Joseph, MD
Professor of Medicine
Division of Rheumatology
Washington University School of Medicine
St. Louis, Missouri

Alfred H. J. Kim, MD, PhD

Assistant Professor of Medicine
Division of Rheumatology
Washington University School of Medicine
St. Louis, Missouri

Iris Lee, MD

Fellow
Division of Rheumatology
Washington University School of Medicine
St. Louis, Missouri

Kelvin J. Lee, MD

Fellow
Division of Rheumatology
Washington University School of Medicine
St. Louis, Missouri

Jonathan J. Miner, MD, PhD

Assistant Professor of Medicine
Division of Rheumatology
Washington University School of Medicine
St. Louis, Missouri

Michael A. Paley, MD, PhD

Fellow
Division of Rheumatology
Washington University School of Medicine
St. Louis, Missouri

Deborah L. Parks, MD

Professor of Medicine
Division of Rheumatology
Washington University School of Medicine
St. Louis, Missouri

Prabha Ranganathan, MD, MSCI

Professor of Medicine
Division of Rheumatology
Washington University School of Medicine
St. Louis, Missouri

Christine N. Schafer, MD

Resident
Division of Dermatology
Washington University School of Medicine
St. Louis, Missouri

Deepali Sen, MD

Assistant Professor of Medicine
Division of Rheumatology
Washington University School of Medicine
St. Louis, Missouri

Adrian Shifren, MD

Associate Professor of Medicine
Division of Pulmonary and Critical Care
  Medicine
Washington University School of Medicine
St. Louis, Missouri

Shuang Song, MD, PhD

Fellow
Division of Rheumatology
Washington University School of Medicine
St. Louis, Missouri

Can M. Sungur, MD, PhD

Fellow
Division of Rheumatology
Washington University School of Medicine
St. Louis, Missouri

Wayne M. Yokoyama, MD

Professor of Medicine
Division of Rheumatology
Washington University School of Medicine
St. Louis, Missouri

Roseanne F. Zhao, MD, PhD

Fellow
Division of Rheumatology
Washington University School of Medicine
St. Louis, Missouri

Lisa A. Zickuhr, MD

Instructor in Medicine
Division of Rheumatology
Washington University School of Medicine
St. Louis, Missouri

Nota de la directora

Es un placer para mí presentar la nueva edición del *Manual Washington® de especialidades clínicas. Reumatología.* Este libro de bolsillo continúa siendo una excelente referencia primaria para estudiantes de medicina, internos, residentes y otros facultativos que necesitan un acceso fácil a la información clínica práctica para diagnosticar y tratar a pacientes con una amplia variedad de trastornos autoinmunes y reumatológicos. El conocimiento médico continúa aumentando a una velocidad sorprendente, lo que constituye un reto para que los facultativos se mantengan actualizados respecto de los descubrimientos biomédicos, avances genómicos e inmunológicos, y la terapéutica nueva, que pueden tener un impacto positivo sobre los resultados que se obtienen en el tratamiento de los pacientes. En la serie *Manual Washington® de especialidades clínicas* se aborda este reto mediante la aportación concisa y práctica de información científica actual a los clínicos para ayudarles en el diagnóstico, la investigación y el tratamiento de los trastornos autoinmunes y reumatológicos.

Deseo agradecer personalmente a los autores, entre los que se incluyen residentes, becarios y asistentes a la Washington University School of Medicine y el Barnes-Jewish Hospital. Su compromiso en la atención e instrucción de los pacientes es insuperable, y sus esfuerzos y destrezas para la compilación de este manual son evidentes en la calidad del producto final. En particular, desearía destacar a nuestras editoras, Drs. María C. González-Mayda y Prabha Ranganathan, y a los editores ejecutivos, Drs. Thomas Cielsielski y Tom De Fer, que trabajaron incansablemente para producir otra edición sobresaliente de este manual. Creo que este manual de subespecialidad alcanzará su meta deseada de aportar conocimientos prácticos que puedan aplicarse directamente en la estancia hospitalaria y en contextos externos, para mejorar la atención a los pacientes.

Victoria J. Fraser, MD
Adolphus Busch Professor of Medicine
Chair of the Department of Medicine
Washington University School of Medicine
St. Louis, Missouri

Prefacio

Cuando comenzamos a planear la tercera edición de este manual, se hizo claro que habían ocurrido tremendos avances en reumatología, especialmente en nuevos tratamientos, en los últimos ocho años. Conscientes de esto, hemos revisado y actualizado minuciosamente cada capítulo, y añadido algunos nuevos. Escribimos este manual como una guía de referencia rápida para la reumatología para el internista general y el subespecialista. Nuestra audiencia objetivo también incluye a los estudiantes de medicina, residentes, becarios y otros profesionales médicos que atienden a pacientes con enfermedades reumáticas. Este manual no pretende ser exhaustivo; más bien, constituye un compendio de reumatología. Las editoras quieren agradecer a todos los autores que contribuyeron por tomarse el tiempo dentro de sus ocupados horarios para participar en este proyecto. Un agradecimiento especial a nuestras familias por su gran apoyo y por soportar las largas horas que pasamos editando y leyendo el material. Nuestros mejores deseos a nuestros lectores en su estudio de la reumatología, un campo dinámico que sigue inspirándonos y entusiasmándonos.

María C. González-Mayda

Prabha Ranganathan

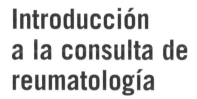

Introducción
a la consulta de
reumatología

Abordaje del paciente con enfermedades reumáticas

1

Iris Lee & María C. González-Mayda

PRINCIPIOS GENERALES

- Las manifestaciones musculoesqueléticas contribuyen a la mayor parte de las consultas externas en la comunidad.
  - o Muchas son autolimitadas o se trata de problemas localizados que mejoran con el tratamiento sistemático.
  - o Otros trastornos (p. ej., artritis infecciosa, artritis inducida por cristales, fracturas) requieren diagnóstico y tratamiento urgentes.
- Se requiere un interrogatorio exhaustivo y la exploración física para ayudar a establecer el diagnóstico.
  - o Los trastornos musculoesqueléticos se pueden clasificar de acuerdo con sus síntomas de presentación —inflamatorios frente a no inflamatorios, y articulares frente a no articulares.
  - o Los problemas musculoesqueléticos en ocasiones constituyen la presentación inicial de enfermedades como el cáncer y las endocrinopatías.
- Use pruebas auxiliares específicas, como radiografías, análisis del laboratorio y artrocentesis para ayudar a confirmar el diagnóstico inicial.
- Las enfermedades reumáticas afectan principalmente el sistema musculoesquelético.
  - o Los trastornos inflamatorios a menudo se acompañan de manifestaciones sistémicas (fiebre y disminución ponderal) y de la afección de otros tejidos y órganos (riñón, piel, pulmón, ojo, trastornos hematológicos).
  - o Dado que estas enfermedades afectan múltiples órganos, aparatos y sistemas constituyen, por tanto, un reto para el diagnóstico, de tratamiento complejo y a menudo son aleccionadas.
- Las consultas intrahospitalarias suelen incluir a pacientes con diagnósticos conocidos (una persona con lupus que ingresó por una crisis) o con afección de múltiples órganos, aparatos y sistemas, y la sospecha de una enfermedad reumática sistémica (un paciente con insuficiencia respiratoria o renal que presenta anticuerpos citoplásmicos contra neutrófilos [ANCA] positivos).

Clasificación

El siguiente es un esquema de abordaje de los pacientes con manifestaciones musculoesqueléticas en las consultas intrahospitalarias frecuentes. Los problemas regionales (p. ej., trastornos musculoesqueléticos no sistémicos), se tratan en el capítulo 8.

Inflamatorios frente a no inflamatorios

En la tabla 1-1 se presentan las características de los trastornos inflamatorios y no inflamatorios. Tales diferenciaciones suelen ser útiles, pero no absolutas.

- **Trastornos inflamatorios**
  - o Se caracterizan por la presencia de síntomas sistémicos (fiebre, rigidez, disminución de peso, fatiga). La rigidez articular es frecuente después del reposo prolongado (rigidez matutina) y mejora con la actividad.
    - La duración > 1 hora sugiere un trastorno inflamatorio.
    - Los trastornos no inflamatorios pueden causar rigidez, que por lo general dura < 30 minutos, y los síntomas articulares aumentan con el uso y al soportar peso.
  - o Signos de inflamación articular a la exploración física (**eritema, aumento de temperatura local, edema, limitación funcional, rigidez**).
  - o Pruebas de laboratorio para valorar la inflamación (aumento de la velocidad de sedimentación globular y de la proteína C reactiva, hipoalbuminemia, anemia normocrómica normocítica, trombocitosis). Los trastornos inflamatorios pueden ser de **origen inmunitario** (lupus eritematoso sistémico [LES], artritis reumatoide [AR]), **reactivos** (artritis reactiva [ARe]), **infecciosos** (artritis gonocócica o **inducidos por cristales** (gota, seudogota).

TABLA 1-1	TRASTORNOS INFLAMATORIOS EN COMPARACIÓN CON NO INFLAMATORIOS	
Síntomas	Trastornos no inflamatorios (p. ej., osteoartrosis)	Trastornos inflamatorios (p. ej., artritis reumatoide, lupus eritematoso sistémico)
Rigidez matutina	Focal, breve, < 1 hora. Por lo general ≤ 30 minutos	Significativa y prolongada > 1 h
Síntomas constitucionales	Ausentes	Presentes
Periodo de máximo malestar	Después del uso prolongado	Después de la inactividad prolongada
Rigidez o inestabilidad	Implica un cuerpo extraño, anomalía intraarticular o debilidad de ligamentos, muscular o tendinosa	Poco frecuente
Simetría (localización bilateral)	Ocasional	Frecuente

- **Trastornos no inflamatorios**
  - o Se caracterizan por la ausencia de síntomas sistémicos, **dolor sin eritema o aumento de temperatura local**, pruebas de laboratorio normales.
  - o La osteoartrosis (OA), la fibromialgia y los trastornos traumáticos inicialmente son no inflamatorios.

Articular frente a no articular
- El dolor puede aparecer en:
  - o **Estructuras articulares** (membrana sinovial, cartílago, ligamentos intraarticulares, la cápsula o superficies óseas articulares).
  - o **Estructuras periarticulares** (bursas, tendones, músculos, huesos, nervios, piel).
  - o **Estructuras no articulares** (p. ej., dolor cardíaco referido al hombro).
- **Trastornos articulares**
  - o Causan dolor profundo o difuso, que empeora con los movimientos activos o pasivos.
  - o La exploración física puede mostrar deformidad, aumento de temperatura local, edema, derrame, crepitación o limitación funcional.
    - ▪ Por **artralgia** se hace referencia a la aparición de dolor articular sin anomalías a la exploración.
    - ▪ La **artritis** indica la presencia de una anomalía de la articulación (aumento de calor local, edema, eritema, limitación funcional o deformidad).
    - ▪ **Sinovitis** (inflamación de la membrana sinovial que cubre la articulación), que es un edema pastoso, con hipersensibilidad de la articulación, que pierde la definición de sus bordes a la exploración. La sinovitis es fácil de detectar en las articulaciones de los dedos y las muñecas.
- **Enfermedades no articulares**
  - o Por lo general presentan hipersensibilidad localizada y mayor dolor con el movimiento activo, pero con el pasivo.
  - o La exploración física por lo general no muestra deformidad o edema articulares.

DIAGNÓSTICO

Cuadro clínico
- La valoración de las manifestaciones musculoesqueléticas debería determinar si el trastorno es inflamatorio o no, las articulaciones o las estructuras periarticulares afectadas, así como su número y patrón. Esto último es importante para el diagnóstico.

- Número y patrón de las articulaciones afectadas.
  - Una **monoartritis aguda** sugiere una infección, pero es posible que también corresponda a gota o a traumatismos.
  - La **afección asimétrica, oligoarticular** (< 5 articulaciones), en particular en las extremidades inferiores, es común en la OA y la AR.
  - La **afección simétrica, poliarticular** (≥ 5 articulaciones), en particular en las extremidades inferiores, es típica de la AR y el LES.
  - La afección de la **columna vertebral**, las **articulaciones sacroilíacas** y las **esternoclaviculares** es característica de la espondilitis anquilosante (EA).
  - En las manos, las **articulaciones interfalángicas distales (IFD)** se afectan en la OA (nódulos de Heberden) y en la artritis psoriásica (APs), pero se respetan en la AR.
  - La afección de las **articulaciones interfalángicas proximales (IFP)** se observa en la OA (nódulos de Bouchard) y la AR.
  - Las **articulaciones metacarpofalángicas (MCF)** se afectan en la AR pero no en la OA.
  - La **artritis de la primera articulación metatarsofalángica (MTF) aguda** es clásica de la gota (podagra), pero también se observa en la OA y la AR.
  - Las vasculitis y el LES se pueden presentar con **afección de múltiples órganos, aparatos y sistemas**, a menudo sin manifestaciones articulares mayores.
  - La fibromialgia se presenta con **dolor difuso**, pero sin artritis.
  - Los pacientes con miositis acuden con **debilidad muscular**, en ocasiones acompañado de exantemas y rara vez con artritis.

Historia clínica
- Suele ser suficiente realizar un interrogatorio y una exploración física exhaustivos para llegar al diagnóstico.
- Ciertas enfermedades son más frecuentes en **grupos etarios y géneros específicos**.
  - LES, AR juvenil y artritis gonocócica son más frecuentes en los jóvenes.
  - Gota, OA y AR son más frecuentes en personas de edad avanzada.
  - La polimialgia reumática (PMR) y la artritis de células gigantes se presentan en el anciano.
  - La gota y la EA son más frecuentes en los hombres; la primera es rara en mujeres antes de la menopausia.
  - LES, AR y OA son más frecuentes en las mujeres.
- Pregunte acerca de **dolor**, edema, debilidad, hipersensibilidad, limitación de movimiento, rigidez, así como sobre síntomas constitucionales cuando haya una manifestación musculoesquelética, ya que estas claves ayudarán a reducir las opciones de diagnóstico.
  - Por ejemplo, el dolor articular que se presenta en reposo y que empeora con el movimiento sugiere un proceso inflamatorio; en tanto que el dolor que aparece con la actividad y se alivia con el reposo, suele indicar un trastorno mecánico, como una artritis degenerativa.
- Indague acerca de qué **medicamentos** se están tomando, ya que algunos de ellos tienen efectos secundarios relacionados y los pacientes con fármacos inmunosupresores tienen predisposición a presentar infecciones.
  - Algunos medicamentos pueden causar un **síndrome similar al lupus** (p. ej., hidralazina, procainamida), **miopatías** (p. ej., estatinas, colchicina, zidovudina) u **osteoporosis** (p. ej., corticoesteroides, fenitoína).
  - El **alcohol**, por lo general, precipita la gota y, aunque en raras ocasiones, llega a ocasionar miopatías y necrosis avascular.
  - En algunos casos ocurren vasculitis, artralgias y rabdomiólisis con el **abuso de sustancias** (p. ej., cocaína, heroína).
- Ciertas regiones de Estados Unidos y Europa tienen una mayor incidencia de **enfermedad de Lyme**, por tanto, es importante preguntar si el paciente ha realizado viajes recientes a esas zonas.
- Los **antecedentes familiares** suelen estar implicados en la EA, la gota y la OA.
- En la **revisión de órganos, aparatos y sistemas**, es factible identificar otros órganos afectados y respaldar el diagnóstico.
  - El **sistema nervioso** puede afectarse en el LES, las vasculitis y la enfermedad de Lyme.
  - La **afección ocular** puede ser grave y se presenta en el síndrome de Sjögren, AR, las espondiloartropatías seronegativas, la artritis de células gigantes, la enfermedad de Behçet y la granulomatosis de Wegener.
  - Son frecuentes las **úlceras en la mucosa oral** en el LES, la artritis enteropática y la enfermedad de Behçet.
  - Se observan **exantemas** en el LES, vasculitis, APs, dermatomiositis, enfermedad de Still de inicio en el adulto y enfermedad de Lyme.

o El **fenómeno de Raynaud** es una constricción paroxística reversible de las pequeñas arterias, que ocurre con frecuencia máxima en los dedos de manos y pies, y se precipita por el frío y el estrés. La consecuencia clásica es la palidez inicial, seguida de cianosis y finalmente eritema, debida a la vasodilatación y que se acompaña de entumecimiento o punzadas. Puede ser idiopática o relacionarse con esclerodermia, LES, AR y enfermedad mixta del tejido conjuntivo (EMTC).

o Es posible que ocurran **pleuritis** y **pericarditis** en AR, LES, EMTC y la enfermedad de Still del adulto.

o Se observa **afección gastrointestinal** en la artritis enteropática; la polimiositis y la esclerodermia; esta última quizá se relacione con disfagia.

Exploración física
- Adapte la exploración física con base en las manifestaciones presentes.
- Si la principal manifestación es de artritis o artralgia, busque signos de inflamación, como edema, aumento de temperatura local, eritema sobre la articulación y las estructuras circundantes, hipersensibilidad, deformidad, limitación del movimiento, inestabilidad de la articulación y crepitación.
- Si el dolor parece de origen no articular, revise las bursas, los tendones, ligamentos y huesos circundantes en busca de hipersensibilidad e inflamación.
- Si hay sospecha de afección sistémica, asegúrese de hacer una exploración exhaustiva de cabeza a pies, de manera que no pase por alto algún dato importante que pudiese dilucidar la etiología de los síntomas. Además de un examen minucioso de todas las articulaciones, revise:
  o El cabello en busca de alopecia o exantemas.
  o La piel para detectar decoloración, exantema, alteración, ampollas, así como las uñas, para localizar pequeñas depresiones.
  o La nariz y la boca en busca de signos de ulceración.
  o El corazón y los pulmones para descubrir síntomas de frotes pericárdicos, pleurales, y así sucesivamente.
  o El abdomen en busca de signos de serositis, dolor relacionado con el intestino isquémico, etc.
  o Los genitales a fin de localizar ulceraciones si hay sospecha clínica de enfermedad de Behçet o enfermedad inflamatoria intestinal.
- El examen del dorso debe incluir las apófisis espinosas, así como los músculos pararraquídeos y los circundantes. No olvide revisar también las articulaciones sacroilíacas.

Diagnóstico diferencial

Abordaje de las monoartritis
- Son causas comunes de monoartritis las **infecciones**, la **artritis inducida por cristales** y los **traumatismos** (tabla 1-2).
- El dolor o edema agudo de una sola articulación requiere valoración inmediata de una artritis infecciosa, que puede destruirla rápidamente si no se trata (fig. 1-1).[1]
- También es importante distinguir el dolor que surge de las estructuras periarticulares (tendones, bursas) que suele requerir sólo tratamiento sintomático, y los casos de dolor referido (dolor de hombro por peritonitis o cardiopatía).
- El interrogatorio debería excluir traumatismos y puede aportar claves como:
  o Antecedente de piquete de garrapata (enfermedad de Lyme).
  o Factores de riesgo sexuales (artritis gonocócica).
  o Colitis, uveítis y uretritis (espondiloartropatías seronegativas).
- La exploración física suele distinguir entre trastornos articulares y no articulares.
- **Realice una artrocentesis en los pacientes con monoartritis aguda** (véase capítulo 4). Envíe a análisis el líquido sinovial para:
  o Determinar la cifra de leucocitos con diferencial (> 2 000/mm³ sugieren un proceso inflamatorio).
  o Tinción de Gram y cultivo.
  o Análisis de cristales. En una preparación en fresco del líquido bajo microscopia de luz polarizada es factible identificar cristales, **pero su presencia no descarta una infección**.
- La biopsia sinovial y la artroscopia se utilizan a veces para diagnosticar la monoartritis crónica.
- **Cultivo de otras fuentes potenciales** de infección (faringe, cuello uterino, recto, heridas, sangre).

TABLA 1-2	MANIFESTACIONES Y CAUSAS DE MONOARTRITIS	
Tipo	**Manifestaciones**	**Causas**
Artritis infecciosa	Frecuente; aguda; en ocasiones con fiebre o leucocitosis; el cultivo de líquido sinovial suele confirmar la artritis no gonocócica	Bacterianas (gonococos y *Staphylococcus aureus*). También virus (HIV, de la hepatitis B), hongos, micobacterias, enfermedad de Lyme
Artritis inducida por cristales	Frecuente; de inicio muy agudo; en extremo doloroso; se observan cristales en el estudio al microscopio del líquido sinovial	Cristales de urato monosódico (gota), cristales de pirofosfato de calcio dihidratado y otros
Osteoartrosis	Frecuente; por lo general en extremidades inferiores; el líquido sinovial no muestra características inflamatorias	Puede ser primaria o secundaria a traumatismo, hemocromatosis
Traumatismos	Frecuente; el interrogatorio lleva al diagnóstico. Es inusual en pacientes hospitalizados	Fracturas, hemartrosis, alteraciones internas
Necrosis avascular de hueso	Poco frecuente, más común en la cadera, la rodilla o el hombro	Los factores de riesgo incluyen traumatismos, uso de corticoesteroides, alcohol
Tumores	Poco frecuente	Benignos o malignos, primarios o metastásicos
Enfermedades sistémicas con inicio monoarticular	Poco frecuente (quizá se requiera dar seguimiento para llegar al diagnóstico)	Artritis psoriásica, lupus eritematoso sistémico, artritis reactiva, artritis reumatoide

- Las radiografías son útiles en casos de traumatismos y pueden mostrar OA o condrocalcinosis en la enfermedad por depósito de pirofosfato de calcio.
- **Un paciente con líquido sinovial que resulta altamente inflamatorio requiere tratamiento empírico con antibióticos hasta concluir la valoración, incluyendo cultivos.**

Abordaje de las poliartritis
- Constituyen uno de los problemas más frecuentes en reumatología (fig. 1-2).[1]
- El número y el patrón de la afección de las articulaciones sugieren el diagnóstico (tabla 1-3).
- Existen múltiples posibles causas no articulares de dolor articular generalizado.
  - o Los trastornos de estructuras periarticulares (tendones, bursas) causan dolor articular, aunque por lo general afectan sólo una articulación.
  - o Las miopatías en ocasiones causan dolor disperso, pero el síntoma primario es la debilidad muscular.
  - o La PMR causa dolor de la cintura pélvica y los hombros, con rigidez matutina, pero no suele haber artritis a la exploración; la debilidad no es una característica de esta enfermedad.
  - o Las neuropatías, las enfermedades óseas primarias (como la de Paget) y la fibromialgia en ocasiones provocan dolor disperso, pero es posible diferenciarlas en el interrogatorio y la exploración física.

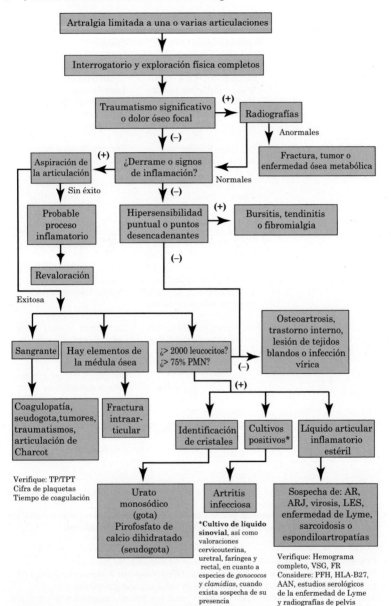

FIGURA 1-1. Algoritmo para abordar las monoartritis. AAN, anticuerpos antinucleares; AR, artritis reumatoide; ARJ, artritis reumatoide juvenil; FR, factor reumatoide; LES, lupus eritematoso sistémico; PFH, pruebas de función hepática; PMN, leucocitos polimorfonucleares; TP, tiempo de protrombina; TPT, tiempo parcial de tromboplastina; VSG, velocidad de sedimentación globular. (Adaptada del American College of Rheumatology ad hoc Committee on Clinical Guidelines. Guidelines for the initial evaluation of the adult patient with acute musculoskeletal symptoms. *Arthritis Rheum.* 1996;39:1).

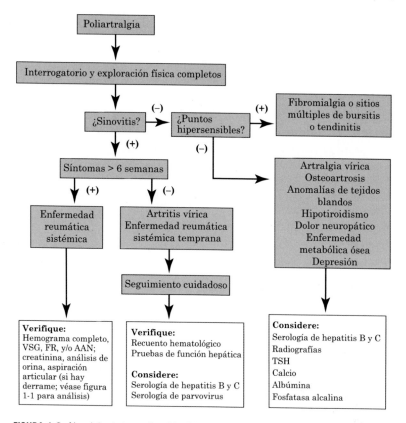

FIGURA 1-2. Abordaje de las poliartritis. AAN, anticuerpos antinucleares; FR, factor reumatoide; TSH, hormona estimulante de la tiroides; VSG, velocidad de sedimentación globular. (Adaptada de American College of Rheumatology ad hoc Committee on Clinical Guidelines. Guidelines for the initial evaluation of the adult patient with acute musculoskeletal symptoms. *Arthritis Rheum.* 1996;39:1).

- La **AR** es la artritis poliarticular paradigma.
  - Dada su frecuencia (entre 0.5% y 1%), es importante reconocer y distinguir la AR de otros tipos de artritis.[2]
  - La AR a menudo inicia con **artritis periférica simétrica** de múltiples articulaciones de manos, muñecas y pies, que progresan durante semanas a meses. La rigidez matutina es significativa y a menudo tiene una duración de más de una hora. Otras articulaciones (rodillas, tobillos, hombros, codos) se ven afectadas de forma secuencial. También es factible observar afección de la columna cervical y de las articulaciones temporomandibular y esternoclavicular.
  - No se aprecia afección de la columna lumbar, de las articulaciones sacroilíacas e IFD.
- En ocasiones ocurre **LES** con poliartritis similar a la AR. La artritis quizá sea intermitente y esté acompañada de fiebre, exantema, serositis y la afección de otros órganos.
- La **artritis vírica** (debida a parvovirus B19, hepatitis B, rubéola, virus de inmunodeficiencia humana [HIV]) puede tener un inicio agudo con fiebre y exantema, y persistir durante meses.

TABLA 1-3 CAUSAS DE POLIARTRITIS

Inflamatorias

Poliarticulares periféricas (por lo general, simétricas)

Artritis reumatoide (por lo general, se presenta de forma insidiosa, aditiva)

Artritis vírica (por lo general, de inicio agudo)

Lupus eritematoso sistémico

Artritis psoriásica (en ocasiones)

Reumatismo palindrómico (ataques recurrentes)

Infección oligoarticular axial (por lo general asimétrica de las articulaciones de las extremidades inferiores)

Espondiloartropatías seronegativas (espondilitis anquilosante, artritis reactiva, artritis psoriásica y artritis enteropática)

Oligoarticular sin afección axial (más comúnmente asimétrica)

Enfermedad de Lyme

Gota poliarticular (con frecuencia monoarticular)

Enfermedad por depósito de pirofosfato de calcio

Endocarditis bacteriana

Artritis infecciosa (en particular en pacientes con artritis reumatoide)

Sarcoidosis

Enfermedad de Behçet y policondritis recidivante (rara)

Fiebre reumática (por lo general migratoria)

No inflamatorias

Osteoartrosis (de las manos, generalizada, postraumática; puede ser secundaria a enfermedades metabólicas como hemocromatosis, ocronosis, acromegalia)

Drepanocitosis (enfermedad drepanocítica)

Osteoartropatía hipertrófica

Otras (raras; leucemia, hemofilia, amiloidosis)

- El **reumatismo palindrómico** causa crisis recurrentes de artritis simétrica que afectan manos, muñecas y rodillas, y son autolimitadas, durante varios días.
- Las **espondiloartropatías seronegativas** (espondiloartropatía axial, ARe, APs, etc.) se caracterizan por afección de la columna vertebral y la articulación sacroilíaca, entesopatía (dolor de los sitios de inserción de los tendones al hueso) y grados variables de afección de las articulaciones periféricas, ojo, piel y tubo gastrointestinal.
  - La afección articular periférica suele ser **asimétrica**, **oligoarticular** y de las extremidades inferiores (rodilla, tobillo).
  - En ocasiones se observa **dactilitis**, un edema difuso ("en salchicha") en los dedos de manos y pies, que es característica de ARe y APs.
  - Hay una forma poliarticular simétrica de APs, similar a la AR.
- En la enfermedad de Behçet, la sarcoidosis y la policondritis recidivante también llega a observarse enfermedad oligoarticular.
- La **artritis bacteriana** en ocasiones es poliarticular en pacientes con daño previo de las articulaciones (AR).

- La **artritis gonocócica** puede ser migratoria y se acompaña de fiebre, lesiones cutáneas pustulosas y tenosinovitis.
- Algunas veces hay fiebre y artralgias migratorias o artritis leve en la **enfermedad de Lyme** temprana, y meses después aparece una artritis oligoarticular persistente.
- La **endocarditis bacteriana** suele presentarse con fiebre, dolor dorsal bajo y artralgias, y tal vez conlleve un factor reumatoide (FR) positivo.
- La **gota** suele ser monoarticular, pero a veces se observa poliartritis, sobre todo en etapas avanzadas de la enfermedad.
- La seudogota puede presentarse como "seudo AR" con afección bilateral de manos y muñecas.
- Se produce fiebre reumática tras una infección estreptocócica, caracterizada por artritis migratoria de articulaciones grandes, fiebre y afección extraarticular (carditis, corea, exantema).
- La OA es la forma más frecuente de poliartritis no inflamatoria.
  o A menudo se ven implicadas las articulaciones **IFP** y la **IFD**, la **primera articulación carpometacarpiana**, las **rodillas**, las **caderas** y la **primera articulación MTF**.
  o La hemocromatosis predispone a la OA en articulaciones inusuales (segunda y tercera MCF).

Abordaje de los pacientes con anticuerpos antinucleares positivos
- Los **anticuerpos antinucleares (AAN)** son autoanticuerpos que se dirigen a los ácidos nucleicos y antígenos de nucleoproteínas, y suelen detectarse por inmunofluorescencia (véase capítulo 5) (figura 1-3).[3]
- Los AAN son **muy sensibles** pero no son específicos de LES; su ausencia por los métodos de análisis actuales prácticamente descarta el LES.
- Los AAN están presentes en otras enfermedades reumáticas (p. ej., esclerodermia, EMTC, polimiositis, síndrome de Sjögren) y en el lupus inducido por fármacos (LE inducido) y algunas enfermedades infecciosas (p. ej., por HIV) así como hasta en el 30% de los individuos sanos.[4]
- También están presentes en muchos pacientes con trastornos hepáticos o pulmonares crónicos, y en aquellos con enfermedades autoinmunitarias no articulares, como la tiroiditis.
- **Debería ordenarse una prueba de AAN solo cuando se sospeche que un paciente tiene un trastorno inmunitario subyacente, como el LES.**
- Ante un resultado positivo de AAN debe realizarse un interrogatorio y exploración física completos para identificar tales trastornos.
  o El antecedente de uso de hidralazina o procainamida sugiere LE inducido.
  o Miositis, cambios cutáneos y fenómeno de Raynaud sugieren EMTC, miositis o esclerodermia.
  o Los síntomas de resequedad (ojos y boca) sugieren síndrome de Sjögren.
- El **LES** es una enfermedad sistémica que se diagnostica clínicamente.
  o Una opción es utilizar criterios desarrollados para la clasificación del lupus eritematoso sistémico (véase capítulo 12) como estructura fundamental para valorar si un paciente presenta la enfermedad.
  o Otras enfermedades (infección aguda por HIV, endocarditis, hepatitis autoinmunitaria) pueden cumplir con los criterios del LES.
  o Las titulaciones elevadas de AAN (> 1:640) deberían vigilarse por análisis de anticuerpos contra ciertos antígenos (ADN de doble cadena, antígeno A relacionado con el síndrome de Sjögren (SSA)/Ro, antígeno B relacionado con el síndrome de Sjögren (SSB)/La, ribonucleoproteína [RNP], Smith [Sm]), que pueden ser más específicos para el LES y otras enfermedades reumáticas.
  o Si no se hace un diagnóstico positivo, quizá lo indicado sea dar seguimiento.
  o Hasta el 40% de los pacientes son enviados a reumatología para la valoración de AAN positivos que no cumplen con los criterios del cuadro clínico para LES cuando se presentan por primera vez después de meses a años de seguimiento.

Abordaje de pacientes con posible vasculitis sistémica
- Las vasculitis forman un grupo heterogéneo de trastornos caracterizados por inflamación de los vasos sanguíneos.
- A menudo se sospecha vasculitis en los pacientes con afección múltiple de órganos. Los vasos en el aparato respiratorio, los riñones, el tubo gastrointestinal, los nervios periféricos y la piel llegan a verse afectados en grados variables según la categoría de la vasculitis y del tamaño del vaso sanguíneo involucrado.

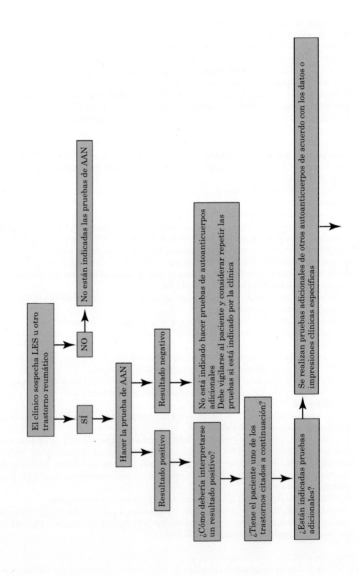

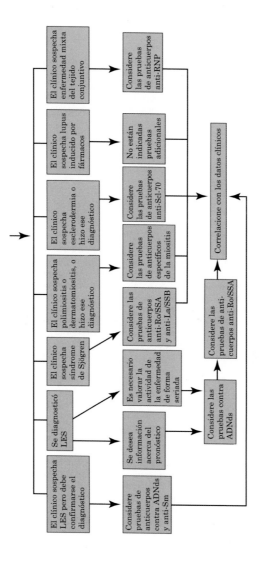

FIGURA 1-3. Abordaje de un paciente con AAN positivos. AAN, anticuerpos antinucleares; ADNds, ADN de doble cadena; LES, lupus eritematoso sistémico; RNP, ribonucleoproteína; Sm, Smith; SSA, antígeno A relacionado con el síndrome de Sjögren; SSB, antígeno B relacionado con el síndrome de Sjögren. (De Kavanaugh A, Tomar R, Reveille J, et al. Guidelines for clinical use of the antinuclear antibody test and test for specific autoantibodies to nuclear antigens. *Arch Pathol Lab Med.* 2000;124:71-81).

- Realice un interrogatorio y una exploración física completos en estos pacientes.
  - o Los pacientes con sospecha de vasculitis deben ser interrogados sobre si han tenido fiebre, exantemas, artralgias o artritis, dolor abdominal, disminución de peso y cualquier enfermedad reumática subyacente (LES, AR).
  - o La exploración física permite identificar la afección de otros órganos, aparatos y sistemas (púrpura, neuropatía periférica, anomalías articulares), que quizá no sea obvia en el cuadro clínico inicial.
- Debe ordenarse la determinación de **ANCA** ante la sospecha de algún tipo de vasculitis.
  - o Los ANCA son sensibles y específicos para algunas vasculitis, pero pueden presentarse en caso de infecciones (como la del HIV).
  - o Los ANCA positivos tienden a requerir confirmación por análisis más específicos para anticuerpos contra mieloperoxidasa (MPO) y proteinasa 3 (PR3) (véase capítulo 5).
- Otras pruebas de valoración por laboratorio (AAN, complemento, estudios de hepatitis, crioglobulinas, análisis de orina) suelen ser útiles para establecer la etiología.
- Las radiografías del tórax y de los senos paranasales pueden revelar una afección oculta de las vías respiratorias.
- El diagnóstico quizá requiera estudios histopatológicos de piel, nervios, riñón, tejidos pulmonares.
- Debe descartarse la infección antes de considerar el tratamiento con corticoesteroides o inmunosupresores.
- La endocarditis bacteriana, las embolias y el uso de cocaína en ocasiones simulan vasculitis y, por tanto, también deberían considerarse.

CONSIDERACIONES ESPECIALES DIAGNÓSTICO

Consideraciones perioperatorias

- Hay consideraciones especiales para los pacientes con enfermedades reumáticas que se someten a procedimientos quirúrgicos electivos, en relación con deformidades articulares que limitan la movilidad, los medicamentos que toman y el daño presente en el órgano terminal.
- Las **deformidades articulares** en pacientes con AR, AR juvenil y AS pueden incluir una abertura limitada de la mandíbula y la fusión o lasitud de la columna cervical, que en ocasiones contribuyen a una intubación difícil.
  - o Los pacientes con AR deberían ser objeto de radiografías preoperatorias de la columna cervical (laterales) en flexión y extensión para detectar una inestabilidad grave.
  - o Tal vez se requiera intubación fibroóptica o con el paciente despierto.
  - o Los pacientes con AS también llegan a presentar limitación de la expansión torácica que puede complicar la ventilación mecánica.
- Cistitis, infecciones cutáneas y posibles fuentes de bacteriemia, como las caries, deberían tratarse antes de la sustitución de articulaciones, a fin de prevenir la contaminación de las prótesis.
- Los pacientes con síndrome de Sjögren tienen riesgo de abrasiones corneales en contextos quirúrgicos y necesitan el uso de lubricantes oculares antes y después de la operación.
  - o Las órdenes de NPO ("nada por la boca") suelen ser más tolerables con el uso de saliva artificial.
  - o Se requiere cuidado particular con la intubación, dada la frecuencia del mal estado de la dentadura en estos pacientes.
- Muchos pacientes con enfermedad reumatológica están bajo tratamiento con fármacos antiinflamatorios no esteroideos (AINE). El ácido acetilsalicílico y otros AINE afectan la agregación plaquetaria y debe interrumpirse su administración de 5 a 7 días antes de la operación. Los inhibidores selectivos de la ciclooxigenasa 2 (COX-2) no afectan la agregación plaquetaria y pueden usarse hasta el día de la operación.
- Otros medicamentos de uso común incluyen glucocorticoides, antirreumáticos modificadores de la enfermedad (ARME) y agentes biológicos (véase capítulo 9). En 2017, el American College of Rheumatology y la American Association of Hip and Knee Surgeons publicaron una declaración de consenso, algunos puntos clave son:
  - o Mantener la dosis actual de ARME no biológicos, debido a que el riesgo de infección y de recaídas disminuye con la continuación.
  - o Suspender los biológicos y programar la cirugía al terminar el ciclo de dosificación. Reiniciar estos medicamentos cuando la herida muestre evidencia de curación y en ausencia de signos clínicos de infección.

o Suspender tofacitinib por al menos 7 días antes de la cirugía.
o Para el LES grave, continuar el micofenolato de mofetilo, azatioprina, ciclosporina o tacrolimus. Si el LES no es grave, suspender estos medicamentos por una semana antes de la cirugía.
o Si es posible, reducir los esteroides a menos de 20 mg de prednisona/día. Continuar con la dosis diaria actual de glucocorticoides durante la cirugía (esto se opone a declaraciones previas, que recomendaban dosis "de estrés" de esteroides). Esto no aplica a los pacientes con artritis idiopática juvenil (AIJ) o a pacientes que reciben esteroides para insuficiencia suprarrenal o enfermedad hipotalámica primaria.

- La profilaxis contra la trombosis de las venas profundas es obligatoria para los pacientes con sustitución de articulaciones.
- Es indispensable la fisioterapia intensiva para la rehabilitación.
- La artritis por cristales aguda es frecuente en el periodo postoperatorio, y el tratamiento quizá sea difícil en los pacientes con disfunción renal o que carecen de ingestión oral, en quienes los glucocorticoides intraarticulares (después de excluir una infección) constituyen una opción (véase capítulo 21).

SEGUIMIENTO

- Muchas enfermedades reumáticas tienen cuadros clínicos similares al inicio, pero evolucionan con patrones distintos con el paso del tiempo, y se requiere un seguimiento estrecho para llegar al diagnóstico.
- Un paciente con poliartritis periférica simétrica quizá presente una artritis vírica autolimitada, pero la persistencia durante > 12 semanas sugiere AR.
- Se requiere tratamiento urgente en casos de infección activa. Otros pacientes se pueden tratar con AINE y deberían enviarse a reumatología si la enfermedad persiste.

REFERENCIAS

1 American College of Rheumatology ad hoc Committee on Clinical Guidelines. Guidelines for the initial evaluation of the adult patient with acute musculoskeletal symptoms. *Arthritis Rheum.* 1996;39:1.
2. Gabriel SE, Michaud K. Epidemiological studies in incidence, prevalence, mortality and comorbidity of the rheumatic diseases. *Arthritis Res Ther.* 2009;11(3):229.
3. Kavanaugh A, Tomar R, Reveille J, et al. Guidelines for clinical use of the antinuclear antibody test and test for specific autoantibodies to nuclear antigens. *Arch Pathol Lab Med.* 2000;124:71-81.
4. Tan EM, Feltkamp TEW, Smolen JS, et al. Range of antinuclear antibodies in "healthy" individuals. *Arthritis Rheum.* 1997;40:1601-1611.

Exploración articular reumatológica

2

Colin Diffie y Deborah L. Parks

PRINCIPIOS GENERALES

- Los trastornos musculoesqueléticos son una queja común y constituyen el motivo más frecuente de incapacidad en la población. El conocimiento de la anatomía articular es fundamental para realizar una exploración física precisa.
- La exploración articular cuando se hace de manera sistematizada, se puede realizar de manera breve y eficaz.
- En la tabla 2-1 se presenta un esquema de articulaciones estudiadas en la exploración articular breve.[1]
- Los exámenes estandarizados más completos incluyen el recuento de 28 y 66 articulaciones estudiadas (figura 2-1).

TABLA 2-1	ARTICULACIONES ESTUDIADAS EN LA EXPLORACIÓN ARTICULAR BREVE

Extremidades superiores

Oprima las articulaciones MCF simultáneamente y pregunte al paciente si es doloroso

"Formar un puño"

"Tocar sus dedos con la punta del pulgar"

"Rotar las manos"

"Colocar las manos detrás de la cabeza"

"Colocar las manos detrás de la espalda"

Cuello y dorso

"Tocar el tórax con el mentón"

"Mirar hacia el techo"

"Girar la cabeza de izquierda a derecha"

"Flexionar la cintura y tocar los dedos de los pies"

Extremidades inferiores

Oprima simultáneamente las articulaciones MTF y pregunte al paciente si es doloroso

Realizar la maniobra de FABER (de cadera)

"Extender la rodilla"

"Inclinarse sobre los tobillos" (flexión plantar)

"Levantar el pie hacia arriba" (dorsiflexión)

Nota. La exploración se puede hacer en unos cuantos minutos. Tal vez sea más fácil pedir al paciente que siga las instrucciones del explorador y repita los movimientos. Ante cualquier anomalía se debe proceder a realizar una exploración completa.

FABER, flexión, abducción y rotación externa; MCF, metacarpofalángica; MTF, metatarsofalángica.

Adaptada de Doherty M, Dacre J, Dieppe P, Snaith M. The "GALS" locomotor screen. *Ann Rheum Dis.* 1992;51:1165-1169.

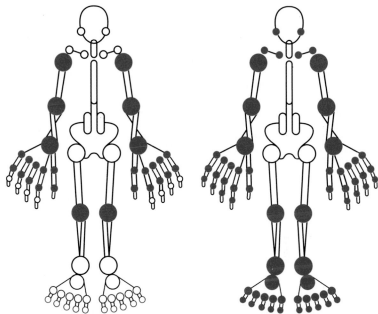

FIGURA 2-1. Exploración estandarizada con el conteo de 28 y 66 articulaciones. Los círculos oscuros representan las articulaciones evaluadas. Note que un examen de la articulación 28 lleva cálculos separados para las articulaciones inflamadas y las que presentan dolor a la palpación.

DIAGNÓSTICO

Cuadro clínico

Historia clínica

- El interrogatorio debe centrarse en los siguientes puntos: el inicio de los síntomas, insidioso o abrupto; su duración; la localización específica dentro o alrededor de la articulación; los factores que propician alivio o empeoramiento; la presencia de rigidez y, si existe, cuánto tarda en desaparecer con la actividad. Los datos adicionales para la historia clínica pueden incluir la presencia de hinchazón o inflamación articulares, el movimiento limitado y la inestabilidad de la articulación.
- También es importante precisar la alteración funcional, incluyendo cómo realiza el paciente varias actividades de la vida diaria (p. ej., vestirse, arreglarse, cocinar) y cómo interfiere el trastorno musculoesquelético con las actividades laborales o recreativas.

Exploración física

- En general, la exploración debe iniciarse con la **inspección visual** en cuanto a alineación, edema, deformidades y cambios de color. Es útil comparar las estructuras bilaterales para observar la simetría.
- Continúe la exploración con la **palpación**.
  - Preste especial atención a cualquier estructura específica de una articulación que se encuentre hipersensible, ya que los pacientes con enfermedad reumatológica en ocasiones presentan manifestaciones musculoesqueléticas comunes.
  - El edema duro alrededor de las articulaciones, en ocasiones, es secundario a deformidades óseas, en tanto que el blando "pastoso" puede ser consecuencia de inflamación sinovial (sinovitis). Algunos pacientes tienen aumento de volumen de los tejidos blandos o tejido adiposo que perciben como inflamación sinovial.

- De manera simultánea, valore el **volumen**, el **tono** y la **fuerza** de los grupos musculares relacionados.
- Evalúe los **rangos de movimiento activo y pasivo**, en busca de cualquier patrón de afección articular.
- Finalmente, realice **maniobras específicas** para cada articulación, con el fin de ayudar a identificar el origen del dolor. Un buen ejemplo es la fuerza de Phalen para el síndrome del túnel del carpo; el capítulo 8 ofrece una exposición minuciosa de diversas maniobras provocadoras relacionadas.
- Evalúe para inflamación o dolor a la palpación periarticular, tales como tendinopatía, bursitis y entesitis.
  - El dolor en un patrón no centrado en la articulación amerita una evaluación para enfermedades no artríticas, como neuropatía o fibromialgia.
  - Al considerar espondiloartropatía, evalúe en busca de sitios de **entesiopatía**. El Leeds Enthesitis Index para artritis psoriásica valora la inserción bilateral del tendón de Aquiles, el cóndilo femoral medio y el epicóndilo lateral del húmero. Otros sitios comunes son la fascia plantar, las inserciones del tendón patelar en la tuberosidad tibial y la rótula, el epicóndilo medio del húmero y la inserción supraespinosa.[2]
- La **ecografía en el sitio afectado** puede ser una extensión de la exploración física cuando es realizada por un médico experimentado.
  - La ecografía es significativamente más sensible que la exploración convencional para la palpación de sinovitis o entesis. Suele ser especialmente útil en la enfermedad temprana, momento en que las radiografías tienen poca sensibilidad.
  - Por ejemplo, en la artritis reumatoide (AR), los signos ecográficos de sinovitis se correlacionan con el resalte sinovial postcontraste en la resonancia magnética (RM).[3]
  - En la ecografía, la sinovitis aparece como tejido intraarticular hipoecoico anormal; tiene mala compresión y no se desplaza, y puede tener una señal aumentada en las imágenes Doppler.
  - La ecografía puede ayudar en la infiltración articular en algunos pacientes, como en aquellos en que la palpación del punto de referencia no es viable debido a obesidad o deformidad, o en quienes la osteoartritis (OA) avanzada o la deformidad dificultan la aplicación de infiltraciones articulares convencionales.
- **Exploración individual de las articulaciones**
  - **Manos.** Inicie con la **inspección visual**, indicando al paciente que extienda todos los dedos con las palmas hacia abajo. Después, con las palmas hacia arriba, haga que el paciente cierre el puño y oponga el pulgar a la base del quinto dedo. Inspeccione si hay edema, eritema o deformidades visibles. En la artritis reumatoide (AR), por ejemplo, se observan limitaciones de las articulaciones metacarpofalángicas (MCF) con desviación cubital de los dedos. Finalmente, señale cualquier atrofia de los músculos lumbricales o tenar, que puede sugerir compresión nerviosa. **Palpe** cada articulación en busca de hipersensibilidad. Si hay dificultad en un dedo para la extensión, palpe el tendón flexor examinando si hay un chasquido con la extensión por la presencia de un nódulo; cualquiera de estos datos sugiere **un dedo en gatillo**. También señale la **fuerza de prensión** y la capacidad de formar un puño. Los pacientes normales deberían ser capaces de formar un puño totalmente cerrado.
    - **Nódulos de Heberden.** En ocasiones se desarrollan nódulos óseos sobre las articulaciones interfalángicas distales (IFD), que son característicos de la osteoartrosis (OA).
    - **Nódulos de Bouchard.** Son semejantes a los de Heberden, excepto que se encuentran en las articulaciones interfalángicas proximales (IFP) (también característicos de la OA).
    - **Deformidad "cuello de cisne".** Hiperextensión de la articulación IFP con flexión fija de la articulación IFD.
    - **Deformidad de "Boutonniere".** Hiperflexión de la articulación IFP con hiperextensión de la articulación IFD.
    - Otros datos incluyen **tofos** (depósitos blandos o duros de ácido úrico que se observan en la gota crónica, **anomalías de la cutícula de las uñas de los dedos** (que se observan en la artritis psoriásica, dermatomiositis) y **esclerodactilia** (endurecimiento cutáneo y pérdida del tejido blando en dedos de manos y pies, presentes en la esclerodermia).

o **Muñecas.** Flexione, extienda y desvíe pasivamente la muñeca en dirección medial (cubital) y lateral (radial). El rango normal de movimiento de flexión es de 80° y de 70° para la extensión. Señale cualquier aumento de volumen, temperatura o hipersensibilidad en la articulación. La sinovitis se palpa de manera más fácil dorsalmente en el extremo distal del radio. La artritis inflamatoria crónica en ocasiones produce subluxación de la muñeca, lo que resulta en una prominencia del cúbito en la parte dorsomedial de la muñeca.

o **Codos.** Los puntos de referencia importantes en el codo incluyen el epicóndilo lateral, el epicóndilo medio, el olécranon y la cabeza del radio. Se puede palpar la articulación del codo para sinovitis en el surco para-olécranon lateral, entre el epicóndilo lateral y el olécranon, con su margen distal en la cabeza del radio. Flexione, extienda, haga pronación y supinación de los antebrazos pasivamente. El rango normal de movimiento es de extensión a 0 grados (ocurre hiperextensión con más de –10° de extensión) y flexión a 150° (el pulgar debe ser capaz de tocar el hombro). Con el codo flexionado a 90°, los antebrazos deben presentar supinación y pronación de hasta 80°. Palpe la superficie extensora del cúbito y arriba de la bursa del olécranon en busca de **nódulos reumatoides**, los cuales suelen ser blandos, firmes e hipersensibles, móviles con respecto a la piel subyacente. Los **tofos** de la gota, que a menudo se presentan en la misma región, suelen ser más firmes. La hipersensibilidad sobre el epicóndilo o la epitróclea humerales sugiere epicondilitis. Finalmente, observe la **bursa de olécranon** para comprobar si hay edema, aumento de temperatura o eritema.

o **Hombros.** La articulación de los hombros es muy móvil, con una flexión y abducción normal de hasta 180°. Se han estudiado docenas de maniobras para evaluar la patología del hombro, que presentan una variabilidad significativa de sensibilidad/especificidad, así como definiciones controvertidas entre los observadores.[4] Dada esta heterogeneidad, la ecografía realizada por un técnico experimentado ayuda a despejar la incertidumbre clínica. La **maniobra de rascado de Apley** constituye una herramienta sencilla de detección del rango de movimiento del hombro. Incluye las siguientes maniobras: para valorar la rotación externa y abducción, pida al paciente que se toque la escápula contralateral por detrás del cuello; a fin de cuantificar la rotación externa y aducción, pida al paciente que se toque la escápula contralateral detrás de la espalda, y para valorar el funcionamiento del manguito de los rotadores, use las pruebas de brazo caído y pinzamiento. El **signo de pinzamiento de Neer** se provoca mediante flexión pasiva anterógrada del brazo en rotación interna, mientras el explorador estabiliza la escápula; una prueba positiva produce dolor con esta maniobra. Con la **maniobra del brazo caído** se valora un desgarro del manguito de los rotadores, esto se realiza colocando el hombro en abducción de 90°, tras lo que se pide al paciente que baje lentamente el brazo hacia un lado; la prueba se considera positiva si no es posible descender el brazo suavemente a un lado.

o **Cuello.** Pida al paciente flexionar y extender el cuello. El rango normal de movimiento permite tocar el tórax con la mandíbula. Pida al paciente que gire su cuello a la derecha y después a la izquierda. La rotación normal es de casi 60°. Para valorar la flexión lateral, solicite al paciente que lleve su oído hacia cada hombro. Realice la palpación de las apófisis espinosas teniendo en cuenta los antecedentes clínicos para valorar la hipersensibilidad, que puede sugerir infección, fractura o afección articular. Revise los puntos hipersensibles en la musculatura pararraquídea. Una opción es realizar la **maniobra de Spurling** para ayudar a valorar si hay dolor radicular en el cuello, en ella se extiende el cuello del paciente y se rota hacia el lado del dolor, aplicando presión firme en la parte alta de la cabeza con impulso descendente. Los síntomas radiculares sugieren una estenosis del agujero magno como causa.

o **Espalda.** Valore la curvatura de la columna vertebral. Cuando es normal tiene 3 curvas: de lordosis lumbar, de cifosis torácica y de lordosis cervical. Identifique la presencia de lordosis, cifosis y escoliosis anormales o inclinación lateral de la columna. Busque cualquier hipersensibilidad por palpación de la columna y los músculos pararraquídeos. Con el paciente de pie, pídale que se flexione hacia adelante, hacia atrás, a la derecha y a la izquierda. Si sospecha que hay espondiloartropatía (véase capítulo 16), realice la **maniobra de Schober** modificada. Con el paciente de pie, marque dos puntos en la línea media: uno 10 cm por encima de articulación lumbosacra (a la mitad entre las espinas ilíacas posteriores) y otro 5 cm por debajo de la unión; los puntos estarán separados 15 cm. Pida al paciente que se flexione hacia adelante y mida la distancia entre los dos puntos. En un individuo normal, el espacio aumentará ≥ 5 cm.

o **Caderas.** Con el paciente en posición supina sobre la mesa de exploración, flexione pasivamente una cadera y una rodilla, mientras que la otra extremidad inferior se mantiene recta. La flexión normal es de 120° (el paciente debe ser capaz de tocar la nalga con el talón). Con la cadera y la rodilla flexionadas en un ángulo de 90°, gire la cadera para medir la rotación externa e interna. Los valores normales son de 45° cada uno. La rotación interna se ve limitada por la artritis de la cadera; advierta cualquier limitación, crepitación o dolor. Recuerde que el dolor de cadera irradia hacia la ingle. Una herramienta de detección rápida para valorar la articulación de la cadera es la **maniobra de FABER**: que examina la flexión, la abducción y la rotación externa de la cadera al ejercer una ligera presión descendente sobre la rodilla con la cadera flexionada y el talón en contacto con la rodilla. La presencia de dolor sugiere afección de la articulación sacroilíaca o de la cadera.

o **Rodillas.** Observe la alineación de las rodillas con el paciente de pie, incluyendo las deformidades en varo o valgo. Palpe los bordes de la articulación en busca de hipersensibilidad y protrusiones óseas (observadas en la OA), los tendones circundantes y las bursas. Flexione y extienda pasivamente la rodilla mientras busca percibir crepitaciones. La rodilla tiene una hiperextensión normal de hasta 10° y flexión de hasta 135°. Los derrames son relativamente fáciles de detectar en la rodilla. El derrame articular se busca por palpación de las caras medial y lateral de la rótula mientras usa la otra mano (colocada en posición proximal a la rótula) para "expulsar" suavemente el líquido hacia la rótula. También es factible valorar el líquido por el signo de protrusión: observe en busca de una protrusión medial o lateral respecto de la rótula, conforme se aplica presión en el lado opuesto.

o **Tobillos.** Flexione y extienda el tobillo de manera pasiva (articulación tibioastragalina) para valorar el rango de movimiento. La dorsiflexión normal (del tobillo en un ángulo de 90° con respecto a la pierna) es de 20°, y la flexión plantar normal, de 50°. Desvíe entonces el calcáneo en dirección medial y lateral para buscar anomalías de movimiento de la articulación subastragalina. A fin de probar la articulación tarsal media, estabilice el talón con una mano y con la otra invierta y revierta el antepié. Para palpar la articulación tibioastragalina (del tobillo), el mejor abordaje es con el pie en flexión plantar, ya que así se expone más la cúpula del astrágalo, alojada entre la tibia y el peroné en su porción distal. Otras fuentes comunes de dolor en el tobillo debían palparse e incluyen el ligamento peroneoastragalino anterior y los tendones del tibial posterior/peroneo.

o **Articulaciones metatarsofalángicas.** Pida al paciente que realice flexión plantar y dorsiflexión de los dedos de los pies. Palpe cada articulación en busca de hipersensibilidad, aumento de temperatura y derrames. Busque **hallux valgus**, desviación lateral del dedo gordo con respecto al primer metatarsiano. En el hallux valgus la cabeza del primer metatarsiano es más prominente y puede crecer en la cara medial. Observe en busca de tofos en la primera articulación metatarsofalángica.

REFERENCIAS

1. Doherty M, Dacre J, Dieppe P, et al. The "GALS" locomotor screen. *Ann Rheum Dis.* N1992;51:1165-1169.
2. Sakkas LI, Alexiou I, Simopoulou T. Enthesitis in psoriatic arthritis. *Semin Arthritis Rheum.* V2013;43:325-334.
3. Terslev L, Torp-Pedersen S, Savnik A, et al. Doppler ultrasound and magnetic resonance imaging of synovial inflammation of the hand in rheumatoid arthritis: a comparative study. *Arthritis Rheum.* 2003;48:2434-2441.
4. Hegedus EJ, Goode AP, Cook CE, et al. Which physical examination tests provide clinicians with the most value when examining the shoulder? Update of a systematic review with meta-analysis of individual tests. *Br J Sports Med.* 2012;46:964-978.

Aspiración e inyección de articulaciones, bursas y vainas tendinosas

3

Devon M. DiVito, Philip Chu,
Jennifer L. Demertzis y Deborah L. Parks

PRINCIPIOS GENERALES

- Realizar de manera adecuada la aspiración e inyección de articulación, bursa y vaina tendinosa es una habilidad fundamental para la evaluación y tratamiento de la enfermedad articular y la bursitis.
- La monoartritis aguda justifica la aspiración inmediata para evaluar una articulación séptica.
- Nunca debe realizarse la inyección terapéutica de esteroides si existe una preocupación clínica de articulación séptica; en este caso debe descartarse primero la infección.
- Idealmente, los procedimientos en reemplazos articulares artificiales se realizan en consulta con el cirujano tratante.
- Las técnicas de aspiración e inyección guiadas por ultrasonido (US) han mostrado ser más precisas que los procedimientos guiados por el punto de referencia (LM) o por palpación (PG),[1] aunque no resulta claro, con base en la literatura, que la guía de las imágenes aumente la eficacia de las inyecciones terapéuticas.

DIAGNÓSTICO

Historia clínica

- Aunque la mayoría de las condiciones reumatológicas se diagnostican mediante la historia y la exploración física, la confirmación por imagenología o aspiración diagnóstica en ocasiones está justificada.
- Quizá también estén indicadas las pruebas de laboratorio como el hemograma completo, la velocidad de sedimentación globular (VSG), la proteína C-reactiva (PCR) y el tiempo de protrombina (TP)/tiempo parcial de tromboplastina (TPT)/el índice internacional ajustado (INR) para obtener una evaluación completa antes de realizar un diagnóstico o una aspiración o inyección terapéuticas.

Indicaciones
- Diagnóstico:
  - Evaluación para artritis séptica.
  - Monoartritis aguda no diagnosticada.
  - Efusión monoarticular en un paciente con artritis inflamatoria poliarticular.
  - Evaluación para hemartrosis postraumática.
- Inyección intraarticular de contraste para artrografía.
- Inyección terapéutica intraarticular o extraarticular (p. ej., esteroides, hialuronato).[1-4]

Contraindicaciones
- La única contraindicación absoluta a la inyección o aspiración es la celulitis que cubre la articulación, la bursa o la vaina tendinosa objetivo.
- En la tabla 3-1 se muestran varias contraindicaciones relativas para la artrocentesis y la inyección de esteroides.[5]
- Debe documentarse el estado de la anticoagulación o la coagulopatía; sin embargo, la evidencia indica que las tasas de complicación para la artrocentesis son bajas en esta población de pacientes, así que esto no debe retrasar el procedimiento, en especial al evaluar la artritis séptica.[6,7]

TABLA 3-1	CONTRAINDICACIONES RELATIVAS PARA LA ARTROCENTESIS Y LA INYECCIÓN ARTICULAR, DE LA BURSA Y DE LA VAINA TENDINOSA

Artrocentesis	Inyección de esteroides intraarticular o bursal
• Plaquetas < 50 000	• Bacteriemia
• Coagulopatía	• Articulación inestable o fractura
• Terapia anticoagulante	• Articulación neuropática
	• Fracaso previo en responder a la inyección
	• Prótesis articular
	• Tumor

Pruebas diagnósticas

Introducción al uso de la ecografía para acceso a la articulación, a la bursa o a la vaina tendinosa:

- El éxito de la aspiración o inyección de la articulación, bursa o vaina tendinosa depende de la inserción precisa de la aguja en el sitio objetivo. Se ha mostrado que la guía ecográfica es más precisa que la del punto de referencia o la palpación, aunque no es claro, con base en la literatura, esto aumenta la eficiencia de las inyecciones terapéuticas.[8,9]
- Si bien la variabilidad del operador plantea retos a los usuarios inexpertos, las ventajas de la ecografía incluyen la evaluación en tiempo real de la anatomía para ingresar de manera precisa y evitar estructuras clave, manipulación de la aguja en tiempo real, navegación a través de anatomía complicada y confirmación de la ubicación de la aguja.[1-3]
- La elección del transductor ecográfico apropiado es uno de los pasos más importantes para el éxito del procedimiento:
  - Transductor lineal de alta frecuencia (> 10 MHz): hombro, codo, muñeca, rodilla y tobillo.
  - Transductor lineal de muy alta frecuencia (> 15 MHz) con configuración de pequeña huella o "palo de hockey": pequeñas estructuras superficiales como la mano, el pie y la articulación acromioclavicular (AC).
  - Transductor lineal o curvilíneo de baja frecuencia (< 10 MHz): estructuras profundas como la articulación de la cadera o la bursa iliopsoas, complexión grande y abordaje posterior de la articulación glenohumeral.
- Antes de preparar al paciente, realice un escaneo previo para confirmar la elección del transductor apropiado, identifique el objetivo anatómico y la trayectoria de la aguja, y anticipe cualquier hallazgo inesperado que pueda dificultar el procedimiento.
- Es importante conocer los planos de visualización cuando se usa la guía de US:
  - El eje corto (SAX) o "transversal" proporciona una vista anatómica axial.
  - El eje largo (LAX) o "longitudinal" proporciona vistas anatómicas sagitales o coronales.
- Después de identificar la anatomía objetivo, prepare el sitio y utilice una técnica aséptica durante el resto del procedimiento. La sonda del US debe tener una cubierta estéril, y debe usarse un gel estéril o clorhexidina líquida como medio conductor.
- Existen dos técnicas de guía disponibles para la localización de la aguja,[1] como se describe en la tabla 3-2.
- A menos que se especifique de otra manera, es recomendable un abordaje dentro del plano para todos los procedimientos que se mencionan a continuación.

Técnica general para el acceso a la articulación, la bursa y la vaina tendinosa

- Antes de proceder, se deben considerar los riesgos y beneficios del procedimiento y obtener el consentimiento informado del paciente para el médico que realizará la aspiración o inyección.
- Para acceder al espacio articular, palpe y defina la anatomía de la articulación. Marque el punto deseado de entrada aplicando presión a la piel del paciente con un bolígrafo retraído; esto dejará una huella circular en la piel.

TABLA 3-2	TÉCNICAS PARA GUIAR LA AGUJA POR ECOGRAFÍA		
	Dirección de la aguja	**Visualización de la aguja**	**Notas**
Dentro del plano "longitudinal"	• La aguja avanza paralela al eje largo del transductor • Perpendicular al haz ecográfico	Con esta técnica es posible visualizar la aguja durante todo el tiempo si se mantiene un ángulo de < 40° entre el transductor y la aguja	Esta técnica plantea un reto cuando se trata de estructuras superficiales
Fuera del plano "transversal"	• La aguja avanza perpendicular al eje largo del transductor • Paralela al haz ecográfico	La visualización de la aguja no es constante en todo su recorrido; la punta de la aguja solo puede verse entrando al objetivo	La incapacidad de medir en forma correcta la profundidad de la aguja es un riesgo de esta técnica

- Se recomienda el uso de guantes estériles.
- Limpie cuidadosamente la piel y utilice una técnica aséptica durante el procedimiento.
- Aplique una aguja calibre 25, infiltre lidocaína al 1% en la piel y en los tejidos subcutáneos para lograr una anestesia local. Una alternativa es rociar brevemente (5-10 segundos) un aerosol de cloruro de etilo para ayudar a aliviar el dolor antes del uso de la lidocaína o en lugar de la inyección subcutánea de lidocaína.
- Conecte la aguja del calibre apropiado a la jeringa del tamaño deseado para la aspiración articular.
  - o Si el material aspirado es especialmente viscoso, una jeringa más grande proporcionará una mejor succión.
  - o Si hay una alta resistencia a la inyección, una jeringa más pequeña proporciona una mayor fuerza de inyección.
- Usando la marca previa en la piel y puntos de referencia anatómicos, introduzca cuidadosamente la aguja en la articulación o el espacio de la bursa deseados. Durante el avance de la aguja dentro de la articulación, jale ligeramente el émbolo de la jeringa para crear succión. La aspiración del líquido sinovial debe realizarse al entrar a la articulación.
- Si va a inyectar una preparación esteroide después de la aspiración articular, o si necesita más de una jeringa para retirar líquido articular, cambie la jeringa dejando la aguja en la articulación. Puede usar un hemóstato o pinza de Kelly para estabilizar el centro de la aguja mientras intercambia jeringas. Tenga mucho cuidado de no mover la aguja hacia atrás o hacia adelante durante el cambio de jeringas.
- Si la aspiración articular no tiene éxito o si necesita asistencia para articulaciones anatómicamente complejas, la guía ecográfica puede resultar útil.
- Al inyectar una bursa superficial, es conveniente entrar en la piel y en la bursa en una línea "Z" para evitar establecer una vía de drenaje.
- Después de la artrocentesis, registre la cantidad de líquido sinovial aspirado y examine el líquido para ver su viscosidad, claridad y color.
- Envíe el líquido sinovial al laboratorio para un conteo celular en un tubo de ensayo tratado con líquido de ácido etilenediaminotetraacético (EDTA), tinción de Gram de rutina, y cultivo y análisis de cristales. La glucosa, proteína, autoanticuerpos, pH y los niveles de complemento del líquido rara vez son útiles y no deben ordenarse. Si está indicado clínicamente es factible ordenar tinción para bacilos ácido alcohol resistentes, cultivos micóticos (en un tubo de ensayo/hisopo de cultivo) y citología.

Equipo
- Solución antimicrobiana.
  - o La clorhexidina ha mostrado ser más efectiva que povidona yodada para prevenir la infección iatrogénica y, por tanto, es el agente de elección.[10,11]
  - o Es recomendable emplear povidona yodada si la piel está irritada o cuando se va a entrar en un área intertriginosa.
- Jeringa para aspiración o inyección, cuyo tamaño es determinado por la articulación objetivo y la cantidad de sustancia inyectada.
- Aguja hipodérmica o espinal.
  - o El largo se basa en el objetivo de la aspiración o inyección.
  - o Note que, si usa una aguja más larga, puede requerir un menor calibre para superar la resistencia del largo aumentado de la aguja.
  - o Para la aspiración se recomienda una aguja calibre 18.
  - o Para la inyección pueden usarse agujas calibres 20, 22 o 25 con base en el volumen de la sustancia inyectada y el sitio de inyección.
- Bolígrafo retráctil.
- Aerosol de cloruro de etilo tópico o lidocaína al 1% para anestesia subcutánea, inyectada con una aguja hipodérmica calibre 25.
- Hemóstato o pinza de Kelly.
- Guantes.
- Gasa, vendas.
- Torundas con alcohol.
- Ecografía si se utilizará guía por imágenes.

Recolección de muestras
- Los suministros para pruebas de laboratorio dependen del procedimiento a realizar y del diagnóstico diferencial para la aspiración diagnóstica.
- Los suministros que pueden requerirse incluyen portaobjetos de vidrio con cubreobjetos, tubo de ensayo (se prefiere tratado con EDTA), contenedor estéril no tratado, tubo para hemocultivo o hisopo de transporte de cultivo.
- Consideraciones importantes:
  - o No se puede realizar un conteo celular en una muestra coagulada, así que debe ser presentada en un tubo de ensayo tratado con EDTA.
  - o La heparina puede interferir con la tinción de la célula en un conteo celular diferencial e identificación de cristales; por lo tanto, no se recomiendan contenedores de muestras tratados con heparina.[12]

TRATAMIENTO

La técnica general para la inyección de esteroides y otros agentes en las articulaciones, bursas y vainas tendinosas es la misma que para la aspiración diagnóstica. Las siguientes secciones describen los datos específicos de cada procedimiento, basados en el objetivo anatómico.

Hombro

Articulación acromioclavicular
- Al utilizar la técnica de palpación, coloque al paciente en posición supina o sedente, palpe la clavícula, y sígala distalmente a su terminación lateral; esta leve depresión es la articulación AC. Inserte la aguja en la articulación AC en el aspecto superior o anterior de la articulación; este espacio es pequeño y quizá solo pueda insertar ahí la punta de la aguja.
- Si se empleará guía ecográfica, coloque al paciente supino, el brazo en posición neutral, con la cabecera de la mesa elevada. Coloque el transductor en LAX con relación a la clavícula. La articulación AC puede identificarse vía sonográfica deslizando la sonda ya sea lateralmente a lo largo de la vaina de la clavícula o medialmente a lo largo del acromio hacia la clavícula. Dada la posición superficial de esta articulación, el abordaje fuera de plano con la aguja puede ser más conveniente.[13]

Articulación glenohumeral
- Se puede acceder a la articulación glenohumeral con un abordaje ya sea anterior o posterior, con o sin guía ecográfica.
- Palpación.
  - o **Abordaje posterior.** Con el paciente sentado, palpe el borde posterior del acromio. La aguja se inserta y se dirige anteriormente 1 cm por debajo y 1 cm medial a la esquina posterior del acromio. Dirija la aguja hacia la apófisis coracoides hasta tocar el hueso en la superficie articular.
  - o **Abordaje anterior.** El paciente debe estar sentado o supino, con el hombro afectado rotado hacia adentro. Debe localizar y marcar el punto medial a la cabeza del húmero y ligeramente inferior y lateral a la apófisis coracoides. Introduzca y dirija la aguja en forma posterior; redirecciónela hacia arriba y lateralmente hasta llegar al hueso en la superficie articular.
- Guía ecográfica.
  - o Aunque el abordaje anterior es el más utilizado, múltiples estudios sugieren que la precisión de la inyección mejora con el abordaje posterior.[8]
  - o En la tabla 3-3 se mencionan las técnicas específicas de ambos abordajes.[8,9,13]

Bursa subacromial-subdeltoidea
- Palpación.
  - o El abordaje posterolateral suele ser más fácil y seguro. Identifique la esquina posterior del acromio. El punto de entrada es 1 cm inferior y medial a este punto de referencia.
  - o Entre a la bursa subacromial-subdeltoidea (SA-SD) con la aguja dirigida en forma anteromedial por debajo del acromio.[13]
- Guía ecográfica.
  - o Coloque al paciente en posición decúbito lateral, con el lado afectado hacia arriba.

TABLA 3-3	TÉCNICAS GUIADAS POR ECOGRAFÍA PARA ACCEDER A LA ARTICULACIÓN GLENOHUMERAL	
	Anterior	**Posterior**
Posición del paciente	• Supina, el brazo en rotación externa	• Decúbito lateral, el lado afectado hacia arriba
Colocación de la sonda	• SAX arriba del húmero proximal	• SAX inferior a la espina de la escápula
Visualización previa de los puntos de referencia anatómicos	• Intervalo del manguito rotador • Cabeza larga del tendón braquial del bíceps	• Articulación glenohumeral
Objetivo de la aguja	• Plano inmediatamente superior al tendón del bíceps e inferior al ligamento coracohumeral	• Adyacente al labrum glenoideo entro de la articulación glenohumeral
Trayectoria de la aguja	• Lateral a medial	• Lateral a medial
Notas		• Cuide de evitar perforar el cartílago labral glenoideo

SAX, eje corto.

o La bursa SA-SD se localiza colocando el transductor en LAX encima del húmero proximal. Busque el aspecto afilado de la inserción del tendón supraespinoso en la tuberosidad
más grande. La bursa SA-SD es una estructura hiperecoica ubicada entre los tendones
del manguito rotador y el músculo deltoides que los cubre; aparecerá líquido o sinovitis
dentro de una bursa distendida como un material hipoecoico entre la profundidad hiperecoica y los márgenes superficiales de la bursa. Use una trayectoria lateral a medial para
la aguja, paralela al manguito rotador para evitar afectar las fibras tendinosas durante el
procedimiento.[13]

Vaina tendinosa del bíceps
• La tenosinovitis del bíceps es causada por la inflamación de la vaina tendinosa del bíceps dentro
de la hendidura bicipital, a nivel del húmero proximal.
• Con el paciente sentado, rote el brazo hacia afuera. Palpe el tendón del bíceps en la hendidura
bicipital; a fin de confirmar la anatomía, flexione y extienda el codo para sentir cómo se desliza
el tendón dentro de la hendidura.
• Al inyectar, apunte la aguja por arriba del tendón en un ángulo tangencial. Cuide de inyectar
solo alrededor del tendón, porque la inyección de esteroides en el tendón en sí puede provocar
la rotura del tendón. No debería haber resistencia a la inyección si se realiza adecuadamente.
• Si utiliza guía ecográfica.
o Posicione al paciente supino, con el hombro en rotación externa.
o Utilice un transductor lineal de alta frecuencia para identificar el tendón del bíceps en el
plano axial, colocando el transductor en SAX encima de la hendidura bicipital.
o Es recomendable un abordaje lateral a medial de la aguja, apuntando al margen lateral de
la hendidura bicipital, más profunda que el tendón en sí. La punta de la aguja descansará
contra el piso óseo de la hendidura bicipital.
o La inyección exitosa de la vaina tendinosa del bíceps brinda una visualización del líquido
inyectado, rodeando y alzando el tendón desde el hueso subyacente.[13]

Codo

Articulación del codo
• Si bien la articulación del codo puede accederse por guía ecográfica o mediante palpación, un estudio reciente mostró que la ecografía aumenta las tasas de precisión de la
inyección.[8]
• Si se utiliza la palpación, el codo debe estar flexionado a 90 grados, y el acceso a la articulación
es por el centro del triángulo formado por el epicóndilo lateral, la cabeza radial y el proceso
olecraneano. Inserte la aguja perpendicularmente a la piel en la articulación.
• Guía ecográfica.
o Tanto el abordaje posterior como el radial tienen la misma precisión.
o Abordaje posterior:
  ▪ Posicione al paciente prono, con el antebrazo colgando por la orilla de la mesa y el codo
  flexionado a 90 grados.
  ▪ Coloque el transductor en SAX encima del olécranon para identificar el receso humeral
  posterior ubicado entre el ápice y la tróclea del olécranon.
  ▪ Tome nota para identificar y evitar el nervio ulnar ubicado dorsalmente al epicóndilo
  medial.
  ▪ Avance la aguja radial al ulnar, pasando por debajo del tendón del tríceps.
o **Abordaje radial.** Coloque el hombro flexionado a 40 grados con el antebrazo en pronación
y la palma descansando en la mesa. Ponga el transductor en LAX al radio y muévalo proxi-
malmente para identificar el contorno distintivo de la cabeza radial y de la articulación ra-
diocapitelar. Debido a su ubicación superficial, un SAX o un abordaje fuera de plano puede
brindar una ruta más directa a la articulación.[14]

Bursa olecraneana
• Esa bursa superficial está ubicada en la superficie extensora del ulna, distal al proceso
olecraneano. Posicione al paciente con el brazo cómodamente flexionado o extendido y
sostenido.

- Ingrese a la bursa superficial perpendicularmente a la piel en una línea "Z" para evitar establecer una vía de drenaje.
- Procure evitar las áreas callosas del codo, porque estas áreas suelen contener más bacterias.
- Si utiliza guía ecográfica, coloque el transductor en LAX encima del olécranon para confirmar la presencia de líquido de la bursa superficial a la fosa olecraneana. Si hay presencia de líquido, este será el objetivo de la aguja y es factible emplear un abordaje dentro o fuera del plano para la aguja.[14]

Inyecciones tendinosas
- Tendón extensor común.
  - o La epicondilitis lateral ("codo de tenista") es causada por una degeneración del tendón extensor común en su origen en el epicóndilo lateral del húmero.
  - o Tanto para el abordaje con palpación como con ecografía, el paciente debe estar sentado o supino, con el codo flexionado a 90 grados y el antebrazo en pronación.
  - o Al inyectar alrededor de este tendón, penetre en la piel directamente arriba de la prominencia del epicóndilo lateral y perpendicularmente a la piel. Cuide de no inyectar directamente en el tendón para evitar una rotura iatrogénica causada por la inyección de esteroides.
  - o Si utiliza la guía ecográfica, coloque el transductor en el codo lateral en LAX encima del radio, e identifique el tendón extensor común, que estará inmediatamente adyacente al epicóndilo lateral. Avance la aguja de distal a proximal y apunte a la región peritendinosa inmediatamente superficial al tendón para la inyección de glucocorticoides.[14]
- Tendón flexor común.
  - o La epicondilitis medial ("codo de golfista") es causada por la degeneración del tendón flexor común en el epicóndilo medial del húmero.
  - o Para los abordajes guiados con ecografía o por palpación, el paciente puede estar sentado o supino, con el brazo abducido 90 grados y el antebrazo en supinación.
  - o Al inyectar alrededor de este tendón, entre a 1.30 cm distal al epicóndilo medial, con cuidado de no inyectar directamente en el tendón.
  - o Si utiliza la guía ecográfica, coloque el transductor en el codo medial en LAX para identificar el tendón flexor común, que estará ubicado inmediatamente adyacente al epicóndilo medial del húmero. Tome nota para identificar y evitar el nervio ulnar y el ligamento ulnar colateral. Avance la aguja de distal a proximal y apunte a la región peritendinosa inmediatamente superficial al tendón.[14]

Muñeca y mano

- La aspiración e inyección de las pequeñas articulaciones de la muñeca y la mano requieren de equipo específico para lograr el éxito en el procedimiento y minimizar la incomodidad del paciente.
- Debe usarse la aguja más pequeña disponible para la inyección.
  - o **Articulación radiocarpiana.** Aguja calibre 25, de 38 mm.
  - o **Articulaciones metacarpofalángica (MCF) e interfalángica (IF).** Aguja calibre 25, de 27 mm.
  - o **Compartimentos del tendón extensor.** Aguja calibre 22 a 30.
- En la aspiración debe emplearse una aguja de grueso calibre, pues el líquido puede ser viscoso.
- Si se emplea guía ecográfica puede usarse un transductor lineal de alta frecuencia (> 10 Hz); si está disponible, una sonda de huella pequeña o "palo de hockey" es lo ideal.[15]
- Para una biopsia sinovial de la muñeca, puede utilizarse una aguja de biopsia Quick-Core (calibre 16-18, largo de alcance, 10 mm) para extirpar tejido para la tinción de Gram, el cultivo y la histopatología.[16]

Articulación radiocarpiana
- El acceso a la articulación radiocarpiana puede hacerse vía palpación o por el punto de referencia.
- Las tasas reportadas de precisión para los respectivos abordajes oscilan de 25% a 74% y de 74% a 99%.[8]
- Al margen de la técnica de guía, siempre debe accederse a los compartimentos de la muñeca a lo largo de la superficie dorsal.[2]

- Es factible posicionar al paciente de varias formas con base en la comodidad (p. ej., en pronación, supinación o sentado con el codo flexionado), sin embargo, para facilitar la entrada a la articulación, la muñeca siempre debe mantenerse en flexión pasiva. Esto se logra al colocar una toalla enrollada u otra estructura de soporte por debajo de la muñeca en pronación.[2,15]
- Palpación.
  o Palpe la articulación entre el radio distal y el hueso escafoides, ubicada en el lado radial del tendón extensor del dedo índice. Marque esta articulación en forma precisa para no lastimar los tendones extensores del pulgar o del índice.
  o Ingrese a la articulación en forma perpendicular a la muñeca.
- Guía ecográfica.
  o Coloque el transductor en la muñeca dorsal en SAX para identificar el tubérculo de Lister; una vez identificado, gire el transductor 90 grados para asumir una orientación sagital, e identifique la articulación radioescafoidea en LAX.
  o Esta orientación permitirá una guía de la aguja dentro del plano, porque la aguja avanza de distal a proximal para apuntar al espacio entre el segundo y tercer compartimentos extensores. La aguja también puede avanzar fuera de plano, dada la ubicación superficial de la articulación radiocarpiana y los tendones extensores circundantes.[15]
  o Para una biopsia sinovial se utiliza un abordaje SAX dentro del plano, entrando desde un enfoque ulnar de la articulación, entre el dedo meñique y la vaina tendinosa del extensor común. Distienda primero la articulación radiocarpiana con lidocaína al 1%, 3 a 5 mL, y obtenga después la muestra con una aguja tipo Quick-Core desde la porción media de la cápsula articular.[16]

Articulaciones metacarpofalángica e interfalángica

- El paciente debe colocarse con la mano en pronación y los dedos en un estado de flexión natural.
- La articulación objetivo puede ser inyectada en el lado lateral o medial.
- Si usa un abordaje por palpación, oriente la aguja en forma perpendicular a la mesa, a ambos lados de la articulación objetivo.
- Si utiliza la guía ecográfica, coloque el transductor en LAX a lo largo de la MCF para orientarse, y después muévase distalmente para identificar la articulación objetivo. Utilice una guía ya sea dentro o fuera de plano para insertar la aguja en el espacio articular. Debido a la ubicación superficial de estas articulaciones, puede ser útil usar una almohadilla de gel sonográfico para visualizar el campo cercano del objetivo.
- Cuide de no lastimar el tendón extensor en el lado dorsal del dedo.
- La sobredistensión de la cápsula articular genera incomodidad al paciente.[15]

Inyecciones en la vaina tendinosa

- Tendón flexor.
  o El dedo en martillo es provocado por la incapacidad del tendón flexor de deslizarse uniformemente dentro de la vaina tendinosa, y puede deberse a la inflamación del tendón, de la vaina tendinosa, o a poleas anulares.
  o La inyección de la vaina tendinosa del flexor puede realizarse con guía ecográfica o de punto de referencia.
  o **Guía por el punto de referencia.** Coloque la mano del paciente en posición supina. Inyecte la vaina tendinosa del flexor en la base del dedo, justo distal a la cabeza metacarpiana. Cuide de no inyectar directamente en el tendón.
  o **Guía ecográfica.** El antebrazo debe estar en supinación, con la mano en ligera extensión. Coloque el transductor en LAX a lo largo del metacarpiano objetivo, avance la aguja de distal a proximal usando un abordaje dentro del plano.[15]
- Tendón extensor carpi ulnaris.
  o La inyección en la vaina tendinosa del extensor carpi ulnaris puede realizarse con la técnica de palpación; sin embargo, se recomienda la guía ecográfica para mejorar la precisión.
  o El paciente puede posicionarse en supinación o sentado, con el brazo extendido y la mano descansando en el lado radial.

- o Elija una sonda de alta frecuencia y colóquela en SAX en la ulna, justo distal al estiloides ulnar, para identificar el extensor carpi ulnaris.
- o Con el bisel dirigido dorsalmente, el abordaje fuera del plano es la ruta más directa al objetivo.
- o Puede emplearse un abordaje dentro del plano, superficial al tendón; sin embargo, existe un riesgo aumentado de despigmentación cutánea y atrofia de grasa con este abordaje, dada su ubicación superficial.[15]
- Primer compartimento extensor (tenosinovitis De Quervain).
  - o El primer compartimento extensor contiene los tendones abductor largo del pulgar y extensor corto del pulgar.
  - o El paciente puede estar en supinación o sentado, con el brazo extendido y la mano descansando en el lado ulnar.
  - o Con el transductor orientado en SAX al radio, justo distal al estiloides radial, realice un escaneo previo para localizar el nervio y arteria radiales y para valorar la presencia de un septum vertical accesorio, lo cual subcompartimentaría los tendones del primer compartimento.
  - o Debe avanzar la aguja dentro del plano desde un abordaje palmar. La aguja debe internarse con la profundidad suficiente en la vaina tendinosa para evitar la arteria radial.[15]

Cadera

Articulación femoroacetabular y bursa iliopsoas

- La aspiración e inyección de la articulación femoroacetabular o la bursa iliopsoas solo se realizan con guía fluoroscópica o ecográfica.
- Para ambos sitios de inyección, debe prestarse especial atención a la identificación y evitar el paquete neurovascular femoral.
- La tabla 3-4 presenta las instrucciones específicas de la técnica para cada sitio.[2,17]

Bursa trocantérea

- La bursa trocantérea se ubica entre el macizo trocantéreo femoral y el tendón glúteo medio en el aspecto lateral de la cadera.
- La inflamación de la bursa provoca dolor a la palpación en la punta del trocánter femoral.
- La inyección de la bursa trocantérea puede realizarse mediante los abordajes de palpación o de guía ecográfica.
- Al margen del método de guía, coloque al paciente en posición de decúbito lateral para acceder al lado afectado. Las caderas y rodillas del paciente deben estar posicionadas cómodamente en una posición ligeramente flexionada.
- **Palpación.** Inserte la aguja perpendicularmente a la piel en el sitio de máxima sensibilidad. Quizá haya cierta resistencia al atravesar el tendón glúteo medio hacia el trocánter mayor.
- Guía ecográfica.
  - o La selección del transductor se basa en la complexión del paciente.
  - o Coloque el transductor en SAX sobre el muslo proximal para identificar el cuello femoral y el trocánter mayor de manera lateral. Después, mueva el transductor posteriormente para identificar la faceta posterior del trocánter mayor, que es el sitio de inserción del tendón glúteo medio.
  - o Si está presente, será visible la distensión de la bursa entre el músculo glúteo máximo y la faceta trocantérea posterior y el borde superior del tendón glúteo medio. Éste es el punto para colocar la aguja.
  - o Incluso en pacientes sintomáticos, la bursa quizá no esté distendida, así que es importante identificar los puntos de referencia anatómicos para tener éxito en el procedimiento.
  - o La aguja debe avanzar de posterior a anterior.[17]

Rodilla

Articulación de la rodilla

- La articulación de la rodilla está formada por la articulación del fémur, la tibia y la rótula. La cápsula articular de la rodilla se extiende desde la tibia proximal al fémur supracondilear, en lo profundo del músculo cuádriceps.

TABLA 3-4	TÉCNICAS DE ACCESO A LA ARTICULACIÓN DE CADERA Y A LA BURSA ILIOPSOAS	
	Articulación femoroacetabular	**Bursa iliopsoas**
Posición del paciente	• Supina • Cadera neutral o en ligera rotación interna	• Supina • Cadera neutral
Orientación anatómica previa al procedimiento	• LAX arriba del muslo proximal para identificar el acetábulo y la unión cabeza/cuello femorales • Cuide de localizar el paquete neurovascular femoral y evitarlo durante la colocación de la aguja	• SAX sobre la cabeza femoral para identificar el músculo y tendón iliopsoas, desplazando el transductor en forma superior y paralela al ligamento inguinal • Identifique el tendón iliopsoas, que es una estructura fasciculada hiperecoica con anisotropía inferior a la parte protuberante del músculo iliopsoas; la bursa está profunda al tendón
Objetivo de la aguja	• Unión de la cabeza-cuello femorales	• Eminencia iliopectínea • Plano entre el tendón iliopsoas y el acetábulo
Trayectoria de la aguja	• De distal a proximal	• De lateral a medial
Notas	• Un transductor lineal o curvilíneo de baja frecuencia puede ser útil en pacientes con complexión grande	• Alternar el transductor para causar anisotropía puede ayudar a confirmar la identificación del tendón iliopsoas

LAX, eje largo; SAX, eje corto.

- Al margen de la técnica utilizada, cualquier resistencia durante la inyección indica que la posición de la aguja es incorrecta. Deténgase y vuelva a posicionar la aguja antes de proceder a la inyección.
- Consulte en la tabla 3-5 los abordajes de palpación.
- Existen varios métodos aceptables para acceder a la articulación de la rodilla con la guía ecográfica; sin embargo, las técnicas medial/lateral/patelofemoral y posteromedial suelen reservarse para resolución de problemas o para un difícil intento inicial suprapatelar. Consulte en la tabla 3-6 una revisión de estos abordajes.

Inyecciones en la bursa de la rodilla
- Bursa prepatelar.
  - o La bursa prepatelar se ubica directamente sobre la rótula. La inflamación quística en este lugar es la bursitis.
  - o Palpación. Coloque al paciente en posición supina, con la rodilla extendida. Entre en la bursa en el aspecto medial o lateral de la bursa, con la aguja paralela al piso.
  - o Guía ecográfica
    - El paciente debe estar supino, con la rodilla ligeramente flexionada.
    - Coloque el transductor en SAX inferior a la rótula encima del tendón patelar distal para identificar la bursa y confirmar su distensión.
    - La aguja puede avanzar ya sea de medial a lateral o de lateral a medial.[18]
- Bursa pes anserine.

TABLA 3-5	TÉCNICAS PARA ASPIRACIÓN E INYECCIÓN DE RODILLA GUIADAS POR PALPACIÓN	
	Abordaje suprapatelar lateral	**Abordaje medial**
Posición del paciente	Rodilla extendida o flexionada hasta 90°; músculo cuádriceps relajado	
Puntos de referencia óseos para identificar el objetivo	• Palpe el aspecto superolateral de la rótula (2 en punto a la izquierda y 10 en punto a la derecha) • Marque la piel al ancho de un dedo superior y lateral a este punto	• Palpe la rótula medial • Marque la piel medial a la base de la rótula (9 en punto a la izquierda y 3 en punto a la derecha)
Trayectoria de la aguja	• Avance la aguja dentro de la articulación a un ángulo de 45° a partir de la piel hacia la parte de abajo de la rótula superolateral	• Avance la aguja perpendicular a la piel hacia el cóndilo femoral
Notas	• Al usar el abordaje medial, quizá sea necesario ajustar la aguja inferiormente con base en la anatomía del paciente y la presencia de osteoartritis grave • Al usar el abordaje medial, debe avanzarse la aguja a través de toda la almohadilla grasa de Hoffa para entrar al espacio sinovial	

- La bursa superficial se localiza 3 cm caudal a la línea articular medial de la rodilla, debajo de los tendones pes anserine distales (sartorio, gracilis, semitendinoso). A menudo, la inflamación se produce por una marcha anormal.
- **Palpación.** Coloque al paciente supino en la mesa. Identifique la bursa y su punto de máxima sensibilidad. Manteniéndose relativamente superficial, entre en la bursa en forma perpendicular a la piel.
- Guía ecográfica.
    - Con el paciente supino y la rodilla ligeramente flexionada, coloque el transductor en SAX sobre el músculo posteromedial para localizar el músculo y el tendón semitendinosos. Después, desplace el transductor distalmente para identificar el sitio en que los tendones pes anserine se insertan en la tibia proximal.
    - La bursa estará ubicada profunda a los tendones y superficial al ligamento colateral medial, y se puede acceder a ella con guía dentro o fuera de plano.
    - Cuide de evitar la arteria genicular medial inferior y el nervio safeno.[18]

Pie y rodilla

Articulación tibioastragalina

- Existen varias opciones para colocar al paciente con los abordajes guiados por ecografía o por punto de referencia. Pedir al paciente que doble la rodilla ipsilateral, con el tobillo en plantarflexión y la planta del pie en la mesa, puede proporcionar estabilidad adicional durante el procedimiento. O bien puede elevarse la pierna sobre una toalla enrollada, lo cual permite la manipulación de la articulación del tobillo para optimizar la posición para el procedimiento.

TABLA 3-6	**TÉCNICAS DE ASPIRACIÓN E INYECCIÓN DE RODILLA GUIADAS CON ECOGRAFÍA**		
	Suprapatelar	**Patelofemoral medial/lateral**	**Posteromedial**
Posición del paciente	Supina, con la rodilla flexionada		Prona, con la rodilla extendida
Colocación de la sonda	• SAX sobre la rodilla anterosuperior	• SAX sobre la rodilla anteromedial o anterolateral	• SAX sobre el cóndilo femoral posteromedial
Visualización previa de los puntos de referencia anatómicos	• Receso suprapatelar: ubicado entre el tendón cuádriceps y la almohadilla grasa prefemoral	• Rótula medial/lateral • Epicóndilo femoral medial/lateral • Receso patelofemoral	• Superficie condral del cóndilo femoral • Identifique y evite el paquete neurovascular poplíteo y la vena safena
Trayectoria de la aguja	• De lateral a medial o de medial a lateral	• Dentro del plano: de lateral a medial o de medial a lateral • Fuera del plano: use la técnica "seguir la punta de la aguja"	• De medial a lateral entre los músculos semimembranoso y gracilis
Notas	• Distinga la sinovitis de la efusión • Abordaje preferido para la biopsia sinovial	• Abordaje preferido cuando no hay efusión o es difícil ver el receso suprapatelar	• Sin efusión • Difícil ver el receso suprapatelar • Osteoartritis patelofemoral grave • Quiste de Baker

SAX, eje corto.

- Palpación.
  - Palpe el tendón tibial anterior y el maléolo medial.
  - La aguja debe penetrar la piel medial al tendón y lateral a la porción media superior del maléolo.
  - Dirija la aguja posteriormente para entrar al espacio articular.
- Guía ecográfica.
  - Elija un transductor lineal de alta frecuencia, con huella pequeña.
  - Antes de proceder, identifique la arteria dorsal del pie y los tendones extensores, que deben evitarse durante el procedimiento.
  - Si tiene duda, busque la pulsación en escala de grises de la arteria, y use un Doppler de color para confirmar el flujo sanguíneo arterial.
  - Con el transductor en LAX al domo astragalino, se aprecia el receso articular tibioastragalino justo medial al tendón extensor que, en ausencia de efusión, que tendrá el aspecto de la letra "v".
  - En presencia de efusión, habrá un líquido oscuro en el receso de la articulación tibioastragalina; éste es el objetivo para colocar la aguja.

o La orientación y trayectoria de la aguja en SAX suele ser benéfica en presencia de grandes osteofitos en la articulación del tobillo anterior, que pueden desviar la aguja de la articulación durante el intento por hacer un abordaje longitudinal.

o Este abordaje es también el método preferido para realizar una biopsia sinovial guiada por ecografía y mínimamente invasiva cuando esté indicada.[2,19]

Articulación subastragalina

- La articulación subastragalina comprende tres facetas, y la faceta posterior tiene la mayor superficie, lo que permite múltiples abordajes. Es recomendable el abordaje anterolateral.

- El paciente puede ser posicionado como le sea más cómodo, siempre que el pie esté en una ligera flexión e inversión plantar para abrir la articulación subastragalina.

- Elija una sonda de alta frecuencia. Coloque la sonda en SAX a lo largo del maléolo lateral para identificar el cuello astragalino, el calcáneo y el ligamento calcaneofibular.

- La abertura de la articulación subastragalina se ubicará justo en la profundidad del ligamento calcaneofibular.

- Se recomienda un abordaje fuera del plano con una trayectoria de la aguja de anterior a posterior.[19]

Seno tarsiano

- Coloque al paciente en decúbito lateral, con el mediopié descansando en la mesa para exponer el pie lateral. Quizá sea útil colocar una toalla enrollada o una pequeña almohada bajo el pie para ayudar a que se invierta ligeramente, o bien, el pie puede estar posicionado en el borde de la mesa para facilitar esa ligera inversión.

- El seno tarsiano puede inyectarse a través de palpación, justo anterior e inferior al maléolo lateral, empleando una trayectoria posteromedial de la aguja.

- Al usar la guía ecográfica, coloque el transductor en LAX inferior al maléolo lateral y desplace la sonda distalmente para identificar la articulación calcaneocuboidea. Inmediatamente adyacente a esta articulación, localice el espacio triangular entre el proceso anterior del calcáneo y el cuello del talo, ese es el seno tarsiano. Es mejor usar un abordaje fuera de plano, dada la ubicación superficial del seno del tarso.[19]

Articulación metatarsofalángica (MTF)

- La palpación es limitada secundaria a frecuente alteración de la anatomía por los osteofitos; la guía ecográfica suele ser más tolerable, de modo que es el método preferido.

- Con el paciente posicionado con la rodilla flexionada y el pie plano en la mesa, realice primero un escaneo previo para identificar el tendón extensor, que debe evitarse durante el procedimiento.

- Utilice una almohadilla de gel sonográfico para ayudar a optimizar la imagen ecográfica para estructuras muy superficiales.

- Es factible acceder a la articulación MTF a través de un enfoque dentro o fuera del plano.[19]

Complicaciones

- Los efectos adversos más comunes son leves en cuanto a gravedad e incluyen dolor y sangrado en el sitio de inyección.

- Se han reportado complicaciones poco comunes como hemartrosis, infección iatrogénica,[20] reacción alérgica al equipo o a los medicamentos inyectados, y daño a las estructuras circundantes, incluyendo rotura de tendón y daño nervioso.

- Las complicaciones graves son únicas al uso de esteroides (tabla 3-7) y deben discutirse con los pacientes en base a cada caso.[20,21]

- Si bien se han reportado efectos adversos graves, como artritis séptica y necrosis avascular, suelen ser poco frecuentes.

- A pesar de un limitado sustento en la literatura médica, a menudo se recomienda que las inyecciones terapéuticas de esteroides no se realicen con más frecuencia que alrededor de cada 3 meses para prevenir posibles complicaciones como osteoporosis, necrosis avascular, fragilidad tisular y riesgo aumentado de infección, con la subsecuente artroplastia.[22]

TABLA 3-7	COMPLICACIONES ÚNICAS AL USO DE ESTEROIDES PARA LA INYECCIÓN DE LA ARTICULACIÓN, LA BURSA Y LA VAINA TENDINOSA

Únicas al uso de esteroides

- Brote postinyección[20]
- Hiperglucemia;[21] puede presentarse si ocurre una absorción sistémica significativa; cautela con los pacientes con diabetes mellitus, quienes están en riesgo aumentado de esta complicación

Más comunes con los esteroides fluorados:[20]

- Atrofia de la grasa subcutánea
- Decoloración cutánea en el sitio de inyección

RECURSOS ADICIONALES

- Consulte la tabla 3-8 para información sobre las sustancias inyectables terapéuticas recomendadas por objetivo anatómico.
- Consulte la tabla 3-9 para información sobre las preparaciones esteroides recomendadas para la inyección articular.

TABLA 3-8	SUSTANCIAS TERAPÉUTICAS INYECTADAS RECOMENDADAS POR OBJETIVO ANATÓMICO

	Acetato de metilprednisolona (mg)	Lidocaína al 1% (mL)	Aditivos adicionales (bupivacaína al 0.25% o ropivacaína al 0.5%)	Cantidad total de sustancia (mL)
Cadera	40-80	2	2	5-6
Rodilla	40	2-4	2-4	9
Tobillo	20-40	1-2	Ninguno-2	1.5-2
Hombro	40	2-5	2	5-9
Acromioclavicular	20	0.5	Ninguno	1
Codo	40	1-2	Ninguno-2	2.5
Muñeca	20-40	Ninguna-1	Ninguno -2	0.5-2.5
MCF, IFP	10	Ninguna	Ninguno	< 1
Bursa iliopsoas	40-80	5	2	8-9
Bursa del trocánter mayor	40	Ninguna	2	3
Bursa pes anserine	20	0.5	Ninguno	1
Bursa subacriomial -subdeltoidea	40-80	Ninguna o 2-4	Ninguno-2	4-6
Vaina tendinosa del bíceps	40	1	Varía	2-3
Bursa del olécranon	40	3	Varía	3-4
Tendón extensor/flexor	40	2-3	Varía	3-4

MCF, metacarpofalángica; IFP, interfalángica proximal.

TABLA 3-9	PREPARACIONES DE ESTEROIDES RECOMENDADAS PARA LAS INYECCIONES ARTICULARES	
Esteroide	Concentración (mg/mL)	Dosis (mg)
Acetato de dexametasona[a]	8	4
Acetato de metilprednisolona	20, 40, 80	40
Hexacetonide de triamcinolona [a]	20	40
Acetonida de triamcinolona [a]	10, 40	40 o 32 mg liberación prolongada
Acetato de betametasona [a]	6	6

[a] Esteroides fluorados.

REFERENCIAS

1. Rand E, Welbel R, Visco CJ. Fundamental considerations for ultrasound-guided musculoskeletal interventions. *Phys Med Rehabil Clin N Am.* 2016;27:539-553.
2. Rastogi AK, Davis KW, Ross A, et al. Fundamentals of joint injection. *AJR Am J Reontgenol.* 2016;207:484-494.
3. Hansford BG, Stacy GS. Musculoskeletal aspiration procedures. *Semin Intervent Radiol.* 2012;29:270-285.
4. Caldwell JR. Intra-articular corticosteroids. *Drugs.* 1996;52:507-514.
5. Yui JC, Preskill C, Greenlund LS. Arthrocentesis and joint injection in patients receiving direct oral anticoagulants. *Mayo Clin Proc.* 2017;92(8):1223-1226.
6. Bashir MA, Ray R, Sarda P, et al. Determination of a safe INR for joint injections in patients taking warfarin. *Ann R Coll Surg Engl.* 2015;97(8):589-591. doi:10.1308/rcsann.2015.0044.
7. Thomsen TW, Shen S, Shaffer RW, et al. Arthrocentesis of the knee. *N Engl J Med.* 2006;354;19. https://www.nejm.org/doi/full/10.1056/NEJMvcm051914. Last accessed 7/28/2018.
8. Daley EL, Bajaj S, Bisson LJ, et al. Improving injection accuracy of the elbow, knee, and shoulder: does injection site and imaging make a difference? A systematic review. *Am J Sports Med.* 2011;39:656-662.
9. Finnoff J, Smith J, Peck E. Ultrasonography of the shoulder. *Phys Med Rehabil Clin N Am.* 2010;21(3):481-507.
10. Lee I, Agarwal RK, Lee BY, et al. Systematic review and cost analysis comparing use of chlorhexidine with use of iodine for preoperative skin antisepsis to prevent surgical site infection. *Infect Control Hosp Epidemiol.* 2010;31:1219-1229.
11. Darouiche RO, Wall MJ, Kamal MF, et al. Chlorhexidine-alcohol versus povidone-iodine for surgical-site antisepsis. *N Engl J Med.* 2010;362(1):18-26.
12. Kjeldsberg C, Knight J. Body fluids: Laboratory examination of cerebrospinal, seminal, serous and synovial fluids. 3rd ed. Chicago, IL: *American Society for Clinical Pathology.* 1993:272-283, 292-293.
13. Pourcho AM, Colio SW, Hall MM. Ultrasound-guided interventional procedures about the shoulder anatomy, indications, and techniques. *Phys Med Rehabil Clin N Am.* 2016;27:555-572.
14. Sussman WI, Williams CJ, Mautner K. Ultrasound-guided elbow procedures. *Phys Med Rehabil Clin N Am.* 2016;27:673-687.
15. Colio SW, Smith J, Pourcho AM. Ultrasound-guided interventional procedures of the wrist and hand Anatomy, indications and technique. *Phys Med Rehabil Clin N Am.* 2016;27:589-605.
16. El-Gabalawy HS. Synovial fluid analyses, synovial biopsy, and synovial pathology. In: Firestein GS, Budd RC, Gabriel SE, et al., eds. *Kelley and Firestein's Textbook of Rheumatology.* 10th ed. Philadelphia, PA: Elsevier Inc.; 2017:784-801.
17. Payne JM. Ultrasound-guided hip procedures. *Phys Med Rehabil Clin N Am.* 2016;27:607-629.
18. Lueders DR, Smith J, Sellon JL. Ultrasound-guided knee procedures. *Phys Med Rehabil Clin N Am.* 2016;27:631-648.

19. Henning PT. Ultrasound-guided foot and ankle procedures. *Phys Med Rehabil Clin N Am.* 2016;27:649-671.

20. Peterson C, Hodler J. Adverse events from diagnostic and therapeutic joint injections: a literature review. *Skeletal Radiol.* 2011;40:5-12.

21. Choudhry MN, Malik RA, Charalambous CP. Blood glucose levels following intra-articular steroid injections in patients with diabetes: a systematic review. *JBJS Rev.* 2016;4(3):e5.

22. McIntosh AL, Hanssen AD, Wenger DE, et al. Recent intraarticular steroid injection may increase infection rates in primary THA. *Clin Orthop Relat Res.* 2006;451:50-54.

Análisis del líquido sinovial

4

Shuang Song y Deborah L. Parks

PRINCIPIOS GENERALES

- El análisis del líquido sinovial es útil para distinguir entre trastornos inflamatorios, infecciosos, no inflamatorios o hemorrágicos.
- Los nuevos derrames, la sospecha de artritis infecciosa y la presencia de una articulación agudamente hipersensible, eritematosa y con edema, por lo general requieren artrocentesis y análisis del líquido sinovial.
- El análisis del líquido sinovial incluye inspección macroscópica, inspección al microscopio en busca de cristales y birrefringencia, recuento de células con diferencial, tinción de Gram y cultivos microbiológicos.
- Debe usarse una aguja de la medida adecuada para la artrocentesis de una articulación grande. Las agujas grandes pueden crear gradientes de alta succión y dificultar la aspiración.
- La artrocentesis difícil quizá requiera la inyección de una pequeña cantidad de solución salina a fin de obtener una muestra diluida de líquido sinovial para cultivo, si existe una alta sospecha de infección.
- Las articulaciones menos accesibles, como la cadera, quizá requieran fluoroscopia y ecografía como guía. Para articulaciones de fácil acceso, en general y cuando esté disponible, la artrocentesis guiada por ecografía es el método preferido, debido a un mayor éxito en la aspiración, mayor rendimiento de líquido sinovial y mejores resultados clínicos.[1,2]
- **Líquido sinovial normal**
  - o En una articulación existe un pequeño volumen de líquido sinovial, que actúa como lubricante y absorbe el impacto para la articulación.
  - o El líquido sinovial normal es un ultrafiltrado de plasma que contiene pequeñas cantidades de proteínas de elevado peso molecular (fibrinógeno, complemento, globulinas) complejo con hialuronato, que es el mayor proteoglucano sintetizado por las células sinoviales.
  - o El líquido sinovial normal se elimina a través de los linfáticos sinoviales, que son asistidos por el movimiento articular.
- **Examen general**
  - o **Viscosidad.** El líquido sinovial normal es sumamente viscoso, y forma un largo hilo cuando se expresa una gota a partir del extremo de la aguja. La inflamación da como resultado una degradación del hialuronato y pérdida de viscosidad.
  - o **Color.** El líquido incoloro o color paja es normal; el líquido anormal puede tener un color amarillo verdoso, blanco/acremado, café, manchado de sangre o ser hemorrágico.
  - o **Claridad.** El líquido normal es transparente. Un aumento en la opacidad quizá se deba a un incremento de células o materiales no celulares.
- **Conteo celular y citología**
  - o El líquido sinovial normal contiene menos de 180 células nucleadas/mm^3, la mayoría de las cuales son células descamadas.
  - o El líquido sinovial procedente de la artrocentesis se clasifica como no inflamatorio, inflamatorio y séptico (tabla 4-1), así como hemorrágico, que se caracteriza por grandes cantidades de eritrocitos.
  - o A menudo se aprecia la predominancia de leucocitos polimorfonucleares en el líquido sinovial séptico que tiene > 50 000 células/mm^3, artritis inducida por cristales aguda, artritis reactiva, artritis psoriásica y artritis reumatoide activa.
  - o La predominancia de monocitos y linfocitos se aprecia en la artritis viral, lupus y otras enfermedades del tejido conectivo.

TABLA 4-1	ANÁLISIS GENERAL DEL LÍQUIDO SINOVIAL			
Exploración	Normal	No inflamatorio	Inflamatorio	Séptica
Viscosidad	Alta	Alta	Baja	Muy baja
Color	Pajizo o ninguno	De color pajizo o amarillo	Amarillo/verde, blanco/crema	Amarillo
Claridad	Transparente	Transparente	Nebuloso, cuerpos en forma de arroz, partículas negras[a]	Nebuloso
Leucocitos/mm^3	< 200	< 2 000	2 000-50 000	> 50 000
Neutrófilos	< 25%	< 25%	A menudo > 50%	> 85%
Diagnóstico diferencial		Osteoartrosis, lupus eritematoso sistémico, amiloidosis, osteonecrosis, articulación de Charcot, traumatismo, tumores, ocronosis, enfermedad de Wilson	Artritis reumatoide, artritis psoriásica, artritis reactiva, artropatías por cristales, lupus eritematoso sistémico, esclerodermia, infecciosa (bacteriana, tuberculosa, vírica, micótica)	Infecciosa (más a menudo bacteriana, pero también micobacteriana, vírica, micótica)

[a] Los cuerpos en forma de arroz observados en articulaciones con inflamación crónica están constituidos por detritos celulares, fibrina y colágeno precipitado. El líquido con partículas negras ("signo de pimienta molida") puede ser producto de la fragmentación de una prótesis de artroplastia.

- o Los eosinófilos en el líquido sinovial en ocasiones están asociados con infección parasitaria, urticaria y síndrome hipereosinofílico.
  - o La tabla 4-1 muestra un análisis general del líquido sinovial.
- **Microscopia polarizada**
  - o La birrefringencia de los cristales de líquido sinovial se evalúa al orientar el polarizador en forma paralela al eje largo del cristal. La birrefringencia positiva es azul, mientras que la negativa es amarilla; por ejemplo, los cristales de urato monosódico tienen forma de aguja y poseen una fuerte birrefringencia negativa, mientras que los cristales de dihidrato pirofosfato cálcico son romboides y tienen una birrefringencia positiva débil.
  - o Otros cristales sinoviales que son birrefringentes (negativos o positivos) son los cristales de colesterol, los cristales lipídicos y los cristales glucocorticoides.
  - o Los cristales de hidroxiapatita se asocian con una artritis destructiva, el "hombro de Milwaukee". Dichos cristales no son birrefringentes ni se detectan mediante microscopia polarizada.
  - o La tabla 4-2 muestra el análisis de los cristales de líquido sinovial.
- **Microbiología**
  - o **Tinción de Gram.** La tinción de Gram que se realiza en líquido sinovial fresco tiene una sensibilidad de 50% y una especificidad de casi 100%. Las bacterias grampositivas tienen el rendimiento más alto en una tinción de Gram.

TABLA 4-2	ANÁLISIS DE LOS CRISTALES DEL LÍQUIDO SINOVIAL			
Tipo de cristal	**Enfermedad**	**Morfología**	**Birrefringencia**	**Color**[a]
Urato monosódico	Gota	Fusiforme	Negativa	Amarillo
Pirofosfato de calcio dihidratado	Seudogota	Romboide, cilíndrica	Débilmente positiva	Azul
Colesterol	Osteoartrosis, artritis reumatoide	Rectangular	Variable	Amarillo, azul
Oxalato de calcio	Nefropatía	Bipiramidal	Positiva	Azul
Hidroxiapatita	Osteoartrosis	Redondeada, irregular	Ninguna	Ninguno

[a] Color del cristal cuando su eje es paralelo al eje lento del compensador rojo.

- **Cultivo de microorganismos**
  - El cultivo bacteriológico es el estándar de oro para el diagnóstico de la artritis séptica, con una sensibilidad de 75% a 95% y una especificidad de 90% en la artritis séptica no gonocócica.
  - Los cultivos bacteriológicos determinan la susceptibilidad antimicrobiana, y son una guía para la elección del tratamiento.
- **Reacción en cadena de la polimerasa (RCP)**
  - La RCP es altamente sensitiva para la detección de microorganismos en el líquido sinovial, pero su especificidad varía.
  - La RCP es el método recomendado para diagnosticar la artritis gonocócica y la artritis tuberculosa.

REFERENCIAS

1. Wu T, Dong Y, Song HX, et al. Ultrasound-guided versus landmark in knee arthrocentesis: A systematic review. *Semin Arthritis Rheum.* 2016;45:627-632.
2. Sibbitt WL, Kettwich LG, Band PA, et al. Does ultrasound guidance improve the outcomes of arthrocentesis and corticosteroid injection of the knee? *Scand J Rheumatol.* 2012;41:66-72.

Valoración de laboratorio de las enfermedades reumáticas

5

Roseanne F. Zhao y Richard D. Brasington

VELOCIDAD DE SEDIMENTACIÓN GLOBULAR

Principios generales

- La velocidad de sedimentación globular (VSG) es aquella a la que los eritrocitos se asientan en la sangre anticoagulada; se trata de un **índice inespecífico de la inflamación tisular**. La presencia de macromoléculas asimétricas producidas por el hígado durante la respuesta a la fase aguda, especialmente fibrinógeno o inmunoglobulina, promueve la agregación eritrocítica y aumenta la VSG.
- La VSG es modificada por muchos trastornos, algunos de los cuales están presentes en los pacientes con enfermedades reumatológicas.
  - o Los factores no inflamatorios que tienden a elevar la VSG incluyen anemia (excepto la drepanocítica), enfermedad renal (incluidos el síndrome nefrótico y la glomerulonefritis), hipercolesterolemia, género femenino, embarazo, anticonceptivos orales, cáncer, enfermedades tiroideas y la edad avanzada.
  - o Los factores que llegan a disminuir la VSG incluyen el uso de esteroides a dosis altas, la anemia drepanocítica, la policitemia, la anisocitosis, la esferocitosis, la microcitosis, la insuficiencia hepática y la caquexia.
- La VSG a veces se usa para vigilar la actividad de los trastornos inflamatorios, como el lupus eritematoso sistémico (LES) y la artritis reumatoide (AR), aunque son más útiles otros índices de actividad de la enfermedad, como los signos y síntomas clínicos, así como las pruebas de laboratorio de la función orgánica.
- La VSG también es parte de los criterios diagnósticos para la polimialgia reumática (PMR) y arteritis de células gigantes (ACG); sin embargo, los valores normales no excluyen la enfermedad en presencia de una fuerte sospecha clínica.
- La VSG puede ser normal o disminuida en algunos pacientes que toman biológicos, incluso en presencia de una enfermedad inflamatoria activa; deben considerarse medidas alternativas de desenlace o de actividad de la enfermedad.

Valoración de laboratorio

- La sangre completa anticoagulada se deja en reposo durante una hora. La distancia entre el sedimento eritrocítico y la parte alta del tubo en milímetros corresponde a la VSG.
- La presencia de reactivos de fase aguda hace descender con más rapidez las células y aumenta tal distancia.

PROTEÍNA C REACTIVA

Principios generales

- La proteína C reactiva (PCR) es una proteína anular pentamérica (pentraxina) producida por el hígado en respuesta a la interleucina 6 (IL-6). Normalmente presente en el suero en cantidades mínimas, su **concentración sérica aumenta con rapidez durante la inflamación**, en un lapso de 4 a 6 horas, con el máximo en 2 a 3 días, y se normaliza en una semana.
- La PCR es inducida por la IL-6 proinflamatoria, junto con IL-1β y en menor medida por un factor de necrosis tumoral α (TNF α).
- La PCR es un componente de la respuesta inmunitaria innata, cuya principal función es reconocer objetos patógenos extraños y células dañadas por unión de fosfocolina a sus superficies, así como a ligandos endógenos expuestos, incluyendo ribonucleoproteínas, histonas, cromatina

y lisofosfatidilcolina. Se depura mediante la activación de las proteínas del complemento o de las células fagocíticas.

- A semejanza de la VSG, la concentración de PCR aumenta en estados inflamatorios agudos o crónicos. A diferencia de la VSG, la PCR se eleva y cae con rapidez. La obesidad, la diabetes mellitus, el tabaquismo, la arteriopatía coronaria, el cáncer y la infección también aumentan las cifras de PCR.
- El uso de la concentración de la PCR, además de la VSG, es limitado en las enfermedades reumáticas.
  - o En pacientes con AR, una cifra de PCR persistentemente elevada suele vincularse con el avance radiográfico de la afección articular y minusvalía a largo plazo. Sin embargo, tanto la VSG como la PCR se elevan en solo 40% de los pacientes con AR.
  - o Las cifras de PCR también pueden ser útiles en pacientes con LES. A diferencia de la VSG, la concentración de PCR suele ser normal en el LES activo, excepto en presencia de sinovitis crónica o serositis aguda. En pacientes con LES con fiebre en quienes se puede descartar la sinovitis o serositis, la elevación de la cifra de PCR sugiere que la inflamación y la fiebre tienen un origen bacteriano.
- La PCR de alta sensibilidad (PCRhs) permite la detección de inflamación sistémica de bajo grado, hasta a niveles de 0.3 mg/L, comparado con el rango de 3 a 5 mg/L de la prueba PCR regular, lo que puede asociarse con la actividad de la enfermedad.
- Los pacientes que toman tocilizumab (inhibidor de IL-6) experimentan producción hepática defectuosa de PCR, pero todavía pueden cursar con enfermedad activa. Deben considerarse medidas alternativas de desenlace o de actividad de la enfermedad en estos pacientes.

Valoración de laboratorio

Se usan la nefelometría y los análisis de ensayo por inmunoabsorción ligado a enzimas (ELISA) para determinar la PCR.

ANTICUERPOS ANTINUCLEARES

Principios generales

- Los anticuerpos antinucleares (AAN) se dirigen en contra de antígenos nucleares. El patrón de los AAN refleja los diferentes antígenos nucleares en los que hacen blanco pero es inespecífico. Pueden probarse los anticuerpos contra antígenos nucleares determinados y tienen mejor especificidad para ciertas enfermedades.[1]
- Los AAN son útiles para el diagnóstico en muchas enfermedades autoinmunitarias, incluido el LES y otras enfermedades del tejido conjuntivo (ETC).
  - o Las especificidades y sensibilidades de las titulaciones de AAN varían para cada enfermedad y según el tipo de análisis usado, por tanto, es preciso ejercer cautela en la interpretación de los resultados de AAN.
  - o Las titulaciones no se correlacionan con la actividad de la enfermedad y se mantienen bastante estables durante su evolución. **No hay necesidad de repetir los AAN una vez que se establece claramente el diagnóstico.**
  - o Solo deben realizarse pruebas para confirmar un diagnóstico clínico específico que sea sospechado.
  - o **Si bien la ausencia de AAN virtualmente excluye un diagnóstico de LES, su presencia no lo establece.**
- Se cree que algunos AAN, como aquellos contra ADN de doble cadena (anti-ADNds), contribuyen a la patogenia de las enfermedades por reactividad cruzada con los autoantígenos o la formación de complejos inmunitarios, mientras que la mayor parte de los AAN no se consideran patógenos.

Valoración de laboratorio

- La detección de los AAN suele realizarse mediante inmunofluorescencia indirecta o ELISA. Debido a variaciones menores en los protocolos de análisis, la sensibilidad y especificidad varían según el tipo usado y el límite de titulación para un resultado positivo.
  - o Las titulaciones más altas conllevan un mayor significado clínico, pero no tienen correlación con la actividad de la enfermedad.

o Los AAN en individuos saludables tienden a presentar titulaciones bajas.

o Las titulaciones de 1:160 o más altas suelen considerarse positivas, con una sensibilidad de 90% a 95% en LES. Cerca de un tercio de los individuos sanos tiene una prueba positiva para AAN a una titulación de 1:40 y 5% tiene una prueba positiva para AAN a 1:160 por inmunofluorescencia indirecta.[2]

o Si bien una prueba AAN negativa por inmunofluorescencia indirecta excluye virtualmente el diagnóstico de LES, la sensibilidad no es tan alta para ELISA porque solo se prueba un subgrupo de autoanticuerpos.

• El estándar de oro para la inmunofluorescencia indirecta usa la línea celular epitelial humana HEp-2 como sustrato.

o Esta prueba requiere un alto nivel de pericia y está sujeta a la interpretación del observador. Lo que se clasifica como una prueba positiva de AAN quizá varíe, según el laboratorio.

o Se han descrito varios patrones de tinción. Con excepción del patrón nucleolar (específico de esclerodermia) y el patrón de centrómero (específico del conjunto de esclerosis sistémica limitada [ESL] también conocida como calcinosis, síndrome de Raynaud, dismotilidad esofágica, esclerodactilia y telangiectasias [CREST]), en general, el patrón de tinción carece de utilidad porque está sujeto a la interpretación del observador.

• Los AAN específicos se estudian mediante ELISA.

o Estas pruebas de ELISA contienen antígenos antinucleares conocidos, envueltos individualmente en placas microtituladoras de 96 pocillos, para detectar AAN que puedan estar presentes en el suero humano.

o Una vez que el AAN se une al antígeno de la placa, se usa un anticuerpo IgC anti-humano secundario acoplado a una enzima, seguido por la detección de color, que puede arrojar una lectura cuantitativa.

• Nuevas pruebas de fase sólida, como los inmunoensayos multiplex con perlas magnéticas, que pueden probar simultáneamente múltiples AAN en la misma muestra, permiten análisis cuantitativos de alto rendimiento. Estos ensayos utilizan microesferas revestidas de antígeno en un ensayo inmunofluorescente indirecto, y las señales de fluorescencia se miden por citometría de flujo.

• La confiabilidad y estandarización dentro y entre laboratorios y ensayos es todavía un reto continuo y una tarea pendiente.[3-6]

Anticuerpos anti-ADN e histonas

Los **AAN anti-ADNds** y **anti-histonas** estuvieron entre los primeros en ser descubiertos y se asocian con LES y con el lupus inducido por fármacos (LIF), respectivamente. Virtualmente todos los pacientes con LIF tienen anticuerpos anti-histonas; algunos pacientes con lupus "nativo" tienen anticuerpos anti-histonas.

Antígenos nucleares extraíbles

• Los antígenos extraíbles del núcleo (ENA) **son dianas antigénicas específicas de AAN** que se pueden extraer del núcleo usando solución salina.

• Incluyen al **anti-Smith (anti-Sm)**, que es parte de los criterios del American College of Rheumatology (ACR) para el diagnóstico de LES, y la **antirribonucleoproteína (anti-RNP)**, que es específica de enfermedades mixtas del tejido conjuntivo (EMTC). El **anti-RO (anti-SSA)** y el **anti-La (anti-SSB)**, están relacionados con el síndrome de Sjögren, el lupus cutáneo subagudo y el lupus neonatal. Otros anticuerpos incluyen **anti-Jo-1**, asociado con la miositis inflamatoria (la polimiositis más común), así como con el síndrome anti-sintetasa **anti-Scl-70**, específico para la esclerodermia.

• Lo que se incluye en el "panel ENA" puede variar de un laboratorio a otro.

• Los pacientes con titulaciones negativas de AAN también tendrán ENA negativos, aunque un AAN con resultado positivo no necesariamente da lugar a anticuerpos contra ENA detectables. **Un estudio de AAN positivo en un paciente con sospecha clínica de ETC indica la necesidad de realizar pruebas de ENA más específicas.**

• La tabla 5-1 presenta un resumen de los ENA específicos y su vínculo con las enfermedades.

TABLA 5-1	AUTOANTICUERPOS Y LAS ENFERMEDADES VINCULADAS	
Anticuerpos	**Enfermedad vinculada**	**Comentarios**
AAN	LES, EMTC, SS, PM, DM, esclerodermia	Inespecíficos (presentes en el 5% de la población y cuya prevalencia aumenta con la edad). Su sensibilidad: para LES > 95%, EMTC > 95%, SS ~ 75%, PM / DM > 75%, esclerodermia 60-90%, AR 15%-35%. También presente en otros trastornos inmunitarios, en el cáncer y las infecciones
Anti-centrómero (patrón de AAN)	ESL o CREST	ESL: especificidad 98%, sensibilidad 10%-50%. Vinculados con CREST. Pueden encontrarse en el síndrome de Raynaud idiopático en el 25% de los casos, pero algunos avanzarán hasta presentar CREST. El patrón de tinción de los AAN es fácilmente identificable como "discretamente moteado"
FR	AR	Inespecífico, su prevalencia aumenta con la edad (falso positivo en hasta el 25% de los sujetos > 70 años de edad). Sensibilidad: AR 60-80%, SS 70%, hepatitis vírica 25%, endocarditis bacteriana 25%, infección crónica, sarcoidosis, cáncer y crioglobulinemia. En la AR puede tener correlación laxa con actividad clínica y predice un peor pronóstico, así como la afección extraarticular
ACPA	AR	Altamente específico para AR, con alcance del 99%; su sensibilidad es semejante a la de FR de ~ 70%. Puede presentarse años antes de la enfermedad clínicamente aparente. Su presencia indica una enfermedad más grave, con lesión radiográfica y manifestaciones extraarticulares
Anti-ADNds	LES	Muy específico de LES, solo 50%-80% sensible. Vinculado con la nefritis lúpica y puede correlacionarse con la actividad de la enfermedad en LES
Anti-Sm	LES	Muy específico del LES, con solo ~ 15% de sensibilidad. Se le relaciona con la nefritis lúpica
Anti-Ro (SSA)	SS	Sensibilidad: SS 70%, LES 25%. Vinculado con síntomas del síndrome seco en otras ETC, la afección extraglandular en el SS, bloqueo cardiaco en recién nacidos con madres anti-RO positivas. Se correlaciona con el exantema de LECS, fotosensibilidad o trombocitopenia en LES
Anti-La (SSB)	SS	Sensibilidad: SS 40%, LES 10%. Relación con anti-RO. Se correlaciona con una evolución benigna del LES si no hay otro anticuerpo presente, excepto AAN

(Continúa)

TABLA 5-1	AUTOANTICUERPOS Y LAS ENFERMEDADES VINCULADAS *(continuación)*	
Anticuerpos	**Enfermedad vinculada**	**Comentarios**
Anti-U1RNP	EMTC	Se detecta en el 100% de los pacientes de EMTC
Anti-histonas	LIF, LES	Inespecífico. Sensibilidad: LIF > 90%, LES > 50%
Anti-Scl-70 (topoisomerasa I)	Esclerodermia	Muy específico, pero con solo 15-35% de sensibilidad para la esclerosis sistémica difusa. Se relaciona con EPI como manifestación de ES
Anti-polimerasa de ARN III	ES	Muy específico, pero con solo 20%-25% de especificidad para la esclerodermia. Estos anticuerpos se correlacionan con un mayor riesgo de hipertensión maligna y crisis renal
c-ANCA	GPA	Confirme los resultados positivos con una prueba de anti-PR3. Muy sensible: (> 90%) y específico (99%) para la enfermedad activa en la GPA fulminante, pero menos sensible en la GPA limitada (50%). Es cuestionable su correlación con la actividad de la enfermedad. Menos sensible para PAM 25%, GEPA 33% y PAN 10%
p-ANCA	GEPA, PAM	Inespecífico; confirme los resultados positivos con anti-MPO. La sensibilidad para anti-MPO: GEPA 50%, glomerulonefritis idiopática con medias lunas 64%, PAM 58%, PAN 40%, GPA 24%. No hay anticuerpos p-ANCA anti-MPO en la AR, LES, PM / DM, la policondritis recidivante, SAF y otras enfermedades autoinmunitarias
Anticuerpos a aminoacil ARNt sintetasas		
Anti-Jo-1	PM, DM	Prevalencia 15%-25% en DM/PM. Especificidad cercana a 100%. Predice una constelación de miositis, artritis, EPI, "manos de mecánico", fenómeno de Raynaud y fiebre (también llamado síndrome anti-sintetasa), se asocia también con otros anticuerpos anti-sintetasa. Enfermedad muscular más grave.
Anti-PL-7	PM, DM	Prevalencia < 5%. Asociada con EPI y manifestaciones gastrointestinales. Asociación menos fuerte con miositis.
Anti-PL12	DAM, EPI, PM, DM	Prevalencia < 5%. 90% de los pacientes cursan con EPI temprana y grave. Asociación menos fuerte con artritis, manos de mecánico y miositis.

Anticuerpos	Enfermedad vinculada	Comentarios
Anti-EJ	PM, DM	Prevalencia < 5%.
Anti-OJ	EPI, PM, DM	Prevalencia < 5%.
Anti-KS	EPI, PM, DM	Prevalencia < 1%.
Anti-ZO	Miositis	Prevalencia < 1%.
Anti-YRS	Miositis	Prevalencia < 1%.
Anti-Mi-2	DM "clásica"	Se encuentra en el 20-30% de los pacientes con DM, relacionado con el signo V, el signo del chal, el sobrecrecimiento cuticular, la buena respuesta al tratamiento y el buen pronóstico. Baja frecuencia de cáncer.
Anti-SRP	Miositis necrosante	< 5% de sensibilidad en PM/DM. Prevalencia 5%-10%. Se vincula con inicio agudo, debilidad notoria, palpitaciones y mal pronóstico
Anti-HMG-CoA reductasa	Miositis necrosante	Prevalencia 5%-10%. Asociada con enfermedad inducida por estatinas. La mayoría de los casos referidos previamente como PM son actualmente considerados como "miopatía necrosante autoinmune".
Anti-MDA5	DAM	EPI hipo/amiopática, resistente, de rápida progresión y graves ulceraciones mucocutáneas.
Anti-TIF1γ/α	DM asociada con malignidad	Prevalencia 10%-15%.
Anti-NXP2	DM	DM grave usualmente de inicio joven con enfermedad cutánea grave, calcinosis y disfagia. Puede asociarse con vasculitis GI en niños, lo cual empeora el pronóstico.
Anti-SAE	DM	DM "clásica", inicio adulto grave.
Anticoagulante lúpico	Estados de hipercoagulabilidad, SAF	AFL; usado para detectar TPT prolongado o TVVRd que no se corrige con estudios mixtos y por la presencia de neutralización de fosfolípidos que confirma que hay un anticoagulante *in vitro* dependiente de fosfolípidos
Anticardiolipina (aCL)	Estados de hipercoagulabilidad, SAF	AFL; vinculado con trombosis: IgG >> IgM > IgA. Las titulaciones tienden a corresponderse con la actividad de la enfermedad
ACL dependiente de GPI β_2	Estados de hipercoagulabilidad, SAF	Un tipo de ACL que se une a un complejo de GPI β_2 y cardiolipina. Los valores positivos se vinculan con un mayor riesgo de estados de hipercoagulabilidad que el ACL no dependiente de GPI β_2

(Continúa)

TABLA 5-1	AUTOANTICUERPOS Y LAS ENFERMEDADES VINCULADAS *(continuación)*	
Anticuerpos	Enfermedad vinculada	Comentarios
Crioglobulinas	HCV, ELP, ETC	Tipo I: Ig monoclonal (por lo general IgM o IgG que se autoagrega; puede tener actividad de FR, relacionada con ELP. Tipo II: Ig monoclonal (por lo general IgM, con actividad contra la IgG policlonal (p. ej., la actividad de FR, con frecuencia máxima idiopática, puede vincularse con HCV o ETC. Tipo III: Ig policlonal (por lo general, IgM con actividad contra la IgG policlonal (p. ej., la actividad de FR, con frecuencia máxima idiopática, se puede vincular con HCV o ETC

AAF, anticuerpos antifosfolípidos; AAN, anticuerpos antinucleares; ACPA, anticuerpo contra el péptido citrulinado; ANCA, anticuerpos anticitoplasma de neutrófilos; anti-ADNds, contra ADN de doble cadena; anti-SRP, proteína contra el reconocimiento de la señal; AR, artritis reumatoide; ARN, ácido ribonucleico; CREST, calcinosis, síndrome de Raynaud, dismotilidad esofágica, esclerodactilia y telangiectasias; DAM, dermatomiositis amiotrófica; DM, dermatomiositis; EGPA, granulomatosis eosinofílica con poliangeítis; ELP, enfermedades linfoproliferativas; EMTC, enfermedad mixta del tejido conjuntivo; EPI, enfermedad pulmonar intersticial; ES, esclerosis sistémica; ESL, esclerosis sistémica limitada; ETC, enfermedad del tejido conjuntivo; FR, factor reumatoide; GPA, granulomatosis con poliangeítis; GPI, glucoproteína I; HCV, virus de la hepatitis C; HMG-CoA reductasa, 3-hidroxi, 3-metilglutaril coenzima A reductasa; Ig, inmunoglobulina; LECS, lupus eritematoso cutáneo subagudo; LES, lupus eritematoso sistémico; LIF, lupus inducido por fármacos; MDA5, gen asociado con la diferenciación del melanoma 5; MPO, mieloperoxidasa; NXP2, proteína 2 de matriz nuclear; PA, poliarteritis nudosa; PAM, poliangitis microscópica; PM, polimiositis; PR3, proteinasa 3; RNP, ribonucleoproteína; SAE, pequeña enzima activadora 1 modificada parecida a la ubiquitina; SAF, síndrome antifosfolípido; SM, Smith; TIF1γ/α, factor 1γ/α intermediario de transcripción; SS, síndrome de Sjögren; TPT, tiempo parcial de tromboplastina; TVVRd, anticoagulante lúpico, ensayo del veneno de la víbora de Russell diluido.

FACTOR REUMATOIDE

Principios generales

- El factor reumatoide (FR) es un **anticuerpo policlonal dirigido contra la porción de Fc de las inmunoglobulinas** (Ig), más a menudo IgM. Los isotipos IgG e IgA del FR son difíciles de detectar en el suero.
- El FR se vincula con **enfermedades inflamatorias crónicas, incluida la AR, otras ETC e infecciones** (véase tabla 5-1).
  - El FR tiene sensibilidad de 60% a 80% y especificidad de casi 70% para AR.
  - El FR también se encuentra elevado en el síndrome de Sjögren, la infección por hepatitis C, el mieloma múltiple, la enfermedad pulmonar intersticial, la vasculitis crioglobulinémica y la sarcoidosis, entre otros trastornos inflamatorios crónicos e infecciosos. Un pequeño porcentaje de individuos sanos es FR positivo.
- La participación del FR en la patogenia de la enfermedad es poco clara, si bien una hipótesis sugiere que inicia la formación de complejos inmunitarios en la membrana sinovial, que activan el complemento y liberan factores quimiotácticos que reclutan células inmunitarias. A menudo se detecta el FR antes del desarrollo de la artritis, con un aumento en los niveles de anticuerpos antes del inicio de la enfermedad.[7]

Valoración de laboratorio

- El FR se detecta, por lo general, con el uso de una prueba de inmunofijación de látex y se comunica como titulación.
- Los métodos más recientes, incluidas la nefelometría y ELISA, son motivo de informe de resultados en unidades internacionales.
- El cociente inverso del resultado nefelométrico tiene correlación burda con el resultado de titulación; por ejemplo, 120 UI se correlacionan de manera burda con una titulación de 1:120.
- Solo la prueba IgM RF está rutinariamente disponible.

ANTICUERPOS CONTRA EL PÉPTIDO CITRULINADO

Principios generales

- Los anticuerpos contra el péptido citrulinado (ACPA) incluyen aquellos dirigidos contra el **péptido citrulinado cíclico (CCP)**, filagrina, vimentina y fibrinógeno, entre otros aún no identificados. El CCP es un péptido sintético derivado de la filagrina que confiere alta especificidad y sensibilidad cuando se usa para probar para anticuerpos en los individuos con AR.
- Estos péptidos/proteínas son únicos porque contienen citrulina, un aminoácido formado por desaminación postraducción de la arginina.
- Los ACPA son sensibles (70%) y altamente específicos (95%) para la AR.[8]
- Los ACPA contra **CCP** se detectan más fácilmente y han sido encontrados en el suero de pacientes con AR hasta 10 años antes del inicio de la enfermedad. Cerca de un tercio de los pacientes con AR tendrá resultado positivo para estos anticuerpos, pero con FR negativo en el momento de acudir al médico.
- Hay evidencia de que estos anticuerpos contribuyen a la patogenia de la enfermedad.
  o En el periodo que conduce al inicio de la enfermedad, los niveles de anticuerpos se elevan y los pacientes desarrollan anticuerpos adicionales para otras proteínas citrulinadas, en un fenómeno conocido como diseminación epítope.[7]
  o Las altas titulaciones se correlacionan con una enfermedad más erosiva.[9]

  Los estímulos para la inducción de estos anticuerpos y los mecanismos por los cuales contribuyen a la actividad de la enfermedad están bajo investigación, y quizá incluyan inflamación de la mucosa y la microbioma.

Valoración de laboratorio

- El único ACPA actualmente disponible para pruebas clínicas es el anticuerpo anti-CCP.
- Las generaciones más recientes de un ELISA con CCP han aumentado la especificidad de estas pruebas para la AR.

ANTICUERPOS ANTICITOPLASMA DE NEUTRÓFILOS

Principios generales

- Los anticuerpos anticitoplasma de neutrófilos (ANCA) se dirigen contra antígenos del citoplasma de los neutrófilos humanos.
- Los ANCA no son AAN, si bien, por su proximidad, la tinción de ANCA perinucleares (p-ANCA) puede confundirlos con AAN. Por lo tanto, un AAN o p-ANCA positivo podría generar resultados falsos positivos de p-ANCA o ANCA, respectivamente.
- Se han descrito dos patrones distintivos: ANCA citoplásmico (c-ANCA) y p-ANCA.
  o Los c-ANCA se vinculan con la granulomatosis con poliangeítis (GPA) y los p-ANCA se relacionan con granulomatosis eosinofílica con poliangeítis (GEPA), la poliangeítis microscópica (PAM) y la poliarteritis nudosa (PAN).
  o El antígeno específico para casi todos los c-ANCA es la proteinasa 3 (PR3), y para la mayor parte de los p-ANCA es la mieloperoxidasa (MPO).
  o La PR3 es una proteína presente en gránulos azurófilos en los neutrófilos y participa en su función y activación. Los anticuerpos contra PR3 tienen sensibilidad y especificidad elevadas

para la GPA activa fulminante. Se cree que la modificación de los neutrófilos por anticuerpos contra PR3 en la GPA llega a contribuir en algunas de las manifestaciones de la enfermedad.

o La MPO es una proteína involucrada en la generación de especies reactivas en oxígeno y en la regulación de la función de los macrófagos. Aunque los anticuerpos p-ANCA y contra MPO están presentes en un gran número de enfermedades, se conoce poco su participación en la patogenia.

o La presencia de PR3 contra anticuerpos MPO tiene significancia clínica, pues los pacientes con PR3-ANCA tienen más probabilidades de relapso.

Hay presencia de ANCA en otros trastornos inflamatorios, incluidas la hepatitis autoinmunitaria, la cirrosis biliar primaria y la colitis ulcerativa. Además, pueden ser inducidos por ciertas infecciones, como las producidas por *Staphylococcus aureus* y micobacterias, y por fármacos como el propiltiouracilo y la hidralazina.

Valoración de laboratorio

- Se identifican ANCA por análisis de tinción por inmunofluorescencia indirecta con uso de neutrófilos fijados con etanol. Sin embargo, puede haber una variabilidad significativa entre los distintos métodos.
- Las pruebas de anticuerpos contra PR3 y MPO se realizan por ELISA en un laboratorio de referencia. Los inmunoensayos actuales tienen un alto desempeño diagnóstico.[10]
- De acuerdo con la revisión de 2017 del consenso internacional sobre las pruebas de ANCA, **es factible emplear inmunoensayos específicos PR3 y MPO para la valoración primaria de pacientes bajo sospecha de tener vasculitis asociada con ANCA** sin necesidad de una doble prueba con inmunofluorescencia directa.[11] Más aún, si el paciente presenta anticuerpos PR3 o MPO tiene significancia pronóstica, y el relapso de la enfermedad es más común en el primer caso.

ANTICUERPOS ESPECÍFICOS DE LAS MIOSITIS

Principios generales

- Los tres **anticuerpos específicos de la miosis** mejor descritos son anti-Jo- (dirigido contra la sintetasa histidílica del ARNt), la **proteína contra la señal de reconocimiento (anti-SRP)** y la **anti-Mi-2.** Sus sensibilidades para la miopatía inflamatoria son bajas, con variación entre el 25% y el 30%.
- Otros anticuerpos importantes incluyen a los dirigidos contra otras aminoacil ARNt sintetasas, así como el anti-factor 1γ intermediario transcripción (**anti-TIF-1γ**), anti gen asociado a la diferenciación del melanoma 5 (**anti-MDA5**), la anti proteína 2 de matriz nuclear (**anti-NXP2**), anti-pequeña enzima activadora 1 modificada parecida a la ubiquitina (**anti-SAE**) y la anti-hidroxi-3-metilglutaril coenzima A reductasa (**anti-HMGCR**).
- Los anticuerpos específicos se pueden vincular con manifestaciones clínicas y pronóstico determinados (tabla 5-1).[12-14]

Valoración de laboratorio

Estos anticuerpos se detectan por ELISA o inmunoensayos multiplex con perlas magnéticas.

ANTICUERPOS ANTIFOSFOLÍPIDOS

Principios generales

- Los anticuerpos antifosfolípidos (aFL) se dirigen contra fosfolípidos y se relacionan con estados de hipercoagulabilidad y trombosis.
- Se detectan aFL por análisis del **anticoagulante lúpico (ACL), anticuerpos anticardiolipina (aCL), anti-β_2-glucoproteína I, y resultados falsos positivos de serología de la sífilis.**
- De los tres aFL, **el ACL tiene el más fuerte vínculo con la hipercoagulación.** El nombre ACL deriva del hecho de que el anticuerpo fue descrito por primera vez en pacientes con LES, y a

partir de su tendencia a causar una prolongación del tiempo parcial de tromboplastina activada (TPTa) que no se corrigió con la adición de plasma normal. Ahora se sabe que es posible encontrar ACL en otras ETC o en ausencia de una ETC.

- La relación entre el aCL y los estados de hipercoagulabilidad tiene vínculo con las titulaciones de anticuerpos y el isotipo de Ig. Como regla general, las titulaciones crecientes de aCL se vinculan con un riesgo creciente de hipercoagulación y trombosis. Los aCL de tipo IgG conllevan mayor riesgo que los aCL IgM, y el riesgo con aCL IgA es cuestionable.
- Algo de los aCL se une a complejos constituidos por fosfolípidos y la glucoproteína I β_2 (GPI β_2), un anticoagulante sérico natural. Los aCL dependientes de GPI β_2 tienen relación con un estado de mayor riesgo de hipercoagulabilidad.

Valoración de laboratorio

- Se identifica el ACL de forma gradual utilizando análisis de coagulación dependientes de fosfolípidos funcionales, que revelan un inhibidor de la coagulación que es neutralizado por los fosfolípidos.
  - o En primer lugar, se ordenan los análisis de coagulación dependientes de fosfolípidos, como el tiempo de protrombina diluida, el TPTa, el tiempo de coagulación de caolina o el tiempo de veneno viperino de Russel diluido (TVVRd); su prolongación se considera resultado positivo. Cada prueba tiene diferentes sensibilidades para detectar el LAC y **se recomienda utilizar más de uno**.
  - o **La prueba de detección preferida es una basada en el TPTa** con uso de silicio, activador en presencia de cifras bajas de fosfolípidos. Un tiempo prolongado sugiere la presencia de ACL. Las pruebas positivas deben entonces confirmarse con un TVVRd. En este análisis, el veneno viperino de Russel activa el factor X, lo que conlleva la conversión de protrombina en trombina, dependiente de la presencia de fosfolípidos. Si hay ACL presente, los fosfolípidos no están disponibles y el TVVRd se prolonga.
  - o Deben realizarse entonces **estudios mixtos** en muestras con tiempos prolongados para descartar deficiencias de factores. Si un tiempo prolongado se corrige en los estudios mixtos, la muestra debe incubarse adicionalmente a diferentes temperaturas para descartar un inhibidor de la coagulación sensible a la temperatura. Una muestra que no se corrige con estudios mixtos o con la **incubación a temperatura variable**, se identifica como un inhibidor de la coagulación. Esta muestra se incuba después con una mayor cantidad de fosfolípidos para calificar al inhibidor como dependiente o independiente de ellos. Los fosfolípidos en exceso neutralizan al ACL y corrigen los tiempos prolongados.
  - o Aunque el ACL es un inhibidor de la coagulación dependiente de fosfolípidos en los análisis de laboratorio, se cree que las interacciones de ACL *in vivo* con superficies endoteliales y plaquetarias ricas en fosfolípidos activan tanto las plaquetas como la cascada de la coagulación y dan como resultado una hipercoagulación y trombosis.
- **Los análisis serológicos de sífilis, como el del Venereal Disease Research Laboratory (VDRL) y la reagina rápida detectan fosfolípidos de tipo cardiolipina.** Cuando el VDRL o la reagina rápida son positivos, debe efectuarse una prueba confirmatoria de anticuerpos contra treponemas, como la de absorción de anticuerpos treponémicos fluorescentes (FTA-ABS).
- Un resultado falso positivo para la sífilis (prueba VDRL o RPR positivas con FTA-ABS no reactiva) identifica a un aFL; sin embargo, los ELISA más recientes para aCL tienen mejor sensibilidad y especificidad, y constituyen el método preferido de detección.
- Los anticuerpos contra GPI β_2 se detectan por ELISA específicos de IgM e IgG.
- Las pruebas para todos los aFL pueden estar influidos por anticoagulantes y sucesos trombóticos agudos. Por tanto, las pruebas deberían repetirse en 12 semanas para verificar los resultados.
- **En pacientes que toman anticoagulantes orales directos (ACOD)** se han observado resultados falsos positivos en el ACL, pues éstos prolongan los tiempos de coagulación dependientes de fosfolípidos, como los del TVVRd, pero se corrigen con un exceso de fosfolípidos.[15] Realizar pruebas de los niveles del fármaco o utilizar un agente absorbente para extraer los ACOD de muestras de plasma, puede ayudar a reducir el efecto de este factor que provoca confusión, aunque es necesario realizar más investigación en este tema.

CRIOGLOBULINAS

Principios generales

- Las crioglobulinas son inmunoglobulinas solubles a la temperatura corporal, pero se precipitan de manera reversible ante temperaturas menores.
- Las crioglobulinas se clasifican en tres tipos. El tipo I es monoclonal, sin actividad FR. Los tipos II y III son "mixtos" con actividad FR; en el tipo II el FR es monoclonal, y en el tipo III es policlonal. Los tipos II y III suelen presentarse como vasculitis. La crioglobulinemia "esencial" es de causa desconocida, aunque muchos casos han resultado estar asociados con hepatitis C.
  - o Las crioglobulinas de **tipo I** son anticuerpos monoclonales, por lo general de isotipo IgM, y no activan el complemento. Las crioglobulinas de tipo I se observan en **trastornos linfoproliferativos** y causan síntomas vasooclusivos.
  - o Las crioglobulinas de **tipo II** son una mezcla de anticuerpos IgG policlonales e IgM monoclonales, en tanto las crioglobulinas de **tipo III** son anticuerpos IgG e IgM policlonales. Tienen relación con la **hepatitis vírica y ETC**. Como activan el complemento, las crioglobulinas de tipos II y III dan como resultado síntomas de **vasculitis en vasos pequeños**.

Valoración de laboratorio

- Se obtiene un criocrito utilizando un mínimo de 10 a 20 mL de sangre venosa fresca que se guarda en tubos de ensayo precalentados y se transporta al laboratorio en arena o agua a temperatura de 37 °C. Se deja que el espécimen se coagule a 37 °C durante 30 a 60 minutos antes de su centrifugación. Se deja después el sobrenadante a 4 °C durante un máximo de 7 días; los tipos I y II suelen precipitarse en 24 horas, mientras que el tipo III puede requerir días para hacerlo.
- Los métodos más recientes con el uso de electroforesis permiten detectar y cuantificar las crioglobulinas, pero aún se requieren los tubos precalentados y el transporte en un medio tibio.

COMPLEMENTO

Principios generales

- La **cascada del complemento** involucra a > 30 proteínas y contribuye con 15% de la porción globulínica de las proteínas plasmáticas.
- Se han identificado tres vías: clásica, alterna y leptina.
  - o La **vía clásica** implica la opsonización o lisis de células cubiertas con anticuerpos contra antígenos de la superficie celular.
  - o La **vía alterna** incluye una opsonización inespecífica o lisis de células extrañas que carecen de reguladores del complemento en la membrana.
  - o La **vía de lectina de unión a manosa** implica la opsonización o lisis de células extrañas con moléculas de manosa en la membrana celular.
- Las enfermedades reumáticas que involucran la formación de complejos inmunitarios y la subsiguiente activación de la vía clásica incluyen LES, vasculitis crioglobulinémica, púrpura de Henoch-Schönlein, y síndrome urémico hemolítico atípico.
- **La actividad total del complemento hemolítico (CH50)** es un análisis funcional que prueba la integridad de la vía clásica. Una baja actividad total del complemento hemolítico sugiere deficiencia de ≥ 1 factor.
- **C3 y C4** son componentes individuales de la cascada del complemento y pueden medirse en forma antigénica.
  - o Los niveles séricos de C4 suelen caer antes de C3.
  - o Las bajas titulaciones de C3 y C4 se aprecian en la activación de vía clásica. Sin embargo, un C3 bajo con un C4 normal sugiere una elevación de vía alterna.

- o En el LES, las cifras bajas de C3 y C4 pueden correlacionarse con la actividad de la enfermedad, sobre todo en la nefritis lúpica. Por el contrario, las proteínas del complemento pueden actuar como reactivos de fase aguda y elevarse durante un aumento de la actividad de la enfermedad.
- o No todos los pacientes tienen cifras de complemento que se correlacionen con la actividad de la enfermedad, y el patrón de tal correlación puede variar entre ellas. No obstante, una vez que se establece un patrón en un paciente particular, las cifras permiten vigilar la actividad de la enfermedad.
- o Las cifras bajas de C4 están presentes en pacientes con vasculitis crioglobulinémica, reflejo de la activación del complemento por depósitos de complejos inmunitarios.
- Las deficiencias congénitas de C1 y C4 aumentan el riesgo de LES.

El desarrollo y surgimiento de nuevas terapias complementarias, muchos de los cuales son anticuerpos bloqueadores, pueden interferir con la precisión de los ensayos actuales que miden los niveles proteicos de complemento o la función.[16]

Valoración de laboratorio

Las proteínas del complemento se miden mediante ELISA o nefelometría. La prueba CH50 valora la cascada de complemento clásica en su totalidad. La adición de suero diluido del paciente a eritrocitos de oveja cubiertos con anticuerpos debe resultar en eritrolisis. La CH50 se expresa como la cantidad de suero requerida para analizar el 50% de los eritrocitos. Si CH50 es indetectable, cabe sospechar deficiencia de algún componente de complemento específico.

REFERENCIAS

1. Satoh M, Vázquez-Del Mercado M, Chan EK. Clinical interpretation of antinuclear antibody tests in systemic rheumatic diseases. *Mod Rheumatol.* 2009;19:219-228.
2. Tan EM, Feltkamp TEW, Smolen JS, et al. Range of antinuclear antibodies in "healthy" individuals. *Arthritis Rheum.* 1997;40:1601-1611.
3. Meroni PL, Biggioggero M, Pierangeli SS, et al. Standardization of autoantibody testing: a paradigm for serology in rheumatic diseases. *Nat Rev Rheumatol.* 2014;10:35-43.
4. Pacheco Y, Monsalve DM, Acosta-Ampudia Y, et al. Antinuclear autoantibodies: discordance among four different assays. *Ann Rheum Dis.* 2020;79(1):e6. doi:10.1136/annrheumdis-2018-214693.
5. Pisetsky DS, Spencer DM, Lipsky PE, et al. Assay variation in the detection of antinuclear antibodies in the sera of patients with established SLE. *Ann Rheum Dis.* 2018;77(6):911-913.
6. Mummert E, Fritzler MJ, Sjöwall C, et al. The clinical utility of anti-double-stranded DNA antibodies and the challenges of their determination. *J Immunol Methods.* 2018;459:11-19.
7. Rantapää-Dahlqvist S, de Jong BA, Berglin E, et al. Antibodies against cyclic citrullinated peptide and IgA rheumatoid factor predict the development of rheumatoid arthritis. *Arthritis Rheum.* 2003;48(10):2741-2749.
8. Nishimura K, Sugiyama D, Kogata Y, et al. Meta-analysis: diagnostic accuracy of anti-cyclic citrullinated peptide antibody and rheumatoid factor for rheumatoid arthritis. *Ann Intern Med.* 2007;146:797-808.
9. Berglin E, Johansson T, Sundin U, et al. Radiological outcome in rheumatoid arthritis is predicted by presence of antibodies against cyclic citrullinated peptide before and at disease onset, and by IgA-RF at disease onset. *Ann Rheum Dis.* 2006;65:453-458.
10. Damoiseaux J, Csernok E, Rasmussen N, et al. Detection of antineutrophil cytoplasmic antibodies (ANCAs): a multicentre European Vasculitis Study Group (EUVAS) evaluation of the value of indirect immunofluorescence (IIF) versus antigen-specific immunoassays. *Ann Rheum Dis.* 2017;76(4):647-653.
11. Bossuyt X, Cohen Tervaert JW, Arimura Y, et al. Position paper: Revised 2017 international consensus on testing of ANCAs in granulomatosis with polyangiitis and microscopic polyangiitis. *Nat Rev Rheumatol.* 2017;13:683-692.
12. Mammen AL. Autoimmune myopathies: autoantibodies, phenotypes and pathogenesis. *Nat Rev Neurol.* 2011;7(6):343-354.

13. Ghirardello A, Doria A. New insights in myositis-specific autoantibodies. *Curr Opin Rheumatol.* 2018;30(6):614-622.
14. Satoh M, Tanaka S, Ceribelli A, et al. A comprehensive overview on myositis-specific antibodies: new and old biomarkers in idiopathic inflammatory myopathy. *Clin Rev Allergy Immunol.* 2017;52(1):1-19.
15. Hoxha A, Banzato A, Ruffatti A, et al. Detection of lupus anticoagulant in the era of direct oral anticoagulants. *Autoimmun Rev.* 2017;16(2):173-178.
16. Frazer-Abel A. The effect on the immunology laboratory of the expansion in complement therapeutics. *J Immunol Methods.* 2018;461:30-36.

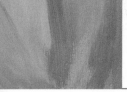

Imagenología de las enfermedades articulares en reumatología

6

Devon M. DiVito, Deborah L. Parks y
Jennifer L. Demertzis

PRINCIPIOS GENERALES

- Aunque la mayoría de las enfermedades reumatológicas se diagnostican por clínica, la imagenología puede ayudar en el diagnóstico y proveer una valoración objetiva de la gravedad de la enfermedad, su pronóstico, complicaciones y respuesta al tratamiento. Las modalidades útiles en la evaluación de la enfermedad articular reumatológica incluyen la radiografía convencional o simple (Rx), la ecografía, la resonancia magnética (RM) y, en un menor grado, la tomografía computarizada (TC) incluyendo la TC de energía dual (TC-ED).
- Es importante notar que no todas las características descritas para cada enfermedad están presentes en un solo momento, y que ninguna anomalía individual es patognómica. La tabla 6-1 incluye un resumen de los hallazgos característicos.[1]

Radiografías convencionales

- La radiografía es la modalidad de imagenología de elección para la evaluación inicial de la mayoría de los padecimientos reumáticos, porque permite valorar detalles finos de los huesos, espacios articulares, alineación y calcificaciones del tejido blando característicos de algunas enfermedades reumáticas.
- En la artritis inflamatoria, la radiografía permite detectar las secuelas tardías e irreversibles de la inflamación crónica como las erosiones óseas, el estrechamiento del espacio articular y la mala alineación. Sin embargo, su utilidad como prueba pronóstica o indicador de respuesta terapéutica es limitada pues no es posible visualizar directamente la sinovitis, la pérdida de cartílago articular, el edema de la médula ósea y la enfermedad tendinosa característica de la inflamación activa.
- A pesar de estas limitaciones, la radiografía convencional está ampliamente disponible, es barata, proporciona una base útil para evaluar la progresión de la enfermedad y, por tanto, es esencial en la valoración de la artritis.
- Un enfoque sistemático simplificado emplea las siglas ABCDT, para interpretar radiografías de huesos y articulaciones.
  - o A se refiere a la alineación de las articulaciones (p.ej., normal, subluxación/dislocación, mala alineación característica como la deformidad de Boutonniere).
  - o B se refiere al hueso (*bone*) (p. ej., erosiones, osteoporosis, periostitis).
  - o C se refiere al cartílago y el espacio articular (p. ej., estrechamiento uniforme o no uniforme, anquilosis).
  - o D se refiere a la distribución (p. ej., proximal o distal, simétrica o asimétrica).
  - o T se refiere a los datos de tejidos blandos (p. ej., derrames, inflamación, calcificaciones).

  Es importante tener conocimiento práctico de las radiografías que se ordenan comúnmente para la evaluación de la artritis, a fin de maximizar el rendimiento diagnóstico y minimizar la exposición innecesaria a la radiación y el costo para el paciente (tabla 6-2).[1-3]

Ecografía

- El ultrasonido de alta resolución (>12 MHz) se ha empleado cada vez más para diagnosticar y evaluar la enfermedad reumática durante los pasados 10 a 15 años.
- Las ventajas de la ecografía incluyen amplia disponibilidad, bajo costo, corto tiempo del examen para operadores experimentados, ausencia de radiación ionizante y la capacidad de valorar la inflamación en pacientes que cursan con alergia al medio de contraste o contraindicación para RM.
- Desde el punto de vista clínico, la ecografía ha demostrado ser más sensible que la exploración física en la detección de derrame articular y sinovitis, y puede ser utilizada extrahospitalariamente por reumatólogos entrenados.

TABLA 6-1	HALLAZGOS IMAGENOLÓGICOS COMUNES POR ENFERMEDAD							
	Osteoartrosis	Osteoartritis erosiva	Artritis séptica	Artritis reumatoide	Espondiloartritis axial	Espondiloartritis periférica	Gota	CPPD
Distribución	Uso repetitivo con soporte de peso	Distal, simétrica	Monoarticular	Proximal, simétrica, articulaciones grandes o pequeñas	Axial (simétrica, articulaciones SI, columna)	Periférica (asimétrica, arts. distales y SI)	¡En todas partes!	Simétrica, sin soporte de peso
Estrechamiento del espacio articular	No uniforme, cuerpos sueltos, curso crónico	No uniforme, fase agresiva temprana	Uniforme, rápida	Uniforme	Uniforme	Uniforme, se puede preservar el espacio articular incluso con erosiones	Normal, no uniforme	No uniforme
Hueso	Esclerosis subcondral, osteofitos	Osteofitos	Pérdida/destrucción ósea adyacente a anomalía del tejido blando	Osteoporosis, sin proliferación ósea	Sindesmofitos suaves y flotantes, anquilosis	Periostitis, anquilosis, sindesmofitos abultados		Esclerosis subcondral, osteofitos
Quistes, erosiones	Quistes subcondrales	Erosiones centrales "ala de gaviota"	Erosiones centradas en la articulación	Erosiones marginales	Espondilitis, entesitis	Erosiones "esponjosas" mal definidas, entesitis, espondilitis	Erosiones bien definidas con bordes colgantes ("mordida de rata")	Grandes quistes subcondrales, desproporcionados al grado de estrechamiento articular
Tejidos blandos	± Efusión articular	Inflamación	Inflamación, infección de tejido blando (absceso, úlcera, gas)	Inflamación/sinovitis, bursitis, nódulos reumatoides), tenosinivitis vertebral		Dactilitis, uñas punteadas u onicolisis	Tofo ("grumosos"; calcificados), bursitis	Condrocalcinosis

CPPD, enfermedad por depósito de pirofosfato de calcio dihidratado.

TABLA 6-2	RADIOGRAFÍAS FRECUENTEMENTE SOLICITADAS PARA LA VALORACIÓN DE ARTRITIS

Articulación/ extremidad	Vistas típicas	Vistas especializadas/Indicación
De las manos	PA, oblicua, lateral	Vista de Ball-catcher: útil para evaluar artritis y erosiones en las articulaciones MCF
Muñeca	PA, oblicua, lateral	Vista de puño cerrado: útil para valorar la estabilidad escafolunar en presencia de traumatismo o CPPD
Pies	AP, oblicua, lateral	Deben realizarse radiografías con soporte de peso para valorar anomalías de alineación asociadas
Tobillo	AP, de mortaja, lateral	Deben solicitarse radiografías con soporte de peso para valorar anomalías de alineación asociadas
Rodilla	AP, lateral	Vista del comerciante: perfila la articulación patelofemoral Vista PA-flexionada con peso (Rosenberg): es mejor para evaluar el grado real de pérdida de cartílago a lo largo de las superficies de la articulación femorotibial que soportan peso
Cadera	AP, en ancas de rana, lateral	Es útil incluir una vista de la pelvis para comparar el espacio articular del lado contralateral
Articulación sacroilíaca	PA, bilateral oblicua	Vistas recomendadas de la articulación SI. Las radiografías pélvicas son subóptimas para perfilar el espacio articular SI
Columna cervical	AP, lateral	Flexión, extensión: recomendadas para evaluar la inestabilidad de la columna cervical, en especial en presencia de AR Bilateral, oblicua: recomendada para evaluar el estrechamiento neuroforaminal, en especial en presencia de enfermedad degenerativa de disco y OA en las articulaciones facetarias y uncovertebrales
Columna lumbar	AP, lateral, lateral cónica	Bilateral oblicua: recomendada para evaluar la OA en la articulación facetaria o cuando hay sospecha de pares de defectos interarticulares

AP, anteroposterior; AR, artritis reumatoide; CPPD, enfermedad por depósito de pirofosfato de calcio dihidratado; MCF, metacarpofalángica; OA, osteoartritis; PA, posteroanterior; SI, sacroilíaca.

- Se ha demostrado que la ecografía es comparable a la RM en la detección de erosiones, efusiones articulares y sinovitis. A diferencia de la RM, la ecografía no permite detectar el edema de la médula ósea/osteítis.
- Las principales desventajas de la ecografía incluyen la dependencia del usuario y la reproducibilidad; sin embargo, esto puede compensarse con un entrenamiento minucioso y una evaluación estandarizada de cada articulación.

Aunque se ha utilizado la ecografía para evaluar casi todas las enfermedades reumáticas que se mencionan más abajo, sus aplicaciones para la osteoartritis (OA) siguen siendo limitadas.[4]

Resonancia magnética

- El excelente contraste de los tejidos blandos que proporciona la RM permite una evaluación minuciosa de todas las estructuras articulares y periarticulares, incluyendo sinovio, cartílago, tendones y vainas tendinosas, músculos y fascias, ligamentos, bursas y médula ósea.
- Como la ecografía, la RM ha demostrado tener una sensibilidad más alta para detectar erosiones y sinovitis, comparada con la exploración física y la Rx.
- Las desventajas de la RM incluyen un alto costo y la limitada disponibilidad. El tiempo prolongado que toma el examen y la posición restringida, en ocasiones son complicadas para pacientes con dolor articular significativo. Los marcapasos y otros dispositivos implantables son contraindicaciones relativas para RM, lo que limita su uso en ciertas poblaciones de pacientes.[1,5]

Tomografía computarizada y TC de energía dual

- Rara vez se usa la TC para diagnosticar la enfermedad reumática, debido a su evaluación limitada de la inflamación activa, limitado contraste en los tejidos blandos, alto costo y alta dosis de radiación.
- Sin embargo, las nuevas aplicaciones, como la TC-ED, pueden resultar útiles para el diagnóstico y la cuantificación de la gota.[6,7]

DIAGNÓSTICO

Osteoartrosis

Osteoartrosis primaria
- La osteoartrosis (OA) primaria es la enfermedad articular **más frecuente**.
- La OA suele afectar manos, pies, rodillas, caderas y articulaciones sinoviales de la columna lumbar y cervical.
- Es poco común la afectación de hombros, codos y tobillos, a menos que haya una historia clínica de traumatismo, estrés ocupacional repetitivo u otra enfermedad preexistente.
- La afección articular puede ser unilateral o bilateral.
- La OA tiene hallazgos radiográficos característicos (tabla 6-3) que la distinguen de otras formas de artritis.
- Hallazgos radiográficos específicos por objetivo anatómico:
  - Mano
    - La OA afecta con mayor frecuencia la mano, en las articulaciones interfalángicas distales (IFD) e interfalángicas proximales (IFP).
    - Los nódulos de Bouchard y Heberden se refieren a la formación de osteofitos en las articulaciones IFP e IFD, respectivamente.
    - Por lo general, no involucra a las articulaciones metacarpofalángicas (MCF).
  - Muñeca.
    - La primera articulación carpometacarpiana y las articulaciones escafotrapeciotrapezoidales son sitios comunes de OA en la muñeca, a menudo con subluxación radial de la primera articulación metacarpiana.
    - Sin una historia clínica previa de fractura o traumatismo ocupacional significativo, la OA en otras articulaciones de la muñeca, como la radiocarpiana, sugiere un diagnóstico diferente de la OA primaria.
  - Pies.
    - La OA afecta con mayor frecuencia la primera articulación metatarsofalángica (MTF).
    - Suele vincularse con el hallux valgus o hallux rigidus (rigidez y restricción dolorosa de la dorsiflexión de la primera articulación MTF).
    - Los osteofitos dorsales característicos de la OA de la primera MTF se demuestran mejor en una radiografía lateral.
  - Rodilla.
    - La OA de las rodillas es una epidemia creciente, secundaria a la obesidad en la población de adultos mayores.

TABLA 6-3	HALLAZGOS CARACTERÍSTICOS DE LA RADIOGRAFÍA CONVENCIONAL DE LA OSTEOARTRITIS PRIMARIA

Pertinentes positivos	Pertinentes negativos
• Estrechamiento no uniforme del espacio articular	• Erosiones
• Formación de osteofitos	• Osteopenia
• Formación de hueso subcondral (esclerosis)	
• Quistes óseos subcondrales	
• Subluxaciones	

- La disminución del espacio articular suele ser peor en el compartimento medial, con angulación en varo asociada de la rodilla, aunque las mujeres a menudo presentan afección femorotibial lateral debido a una alineación anatómica en valgo de la rodilla.
- La OA en el compartimiento femororrotuliano se observa aislada o en conjunto con OA femorotibial.
- Las radiografías en posición con soporte de peso proporcionan una mejor valoración de la pérdida del cartílago en las rodillas. La pérdida del cartílago ocurre cuando el espacio articular es inferior a 3 mm, hay menor grosor en la mitad de la otra articulación femorotibial en la rodilla ipsilateral o de forma comparativa con la misma articulación de la rodilla contralateral, o radiografías de las articulaciones disminuidas con soporte de peso comparadas con aquellas que no soportan peso. Si bien el ancho del espacio articular ha mostrado correlación con el grosor del cartílago, también es factible que ocurra estrechamiento secundario a patología de los meniscos.
- Los desgarros de los meniscos y la pérdida de cartílago se pueden valorar directamente mediante RM. Las secuelas de la OA de rodilla, tales como sinovitis y edema de la médula ósea, también se evalúan en la RM y pueden estar ligadas más estrechamente a la sintomatología que a la pérdida del cartílago aneural y avascular característico de la OA.
  o Cadera.
  - La pérdida del cartílago a menudo es focal y afecta la cara superolateral de la articulación con soporte de peso.
  - La pérdida difusa y uniforme de cartílago con migración axial de la cabeza femoral se observa más a menudo en artritis inflamatorias.
  o Columna vertebral.
  - La OA de la columna vertebral no debe confundirse con alguna enfermedad degenerativa que afecta los discos intervertebrales. La OA de la columna afecta las articulaciones atlantoaxial, uncovertebral y facetaria de la columna cervical, y las articulaciones facetarias de la columna torácica y lumbar. Demuestra rasgos característicos de OA, incluyendo estrechamiento no uniforme del espacio articular, formación de osteofitos y esclerosis subcondral, y puede causar estrechamiento neuroforaminal y del canal central.
  - La radiografía es la modalidad inicial de diagnóstico por imágenes para la evaluación de la OA en la columna. Quizá estén indicados TC, mielograma TC o RM para planeación quirúrgica o en presencia de síntomas neurológicos, para evaluar el efecto de los cambios óseos en la médula espinal y las raíces nerviosas.
- Ecografía.
  o Los hallazgos indicativos de OS son apreciables con ecografía de alta resolución, incluyendo:
  - Osteofitos marginales periféricos que aparecen como un escalón óseo.
  - Pérdida de espacio articular.
  - Efusión articular o sinovitis.
  o El flujo Doppler puede ayudar a detectar sinovitis.
  o Actualmente, la ecografía se usa principalmente para valorar la presencia de efusión articular y sinovitis, y en forma menos común para evaluar el cartílago articular.

- Resonancia magnética.
  - o Permite tomar un abordaje de órgano completo para la evaluación de la OA, incluyendo la evaluación del sinovio, de la médula ósea y de los tejidos blandos periarticulares. La RM también permite detectar hallazgos radiográficamente ocultos, como fracturas por insuficiencia subcondral, que quizá ocurran en el contexto de la OA.
  - o Mientras que la mayoría de los estudios clínicos con RM proporciona una evaluación morfológica del cartílago articular, las secuencias RM avanzadas, como el mapeo de T2 y T1 rho, brindan una evaluación bioquímica del cartílago articular, la cual permite demostrar daño al cartílago que precede a los cambios morfológicos observados en la RM tradicional. En ocasiones esto permite detectar si hay algún cartílago en riesgo en la OA y, con ello, implementar tratamiento y evaluación tempranos de técnicas de rescate del cartílago.[5]
- Es poco común emplear TC en la evaluación de la OA pero, cuando está indicado, demuestra hallazgos característicos similares a los que se ven en la radiografía. Es más frecuente su empleo en la valoración prequirúrgica de la anatomía ósea previa a la artroplastia.

Osteoartritis erosiva

- Afecta predominantemente a mujeres posmenopáusicas y muestra predilección por las pequeñas articulaciones distales de las manos. A diferencia de la OA típica, la OA erosiva suele tener una distribución simétrica y un curso rápido.
- Además de los hallazgos indicativos de OA primaria, la OA erosiva se caracteriza por cambios inflamatorios, específicamente erosiones centrales que provocan las clásicas deformaciones en "ala de gaviota". Las articulaciones afectadas pueden progresar a anquilosis, la cual es rara en la OA primaria.
- Al considerar el diagnóstico de OA erosiva, es importante excluir la presencia de hallazgos que indicarían una artritis inflamatoria alternativa, incluyendo erosiones marginales (artritis reumatoide [AR]) o dactilitis (artritis psoriásica [APs]).[2,8]

Osteoartritis rápidamente progresiva

- Descrita por primera vez en el decenio de 1970-1979, la osteoartritis rápidamente progresiva (OARP) es un diagnóstico de exclusión caracterizado por una rápida condrolisis (> 2 mm/año) sin artritis preexistente. Por lo común afecta la articulación femoroacetabular de mujeres en edad avanzada.
- Si bien no existe un consenso sobre la etiología exacta de la OARP, probablemente sea el resultado de una fractura por insuficiencia subcondral de la cabeza femoral.
- A menudo el diagnóstico se realiza por la historia clínica en conjunto con radiografías seriales, que demuestran un rápido estrechamiento articular, subluxación femoral superolateral y remodelación ósea centrada en la articulación, con mínima formación de osteofitos.
- En la RM, los hallazgos de OARP incluyen efusión articular y edema de la médula ósea con remodelación de la superficie articular femoral (deformidad "en forma de hacha" del fémur proximal).[8,9]
- La rápida pérdida de espacio articular y la remodelación ósea de OARP imitan a las de la artritis séptica y la artropatía neuropática. Si hay sospecha de infección, se recomienda la artrocentesis para confirmar el diagnóstico.

Artritis reumatoide

- La artritis reumatoide (AR) es una enfermedad sistémica inflamatoria crónica que se presenta con síntomas musculoesqueléticos. La sinovitis es el rasgo distintivo de AR en el sistema musculoesquelético.
- La AR muestra una distribución simétrica característica, que afecta las pequeñas articulaciones proximales de las manos, muñecas y pies. La columna cervical es el tercer área más comúnmente afectada, debido al gran número de articulaciones sinoviales en ese sitio.
- Aunque la radiografía permanece como la piedra angular para detectar AR, su limitante para detectar hallazgos claves de la enfermedad inflamatoria activa que precede al daño articular ha dado lugar a un aumento en el uso de la ecografía y la RM.
- La ecografía y la RM son más sensibles para la detección de sinovitis y erosiones óseas, comparados con la exploración clínica y la radiografía. La RM también permite detectar el edema de la médula ósea/osteítis, que es un fuerte predictor de la futura presencia de erosiones.

- Las terapias farmacológicas dirigidas en AR tienen mayor impacto cuando se inician temprano en el curso de la enfermedad, así que es crucial que los pacientes con artritis inflamatoria activa sean identificados antes de que ocurra daño articular irreversible. La ecografía y la RM apoyan este abordaje al permitir una evaluación más sensible de todas las articulaciones para buscar sutiles erosiones y sinovitis.[4,10]
- Radiografía simple.
  o Los hallazgos radiográficos en AR se clasifican como tempranos y tardíos, y se delinean en la tabla 6-4.
  o Los hallazgos más tempranos son inespecíficos, e incluyen inflamación periarticular simétrica de los tejidos blandos y osteopenia.
  o Las erosiones son el resultado de la inflamación sinovial. Son sutiles en etapas tempranas de la enfermedad e involucran las "áreas desnudas" marginales, donde el cartílago es más delgado o inexistente.
  o Las erosiones pueden progresar en forma central, lo que provoca graves erosiones articulares subcondrales con un estrechamiento uniforme del espacio articular asociado en fases más tardías.
  o La osteopenia articular que se observa al principio de la enfermedad puede progresar a una osteoporosis difusa generalizada.
  o La inflamación sinovial crónica causa pérdida de cartílago uniforme y difusa y estrechamiento del espacio articular. A diferencia de la OA, la formación de osteofitos no es característica de AR.
  o En ocasiones ocurre anquilosis fibrosa y ósea en la enfermedad terminal, o en pacientes que presentan AR antes de la madurez esquelética. En este caso es más común apreciar la anquilosis en el carpo, el mediopié y la columna cervical.
  o El daño a las estructuras ligamentosas y tendinosas puede causar subluxaciones y dislocaciones de las articulaciones afectadas.
- Ecografía.
  o La ecografía se utiliza cada vez más para evaluar pacientes con AR, y tiene varias ventajas con respecto a la radiografía, incluyendo:
    - Sensibilidad aumentada para detectar sinovitis, que es un fuerte predictor del desarrollo de erosiones óseas. La ecografía permite identificar la sinovitis en forma temprana en la AR para iniciar la terapia con medicamentos y prevenir la destrucción ósea.
    - Sensibilidad aumentada para detectar erosiones. Es importante determinar el número de erosiones porque afecta la clasificación del paciente con base en las recomendaciones de 2010 del American College of Rheumatology/European League Against Rheumatism (ACR/EULAR).
    - Identificación de inflamación sinovial extraarticular, como tenosivitis y bursitis.
    - Diferenciación de la enfermedad activa de la remisión. La ecografía permite detectar sinovitis "subclínica" en presencia de una exploración física normal, lo cual es importante para evaluar la respuesta al tratamiento y el manejo de la terapia médica.
  o La mayor desventaja de la ecografía es su limitante para identificar el edema de la médula ósea.[4]
- Resonancia magnética.
  o Con su mejor contraste de tejidos blandos y planos de imagen de secciones cruzadas, la RM es la modalidad más sólida para detectar cambios tempranos de la AR, incluyendo sinovitis

TABLA 6-4	HALLAZGOS TEMPRANOS Y TARDÍOS DE LA RADIOGRAFÍA CONVENCIONAL DE LA ARTRITIS REUMATOIDE	
Hallazgos tempranos	**Hallazgos tardíos**	
• Inflamación periarticular del tejido blando	• Erosiones articulares avanzadas	
• Osteopenia periarticular	• Estrechamiento uniforme del espacio articular	
• Erosiones marginales	• Osteoporosis difusa	
	• Anquilosis fibrosa y ósea (raro)	

y erosiones óseas radiográficamente ocultas. La detección de la sinovitis requiere de la administración de medios de contraste intravenosos de gadolinio.

o La RM es la única modalidad de imagenología que permite detectar el edema de la médula ósea/osteítis, que es un importante pronosticador e indicador de futuras erosiones.

o La RM es el método de imagen idóneo en caso de complicaciones musculoesqueléticas de la AR, como roturas de tendones, necrosis isquémica, fracturas por insuficiencia y las secuelas de inestabilidad de la médula espinal cervical.

• La radiografía no se usa en forma rutinaria para evaluar la AR.

Espondiloartropatías seronegativas

• Las espondiloartropatías seronegativas (EAS) son un grupo de enfermedades con negatividad para el factor reumatoide (por tanto, "seronegativas" y están correlacionadas con el haplotipo HLA-B27.

• Aunque la sinovitis a menudo está presente en las EAS, la entesitis (inflamación en el origen e inserciones de ligamentos, tendones y cápsulas articulares) es el hallazgo distintivo. Los pacientes presentan también periostitis, dactilitis, erosiones (morfología de "lápiz en copa"), anquilosis de las articulaciones periféricas afectadas, y espondilitis del esqueleto axial y sacroileítis.

• Con el tiempo se han desarrollado varios criterios de clasificación (p. ej., criterios de Nueva York, Criterios de Clasificación para la Artritis Psoriásica [CASPAR]), el más reciente de los cuales fue desarrollado por la Assessment of Spondyloarthritis International Society (ASAS), que divide a las EAS en dos categorías con base en la presentación clínica: espondiloartropatía axial (EAp) o periférica (EAa).[11]

Espondiloartropatía axial

• Subgrupo EAS que afecta principalmente las articulaciones sacroilíacas (SI) y la columna, y se llaman espondiloartropatías axiales (EAp).

• Los criterios ASAS se aplican a pacientes que tienen menos de 45 años, con dolor inflamatorio de espalda y una duración mayor de 3 meses.

• En estos pacientes, la radiografía es el estándar de cuidado. En ciertos pacientes es pertinente obtener una RM.

• El prototipo de EAp es la espondilitis anquilosante (EA).[11]

• **Espondilitis anquilosante.**

o La más común entre las EAS, la EA afecta principalmente el esqueleto axial y, menos a menudo, el esqueleto apendicular.

o La distribución se ha descrito como bilateral y simétrica, afectando primero a las articulaciones sacroilíacas, seguidas por la columna en un patrón ascendente. En ocasiones resultan afectadas caderas, rodillas, hombros y pequeñas articulaciones, sobre todo en pacientes con un inicio juvenil de la enfermedad.

o Varias modalidades de imagenología permiten evaluar la EA.

o Radiografía convencional.

  ▪ Las imágenes radiográficas deben incluir vistas anteroposterior (AP) y lateral de toda la columna, y vistas oblicuas posteroanterior (PA) y bilateral de las articulaciones SI para evaluar para sacroileítis, lo cual es crucial para el diagnóstico. La sacroileítis simétrica, la anquilosis, los sindesmofitos y la osificación ligamentosa en la columna ("columna de bambú") son hallazgos radiográficos característicos de EA.

  ▪ Las erosiones y el estrechamiento uniforme del espacio articular pueden estar presentes en las grandes articulaciones, como hombros y caderas. Es raro apreciar osteopenia, osteofitos, quistes subcondrales y la subluxación/dislocación de las articulaciones periféricas en la EA comparada con otras artropatías.

  ▪ La afectación de las articulaciones SI puede ser sutil en la etapa temprana de la enfermedad, y suele estar radiográficamente oculta. Es más común que la sacroileítis afecte el lado ilíaco de las articulaciones SI antes de afectar el lado sacral.

  ▪ La TC es más sensible que la radiografía para demostrar hallazgos morfológicos de sacroileítis crónica, incluyendo erosiones y anquilosis. Sin embargo, no permite detectar la presencia de inflamación de la articulación SI antes del desarrollo de estos cambios óseos.

- Las uniones lumbosacras y toracolumbares suelen ser localizaciones de la afección de la columna vertebral, con cambios que avanzan en dirección caudocraneal.
- La osteítis de la porción anterior de la unión uncovertebral es un dato inicial frecuente.
- En las radiografías laterales, las vértebras se ven a menudo "cuadradas", lo que se debe a erosiones de sus bordes anterosuperior y anteroinferior que conllevan una pérdida de la concavidad normal de la faceta anterior del cuerpo vertebral.
- La esclerosis ósea adyacente a los puntos de erosión puede producir un "signo de esquina brillante" en la radiografía.
- La osificación de las fibras externas del anillo fibroso de los discos intervertebrales provoca sindesmofitos. En la EA, los sindesmofitos son suaves fluidos y gráciles ("columna en bambú"), lo que ayuda a diferenciar la EA de otras EAS con afectación espinal como la APs, que tiene sindesmofitos abultados e irregulares.
- Las entesitis (proliferaciones óseas e inflamación en los sitios de origen e inserción de tendones y ligamentos) son notables en la EA y otras espondiloartropatias seronegativas.
  - o **Ecografía.** Es poco empleada para el diagnóstico de EA, debido a la dificultad de evaluar la columna y las articulaciones SI. Sin embargo, es útil para valorar hallazgos periféricos asociados, incluyendo entesitis.
  - o **Resonancia magnética.**
    - La RM es ideal para evaluar la sacroileítis activa, que es la presencia de edema de la médula ósea subcondral o periarticular en la articulación SI en una sola ubicación en cortes secuenciales, o edema de la médula espinal periarticular o subcondral multifocal en un solo corte. También puede haber presencia de sinovitis, erosiones, entesitis y capsulitis, pero esto no es suficiente para diagnosticar sacroileítis activa en ausencia del edema de la médula ósea. No se requiere el contraste intravenoso gadolinio para diagnosticar el edema de la médula ósea en la sacroileítis, pero sí permite detectar entesitis, sinovitis y capsulitis, lo que respalda el diagnóstico de espondiloartropatía axial, particularmente en el curso temprano de la enfermedad.[12]
    - En general no se recomienda una RM de columna para el diagnóstico, pero es útil para evaluar la enfermedad activa.
    - La RM quizá esté indicada en caso de traumatismo, porque la rigidez de la espina en las EAp puede resultar en lesiones devastadoras a la columna y a la médula espinal.
- **Tomografía computarizada.** Rara vez se utiliza la TC para el diagnóstico de EA, pero es útil cuando hay una variante en la anatomía de la articulación SI o en caso de traumatismo para evaluar las fracturas espinales.[3–5,11]
- **Artritis enteropática.** Desde los puntos de vista clínico y radiográfico, esta artritis es casi indistinguible de la EA. El factor clave de diferenciación es la presencia de enfermedad intestinal inflamatoria. La artritis enteropática es independiente del curso de la enfermedad intestinal inflamatoria subyacente.

Espondiloartropatías periféricas

- Los criterios ASAS establecidos para las EAa aplican a pacientes que demuestran síntomas predominantemente periféricos ya sea con artritis, entesitis o dactilitis.
- En estos pacientes se requieren hallazgos clínicos o por imagen adicionales para el diagnóstico, incluyendo la sacroileítis en la radiografía, o dos de las siguientes: artritis, entesitis o dactilitis.
- Si bien es limitado en la evaluación de la artritis inflamatoria axial, la ecografía permite valorar la inflamación en las articulaciones periféricas, incluyendo sinovitis, efusión articular, erosiones, bursitis, tenosinovitis y entesitis.
- Al igual que la ecografía, la RM permite evaluar características de inflamación periarticular y articular periférica, incluyendo sinovitis, efusión articular, erosiones, bursitis, tenosinovitis y entesitis. La RM es la modalidad de elección para evaluar la sacroileítis y la espondilitis, y es la única modalidad que documenta la presencia de edema de la médula ósea.
- Rara vez se indica la TC en la EAa, aunque puede mostrar signos de sacroileítis crónica, y es importante en la evaluación del traumatismo espinal en pacientes con enfermedad axial.

- El prototipo de las EAa es la artritis psoriásica (APs).[11]
- **Artritis psoriásica.**
  - o La APs afecta predominantemente el esqueleto apendicular en una distribución asimétrica que involucra a las pequeñas articulaciones de las manos y los pies. La afectación axial de la columna y las articulaciones SI ocurre con menos frecuencia. Cuando está presente, la sacroileítis suele ser simétrica en la APs, y los sindesmofitos espinales son grandes y abultados comparados con la EA. Los hallazgos de psoriasis en la piel y las uñas suelen preceder el inicio de la artritis.
  - o La APs difiere de la AR de muchas formas, en particular con respecto a la proliferación ósea perióstica (periostitis) y la mineralización ósea normal.
  - o En orden decreciente de frecuencia, la APs afecta las manos, los pies, las articulaciones sacroilíacas y la columna vertebral. La afección de las articulaciones IFD en las manos también diferencia la APs de la AR.
  - o El edema difuso de tejidos blandos periarticulares (dactilitis) llega a presentarse en manos y pies, lo que resulta en el aspecto de "dedo de salchicha" característico de la enfermedad.
  - o Las erosiones son un rasgo predominante de la APs. En algunos casos graves, las erosiones destruyen grandes porciones del hueso subyacente y dan el aspecto de un espacio articular aumentado debido a un pannus interpuesto. Las erosiones suelen estar mal definidas, lo cual las distingue de la AR y la gota. En la enfermedad avanzada, las erosiones severas pueden causar deformidades de las articulaciones involucradas de "lápiz en copa".
  - o La acroosteólisis y la resorción de las falanges distales de las manos y los pies son características de la APs.
  - o La proliferación ósea también es relativamente exclusiva de la APs. Se presenta de forma adyacente a las zonas de erosión a lo largo de los huesos, a través de las articulaciones y en puntos de inserción de tendones y ligamentos ("entesitis"). La proliferación ósea inmadura parece suave, esponjosa y espiculada.
  - o Los cambios radiográficos de la APs en los pies son similares a los de las manos. Son comunes las erosiones en la inserción del tendón de Aquiles y en el origen de la fascia plantar, debido a entesitis.
  - o La afección de la articulación sacroilíaca suele ser bilateral y asimétrica.
  - o En ocasiones ocurre anquilosis ósea en las articulaciones sacroilíacas, pero es mucho menos frecuente que en la EA.
  - o La espondilitis suele presentarse junto con la afección de la articulación sacroilíaca. Un dato característico de APs es la osificación paravertebral voluminosa y unilateral o asimétrica, lo cual ayuda a distinguir la afectación axial en la APs de la EA [3-5, 11]
- **Artritis reactiva (síndrome de Reiter).**
  - o Los pacientes con artritis reactiva (ARe) suelen presentar una tríada clínica de artritis inflamatoria estéril, uveítis o conjuntivitis, e infección urogenital o gastrointestinal previa.
  - o La ARe tiene predilección por las extremidades inferiores. Afecta los pies, los tobillos, las rodillas y las articulaciones sacroilíacas y, de manera menos frecuente, manos, cadera y columna vertebral.
  - o Muchos de los datos radiográficos de la ARe son indistinguibles de los de la APs, con erosiones óseas, proliferación ósea, estenosis uniforme del espacio articular, osificación de ligamentos y tendones, entesitis, distribución asimétrica bilateral, dactilitis y ausencia de osteopenia. La anquilosis articular es menos frecuente que en la APs, pero en ocasiones es más destacada la entesitis en la inserción del Aquiles y el origen de la fascia plantar.
  - o Las correlaciones clínicas son particularmente importantes para diferenciar la ARe de la APs.[4,5]

Lupus eritematoso sistémico

- Afecta con más frecuencia manos, caderas, rodillas y hombros en una distribución bilateral y simétrica.
- La apariencia radiográfica se describe como artritis no erosiva deformante, con o sin osteonecrosis. En forma clásica, el lupus eritematoso sistémico (LES) tiene subluxaciones reducibles de la articulación MCF (artropatía de Jaccoud).
- Además de los hallazgos radiográficos característicos, quizá ocurran infartos óseos u osteonecrosis como resultado del uso crónico de esteroides o, menos a menudo, en respuesta a vasculitis o a un estado hipercoagulable asociado con LES. Las cabezas y los cóndilos femorales, las mesetas tibiales, las cabezas humerales y los talones son los sitios afectados más a menudo por la osteonecrosis.

- Los pacientes con LES están en mayor riesgo de presentar artritis séptica. Si hay sospecha de infección articular, la artrocentesis es útil para el diagnóstico.
- Tanto la ecografía como la RM detectan sinovitis en LES. La RM permite detectar complicaciones de LES, incluyendo osteonecrosis e infartos óseos.
- No es práctica común emplear TC para evaluar el LES.[2]

Enfermedad por cristales

El depósito de cristales dentro de los tejidos blandos articular y periarticular define a los padecimientos reumáticos en esta categoría, incluyendo gota, seudogota o enfermedad por depósito de pirofosfato de calcio dihidratado (CPPD) y la enfermedad por depósito de hidroxiapatita (HAAD).

Gota

- La gota, la artropatía por cristales más común, es el resultado del depósito de cristales de urato monosódico (UMS). Aunque la mayoría de los hallazgos imagenológicos representan la enfermedad articular gotosa, la gota puede afectar cualquier tejido del cuerpo, incluyendo hueso no articular, tendones y tejido blando.
- La gota tofácea crónica es un proceso asimétrico y erosivo con distribución poliarticular que afecta con mayor frecuencia pies (en especial la primera articulación MTF), tobillos, rodillas, manos y codos.
- En casos graves, la gota puede llevar a una OA secundaria, osteopenia por desuso e incluso artritis mutilante.
- Aunque la aspiración articular es aún el estándar de oro para el diagnóstico de gota, hay diversas modalidades de técnicas imagenológicas para realizar la evaluación inicial, el diagnóstico presuntivo, la estadificación, la identificación de complicaciones y el seguimiento del tratamiento.
- Radiografía convencional.
  o Los hallazgos radiográficos en la artritis gotosa aguda son inespecíficos e incluyen inflamación del tejido blando, efusión articular y osteopenia periarticular.
  o Cuando el ataque artrítico agudo remite, el hueso se remineraliza y pueden desarrollarse cambios óseos más crónicos y de lenta progresión.
  o Aunque los tofos no son radiopacos, a menos que se calcifiquen, la radiografía permite detectarlos debido al efecto de masa.
  o Los tofos periarticulares producen lesiones en sacabocado en el hueso adyacente con bordes colgantes a medida que el hueso intenta remodelarse alrededor del tofo (erosiones en "mordida de rata").
  o Dado que la gota tofácea no afecta directamente el cartílago, se conserva el espacio articular hasta ya avanzado el curso de la enfermedad, lo que es un rasgo distintivo de otras artropatías inflamatorias.[2,6,7]
- Ecografía.
  o Varios estudios han mostrado su papel positivo en la detección temprana de la gota.
  o Los hallazgos ecográficos característicos incluyen efusión articular, sinovitis y erosiones óseas.
  o El depósito de cristales de UMS a lo largo del cartílago hialino puede causar el "signo de doble contorno", lo que describe a los cristales ecogénicos que se depositan en la superficie exterior del cartílago articular y paralelas al contorno hiperecoico del hueso subyacente. Este hallazgo es específico pero no sensitivo.
  o Debe cuidarse de no confundir este hallazgo con CPPD, que tiene delgadas bandas hiperecoicas de depósitos por cristales dentro del cartílago (en vez de en la superficie del cartílago).
  o Evite malinterpretar el signo de la interfaz cartilaginosa normal, donde la superficie exterior del cartílago articular aparece hiperecoica debido a una interfaz de **líquido adyacente**.
  o La sinovitis asociada con la gota se describe como heterogénea, pero predominantemente hiperecoica.
  o Se han apreciado cristales de UMS flotando en el líquido articular; sin embargo, este hallazgo no es específico de la gota.[4,6]
- Resonancia magnética.
  o La RM es sensible para las anomalías óseas y del tejido blando que se aprecian en la gota; sin embargo, los hallazgos son inespecíficos y quizá se asemejen a los de la infección o la osteoartropatía neuropática.

o Los tofos muestran una señal de intensidad intermedia a baja en las secuencias T1 y señal heterogénea en las secuencias T2 con resalte variable.

o Las erosiones se identifican por la destrucción ósea, pero quizá sea difícil detectarlas por las características variables de las imágenes de RM de los tofos adyacentes.[6]

• TC de energía dual.

o La TC-ED es una técnica de imágenes relativamente nueva para la evaluación de la artritis gotosa. Diferencia los cristales gotosos del calcio usando características de atenuación de la TC específicas del UMS.

o Ventajas.

  ▪ Identificación y cuantificación de la gota extraarticular.

  ▪ Evaluación de articulaciones inaccesibles a la artrocentesis o en pacientes que no pueden o no quieren que se les realice una aspiración articular para un diagnóstico definitivo.

  ▪ Permite un inicio más temprano o intensificación del tratamiento, lo que propicia mejores resultados y alivio de los síntomas.[7]

  ▪ Útil en pacientes con presentaciones que imitan a la gota o atípicas.

o Limitaciones.

  ▪ Artefactos en el postprocesamiento.

  ▪ Es menos confiable para el diagnóstico de la gota aguda.

Enfermedad por depósito de cristales de pirofosfato de calcio

• También conocida como artropatía por pirofosfato y "seudogota" en su fase aguda.

• Suele afectar a la articulación radiocarpiana, la segunda y tercera articulaciones MCF y el compartimiento patelofemoral de la rodilla.

• La condrocalcinosis es el sello distintivo de la CPPD, y representa el depósito de cristales dentro del cartílago articular hialino.

• Radiografía convencional.

o Es la modalidad de imagenología de elección; sin embargo, es importante notar que su sensibilidad para la detección de la condrocalcinosis puede ser tan baja como 40%.

o La condrocalcinosis se aprecia con más frecuencia en los meniscos de la rodilla y en el fibrocartílago triangular de la muñeca. Otros sitios que quizá resulten afectados incluyen el rodete acetabular de las caderas, la sínfisis **púbica y la columna vertebral**.

o La condrocalcinosis no es un dato indispensable para el diagnóstico de artropatía por CPPD, de hecho, quizá sea causada por otros trastornos metabólicos o por cambios propios de la edad.

o En la seudogota aguda, los hallazgos radiográficos usuales son inflamación del tejido blando y efusión articular. En ocasiones hay condrocalcinosis. El diagnóstico se confirma por la presencia de cristales de CPPD en el líquido articular aspirado.

o Otras características radiográficas de la artropatía por CPPD incluyen:

  ▪ Pérdida del espacio articular y esclerosis subcondral más adelante en el curso de la enfermedad. Aunque estos rasgos son similares a la OA, la distribución es diferente. La CPPD suele ser bilateral y simétrica, afectando preferentemente las articulaciones patelofemoral, radioescafoides y MCF.

  ▪ Quistes subcondrales.

    – Más prominentes en la artropatía por CPPD que en la OA.

    – Los quistes de CPPD aparecen como conjuntos coalescentes con radiolucidez, de tamaño y forma variables, con bordes indefinidos.

  ▪ Como en otras artritis no reumatoides, la mineralización ósea es normal.

o Las consideraciones diferenciales importantes basadas en los hallazgos radiográficos incluyen:

  ▪ Osteoartropatía neuropática. La artropatía por CPPD puede asociarse con un rápido colapso óseo subcondral, que lleva a la fragmentación con cuerpos sueltos intraarticulares, que asemejan osteoartropatía neuropática.

  ▪ Hemocromatosis. Se sospecha al observar afectación más difusa de las articulaciones MCF, incluyendo las articulaciones MCF segunda a quinta.[2]

- Ecografía.
  - o Se ha demostrado que la ecografía de alta resolución es sensible y específica para la detección de calcificaciones del tejido blando.
  - o Los cristales CPPD aparecen como focos hiperecoicos amorfos o redondos dentro del cartílago hialino hipoecoico, lo que los distingue de los depósitos de la gota, que suelen alinearse en la superficie articular del cartílago hialino.[4]
- La RM no es sensible para la detección de pequeñas calcificaciones en el cartílago articular y, por tanto, no se recomienda para el diagnóstico de CPPD.
- La TC rara vez se indica en la evaluación de CPPD, pero permite demostrar la presencia de condrocalcinosis.[2]

Enfermedad por depósito de hidroxiapatita
- Puede ser idiopática o secundaria a varias enfermedades sistémicas, lo que debe excluirse en los estudios clínicos de HADD.
- Suele propiciar el depósito de cristales cálcicos periarticulares, lo que causa tendinitis y bursitis cálcicas.
- Afecta con más frecuencia el hombro, incluyendo el manguito rotador y los tendones de los bíceps, y menos a menudo caderas, muñeca, codo y columna vertebral.
- Si bien es común la distribución en una sola articulación, se ha observado afectación de múltiples articulaciones a la vez o en sucesión.
- Rara vez, la HADD es identificada en un sitio intraarticular. El ejemplo clásico de esto es el hombro de Milwaukee, que es el resultado de HADD en la articulación glenohumeral.[13]
- Ecografía.
  - o Los cristales de hidroxiapatita pueden identificarse como focos hiperecoicos dentro de un tendón o bursa con otros signos de inflamación y posible tendinopatía.
  - o La penetración con aguja y la aspiración de depósitos de cristal guiadas por ecografía ("barbotaje") puede proporcionar alivio sintomático.
- Resonancia magnética.
  - o El depósito de cristales se identifica como focos globulares con intensidad de señal baja en todas las secuencias y debe interpretarse en conjunción con una radiografía para confirmar los hallazgos.
  - o En la enfermedad aguda quizá haya edema extenso de los tejidos blandos y de la médula ósea, lo que se asemeja a un tumor o a una infección.
- La TC se usa rara vez para diagnosticar o evaluar HADD. En casos de grave destrucción articular, como en el hombro de Milwaukee, es de ayuda para la planeación quirúrgica.[5]

Artritis séptica

- La artritis séptica es una emergencia musculoesquelética de morbilidad significativa.
- Aunque la presentación clínica quizá sugiera un diagnóstico de artritis séptica, cualquier nivel de sospecha justifica la confirmación urgente con aspiración articular a fin de iniciar con prontitud un tratamiento adecuado para minimizar las complicaciones.
- Radiografía convencional.
  - o A pesar de su baja sensibilidad para mostrar los cambios tempranos de la artritis séptica, la evaluación por imágenes de la infección articular sospechada debe iniciar con una radiografía.
  - o Los primeros hallazgos radiográficos incluyen:
    - El edema de tejidos blandos y la efusión articular.
    - Erosiones marginales por la pérdida temprana de hueso adyacente a los sitios de inserción capsular.
    - La hiperemia sinovial y la atrofia temprana por desuso pueden causar una osteopenia periarticular.
  - o Los hallazgos tardíos de la artritis séptica incluyen el estrechamiento uniforme del espacio articular y erosiones centradas en la articulación, que son resultado de la destrucción del cartílago articular y la osteomielitis asociada del hueso subyacente.
  - o La presencia de una articulación que ya es anormal puede complicar la interpretación de las radiografías.
- Aunque los rasgos radiográficos no son específicos al organismo causante, hay ciertos hallazgos comunes.

o La artritis séptica de cualquier etiología tiende a ser monoarticular, a menos que el paciente sea bacterémico o esté inmunocomprometido.

o La artritis séptica bacteriana suele causar una rápida destrucción del cartílago articular y del hueso adyacente.

o La artritis tuberculosa quizá se presente con tríada de Phemister: osteoporosis mixta articular, erosiones marginales y estenosis nula o leve del espacio articular.

o La artritis micótica puede tener manifestaciones radiográficas similares a las de la artritis tuberculosa (ATB), incluyendo estrechamiento del espacio articular ausente o ligero.

• El aspecto de la artritis séptica en la RM es inespecífico, ya que es factible encontrar datos tempranos similares en la artritis inflamatoria y las articulaciones neuropáticas. La RM es útil para determinar las complicaciones de la artritis infecciosa, como abscesos, osteomielitis y necrosis tisular. La administración de medios de contraste de gadolinio intravenoso ayuda a distinguir el tejido viable (resaltado) del necrótico (no resaltado), lo cual tiene importantes implicaciones para determinar si procede un manejo quirúrgico o uno médico de la infección.

• Las imágenes por radionúclidos tampoco son específicas para diferenciar la artritis infecciosa de la inflamatoria, pero sí son de utilidad para descartar osteomielitis.[3,14]

TRATAMIENTO

• Consulte los capítulos específicos para obtener información sobre los regímenes actuales de tratamiento guiados por la evidencia.

• Los pacientes que sufren de los padecimientos ya mencionados pueden beneficiarse con la inyección o aspiración guiadas por ecografía de articulaciones, bursas y de inyecciones en los tendones. El capítulo 3 presenta una exposición de los procedimientos de inyección disponibles.

REFERENCIAS

1. Brower AC, Flemming DJ. Introduction chapter. In: *Arthritis in Black and White*. 3rd ed. Philadelphia, PA: Saunders; 2012:1-26.

2. Jacobson JA, Gandikota G, Yebin J, et al. Radiographic evaluation of arthritis: degenerative joint disease and variations. *Radiology.* 2008;248:737-747.

3. Jacobson JA, Gandikota G, Yebin J, et al. Radiographic evaluation of arthritis: Inflammatory conditions. *Radiology.* 2008;248:378-389.

4. Taljanovic MS, Melville DM, Gimber LH, et al. High-resolution US of rheumatologic diseases. *Radiographics.* 2015;35:2026-2048.

5. Schweitzer H. The role of radiology in the evolution of the understanding of articular disease. *Radiology.* 2014;273:S1-S22.

6. Gandikota G, Galzebrook KN, Jacobson JA. Advanced imaging in gout. *AJR Am J Roentgenol.* 2013;201:515-525.

7. Gamala M, Linn-Rasker SP, Nix M, et al. Gouty arthritis: decision-making following dual-energy CT scan in clinical practice, a retrospective analysis. *Clin Rheumatol.* 2018;37:1879-1884.

8. Brower AC, Flemming DJ. Arthritis chapter. In: *Arthritis in Black and White*. 3rd ed. Philadelphia, PA: Saunders; 2012:243-260.

9. Boutry N, Paul C, Leroy X, et al. Rapidly destructive osteoarthritis of the hip: MR imaging findings. *Am J Roentgenol.* 2002;179(3):657-663.

10. Sommer OJ, Kladosek A, Weiler V, et al. Rheumatoid arthritis: a practical guide to state-of-the-art imaging, image interpretation, and clinical implications. *Radiographis.* 2005;25:381-398.

11. Chang EY, Chen KC, Huang BK, et al. Adult inflammatory arthritides: What the radiologist should know. *Radiographics.* 2016;36:1849-1870.

12. Özgen A. Comparison of fat-saturated T2-weighted and contrast-enhanced fat-saturated T1-weighted sequences in MR imaging of sacroiliac joints in diagnosing active sacroiliitis. *Eur J Radiol.* 2015;84:2593-2596.

13. Brower AC, Flemming DJ. Hydroxyapatite deposition disease. In: Brower AC, Flemming DJ. *Arthritis in Black and White*. 3rd ed. Philadelphia, PA: Saunders; 2012:325-334.

14. Lin HM, Learch TJ, White EA, et al. Emergency joint aspiration: A guide for radiologists on call. *Radiographics.* 2009;29:1139-1158.

Urgencias reumatológicas

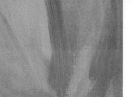

Philip Chu y María C. González-Mayda

PRINCIPIOS GENERALES

Las urgencias reumatológicas, si bien raras, representan retos diagnósticos y requieren acción rápida.[1] En este capítulo se abordan las urgencias reumatológicas comunes.

ARTRITIS INFECCIOSA

- El diagnóstico diferencial de la **monoartritis aguda** debe siempre incluir la artritis infecciosa (séptica). Suelen estar presentes la fiebre y otros signos constitucionales; sin embargo, tal vez no se presenten en la población geriátrica o con inmunosupresión. Hasta 22% de los casos puede presentarse como poliartritis.[2]
- Los símiles frecuentes de la artritis infecciosa incluyen la gota o seudogota aguda, la artritis reactiva, la hemartrosis y los tumores óseos primarios o metastásicos.
- Los factores de riesgo incluyen arquitectura articular anormal, articulación protésica, edad avanzada, diabetes mellitus e inmunosupresión.[3]
- El diagnóstico de artritis infecciosa debe realizarse de manera inequívoca para análisis del líquido sinovial.
  - o Se envía líquido para hacer recuento de células y cristales, tinción de Gram y cultivo.
  - o **Las cifras mayores de 50 000 leucocitos en líquido sinovial se relacionan con infección articular**; sin embargo, las infecciones tratadas parcialmente o la inmunosupresión pueden vincularse con cifras menores.[1]
- **El tratamiento no debe retrasarse mientras espera el diagnóstico confirmatorio**, ya que la artritis infecciosa conlleva una tasa de mortalidad de casi el 10% y morbilidad grave.[2]
- Las articulaciones con prótesis ortopédicas justifican una consulta quirúrgica urgente.
- El tratamiento empírico con antibióticos debe incluir agentes contra estafilococos (incluidos *Staphylococcus aureus* resistente a meticilina) y estreptococos. Debe incluirse cobertura específica para especies de *Salmonella*, *Pasteurella* y microorganismos gramnegativos.
- El **retiro del material purulento** es esencial, ya sea vía artroscopia, artrotomía abierta o aspiración con aguja cerrada.[2]
- Véase el capítulo 35 para una exposición más amplia.

ARTERITIS DE CÉLULAS GIGANTES

- La arteritis de células gigantes (ACG) o arteritis temporal es una **vasculitis sistémica primaria que afecta los grandes vasos distales al arco aórtico**. Se trata de una urgencia reumatológica, a menudo soslayada, y las complicaciones isquémicas pueden conducir a **pérdida de la visión** en 10%-15% de los pacientes.[4]
- La ACG ocurre principalmente en pacientes mayores a 50 años de edad, con la máxima incidencia entre los 70 y 80 años.[4]
- El cuadro clínico incluye **cefalea, claudicación mandibular, fiebre, hipersensibilidad de la arteria de la piel cabelluda** y **pérdida de la visión**.
- A menudo se relaciona con **polimialgia reumática**, que se caracteriza por dolor y rigidez de los músculos de caderas y hombros.
- Los estudios de laboratorio suelen mostrar una **velocidad de sedimentación globular** alta (VSG > 50 mm/hora) (sensibilidad 86%, especificidad 27%) y **proteína C reactiva (PCR) aumen-**

tada (sensibilidad 87%, especificidad 31%). Sin embargo, hasta 4% de los pacientes con ACG comprobada con biopsia puede tener VSG y PCR normales.[5]

- Deben obtenerse hemogramas para evaluar las causas infecciosas si el paciente está febril. Si está indicando clínicamente, las pruebas para anticuerpos pueden ayudar a valorar para otras enfermedades reumáticas, y la electroforesis de la proteína sérica puede evaluar la presencia de gammopatía monoclonal.[4]
- El diagnóstico definitivo requiere **biopsia de la arteria temporal**.
  - o La biopsia es positiva en 85%-95% de los casos, y una biopsia negativa no descarta ACG.
  - o La biopsia aún puede mostrar anomalías histopatológicas características incluso hasta dos semanas después del tratamiento con esteroides a dosis altas; por tanto, **esperar el resultado de la biopsia no debe retrasar el inicio del tratamiento** cuando hay sospecha de ACG.[6]
- El ultrasonido Doppler a color de la arteria temporal puede mostrar un "signo de halo", indicativo de edema mural vascular circunferencial (sensibilidad 68%, especificidad 91%), estenosis y oclusión. Permite obtener un abordaje rápido y no invasivo al diagnóstico inicial en centros experimentados.[7]
- Cuando se sospecha el diagnóstico de ACGA, inicie el tratamiento con altas dosis de prednisona oral a 1 mg/kg/día.
- En presencia de síntomas o signos visuales, se recomienda la terapia intravenosa (IV) de pulso con metilprednisolona, 1 000 mg por 3 días consecutivos, seguida de altas dosis de prednisona oral.[4]
- Los síntomas a menudo se resuelven con rapidez con la administración de esteroides. La pérdida visual puede ser irreversible.
- Véase el capítulo 26 para una exposición más completa, incluyendo terapias ahorradoras de glucocorticoides subsecuentes.

CRISIS RENAL DE ESCLERODERMIA

- La crisis renal de esclerodermia (CRE) es una complicación grave que a veces pone en riesgo la vida y se presenta en alrededor del 10%-15% de los pacientes con esclerodermia difusa.
- La CRE se caracteriza por **azoemia rápidamente progresiva**, **hipertensión maligna**, **anemia hemolítica microangiopática** y **trombocitopenia**.
  - o Casi el 10% de los pacientes son normotensos al presentarse al médico.[8]
  - o Las características de la encefalopatía hipertensiva incluyen cefaleas, visión borrosa y convulsiones.
- Los **factores de riesgo** incluyen esclerodermia difusa, afectación cutánea rápidamente progresiva, fases tempranas (< 4 años) del inicio de la enfermedad, presencia de **anticuerpos contra la polimerasa III de ARN**, presencia de derrame pleural nuevo o insuficiencia cardiaca congestiva, un ambiente frío, masajes de fricción en los tendones y el uso de corticoesteroides (> 15 mg de prednisona/día) o ciclosporina.
- Es crítica la diferenciación entre la CRE real y la púrpura trombocitopénica trombótica (PTT), ya que los tratamientos son diferentes. Ambas enfermedades se han presentado con anemia hemolítica angiopática. PTT se caracteriza por niveles ausentes o bajos de ADAMTS13 y puede tener un evento incitante potencial, como reciente enfermedad diarreica o quimioterapia.[9]
- La patogenia de la CRE involucra vasculopatía de las arterias arcuata e interlobular, con activación de células endoteliales, hipertrofia de "piel de cebolla" y la activación del sistema renina-angiotensina por isquemia.[8,9]
- El tratamiento incluye control de la presión arterial, empezando con el **inhibidor de acción corta de la enzima convertidora de angiotensina (ECA)** captopril (inicie con 12.5 mg cada 6-8 horas y ajustando hacia arriba en incrementos de 12.5 a 25 mg hasta un máximo de 450 mg/día) con el propósito de normalizar la presión arterial (a la presión arterial [PA] de base previa del paciente **dentro de las siguientes 72 horas**. Una vez que se estabiliza al paciente, es pertinente usar inhibidores de la ECA de acción prolongada.
- **Siempre deben usarse inhibidores de la ECA, incluso ante una función renal deteriorada.**
- Los inhibidores de la ECA iniciados al inicio de la CRE no han mostrado ningún beneficio en prevenir la CRE ni en mejorar la mortalidad.[8]
- Los bloqueadores del receptor de angiotensina y los inhibidores directos de la renina conllevan un beneficio teórico. Se pueden agregar bloqueadores del canal de calcio con dihidropiridina

si son necesarios para un control adicional de la PA. Es preciso realizar estudios a largo plazo para evaluar la seguridad y eficacia de los antagonistas del receptor de la endotelina-1, como bosentan.[8]

- **Evite los antihipertensivos IV,** como el nitroprusiato y el labetalol. Evitar los β-bloqueadores (pueden empeorar el fenómeno de Raynaud).
- La diálisis quizá sea necesaria para pacientes con lesión renal aguda o grave.
- Véase el capítulo 15 para una exposición más completa del tema.

ANOMALÍAS DE LA COLUMNA CERVICAL EN LA ARTRITIS REUMATOIDE

- La afección de la columna cervical es una manifestación frecuente de la artritis reumatoide (AR).
- La **articulación atlantoaxial** resulta afectada en la AR, porque la inflamación crónica conduce a formación de paño, erosión ósea y laxitud ligamentosa. Esto puede provocar inestabilidad atlantoaxial, asentamiento craneal (el proceso odontoide empuja hacia arriba al interior del agujero occipital) y subluxación subaxial.[10]
- Los factores de riesgo incluyen seropositividad, enfermedad erosiva, nódulos reumatoides, falla del antirreumático modificador de la enfermedad (ARME) y uso de esteroides.
- Las estimaciones de la inestabilidad cervical varían ampliamente y van en descenso gracias a los avances en el tratamiento. En un estudio la duración media del inicio de la enfermedad fue de 12 años. De los pacientes con AR, 55% muestran cambios radiográficos cervicales. La prevalencia de la subluxación atlantoaxial anterior, asentamiento craneal y subluxación subaxial fue de 27%, 11% y 13%, respectivamente; un 5% tiene déficits neurológicos.[11]
- Las manifestaciones clínicas incluyen **dolor del cuello** en la unión craneocervical, **cefalea occipital** (compresión de los nervios occipitales mayor y menor), **sensación de que la cabeza cae hacia adelante** con la flexión, signos de **mielopatía** (atrofia muscular, debilidad, parestesias, espasticidad) y signos de insuficiencia vertebrobasilar (tinnitus, vértigo, afectación visual) debido al involucramiento de la arteria vertebral.[10]
- Pueden ocurrir déficits neurológicos incluso en ausencia de dolor y, cuando están presentes, deben ser abordados con urgencia.
- Deben obtenerse radiografías (anteroposterior, lateral, boca abierta).
- En pacientes sintomáticos, deben tomarse imágenes de flexión/extensión solo después de que las radiografías han excluido fractura del odontoides o subluxación atlantoaxial grave. Un intervalo atlantodental anterior mayor a 3 mm es anormal. **El intervalo atlantodental anterior mayor a 9 mm y un intervalo atlantodental posterior menor a 14 mm se asocian con un riesgo aumentado de lesión neurológica.**[10]
- Dado que las radiografías simples evalúan las estructuras óseas, los pacientes con síntomas de inestabilidad cervical con radiografías negativas o déficits neurológicos pueden justificar la realización de **resonancia magnética (RM) resaltada con contraste** para evaluar el paño, la compresión de la espina dorsal y las raíces nerviosas.
- La inestabilidad más grave se produce en flexión, por lo que el principal propósito es **evitar la flexión** por medios quirúrgicos, mediante fusión, o no quirúrgicos, con una ortesis cervical.
- Los síntomas neurológicos deberían abordarse con una **valoración neuroquirúrgica** para posibles tratamientos de estabilización.
- Además, los pacientes con artritis de la columna cervical presentan mayor riesgo de lesión traumática durante la intubación, y deben ser tratados apropiadamente durante el periodo perioperatorio.

MIELITIS TRANSVERSA

- La mielitis transversa es un **trastorno inflamatorio de la médula espinal**.
- La mielitis transversa puede ser idiopática o secundaria a otros padecimientos, como esclerosis múltiple (EM), neurosarcoidosis, lupus eritematoso sistémico (LES), síndrome de anticuerpos antifosfolípidos (SAF), otras enfermedades vasculares del colágeno, síndromes paraneoplásicos e infecciones.

- Los síntomas pueden presentarse como **trastornos piramidales (motores) sensoriales** y **autonómicos**, y suelen desarrollarse en horas a días y empeorar en días a semanas.
  - La debilidad motora sigue una distribución piramidal (flexores de las piernas, extensores de los brazos).
  - Los síntomas sensoriales se presentan como parestesias que ascienden desde las extremidades inferiores. Quizá haya dolor cerca del nivel de la lesión.
  - La afectación autonómica puede causar disfunción intestinal y de vejiga, desregulación térmica y PA lábil.
- Las pruebas diagnósticas iniciales comienzan con un examen neurológico para determinar la región afectada en la médula espinal.
- La RM raquídea urgente con contraste de gadolinio ayudará a descartar **causas compresivas o estructurales** (hernia de disco, absceso, hematoma) y la RM cerebral permite valorar esclerosis múltiple. La posición de la lesión quizá sea más alta de lo que ubica la exploración clínica; así que también se deben hacer pruebas de imagen superiores hasta el nivel sospechado de afectación de la médula espinal.
- Una vez que la RM ha excluido una etiología compresiva, deben obtenerse **punción lumbar** y líquido cefalorraquídeo (LCR) para conteo celular con fórmula leucocítica, proteína, glucosa, bandas oligoclonales e índice de inmunoglobulina G (IgG). Los estudios infecciosos deben incluir cultivos de bacterias, hongos y bacilos ácido alcohol resistentes; VDRL (*Venereal Disease Research Laboratory*) para enfermedades de transmisión sexual; y estudios de reacción en cadena de la polimerasa (RCP) para el virus de varicela zóster (VZV), virus del herpes simple (HSV), citomegalovirus (CMV), virus del Epstein-Barr (EBV) y virus del Nilo Occidental.
  - Si el LCR parece inflamatorio (proteína elevada, pleocitosis, bandas oligoclonales o índice IgG elevado), entonces deben buscarse causas desmielinizantes, infecciosas o inflamatorias.
  - La glucosa baja en el LCR (< 60% de glucosa sérica) sugiere una infección, en especial con un conteo leucocítico elevado. Puede ocurrir glucosa baja aislada en el LCR en la neurosarcoidosis, carcinomatosis y LES.
  - Los eosinófilos sugieren infección fúngica, infección parasitaria, material extraño o neuromielitis óptica.
  - Los neutrófilos predominantemente altos sugieren infección bacteriana o micobacteriana.
  - Si el LCR es no inflamatorio, entonces es más probable que haya etiologías vasculares, metabólicas, neurodegenerativas o neoplásicas.
- No se ha investigado lo suficiente el tratamiento de la mielitis transversa; sin embargo, se ha recomendado la administración vía IV a dosis altas de metilprednisolona, 1 000 mg diarios por 3 a 7 días.
  - Si la respuesta a los glucocorticoides es subóptima, lo siguiente que se recomienda es el intercambio de plasma.
  - Puede indicarse un tratamiento inmunosupresor, con base en la enfermedad subyacente más probable.
  - Si bien las causas infecciosas quizá no se hayan excluido por completo, se ha demostrado que los glucocorticoides sistémicos son seguros cuando se usan con antibióticos empíricos.[12]

SÍNDROME DE LA COLA DE CABALLO

- El síndrome de la cola de caballo es una complicación rara de las espondiloartropatías (relacionadas con aracnoiditis, en particular las espondilitis anquilosantes (EA), la ruptura de un disco lumbar, la anestesia raquídea epidural o las lesiones masivas por cáncer o infecciones.
- En pacientes con EA, los síntomas quizá sean lentamente progresivos. El síndrome de la cola de caballo, por cualquier causa, se caracteriza por un inicio y avance rápidos.
- Los síntomas incluyen **dolor dorsal bajo o rectal intenso y en ambas piernas**.
  - Además, con el avance de la enfermedad, algunos pacientes presentan **anestesia en silla de montar** o **la pérdida del control de la vejiga y el intestino**, un tono deficiente del esfínter anal e impotencia.
  - Algunos pacientes presentan arreflexia variable y debilidad asimétrica o pérdida de la sensación de las extremidades inferiores.
- El síndrome de la cola de caballo debe **diferenciarse de la ciática o plexopatía**, que no incluyen síntomas de incontinencia o impotencia.

- La **RM** ayuda a confirmar el diagnóstico, y se requiere **interconsulta neurológica urgente** para prevenir cambios neurológicos irreversibles.
- Los **esteroides** y la **radiación localizada** pueden ser beneficiosos para las lesiones causadas por el cáncer.

HEMORRAGIA ALVEOLAR DIFUSA

- La hemorragia alveolar difusa es un síndrome clínico caracterizado por sangrado al interior de los alveolos pulmonares.
- Los tres patrones histopatológicos son capilaritis pulmonar, hemorragia pulmonar blanda y daño alveolar difuso. Las etiologías subyacentes incluyen vasculitis asociada con anticuerpos citoplasmáticos antineutrófilos (ANCA) (VAA), poliangeítis microscópica (PAM), síndromes renales pulmonares, LES, otras enfermedades vasculares del colágeno, hemosiderosis pulmonar idiopática, trasplante de médula ósea y fármacos.
- La presentación clínica incluye hemoptisis (que puede estar inicialmente ausente en 33% de los casos), anemia (o nivel decreciente de hemoglobina), infiltrados radiográficos difusos y disnea que progresa a insuficiencia respiratoria hipoxémica.[13]
- Los hallazgos radiográficos son inespecíficos. La radiografía de tórax puede mostrar opacidades alveolares irregulares o difusas. La tomografía computarizada (TC) de tórax puede mostrar opacidades de vidrio esmerilado o áreas de consolidación. La adenopatía hilar o mediastinal no es típica, pero puede sugerir infección o malignidad.[14]
- La valoración de laboratorio debe incluir química sanguínea, pruebas de función hepática, hemograma completo, estudios de coagulación, valoraciones infecciosas, así como cuerpos antinucleares, anticuerpos contra la membrana basal glomerular (MBG), ANCA y concentraciones de complemento (C3, C4 y CH50).
- Obtener una consulta temprana con un neumólogo para valorar la necesidad de **broncoscopia con lavado broncoalveolar (LBA) secuencial urgente**. El líquido del LBA puede mostrar macrófagos cargados con hemosiderina, y el LBA secuencial muestra alícuotas progresivamente hemorrágicas.[13]
- Deben abordarse de inmediato la corrección de la hipoxemia, el control apropiado de la vía aérea (posiblemente requiera intubación o ventilación mecánica) y la corrección de coagulopatías.
- Además de los cuidados de apoyo, el tratamiento se dirige al trastorno subyacente, sin embargo, las **altas dosis de glucocorticoides IV** son la piedra angular del tratamiento inicial para muchas etiologías subyacentes.
- Se han usado otros inmunosupresores como ciclofosfamida (VAA, anti-MGB, LES), rituximab (VAA, anti-MBG) y plasmaféresis (anti-MBG) para terapia de mantenimiento o casos resistentes.[13]

SÍNDROME ANTIFOSFOLÍPIDO CATASTRÓFICO

- El síndrome antifosfolípido catastrófico (SAFC) es el cuadro clínico más grave del SAF, con **afección aguda de múltiples órganos y microtrombos vasculares**.
- El diagnóstico de "SAFC" definitivo se hace por estudio histopatológico, **título elevado de anticuerpos antifosfolípidos** o insuficiencia de **tres o más órganos, aparatos o sistemas en una semana**. La afección de menos de tres aparatos o sistemas se considera como "probable síndrome antifosfolípido".
- Este tipo de trastorno afecta a menos de 1% de los pacientes con síndrome antifosfolípido.
- Las **complicaciones renales** (insuficiencia renal aguda, hipertensión, proteinuria) son las más comunes, seguidas por manifestaciones **pulmonares** (síndrome de dificultad respiratoria aguda, embolia pulmonar, hemorragia pulmonar), **neurológicas** (infartos cerebrales, encefalopatía, mononeuritis múltiple), **cardiacas** (defectos valvulares, infartos miocárdicos) y **cutáneas** (livedo reticularis, púrpura).
- Los posibles desencadenantes incluyen **infecciones**, procedimientos quirúrgicos, anticoagulación subterapéutica, medicación y brotes de LES.[15]

- El diagnóstico diferencial incluye PTT/síndrome urémico hemolítico, coagulación intravascular diseminada, síndrome de hemólisis, elevación de enzimas hepáticas y plaquetopenia, septicemia y trombocitopenia inducida por heparina.
- La **tasa de mortalidad es alta, de 30%**, pero puede disminuir con una combinación de tratamiento.
  o Deben tratarse los desencadenantes subyacentes, como la infección.
  o La infusión continua de **heparina no fraccionada** es la piedra angular del tratamiento, ya que la heparina inhibe la coagulación en progreso y puede reducir la actividad antiinflamatoria.
  o Los pulsos IV de **glucocorticoides**, **plasmaféresis**, con o sin **inmunoglobulina IV** son el tratamiento inicial recomendado en los casos graves de SAFC.
  o En casos refractarios, rituximab y eculizumab han mostrado resultados promisorios en reportes de casos, que requieren de validación con estudios más grandes. [15]
- Véase el capítulo 44 para una exposición más completa del SAF.

REFERENCIAS

1. Slobodin G, Hussein A, Rozenbaum M, et al. The emergency room in systemic rheumatic diseases. *Emerg Med J.* 2006;23:667-671.
2. Mathews CJ, Coakley G. Septic arthritis: current diagnostic and therapeutic algorithm. *Curr Opin Rheumatol.* 2008;20:457-462.
3. Gutierrez-Gonzalez LA. Rheumatologic emergencies. *Clin Rheumatol.* 2015;34:2011-2019.
4. Weyand CM, Goronzy JJ. Clinical practice. Giant-cell arteritis and polymyalgia rheumatica. *N Engl J Med.* 2014;371:50-57.
5. Kermani TA, Schmidt J, Crowson CS, et al. Utility of erythrocyte sedimentation rate and C-reactive protein for the diagnosis of giant cell arteritis. *Semin Arthritis Rheum.* 2012;41:866-871.
6. Achkar AA, Lie JT, Hunder GG, et al. How does previous corticosteroid treatment affect the biopsy findings in giant cell (temporal) arteritis? *Ann Intern Med.* 1994;120:987-992.
7. Arida A, Kyprianou M, Kanakis M, et al. The diagnostic value of ultrasonography-derived edema of the temporal artery wall in giant cell arteritis: a second meta-analysis. *BMC Musculoskelet Disord.* 2010;11:44.
8. Stern EP, Steen VD, Denton CP. Management of renal involvement in scleroderma. *Curr Treat Options Rheumatol.* 2015;1:106-118.
9. Woodworth TG, Suliman YA, Li W, et al. Scleroderma renal crisis and renal involvement in systemic sclerosis. *Nat Rev Nephrol.* 2016;12:678.
10. Gillick JL, Wainwright J, Das K. Rheumatoid arthritis and the cervical spine: A review on the role of surgery. *Int J Rheumatol.* 2015;2015:12.
11. Zhang T, Pope J. Cervical spine involvement in rheumatoid arthritis over time: results from a meta-analysis. *Arthritis Res Ther.* 2015;17:148.
12. West TW. Transverse myelitis—a review of the presentation, diagnosis, and initial management. *Discov Med.* 2013;16:167-177.
13. Lara AR, Schwarz MI. Diffuse alveolar hemorrhage. *Chest.* 2010;137:1164-1171.
14. West S, Arulkumaran N, Ind PW, et al. Diffuse alveolar haemorrhage in ANCA-associated vasculitis. *Intern Med.* 2013;52:5-13.
15. Rodriguez-Pinto I, Espinosa G, Cervera R. Catastrophic antiphospholipid syndrome: The current management approach. *Best Pract Res Clin Rheumatol.* 2016;30:239-249.

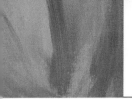

Síndromes de dolor regional

8

Kelvin J. Lee y Lisa A. Zickuhr

PRINCIPIOS GENERALES

- El síndrome de dolor regional hace referencia a ese síntoma localizado en una región corporal que no es producto de una enfermedad sistémica. Abarca muchas fuentes musculoesqueléticas comunes de dolor.
- Estos síndromes (también llamados **síndromes de dolor reumático de tejidos blandos**) son frecuentes. Incluyen trastornos óseos, de cartílagos, ligamentos, músculos, tendones, entesis (sitio donde los tendones se unen al hueso), bursas, aponeurosis y nervios.

Etiología

- Los síndromes de dolor regional pueden ser causados por **traumatismos, lesión por abuso o una degeneración por el envejecimiento**.
- Considere la posibilidad de infecciones, fracturas y otros problemas graves (p. ej., trombosis venosa en pacientes con dolor de piernas) en quienes presentan dolor regional durante una estancia hospitalaria.

DIAGNÓSTICO

Cuadro clínico

Historia clínica

- Los antecedentes y la exploración física suelen ser suficientes para hacer un diagnóstico y **descartar enfermedades sistémicas** como cáncer, infecciones y artritis inflamatorias, que pueden presentarse con dolor regional. Los signos y síntomas de un proceso sistémico incluyen disminución de peso, fiebre, exantema, síntomas bilaterales y sinovitis (tabla 8-1), que requieren un estudio más amplio.
- Interrogue a los pacientes acerca de la localización y las características del dolor, su irradiación, duración, la presencia de entumecimiento u hormigueo, la capacidad funcional, los sucesos precipitantes, los factores agravantes y que alivian las enfermedades subyacentes, y las manifestaciones sistémicas. Suele ser útil pedir al paciente que localice el dolor con un dedo.

Exploración física

- La exploración física debería incluir **inspección** (en busca de atrofia, asimetría, alineación, edema, eritema), **palpación** (aumento de temperatura local, crepitación, hipersensibilidad), evaluación de **rangos pasivos y activos de movimiento** y una **exploración neurológica**.
- Hay maniobras específicas para ayudar a identificar la afección de estructuras definidas.

TABLA 8-1	CARACTERÍSTICAS QUE SUGIEREN UNA ENFERMEDAD SISTÉMICA	
Fiebre, escalofríos		Alteraciones del pulso
Disminución de peso		Linfadenopatías
Cambios del color de la piel		Déficit neurológico
Afección bilateral		Atrofia muscular
Aumento de la temperatura, edema o hipersensibilidad (sinovitis) de las articulaciones		Anomalías de las pruebas de laboratorio

- Siempre **compare** con el lado opuesto y explore al menos una articulación por arriba y debajo de la que se sospecha está afectada, a fin de evaluar **fuentes de dolor referido**.

Pruebas diagnósticas

Pruebas de laboratorio
- **Ordene pruebas de laboratorio solo si hay sospecha de enfermedad sistémica**.
- Las pruebas como la velocidad de sedimentación globular (VSG), el factor reumatoide (FR) y los cuerpos antinucleares (AAN) tienen un bajo valor predictivo en la población general. Es factible encontrar resultados anormales en pacientes con enfermedades diferentes de las artritis inflamatorias.

Imagenología
- **Rara vez está indicada** en la consulta inicial.
- Las radiografías simples no detectan los problemas de tendones, bursas o nervios.
- La osteoartrosis (OA) es un dato que se observa muy frecuentemente en las radiografías simples, pero podría falsear la causa del dolor. Por ejemplo, un paciente con OA de la rodilla en las radiografías quizá tenga dolor debido a una bursitis anserina.
- Considere utilizar los estudios por la imagen en pacientes con antecedentes de traumatismos, síntomas atípicos, falta de mejoría, o si se plantea una intervención quirúrgica.

Procedimientos diagnósticos
La **electromiografía/velocidad de conducción nerviosa** (EMG/VCN) son pruebas útiles para confirmar una compresión o afección nerviosa, en especial si se planea una intervención quirúrgica.

TRATAMIENTO

- Casi todos los síndromes de dolor regional mejoran con el **tratamiento conservador**. En la tabla 8-2 se presenta una guía general para el tratamiento de los síndromes de dolor regional.
- Algunos pacientes se benefician del uso de **dispositivos de asistencia**, como las férulas.
- Quizá sea **útil remitir al paciente a fisioterapia o terapia ocupacional** para mejorar la flexibilidad, la fortaleza, la resistencia y la alineación.
- La **aplicación de calor o frío** también puede ser beneficiosa.
- Cuando se requiera, trate el dolor con medicamentos; sin embargo, los ejercicios, las modalidades físicas y las férulas a menudo son más útiles. Los medicamentos incluyen los fármacos antiinflamatorios no esteroideos (AINE), el paracetamol, los relajantes musculares y los analgésicos opiáceos.
- Algunos trastornos mejoran con inyecciones intralesionales de lidocaína o glucocorticoides.
- Aliente a los pacientes en el sentido de que los **síndromes de dolor regional** no son graves y casi todos mejoran con el transcurso del tiempo.

TABLA 8-2	GUÍAS PARA EL TRATAMIENTO DE LOS SÍNDROMES DE DOLOR REGIONAL

Descarte enfermedades sistémicas mediante interrogatorio y exploración física

Reconozca los factores de agravamiento y alivio

Explique al paciente el problema y la posible evolución

Brinde alivio del dolor

En pacientes que no mejoran, considere otros diagnósticos y remitirlos al especialista

Dolor cervical

PRINCIPIOS GENERALES

- El dolor quizá se deba a la afección de la columna vertebral o los tejidos blandos circundantes, la médula espinal o las raíces nerviosas, o sea referido desde otras estructuras u órganos (tabla 8-3).
- **La mayor parte de los dolores del cuello no son graves y casi todos son inespecíficos.** Las causas más comunes son la tensión cervical o el dolor miofascial, lesión por latigazo cervical y OA/espondilosis.
- El dolor de cuello es un resultado menos común de la artritis inflamatoria, como la artritis reumatoide (AR) y la espondilitis anquilosante (EA).

Etiología

- **Sospeche una causa grave de dolor de cuello** (p. ej., meningitis, acceso epidural, discitis infecciosa, osteomielitis vertebral o lesiones metastásicas) en pacientes con antecedentes de fiebre, uso de fármacos intravenosos, disminución de peso, hallazgos neurológicos progresivos o cáncer.
- **Los esguinces cervicales y/o el dolor miofascial** pueden venir por abuso de los músculos, traumatismo, mala postura, problemas de sueño, y mal diseño ergonómico del sitio de trabajo.
- La **lesión por latigazo** es una distensión causada por una flexión/extensión abrupta del cuello, usualmente consecutiva a una lesión de aceleración/desaceleración. El dolor suele persistir después de la lesión aguda aunque las imágenes no muestren una anomalía estructural.
- El **espasmo** de la musculatura cervical es frecuente y a menudo contribuye al dolor de cuello.

TABLA 8-3	CAUSAS DE DOLOR CERVICAL

Trastornos de tejidos blandos

Dolor de cuello inespecífico (distensión muscular, torcedura, espasmo)
Traumatismo en "latigazo"

Artritis[a]

Osteoartrosis y espondilosis cervical
Enfermedad discal degenerativa con herniación
Artritis reumatoide
Espondilitis anquilosante
Artritis reumatoide juvenil

Enfermedad ósea[a]

Fracturas (por traumatismo u osteoporosis) o esguinces
Lesiones metastásicas
Osteomielitis

Otras

Meningitis
Discitis infecciosa
Tiroiditis
Referido por enfermedad intratorácica o intraabdominal

---

[a] Puede vincularse con signos y síntomas por radiculopatía o mielopatía.

- La **espondilosis/OA** es una causa frecuente de dolor cervical crónico en adultos, especialmente en ancianos.
  - La **espondilosis** alude a **cambios degenerativos de la columna**.
    - La desecación y pérdida de altura del disco crean una mecánica anormal en la columna cervical.
    - Este proceso causa formación de osteofitos en los cuerpos vertebrales y las articulaciones facetarias, protrusión del disco, y subluxación vertebral, los hallazgos característicos en OA.
  - Los osteofitos pueden provocar un dolor mecánico y **la compresión de las raíces nerviosas**.
  - La gravedad del dolor de cuello puede correlacionarse mal con el grado de anomalía radiográfica, especialmente en adultos jóvenes.
- La **AR** causa **sinovitis erosiva** que en ocasiones involucra a las articulaciones C1 a C2 del cuello. Esto puede llevar a una subluxación de C1-C2, caracterizada por dolor y signos de compresión de la médula espinal Se trata de una emergencia.
- La **EA** también afecta la columna cervical, por lo general, después de la afección progresiva de las columnas lumbar y torácica. La columna cervical pierde movilidad y pueden ocurrir fracturas después de traumatismos leves.
- La **radiculopatía cervical** se debe al pinzamiento de una raíz nerviosa a su salida por un agujero intervertebral estrechado. Las causas comunes incluyen hernia discal, enfermedad discal degenerativa y OA/espondilosis. La compresión de la raíz nerviosa puede causar **dolor cervical y cambios sensoriales que se irradian al brazo**. En los casos más graves puede ocurrir debilidad motora. Los síntomas varían de acuerdo con la raíz afectada (tabla 8-4).
- La **estenosis de la columna cervical** hace referencia al estrechamiento del conducto vertebral central que puede provocar **mielopatía**. Puede ser resultado de causas congénitas y de la espondilosis, que causa estenosis del conducto y comprime las arterias espinales. Inicialmente los pacientes quizá presenten dolor localizado en el cuello y el brazo (radiculopatía); sin embargo, cuando la estenosis es más central y comprime la médula espinal, puede provocar la mielopatía.
- El **síndrome de la salida torácica** puede presentarse como dolor en el cuello y el hombro, con dolor referido hacia las extremidades superiores. Se debe a la compresión de las estructuras neurovasculares que salen por el cuello entre los músculos escalenos anterior y medio, la primera costilla y la clavícula o una costilla cervical.
- Otras causas menos frecuentes incluyen **plexopatía braquial y fibromialgia**.
- Las **causas no musculoesqueléticas** de dolor incluyen angina, disección aórtica, tiroiditis y absceso periamigdalino/retrofaríngeo.

DIAGNÓSTICO

Cuadro clínico

Historia clínica
- Un buen interrogatorio plantea preguntas que ayudan a identificar la fuente del dolor musculoesquelético: inicio del dolor, localización, duración, calidad del síntoma, radiación, asimetría, cambios sensoriales, cambios motores, factores que lo agravan y alivian.

TABLA 8-4	DATOS NEUROLÓGICOS DE LA RADICULOPATÍA CERVICAL		
Raíz nerviosa	Pérdida sensorial	Pérdida motora	Pérdida de reflejos
C5	Del cuello a la parte lateral del hombro, el brazo	Deltoidea	Bicipital
C6	De la parte lateral del brazo al pulgar e índice	Bicipital	Braquiorradial
C7	Antebrazo dorsal y palmar, dedo medio	Tricipital	Tricipital
C8	Parte media del antebrazo, dedos medios, anular y cordial	De flexión de los dedos	-

- La presencia de dolor en otras articulaciones, así como de otros síntomas sistémicos, es importante para diagnosticar un proceso sistémico.
  - o Un antecedente de **uso de fármacos**, **infecciones** o **fiebre**, podría identificar un posible absceso epidural o una discitis infecciosa. El antecedente de traumatismo puede sugerir fractura; el dolor difuso quizá sugiera una fibromialgia; la cefalea y la fiebre podría indicar meningitis, y el antecedente de cáncer insinúa la presencia de metástasis.
  - o Los pacientes con **AR** o **EA** acuden con síntomas de la enfermedad en otras articulaciones. Se quejarán de **rigidez matutina** que dura más de una hora.
- Un antecedente típico de **espasmo/tensión** incluye el dolor localizado en el cuello con síntomas de contractura muscular secundarios a traumatismos, mala postura y abuso. Es más frecuente en los adultos **jóvenes**.
- El dolor de cuello, con o sin radiculopatía, en un adulto mayor posiblemente se deba a **espondilosis/OA**.
- El dolor del cuello que si irradia al brazo en un patrón de dermatoma con entumecimiento y parestesias relacionadas sugiere una **radiculopatía cervical**; en ocasiones hay debilidad.
- Las manifestaciones clínicas de la **mielopatía cervical** incluyen debilidad e incoordinación de manos, debilidad de las extremidades inferiores y trastornos de la marcha; la incontinencia es un dato tardío.
- Los pacientes con **obstrucción de la salida torácica** presentarán signos neurológicos en dermatomas múltiples, además del dolor del cuello. Las actividades por encima de la cabeza pueden agravar por los síntomas.

Exploración física
- La exploración física del paciente con dolor de cuello debería incluir el **rango de movimiento cervical en todos los planos** (flexión, extensión, rotación e inclinación lateral), que normalmente disminuye con la edad. En los pacientes con AR deben evitarse las pruebas de rango de movimiento pasivo, dado el riesgo de subluxación.
- La palpación en el punto de hipersensibilidad es importante para detectar osteomielitis y fracturas, pero a menudo también está presente por problemas mecánicos. Los puntos hipersensibles y los espasmos musculares pueden observarse en músculos paravertebrales cervicales.
- Es crucial una **exploración neurológica** para detectar la presencia de radiculopatía y mielopatía. La compresión radicular en ocasiones provoca cambios sensoriales, debilidad y disminución de los reflejos, dependiendo de su gravedad con un patrón dermatómico. Los defectos neurológicos tal vez no se detecten en caso de una radiculopatía leve. Como la espondilosis quizá sea extensa, tal vez se afecte más de un nivel de las raíces cervicales. La debilidad de las extremidades superiores e inferiores, con hiperreflexia/espasticidad y signo de Babinski en las últimas, son datos importantes que sugieren mielopatía.
- La **maniobra de Spurling** es útil para valorar si los síntomas en el brazo pueden relacionarse con radiculopatía. Se realiza con extensión cervical y rotación en el punto donde se sospecha mientras se hace una compresión axial; esto oprime los agujeros neurales en ese lado y, por tanto, agrava la compresión nerviosa.
- El **signo de Lhermitte** es una sensación de choque eléctrico en la columna y hacia las extremidades inferiores y superiores con la extensión cervical. Quizá se presente ante una compresión de la médula cervical.
- La **maniobra de hiperabducción/rotación externa de Roos** se usa para valorar el síndrome de la salida torácica. Se realiza una abducción del brazo a 90° con rotación externa de 90° y se mantiene en esa posición durante un minuto. El paciente abre y cierra su mano durante todo ese tiempo; se considera positiva si provoca dolor y parestesias.

Pruebas diagnósticas

Imagenología
- Considere realizar estudios de imagen en los pacientes con dolor cervical después de traumatismos, ante datos neurológicos, y en casos de sospecha de fracturas, lesiones metastásicas o infecciones.
- Las radiografías simples permiten identificar osteofitos y estenosis del espacio intervertebral, lo que sugiere degeneración discal. Las **vistas oblicuas** quizá muestren estenosis de los agujeros neurales. En ocasiones se observa una costilla cervical, lo que respaldaría el diagnóstico del síndrome de la salida torácica.

- Quizá se requieran **radiografías con la boca abierta** y en **flexión/extensión lateral** para valorar la articulación atlantoaxial en caso de subluxación en la AR. Si no es concluyente, es factible pedir una tomografía computarizada.
- La **TC** y la **RM** son más precisas en caso de sospecha de tumor o infección.
- La RM es la mejor técnica para identificar la causa y localización de un pinzamiento radicular.
- Las anomalías radiográficas son comunes en los ancianos y tienen mala correlación con los síntomas.

Pruebas diagnósticas
- Los estudios de conducción nerviosa permiten demostrar la afección de raíces nerviosas, pero rara vez se requieren, a menos que se planee una intervención quirúrgica. La cirugía tiene mayores probabilidades de mejorar los síntomas si la exploración física, la EMG y los estudios radiográficos concuerdan en la ubicación anatómica.
- También son útiles para determinar si la compresión nerviosa está localizada fuera del cuello.

TRATAMIENTO

- Casi todas las causas de dolor de cuello se resuelven con el paso del tiempo y **medidas conservadoras**.
- **Tensiones cervicales.** A menudo mejoran con reposo. Instruya sobre la postura correcta, evitar los movimientos repetitivos y el fortalecimiento muscular suelen ayudar a tratar la causa subyacente.
- El tratamiento de la **OA** del cuello es conservador Los collares cervicales blandos a menudo proporcionan alivio sintomático. **Utilice collares cervicales rígidos solo en casos de inestabilidad y bajo estrecha supervisión.** Los AINE y las inyecciones locales son útiles, y en ocasiones se usa la tracción cervical. Los síntomas quizá recurran periódicamente con la tensión de las estructuras degeneradas.
- **Mielopatía.** La mielopatía progresiva requiere **descompresión quirúrgica urgente**.
- El **tratamiento farmacológico** incluye AINE, paracetamol, relajantes musculares, analgésicos opiáceos y gabapentina, dependiendo de los síntomas presentes. Deben usarse los opiáceos con precaución debido a su potencial de abuso y su perfil de efectos adversos.
- Las **inyecciones de corticoesteroides epidurales** se utilizan para la radiculopatía cervical, pero los datos son débiles e inconsistentes.
- Los **ejercicios de fisioterapia** mejoran la postura del paciente para disminuir la tensión/compresión de las estructuras involucradas, reforzar las estructuras circundantes y mejorar el rango de movimiento. También es factible emplear ultrasonido y estimulación eléctrica, ya que alivian el dolor.
- Las indicaciones específicas de la intervención quirúrgica incluyen incontinencia intestinal/vesical con empeoramiento de la función neurológica, mielopatía progresiva y dolor incoercible, así como síntomas radiculares.[1]

Dolor lumbar

PRINCIPIOS GENERALES

- El dolor lumbar es muy frecuente. Es la **segunda causa más frecuente de búsqueda de atención médica**.[2]
- La mayoría de los pacientes mejoran con **tratamiento conservador**, por lo que es muy importante instruir y animar para prevenir pruebas y ansiedad innecesarias.
- La columna lumbar está rodeada de placas terminales vertebrales, raíces del nervio espinal, articulaciones facetarias, vasos sanguíneos, músculos, ligamentos, fascia y fibras nerviosas sensitivas en los discos. Uno o varios de estos elementos puede generar el dolor lumbar.
- Las principales categorías del dolor lumbar son mecánico, radicular, inflamatorio, infiltrativo y referido.

Etiología

- Muchos trastornos diferentes causan dolor lumbar (tabla 8-5).
- Los **trastornos mecánicos** (desgarro muscular, hernia de disco, artritis facetaria, etc.) son las causas más frecuentes de dolor lumbar. Los **desgarros en la espalda** llegan a ocurrir por

TABLA 8-5	DIAGNÓSTICO DIFERENCIAL DEL DOLOR LUMBAR
Dolor lumbar mecánico (97%)	
Dolor lumbar idiopático (lumbago, tensión lumbar)	
Enfermedad discal degenerativa	
Osteoartrosis	
Espondilosis	
Hernia discal	
Estenosis raquídea	
Espondilólisis	
Espondilolistesis	
Traumatismo	
Fractura osteoporótica	
Neoplasia (< 1%)	
Lesiones metastásicas	
Mieloma múltiple	
Linfoma y leucemia	
Tumores vertebrales primarios	
Tumores de médula espinal	
Infección (< 1%)	
Osteomielitis	
Absceso pararraquídeo	
Absceso epidural	
Discitis infecciosa	
Endocarditis bacteriana	
Enfermedades reumáticas (< 1%)	
Espondilitis anquilosante	
Artritis psoriásica	
Artritis reactiva	
Artritis relacionada con enfermedad inflamatoria intestinal	
Enfermedad visceral y dolor referido (< 1%)	
Aneurisma aórtico	
Enfermedad gastrointestinal (pancreatitis, colecistitis)	
Enfermedad genitourinaria (nefrolitiasis, pielonefritis, enfermedad inflamatoria pélvica)	
Enfermedad de la cadera	
Enfermedad de la articulación sacroilíaca, controvertida si no es parte de una artropatía inflamatoria	

esfuerzo excesivo, traumatismo o mala mecánica corporal. Los **discos herniados** llegan a comprimir varias raíces nerviosas y causar radiculopatía o estrechar el canal espinal y causar **mielopatía**. Como en el cuello, la **espondilosis** produce síntomas similares.

o La **espondilólisis** es un defecto de la parte interarticular que ocurre en pacientes jóvenes con actividades deportivas que requieren extensión, flexión y rotación frecuentes de la columna lumbar.

o La **espondilolistesis** es resultado de un defecto bilateral de la parte interarticular que permite al cuerpo vertebral deslizarse hacia delante con relación al resto de la columna. Las etiologías incluyen causas de origen congénito, del desarrollo o degenerativo.

o El **síndrome de la cola de caballo** corresponde a la compresión de las raíces nerviosas a su salida de la porción distal de la médula espinal. Se trata de una **urgencia quirúrgica**.

• La espondiloartropatía axial (EAa) causa dolor **inflamatorio** lumbar. Es poco común que esté involucrada la columna lumbar en la AR.

• Las **causas infiltrativas** del dolor lumbar incluyen cáncer e infección. El cáncer puede presentarse como metástasis o tumor local que daña los huesos y las articulaciones o comprime las estructuras neurológicas. Las infecciones incluyen osteomielitis, absceso epidural y discitis infecciosa. Las circunstancias predisponentes incluyen el uso de fármacos intravenosos, infección concomitante y endocarditis.

• Los trastornos viscerales pueden causar **dolor referido en la espalda**. Los ejemplos incluyen aneurisma y disección aórticos abdominales, pancreatitis, colecistitis, pielonefritis, nefrolitiasis y enfermedad inflamatoria pélvica.

DIAGNÓSTICO

Cuadro clínico

Historia clínica

• A menudo son suficientes el **interrogatorio y una exploración física cuidadosos para identificar una afección sistémica** (tabla 8-6).

• Indague la naturaleza del dolor, los factores que lo agravan o alivian y los síntomas neurológicos.

• Las claves para el **cáncer** en el interrogatorio son edad inferior a 50 años, antecedentes oncológicos, disminución de peso no explicada, falta de alivio con el reposo en cama, dolor que no mejora al cabo de un mes y con aparición nocturna.

• La fiebre, las infecciones concomitantes y el antecedente de uso de fármacos intravenosos o inicio del dolor lumbar durante la hospitalización sugieren **infección**.

• La rigidez matutina de más de 1 hora que mejora con el ejercicio y con inicio antes de los 40 años de edad sugiere **dolor lumbar inflamatorio**.

• La **hernia discal** puede causar ciática (dolor, entumecimiento y parestesias, que se irradian a la extremidad inferior por debajo de la rodilla).

• El dolor lumbar con disfunción intestinal o vesical, la anestesia en silla de montar y la debilidad bilateral de las extremidades inferiores son signos de **síndrome de la cola de caballo** por compresión de las raíces nerviosas sacras. Deben ordenarse de inmediato estudios de imagen y remitir a neurocirugía a los pacientes con estos síntomas.

• Los síntomas de **estenosis raquídea**, debidos a degeneración/espondilosis, se asemejan a los de la insuficiencia vascular y a menudo se conocen como de claudicación neurogénica. Suele haber dolor bilateral en las nalgas y muslos al caminar, ya que tal posición produce extensión lumbar que reduce el calibre del conducto raquídeo. El dolor mejora cuando los pacientes se inclinan hacia adelante para aumentar la flexión lumbar, como sucede cuando se camina con un carrito de supermercado. El dolor se presenta después de un muy breve periodo de estar sentado, en contraposición al dolor de la claudicación vascular, que requiere más tiempo para resolverse.

• La **espondilolistesis** y la **espondilólisis** suelen agravarse con la extensión lumbar; por lo general no hay síntomas radiculares.

• El antecedente de edad avanzada, género femenino, complexión delgada y uso de prednisona sugiere **osteoporosis** o **fractura por compresión**.

TABLA 8-6	VALORACIÓN DE CASOS SELECCIONADOS DE DOLOR LUMBAR					
	Dolor lumbar idiopático	Hernia discal	Estenosis raquídea	Espondilitis anquilosante	Metástasis	Infección raquídea
Características del dolor	Sordo, en la parte baja de la espalda; puede irradiarse a las nalgas; mejora con el reposo	Súbito, agudo, intenso; se irradia por debajo de la rodilla (ciática); por lo general unilateral	Seudoclaudicación; dolor bilateral (nalgas, muslos, piernas) producida por bipedestación o al caminar y aliviada al sentarse o flexionar la columna	Insidioso, crónico, peor por la mañana, mejora con el ejercicio	Crónico, grave, que no mejora con el reposo en cama	Grave, agudo, puede irradiarse a los muslos
Antecedentes	Antecedente de esfuerzo al levantar objetos	Antecedente de esfuerzo al levantar objetos	Ocurre en pacientes > 60 años con enfermedad degenerativa de la columna vertebral	Ocurre en pacientes < 40 años; puede haber antecedentes familiares, de uveítis o de artritis axial	Edad > 50 años, antecedente de cáncer, disminución de peso, fracaso del tratamiento conservador	Pacientes con inmunosupresión; antecedente de abuso de fármacos intravenosos o alcohol, infecciones, no siempre hay fiebre
Exploración física	Quizá haya dolor con el movimiento o en ciertas posiciones; la exploración neurológica es normal	Dolor que se irradia hacia abajo con la elevación de la extremidad inferior recta; puede haber alteración dermatómica de la sensibilidad, debilidad o disminución de los reflejos; 95% de los casos en la raíz de S1	Quizá haya anomalías sensoriales motoras y reflejas	Disminución del rango de movimiento, artritis	Quizá haya datos de tumor primario; debe descartarse compresión de la médula espinal en los pacientes con hallazgos neurológicos	Hallazgos neurológicos que dependen del grado de afección

TABLA 8-6	VALORACIÓN DE CASOS SELECCIONADOS DE DOLOR LUMBAR *(continuación)*					
	Dolor lumbar idiopático	**Hernia discal**	**Estenosis raquídea**	**Espondilitis anquilosante**	**Metástasis**	**Infección raquídea**
Pruebas de laboratorio	Ninguno necesario	Ninguno necesario	Ninguno necesario	VSG a menudo elevada, quizá esté presente HLA-B27, pero no es una buena prueba de detección	Puede estar elevada la VSG	La VSG a menudo se encuentra elevada; hemocultivos positivos, no siempre hay leucocitosis
Estudios de imagen	Ninguno necesario	Se recomienda RM en pacientes con déficit neurológico	Quizá se requiera RM para el diagnóstico	Las radiografías pueden mostrar sacroileítis; la "columna en bambú" es un hallazgo tardío	Se necesitan estudios urgentes de TC o RM si se sospecha compresión medular	Está indicada la RM

VSG, velocidad de sedimentación globular.

- Indague acerca de síntomas de AR y EAa si sospecha una causa inflamatoria.
- Un antecedente de enfermedad vascular sugiere un aneurisma aórtico abdominal o claudicación vascular.

Exploración física

- Debe valorarse el **rango de movimiento lumbar** en todos los planos. Con frecuencia, el dolor será peor en flexión ante una hernia discal. El paciente con espondilólisis y estenosis raquídea quizá empeore en extensión. Otras fuentes de dolor dorsal pueden limitar el rango de movimiento y causar dolor en múltiples direcciones.
- Hay hipersensibilidad localizada sobre la línea media en las **fracturas vertebrales** por osteoporosis, enfermedad metastásica, mieloma múltiple u osteomielitis. También podría haber hipersensibilidad raquídea por causas mecánicas. La hipersensibilidad de los músculos paravertebrales quizá refleje un espasmo o desgarro muscular.
- La **exploración física general** puede aportar claves sobre una enfermedad sistémica subyacente. Son datos importantes la fiebre (infección, enfermedad inflamatoria, cáncer), los soplos (endocarditis), los tumores mamarios (metástasis), las masas abdominales pulsátiles y las anomalías del pulso (aneurisma aórtico).
- La **exploración neurológica** debe identificar cualquier afección de las raíces nerviosas raquídeas o síntomas medulares (tabla 8-7). Debe evaluar el tono de los esfínteres y la anestesia en silla de montar si sospecha el síndrome de cola de caballo.
- Un resultado positivo de la **maniobra de elevación de la extremidad inferior recta** sugiere compresión de las raíces nerviosas. La maniobra se realiza con el paciente en decúbito supino y se eleva la extremidad con la rodilla totalmente extendida. Si la prueba es positiva, hay dolor que se irradia por debajo de la rodilla cuando se eleva la extremidad. Compare la oscilación de un lado con la del otro al elevar la extremidad recta. El lado afectado tendrá un menor rango de movimiento. El dolor lumbar sin radiación por debajo de la rodilla no constituye un resultado positivo de la prueba.
- La **maniobra de Schober** debería hacerse para ayudar a valorar la flexión limitada ante la sospecha de una espondiloartropatía (véase capítulo 16).

Pruebas diagnósticas

Pruebas de laboratorio

Las pruebas de laboratorio (p. ej., VSG, proteína C-reactiva (PCR), análisis de orina, hemograma completo, cultivos) en ocasiones permiten descartar una enfermedad sistémica.

Imagenología

- Las radiografías simples a menudo son un gasto innecesario para el paciente. No deben solicitarse a menos que haya algún indicio de que son necesarias o si sospecha cáncer, fractura, infección o espondiloartropatía inflamatoria. Los cambios degenerativos en la columna lumbar con frecuencia no tienen relación con la causa del dolor miofascial.
- Los estudios de **TC y RM** son más sensibles que las radiografías simples, sin embargo, a menudo revelan anomalías incluso en adultos asintomáticos. La TC y la RM deben reservarse

TABLA 8-7	DATOS NEUROLÓGICOS DE LA AFECCIÓN DE RAÍCES NERVIOSAS RAQUÍDEAS LUMBARES		
Raíz nerviosa	**Pérdida sensorial**	**Pérdida motora**	**Pérdida de reflejos**
L4	Cara lateral del muslo, cara medial de la pierna hasta el maléolo correspondiente	Extensión de la rodilla, aducción del muslo, dorsiflexión del pie	Rotuliano
L5	Cara posterolateral del muslo, cara lateral de la pierna hasta el dorso del pie	Extensión del dedo gordo y dorsiflexión del pie	-
S1	Cara posterior de la pierna, cara lateral y planta del pie	Flexión plantar del dedo gordo y el pie	Aquíleo

para casos con sospecha sólida de cáncer o infección, en pacientes con déficits neurológicos persistentes o cuando falla el tratamiento conservador. En ocasiones se requiere RM de las articulaciones sacroilíacas (SI) para diagnosticar sacroileítis.

- Una **gammagrafía ósea** quizá revele lesión por tensión en la porción interarticular en un adulto joven.

TRATAMIENTO

- La mayoría de los pacientes mejora con **tratamiento conservador** en las siguientes 12 semanas. Es importante instruirles y animarles para prevenir pruebas y ansiedad innecesarias.
- El paracetamol, los AINE y los relajantes musculares son eficaces para el dolor lumbar agudo idiopático. Quizá sea necesaria la gabapentina para el dolor por compresión nerviosa. Los opioides deben usarse con moderación.
- La **fisioterapia** beneficia a los pacientes con dolor persistente, fortalece sus músculos abdominales y de la espalda, y propicia una adecuada mecánica corporal.
- Aliente a los pacientes a retornar pronto a sus actividades normales, pero que evite levantar cosas pesadas hasta que el dolor mejore.
- El **reposo en cama no acelera la recuperación** del dolor lumbar idiopático o la ciática.
- La **valoración quirúrgica** debe ser inmediata en los pacientes con compresión de la médula espinal o déficits neurológicos progresivos. Aquellos que presenten dolor incapacitante y persistente, o hallazgos neurológicos, quizá se beneficien de la interconsulta quirúrgica.
- El dolor lumbar crónico es difícil de tratar y quizá requiera un abordaje interdisciplinario a la rehabilitación, la depresión y el abuso de sustancias.

Dolor de hombro (omalgia)

PRINCIPIOS GENERALES

- El hombro es una articulación móvil, a expensas de cierta estabilidad. La fosa glenoidea, los ligamentos del labrum y el manguito rotador proporcionan estabilidad; por tanto, una lesión en estas estructuras puede disminuir la estabilidad y provocar una lesión adicional y dolor.
- El **manguito rotador** está compuesto por los tendones de los músculos supraespinoso, infraespinoso, redondo menor y subescapular, y se inserta en las tuberosidades humerales. La localización supraespinosa entre el acromion y la cabeza humeral explica por qué el dolor de la afección del manguito rotador empeora con la elevación del brazo (**pinzamiento**).
- El hombro está constituido por cuatro articulaciones. Una de ellas es la articulación escapulotorácica, que no es una verdadera articulación anatómica. Las tres restantes suelen afectarse en diferentes tipos de artritis: la articulación glenohumeral (que se afecta en la AR, la enfermedad por depósito de cristales de pirofosfato de calcio dihidratado, la artritis infecciosa y la OA), la acromioclavicular (OA), la esternoclavicular (EA, artritis infecciosa y síndrome de sinovitis, acné, pustulosis, hiperostosis y osteítis [SAPHO]).

Etiología

- Hay muchas causas de dolor de hombro (tabla 8-8).
- El **pinzamiento** es causado por compresión del manguito rotador o de la bolsa subacromial, bajo el arco acromioclavicular.
  - o El acromion, el proceso coracoides, y el ligamento coracoacromial forman un arco sobre la cabeza del húmero, donde subyacen el músculo supraespinoso y su bolsa.
  - o La abducción eleva la tuberosidad mayor del húmero, comprime las inserciones tendinosas del manguito rotador contra el arco.
  - o Normalmente, el manguito rotador ayuda a estabilizar la cabeza humeral en la fosa glenoidea, pero si hay lesión, debilidad o tendinopatía de dicho manguito, la cabeza del húmero puede trasladarse hacia arriba durante las actividades por encima de la cabeza, lo que produce su pinzamiento.

TABLA 8-8	CAUSAS DE DOLOR DE HOMBRO

Trastornos periarticulares

Tendinitis del manguito rotador

Tendinitis calcificada

Desgarro del manguito rotador

Bursitis subacromial

Tendinitis bicipital

Capsulitis adhesiva

Trastornos articulares

Artritis inflamatoria (artritis reumatoide)

Artritis glenohumeral

Artritis acromioclavicular

Artritis esternoclavicular

Artritis infecciosa

Osteonecrosis (de la cabeza humeral)

Fracturas, dislocaciones

Enfermedades neurovasculares (por lo general, presentan síntomas neurovasculares)

Plexopatía braquial

Pinzamiento del nervio subescapular

Síndrome de la salida torácica

Dolor referido (debe sospecharse en casos de movimiento dentro del rango normal)

Enfermedad de la columna cervical

Enfermedad intratorácica o intraabdominal

Otras

Polimialgia reumática (por lo general bilateral)

Fibromialgia

Distrofia simpática refleja

- La **tendinopatía del manguito rotador es la causa más frecuente del dolor de hombro**. Puede ser aguda o crónica y a veces se asocia con depósitos de calcio en el tendón (tendinitis calcificada). El esfuerzo excesivo, traumatismo, degeneración relacionada con la edad y a la presencia de osteofitos en la porción inferior del acromion son otras causas comunes.
- La **bursitis subacromial** puede relacionarse con la tendinitis del manguito rotador u otras anomalías mecánicas que causan pinzamiento de la bolsa contra el acromion o el ligamento coracoacromial.
- Los **desgarros del manguito rotador**, parciales o completos, derivan de traumatismos o degeneración gradual.
- La **tendinitis bicipital** puede ser resultado de esfuerzo excesivo, en especial en trabajadores, o de levantar pesas. Quizá ocurra desgarro del tendón del bíceps en el adulto mayor.
- La **capsulitis adhesiva** ("hombro congelado") ocurre en la diabetes, artritis inflamatoria o inmovilización prolongada del hombro. La cápsula articular del hombro y las estructuras circundantes se contraen, lo que restringe la movilidad de la articulación del hombro y causa dolor.
- La irritación crónica repetitiva propicia **OA acromioclavicular**.

- La **inestabilidad** puede ser primaria (lasitud del tejido conjuntivo del paciente) o secundaria (lesión de los ligamentos por traumatismo o dislocación). Esta inestabilidad causa pinzamiento y dolor en las estructuras circundantes.

DIAGNÓSTICO

Cuadro clínico

Historia clínica
- **Pinzamiento/bursitis subacromial/tendinopatía del manguito rotador**. El dolor suele presentarse en la parte lateral del músculo deltoides y empeora con la actividad por encima de la cabeza. Es frecuente el dolor nocturno por dificultad para la posición del hombro doloroso.
- **Desgarros del tendón del manguito rotador**. Los desgarros completos causan incapacidad para la abducción activa del hombro.
- La **tendinopatía bicipital** suele causar dolor anterior del hombro.
- La **capsulitis adhesiva** produce un hombro doloroso con pérdida significativa del rango de movimiento activo y pasivo.
- La **artritis acromioclavicular (AC)** causa dolor sobre la articulación AC, que se agrava al tratar de alcanzar objetos a lo largo del cuerpo o por encima de la cabeza.

Exploración física
- Valore los rangos de movimiento, tanto pasivos como activos. En la capsulitis adhesiva, los rangos activo y pasivo estarán disminuidos, mientras que en muchos otros trastornos del hombro disminuirá el rango de movimiento activo, pero el pasivo será normal o casi normal.
- Realice una palpación del espacio subacromial para valorar una bursitis o hipersensibilidad del músculo supraespinoso. Es posible palpar el músculo subescapular en la parte anterior apenas inferolateral a la apófisis coracoides. Los músculos infraespinoso y redondo menor se pueden palpar posterior e inferiormente al acromion. Palpe también la articulación acromioclavicular en busca de hipersensibilidad.
- El **signo de pinzamiento** suele ser positivo en la tendinopatía del supraespinoso y la bursitis subacromial (que también puede observarse en otras enfermedades del hombro). El signo se activa por flexión pasiva anterior del brazo en rotación interna, manteniendo el explorador de la escápula hacia abajo con la otra mano, lo que produce dolor en caso de pinzamiento.
- La **maniobra del brazo caído** es positiva con un desgarro grande del manguito rotador. Se realiza colocando el brazo a 90° de abducción e indicando al paciente que lo baje lentamente a un lado. La prueba es positiva cuando el paciente no consigue realizar el movimiento de forma suave.
- Se sospecha **tendinitis bicipital** cuando el surco bicipital en la cara anterior de la cabeza humeral es hipersensible a la palpación. Se observa dolor con la supinación del antebrazo con resistencia o flexión anterior con rotación externa con resistencia.
- Haga que el paciente realice la abducción del brazo horizontal por el tórax para poner en tensión la articulación AC. La presencia de dolor en esta articulación sugiere que está irritada.

Pruebas diagnósticas

Imagenología
- Se requieren placas simples si la historia clínica y la exploración física sugieren dislocación, fractura o un tumor primario/metastásico.
- La RM o la ecografía permiten distinguir entre los desgarros parcial y completo del manguito rotador.

TRATAMIENTO

- El tratamiento de las **lesiones del manguito rotador/bursitis/pinzamiento** incluye reposo y ejercicios específicos para fortalecer el manguito rotador y mejorar el rango de movimiento. Debe evitarse la inmovilización prolongada del hombro en cualquier enfermedad que lo afecte, ya que propicia capsulitis adhesiva. Otra opción son los AINE y anestésicos locales con inyecciones de corticoesteroides. Quizá se requiera intervención quirúrgica para solucionar el pinzamiento o en casos de desgarros agudos de grosor completo.

- La **tendinitis bicipital** y la tendinitis del manguito rotador se tratan con reposo y ejercicios de reforzamiento.
- La **capsulitis adhesiva** se trata con AINE, inyecciones intraarticulares de glucocorticoides y fisioterapia para recuperar el rango de movimiento completo del hombro. La intervención quirúrgica rara vez es necesaria.
- Es factible inyectar la articulación AC si se requiere, y en caso de fracasar el tratamiento conservador, recurrir a la intervención quirúrgica.
- Es necesaria la cirugía para reparar los desgarros completos del manguito rotador.

Dolor de codo

PRINCIPIOS GENERALES

- El dolor de codo suele ser causado por **trastornos periarticulares**.
- A menudo se presenta en la AR y rara vez en la OA.

Etiología y patogenia

- La **bursitis del olécranon** puede ser infecciosa o idiopática, por trastornos inflamatorios (AR, gota y enfermedad por depósito de cristales de pirofosfato de calcio dihidratado) o traumatismos. También es consecuencia de traumatismo repetitivo de baja intensidad, o apoyo frecuente en el olécranon.
- La **epicondilitis** y la **epitrocleítis** se conocen coloquialmente como codo de tenista y de golfista, respectivamente, pero son consecuencia de diferentes actividades. Se presentan en el origen del tendón del extensor común de los dedos (epicondilitis) y de los tendones flexores (epitrocleítis).
- El esfuerzo excesivo de los tendones de bíceps y tríceps también llega a producir dolor en el codo.
- Se produce **pinzamiento del nervio cubital** en el conducto del cúbito por donde pasa, que se irrita por compresión directa, como movimientos repetitivos, presencia de osteofitos y flexión prolongada del codo.
- Otras causas del dolor incluyen artritis infecciosa, AR, gota, seudogota y compresión del nervio interóseo posterior, apenas distal a la parte posterior del codo a su paso a través del supinador.

DIAGNÓSTICO

Cuadro clínico

Historia clínica

- La **bursitis del olécranon** inicia de manera aguda o crónica. Si es infecciosa, será bastante dolorosa en un breve periodo. Los pacientes notarán un edema visible posterior que causa dolor variable, según sea la causa.
- Los pacientes con **epicondilitis** o **epitrocleítis** se quejan de dolor localizado en la estructura respectiva, que se agrava con el uso repetitivo de la mano, que ocurre a menudo en trabajadores manuales.
- La **compresión del nervio cubital** produce síntomas de dolorimiento medial posterior del codo que se agrava por el apoyo sobre la parte medial de la articulación. Hay hormigueo en el cuarto y quinto dedos, y quizá haya debilidad.
- El dolor de la gota es agudo con manifestación de edema. La AR afecta otras articulaciones. Una articulación infectada es muy dolorosa y se acompaña de fiebre.
- El **pinzamiento del nervio interóseo posterior** puede producir manifestaciones de dolor posterolateral del codo y quizá entumecimiento/hormigueo de la parte lateral del antebrazo y la mano. A veces hay debilidad en la muñeca y en los extensores de los dedos.

Exploración física
- Inicie la exploración del **rango de movimiento** de flexión, extensión, supinación y pronación. Palpe los principales tendones en sus orígenes o inserciones en busca de hipersensibilidad. Compruebe si hay edema, aumento de temperatura y eritemas articulares o de las bursas.
- La **bursitis del olécranon** incluye edema sobre la parte posterior del codo. La región circundante quizá muestre edema, aumento de temperatura y eritema en la bursitis infecciosa que, por lo general, no afecta la movilidad del codo de la forma que lo hace la infección de la articulación. En caso de bursitis infecciosa debe realizarse una aspiración (cuidando de no penetrar en la articulación del codo).
- La **epicondilitis** se manifiesta con hipersensibilidad localizada en el epicóndilo humeral en la inserción del tendón del extensor común de los dedos. El dolor se exacerba por extensión de la muñeca y por la extensión del dedo medio contra resistencia.
- Se diagnostica **epitrocleítis** por la presencia de hipersensibilidad sobre la epitróclea humeral en la inserción de los tendones flexores y por flexión dolorosa de la muñeca contra resistencia y la pronación del antebrazo.
- La percusión del nervio cubital en el conducto cubital y la flexión prolongada del codo producen dolor y parestesias en presencia de **pinzamiento del nervio cubital**. Compruebe la sensibilidad del cuarto y quinto dedos.
- Los síntomas de **pinzamiento de los nervios interóseos posteriores** quizá se agraven por la supinación contra resistencia con el codo a 90° y flexionado completamente. Habrá hipersensibilidad a 5-6 cm distal al epicóndilo sobre el músculo supinador y debilidad en las pruebas de extensión de la muñeca y el dedo.

TRATAMIENTO

- La **bursitis del olécranon no infecciosa**, por traumatismo, se trata con AINE, evitar que empeore con la actividad y vendaje compresivo. Quizá se necesite aspiración; se pueden inyectar corticoesteroides, aunque tal vez haya recurrencia. La bursitis infecciosa debe tratarse con antibióticos y tal vez requiera aspiración diaria, así como incisión y drenaje quirúrgicos.
- El tratamiento de la **epicondilitis** y la **epitrocleítis** incluye AINE, hielo, reposo y evitar las actividades que exacerban el dolor. Tal vez sea beneficioso un vendaje compresivo para el codo de tenista. Si se sospecha un componente inflamatorio, las inyecciones de corticosteroides pueden producir alivio a corto plazo. No debe inyectarse directamente en el tendón para evitar la ruptura del tendón. La intervención quirúrgica para desbridación de las porciones degeneradas del tendón es una opción cuando fracasa el tratamiento conservador.
- El **pinzamiento del nervio cubital** se puede tratar de manera conservadora usando un cojinete para el codo, que brinda amortiguación a la parte posterolateral de la articulación durante el día para disminuir la presión sobre el conducto cubital. Durante la noche se rota el cojinete de manera que se ubique por delante de la fosa cubital, esa colocación evita la flexión excesiva del codo por la noche. En ocasiones se requiere la transposición del nervio cubital.
- La **compresión del nervio interóseo posterior** se trata con reposo respecto de los movimientos causales. Si los síntomas no mejoran, entonces quizá sea conducente una intervención quirúrgica para descomprimir.

Dolor de mano y muñeca

PRINCIPIOS GENERALES

- La mano y la muñeca son sitios comunes de artritis, tanto inflamatoria (AR, lupus eritematoso, artritis psoriásica [APs], etc.) como no inflamatoria (OA). La presencia o ausencia de sinovitis, deformidad articular y las articulaciones específicas afectadas guían el diagnóstico.
- La OA por lo general afecta las articulaciones interfalángicas proximal y distal y la primera carpometacarpiana.
- La AR afecta la muñeca, las articulaciones metacarpofalángicas y las interfalángicas proximales, con respecto a las interfalángicas distales y la primera carpometacarpiana.

- El dolor de muñeca y mano también puede deberse a trastornos periarticulares e infecciones.
- El dolor unilateral a menudo se debe a traumatismos, esfuerzo excesivo o infección; considere la artritis o las enfermedades sistémicas en los pacientes con dolor bilateral.

Etiología

- El **síndrome del túnel del carpo** (STC) es una causa frecuente del dolor de la mano. El nervio mediano y los tendones flexores pasan a través de un conducto en la muñeca limitado por los huesos del carpo y el ligamento carpiano transverso. El STC puede ser idiopático, pero también ocurre durante el embarazo, en la AR, diabetes, obesidad o mixedema, y con padecimientos que compriman el nervio (osteofitos, tofos, depósitos amiloides).
- El **nervio cubital** puede quedar atrapado en el codo, causar dolor de la mano y entumecimiento o parestesias del lado cubital de los dedos anular y meñique. La compresión del nervio cubital en la muñeca causa síntomas similares y quizá sea consecuencia de traumatismos o fracturas de los huesos del carpo o el quinto metacarpiano.
- La **tenosinovitis de De Quervain** es la inflamación de los tendones del extensor corto del pulgar y el abductor largo del pulgar en el ámbito de la hipófisis estiloides del radio. A veces es secundaria al pinzamiento repetitivo del pulgar cuando se mueve la muñeca, como al tocar la guitarra.
- También se han observado **tenosinovitis** y **tendinopatía** en otros tendones flexores y extensores. Hay dolor localizado e hipersensibilidad a la palpación y con movimientos contra resistencia. La tenosinovitis/tendinopatía puede deberse a abuso, traumatismo, AR, o ser idiopática.
- Quizá se observe **tenosinovitis infecciosa** en la artritis gonocócica y como resultado de heridas punzantes.
- Los **ganglones** son el tipo más frecuente de tumores de tejidos blandos de la mano y la muñeca. Se trata de quistes llenos de mucina que surgen de las vainas de tendones adyacentes o las cápsulas articulares. Suelen presentarse en la cara dorsal y son indoloros, aunque llegan a limitar el movimiento si son grandes.
- El **dedo en gatillo** es una causa frecuente de dolor y malestar de la mano. Se debe al engrosamiento de la polea retinacular en la palma de la mano, o a un nódulo fibroso en el tendón, que interfiere con la flexión.
- La **contractura de Dupuytren** es un engrosamiento y acortamiento de la aponeurosis palmar, que causa engrosamiento visible y cordones en la mano, y que suele ser indoloro; el dedo anular se ve afectado con mayor frecuencia. En ocasiones es idiopática y se le ha observado en pacientes con diabetes o que abusan de manera crónica del alcohol.

DIAGNÓSTICO

Cuadro clínico

Historia clínica
- **STC.** El dolor y el entumecimiento de las manos son característicos, pero llegan a extenderse a la muñeca, el antebrazo, el brazo y, a veces, al hombro. Se percibe entumecimiento y parestesias en la distribución del nervio mediano (dedos pulgar, índice y medio) y en la cara radial del dedo anular. La mano quizá sea débil, torpe y con edema; es común la afección bilateral. La incidencia es mayor en mujeres.
- Los pacientes con **tenosinovitis de De Quervain** sufren de dolor en la muñeca del lado radial, que empeora con la sujeción fuerte y quizá noten inflamación en el estiloides radial.
- La **tendinopatía** se presenta con dolor localizado en un tendón, que se agrava con la actividad y se alivia con el reposo.
- Los pacientes con **tenosinovitis infecciosa** se quejan de dolor significativo y edema en el trayecto de un tendón. Quizá también se observe fiebre, según la agudeza de la infección.
- Los pacientes con **dedo en gatillo** perciben un dolor punzante en la palma y fijación del dedo en flexión, síntomas que quizá sean intermitentes.

Exploración física

- A fin de diagnosticar el STC debe identificarse en la exploración una afección del nervio media-no y descartar anomalías de los plexos cervical o braquial. La debilidad y atrofia de los músculos tenar suelen ser hallazgos tardíos. Los signos de Tinel y Phalen tal vez estén presentes, pero no son sensibles o específicos. El **signo de Tinel** consiste en la aparición de parestesias distales con la percusión aguda sobre el nervio mediano y la muñeca. El **signo de Phalen** implica la reaparición de los síntomas cuando se mantienen las muñecas una contra la otra. El **signo de "deslizamiento"** se delimita mediante preguntar "¿Qué hace con sus manos cuando los síntomas empeoran?", los pacientes con STC realizan un movimiento de deslizamiento de sus manos, similar al de agitar para sacudirse el agua.[3]
- La **prueba de Finkelstein** es positiva en la **tenosinovitis de De Quervain** cuando la desviación cubital de la muñeca con los dedos flexionados sobre el pulgar produce reaparición del dolor.
- Es factible diagnosticar tenosinovitis/tendinopatía por dolor localizado e hipersensibilidad a la palpación y con movimientos contra resistencia. La tenosinovitis infecciosa origina edema, aumento de calor local y eritema, con una probable celulitis circundante y secreción.
- En la exploración del **dedo en gatillo**, se percibe dificultad de extensión del dedo respecto de la flexión. Quizá se detecte un nódulo palpable.
- La **contractura de Dupuytren** presenta aumento del volumen de la mano y dificultad para extender los dedos. La contracción empeora con el paso del tiempo.

Pruebas diagnósticas

Imagenología

Solicite radiografías para los pacientes con traumatismos de la mano y anomalías visibles de las articulaciones.

Pruebas diagnósticas

Los estudios de conducción nerviosa suelen ser diagnósticos en casos STC dudosos.

TRATAMIENTO

- El tratamiento del **STC** inicia con medidas conservadoras que incluyen las férulas nocturnas en la muñeca, reposo y AINE; son útiles las inyecciones cuidadosas de corticoesteroides. Es conveniente la liberación quirúrgica del ligamento transverso del carpo si las medidas conser-vadoras fracasan.
- Las **tenosinovitis de De Quervain** responden a reposo, hielo, AINE, y las férulas para pulgar Spica que llegan al antebrazo. Quizá esté indicada la liberación quirúrgica o la inyección local de corticosteroides en casos refractarios.
- La **tenosinovitis y la tendinopatía** se tratan con reposo, hielo y AINE.
- Las **tenosinovitis infecciosas** requieren drenaje y antibióticos.
- La **contractura de Dupuytren** se beneficia del estiramiento y las inyecciones de corticoeste-roides en las fases iniciales, aunque cuando es crónica quizá necesite intervención quirúrgica.
- Los **ganglio**nes se tratan por aspiración y exéresis quirúrgica cuando limitan el movimiento o son estéticamente inaceptables.
- Las inyecciones de corticoesteroides o la intervención quirúrgica son útiles para tratar el **dedo en gatillo**.

Dolor de cadera

PRINCIPIOS GENERALES

- El dolor de cadera es una manifestación muy frecuente y puede deberse a problemas articulares y periarticulares o ser referido desde otras estructuras (tabla 8-9).
- Diferentes trastornos causan dolor en zonas diversas alrededor de la articulación de la cadera, lo que es útil para establecer el diagnóstico. Pida al paciente que señale la localización del máximo dolor.

TABLA 8-9	CAUSAS DE DOLOR DE CADERA

Trastornos articulares

No inflamatorios

Osteoartrosis

Osteonecrosis (necrosis avascular de la cabeza femoral)

Fracturas

Desgarro labral

Pinzamiento de la articulación de la cadera

Inflamatorios

Espondiloartropatías seronegativas

Artritis infecciosa

Artritis reumatoide juvenil

Artritis reumatoide (por lo general en etapas avanzadas de la enfermedad)

Trastornos periarticulares

Bursitis trocantérea

Bursitis isquioglútea

Bursitis del psoasilíaco

Bursitis infecciosa

Dolor referido

Osteoartrosis de la columna lumbar y ciática

Estenosis raquídea

Sacroileítis

Trastornos rotulianos

Insuficiencia vascular

Meralgia parestésica

Etiología

- La **OA de la cadera** es una causa muy frecuente de dolor en la región y aumenta con la edad. La artritis real de la articulación de la cadera suele causar **dolor en la parte anterior de la ingle**, que empeora con el soporte de peso (véase capítulo 2).
- La lesión de la columna lumbosacra y la articulación sacroilíaca causa **dolor en las nalgas**, al igual que la estenosis raquídea y la insuficiencia vascular.
- La articulación de la cadera es afectada por la AR (en etapas avanzadas) y por la AR juvenil, así como por las espondiloartropatías seronegativas.
- Las **fracturas** del cuello femoral son frecuentes en las mujeres de edad avanzada con osteoporosis y quizá ocurran después de una caída.
- La **necrosis avascular (NAV)** suele afectar la articulación de la cadera. Aparece en pacientes con anemia falciforme, lupus, alcoholismo y con el uso prolongado de esteroides. Remita a los pacientes con fracturas por osteonecrosis a interconsulta ortopédica.
- La **bursitis trocantérea** es una causa de dolor en el **aspecto lateral** de la pelvis frecuente. Es más común en los adultos mayores y a menudo se vincula con OA de la columna lumbar o la cadera.

- La **bursitis isquioglútea** es causada por traumatismos o por sentarse de forma prolongada sobre superficies duras.
- La **bursitis del psoasilíaco** es la inflamación de la bursa localizada entre la articulación de la cadera y el músculo psoas mayor suprayacente. Hay dolor en la **zona anterior del muslo y la ingle**.
- La **meralgia parestésica** es causada por compresión del nervio femorocutáneo en la ingle. El trastorno se observa en embarazadas o pacientes con obesidad y en quienes usan ropa estrecha o cinturones muy gruesos. Son de utilidad la eliminación de la compresión y, en ocasiones, las inyecciones de corticoesteroides.
- Los **desgarros del labrum** de la cadera son más frecuentes en los pacientes jóvenes activos, y pueden ocurrir por traumatismos o aparecer de manera insidiosa. Los pacientes se quejan de **dolor de ingle** que empeora con la actividad.
- El **síndrome del piramidal de la pelvis** es una compresión del nervio ciático a su paso por debajo o a través de músculo piramidal de la pelvis, y puede causar **dolor en la nalga**, con entumecimiento y hormigueo de la extremidad inferior con un patrón no dermatómico.

DIAGNÓSTICO

Cuadro clínico

Historia clínica

- La **artritis de la cadera** causa dolor en la ingle, que se agrava con las actividades de soporte de peso. Los pacientes también notan disminución del rango de movimiento cuando intentan sentarse con las piernas cruzadas.
- La OA de la columna lumbar puede causar dolor referido a la nalga y los pacientes se quejan de dolor de cadera.
- La **NAV** de la cadera se presenta con dolor en la ingle, que se agrava con el soporte de peso.
- Los pacientes con **bursitis trocantérea** se quejan de dolor, que es peor cuando se acuestan sobre el lado afectado, caminan, suben escaleras y se levantan de una posición sedente.
- En la **bursitis isquioglútea** el dolor se presenta en las nalgas, puede irradiarse hacia el muslo y empeora al sentarse. Como este es el origen de los músculos semitendinoso, semimembranoso y sartorio, el diagnóstico diferencial incluye sus tendinopatías.
- La **meralgia parestésica** causa dolor anterior o lateral del muslo, que quizá incluya entumecimiento o parestesias.
- Los **desgarros labrales** suelen causar dolor crónico en la cadera en el paciente joven, que a menudo son de difícil diagnóstico. La actividad intensifica los síntomas.
- El **síndrome del piramidal de la pelvis** se presenta con manifestaciones de dolor de nalgas, con parestesias y dolor en la parte posterior de la extremidad inferior.

Exploración física

- La artritis de la cadera se identifica por una disminución del rango de movimiento y dolor en la ingle al combinar flexión/aducción y rotación interna. La combinación de flexión/abducción/rotación externa (**maniobra de FABER**) también despierta dolor en la ingle.
- El dolor que se origina en la articulación de la cadera en general se agrava por la combinación de flexión/rotación interna y aducción. La maniobra de FABER también provoca síntomas.
- A la exploración, la **bursitis trocantérea** presenta hipersensibilidad localizada por palpación en la región trocantérea (la más alta con el paciente en decúbito lateral), y dolor con la abducción contra resistencia.
- Las **bursitis del psoasilíaco** se identifica por una combinación de dolor a la palpación, hiperextensión o flexión contra resistencia. La bursitis isquioglútea se detecta por palpación sobre el isquion.
- Los síntomas de **desgarro labral** se evidencian con la maniobra de FABER.
- En el **síndrome del músculo piramidal de la pelvis** hay dolor de las nalgas que se agrava con la distensión del músculo.

Pruebas diagnósticas

Imagenología

- Los estudios de imagen se reservan para casos de traumatismo y sospecha de fractura, pacientes con dolor de cadera y factores de riesgo de necrosis avascular, y quienes presentan dolor crónico de la cadera.
- La RM es útil para establecer la presencia de un desgarro labral.

TRATAMIENTO

- El tratamiento de la **bursitis trocantérea** consta de ejercicios de estiramiento, disminución de peso y AINE. La inyección en la región de la bursa trocantérea de lidocaína y glucocorticoides constituye un procedimiento relativamente simple y puede brindar alivio.
- Ambas **bursitis**, la **isquioglútea** y la del **psoasilíaco**, responden a medidas conservadoras de reposo, AINE y, potencialmente, a las inyecciones de glucocorticoides.
- La **meralgia parestésica** se trata al eliminar la fuente de compresión. En ocasiones son útiles las inyecciones de corticoesteroides.
- Los **desgarros labrales** requieren artroscopia quirúrgica.
- El **síndrome del músculo piramidal de la pelvis** se trata con estiramiento, masaje y, cuando es recalcitrante, intervención quirúrgica.

Dolor de rodilla

PRINCIPIOS GENERALES

- El dolor de rodilla es una manifestación muy frecuente y puede deberse a trastornos articulares o periarticulares (tabla 8-10).
- Las artritis frecuentes, como la OA, AR y gota, a menudo afectan a la rodilla.

Etiología

- La **OA de la rodilla** es una causa muy frecuente de dolor de la articulación. Es de inicio insidioso, pero a menudo tiene su origen en traumatismos en etapas previas de la vida, que dañaron el cartílago normal o crearon una mecánica anormal en la articulación.

TABLA 8-10 CAUSAS DE DOLOR DE RODILLA

Trastornos articulares

No inflamatorios

Osteoartrosis

Alteración interna (por lesiones del cartílago del menisco o los ligamentos cruzados)

Osteonecrosis (necrosis avascular)

Fracturas

Inflamatorios

Artritis reumatoide

Gota y enfermedad por depósito de pirofosfato de calcio

Espondiloartropatías seronegativas

Artritis víricas

Artritis infecciosas

Trastornos periarticulares

Bursitis (anserina, prerrotuliana o infrarrotuliana)

Tendinitis (rotuliana, del cuádriceps)

Síndrome de dolor femororrotuliano

Quistes poplíteos

- Hay múltiples estructuras intraarticulares (cartílago articular, cartílago del menisco, ligamentos cruzados) que suelen degenerar con el avance de la edad, el abuso o los traumatismos, y conducen a un trastorno interno.
- El dolor de rodilla puede ser **referido desde alteraciones de la cadera**.
- La **bursitis anserina** es la llamada inflamación de la pata de ganso, que a menudo se inflama con la actividad atlética.
- La **bursitis prerrotuliana e infrarrotuliana** son frecuentes en personas que pasan mucho tiempo apoyados sobre las rodillas. Esta bursitis en ocasiones es infecciosa (especialmente después de rupturas en la piel).
- **Tendinopatía.** Quizá ocurra degeneración de los tendones de alrededor de la rodilla con el esfuerzo excesivo. Hay tendinitis en la artritis inflamatoria.
- La **tendinopatía rotuliana** ocurre en atletas jóvenes que participan en actividades de salto o pataleo repetitivo ("rodilla del saltador"). El dolor se presenta en el tendón de la rótula.
- La **tendinopatía poplítea** causa dolor posterolateral de la articulación de la rodilla.
- Los tendones del cuádriceps y rotuliano se pueden romper por traumatismos o lesiones repetitivas, y en pacientes con AR y lupus o en aquellos que han recibido glucocorticoides. Dolor súbito e imposibilidad de extender la rodilla son los síntomas.
- El **síndrome de la banda iliotibial** se debe a fricción que ocurre al pasar la estructura sobre el cóndilo femoral con la flexión y la extensión. Los movimientos repetidos, como el correr, facilitan la fricción repetida. La pronación excesiva puede aumentar el grado de estrés sobre la banda a su paso por el cóndilo.
- Se cree que el **dolor femororrotuliano** es consecuencia de una mala alineación (posición anómala de la rótula) en su movimiento ascendente y descendente en el surco troclear del fémur durante la flexión y la extensión. Quizá ocurra reblandecimiento del cartílago con alguna rotura parcial, con el resultado de **condromalacia rotuliana**.
- Los **quistes poplíteos** (de Baker) pueden ser asintomáticos o causar edema de la región de la fosa poplítea. Se les ha observado en los pacientes con OA o AR, y a menudo se comunican con la cavidad de la articulación de la rodilla. Los grandes quistes poplíteos pueden romperse y causar dolor, edema y eritema de la pantorrilla, que simulan una trombosis venosa.
- La **enfermedad de Osgood-Schlatter** se presenta en los adolescentes con dolor en el punto de inserción del tendón rotuliano en la tuberosidad tibial.
- La **osteocondritis disecante** se produce con mucha frecuencia en la adolescencia, y se debe a la necrosis focal del hueso subcondral. El cartílago suprayacente, por tanto, es frágil, y se pueden desprender fragmentos de cartílago o hueso y formar un cuerpo laxo en la articulación; suele presentarse en quienes participan en actividades atléticas.
- Hay otras causas menos frecuentes de dolor de rodilla. Los **repliegues sinoviales** también se pueden irritar y causar dolor anteromedial de la rodilla. La **sinovitis villonodular pigmentada** corresponde a una sobreproliferación de revestimiento sinovial de una articulación y puede presentarse en la rodilla. Produce dolor vago y edema de la rodilla.

DIAGNÓSTICO

Cuadro clínico

Historia clínica
- Los síntomas de **OA** incluyen rigidez matutina que dura menos de 30 minutos y dolor que empeora con el uso y mejora con el reposo.
- El **trastorno interno** debe sospecharse en pacientes, a menudo adultos jóvenes, que se quejan de sensaciones de "bloqueo" o "adhesión" después de un traumatismo (en particular lesiones deportivas). Por lo general manifiestan edema agudo doloroso (por hemartrosis) en el momento de la lesión. En ocasiones notan que la rodilla se desplaza pivotando después de una rotura del ligamento cruzado anterior.
- Ocurre dolor medial de la rodilla en la **bursitis anserina**. Se siente dolor al usar escaleras y quizá mejore después de unos cuantos minutos de actividad.
- La **bursitis prerrotuliana** se manifiesta con dolor (y en ocasiones eritema, calor, inflamación anterior a la rótula).
- Los **quistes poplíteos** (de Baker) quizá sean asintomáticos o causen inflamación en la rodilla posterior. Un quiste roto puede diseccionarse hacia abajo a la pantorrilla e imitar una trombosis venosa profunda.

- El dolor lateral de la rodilla se presenta en el **síndrome de la banda iliotibial**, típico de corredores y ciclistas.
- El dolor anterior de la rodilla agravado por la actividad quizá refleje un **dolor femororrotuliano**, que se caracteriza por la aparición del síntoma en la región rotuliana, que empeora al subir escaleras y correr. La **enfermedad de Osgood-Schlatter** u osteocondritis del tubérculo tibial, suele ocurrir en un varón en la etapa de la pubertad que participa en deportes. La tracción repetitiva del tendón rotuliano causa proliferación ósea reactiva en el sitio donde el tendón rotuliano se inserta en la tibia. La tendinopatía rotuliana también puede causar dolor anterior de la rodilla con la actividad.
- El dolor posterior de la rodilla puede ser producto de tendinitis de la pata de ganso, poplítea o de un quiste de Baker.
- Se produce dolor en la rodilla en la **osteocondritis disecante** cuando se forman grietas en el cartílago articular y el hueso subyacente. Tal vez haya síntomas de adhesión o un rango de movimiento limitado en presencia de un cuerpo laxo suelto.

Exploración física
- En la exploración física de la **rodilla con osteoartrosis** se pueden encontrar hipersensibilidad en la línea articular, pequeños derrames y crepitación. Tal vez haya disminución del rango de movimiento (véase el capítulo 11).
- Las maniobras específicas de la exploración física pueden detectar daño de las estructuras internas con trastorno interno.
- La palpación es útil para localizar la estructura específica involucrada.
- La **artrocentesis** es una técnica relativamente simple de realizar en la rodilla y debería hacerse en casos de artritis para descartar infección, que sea inducida por cristales o hemartrosis.
- En la **bursitis anserina**, la bolsa anserina presenta hipersensibilidad puntual a la palpación apenas debajo de la línea media de la articulación. No suele apreciarse edema.
- La **bursitis prerrotuliana** se presenta como un gran edema anterior en la rótula. Quizá haya aumento de la temperatura local y eritema, que sugieren una posible infección.
- El tendón poplíteo está hipersensible a la palpación en la región posterolateral de la rodilla en caso de tendinopatía. La flexión de la rodilla bajo rotación externa de la tibia contra resistencia puede originar dolor.
- En el **síndrome de la banda iliotibial** hay una hipersensibilidad puntual sobre la banda del cóndilo lateral del fémur. A menudo no hay edema.
- El **dolor femororrotuliano** se puede identificar por hipersensibilidad al palpar la cara posterior de la rótula mientras se extiende la rodilla y se relaja el cuádriceps. El dolor también reaparece cuando se mantiene inmóvil la rótula mientras el paciente contrae el músculo cuádriceps.
- Hay hipersensibilidad y aumento de volumen notorio de las tuberosidades tibiales en la **enfermedad de Osgood-Schlatter**.
- Con el paciente en posición de decúbito prono y ambas rodillas extendidas, se aprecia edema de la fosa poplítea si existe un **quiste de Baker**.

Pruebas diagnósticas

Imagenología
- En general, se reservan las pruebas de imagen para el dolor postraumático y pacientes con dolor crónico. Los desgarros de ligamentos y meniscos se detectan por RM.
- Es factible usar **ecografía** para diagnosticar un **quiste de Baker** y descartar alteraciones patológicas más graves, como un aneurisma de la arteria poplítea o un tumor de tejidos blandos.
- Las radiografías simples pueden identificar una **osteocondritis disecante**. Entonces se usa RM para determinar la extensión y estabilidad de la lesión.

TRATAMIENTO

- La **artritis anserina** exige reposo, hielo y estiramiento. Si los síntomas no mejoran, una opción son las inyecciones de corticoesteroides.
- En la **bursitis prerrotuliana** se recomienda evitar arrodillarse, sin embargo, si hay abundante líquido tal vez se requiera aspiración. Quizá sea necesaria exéresis quirúrgica ante recurrencias frecuentes.

- El tratamiento de la **tendinitis rotuliana** consiste en reposo, aplicación de hielo y ejercicios de estiramiento. Las inyecciones de corticoesteroides por el riesgo de rotura del tendón están contraindicadas.
- La **tendinopatía poplítea** responde al fortalecimiento de la pata de ganso. Debe descartarse alguna lesión aguda del ligamento rotuliano si la lesión es traumática.
- La **ruptura** de los tendones rotuliano y del cuádriceps requiere de reparación quirúrgica.
- El **síndrome de la banda iliotibial** se trata con reposo, fisioterapia y ortótica. Quizá sea necesario aplicar inyecciones de glucocorticoides si no hay mejoría con ese tratamiento. La intervención quirúrgica es el último recurso.
- El **dolor femororrotuliano** se trata inicialmente con reposo y evitación de las actividades que lo agravan. Si no hay dolor, se recomienda el fortalecimiento gradual del músculo cuádriceps y de los abductores de la cadera. La ortótica puede ayudar a mejorar la alineación de la rodilla en quienes presentan aumento de la pronación. Los soportes femororrotulianos proporcionan alivio a algunos pacientes.
- El tratamiento del **síndrome de Osgood-Schlatter** es el reposo respecto de la actividad atlética causal; suele resolverse conforme avanza la edad del paciente.
- El **quiste de Baker** asintomático se trata mediante aspiración e inyección de glucocorticoides en la articulación de la rodilla.
- El tratamiento de la **osteocondritis disecante** puede ser conservador o quirúrgico, dependiendo de la extensión de la lesión.

Dolor de tobillo y pie

PRINCIPIOS GENERALES

- El dolor de tobillo y pie es un problema frecuente y quizá se deba a trastornos periarticulares, artritis o traumatismos, que a menudo empeoran por un **calzado inapropiado**.
- La historia y la exploración física suelen llevar al diagnóstico. Un antecedente de diabetes, neuropatía periférica o enfermedad vascular periférica es de especial importancia.

Etiología

- La artritis suele afectar el tobillo y el pie. La **OA** respeta el tobillo, pero a menudo afecta la primera articulación metatarsofalángica y causa su desviación lateral (**hallux valgus** o **juanete**). Los juanetes son más frecuentes en las mujeres.
- La **AR** afecta el tobillo y al antepié en la mayoría de los pacientes. El dolor bilateral del tobillo y la sinovitis, así como el dolor del antepié, suelen acompañar a otras afecciones articulares.
- La primera articulación metatarsofalángica es la más frecuentemente afectada por la **gota** aguda (podagra).
- Las neuropatías motora, sensorial y autonómica (que se observan en las neuropatías de la diabetes y otras de tipo periférico) pueden provocar dolor de tobillo y pie, y una deformidad grave en la **artropatía neuropática (articulación de Charcot)**.
- Son frecuentes los **esguinces del tobillo** en pacientes ambulatorios y suelen ser secundarios a la inversión del tobillo.
- Las **fracturas por estrés** son causas frecuentes de dolor de pie y ocurren como resultado del abuso. Afectan con mucha frecuencia el segundo o tercer metatarsianos.
- La **fascitis plantar** es la causa más frecuente de dolor de la planta del pie y se debe a inflamación de la aponeurosis plantar en su inserción en el calcáneo. Puede ser idiopática, secundaria a esfuerzo excesivo/correr, o una forma de entesitis en la EA (véase el capítulo 16).
- La **tendinitis de Aquiles** ocurre cuando se inflama el tendón aquíleo por traumatismo o abuso (bailarines, corredores). El tendón puede romperse por traumatismos o como un efecto adverso de medicamentos (glucocorticoides o antibióticos quinolónicos). La ruptura es una complicación conocida de la inyección de glucocorticoides en el tendón de Aquiles.
- La **entesis aquílea** ocurre cuando se inflama el sitio de inserción del tendón en el calcáneo; es característica de EA.
- La **bursitis aquílea** ocurre con la inflamación de la bursa retrocalcánea, que se ubica proximal y anterior a la inserción del tendón.

- La **tendinitis tibial posterior** causa dolor en el tendón cerca del maléolo medial.
- La **tendinitis peroneal** provoca dolor anterior al maléolo lateral.
- El **síndrome del túnel del tarso** se caracteriza por dolor, entumecimiento y parestesias de la planta del pie. El nervio tibial posterior se comprime en el retináculo flexor, detrás del maléolo medial.
- El **neuroma de Morton** se debe a la compresión de un nervio interdigital, generalmente entre el tercer y el cuarto artejos. Causa dolor del antepié, entumecimiento y hormigueo de esos dedos. Ocurre más a menudo en las mujeres de edad madura y se exacerba al caminar y por el uso de zapatos estrechos o tacones altos.
- La **metatarsalgia** (dolor que surge en las cabezas de los metatarsianos) es producida por el uso de tacones altos, pie evertido, artritis, traumatismo o deformidades, y es bastante frecuente.

DIAGNÓSTICO

Cuadro clínico

Historia clínica
- Las **fracturas por estrés** se tornan más dolorosa conforme continúa la actividad.
- Las **fascitis plantares** causan dolor que es peor por la mañana, en especial cuando el paciente se pone en pie por primera vez. El dolor quizá ocurra después de la bipedestación prolongada o al caminar.
- La **tendinitis** a menudo conlleva el máximo dolor cuando se inicia una actividad y después cede, conforme la zona se "calienta".
- Los pacientes a menudo perciben un chasquido, como si hubieran sido "alcanzados por un proyectil", cuando se rompe el tendón de Aquiles.

Exploración física
- La exploración física debe incluir inspección (en busca de deformidades, callos anormales), palpación (de regiones hipersensibles), pruebas de sensibilidad y evaluación de los pulsos distales.
- Revise el calzado del paciente. Los signos de desgaste anormal (unilateral) o el uso frecuente de tacones altos o zapatos de punta estrecha son claves importantes.
- En la **gota** crónica se observan tofos y deformidades en la primera articulación metatarsofalángica.
- Los **esguinces del tobillo** se presentan con edema e hipersensibilidad a la palpación sobre el (los) ligamento(s) involucrado(s). Las pruebas en varo y valgo causan lesión ligamentaria.
- La palpación del hueso involucrado produce hipersensibilidad en una **fractura por estrés**.
- Hay hipersensibilidad sobre el borde distal de la superficie plantar del calcáneo en la **fascitis plantar**.
- La hipersensibilidad en el tendón está presente en la tendinitis aquilea. Los pacientes tienen dificultad para caminar y dorsiflexionar el pie.
- La **ruptura del tendón de Aquiles** se detecta como un defecto anatómico o mediante la **maniobra de Thompson**. El paciente se acuesta en decúbito prono con la rodilla extendida; la compresión de los músculos gemelos causará flexión plantar si el tendón está intacto, en tanto que si el tendón está roto no ocurre dicha flexión.
- Hay hipersensibilidad apenas proximal a la inserción del tendón de Aquiles y entre el tendón y el calcáneo en la **bursitis retrocalcánea**. En el **síndrome del túnel del tarso**, la percusión sobre el nervio a su paso por el maléolo medial puede causar los síntomas. La región quizá sea hipersensible a la palpación.
- La compresión de las cabezas metatarsianas juntas tal vez agrave el dolor en el **neuroma de Morton**.
- La palpación sobre las cabezas metatarsianas revela hipersensibilidad en la **metatarsalgia**.

Pruebas diagnósticas

Imagenología
- Las radiografías rara vez son útiles, excepto en casos de traumatismos.
- De acuerdo con las guías de Ottawa para los esguinces del tobillo, deben solicitarse radiografías para descartar fracturas en los pacientes con hipersensibilidad maleolar medial o lateral o que no logran soportar peso, ya sea después del suceso o en el departamento de urgencias.

- Las guías de Ottawa para las lesiones del pie recomiendan las placas simples para descartar fracturas si hay dolor en la parte media del pie después de la lesión, o cualquiera de los siguientes hallazgos: hipersensibilidad en la base del quinto metatarsiano o el escafoides, o si el paciente no puede soportar peso después del suceso o en el departamento de urgencias.
- Las radiografías a veces no detectan fracturas por estrés, así que se puede usar gammagrafía ósea o RM para el diagnóstico.

Pruebas diagnósticas

Las pruebas de electrodiagnóstico deben confirmar el **síndrome del túnel del tarso** si se considera la intervención quirúrgica.

TRATAMIENTO

- El tratamiento del dolor del pie y el tobillo es conservador y a menudo incluye reposo, ejercicios de estiramiento y AINE.
- Las **ortesis** y el **calzado apropiado** son parte esencial del tratamiento en muchos casos. La participación de podólogos y ortopedistas es esencial.
- Un zapato con un espacio amplio para los dedos proporciona alivio sintomático de los **juanetes**, aunque a menudo se realiza intervención quirúrgica por motivos estéticos.
- El tratamiento de las **fracturas por estrés** suele ser conservador con inmovilización en una bota o férula. Las fracturas por estrés en el navicular requieren estrictamente evitar soportar peso.
- Los **esguinces del tobillo** inicialmente se tratan con reposo, hielo, compresión y elevación, seguidos por ejercicios de rango del movimiento y de fortalecimiento.
- La **fascitis plantar** se trata con estiramiento de los músculos de la pantorrilla, ortesis de talón y AINE. En ocasiones se usan inyecciones de corticoesteroides.
- El tratamiento de la **tendinitis aquilea** es conservador, pero la **rotura** del tendón requiere valoración quirúrgica. El tratamiento de la bursitis retrocalcánea incluye reposo y AINE.
- Las **tendinopatías del tibial posterior y del peroneo** responden bien al reposo. Los soportes de arco/ortesis ayudan a disminuir la pronación y la tensión que causa sobre esos tendones.
- En el **síndrome del túnel del tarso** es **útil** aplicar inyecciones de corticoesteroides, aunque deben administrarse con cuidado. Si hay pronación excesiva, deben utilizarse ortesis adecuadas para corregir. Tal vez se requiera descompresión quirúrgica.
- El ajuste del calzado con espacio suficiente o un cojinete metatarsiano adecuado son útiles para tratar el **neuroma de Morton**. Las inyecciones de glucocorticoides en ocasiones proporcionan alivio. Algunos pacientes requieren intervención quirúrgica.
- El uso de calzado apropiado y un cojinete metatarsiano son útiles para tratar la **metatarsalgia**.

REFERENCIAS

1. Carette S, Fehlings MG. Clinical practice. Cervical radiculopathy. *N Engl J Med.* 2005;353:392-399.
2. Deyo RA, Weinstein JN. Low back pain. *N Engl J Med.* 2001;344:363-370.
3. Shoen RP, Moskowitz RW, Goldberg VM. *Soft Tissue Rheumatic Pain: Recognition, Management, Prevention.* 3rd ed. Philadelphia, PA: Lea & Febiger; 1996.
4. Reveille JD. Soft-tissue rheumatism: diagnosis and treatment. *Am J Med.* 1997;102:23-29.]

Fármacos usados para el tratamiento de las enfermedades reumáticas

Divya Jayakumar y María C. González-Mayda

9

PRINCIPIOS GENERALES

- Si bien las enfermedades reumáticas abarcan un amplio rango de órganos, aparatos y sistemas, hay un número de clases de fármacos relativamente limitado para su tratamiento.
- Las principales clases de medicamentos usados en reumatología incluyen:
  - Analgésicos.
  - Salicilatos/fármacos antiinflamatorios no esteroideos (AINE)/inhibidores de la ciclooxigenasa 2 (COX-2).
  - Glucocorticoides.
  - Fármacos antirreumáticos modificadores de la enfermedad (ARME).
  - Biológicos.
  - Medicamentos para la gota.
    - Agentes que reducen el urato.
    - Antiinflamatorios.
  - Medicamentos para la osteoporosis.

ANALGÉSICOS

- En gran parte, los analgésicos **disminuyen el dolor**, no la inflamación. En consecuencia, su uso es limitado en reumatología ya que muchas enfermedades son intensamente inflamatorias.
- Los analgésicos son muy útiles para la **osteoartrosis (OA)** dada sus características de mínimos efectos secundarios.
- Medicamentos
  - **Paracetamol**
    - **Dosis.** De 325 a 650 mg vía oral (VO) cada 4 a 6 h o 1 000 mg VO cada 6 a 8 h. Límitese a 4 g/24 h en pacientes sin afección hepática y a ≤ 2 g/24 h en aquellos con insuficiencia hepática.
    - **Mecanismo.** En gran parte indefinido, aunque inhibe la síntesis de prostaglandinas en el sistema nervioso central (SNC). También puede producir inhibición de las isoenzimas COX.
    - **Efectos secundarios.** En general es bien tolerado. Su combinación con agentes hepatotóxicos, como el etanol, potencia dicho efecto. Puede aumentar el **índice internacional ajustado** (INR) cuando se administra a grandes dosis junto con warfarina.
    - Contraindicaciones/precauciones. Uso crónico de alcohol, deficiencia de la glucosa-6-fosfato deshidrogenasa (G6PD), hepatopatías. **Categoría de embarazo** de la Food and Drug Administration **(FDA): C.** Aunque cruza la barrera placentaria, no presenta aumento de teratogenicidad en el embarazo. El paracetamol se excreta también en la leche materna y es aceptable en las dosis recomendadas usuales.
  - **Tramadol**
    - **Dosis.** De 50 a 100 mg VO cada 4 a 6 h.
    - **Mecanismo.** inhibe las vías ascendentes de dolor al unirse a los receptores de los opiáceos μ en el SNC. También aminora la recaptación de noradrenalina y serotonina.
    - **Efectos secundarios.** Somnolencia, mareo, cefalea, náusea y vómito.
    - **Contraindicaciones/precauciones.** Antecedente de uso de alcohol o fármacos, enfermedad respiratoria crónica, hepatopatía, uso concomitante de antidepresivos tricíclicos (ADT), inhibidores de la monoaminooxidasa (IMAO), o inhibidores selectivos de la re-

captación de serotonina (ISRS) y trastornos convulsivos. **Categoría de embarazo de la FDA: C.** Usar solo si los beneficios sobrepasan a los riesgos, pues han ocurrido convulsiones neonatales y síndrome de privación y muerte fetal.

■ **El tramadol tiene un efecto sinérgico sobre el dolor cuando es combinado con paracetamol.** A menudo se prescriben juntos.

SALICILATOS/AINE/INHIBIDORES DE COX-2

• Se usan para propósitos antiinflamatorios, antipiréticos y analgésicos.

• Estos fármacos actúan por **inhibición de la COX,** con otros mecanismos no identificados que posiblemente contribuyan a su efecto.

• Los salicilatos y los AINE bloquean de manera inespecífica la COX-1 y la COX-2, mientras que los inhibidores de la COX-2 parece ser que inhiben solo la COX-2.

• La COX convierte al ácido araquidónico en prostaglandinas, leucotrienos o tromboxanos, lo que provoca una respuesta compleja que involucra acciones tanto proinflamatorias como antiinflamatorias.

• La COX-2 es una enzima inducible que muestra un fenotipo proinflamatorio.

• Los efectos adversos observados con el uso de salicilatos y AINE son diversos, e incluyen.

  o **Gastrointestinales (GI).** Gastritis y formación de úlceras, que pueden llegar a la perforación (en particular a edad > 65 años, en fumadores, con los AINE de mayor duración y dosis; riesgo = 1%/paciente y año).

  o **Renales.** Hipertensión, hiperpotasemia, disminución de la eficacia de los diuréticos y antihipertensivos, edema (por vasoconstricción y retención de agua y sodio); rara vez, nefritis intersticial (con el uso crónico a largo plazo).

  o **SNC.** Cefaleas, meningitis aséptica, acúfenos (con ácido acetilsalicílico [AAS]), alteración del estado mental, meningitis aséptica.

  o **Hepáticos.** Elevación de transaminasas, síndrome de Reye en niños con enfermedades víricas.

  o **Hematológicos.** Alteración de la agregación plaquetaria (reversible, excepto con los salicilatos), anemia (en general por pérdida de sangre GI).

  o **Reacciones de hipersensibilidad. La tríada de Samter de pólipos nasales, asma e hipersensibilidad a todos los AINE** se debe a una producción excesiva de leucotrienos después de su administración. Otras reacciones de hipersensibilidad, como el exantema, también se han observado de manera independiente de la tríada de Samter.

  o **Los inhibidores de la COX-2 disminuyen los efectos GI en 20%-40% de los casos, pero no la agregación plaquetaria.** Las reacciones renales y de hipersensibilidad son equivalentes a las que presentan con AINE.

  o **Embarazo.** Es preciso evitarlo en el embarazo temprano y tardío, pues puede causar un cierre prematuro del ductus arterioso.

  o La tabla 9-1 presenta una lista de medicamentos.

TABLA 9-1	AINE E INHIBIDORES SELECTIVOS DE COX-2	
Clasificación	**Fármaco**	**Dosis (vía oral, en adulto, a menos que se indique lo contrario)**
Ácido carboxílico: salicilatos acetilados[a]	Ácido acetilsalicílico	2 400-5 400 mg/día en 4 fracciones
Ácido carboxílico: salicilatos no acetilados[a]	Salsalato	3 g/día en 2-3 fracciones
	Diflunisal	500-1 500 mg/día en 2 fracciones
	Salicilato de colina	870-1 740 mg/dosis cada 6 h
	Trisalicilato magnésico de colina	1-3 g/día en 2-3 fracciones

Clasificación	Fármaco	Dosis (vía oral, en adulto, a menos que se indique lo contrario)
Ácido carboxílico: ácidos acéticos	Etodolaco	De liberación inmediata: 800-1200 mg/día en 2-4 fracciones
		De liberación prolongada: 400-1000 mg 1 vez al día
	Diclofenaco	De liberación inmediata: 100-200 mg/día en 2-3 dosis divididas
		De liberación prolongada: 100-200 mg 1 vez al día
	Diclofenaco y misoprostol[b]	150-200 mg/día (diclofenaco) en 3 fracciones
	Indometacina	De liberación inmediata: 50-200 mg/día en 2-3 fracciones
		De liberación prolongada: 75 mg 1 o 2 veces al día
	Ketorolaco[c]	VO: 10 mg cada 4-6 h; IM/IV: 30-60 mg × 1, seguidos por 15-30 mg cada 6 h
	Nabumetona	1000-2000 mg en 1-2 fracciones
Ácidos propiónicos	Fenoprofeno	900-3200 mg/día en 3-4 fracciones
	Flurbiprofeno	200-300 mg/día en 2-4 fracciones
	Ibuprofeno	Sin receta, dosis: 200-400 mg cada 4-6 h; por prescripción, dosis: 1200-3200 mg/día en 3-4 fracciones
	Ketoprofeno	Sin receta, dosis: 12.5 mg cada 4-6 h; por prescripción, dosis: 150-300 mg/día en 3-4 fracciones
		De liberación prolongada: 200 mg una vez al día
	Naproxeno	De liberación inmediata: 500-1500 mg/día en 2-3 fracciones
		De liberación prolongada: 750-1500 mg 1 vez al día
	Naproxeno sódico	Sin receta, dosis: 220 mg cada 8-12 h; por prescripción, dosis: 550-1375 mg/día en 2-3 fracciones; puede aumentarse a 1650 mg/día solo durante periodos limitados
	Oxaprozina	600-1800 mg/día; dosis < 1200 mg/día en 1-2 fracciones; dosis >1200 mg/día en 2-3 fracciones
Fenamatos	Meclofenamato	200-400 mg/día en 3-4 fracciones
	Ácido mefenámico[d]	250 mg cada 6 h
Oxicamos	Meloxicam	7.5-15 mg 1 vez al día
	Piroxicam	10-20 mg/día
Inhibidores selectivos de la COX-2[e]	Celecoxib[e]	OA: 100-200 mg/día en 1-2 dosis; AR: 200-400 mg/día en 2 fracciones

[a] Se puede usar la concentración de salicilatos para controlar el tratamiento (la dosis recomendada es de 15-30 mg/dL).
[b] El riesgo de úlcera gástrica disminuye con relación a otros AINE tradicionales.
[c] No está indicado usarlo durante más de 5 días por el mayor riesgo de efectos secundarios, que incluyen hemorragia GI; la dosis se ajusta basándose en el peso y la edad.
[d] No está indicado usarlo más de una semana.
[e] Debe tenerse precaución en los pacientes con antecedente de hipersensibilidad a las sulfonamidas.
AINE, antiinflamatorios no esteroideos; AR, artritis reumatoide; COX-2, ciclooxigenasa 2; OA, osteoartritis; VO, vía oral.

GLUCOCORTICOIDES

- Los glucocorticoides, también conocidos como corticoesteroides o esteroides, son los medicamentos antiinflamatorios e inmunosupresores más eficaces. Presentan toxicidad significativa con el uso prolongado.
- Los pacientes que toman glucocorticoides en días alternos, prednisona a dosis baja (< 5 mg/día) o glucocorticoides durante menos de tres semanas, por lo general no presentan supresión del eje hipotálamo hipofisario. Se presume que cualquiera que reciba ≥ 20 mg/día o muestre un síndrome de Cushing clínico presenta supresión del eje hipotálamo hipofisario. De otra manera, hay una supresión variable de este eje.
- **Medicamentos. Prednisona (VO), prednisolona (VO), hidrocortisona (VO/vía intramuscular [IM]/vía intravenosa [IV]), metilprednisolona (IV/intraarticular), dexametasona (VO/IV/IM) y triamcinolona (intraarticular)** (véase la tabla 9-2 para las dosis equivalentes de glucocorticoides).[1]
  - o **Dosis.** Depende de la enfermedad y las circunstancias clínicas (tabla 9-3).[2]
  - o **Mecanismo.** Sus efectos son pleiotrópicos e incluyen: inhibición de la circulación de leucocitos, restricción del acceso de los leucocitos del tejido inflamado, atenuación de la producción de mediadores humorales inflamatorios e inhibición de varias funciones de los leucocitos, los fibroblastos y las células endoteliales.

TABLA 9-2	COMPARACIÓN DE PREPARADOS REPRESENTATIVOS DE CORTICOESTEROIDES			
	Dosis equivalente aproximada[a] (mg)	Actividad inflamatoria relativa	Actividad mineralocorticoide relativa	Duración de acción (horas)
Cortisol[b]	20	1	1	8-12
Acetato de cortisona	25	0.8	0.8	8-12
Hidrocortisona	20	1	1	8-12
Prednisona	5	4	0.8	12-36
Prednisolona	5	4	0.8	12-36
Metilprednisolona	4	5	0.5	12-36
Triamcinolona	4	5	0	12-36
Fludrocortisona[c]	-	10	125	12-36
Dexametasona	0.75	30	0	36-72

[a] La dosis equivalente que se muestra es para administración oral o intravenosa. La potencia relativa de la administración intraarticular o intramuscular puede variar considerablemente.

[b] Se incluyen los datos del cortisol, hormona corticoesteroide endógena, para comparar con los preparados sintéticos descritos.

[c] La fludrocortisona no se usa por su efecto antiinflamatorio.

Adaptada de: Schimmer BP, Parker KL. Adrenocorticotropic hormone; adrenocortical steroids and their synthetic analogs; inhibitors of the synthesis and actions of adrenocortical hormones. En: Brunton LL, Lazo J, Parker K, eds. *The Pharmacological Basis of Therapeutics.* Vol. 11. New York, NY: McGraw-Hill; 2005:27-28.

TABLA 9-3	**DOSIS APROXIMADAS DE GLUCOCORTICOIDES PARA DIVERSAS SITUACIONES CLÍNICAS Y EFECTOS ADVERSOS POTENCIALES**		
Terminología	**Dosis[a]**	**Aplicación clínica**	**Efectos adversos**
Baja	≤ 7.5	Tratamiento de mantenimiento	Pocos
Intermedia	> 7.5 a ≤ 30	Tratamiento inicial para la afección leve o moderada, como exantema o artritis	Dependientes de la dosis y considerables si se administran durante periodos prolongados
Alta	> 30 a ≤ 100	Tratamiento inicial para la afección moderada a grave (que no pone en riesgo la vida), como nefritis o vasculitis	No puede administrarse para el tratamiento a largo plazo por sus efectos secundarios graves
Muy alta	> 100	Por lo general administrada ante exacerbaciones agudas de las enfermedades reumáticas o que ponen en riesgo la vida	No puede administrarse a largo plazo por sus efectos secundarios notorios
En pulsos	> 250 durante 1 o varios días	En formas particularmente graves de las enfermedades reumáticas o que potencialmente ponen en riesgo la vida	Un elevado porcentaje de casos presentan una incidencia relativamente baja de efectos secundarios

[a] La dosis corresponde a miligramos equivalentes de prednisona al día.
Adaptada de: Buttgereit F, Burmester G-R. Glucocorticoids. En: Klippel JH, Stone JH, Crofford LJ, eds. *Primer on the Rheumatic Diseases.* 13th ed. New York City, NY: Springer Science + Business Media; 2008:644-650.

o **Efectos secundarios.** Suelen observarse efectos adversos **con dosis ≥ 10 mg/día** y con impacto en los siguientes órganos, aparatos y sistemas:
  ▪ Musculoesquelético (miopatía).
  ▪ Endocrinos (hiperglucemia, aumento de peso, síndrome de Cushing iatrógeno, osteoporosis secundaria).
  ▪ Cardiovasculares (dislipidemia, hipertensión).
  ▪ Dermatológicos (acné, púrpura y atrofia cutánea, por los efectos catabólicos).
  ▪ Oftalmológicos (catarata, glaucoma).
  ▪ Infecciosos (el riesgo relativo total de infección es de 2.0, pero depende de la dosis).
  ▪ Psicológicos (psicosis, trastornos menores de conducta).
o **Contraindicaciones/precauciones.** Infección sistémica (en especial la micótica), insuficiencia cardiaca (por retención de líquidos), diabetes mellitus (hiperglucemia), alteración hepática, infarto miocárdico (riesgo de rotura del miocardio), miastenia grave (puede haber exacerbación de los síntomas). **Categoría de embarazo de la FDA: D.** La teratogenicidad (labio leporino, bajo peso al nacer) ocurre si se emplea en el primer trimestre. Cuando sea esencial durante el embarazo, use la dosis efectiva más baja por el tiempo más corto posible.
o **Consideraciones especiales.** En pacientes con sospecha de supresión del eje hipotálamo hipofisario, deben disminuirse gradualmente los glucocorticoides y no suspenderse de manera abrupta, para permitir la recuperación de dicho eje. Además, quienes se someten a intervención quirúrgica mayor quizá requieran glucocorticoides a dosis de estrés durante las primeras 48 h del postoperatorio y debería vigilarse la aparición de signos de insuficiencia suprarrenal.

FÁRMACOS ANTIRREUMÁTICOS MODIFICADORES DE ENFERMEDAD

- Este grupo de medicamentos tienen efectos tanto inflamatorios como inmunorreguladores, con respuestas clínicas muy variables.
- Suelen usarse como tratamiento de ahorro de esteroides y presentan una acción de inicio lento.
- Presentan una tasa elevada de suspensión del tratamiento por falta de eficacia o toxicidad farmacológica.
- Medicamentos
  - **Hidroxicloroquina (HCQ)**
    - **Dosis.** 5 mg/kg/día o menos del peso corporal real, que suele ser de 200 a 400 mg VO diarios. La dosis de 400 mg se puede dividir en dos de 200 mg cada 12 h.
    - **Mecanismo.** Inhibe la circulación de los neutrófilos y las respuestas de antígeno-anticuerpo dependientes del complemento. También interfiere con las enzimas lisosómicas.
    - **Inicio de la acción.** De 4 a 6 semanas.
    - **Efectos secundarios:** Es un **fármaco** que en general es bien tolerado, pero algunos pacientes presentan indigestión o exantema por hipersensibilidad. Son complicaciones raras la retinopatía y la supresión de la médula ósea.
    - **Contraindicaciones/precauciones.** Hay un aviso en el etiquetado del medicamento, que delimita su uso solo por médicos experimentados. Los antecedentes de hipersensibilidad y cambios visuales con tratamientos relacionados, deficiencia de G6PD, psoriasis (puede empeorar con el tratamiento) y degeneración macular son contraindicaciones para su utilización. La HCQ se elimina a través de los riñones; por tanto, la disfunción renal eleva el riesgo de toxicidad. El uso concomitante con tamoxifeno aumenta el riesgo de toxicidad. **Categoría del embarazo de la FDA: C.** La HCQ cruza la barrera placentaria; sin embargo, no se ha registrado aumento en abortos espontáneos, malformaciones congénitas o teratogenicidad en pacientes que continúan el fármaco durante el embarazo. En la leche materna se encuentran bajas concentraciones del fármaco, así que es compatible con la lactancia.
    - **Vigilancia.** Según las recomendaciones de 2016 de la American Academy of Ophthalmology, se requiere un examen oftalmológico básico seguido de revisiones anuales para los pacientes de alto riesgo. En los demás pacientes es factible realizar un examen oftalmológico básico y controles anuales, comenzando 5 años después del inicio de la terapia.[3]
  - **Metotrexato**
    - **Dosis.** Inicie con 10 a 15 mg/semana (VO/subcutánea [SC]), y aumente 5 mg cada 2 a 4 semanas, según se requiera, hasta un máximo de 20 a 25 mg/semana. Se aprecia una mejor adsorción con metrotrexato SC a dosis por encima de 15 mg/semana, sin aumento en los efectos adversos.
    - **Mecanismo.** Inhibe la reductasa de dihidrofolato, actúa como antimetabolito del folato que inhibe la síntesis y reparación del ADN.
    - **Inicio de la acción.** De 3 a 6 semanas, pero puede observarse mejoría adicional hasta las 12 semanas.
    - **Efectos secundarios.** No son raras la anorexia, náuseas, diarrea, estomatitis, alopecia y el aumento de transaminasas, y todos pueden disminuir con la administración de 1 mg diario de ácido fólico; son mucho menos frecuentes las neumonitis y las infecciones.
    - **Contraindicaciones/precauciones.** Hay un aviso en el etiquetado del medicamento con respecto a la insuficiencia renal aguda, supresión de médula ósea, reacciones dermatológicas (incluida la necrólisis epidérmica tóxica), diarrea/estomatitis, hepatotoxicidad, linfomas, infecciones, neumonitis y ascitis/derrame pleural (disminución de la eliminación de metotrexato). El uso crónico del alcohol constituye una contraindicación para su uso. **El metrotexato está en la categoría de la FDA para el embarazo: X.** Pruebas positivas de riesgo fetal según datos de reacciones adversas en experimentos de investigación o en estudios en seres humanos contraindica su uso en las embarazadas con psoriasis o artritis reumatoide (AR). Está contraindicada la lactancia.
    - **Vigilancia.** Se requieren un panel metabólico completo (PMC), un hemograma completo, panel para hepatitis, y radiografías de tórax. Deben realizarse PMC y hemograma

completo cada 2 a 4 semanas durante los primeros 3 meses, y después, cada 8 o 12 semanas en los siguientes 3 a 6 meses, para hacerlo cada 12 semanas a continuación. Debe hacerse biopsia hepática si hay anomalías persistentes de la función del hígado, alcoholismo o hepatitis B o C crónica, y pruebas de función pulmonar si se sospecha toxicidad en los pulmones.

o **Leflunomida**
- **Dosis.** De 10 a 20 mg VO diarios.
- **Mecanismo.** Inhibe la deshidrogenasa del dihidroorotato, así como la síntesis nueva de pirimidinas; esto afecta la proliferación y también reduce la inflamación.
- **Inicio de la acción.** De 4 a 8 semanas.
- **Efectos secundarios.** Incluyen diarrea, alopecia, hepatitis, exantema, infección, hipertensión y cefalea.
- **Contraindicaciones/precauciones.** Hay un aviso en el etiquetado del medicamento respecto a que puede causar lesión hepática grave. Está contraindicado en caso de alteraciones renales o hepáticas, el uso crónico de alcohol y la utilización de supresores de la médula ósea. **Categoría de la FDA para el embarazo: X. Es teratógeno.** Los estudios en animales o humanos han mostrado anomalías fetales, y hay pruebas positivas de riesgo fetal humano según los datos de reacciones adversas en estudios de investigación, y **los riesgos que presenta el uso de este fármaco en embarazadas claramente rebasan sus beneficios potenciales**. Si una mujer que toma leflunomida desea concebir, los niveles de metabolitos activos deben estar por debajo de 0.02 mg/L × 2 (2 semanas de diferencia), después de lo cual deben completarse tres ciclos menstruales antes de la concepción. Dado que los metabolitos pueden permanecer en el cuerpo durante años, es esencial realizar una depuración con colestiramina (8 g tres veces al día por 11 días).
- **Vigilancia.** Es preciso realizar una prueba de embarazo y tuberculosis antes del tratamiento. Se requieren PMC y hemograma completo basales. Deben vigilarse la presión arterial, el PMC, el fosfato (la leflunomida en ocasiones puede aumentar la excreción renal de fosfato) y el hemograma completo cada 4 semanas durante los primeros 6 meses, y cada 12 semanas a continuación. Suspenda la leflunomida e inicie tratamiento con colestiramina si es posible que la transaminitis sea inducida por leflunomida (alanina aminotransferasa [ALT] ≥ 3 veces el límite superior normal [LSN] u ocurre otro efecto adverso grave.

o **Sulfasalazina**
- **Dosis.** Inicie con 500 a 1 000 mg VO diarios, con aumento semanal según se requiera, hasta 2 a 3 g/día en dos fracciones equivalentes.
- **Mecanismo.** Se desconoce el mecanismo exacto de acción; sin embargo, se piensa que tiene efectos antiinflamatorios e inmunomoduladores.
- **Inicio de la acción.** De 8 a 12 semanas.
- **Efectos secundarios.** Quizá ocurra cefalea, exantema, anorexia, dispepsia, náuseas, vómito, oligospermia reversible, mareo, supresión de médula ósea y transaminitis. Los síntomas GI son menos frecuentes con la presentación entérica recubierta del fármaco.
- **Contraindicaciones/precauciones.** Alergia a las sulfas, deficiencia de G6PD, alteración renal o hepática, obstrucción GI o genitourinaria. **Categoría del embarazo de la FDA: B.** Las mujeres en edad reproductiva pueden tomar sulfasalazina pues no parece causar abortos espontáneos o anomalías fetales, aunque se encuentra en similares concentraciones en el feto.
- **Vigilancia.** Deben solicitarse PMC y hemograma completo basales y deben repetirse cada 2 semanas durante los primeros 3 meses, a continuación cada 4 semanas durante los siguientes 3 meses, y después, cada 12 semanas.

o **Azatioprina**
- **Dosis.** Inicie con 1 mg/kg/día VO diarios o divididos cada 12 h durante 6 a 8 semanas; después aumente 0.5 mg/kg cada 4 semanas, según se requiera hasta obtener respuesta, o hasta un máximo de 2.5 mg/kg/día.
- **Mecanismo.** Este fármaco antagoniza el metabolismo de las purinas, con mediación de la mayor parte de los efectos por nucleótidos de la 6-tioguanina.

- **Inicio de la acción.** De 6 a 8 semanas.
- **Efectos secundarios.** Se ha observado leucopenia, náuseas, vómito, diarrea, mialgias, malestar general, mareo, hepatotoxicidad y anomalías persistentes de la función del hígado, y suelen depender de la dosis.
- **Contraindicaciones/precauciones.** Hay un aviso en el etiquetado sobre que solo debe emplearse por médicos experimentados. Presenta un mayor riesgo de neoplasias (linfoma, cáncer de piel) con antecedente de tratamiento con fármacos alquilantes (ciclofosfamida, clorambucilo, melfalán). **Categoría del embarazo de la FDA: D.** La azatioprina cruza la barrera placentaria; sin embargo, las mujeres embarazadas tuvieron una tasa similar de malformación fetal que la población en general. Dado que los datos son limitados, puede considerarse azatioprina cuando los beneficios del control de la enfermedad pesan más que el riesgo de parto prematuro.
- **Vigilancia.** La genotipificación o fenotipificación de la metiltransferasa de tiopurina (MTTP) antes del tratamiento puede ayudar a establecer la dosis inicial. Deben hacerse PMC y hemograma completo basales; este último se repite cada semana en el primer mes, cada 2 semanas durante el segundo y tercero, y después mensualmente, con PMC cada 3 meses.

o **Micofenolato de mofetilo**
- **Dosis.** Inicie con 500 mg VO cada 12 h y aumente a 1 000 mg cada 3 a 4 semanas, según sea necesario, hasta alcanzar una dosis máxima de 1 500 mg vo cada 12 h. 180 mg de micofenolato de sodio equivalen a 250 mg de micofenolato de mofetilo.
- **Mecanismo.** Inhibe la síntesis nueva del nucleótido guanosina al bloquear la iosina monofosfato deshidrogenasa, lo que reduce la proliferación de los linfocitos.
- **Inicio de la acción.** Los niveles máximos de metabolitos activos ocurren en 1 a 2 horas, con una vida media de 16 horas.
- **Efectos secundarios.** Su efecto adverso más frecuente son las náuseas. También se ha obervado hipertensión o hipotensión, edema, dolor torácico, taquicardia, dolor, cefalea, insomnio, infección, mareo, ansiedad, hiperglucemia, hipercolesterolemia, hipomagnesemia, hipopotasemia, dolor abdominal con náuseas y vómito, diarrea o estreñimiento, dispepsia, supresión de la médula ósea, insuficiencia renal aguda, disnea y derrame pleural.
- **Contraindicaciones/precauciones.** Hay un aviso en el etiquetado sobre que solo debe emplearse por médicos experimentados. El fármaco se vincula con un mayor riesgo de infecciones, linfomas y cáncer de piel. **Categoría del embarazo de la FDA: D.** Las mujeres con potencial reproductivo deben usar contracepción, porque la exposición al fármaco ha sido asociada con pérdida del embarazo y malformaciones congénitas. Debe usarse con precaución en caso de úlcera péptica y alteración renal.
- **Vigilancia.** Se requiere hemograma completo basal y semanal durante el primer mes, cada 2 semanas durante los meses 2 y 3, y después mensualmente. Se debe hacer PMC basal, y repetirse cada 3 meses.

o **Ciclofosfamida**
- **Dosis.** La dosis y la vía de administración dependen de la gravedad de la enfermedad y debe usarse con interconsulta con un reumatólogo. Cuando se utiliza la vía oral, la dosis de inicio usual es de 1 a 2 mg/kg/día por la mañana, y cuando se utiliza la vía IV, la dosis es de 0.25 a 1.0 g/m^2 cada mes.
- **Mecanismo.** Se trata de un agente alquilante que interfiere con la síntesis de ADN.
- **Inicio de la acción:** De 4 a 7 días.
- **Efectos secundarios.** Alopecia, esterilidad, náuseas, vómito, diarrea, mucositis/estomatitis, **cistitis hemorrágica aguda** (disminuida con la administración concomitante de Mesna intravenosa), supresión de médula ósea, cefalea, exantema y **carcinoma vesical de células transicionales**.
- **Contraindicaciones/precauciones.** Su uso está contraindicado con la depresión de la función y la infección de la médula ósea. Debe administrarse con cautela si hay grave alteración renal o hepática. **Categoría del embarazo de la FDA: D.** Es teratogénica y puede causar defectos de nacimiento, aborto espontáneo y fetotoxicidad en los recién

nacidos. Advierta a las mujeres en edad reproductiva que eviten el embarazo y usen una contracepción efectiva por hasta 1 año.

- **Vigilancia.** Se requiere hemograma completo, PMC y análisis de orina basales y al menos cada semana hasta que la dosis se estabilice, y a continuación, cada mes. La linfopenia es frecuente y no es razón para disminuir la dosis. Debe evitarse la neutropenia reduciendo la dosis.

o **Ciclosporina**

- **Dosis.** Para la AR, inicie con 2.5 mg/kg/día VO divididos en dos tomas al día. Puede aumentar en 0.5 a 0.75 mg/kg/día después de 8 semanas según la respuesta clínica. Es factible realizar incrementos adicionales de la dosis nuevamente a las 12 semanas, según se requiera, hasta un máximo de 4 mg/kg/día. En la nefritis lúpica, inicie con 4 mg/kg/día durante un mes, y después disminuya 0.5 mg/kg/día cada 2 semanas hasta la dosis de mantenimiento de 2.5 a 3 mg/kg/día.
- **Mecanismo.** Este fármaco inhibe la producción de interleucina-2 y su secreción por los linfocitos T.
- **Inicio de la acción.** De 4 a 12 semanas.
- **Efectos secundarios.** Los efectos adversos frecuentes incluyen hipertensión y edema. Se ha observado también cefalea, hirsutismo, hipertrigliceridemia, náuseas, diarrea, dispepsia, temblor, insuficiencia renal e infección.
- **Contraindicaciones/precauciones.** Hay un aviso en el etiquetado sobre que solo debe emplearse por médicos experimentados. Debe vigilarse la aparición de hipertensión, infección, cáncer (linfoma y cutáneo) y nefrotoxicidad. **Categoría del embarazo de la FDA: C.** No existen estudios controlados adecuados en embarazadas; no debe usarse en el embarazo, a menos que los beneficios potenciales sobrepasen a los riesgos, pues propicia partos prematuros y bajo peso al nacer.
- **Vigilancia.** Los estudios basales deben incluir presión arterial y creatinina. Después, se determina la creatinina cada 2 semanas durante los primeros 3 meses, y a continuación, cada mes. Si aparece hipertensión, disminuya la dosis al 25%-50%; si persiste, interrumpa el fármaco. No se ha observado que la determinación de las concentraciones de ciclosporina aporte beneficio alguno.

PRODUCTOS BIOLÓGICOS

- Representan una clase nueva de recursos terapéuticos que obtienen ventajas de las técnicas modernas de ingeniería de proteínas recombinantes, con el bloqueo selectivo de una vía importante para la inmunidad.
- Los productos biológicos han revolucionado el tratamiento de muchos trastornos reumáticos, alcanzando tasas de respuesta no comparables con las de tratamientos previos. Esta clase de productos en ocasiones han reactivado infecciones previas, lo que provoca aumentos significativos de la morbilidad y la mortalidad.
- Antes de iniciar la administración de cualquier producto biológico, asegúrese de que el paciente **tenga sus vacunas actualizadas especialmente vacunas de virus vivos. Asegúrese también de que cuente con una prueba de tuberculosis, hepatitis B y C.** Si cualquiera de tales infecciones está presente, debe evitarse dicho producto. Pregunte sobre antecedentes de malignidades (linfoma, melanoma), enfermedad desmielinizante y embarazo.
- **Las vacunas de virus vivos están contraindicadas una vez que inicia el tratamiento con un producto biológico. Se recomiendan la vacuna inactivada contra la influenza anual y las vacunas neumocócicas, meningocócicas y *Haemophilus influenzae B* adecuadas a la edad. La vacuna inactivada contra el zóster está disponible; sin embargo, no hay estudios disponibles en pacientes inmunocomprometidos.**
- Nomenclatura de los productos biológicos:[4]
  o **-cept.** Fármaco receptor que evita que el ligando se una con su receptor.
  o **-ximab.** Anticuerpo monoclonal quimérico (mAb).
  o **-zumab.** mAb humanizado.
  o **-mumab.** mAb completamente humanizado.

o **-ra.** Antagonista receptor.

o **-tinib.** Inhibidor.

• Tratamientos anti-factor de necrosis tumoral (TNF)

o **Etanercept**

o **Dosis.** La dosis usual es de 50 mg SC semanales, que se puede dividir por la mitad y aplicarse dos veces por semana. Puede administrarse solo o en combinación con metotrexato, leflunomida o azatioprina para mejorar su eficacia.

  ■ **Mecanismo.** Es un receptor soluble del TNF vinculado con la porción Fc de la IgG1 humana, que limita la cantidad de TNF-α que se puede unir a sus receptores endógenos.

  ■ **Inicio de la acción.** De 1 a 2 semanas.

o **Adalimumab**

  ■ **Dosis.** La dosis usual es de 40 mg SC cada 2 semanas, pero se pueden utilizar 40 mg SC cada semana. Puede administrarse solo o en combinación con metotrexato, leflunomida o azatioprina a dosis bajas, para mejorar la eficacia del producto biológico.

  ■ **Mecanismo.** Es un anticuerpo monoclonal recombinante que se une con el TNF-α, soluble, evitando que se una con su receptor.

  ■ **Inicio de la acción.** De 4 a 6 semanas.

o **Infliximab**

  ■ **Dosis:** inicie con 3 mg/kg IV a las 0, 2 y 6 semanas, y después, cada 8 semanas. La dosis puede oscilar entre 3 y 10 mg/kg, repetida cada 4 a 8 semanas. Suele administrarse junto con metotrexato, leflunomida o azatioprina para mejorar su eficacia y ayudar a evitar la prevención de anticuerpos anti-infliximab.

  ■ **Mecanismo:** es un anticuerpo monoclonal quimérico contra el TNF-α, neutralizando así la actividad.

  ☐ **Inicio de la acción.** Entre 2 y 3 semanas.

o **Certolizumab pegol**

  ■ **Dosis.** Inicie con 400 mg SC en las semanas 0, 2, 4, y después, 200 mg SC cada 4 semanas. La dosis de mantenimiento es de 200 mg c/2 semanas, o 400 mg c/4 semanas.

  ■ **Mecanismo.** Es un mAb que consiste en un anticuerpo humanizado pegilado Fab (fragmento que se une al antígeno) del TNF-α. La pegilación prolonga su vida media. Puede administrarse solo o en combinación con metotrexato, leflunomida o sulfasalacina para mejorar su eficacia.

  ■ **Inicio de la acción.** De 4 a 8 semanas.

o **Golimumab**

  ■ **Dosis.** Puede administrarse a razón de 50 mg SC mensuales o como infusión de 2 mg/kg a 0, 4, y c/8 semanas de ahí en adelante. Se usa metotrexato como adyuvante para la AR y son opcionales los ARME para la artritis psoriásica y la espondilitis anquilosante.

  ■ **Mecanismo.** Es un anticuerpo monoclonal anti-TNF humano que se une a las formas transmembrana y soluble del TNF-α, evitando que se una a su receptor. Puede administrarse solo o en combinación con metotrexato, leflunomida o sulfasalacina para mejorar su eficacia.

  ■ **Inicio de la acción.** De 4 a 8 semanas.

o Indicaciones aprobadas por la FDA para las terapias anti-TNF.

  ■ Todas las terapias anti-TNF están aprobadas para AR, artritis psoriásica (APs) y espondilitis anquilosante (EA).

  ■ Etanercept y adalimumab están aprobados para la artritis idiopática juvenil (AIJ) Poliarticular.

  ■ El adalimumab también está aprobado para la uveítis no infecciosa.

  ■ La terapia anti-TNF, con excepción de etanercept, está aprobada para la enfermedad de Crohn, la colitis ulcerativa, o ambas.

  ■ Los usos extra-indicaciones incluyen artritis reactiva, enfermedad de Behçet, síndrome de fiebre periódica asociada con el receptor TNF (TRAPS), sarcoidosis, policondritis recidivante, enfermedad de Still de inicio adulto, pioderma gangrenoso, síndrome SAPHO (sinovitis, acné, pustulosis, hiperostosis y osteítis) e hidradenitis supurativa.

- No son útiles en el lupus eritematoso sistémico (LES), el síndrome de Sjörgen, vasculitis asociada con los anticuerpos citoplásmicos antineutrófilos (ANCA) y arteritis de células gigantes (ACG).
  - o **Efectos adversos de las terapias anti-TNF.** Se han observado reacciones en el sitio de inyección/infusión (esto último sobre todo con infliximab), cefalea, náusea, exantema, infecciones (incluyendo tuberculosis [TB] y micóticas), malignidades (linfoma en niños,[5] cáncer de piel), trastornos desmielinizantes, hepatotoxicidad, psoriasis palmoplantar (principalmente con infliximab), positividad para anticuerpos antinucleares (AAN) y lupus inducido por fármacos.
  - o Contraindicaciones/precauciones para las terapias anti-TNF
    - Hay un aviso en el etiquetado del medicamento para infección, malignidad y TB. Úselas solo con extrema cautela con infección (la hepatitis B puede reactivarse), trastorno convulsivo y hepatitis alcohólica (etanercept). Deben evitarse en insuficiencia cardiaca, enfermedad desmielinizante (esclerosis múltiple, síndrome de Guillain-Barré), neuritis óptica, anomalías de la médula ósea o el uso concurrente con agentes biológicos.
    - Evite etanercept en la uveítis y en la artritis asociada con la enfermedad intestinal inflamatoria.
    - Categoría del embarazo de la FDA: B. No existen estudios controlados adecuados en mujeres embarazados; por tanto, solo deben usarse en el embarazo cuando son claramente necesarias.

- **Agentes reguladores de las células B**
  - o **Rituximab**
    - **Dosis.** Inyecte 1 g IV en solución a las 0 y 2 semanas, y después nuevamente cada 6 a 12 meses. Suele repetirse la dosis cuando el paciente presenta recaídas, aunque en algunos estudios se sugiere que un esquema establecido cada 6 meses quizá funcione mejor. Para la terapia de inducción de la vasculitis asociada con ANCA, infunda 375 mg/m^2 a la semana para 4 dosis. Una vez lograda la remisión de la vasculitis, puede cambiar la dosis a 500 mg de infusión a 0 y 2 semanas c/6 meses, con ajustes posteriores según la respuesta clínica. No es útil controlar las concentraciones de células B en sangre.
    - **Mecanismo.** Se trata de un anticuerpo monoclonal quimérico contra el antígeno CD20 en las células B, que disminuye las células B periféricas. Aunque se preservan las células plasmáticas, algunos pacientes pueden desarrollar hipogammaglobulinemia con la exposición repetida a rituximab.
    - **Inicio de la acción.** Es variable. La vida media es de 18 a 23 días.
    - **Indicaciones aprobadas por la FDA en reumatología.** AR (después del fracaso de metotrexato y de anti-TNF) junto con vasculitis asociada con ANCA: granulomatosis con poliangeítis y poliangeítis microscópica. También está aprobado por la FDA para varios linfomas no Hodgkin, la leucemia linfoide crónica y el pénfigo vulgar.
    - **Efectos secundarios.** Quizá haya cefalea, fiebre, reacciones a la inyección, exantema, náuseas, dolor abdominal, supresión de la médula ósea (en especial en pacientes con AR), debilidad, hipogammaglobulinemia, infecciones y tos. Hay informes raros, aunque bien documentados, de reactivación del virus JC (JCV), que produce la leucoencefalopatía multifocal progresiva (LMP).
    - **Contraindicaciones/precauciones.** Hay un aviso en el etiquetado sobre a las reacciones a la inyección en solución IV, reacciones mucocutáneas y LMP. Debe usarse con extrema precaución en caso de infecciones (llega a reactivarse la hepatitis B), y con el antecedente de enfermedad cardiovascular. También se han comunicado neutropenia de inicio tardío, hipogammaglobulinemia, obstrucción y perforación intestinales. **No deben administrarse concomitantemente vacunas de microorganismos vivos mientras se recibe rituximab. Cuando estén indicadas, las vacunas inactivadas deben administrarse 4 semanas antes de la infusión de rituximab. Categoría del embarazo de la FDA: C.** No existen estudios controlados adecuados en mujeres embarazadas. Se ha observado linfocitopenia de células B en infantes expuestos en el útero. Debe evitarse a menos que los beneficios sobrepasen a los riesgos.
    - **Vigilancia.** Panel básico para hepatitis y hemograma completo; este último se repite c/3 meses. Se puede considerar obtener niveles cuantitativos básicos de inmunoglobulina y repetirlos si el paciente desarrolla infecciones recurrentes.

- o **Belimumab**
  - **Dosis.** Inicie con 10 mg/kg IV cada 2 semanas para las primeras 3 dosis, y cada 4 semanas a continuación. La dosis SC es de 200 mg 1 vez a la semana.
  - **Mecanismo.** Es un anticuerpo monoclonal humano IgG1λ contra el estimulante de linfocitos B humanos, que previene que se una con sus receptores en las células B. BLyS es una señal importante de supervivencia de las células B, cuyo bloqueo las atenúa.
  - **Inicio de la acción.** De 8 a 16 semanas.
  - **Indicación aprobada por la FDA en reumatología.** LES. Más efectivo en pacientes con serologías activas (bajo C3/C4, anticuerpo anti-ADN de doble hélice).
  - **Efectos secundarios.** Llega a ocurrir náusea/vómito, diarrea, dolor torácico/disnea, depresión, ansiedad, suicidio, jaqueca, nasofaringitis, bronquitis y leucopenia. La infección, las reacciones en el sitio de la inyección, y la malignidad no se incrementaron por encima de la tasa de placebo.
  - **Contraindicaciones/precauciones.** No repita la dosis si el paciente ha tenido una reacción anafiláctica previa. **Categoría del embarazo de la FDA: C. No deberían administrarse vacunas de microorganismos vivos durante 30 días antes o de manera concomitante** con el belimumab. **Categoría del embarazo de la FDA: C.** No existen estudios controlados adecuados en mujeres embarazadas; por tanto, solo deben usarse en el embarazo cuando son claramente necesarias.
- **Agentes de regulación de las células T**
  - o **Abatacept**
    - **Dosis.** Depende del peso: < 60 kg: 500 mg IV; de 60 a 100 kg: 750 mg IV; > 100 kg: 1 000 mg IV. Adminístrese a las 0, 2 y 4 semanas, y posteriormente, cada 4 semanas, después c/4 semanas. La dosis SC consiste en 25 mg 1 vez a la semana.
    - **Mecanismo.** Se trata de una proteína de fusión constituida por un fragmento Fc de IgG1 y un dominio extracelular de CTLA-4 (antígeno 4 del linfocito T citotóxico). Se une con CD80/CD86 en células que presentan el antígeno, previene la coestimulación y activación de las células T.
    - **Inicio de la acción.** 2 meses.
    - **Indicaciones aprobadas por la FDA en reumatología.** AR, APs y AIJ poliarticular (respuesta inadecuada a los ARME).
    - **Efectos secundarios.** Se ha observado cefalea, náuseas, infección, hipertensión y exacerbaciones de enfermedad pulmonar obstructiva crónica (EPOC).
    - **Contraindicaciones/precauciones.** Evite con el uso concomitante de productos biológicos y ejerza precaución con el cáncer, las infecciones y EPOC. **Categoría del embarazo: C.** No existen estudios controlados adecuados en embarazadas; evite su uso a menos que los beneficios sobrepasen a los riesgos.
- **Inhibidores de la quinasa Janus (JAK)**
  - o **Tofacitinib**
    - **Dosis.** Liberación inmediata: 5 mg VO dos veces al día (bid). Liberación prolongada: 11 mg una vez al día. En presencia de enfermedad renal o hepática moderada, reduzca a 5 mg una vez al día.
    - **Mecanismo.** Pequeña molécula que inhibe predominantemente a JAK-1 y JAK-3, reduce la fosforilación y activa a los transductores de señales, junto con la transcripción de factores de crecimiento y citocinas.
    - **Inicio de la acción.** De 4 a 6 semanas.
    - **Indicaciones aprobadas por la FDA en reumatología.** AR y APs. También está aprobado por la FDA para la colitis ulcerativa.
    - **Efectos secundarios.** Puede ocurrir cefalea, nasofaringitis, diarrea, infección, malignidad, anomalías lipídicas y transaminitis.
    - **Contraindicaciones/precauciones.** Evite con el uso concurrente de otros biológicos. Llega a aumentar la infección por herpes zóster. Suspenda en presencia de linfopenia menor a 500/mm³, recuento absoluto de neutrófilos (RAN) menor a 1 000/mm³, y si la hemoglobina cae más de 2 g/dL. Cautela con anomalías lipídicas; interacciones farmaco-

lógicas con rifampina y ketoconazol/fluconazol. **Categoría de embarazo de la FDA: C.** No existen estudios controlados adecuados en embarazadas evite su uso a menos que los beneficios sobrepasen a los riesgos.

- **Otros inhibidores de JAK bajo investigación.** Peficitinib (JAK- 1/JAK-3) y filgotinib (JAK-1).

- **Vigilancia.** Prueba cutánea del derivado proteico purificado para el diagnóstico de tuberculosis (PPD) básico, panel para hepatitis, hemograma completo, PMC y perfil de lípidos en ayunas (PLA). Repita hemograma completo, PMC y PLA alrededor de 6 semanas, después hemograma completo y PMC c/3 meses de ahí en adelante.

o **Baricitinib**
   - **Dosis.** 2 mg diariamente.
   - **Mecanismo.** Pequeña molécula que inhibe predominantemente a JAK-1 y JAK-2, reduce la fosforilación y activa los transductores de señales junto la transcripción de factores de crecimiento y citoquinas.
   - **Inicio de la acción.** De 4 a 6 semanas.
   - **Indicaciones aprobadas por la FDA en reumatología.** AR.
   - **Efectos secundarios.** Infección del tracto respiratorio superior, transaminitis, infección, malignidad, anomalías lipídicas y trombosis.
   - **Contraindicaciones/precauciones.** Evitar con el uso concurrente de otros biológicos; puede aumentar el riesgo de infección por herpes zóster. Suspender el fármaco para linfopenia menor a 500/mm³, RAN menor a 1000/mm³ y descenso de hemoglobina de más de 2 g/dL. Indique con cautela si hay anomalías lipídicas y trombosis. **Embarazo:** Datos disponibles limitados; los estudios de la reproducción animal mostraron eventos adversos.
   - **Vigilancia.** Similar a tofacitinib.

o **Upadacitinib**
   - **Dosis.** 15 mg una vez al día.
   - **Mecanismo.** Pequeña molécula que inhibe preferentemente a JAK-2 sobre JAK-2 y 3, y tirosina-proteína quinasas no receptoras, aunque no es enteramente específica para JAK-1. Por tanto, esta inhibición reduce la fosforilación y activa los transductores de señales junto con la transcripción de factores de crecimiento y citoquinas.
   - **Inicio de la acción.** De 4-6 semanas.
   - **Indicaciones aprobadas por la FDA en reumatología.** AR.
   - **Efectos secundarios.** Infección del tracto respiratorio superior, náusea, transaminitis, infección, malignidad, anomalías lipídicas, trombosis.
   - **Contraindicaciones/precauciones.** Evitar con el uso concurrente de otros biológicos. Puede aumentar el riesgo de infecciones, incluyendo bacterianas, tuberculosis, herpes zóster e infecciones micóticas invasivas. Suspender el fármaco para linfopenia < 500/mm³, RAN menor <1 000/mm³ y descenso de hemoglobina de > 2 g/dL. Indique con cautela si hay anomalías lipídicas. Aumenta el riesgo de trombosis. **Embarazo:** Datos disponibles limitados; los estudios de reproducción animal mostraron que la exposición *in utero* puede causar daño fetal.
   - **Vigilancia.** Similar a tofacitinib.[6]

- **Bloqueadores de la interleucina (IL)-1**
  o **Anakinra**
     - **Dosis.** administre 100 mg s.c. al día.
     - **Mecanismo.** Es un antagonista del receptor de IL-1 recombinante, que conduce a la inhibición de IL-1.
     - **Inicio de la acción.** De 1-2 semanas.
     - **Indicaciones aprobadas por la FDA en reumatología.** AR y enfermedad multisistémica inflamatoria de inicio neonatal (NOMID) y gota aguda (sin control).
     - **Efectos secundarios.** Pueden aparecer cefalea, reacciones en el sitio de inyección, infección, náuseas, vómito, diarrea, dolor abdominal, neutropenia y un síndrome similar al gripal.
     - **Contraindicaciones/precauciones.** Evite el uso concomitante de otros productos biológicos Se requiere precaución en caso de alteraciones renales, cáncer, infecciones, asma, y supresión de médula ósea. **Categoría del embarazo de la FDA: C.** No existen estudios controlados adecuados en embarazadas; por tanto, evite su uso a menos que se indique claramente.

- **Vigilancia.** PPD basal, PMC y hemograma completo; este último cada mes por 3 meses, y después c/3 meses.
  - o **Rilonacept**
    - **Dosis.** 320 mg SC como dosis de carga, seguida de 160 mg SC semanalmente.
    - **Mecanismo.** Actúa como un receptor señuelo que se une a IL-1β y bloquea su señalización. También se une al receptor IL-1α y IL-1 antagonista con menos afinidad.
    - **Inicio de la acción.** 6 semanas.
    - **Indicaciones aprobadas por la FDA en reumatología.** Síndromes periódicos asociados con criopirina (CAPS).
    - **Efectos secundarios.** Reacción en el sitio de inyección, infecciones y tos.
    - **Contraindicaciones/precauciones.** Evitar con el uso concurrente de otros biológicos. Indique con cautela si hay infecciones, malignidad, hiperlipidemia, asma y supresión de la médula ósea. **Categoría del embarazo de la FDA: C.** No existen estudios controlados adecuados en embarazadas. Los estudios en animales mostraron daño fetal.
  - o **Canakinumab**
    - **Dosis.** Más de 40 kg: 150 mg SC c/8 semanas.
    - **Mecanismo.** mAb IL-1β humanizado recombinante con el isotipo IgG1/κ.
    - **Inicio de la acción.** 8 días.
    - **Indicaciones aprobadas por la FDA en reumatología.** CAPS, TRAPS, síndrome de Muckle-Wells, síndrome de fiebre periódica hiper-IgD, deficiencia de mevalonato quinasa, urticaria familiar por frío, AIJ sistémica y fiebre mediterránea familiar.
    - **Efectos secundarios.** Nasofaringitis, diarrea, vértigo y reacciones en el sitio de inyección.
    - **Contraindicaciones/precauciones.** Evitar con el uso concurrente de otros biológicos. Cautela con infecciones, malignidad y supresión de la médula ósea. **Categoría del embarazo de la FDA: C.** No existen estudios controlados adecuados en embarazadas. Evitar a menos que su uso sea claramente necesario.
- **Bloqueadores de la interleucina (IL)-6**
  - o **Tocilizumab**
    - **Dosis.** Para uso IV, inicie con 4 mg/kg cada 4 semanas. La dosis se puede aumentar a 8 mg/kg, hasta 800 mg/inyección en solución. Para uso SC, dar 62 mg SC a la semana para más de 100 kg y 162 mg SC una semana sí y una no, para menos de 100 kg.
    - **Mecanismo.** Se trata de un inhibidor del receptor de IL-6 humanizado, que se une a los receptores IL-6 solubles y unidos a la membrana, e impide la señalización mediada por IL-6.
    - **Inicio de la acción.** 2 semanas.
    - **Indicaciones aprobadas por la FDA en reumatología.** AR, AIJ sistémica y articular y ACG.
    - **Efectos secundarios.** Pueden aparecer cefalea, reacciones a la inyección, infección, náuseas, vómito, diarrea, dolor abdominal, hepatotoxicidad, exantema, hipertrigliceridemia y **perforación GI** (en especial con el uso concomitante de AINE).
    - **Contraindicaciones/precauciones.** Evite su uso concomitante con otros productos biológicos. Hay un aviso en el etiquetado del medicamento respecto a las infecciones, incluida la TB. Evite su uso en pacientes que toman AINE o con antecedente de diverticulosis o úlcera péptica, enfermedad activa o alteración hepáticas. Vigile a los pacientes para detectar la aparición de supresión de la médula ósea o enfermedad desmielinizante. **Categoría del embarazo de la FDA: C.** No existen estudios controlados adecuados en embarazadas.
    - **Vigilancia.** Deben solicitarse hemograma completo, PMC y lípidos en el momento basal y cada 4 a 8 semanas (se pueden revisar los lípidos cada 6 meses después de su inicio).
      - □ Si las transaminasas > 1-3 × LSN, disminuya la dosis a 4 mg/kg o interrumpa el tratamiento hasta que se normalicen. Si las transaminasas > 3-5 × LSN, interrumpa la administración hasta que sean < 3 × LSN, y después reinicie con 4 mg/kg. Si persisten los aumentos, suspenda de manera permanente el tratamiento.

☐ Proceda de igual manera si las transaminasas alcanzan cifras > 5 × LSN. Si la cifra absoluta es de 500-1 000 neutrófilos (N)/mm³, interrumpa el tratamiento hasta que sea > 1 000 (N)/mm³ y reinicie con 4 mg/kg. Si hay < 500 (N)/mm³, suspenda el tratamiento.

☐ Si hay entre 50 000 y 100 000 plaquetas/mm³, interrumpa el tratamiento hasta que aumenten a > 100 000/mm³ y reinicie con 4 mg/kg. Si la cifra es < 50 000 plaquetas/mm³, suspenda el tratamiento.

☐ **Otros bloqueadores de IL-6. Sarilumab**

o **Sarilumab**
- **Dosis.** 200 mg SC cada 2 semanas. Se puede reducir la dosis a 150 mg SC cada 2 semanas en presencia de neutropenia, transaminitis o trombocitopenia.
- **Mecanismo.** Inhibidor del receptor IL-6 humanizado que se une a los receptores IL-6 solubles y unidos a la membrana, impidiendo la señalización mediada por IL-6.
- **Inicio de la acción.** 2 semanas.
- **Indicaciones aprobadas por la FDA en reumatología.** AR.
- **Efectos secundarios.** Se ha observado hepatotoxicidad, reacciones en el sitio de inyección, neutropenia/leucopenia, trombocitopenia y rara vez perforación GI (en especial con el uso concurrente de AINE o esteroides).
- **Contraindicaciones/precauciones,** Evite el uso concurrente con otros biológicos. Hay un aviso en el etiquetado del medicamento con respecto para infecciones, incluyendo TB. Evite el uso en pacientes que toman AINE, o con historia de diverticulosis o enfermedad de úlcera péptica, hepatopatía activa o insuficiencia hepática. Los pacientes deben ser monitoreados para supresión de la médula ósea o elevación de los niveles de lípidos.
- **Categoría del embarazo de la FDA: C.** No existen estudios controlados adecuados en embarazadas.
- **Vigilancia.** Similar to tocilizumab.[7]

• **Bloqueo de IL-12 y IL-23**
o **Ustekinumab**
- **Dosis.** ≤ 100 kg: 45 mg SC a las semanas 0 y 4, de ahí en adelante c/12 semanas; más de 100 kg: 90 mg a las semanas 0 y 4, de ahí en adelante c/12 semanas.
- **Mecanismo.** mAb IgG1/κ humanizado que se une a la subunidad P40 de IL-12 y IL-13, e impide su unión con el receptor compartido.
- **Inicio de la acción.** 2 semanas.
- **Indicaciones aprobadas por la FDA en reumatología.** Psoriasis a APs. Aprobado también por la FDA para la enfermedad de Crohn.
- **Efectos secundarios.** Nasofaringitis, cánceres de piel no melanoma e infecciones micobacterianas, micóticas y por salmonela.
- **Contraindicaciones/precauciones.** Evite el uso concurrente con otros biológicos. Indique con cautela si hay infecciones, malignidades y, rara vez, síndrome de leucoencefalopatía posterior reversible (SLPR). **Categoría del embarazo de la FDA: C.** No existen estudios controlados adecuados en embarazadas. Usar solo si los beneficios sobrepasan a los riesgos.

• **Bloqueo de IL-17**
o **Secukinumab**
- **Dosis.** 150 mg SC en las semanas 0, 1, 2, 3 y 4, seguido de 150 mg SC c/4 semanas. También se puede aumentar a 300 mg SC c/4 semanas, según la respuesta clínica.
- **Mecanismo.** mAb IgG1 humanizado que se une a IL-17A.
- **Inicio de la acción.** 1 semana. Vida media de 22 a 31 días.
- **Indicaciones aprobadas por la FDA en reumatología.** Psoriasis, APs y EA.
- **Efectos secundarios.** Nasofaringitis, diarrea e infecciones.
- **Contraindicaciones/precauciones.** Evite su uso en enfermedad intestinal inflamatoria, infecciones y uso concurrente de biológicos. **Categoría del embarazo de la FDA: B.** No existen estudios controlados adecuados en embarazadas. Usar solo si los beneficios sobrepasan a los riesgos.

- o **Ixekizumab**
  - **Dosis.** 160 mg 1 vez, seguido de 80 mg en las semanas 2, 4, 6, 8, 10 y 12, y después 80 mg al mes.
  - **Mecanismo.** mAb IgG4 humanizado que se une a IL-17A.
  - **Inicio de la acción.** 4 días.
  - **Indicaciones aprobadas por la FDA en reumatología.** Psoriasis y APs.
  - **Efectos secundarios.** Infección y neutropenia.
  - **Contraindicaciones/precauciones.** Evite su uso en enfermedad intestinal inflamatoria, infecciones y uso concurrente de biológicos. **Categoría del embarazo de la FDA: C.** No existen estudios controlados adecuados en embarazadas.

- **Terapia dirigida al complemento**
  - o **Eculizumab**
    - **Dosis.** En **síndrome hemolítico urémico atípico** (SHUa), comenzar con 900 mg a la semana con 4 dosis, seguido de 1 200 mg en la semana 5 y c/2 semanas de ahí en adelante.
    - **Mecanismo.** mAb humanizado que se une con alta afinidad a la proteína del complemento C3, inhibe su segmentación a C5a y C5b, y previene el desarrollo del complejo de complemento terminal C5b-9 (complejo MAC).
    - **Inicio de la acción.** ≤1 semana.
    - **Indicaciones aprobadas por la FDA en reumatología.** SHUa. También está aprobado por la FDA para hemoglobulinuria paroxística nocturna (HPN) y la miastenia grave generalizada.
    - **Efectos secundarios.** Cefalea, reacciones a la infusión, infecciones, diarrea y leucopenia.
    - **Contraindicaciones/precauciones.** La meningococemia es un temido efecto adverso, evite en pacientes no vacunados (a menos que el riesgo del retraso del tratamiento sobrepase a los beneficios). **Categoría del embarazo de la FDA: C.** No existen estudios controlados adecuados en embarazadas. Usar solo si los beneficios sobrepasan a los riesgos.

- **Inhibidor de la fosfodiesterasa**
  - o **Apremilast**
    - **Dosis.** Iniciar con 10 mg/día, con ajuste gradual hacia arriba a 30 mg VO bid.
    - **Mecanismo.** Inhibidor de la fosfodiesterasa 4 (PDE4), que eleva los niveles intracelulares monofosfato de adenosina cíclico (AMPc).
    - **Inicio de la acción.** 4 semanas.
    - **Indicaciones aprobadas por la FDA en reumatología.** Psoriasis y APs.
    - **Efectos secundarios.** Diarrea, náusea y cefalea.
    - **Contraindicaciones/precauciones.** Indique con cautela si hay pérdida de peso y el riesgo de suicidio en pacientes con depresión. **Categoría del embarazo de la FDA: C.** No existen estudios controlados adecuados en embarazadas. Usar solo si los beneficios sobrepasan a los riesgos.
    - **Si es necesario, puede combinarse con otros biológicos.**

BIOSIMILARES

Los biosimilares son biológicos producidos por un fabricante distinto al innovador original, que son similares en calidad, seguridad y eficacia al biológico original. No son idénticos a los productos originales y no tienen acceso al proceso de purificación del fabricante original; por tanto, se han planteado preocupaciones con respecto a su seguridad y eficacia. En 2016, una revisión sistemática de varios ensayos clínicos y estudios observacionales sustentó la presencia de respuestas clínicas y eventos adversos similares para estos fármacos comparados con sus productos de referencia.[8]

MEDICAMENTOS PARA LA GOTA

- Es clave para el tratamiento comprender qué medicamentos deberían usarse para tratar la gota durante las **crisis** y **los periodos de mantenimiento** (véase capítulo 21).

- En general, los fármacos usados para las crisis agudas tienen actividad antiinflamatoria, mientras que los de mantenimiento actúan disminuyendo la cifra de ácido úrico por reducción de su síntesis (inhibidores de la xantina-oxidasa) o por aumento de su excreción (agentes uricosúricos).
- **Tratamiento de episodios agudos**
  - o **Glucocorticoides** (véase Glucocorticoides).
  - o **Inhibidores de AINE/COX-2;** véase AINE/inhibidores de COX-2. **Evite el uso de ácido acetilsalicílico** por el efecto paradójico de los salicilatos sobre el urato sérico (retención de ácido úrico a dosis baja y uricosuria a dosis alta).
  - o **Colchicina**
    - ▪ **Dosis.** Tratamiento de las crisis: inicie con 1.2 mg VO, seguidos por 0.6 mg VO 1 h después (más efectivo en las primeras horas del episodio gotoso). A continuación, 0.6 mg VO cada 12 h durante 1 o 2 días, y después 0.6 mg/día VO durante varios días. La profilaxis es de 0.6 mg VO cada 12 o 24 h. Para la depuración de creatinina menor a 30 mL/min, reducir la dosis a 0.3 mg una vez al día o 0.6 mg cada 48 h.
    - ▪ **Mecanismo.** La colchicina impide la polimerización de la β-tubulina en los microtúbulos. Esto conduce a una migración disminuida de neutrófilos al área inflamada.
    - ▪ **Efectos secundarios.** Se ha observado dolor abdominal, náuseas, vómito, diarrea, dolor faringolaríngeo, hepatotoxicidad, supresión de médula ósea y mielotoxicidad (incluida la rabdomiólisis) y, en general, tienen relación con la dosis.
    - ▪ **Contraindicaciones/precauciones.** Evite su uso si se administra junto con inhibidores potentes de CYO3A4 o la glucoproteína P en presencia de alteración renal o hepática. Ejerza precaución en caso de alteración renal o hepática, disfunción de la médula ósea, o el uso de inhibidores de proteasa, ciclosporina, diltiazem, verapamilo, fibratos y estatinas. **Categoría del embarazo de la FDA: C.** No existen estudios controlados adecuados en embarazadas. Usar solo si los beneficios sobrepasan a los riesgos.
  - o **Anakinra (uso extra-indicaciones;** véase también en la sección de Productos biológicos: bloqueo de IL-1).
    - ▪ **Dosis.** 100 mg SC diarios durante 3 días.
- **Tratamiento a largo plazo**
  - o **Alopurinol**
    - ▪ **Dosis.** Su rango es de 50 a 800 mg VO diarios y se ajusta para mantener el ácido úrico sérico < 6 mg/dL. Las dosis > 300 mg deben dividirse a la mitad. **No inicie el tratamiento durante crisis agudas de gota. Si aparece una crisis en un paciente que ya tomaba alopurinol, continúe administrándolo.**
    - ▪ **Mecanismo.** Inhibe la xantina-oxidasa, disminuyendo así la producción de ácido úrico.
    - ▪ **Efectos secundarios.** Puede aparecer exantema y vincularse con complicaciones que ponen en riesgo la vida, como la **necrólisis epidérmica tóxica y el síndrome de hipersensibilidad al alopurinol** (SHA), que se presenta con exantema, fiebre, hepatitis, eosinofilia e insuficiencia renal aguda. El SHA se asocia con HLA-B*58:01, y es más común en pacientes coreanos, chinos han y tailandeses.[9] También han ocurrido crisis de gota, diarrea, náuseas, hepatotoxicidad y, rara vez, supresión de la médula ósea.
    - ▪ **Contraindicaciones/precauciones.** Debe usarse con precaución en caso de alteraciones renales y hepáticas, disfunción de la médula ósea, uso de inhibidores de la enzima convertidora de angiotensina (ECA) o diuréticos (debido al mayor riesgo de hipersensibilidad), amoxicilina o ampicilina (debido al riesgo de exantema), azatioprina o mercaptopurina supresión de la médula ósea). **Categoría del embarazo de la FDA: C.** No existen estudios controlados adecuados en mujeres embarazadas. Usar solo si los beneficios sobrepasan a los riesgos.
    - ▪ **Vigilancia.** Revise los niveles séricos de ácido úrico c/4 a 6 semanas mientras se realizan los ajustes a la dosis. Cuando se alcance la meta de ácido úrico, se pueden revisar sus niveles c/6 meses a 1 año después. Es factible realizar hemograma completo y PMC en forma intermitente.
  - o **Febuxostat**
    - ▪ **Dosis.** El rango es de 40 a 80 mg VO diarios. **No se debe iniciar el tratamiento durante crisis agudas de gota. Si se presenta una crisis en un paciente que ya tomaba**

febuxostat, continúe administrándolo. Debe usarse en pacientes que no responden a alopurinol o que muestran severa toxicidad al mismo.

- **Mecanismo.** Inhibe la xantina-oxidasa, lo que disminuye la producción de ácido úrico. A diferencia del alopurinol, no es un análogo de bases purínicas.
- **Efectos secundarios.** Hepatotoxicidad, náuseas, artralgias, crisis de gota y exantema.
- **Contraindicaciones/precauciones.** Evite su uso en insuficiencia renal o hepática grave, **enfermedad cardiovascular,** o junto con azatioprina o mercaptopurina.
- **Vigilancia.** Obtenga la PMC basal, y 2 y 4 meses después de su inicio y después en forma intermitente. **Categoría del embarazo de la FDA: C.** No existen estudios controlados adecuados en mujeres embarazadas. Usar solo si los beneficios sobrepasan a los riesgos.

o **Probenecid**
- **Dosis.** Inicie con 250 mg VO cada 12 h durante una semana, y después administre de 250 a 500 mg/día o 500 mg al mes, hasta una dosis máxima de 2 a 3 g/día. **No se debe iniciar el tratamiento durante crisis agudas de gota. Si ocurre una crisis en un paciente que ya toma probenecid, continúe administrándolo.**
- **Mecanismo.** Es un fármaco uricosúrico, que inhibe de manera competitiva la resorción del ácido úrico en el túbulo contorneado proximal.
- **Efectos secundarios.** Exantema, crisis de gota, intolerancia GI y formación de cálculos de ácido úrico.
- **Contraindicaciones/precauciones.** Usar con precaución ante una alteración renal, úlcera péptica y el uso concomitante de penicilinas y salicilatos. **Categoría del embarazo de la FDA: B.** Probenecid cruza la barrera placentaria; sin embargo, los estudios de reproducción animal no han demostrado que cause daño al feto. No existen estudios controlados adecuados en embarazadas.
- **Vigilancia.** Antes de iniciar, revise el ácido úrico urinario por 24 h para identificar a pacientes con excreción disminuida (< 700 mg), que son buenos candidatos para la terapia. Es factible monitorear los niveles séricos de ácido úrico hasta que se logre la meta y el hemograma completo y el PMC se valoran en forma intermitente.

o **Lesinurad**
- **Dosis.** 200 mg VO una vez al día (se puede combinar el uso con un inhibidor de xantina oxidasa).
- **Mecanismo.** Inhibe la función de los transportadores que reabsorben el urato renal (URAT1 y OAT4).
- **Efectos secundarios.** Cefalea, reflujo ácido, crisis gotosa e insuficiencia renal.
- **Contraindicaciones/precauciones.** Hay un aviso en el etiquetado del medicamento con respecto a insuficiencia renal aguda, que fue más común con la administración de lesinurad solo. **Categoría del embarazo de la FDA:** no existen estudios controlados adecuados en mujeres embarazadas.
- **Vigilancia.** El **ácido úrico** se puede monitorear c/2-5 semanas hasta lograr la meta, y es factible realizar un PMC periódicamente.

o **Pegloticasa**
- **Dosis.** 8 mg IV c/2 semanas. Usar como terapia de inducción en la gota tofácea grave y la hiperuricemia excesiva.
- **Mecanismo.** Biológico recombinante de la uricasa de mamífero que convierte el ácido úrico en alantoína, que es significativamente más soluble.
- **Efectos secundarios.** Anafilaxia (7%), reacciones a la infusión (urticaria, disnea, molestia torácica) y crisis gotosas.
- **Contraindicaciones/precauciones.** Hay un aviso en el etiquetado del medicamento con respecto a **anafilaxia** y reacciones a la infusión. Premedicar con antihistamínicos y glucocorticoides, y vigilar estrechamente los niveles séricos de ácido úrico antes de cada infusión. Suspender la terapia si el ácido úrico sube más de 6 mg/dL en dos tomas consecutivas, porque esto indica la formación de **anticuerpos anti-pegloticasa** y aumenta el riesgo de reacción a la infusión. Evite el uso concomitante de terapia para bajar los uratos,

que puede enmascarar aumentos en el ácido úrico mediados por anticuerpos. La pegloticasa está contraindicada en la **deficiencia de G6PD** (hemólisis, metemoglobinemia). En contadas ocasiones hay exacerbación de insuficiencia cardiaca. **Categoría del embarazo de la FDA: C.** No existen estudios controlados adecuados en embarazadas. Usar solo si los beneficios sobrepasan a los riesgos.

- **Vigilancia.** Niveles séricos de ácido úrico y G6PD como ya se indicó.

MEDICAMENTOS PARA LA OSTEOPOROSIS

- Virtualmente todos los pacientes con enfermedades reumáticas presentan riesgo de osteoporosis, en especial aquellos bajo tratamiento a largo plazo con glucocorticoides.
- Las opciones terapéuticas incluyen complementos de calcio y vitamina D, bisfosfonatos, calcitonina, restitución hormonal, complementos de hormona paratiroidea e inhibición del ligando del activador del receptor del factor nuclear κ-B (RANKL).

Complementos de vitaminas y minerales

- **Carbonato de calcio**
  - o **Dosis.** De 1 000 a 1 200 mg VO diarios (calcio elemental), que deben tomarse junto con alimentos para mejorar su absorción.
  - o **Mecanismo.** Complemento de un elemento nutricional.
  - o **Efectos secundarios.** Se ha observado dolor abdominal, náuseas, vómito, diarrea o estreñimiento, flatulencia, hipofosfatemia, hipercalcemia, síndrome de leche y alcalinos, e insuficiencia renal.
  - o **Contraindicaciones/precauciones.** Evite su uso en pacientes hipoparatiroideos y en aquellos con antecedente de cálculos renales de calcio. La suplementación adicional por encima de la dosis diaria permitida ha resultado en un aumento de la enfermedad cardiovascular.[10]
  - o **Consideraciones especiales.** Para quienes reciben un inhibidor de la bomba de protones o un bloqueador de H_2 por la enfermedad por reflujo gastroesofágico (ERGE), se recomienda el uso de **citrato de calcio**.
- **Vitamina D** (D_3, colecalciferol, D_2, ergocalciferol)
  - o **Dosis.** Colecalciferol: de 800 a 1 000 UI/día, a menos que las cifras de 25 (OH) vitamina D sean bajas (< 30). Después, ergocalciferol 50 000 UI 1 vez por semana a 1 vez al mes.
  - o **Mecanismo.** Complemento.
  - o **Efectos secundarios.** Se pueden presentar hipercalcemia, hipercalciuria y nefrolitiasis.
  - o **Contraindicaciones/precauciones.** Debe usarse con precaución en pacientes con hipercalcemia, sarcoidosis o síndrome de malabsorción.
  - o **Consideraciones especiales.** Algunos datos sugieren que el colecalciferol aumenta la concentración de 25 (OH) vitamina D más eficazmente que el ergocalciferol. El calcitriol (1,25-dihidroxicolecalciferol) también aumenta la cifra de 25 (OH) vitamina D, pero a menudo causa hipercalcemia o hipercalciuria, y no se recomienda su uso (excepto en la diálisis crónica).

Bisfosfonatos

- Principios generales
  - o **Mecanismo.** Estos fármacos inhiben la resorción ósea por sus acciones sobre los osteoclastos y sus precursores.
  - o Todos los bisfosfonatos deben administrarse con el estómago vacío ya que la absorción del fármaco es < 1% de la dosis. Se recomienda a los pacientes mantenerse erectos durante 30 minutos para disminuir al mínimo el riesgo de reflujo.
  - o Debe ejercerse precaución con los pacientes que experimentan enfermedad GI alta o esofagitis, y nefropatía crónica. Si la depuración de creatinina es de < 30 a 35 mL/min, evite su uso.
  - o Limite el tratamiento a un máximo de 3 a 5 años para aminorar el riesgo de **fracturas atípicas de fémur**. Sin embargo, algunos estudios soportan la continuación del uso de bisfosfonatos en pacientes con riesgo de fractura persistentemente aumentado.[11]
  - o Con respecto al embarazo, no existen estudios controlados adecuados en embarazadas.

- **Fórmulas orales**
  - o **Efectos secundarios.** hipocalcemia, hipofosfatemia, cefalea, ERGE, dolor abdominal, náuseas, diarrea/estreñimiento, mialgias y artralgias.
  - o **Contraindicaciones/precauciones.** Evite su uso en pacientes con nefropatía crónica de etapa 3 o mayor, hipocalcemia, anomalías esofágicas que pudieran retrasar el vaciamiento del órgano y en quienes no pueden mantenerse erectos durante al menos 30 min después de su administración. Ejerza precaución en quienes experimentan dolor musculoesquelético, irritación GI o han tenido una operación quirúrgica oral reciente (es necesario el examen dental antes de la terapia debido al riesgo de osteonecrosis de la mandíbula).
  - o **Alendronato.** 10 mg VO diarios o 70 mg VO semanales. Para profilaxis, 5 mg VO diarios o 35 mg VO semanales.
  - o **Risedronato.** 5 mg VO diarios, 35 mg VO por semana o 150 mg VO mensuales.
  - o **Ibandronato.** 2.5 mg VO diarios o 150 mg VO mensuales. También en fórmula intravenosa (véase más adelante).
- **Fórmulas intravenosas**
  - o **Efectos secundarios.** Es frecuente una reacción autolimitada semejante a la gripe que dura de 3 a 4 días después de su administración en solución. Quizá haya dolor óseo, edema, hipertensión, fatiga, fiebre, cefalea, hipocalcemia, insuficiencia renal, disnea, ERGE, dolor abdominal, diarrea/estreñimiento, náuseas, mialgias y artralgias.
  - o **Contraindicaciones/precauciones.** Evite su uso en pacientes con nefropatía crónica de etapa 3 o mayor o hipocalcemia. Ejerza precaución en quienes experimentan dolor musculoesquelético o irritación GI o han sido sometidos a una intervención quirúrgica oral reciente (riesgo de osteonecrosis de la mandíbula). Los pacientes con asma sensible al ácido acetilsalicílico pueden presentar broncoespasmo por la ingestión de ácido zoledrónico.
  - o **Ibandronato.** 3 mg IV cada 3 meses.
  - o **Ácido zoledrónico.** 5 mg IV cada año.
  - o **Pamidronato.** Dosis: 60 mg IV c/3 meses.

Reguladores selectivos del receptor de estrógenos

- **Raloxifeno**
  - o **Dosis.** 60 mg VO diarios.
  - o **Mecanismo.** Se une a los receptores de estrógenos y tiene propiedades tanto agonistas como antagonistas, con inhibición de la resorción ósea. También disminuye el colesterol total y las lipoproteínas de baja densidad (LDL) (no así el riesgo de enfermedad coronaria) y aminora el riesgo de cáncer mamario.
  - o **Efectos secundarios.** Quizá ocurran bochornos, un síndrome similar al gripal, infecciones, calambres en las piernas, artralgias, edema, **enfermedad tromboembólica venosa** y accidente vascular cerebral fatal.
  - o **Contraindicaciones/precauciones.** Hay un aviso en el etiquetado medicamento sobre el riesgo de accidente vascular cerebral y enfermedad tromboembólica. Debe usarse con precaución en quienes presentan alteración renal o hepática, hipertrigliceridemia, tratamiento concomitante con estrógenos y hemorragia uterina no explicada. Está contraindicado en el embarazo.

Tratamiento hormonal paratiroideo

- **Teriparatida**
  - o **Dosis.** 20 µg SC diarios.
  - o **Mecanismo.** Es un agente "anabólico" que estimula la proliferación ósea y activa el remodelado. Estimula los preosteoblastos para madurar hacia osteoblastos.
  - o **Efectos secundarios.** Quizá haya hipercalcemia, hipercalciuria, hipotensión, taquicardia, calambres musculares e hiperuricemia, y hay un riesgo teórico de osteosarcoma.
  - o **Contraindicaciones/precauciones.** Hay un aviso en el etiquetado del medicamento sobre el **riesgo de osteosarcoma.** Ejerza precaución en los pacientes con alteración renal o hepática, arteriopatía coronaria y urolitiasis. Limite su uso a dos años. **Categoría del embarazo de la FDA: C.** No existen estudios controlados adecuados en embarazadas.

Tratamiento con RANKL

- **Denosumab**
  - **Dosis.** 60 mg SC cada 6 meses.
  - **Mecanismo.** Es un anticuerpo monoclonal humanizado contra RANKL, que disminuye la osteoclastogénesis, lo que provoca una disminución de la resorción ósea.
  - **Efectos secundarios.** Quizá haya dolor musculoesquelético, dermatitis, eccema, hipercolesterolemia, cistitis, infecciones e hipocalcemia.
  - **Contraindicaciones/precauciones.** No debe utilizarse en pacientes con hipocalcemia. Ejerza precaución en quienes presentan alteración renal. Contraindicado en el embarazo.

Otros tratamientos

- **Calcitonina**
  - **Dosis.** 200 UI intranasales (en una narina) diarios, o 100 UI SC/IM cada 24 h.
  - **Mecanismo.** Se une a los osteoclastos e inhibe la resorción ósea.
  - **Efectos secundarios.** son bastante frecuentes la rinitis, rubor, náuseas y dolor musculoesquelético. Quizá ocurra erosión de la mucosa nasal con la administración intranasal, sobre todo en personas mayores de 65 años de edad.
  - **Contraindicaciones/precauciones.** Debe suspenderse el tratamiento si aparecen úlceras nasales. El aerosol nasal de calcitonina fue retirado recientemente del mercado europeo debido al riesgo de cáncer de próstata; sin embargo, una revisión de la FDA no encontró evidencia concluyente para descontinuar este fármaco. **Categoría del embarazo de la FDA: C.** No existen estudios controlados adecuados en embarazadas.
- Próximas terapias osteoporóticas
  - **Romosozumab.** mAb humanizado que bloquea la esclerostina, el cual es un inhibidor del osteoblasto.

REFERENCIAS

1. Schimmer BP, Parker KL. Adrenocorticotropic hormone; adrenocortical steroids and their synthetic analogs; inhibitors of the synthesis and actions of adrenocortical hormones. In: Brunton LL, Lazo J, Parker K, eds. *The Pharmacological Basis of Therapeutics.* Vol. 11. New York, NY: McGraw-Hill; 2005:27-28.

2. Buttgereit F, Burmester GR. Glucocorticoids. In: Klippel JH, Stone JH, Crofford LJ, et al., eds. *Primer on the Rheumatic Diseases.* 13th ed. New York, NY: Springer Science+Business Media; 2008:644-650.

3. Marmor MF, Kellner U, Lai TY, et al. Recommendations on screening for chloroquine and hydroxychloroquine retinopathy (2016) revision. *Ophthalmology.* 2016;123(6):1386-1394.

4. West SG. *Rheumatology Secrets.* 3rd ed. Philadelphia, PA: Elsevier; 2015:633.

5. Diak P, Siegel J, Grenade LL, et al. Tumor necrosis factor alpha blockers and malignancy in children: forty-eight cases reported to the Food and Drug Administration. *Arthritis Rheum.* 2010;62(8):2517-2524.

6. FDA. Drugs@FDA: FDA-Approved Drugs. https://www.accessdata.fda.gov/scripts/cder/daf/index. cfm?event=overview.process&varApplNo=211675

7. FDA. Reference ID: 4101405. https://www.accessdata.fda.gov/drugsatfda_docs/label/2017/761037 s000lbl.pdf

8. Chingcuanco F, Segal JB, Kim SC, et al. Bioequivalence of biosimilar tumor necrosis factor-α inhibitors compared with their reference biologics: A systematic review. *Ann Intern Med.* 2016;165(8):565-574.

9. Dean L. Allopurinol therapy and HLA-B*58:01 genotype. Medical genetics summaries [Internet]. Created: March 26, 2013; Last Update: March 16, 2016. https://www.ncbi.nlm.nih.gov/books/ NBK127547/. Last accessed 11/5/19.

10. Anderson JB, Kruszka B, Delaney JA, et al. Calcium intake from diet and supplements and the risk of coronary artery calcification and it's progression among older adults: 10-year follow up of the Multi-Ethnic Study of Atherosclerosis (MESA). *J Am Heart Assoc.* 2016;5(10):1-13.

11. Black DM, Schwartz AV, Ensrud KE. Effects of continuing or stopping alendronate after 5 years of treatment: the Fracture Intervention Trial Long-term Extension (FLEX): a randomized trial. *JAMA.* 2006;296(24):2927-2938.

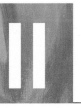

Principales enfermedades reumáticas

Artritis reumatoide

Jaime Flores-Ruiz y Prabha Ranganathan

10

PRINCIPIOS GENERALES

Definición

- La artritis reumatoide (AR) es una **poliartritis inflamatoria simétrica** que sin tratamiento puede causar erosiones, pérdida del espacio articular y destrucción de las articulaciones afectadas.
- La AR causa discapacidad progresiva, complicaciones sistémicas y muerte prematura.
- En raras ocasiones, la AR es autolimitada, pero con mayor frecuencia resulta crónica, incapacitante y a veces se relaciona con **manifestaciones sistémicas**.

Epidemiología

- La AR afecta a un 0.5%-1% de la población adulta.[1]
- La incidencia de AR aumenta con la edad y es 4-5 veces más alta en las mujeres que en los hombres menores de 50 años pero mayores de 60 a 70 años; la razón mujeres-hombres es de solo cerca de 2:1.[2,3]
- Hay ciertos epítropes compartidos en el alelo DR1 del complejo mayor de histocompatibilidad (MHC) de clase II que están relacionados con la susceptibilidad, gravedad y respuesta al tratamiento de la AR.[4]

Etiología

La etiología es desconocida. Existe la hipótesis de que una combinación de genética y desencadenantes ambientales (incluyendo el consumo de cigarrillos y la infección) provoca inflamación y autoinmunidad.[5]

Fisiopatología

- Aunque se desconoce la etiología de la AR, hay avances importantes en la comprensión de cómo el proceso inflamatorio provoca la destrucción de las articulaciones.
- Las pruebas respaldan una activación inicial de las células T desencadenada por un antígeno desconocido, que provoca inflamación y destrucción articular.
- La AR se caracteriza por **inflamación sinovial** con hiperplasia y aumento de la vascularidad (**formación de paño**). La membrana sinovial muestra infiltración leucocitaria, aumento de la expresión de moléculas de adhesión, enzimas proteolíticas, citocinas (incluyendo el factor de necrosis tumoral [TNF]-α y las interleucinas [IL]-1, 6 y 17), y linfocitos T y células B activadas. Estos proporcionan objetivos potenciales para el bloqueo y la terapia.[5]
- Los linfocitos B actúan como células presentadoras de antígeno en la membrana sinovial. También producen anticuerpos y secretan citocinas proinflamatorias. Se ha demostrado que la disminución de las células B es beneficiosa para los pacientes con AR.
- La membrana sinovial prolifera, se convierte en paño y empieza a invadir el cartílago y el hueso. Finalmente, la proliferación del paño provoca una destrucción profunda del cartílago, erosiones óseas subcondrales y lasitud de los ligamentos periarticulares. La actividad de los osteoclastos estimulada por las citocinas también contribuye a las **erosiones** y la **osteoporosis periarticular** que se encuentran en la AR.
- Diversas proteínas citrulinadas están presentes en la articulación reumatoide, incluidas el fibrinógeno, el colágeno y la fibronectina, y recientemente han sido involucradas en la fisiopatología de la AR. El proceso de la citrulinación implica la conversión de arginina a citrulina por la

enzima peptidil arginina desaminasa (PAD). De las cuatro isoformas, PAD 2 y PAD 4 son las más abundantes en la membrana sinovial inflamada. En la AR ocurre aumento de la citrulinación de la membrana sinovial inflamada y se producen anticuerpos contra esas proteínas citrulinadas (**anticuerpos antipéptido citrulinado cíclico [anti-CCP]**) por las poblaciones de células B.

DIAGNÓSTICO

Cuadro clínico

Historia clínica
- El cuadro clínico y la evolución de la AR son variables. Por lo general, los pacientes se presentan con un inicio insidioso de **dolor articular simétrico**, **edema** y **rigidez matutina**, que empeoran durante varias semanas. Son manifestaciones menos frecuentes la poliartritis aguda rápidamente progresiva, y, más rara vez, la monoartritis.
- La AR por lo general afecta las **articulaciones pequeñas de las manos** (muñecas, metacarpofalángicas [MCF] e interfalángicas proximales [IFP]), y **de los pies** (metatarsofalángicas [MTF]). También se afectan las articulaciones grandes, que incluyen hombro, rodilla, tobillo, codo y cadera.
- La gravedad y duración de la rigidez matutina a menudo se relacionan con la actividad total de la enfermedad.
- El malestar general y la fatiga a menudo acompañan la inflamación activa.
- Durante la evolución de la AR, los pacientes a menudo experimentan un patrón de aparición y desaparición de la sinovitis, asociado con una lesión estructural progresiva que provoca deformidades significativas y discapacidad en las etapas avanzadas del proceso. La lesión extensa de las articulaciones quizá conlleve limitaciones funcionales, así como afección neurológica, que causan los síntomas de debilidad y la atrofia musculares.
- La mayor parte de la destrucción articular ocurre en los primeros años de la enfermedad, por tanto, es **importante diagnosticar y tratar oportunamente la AR**.

Exploración física
- Los datos físicos de la AR implican la identificación de inflamación articular simétrica en una etapa temprana de la evolución de la enfermedad y las manifestaciones de destrucción articular con la afección crónica.
- La **sinovitis** activa se caracteriza por aumento de temperatura local, edema, dolor y derrames palpables. Se aprecia **proliferación sinovial** a la exploración física por la presencia de tejido blando o de consistencia gomosa alrededor de los bordes articulares. Con frecuencia se percibe **aumento local de la temperatura articular**, aunque es raro el eritema.
- El **rango de movimiento** puede ser restringido en las articulaciones con derrames significativos, incluyendo las articulaciones profundas que no pueden mostrar otros signos de inflamación. La destrucción crónica de las articulaciones con importante grado de pérdida de cartílago produce **crepitación** a la palpación.
- Hay manifestaciones articulares específicas:
  - Las **muñecas** se afectan en la mayoría de los pacientes y con el tiempo quizá haya subluxación radiocubital y de los huesos del carpo con desviación radial. La sinovitis de la muñeca puede causar **pinzamiento del nervio mediano**, con el resultado de un síndrome del túnel del carpo (STC) o, más rara vez, **pinzamiento del nervio cubital**, que da lugar al síndrome del conducto de Guyon.
  - En las **manos**, las articulaciones **MCF** se afectan con mayor frecuencia, y cuando el daño es extenso, quizá haya **desviación cubital** de la mano. Las articulaciones **interfalángicas proximales (IFP)** se afectan con mayor frecuencia con respeto a las **interfalángicas distales (IFD)**. La inflamación crónica con destrucción de los tendones circundantes puede provocar deformidades del **pulgar en forma de Z** (hiperextensión de la primera articulación interfalángica con subluxación palmar de la primera MCF), **cuello de cisne** (flexión en la IFP, hiperextensión en la IFD) y en ojal (flexión en la IFP, hiperextensión en la IFD). La tenosinovitis de las vainas de los tendones digitales llega a provocar la formación de nódulos con atrapamiento o rotura subsiguiente de los tendones.

- La **afección del codo** se hace evidente por pérdida de extensión de la articulación radiohumeral, con tendencia de los pacientes a mantenerla en flexión. Con el tiempo esto propicia contracturas de flexión. Además, la inflamación da lugar a una **neuropatía compresiva del nervio cubital** con parestesias y debilidad en el área de inervación.
  - o La afección del **hombro** suele manifestarse con pérdida del rango del movimiento, con disminución de la abducción y limitación de la rotación. Es difícil apreciar derrames, debido a que la articulación del hombro yace bajo el manguito rotador. El dolor en el hombro provoca un rango de movimiento limitado y un rápido desarrollo de capsulitis adhesiva u hombro congelado.
  - o La afección de la **columna cervical** por la AR es frecuente. La inflamación, con afección de la apófisis odontoides, masas laterales y tenosinovitis del ligamento transverso, a veces provoca una **inestabilidad cervical en C1-C2**, lo que se manifiesta con rigidez del cuello y disminución de su rango de movimiento. Propicia compresión de la médula espinal, las raíces nerviosas o las arterias vertebrales, que origina afección neurológica y quizá requiera estabilización urgente. La afección de la columna torácica y lumbar por la AR es poco frecuente.
  - o La afección de la **cadera** por la AR también es rara y los síntomas suelen ser tardíos. Cuando está presente, los datos de exploración incluyen un rango menor de movimiento y dolor que se irradia a la ingle, el muslo, la nalga, la zona lumbar o la rodilla.
  - o La afección de la **rodilla** incluye derrames detectables y engrosamiento sinovial. La inflamación prolongada propicia inestabilidad significativa. La herniación posterior de la cápsula sinovial causa un **quiste poplíteo (de Baker)** y la rotura quizá se asemeje a una tromboflebitis.
  - o Debido al soporte de peso, la afección de **pie y tobillo** por la AR a menudo produce síntomas. Las articulaciones más frecuentemente afectadas incluyen las MTF, la astragaloescafoidea y la del tobillo. Las articulaciones MTF pueden presentar deformidades en martillo con subluxación de los cojinetes grasos, que causan dolor a la deambulación. La inflamación de las articulaciones astragaloescafoidea y del tobillo causan eversión del pie y pueden producir pinzamiento nervioso, dando por resultado parestesias plantares.
- Con el descubrimiento de tratamientos más eficaces, las manifestaciones extraarticulares de la AR ocurren mucho menos a menudo que en decenios anteriores. Sin embargo, la AR grave llega a manifestarse con secuelas de inflamación sistémica, sobre todo en pacientes positivos para el factor reumatoide (FR). A continuación se describen las manifestaciones extraarticulares más frecuentes:
  - o Manifestaciones cutáneas, que incluyen la formación de **nódulos reumatoides subcutáneos** y **ulceraciones cutáneas vasculíticas**. Los nódulos reumatoides por lo general se forman durante la inflamación activa sobre puntos de presión en las bursas y las vainas tendinosas. Los sitios más afectados incluyen la bursa del olécranon, la superficie extensora del antebrazo, el tendón de Aquiles y los tendones de los dedos.
  - o Afección **ocular**, que suele causar **síntomas de síndrome seco** ocular (y boca seca en el síndrome de Sjögren), pero puede incluir **epiescleritis** y una, más preocupante, **escleritis** y escleromalacia perforante.
  - o La afección **pulmonar** de la AR incluye fibrosis intersticial, nódulos pulmonares, pleuritis o la neumonía organizada de la bronquiolitis obliterante. La fibrosis intersticial, en general, afecta los campos pulmonares inferiores y a menudo no produce síntomas clínicos, pero puede ser muy debilitante en algunos casos.
  - o Las manifestaciones **neurológicas** de la AR suelen relacionarse con pinzamiento nervioso o inestabilidad de la columna cervical. La vasculitis de la *vasa nervorum* puede causar síntomas de **mononeuritis múltiple**.
  - o La afección **cardíaca** quizá incluya derrames pericárdicos, pericarditis, lesiones valvulares, defectos de conducción o miocardiopatía.
  - o Son raras las manifestaciones **gastrointestinales (GI)** y **renales** de la AR. En ocasiones ocurre amiloidosis, que afecta los órganos de esos territorios.
  - o La afección hepática puede incluir hiperplasia nodular regenerativa o fibrosis portal.
  - o Los efectos hematológicos de la AR incluyen anemia hipocrómica-microcítica, **síndrome de Felty** (tríada de leucopenia, linfadenopatía y esplenomegalia), crioglobulinemia y el síndrome de linfocitos granulares grandes.

Criterios diagnósticos

• El diagnóstico de AR implica la recopilación de pruebas de laboratorio, manifestaciones clínicas y radiológicas que se presentan durante la enfermedad. La AR temprana suele ser difícil de diagnosticar de forma definitiva y, sin embargo, por lo general se confirmar conforme progresa.
• Los criterios de clasificación de The American College of Rheumatology/European League Against Rheumatism para el diagnóstico de AR se presentan en la tabla 10-1.[6]

TABLA 10-1	CRITERIOS DE CLASIFICACIÓN DE LA ARTRITIS REUMATOIDE DEL AMERICAN COLLEGE OF RHEUMATOLOGY/ EUROPEAN LEAGUE AGAINST RHEUMATISM DE 2010

Población objetivo (¿quiénes deberían estudiarse?):	Calificación
1. Pacientes que presentan al menos una articulación con sinovitis clínica definida (edema)[a]	
2. Pacientes que muestran sinovitis que no se explica mejor por otra enfermedad[b]	

Criterios de clasificación de la AR (algoritmo basado en la calificación: sume las calificaciones de las categorías A-D; se requiere una cifra ≥ 6/10 para clasificar a un paciente como afectado por AR de manera definitiva)[c]

A. Afección articular[d]	
1 articulación grande[e]	0
2-10 articulaciones grandes	1
1-3 articulaciones pequeñas (con o sin afección de las articulaciones grandes)[f]	2
4-10 articulaciones pequeñas (con o sin afección de las articulaciones grandes)	3
> 10 articulaciones (al menos una pequeña)[g]	5
B. Serología (se requiere al menos un resultado de la prueba para la clasificación)[h]	
FR negativo y anticuerpos anti-CCP negativos	0
FR positivo bajo o anticuerpos anti-CCP positivos bajos	2
FR positivo alto o anticuerpos anti-CCP positivos altos	3
C. Reactantes de fase aguda (se requiere al menos un resultado de prueba para la clasificación)[i]	
PCR y VSG normales	0
PCR o VSG anormales	1
D. Duración de los síntomas[j]	
< 6 semanas	0
≥ 6 semanas	1

[a] Con estos criterios se pretende clasificar a los pacientes con afección reciente. Además, aquellos que presentan la enfermedad erosiva típica de la AR con antecedentes compatibles con cumplimiento previo de los criterios del 2010 deben considerarse como afectados por AR. Los pacientes con enfermedad de larga duración, incluyendo aquellos que presentan la forma inactiva (con o sin tratamiento) que basándose en los datos retrospectivos disponibles cumplieron antes los criterios del 2010 deben considerarse como afectados por AR.
[b] El diagnóstico diferencial varía entre pacientes con cuadros clínicos diversos, pero puede incluir trastornos como lupus eritematoso sistémico, artritis psoriásica y gota. Si no se ha definido qué diagnósticos diferenciales importantes es preciso considerar, debería consultarse a un reumatólogo experto.

[c] Aunque los pacientes con una calificación < 6/10 no son clasificables como afectados por AR, su estado puede revalorarse y quizá se cumplan los criterios acumulativamente con el transcurso del tiempo.

[d] La afección articular se refiere a cualquier articulación con edema o hipersensibilidad a la exploración, que puede confirmarse con estudios de imagen de sinovitis. Se excluyen de la valoración las articulaciones IFD, las primeras carpometacarpianas y las primeras MTF. Las categorías de distribución articular se clasifican de acuerdo con la localización y el número de articulaciones afectadas, ubicándolas en la categoría más alta posible basándose en el patrón de afección articular.

[e] "Articulaciones grandes" se refiere a hombros, codos, caderas, rodillas y tobillos.

[f] "Articulaciones pequeñas" se refiere a las MCF, las interfalángicas proximales, las MTF segunda a quinta, las interfalángicas del pulgar y las de la muñeca.

[g] En esta categoría, al menos una de las articulaciones afectadas debe ser pequeña; las otras pueden incluir cualquier combinación de grandes y pequeñas adicionales, así como otras no específicamente enumeradas (p. ej., temporomandibular, acromioclavicular, esternoclavicular).

[h] Se hace referencia a las cifras de UI negativas como las menores equivalentes al LSN para el laboratorio y análisis; bajas positivas se refieren a valores de UI > 3 veces LSN para el laboratorio y análisis. Cuando se dispone de información de FR solo como positiva o negativa, un resultado positivo debe calificarse como positivo bajo para FR.

[i] Las cifras normales y anormales son determinadas por los estándares locales de laboratorio.

[j] La duración de los síntomas se refiere al autoinforme de los pacientes respecto a los signos o síntomas de sinovitis (p. ej., dolor, edema, hipersensibilidad) de articulaciones clínicamente afectadas en el momento de la valoración, independientemente del estado del tratamiento.

AR, artritis reumatoide; FR, factor reumatoide; anti-CCP, antipéptido citrulinado cíclico; LSN, límite superior normal; MTF, metatarsofalángicas; IFD, interfalángicas distales; MCF, metacarpofalángicas; PCR, proteína C reactiva; VSG, velocidad de sedimentación globular.

Tomada de Aletaha D, Neogi T, Silman A, et al. Rheumatoid Arthritis Classification Criteria: An American College of Rheumatology/European League Against Rheumatism Collaborative Initiative. *Arthritis Rheum.* 2010;62:2569-2581.

- Tales criterios están diseñados para la inclusión y la vigilancia de pacientes en estudios clínicos y no para el diagnóstico clínico sistemático; sin embargo, sirven como guías de diagnóstico en la valoración de pacientes con sospecha de AR.
- Dicho sistema de clasificación se enfoca en las manifestaciones de etapas más tempranas de la enfermedad que se vinculan con su persistencia o afección erosiva. Esto centrará la atención en la **importancia del diagnóstico y el tratamiento tempranos, para prevenir o disminuir al mínimo la aparición de secuelas indeseables.**

Diagnóstico diferencial

- Las otras causas comunes de **poliartritis inflamatoria simétrica** son lupus eritematoso sistémico (LES), artritis psoriásica (APs) y artritis víricas (por parvovirus B19 y la relacionada con hepatitis B y C).
- Otras causas de **artritis inflamatoria** que son menos simétricas y, por lo general, oligoarticulares o monoarticulares incluyen gota, seudogota, artritis infecciosa, espondiloartropatías relacionadas con HLA-B27 y enfermedad de Still de inicio en el adulto.
- No debe confundirse los trastornos de **poliartralgias no inflamatorias** con AR, como fibromialgia, osteoartrosis, cáncer, hipotiroidismo o hipertiroidismo, o hiperparatiroidismo.
- El **reumatismo palindrómico** es un trastorno similar a la AR en el que los pacientes presentan un inicio recurrente de artritis aguda autolimitada.
  - Los ataques suelen durar de horas a unos cuantos días, y afectar cualquier conjunto de articulaciones.
  - Las pruebas de laboratorio son inespecíficas y el análisis del líquido sinovial refleja una reacción inflamatoria.

- o Son raras las manifestaciones sistémicas y el daño articular.
- o El diagnóstico se basa en la presencia de artritis recidivante y con remisiones.
- o **Muchos pacientes con reumatismo palindrómico progresan más tarde hasta presentar AR.**
- o El tratamiento es similar al de la AR. Los fármacos antiinflamatorios no esteroideos (AINE) pueden brindar alivio del dolor. También son beneficiosos los corticosteroides y algunos fármacos antirreumáticos modificadores de la enfermedad (ARME).
- La **sinovitis simétrica seronegativa recidivante con edema marcado (RS3PE)** es un trastorno que suele caracterizarse por el inicio súbito de poliartritis vinculada con edema con fóvea de manos y/o pies.
- o Los índices de inflamación del laboratorio son variables y no hay FR.
- o Suele estar presente la sinovitis, pero rara vez provoca destrucción articular.
- o El tratamiento implica el uso de corticosteroides a dosis baja (5-10 mg de prednisona), por lo general, con mejoría drástica de los síntomas. Los AINE y la hidroxicloroquina pueden aportar alivio sintomático y ser útiles como agentes de ahorro de esteroides.
- o La **RS3PE puede relacionarse con la polimialgia reumática y, a veces, se presenta relacionada con cánceres.**

Pruebas diagnósticas

Pruebas de laboratorio

- La valoración de laboratorio debe incluir un hemograma completo, electrólitos, creatinina, pruebas de función hepática, análisis de orina y una prueba de sangre oculta en heces, para valorar la función orgánica general y los trastornos comórbidos antes de iniciar la administración de medicamentos.
- Deben determinarse los índices serológicos de AR, incluidos **FR** y anticuerpos **anti-CCP**. Se han encontrado anticuerpos anti-CCP en el suero de los pacientes afectados años antes del inicio de una enfermedad clínicamente evidente, y son más específicos para la AR que el FR.[7]
- Debe determinarse el FR basal y repetirse de 6 a 12 meses después de cuando inicialmente fue negativo, ya que **aproximadamente 50% de los pacientes con AR son positivos en los primeros 6 meses de la enfermedad, y 85% se tornan positivos durante los primeros dos años.** Una vez que el FR resulta positivo y se hace el diagnóstico de AR, no hay necesidad de repetir la prueba.
- **Un FR de titulación baja puede vincularse con otros trastornos inflamatorios crónicos,** como endocarditis bacteriana, hepatitis C con crioglobulinemia y cirrosis biliar primaria. Una titulación alta de FR suele indicar AR.
- La sensibilidad y especificidad del FR para el diagnóstico de AR son de 66% y 82%, respectivamente.
- La sensibilidad de los anticuerpos anti-CCP para el diagnóstico de AR es de 70%, pero la especificidad es de 95%, superior a la del FR.
- **Hasta 35% de los pacientes con FR negativo en el momento de presentarse al médico tendrán un resultado positivo de anticuerpos anti-CCP.**
- Un pequeño número de pacientes con AR (10%-15%) se mantendrán seronegativos (FR y anticuerpos anti-CCP negativos) durante la evolución de la enfermedad.
- Del 20% a 30% de los pacientes con AR tienen **anticuerpos antinucleares (AAN)** positivos, pero con una titulación baja. La **velocidad de sedimentación globular (VSG) y la proteína C reactiva (PCR)** son índices de inflamación y pueden ser útiles para vigilar la actividad de la enfermedad, aunque no son específicos de la AR.
- El líquido sinovial en los pacientes con AR es de tipo inflamatorio. La artrocentesis es útil para descartar infecciones y artritis cristalina cuando se sospechan, en particular si una articulación está inflamada desproporcionadamente respecto a las otras.

Imagenología

- Las **radiografías** de las articulaciones afectadas tal vez no aporten información en etapas tempranas de la enfermedad, pero pueden usarse para vigilar su progreso y la respuesta al tratamiento. Los hallazgos tempranos incluyen **osteopenia** periarticular. Los hallazgos tardíos incluyen **erosiones** y estrechamiento simétrico del espacio articular.

- Se ha demostrado que la **RM** y la **ecografía** son métodos **más sensibles** para detectar **erosiones articulares tempranas**, sinovitis y tenosinovitis (véase capítulo 6).
- Es digno de mención que las radiografías simples de los pies, con mayor probabilidad que las de las manos, mostrarán erosiones en la AR temprana.

TRATAMIENTO

- Las metas del tratamiento de la AR son aliviar el dolor, controlar la inflamación, conservar y mejorar las actividades de la vida diaria y evitar la destrucción articular progresiva.
- **La detección temprana de la enfermedad y su tratamiento farmacológico son las piedras angulares terapéuticas de la AR**, y, por tanto, es imperativa la remisión temprana al reumatólogo.
- El tratamiento médico incluye el uso de AINE, ARME y corticosteroides.
- Igual de importante es el tratamiento no farmacológico de la AR, incluyendo la educación del paciente, la fisioterapia, la terapia ocupacional y los recursos de ortótica y cirugía.

Medicamentos

Fármacos antiinflamatorios no esteroideos (AINE)

- El uso de **AINE** a dosis altas puede ayudar a aliviar los síntomas de dolor e inflamación en la mayoría de los pacientes con AR.
- Deben vigilarse estrechamente a los pacientes en cuanto a los efectos secundarios del fármaco, en especial la aparición de úlceras gastrointestinales y disfunción renal.
- Algunos pacientes pueden beneficiarse del uso de inhibidores selectivos de la ciclooxigenasa (COX)-2, que se ha demostrado presentan menor toxicidad GI, o la adición de profilaxis GI en forma de misoprostol o inhibidores de la bomba de protones.
- **Los AINE no impiden el progreso del daño articular y óseo**; por tanto, en las estrategias terapéuticas actuales se recomienda usar AINE en combinación con ARME al inicio del tratamiento.
- Consulte el capítulo 9 para obtener detalles sobre dosificación, efectos secundarios y vigilancia de agentes específicos.

Glucocorticoides

- Los glucocorticoides a dosis baja (p. ej., prednisona, 5-10 mg/día) son eficaces para disminuir con rapidez los síntomas de AR y útiles para ayudar a los pacientes a recuperar su estado funcional previo.
- Desafortunadamente, los ciclos breves de glucocorticoides orales producen solo un beneficio provisional, y a menudo se requiere el tratamiento permanente para mantener el control de los síntomas.
- Los glucocorticoides son apropiados para los pacientes con limitaciones significativas en sus actividades de la vida diaria, en particular en etapas tempranas de la enfermedad, hasta que se obtienen los beneficios de los ARME de acción lenta.
- **Se debe disminuir de forma gradual la dosis hasta la más baja posible y eliminar el tratamiento con esteroides cuando sea factible.**
- Los efectos secundarios de los glucocorticoides son bien conocidos e incluyen aumento de peso, rasgos cushingoides, osteoporosis (para detalles sobre el tratamiento y la prevención de la osteoporosis relacionada con glucocorticoides, véase el capítulo 48), necrosis avascular, infección, diabetes mellitus, hipertensión y aumento de las cifras de colesterol sérico. Mantener la dosis diaria de prednisona en ≤ 5 mg a menudo puede disminuir su toxicidad.
- Las dosis de glucocorticoides deben reducirse lentamente de forma gradual durante varios meses para evitar insuficiencia suprarrenal.

Fármacos antirreumáticos modificadores de la enfermedad (ARME)

- **Los ARME pueden hacer más lento el progreso de la AR o detenerlo.** Deben suministrarse tempranamente (desde las primeras semanas hasta los 3 meses a partir del diagnóstico).

- El tratamiento con ARME debe apuntar a la remisión o a disminuir la actividad de la enfermedad.
- **Muchos de los ARME presentan toxicidad potencial significativa y quizá tarden varios meses en alcanzar un beneficio clínico óptimo;** por tanto, se requiere vigilancia cuidadosa de los efectos secundarios y el alivio de los síntomas.
- Para las crisis graves de afección quizá sean necesarios los corticosteroides orales mientras se espera el beneficio óptimo de los ARME.
- La selección de un ARME inicial se basa en la gravedad de la enfermedad y la presencia de afección erosiva y anticuerpos anti-CCP; estos últimos suelen vincularse con una evolución más agresiva de la enfermedad. A continuación se expone una lista de los ARME de uso frecuente con la toxicidad que presentan y las recomendaciones de vigilancia.
- Consulte el capítulo 9 para obtener más detalles sobre dosificación, toxicidad y vigilancia de agentes específicos.

ARME sintéticos convencionales

- **El metotrexato (MTX) oral se considera el ARME ideal para la mayoría de los pacientes**, y es imperativo para aquellos con avance rápido de la enfermedad o limitaciones funcionales.
  - o A partir de una dosis inicial de 7.5 a 10 mg una vez por semana, se puede aumentar hasta 20 mg semanales con rapidez.
  - o Si el MTX es al menos parcialmente eficaz, se continúa como tratamiento basal mientras se agregan otros agentes.
  - o Los efectos secundarios comunes incluyen estomatitis, náuseas, diarrea y pérdida de cabello.
  - o Los complementos de ácido fólico de 1 a 2 mg diarios pueden disminuir tales efectos secundarios sin aminorar significativamente su eficacia.
  - o Es rara la supresión de la médula ósea, pero puede presentarse a dosis bajas en los pacientes de edad avanzada.
  - o El riesgo de toxicidad hepática aumenta por el consumo de alcohol, la hepatopatía previa y, tal vez, por diabetes y obesidad.
  - o Las contraindicaciones importantes del tratamiento con MTX incluyen hepatopatía, pruebas de función hepática anormales y consumo regular de alcohol.
  - o Las pruebas de función hepática (aspartato aminotransferasa [AST] sérico, alanina aminotransferasa [ALT] y albúmina) y los recuentos sanguíneos se verifican cada mes hasta que la dosis se estabiliza, y cada 2 a 3 meses después.
  - o Realice una biopsia hepática en los pacientes con elevación persistente de transaminasas hepáticas o descenso de la albúmina sérica, para descartar hepatotoxicidad inducida por el MTX.
  - o Debe evitarse el MTX en pacientes con creatinina sérica mayor de 2.0 mg/dL; ya que tienen un mayor riesgo de toxicidad por la alteración de la depuración renal del fármaco. Las mujeres en edad de procrear deben usar medidas anticonceptivas apropiadas debido a los efectos teratógenos del fármaco.
  - o El MTX está contraindicado en mujeres embarazadas, que contemplan embarazarse o que no usan métodos anticonceptivos adecuados.
- La **hidroxicloroquina** es eficaz en la AR leve a moderada, no erosiva, a dosis de 200 a 400 mg/día, pero no se debe usar en pacientes con insuficiencia hepática o renal de moderada a grave.
  - o La toxicidad macular es en extremo rara si la dosis no rebasa los 5 mg/kg/día, y rara vez se presenta antes de los 5 años de tratamiento.
  - o No obstante, un oftalmólogo debe hacer una exploración basal y revisar al paciente cada 6 a 12 meses.
  - o Ocasionalmente se producen náuseas y decoloración cutánea.
- Debe iniciarse la administración de **sulfasalazina** a razón de 500 mg cada 12 h y aumentar gradualmente hasta 2-3 g diarios, en fracciones.
  - o Un preparado con cubierta gastrorresistente mejora la tolerabilidad GI.
  - o Debe hacerse un control de neutropenia y hepatotoxicidad cada 1 a 3 meses.
  - o Puede presentarse intolerancia GI por náuseas o dolor abdominal.

○ Debe evitarse la sulfasalazina en los pacientes con alergias a las sulfas o deficiencia de glucosa-6-fosfato deshidrogenasa.

- La **leflunomida** es un inhibidor de la síntesis de pirimidinas, con eficacia comparable al MTX en el tratamiento de la AR.
  ○ Algunos efectos secundarios comunes son diarrea, náuseas y pérdida de cabello. Deben vigilarse las funciones hepáticas cada 1 a 3 meses.
  ○ La dosis de inicio eficaz es de 20 mg/día, que puede reducirse a 10 mg/día si no se tolera el medicamento o si se elevan las cifras de transaminasas.
- La **terapia triple**, que consiste en MTX, sulfasalazina e hidroxicloroquina, es una posible opción si hay una respuesta inadecuada hacia al menos un ARME.[8] La "terapia triple" no es inferior a los antagonistas TNF-α más MTX, con las ventajas de ser oral y más barata.[9,10]
- Otros ARME de uso menos frecuente para tratar la AR incluyen sales de oro, azatioprina, penicilamina y ciclofosfamida (para la vasculitis reumatoide).

Productos biológicos y ARME sintéticos dirigidos

- Debe iniciarse el tratamiento con productos biológicos o terapia sintética dirigida cuando no se logra un control adecuado de la enfermedad con los ARME sintéticos convencionales.
- Incluyen **antagonistas del TNF-α**, otros **agentes biológicos no mediados por este**, e **inhibidores de la quinasa Janus (JAK)**.
- Los cinco antagonistas TNF-α actualmente disponibles son etanercept, infliximab, adalimumab, golimumab y certolizumab. Los productos biológicos no antagonistas del TNF incluyen anakinra, rituximab, abatacept, tocilizumab y sarilumab. Los inhibidores de JAK son tofacitinib y baricitinib.
- **Muchos pacientes que no responden a un antagonista de TNF-α pueden hacerlo a un agente diferente de la misma clase.**
- Los esquemas combinados de ARME convencionales sintéticos más agentes biológicos o agentes sintéticos dirigidos son cada vez más populares. Si se tolera, el MTX debe ser parte de toda combinación.
- **Los antagonistas del TNF-α constituyen los tratamientos biológicos iniciales usados en pacientes con AR en quienes han fracasado los ARME orales. A menudo se administran junto con MTX**, ya que así se controla mejor la enfermedad.[9-13]
  ○ El **etanercept** es una proteína derivada del ADN recombinante, compuesta por el receptor de TNF ligado a la porción Fc de la IgG1 humana. El etanercept se une al TNF y bloquea su interacción con los receptores de la superficie celular.[9,10,14]
  ○ El **infliximab** es un anticuerpo quimérico monoclonal humano/murino contra TNF.[12,13]
  ○ **Adalimumab** y **golimumab** son anticuerpos monoclonales contra TNF totalmente humanos.[15-17]
  ○ El **certolizumab** pegol consta del dominio de unión del antígeno Fab de un anticuerpo anti-TNF humanizado, que es pegilado para permitir su eliminación tardía y una semivida ampliada.[18]
- **Los agentes biológicos no inhibidores de TNF-α** están indicados para pacientes con una respuesta inadecuada a los antagonistas TNF-α.
  ○ El **anakinra** es un antagonista del receptor IL-1.[19]
  ○ El **rituximab** es un anticuerpo monoclonal dirigido contra el antígeno CD20 en los linfocitos B.[20,21]
  ○ El **abatacept** es un regulador de coestimulación selectiva, que inhibe la activación de linfocitos T por bloqueo de la interacción entre las células presentadoras de antígeno y las células T.[22,23]
  ○ El **tocilizumab** y **sarilumab** son anticuerpos monoclonales humanizados contra el receptor IL-6 receptor.[24-27]
- **Los inhibidores de JAK, tofacitinib y baricitinib**, son ARME orales indicados para pacientes con una respuesta inadecuada a los ARME biológicos.[28-31]
- Consulte el capítulo 9 para obtener más detalles sobre dosificación, toxicidad y vigilancia de agentes específicos. Ahí se exponen algunos efectos secundarios importantes de los antagonistas de TNF-α.

- Rara vez ocurren **infecciones graves** con los antagonistas de TNF-α.
  - o Los antagonistas de TNF-α están **contraindicados en los pacientes con infecciones crónicas indoloras**, como osteomielitis o tuberculosis (TB), y en cualquiera con una infección activa.
  - o Debe hacerse una **detección de TB latente** con una prueba de liberación de interferón γ antes de iniciar el tratamiento con un antagonista de TNF, y aquellos pacientes con resultado positivo deben recibir isoniacida antes de iniciar el tratamiento. También se recomiendan ahora las pruebas anuales de la TB latente durante el tratamiento con un antagonista de TNF-α.
  - o El tratamiento con un antagonista de TNF-α debe suspenderse temporalmente en los pacientes que se someten a una intervención quirúrgica.
- **Deben usarse los antagonistas de TNF-α con precaución extrema en los pacientes con insuficiencia cardiaca congestiva o enfermedad coronaria significativa.**
- Los efectos secundarios raros incluyen trastornos desmielinizantes y síndromes similares al lupus con anticuerpos positivos, como AAN, con o sin otras manifestaciones de LES.
- No hay consenso en la actualidad acerca del riesgo de linfoma y cáncer con el uso de estos fármacos; pero si su uso está justificado en los pacientes con tales trastornos, es necesario vigilarlos estrechamente.

Otros tratamientos no farmacológicos

- Los **servicios médicos auxiliares** pueden aumentar las estrategias terapéuticas para los pacientes con AR en cualquier etapa de la enfermedad.
- La **terapia ocupacional** suele centrarse en la mano y la muñeca, y puede ayudar a los pacientes con férulas, simplificación laboral, actividades de la vida diaria y dispositivos de asistencia.
- La **fisioterapia** ayuda en los ejercicios de estiramiento y reforzamiento de las articulaciones grandes, como las de hombro y rodilla, la valoración de la marcha y el ajuste con muletas y bastones. Es apropiado un ejercicio moderado para todos los pacientes, y puede ayudar a disminuir la rigidez y mantener el rango de movimiento articular.

Tratamiento quirúrgico

- La **cirugía ortopédica** para corregir deformidades de la mano y sustituir articulaciones grandes, como cadera, rodilla y hombro, puede beneficiar a los pacientes con enfermedad avanzada.
- La principal indicación de intervención quirúrgica reconstructiva de la mano es la alteración funcional refractaria que limita las actividades de la vida diaria.
- También debe considerarse la artroplastia total para sustituir la rodilla o la cadera cuando el dolor no logra controlarse adecuadamente con medicamentos, o cuando la inestabilidad de la articulación causa un riesgo significativo de caídas.

COMPLICACIONES

- Los pacientes con AR son susceptibles a **infecciones** por los medicamentos inmunosupresores usados para su tratamiento.
- Los afectados por AR tienen mayor riesgo de sufrir **trastornos linfoproliferativos**, en particular **linfomas**.
- La **inestabilidad cervical** en la articulación atlantoaxial es una complicación de la AR grave de larga duración. Es particularmente importante la valoración de la inestabilidad cervical en el contexto perioperatorio, cuando la extensión del cuello para la intubación puede provocar una afección de la médula espinal, con alteración neurológica resultante. Deben realizarse radiografías de la columna cervical, incluidas las proyecciones laterales en flexión y extensión.
- La **vasculitis** reumatoide suele vincularse con AR de larga duración, grave y erosiva. Las mononeuritis múltiples y las úlceras cutáneas son manifestaciones frecuentes de la vasculitis reumatoide.
- Hay datos recientes acerca de que el estado inflamatorio en la AR es un factor de riesgo independiente de la **enfermedad cardiovascular**.

SEGUIMIENTO

- La evolución de la AR difiere entre los diversos pacientes. Mientras que algunos experimentan la forma leve de la enfermedad con remisión espontánea, otros quizá sufran una evolución crónica, con crisis de afección intermitente y destrucción articular progresiva.
- Deben vigilarse frecuentemente el avance de la enfermedad o su remisión, la respuesta al tratamiento y la toxicidad farmacológica.
- Los tratamientos farmacológicos deben ajustarse para alcanzar las dosis eficaces **mínimas, limitando el uso crónico de esteroides**.
- **Las tasas de mortalidad están aumentadas en los pacientes con AR por enfermedad cardiovascular. Otras enfermedades comórbidas incluyen infecciones, afección pulmonar y renal, hemorragia gastrointestinal y toxicidad farmacológica.**

PRONÓSTICO

- La presencia de erosiones basales y titulaciones altas de FR y anticuerpos anti-CCP predicen la progresión radiográfica en la AR.
- Otros factores de mal pronóstico son el sexo femenino, el tabaquismo, la enfermedad extraarticular, las limitaciones funcionales, un gran número de articulaciones hipersensibles y edematosas, la elevación de la velocidad de sedimentación globular o PCR y la positividad para HLA-DRB1*0401/*0404.

REFERENCIAS

1. Gabriel SE, Michaud K. Epidemiological studies in incidence, prevalence, mortality, and comorbidity of the rheumatic diseases. *Arthritis Res Ther.* 2009;11(3):229.
2. van Vollenhoven RF. Sex differences in rheumatoid arthritis: more than meets the eye. *BMC Med.* 2009;7(1):12.
3. Kvien TK, Uhlig T, Ødegård S, et al. Epidemiological aspects of rheumatoid arthritis: the sex ratio. *Ann N Y Acad Sci.* 2006;1069(1):212-222.
4. Viatte S, Plant D, Han B, et al. Association of HLA-DRB1 haplotypes with rheumatoid arthritis severity, mortality, and treatment response. *JAMA.* 2015;313(16):1645-1656.
5. McInnes IB, Schett G. The pathogenesis of rheumatoid arthritis. *N Engl J Med.* 2011;365(23): 2205-2219.
6. Aletaha D, Neogi T, Silman A, et al. 2010 rheumatoid arthritis classification criteria: An American College of Rheumatology/European League against Rheumatism collaborative initiative. *Arthritis Rheum.* 2010;62:2569-2581.
7. Nishimura K, Sugiyama D, Kogata Y, et al. Meta-analysis: diagnostic accuracy of anti-cyclic citrullinated peptide antibody and rheumatoid factor for rheumatoid arthritis. *Ann Intern Med.* 2007;146:797-808.
8. O'dell JR, Haire CE, Erikson N, et al. Treatment of rheumatoid arthritis with methotrexate alone, sulfasalazine and hydroxychloroquine, or a combination of all three medications. *N Engl J Med.* 1996;334(20):1287-1291.
9. Moreland LW, O'dell JR, Paulus HE, et al. A randomized comparative effectiveness study of oral triple therapy versus etanercept plus methotrexate in early aggressive rheumatoid arthritis: the treatment of Early Aggressive Rheumatoid Arthritis Trial. *Arthritis Rheum.* 2012;64(9):2824-2835.
10. O'dell JR, Mikuls TR, Taylor TH, et al. Therapies for active rheumatoid arthritis after methotrexate failure. *N Engl J Med.* 2013;369(4):307-318.
11. Goekoop-Ruiterman YP, de Vries-Bouwstra JK, Allaart CF, et al. Comparison of treatment strategies in early rheumatoid arthritis: a randomized trial. *Ann Intern Med.* 2007;146:406-415.
12. van Vollenhoven RF, Ernestam S, Geborek P, et al. Addition of infliximab compared with addition of sulfasalazine and hydroxychloroquine to methotrexate in patients with early rheumatoid arthritis (Swefot trial): 1-year results of a randomised trial. *Lancet.* 2009;374(9688):459-466.
13. van Vollenhoven RF, Geborek P, Forslind K, et al.; Swefot Study Group. Conventional combination treatment versus biological treatment in methotrexate-refractory early rheumatoid arthritis: 2 year follow-up of the randomised, non-blinded, parallel-group Swefot trial. *Lancet.* 2012;379(9827):1712-1720.

14. Emery P, Hammoudeh M, FitzGerald O, et al. Sustained remission with etanercept tapering in early rheumatoid arthritis. *N Engl J Med.* 2014;371(19):1781-1789.

15. Weinblatt ME, Keystone EC, Furst DE, et al. Adalimumab, a fully human anti–tumor necrosis factor α monoclonal antibody, for the treatment of rheumatoid arthritis in patients taking concomitant methotrexate: the ARMADA trial. *Arthritis Rheum.* 2003;48(1):35-45.

16. Breedveld FC, Weisman MH, Kavanaugh AF, et al. The PREMIER study: A multicenter, randomized, double-blind clinical trial of combination therapy with adalimumab plus methotrexate versus methotrexate alone or adalimumab alone in patients with early, aggressive rheumatoid arthritis who had not had previous methotrexate treatment. *Arthritis Rheum.* 2006;54(1):26-37.

17. Smolen JS, Kay J, Doyle MK, et al. Golimumab in patients with active rheumatoid arthritis after treatment with tumour necrosis factor alpha inhibitors (GO-AFTER study): a multicentre, randomised, double-blind, placebo-controlled, phase III trial. *Lancet.* 2009;374(9685):210-221.

18. Smolen JS, Landewé RB, Mease PJ, et al. Efficacy and safety of certolizumab pegol plus methotrexate in active rheumatoid arthritis: the RAPID 2 study. A randomised controlled trial. *Ann Rheum Dis.* 2009;68(6):797-804.

19. Cohen S, Hurd E, Cush J, et al. Treatment of rheumatoid arthritis with anakinra, a recombinant human interleukin-1 receptor antagonist, in combination with methotrexate: results of a twenty-four-week, multicenter, randomized, double-blind, placebo-controlled trial. *Arthritis Rheum.* 2002;46(3):614-624.

20. Cohen SB, Emery P, Greenwald MW, et al. Rituximab for rheumatoid arthritis refractory to anti–tumor necrosis factor therapy: results of a multicenter, randomized, double-blind, placebo-controlled, phase III trial evaluating primary efficacy and safety at twenty-four weeks. *Arthritis Rheum.* 2006;54(9):2793-2806.

21. Porter D, Van Melckebeke J, Dale J, et al. Tumour necrosis factor inhibition versus rituximab for patients with rheumatoid arthritis who require biological treatment (ORBIT): an open-label, randomised controlled, non-inferiority, trial. *Lancet.* 2016;388(10041):239-247.

22. Schiff M, Keiserman M, Codding C, et al. Efficacy and safety of abatacept or infliximab versus placebo in ATTEST: a phase III, multi-center, randomized, double-blind, placebo-controlled study in patients with rheumatoid arthritis and an inadequate response to methotrexate. *Ann Rheum Dis.* 2008;67(8):1096-1103.

23. Schiff M, Weinblatt ME, Valente R, et al. Head-to-head comparison of subcutaneous abatacept versus adalimumab for rheumatoid arthritis: two-year efficacy and safety findings from AMPLE trial. *Ann Rheum Dis.* 2014;73(1):86-94.

24. Maini RN, Taylor PC, Szechinski J, et al. Double-blind randomized controlled clinical trial of the interleukin-6 receptor antagonist, tocilizumab, in European patients with rheumatoid arthritis who had an incomplete response to methotrexate. *Arthritis Rheum.* 2006;54(9):2817-2829.

25. Emery P, Keystone E, Tony HP, et al. IL-6 receptor inhibition with tocilizumab improves treatment outcomes in patients with rheumatoid arthritis refractory to anti-tumour necrosis factor biologicals: results from a 24-week multicentre randomised placebo-controlled trial. *Ann Rheum Dis.* 2008;67(11):1516-1523.

26. Genovese MC, Fleischmann R, Kivitz AJ, et al. Sarilumab plus methotrexate in patients with active rheumatoid arthritis and inadequate response to methotrexate: results of a phase III study. *Arthritis Rheumatol.* 2015;67(6):1424-1437.

27. Burmester GR, Lin Y, Patel R, et al. Efficacy and safety of sarilumab monotherapy versus adalimumab monotherapy for the treatment of patients with active rheumatoid arthritis (MONARCH): a randomised, double-blind, parallel-group phase III trial. *Ann Rheum Dis.* 2017;76(5):840-847.

28. van Vollenhoven RF, Fleischmann R, Cohen S, et al. Tofacitinib or adalimumab versus placebo in rheumatoid arthritis. *N Engl J Med.* 2012;367(6):508-519.

29. Lee EB, Fleischmann R, Hall S, et al. Tofacitinib versus methotrexate in rheumatoid arthritis. *N Engl J Med.* 2014;370(25):2377-2386.

30. Genovese MC, Kremer J, Zamani O, et al. Baricitinib in patients with refractory rheumatoid arthritis. *N Engl J Med.* 2016;374(13):1243-1252.

31. Taylor PC, Keystone EC, van der Heijde D, et al. Baricitinib versus placebo or adalimumab in rheumatoid arthritis. *N Engl J Med.* 2017;376(7):652-662.

Osteoartrosis

Michiko Inaba y Prabha Ranganathan

11

PRINCIPIOS GENERALES

Definición

Los principales síntomas de la osteoartrosis (OA) son dolor crónico, restricción locomotora, rigidez articular relacionada con la inactividad (< 30 minutos) y, en las radiografías, estrechamiento del espacio articular.

La OA ha evolucionado de ser considerada parte natural del envejecimiento y no inflamatoria hasta considerarse ahora como el resultado de una compleja interacción de fenómenos mecánicos, bioquímicos, genéticos e inmunológicos, con inflamación variable de la membrana sinovial, que provocan la degradación del cartílago articular.

Clasificación

- **Primaria o idiopática.** La forma localizada afecta uno o dos grupos articulares: el interfalángico distal (IFD), el interfalángico proximal (IFP) o el carpometacarpiano (CMC) de las manos; la columna cervical o lumbar; las rodillas, la cadera y las primeras articulaciones metatarsofalángicas (MTF) de los pies (figura 11-1). La forma generalizada involucra a tres o más grupos articulares y con frecuencia se relaciona con nódulos de Heberden (crecimientos óseos de las articulaciones IFD) o nódulos de Bouchard (crecimientos óseos de las articulaciones IFP).
- **Secundaria.** Debe considerarse si un paciente presenta una etiología identificable para OA secundaria, como traumatismo repetido o cirugía, obesidad, anomalías congénitas, gota, artritis reumatoide o diabetes.
- **OA erosiva.** También conocida como OA inflamatoria, afecta las articulaciones IFP, IFD y primera CMC de la mano, con factor reumatoide (FR) y anticuerpos antiproteína citrulinada cíclica negativos.

Epidemiología

- La OA es la enfermedad articular más frecuente y afecta a más de 240 millones de personas globalmente y 20 millones de personas tan solo en Estados Unidos.
- La prevalencia de la OA aumenta con la edad, y es de 10% en hombres y 18% en mujeres > 60 años.
- El número de reemplazos de articulaciones realizados por OA se eleva en 10% cada año, y se estima que para 2030 se realizarán 572 000 reemplazos totales de cadera y 3 480 000 reemplazos totales de rodilla por OA.
- Se estima que el costo social de OA podría ser entre 0.25% y 0.50% del producto nacional bruto (PIB) de un país.[1]

Etiología

La etiología de OA es multifactorial, e incluye factores tales como lesión articular, la edad, la obesidad, la herencia y el abuso.

Fisiopatología

- Los condrocitos se encargan de equilibrar los procesos anabólicos y catabólicos en la articulación.
- Los factores de estrés biomecánico causan que los condrocitos liberen las metaloproteinasas y la síntesis de las proteínas de la matriz, incluyendo el colágeno de tipo fibrilar II.

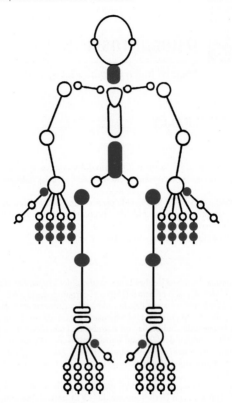

FIGURA 11-1. Distribución de la osteoartrosis.

- Las metaloproteinasas de la matriz conducen a la degradación del cartílago. La síntesis de proteínas de la matriz conduce al nuevo crecimiento óseo con el resultado de la formación de osteofitos.
- Las citocinas inflamatorias, principalmente la interleucina (IL)-1β, el factor de necrosis tumoral (TNF)-α y IL-6, así como varias otras citocinas producidas por condrocitos articulares, establecen rutas catabólicas y perpetúan el progreso de la enfermedad.[2]
- Durante años, este proceso de degradación de cartílago y formación de osteofitos da como resultado pérdida de espacio articular (hueso con hueso) y a veces incluso inestabilidad de la articulación con el uso.

Factores de riesgo

- Son factores de riesgo de OA primaria:
  - **Edad.** La prevalencia de OA aumenta mucho con el paso del tiempo.
  - **Género.** Las mujeres sufren OA más a menudo que los hombres.
  - **Obesidad.** El estrés aumentado en las articulaciones que soportan peso, como rodillas y caderas, conduce a OA. La obesidad puede afectar las articulaciones que no soportan peso, como la primera CMC, debido a inflamación mediada por adipocinas.[3]
  - **Masa ósea elevada.** Las mujeres con osteoporosis tienen menos probabilidad de presentar OA.
  - **Factores mecánicos.** Un uso repetitivo de las articulaciones, mala alineación de las articulaciones, desigualdad en la longitud de las extremidades inferiores y la lasitud articular son factores de riesgo para OA.

o **Genéticos.** Aunque por lo general se considera una enfermedad de personas mayores de 50 años, los modelos animales sugieren que las mutaciones de los genes que codifican las proteínas de la matriz extracelular pueden llevar a una OA prematura.

- Factores de riesgo de OA secundaria:
  o **Articulaciones lesionadas o dañadas.** Incluyen las lesiones mecánicas, así como la lesión articular por artritis inflamatorias, como la reumatoide (AR), la psoriásica (APs) e incluso la infecciosa.
  o **Enfermedades metabólicas/infiltrativas.** Acromegalia, enfermedad de Paget, síndrome de Cushing, artropatías cristalinas, ocronosis, hemocromatosis, enfermedad de Wilson y amiloidosis aumentan el riesgo de OA.
  o **Hemartrosis.** Se debe a traumatismo o estados patológicos como deficiencias de factores o inhibidores de coagulación o anticoagulación; la presencia de sangre de forma persistente o recurrente en el líquido sinovial provoca la destrucción del cartílago.
  o **Articulaciones neuropáticas.** El patrón de las articulaciones afectadas depende de la enfermedad subyacente. La neuropatía diabética tiende a afectar pies y tobillos; la tabes dorsal afecta las rodillas, caderas y tobillos, y la siringomielia tiende a afectar los hombros y codos.

DIAGNÓSTICO

- El diagnóstico de OA es un diagnóstico clínico basado en el interrogatorio y la exploración física.
- Si el cuadro clínico es confuso, se pueden usar análisis del líquido sinovial, marcadores inflamatorios y radiografías para ayudar al diagnóstico.

Presentación clínica

A menos que haya un antecedente familiar sólido, el paciente acude con dolor, por lo general, después de cumplir 40 años de edad.

Historia clínica
- Los pacientes se quejan de dolor o "dificultad de movimiento" de naturaleza mecánica de las articulaciones afectadas y que empeora con la actividad.
- Conforme la enfermedad progresa, la rigidez quizá se presente, pero suele durar menos de 30 min, en comparación con la de la AR, que dura más de 60. Es posible que haya rigidez después del periodo de inactividad, lo que se llama efecto "gelificante".

Exploración física
- La exploración de la articulación de la que se sospecha puede mostrar hipersensibilidad leve a la palpación, por lo general sin datos de inflamación. Tal vez se observe crepitación, aumento de volumen óseo, disminución del rango de movimiento, derrame articular y presencia de osteófitos en la periferia de la articulación.
- Las articulaciones más frecuentemente afectadas son las IFP, IFD y la primera CMC, las rodillas, la cadera y la columna vertebral. Debe considerarse la OA secundaria u otro proceso patológico cuando se afectan otras articulaciones.

Criterios diagnósticos

- OA puede ser diagnosticada con confianza solo con bases clínicas en presencia de:
  o Dolor articular relacionado con la actividad persistente en una o más articulaciones.
  o Edad mayor a 45 años.
  o Rigidez matutina que dura menos de 30 minutos.[4]
- A continuación se listan los criterios de OA del American College of Rheumatology (ACR), que abarcan manos, caderas y rodillas, pero es importante recordar que se crearon para cumplir la elegibilidad para estudios clínicos, y deberían usarse más como guía que como criterios absolutos:

o **Mano.** El dolor o la rigidez de la mano y al menos tres de los siguientes: aumento de volumen de tejido duro en más de una de las articulaciones seleccionadas (segunda y tercera IFP o IFD; la primera articulación CMC de cada mano), el aumento de volumen de tejido duro de más de una articulación IFD, la deformidad de al menos 2 o más de 10 articulaciones IFD y menos de tres articulaciones metacarpofalángicas (MCF) con edema.

o **Cadera.** El dolor de la cadera y al menos dos de los siguientes: velocidad de sedimentación globular (VSG) < 20/mm/h, osteofitos acetabulares o femorales en las radiografías y estrechamiento del espacio articular.

o **Rodillas.** Dolor de rodillas más tres de los siguientes: VSG < 20 mm/h, edad > 50 años, rigidez < 30 min, crepitación, sin aumento de temperatura palpable e hipertrofia ósea.

Diagnóstico diferencial

Deben considerarse los siguientes diagnósticos en la OA: AR; espondiloartropatías seronegativas, como síndrome antifosfolípido, artritis reactiva (ARe), espondilitis anquilosante (EA) y artritis enteropática; artropatías por cristales; artritis infecciosas, incluidas las de causa bacteriana y vírica; sinovitis paraneoplásica y neoplásica; hemartrosis, bursitis y tendinitis periarticulares, y dolor referido a una articulación diferente.

Pruebas diagnósticas

Pruebas de laboratorio
• No hay pruebas de laboratorio que confirmen el diagnóstico de OA.
• Los marcadores de inflamación (proteína C-reactiva [PCR], VSG) son normales o con una elevación mínima en la OA, pero pueden ser útiles para excluir otros diagnósticos.

Imagenología
• La radiografía simple permite sustentar el diagnóstico clínico de OA, incluyendo formación de osteofitos, estrechamiento del espacio articular, esclerosis subcondral y quistes. La clasificación de Kellgren y Lawrence (KL) es un método común para clasificar la gravedad de la OA con base en la presencia de estrechamiento del espacio articular y osteofitos. Consulte la tabla 11-1.[5]
• Las características típicas observadas en las radiografías incluyen: disminución del espacio articular, esclerosis subcondral, presencia de osteofitos en la periferia de las articulaciones y quistes subcondrales. Sin embargo, los cambios radiográficos no necesariamente se correlacionan con los síntomas de la enfermedad.

Procedimientos diagnósticos
• Si el paciente tiene un derrame y el cuadro clínico es confuso y existe sospecha de enfermedad por depósito de cristales o infección coexistentes, es factible realizar aspiración de la articulación.
• El líquido sinovial es no inflamatorio y contiene pocos leucocitos (< 2 000/mL).

TABLA 11-1	EL SISTEMA DE KELLGREN Y LAWRENCE
Grado 0	No hay rasgos radiográficos de OA
Grado 1	Estrechamiento del espacio articular (EEA) dudoso y posible reborde osteofítico
Grado 2	Osteofitos definidos y posible EEA en la radiografía anteroposterior con soporte de peso
Grado 3	Múltiples osteofitos, EEA definido, esclerosis, posible deformidad ósea
Grado 4	Grandes osteofitos, marcado EEA, esclerosis grave y deformidad ósea definida

EEA, estrechamiento del espacio articular; OA, osteoartrosis.

TRATAMIENTO

Tanto las recomendaciones de la Osteoarthritis Research Society International (OARSI) 2017 como del ACR 2012 usan una combinación de las modalidades no farmacológicas y el uso de fármacos de forma gradual.

Medicamentos

La terapia farmacológica se enfoca en el manejo de los síntomas, porque actualmente no hay fármacos modificadores de la enfermedad de osteoartrosis (FMEOA) aprobados disponibles.

Las principales intervenciones farmacológicas en la OA incluyen paracetamol, antiinflamatorios no esteroideos (AINE) orales y tópicos, capsaicina tópica, duloxetina y glucocorticoides intraarticulares.

- En un reciente metaanálisis, se encontró que el **paracetamol** tiene una baja eficacia, recomendado como un analgésico de corto plazo. Una revisión de seguridad de 2012 indicó un riesgo aumentado de eventos adversos asociados con el uso de paracetamol, incluyendo eventos adversos gastrointestinales (GI) e insuficiencia multiorgánica. Aunque la dosis de paracetamol aprobada por la Food and Drug Administration (FDA) es de hasta 4 g/día, por lo general se recomienda una dosis más conservadora (2-3 g/día).
- **AINE:** No se ha demostrado que un AINE sea más eficaz que otro.
  - Los AINE a menudo ofrecen mejores resultados que el paracetamol, pero su uso es limitado en pacientes con comorbilidades por el aumento de la toxicidad cardiovascular, renal y gastrointestinal.
  - Los inhibidores de la ciclooxigenasa-2 (COX-2) se asociaron con menor riesgo de complicaciones ulcerosas GI comparados con AINE no selectivos en una revisión comparativa de efectividad de 2011.
  - Algunos datos sugieren que la seguridad CV de naproxeno puede ser moderadamente superior a la de los AINE selectivos de COX-2.
- Los **AINE tópicos** se recomiendan por encima de los orales para la OA leve de las articulaciones superficiales (rodilla y manos).[6] El riesgo de toxicidad GI es significativamente menor con los AINE tópicos comparados con los AINE orales (tres veces más baja).[7]
- **Capsaicina tópica**
  - La capsaicina es una sustancia derivada de los pimientos o chiles picantes, que disminuye el dolor a través de la depleción de la sustancia P. La crema de capsaicina al 0.025% aplicada cada 6 horas durante un periodo de 6 semanas ha sido eficaz para disminuir el dolor de la rodilla por OA.
- La **duloxetina** es apropiada para pacientes con OA generalizada y comorbilidades concomitantes que pueden contraindicar el uso de AINE orales, y para pacientes con OA en la rodilla que no han respondido satisfactoriamente a otras intervenciones.
- **Inyecciones intraarticulares de glucocorticoides**
  - Dos estudios recientes demostraron una mejora clínica significativa del dolor a corto plazo (4 semanas) con esteroides intraarticulares, que fueron superiores al ácido hialurónico intraarticular.
  - La recomendación actual es repetir las inyecciones de esteroides con una frecuencia no mayor a cada 3 meses. Sin embargo, un ensayo clínico aleatorizado de 2017 mostró pérdida de volumen de cartílago en la rodilla después de las inyecciones intraarticulares con acetónido de triamcinolona cada 3 meses durante 2 años, lo que hizo sonar una nota de cautela con este enfoque.[8]

Otros tratamientos no farmacológicos

- La instrucción al paciente sobre el autocuidado, la pérdida de peso y técnicas de protección articular.
- Los ejercicios aerobios o de resistencia basada en la tierra, entrenamiento de fuerza y los ejercicios acuáticos para la OA de rodilla y cadera.
- Dispositivos de asistencia para ayudar con las actividades de la vida diaria (ADL) de los pacientes.
- Instrucción sobre el uso de modalidades térmicas.
- Férulas para pacientes con OA en la mano, plantillas con peso para la OA de pie y rodilla.

Tratamiento quirúrgico

- No se ha podido demostrar beneficio alguno de las irrigaciones por artroscopia en la OA de rodilla y cadera.
- La artroplastia de cadera y rodilla (sustitución total de esas articulaciones) mostraron una mejora en el funcionamiento y el dolor en casi 85% de las personas sometidas a esas intervenciones.
- Las articulaciones protésicas por lo general duran 15 años.

Tratamientos novedosos

- El tanezumab es un anticuerpo monoclonal humanizado contra el factor de crecimiento nervioso (NGF). Se observan cifras elevadas de NGF en el líquido sinovial de pacientes con artritis inflamatoria, y los modelos animales han sugerido que es beneficioso en la OA. Se observó una respuesta espectacular en estudios de fase II, pero los de fase III de OA de rodilla, cadera y hombro se suspendieron por la FDA porque alguno de los pacientes presentó necrosis ósea. Sin embargo, con base en revisiones favorables de datos no clínicos de la FDA, los ensayos de fase III se reanudaron en 2015, y este fármaco está actualmente otra vez bajo investigación.[9]
- La **diacereína** es un fármaco nuevo con actividad inhibitoria de la interleucina (IL)-1. En modelos animales, este fármaco desarrolla una potente inhibición de las metaloproteinasas necesarias para la destrucción del cartílago. Se han realizado varios estudios aleatorios controlados grandes con resultados controvertidos. La diacereína actualmente está disponible en muchos países, incluidas Francia y Armenia, pero no en Estados Unidos por sus significativos efectos secundarios y la falta de evidencia concreta.[10]

Otras intervenciones

Ni ACR ni OARSI recomiendan el uso de glucosamina o condroitina, pues no existe buena evidencia con respecto a sus beneficios en la OA.

REFERENCIAS

1. Puig-Junoy J, Ruiz Zamora A. Socio-economic costs of osteoarthritis: a systemic review of cost-of-illness studies. *Semin Arthritis Rheum.* 2015;44:531-541.
2. Sohn DH, Sokolove J, Sharpe O, et al. Plasma proteins present in osteoarthritic synovial fluid can stimulate cytokine production via Toll-like receptor 4. *Arthritis Res Ther.* 2012;14:R7.
3. Visser AW, Ioan-Facsinay A, de Mutsert R, et al. Adiposity and hand osteoarthritis: the Netherlands Epidemiology of Obesity study. *Arthritis Res Ther.* 2014;16:R19.
4. National Clinical Guideline Centre. *Osteoarthritis: The Care and Management of Osteoarthritis in Adults.* London, UK: National Institute for Health and Clinical Excellence; 2008.
5. Kellgren JH, Lawrence JS. Radiological assessment of osteoarthrosis. *Ann Rheum Dis.* 1957;16:494-501.
6. Tugwell PS, Wells GA, Shainhouse JZ. Equivalence study of a topical diclofenac solution (pennsaid) compared with oral diclofenac in symptomatic treatment of osteoarthritis of the knee: A randomized controlled trial. *J Rheumatol.* 2004;31(10):2002-2012.
7. Persson MSM, Stocks J, Walsh DA, et al. The relative efficacy of topical non-steroidal anti-inflammatory drugs and capsaicin in osteoarthritis: a network meta-analysis of randomised controlled trials. *Osteoarthritis Cartilage.* 2018;26:1575-1582.
8. McAlindon TE, LaValley MP, Harvey WF, et al. Effect of intra-articular triamcinolone vs saline on knee cartilage volume and pain in patients with knee osteoarthritis: A randomized clinical trial. *JAMA.* 2017;317:1967-1975.
9. Lane NE, Schnitzer TJ, Birbara CA, et al. Tanezumab for the treatment of pain from osteoarthritis of the knee. *N Engl J Med.* 2010;363:1521-1531.
10. Fidelix TA, Soares B, Maxwell LJ, et al. Diacerein for osteoarthritis. *Cochrane Database Syst Rev.* 2014;(2):CD005117.

Lupus eritematoso sistémico

Iris Lee, Heather A. Jones y
Alfred H.J. Kim

12

PRINCIPIOS GENERALES

- El lupus eritematoso sistémico (LES) es una **enfermedad inflamatoria crónica sistémica** caracterizada por el depósito de **autoanticuerpos** (particularmente antinucleares [AAN]), **complejos inmunitarios** y desregulación inmune.
- Los órganos afectados incluyen la piel, sistema musculoesquelético, sistema nervioso, membranas serosas, sistema hematológico, aparato reproductor, corazón, pulmones, riñones e intestino.
- Los síntomas pueden variar desde leves hasta los que ponen en riesgo la vida, y el patrón de los síntomas mostrado durante los primeros años de la enfermedad tiende a predominar a lo largo del curso de la enfermedad.
- LES afecta principalmente a **mujeres en edad de procrear**.
- Hay criterios para ayudar a establecer el diagnóstico de LES, pero aún es un reto debido a la ausencia de signos, síntomas o datos de laboratorio patognomónicos.

Definición

- El diagnóstico del LES requiere la afección de múltiples órganos en el contexto de la disfunción inmunitaria, específicamente la presencia de autoanticuerpos.
- Los criterios de clasificación para el LES han evolucionado con el tiempo; fueron revisados recientemente por el American College of Rheumatology (ACR) y la European League Against Rheumatism (EULAR) en 2019. Los criterios de diagnóstico ACR 1997 se listan en la tabla 12-1. Además, los criterios generados por las Systemic Lupus International Collaborating Clinics (SLICC) están disponibles también.[1] Si bien son útiles para el diagnóstico, no deben usarse estrictamente para el diagnóstico de LES, porque el propósito de estos criterios es clasificar a los pacientes con LES para estudios clínicos. También fracasan al no mencionar manifestaciones inespecíficas del LES, como el fenómeno de Raynaud, la linfadenopatía, la queratoconjuntivitis seca (síndrome de Sjögren secundario), el aumento de la velocidad de sedimentación globular (VSG) y la hipocomplementemia.

Clasificación

- Existen formas solo sistémicas de LES, sistémicas más cutáneas y formas limitadas a la piel; este último subtipo augura un mejor pronóstico.
  - o Las manifestaciones cutáneas de LES incluyen aquellos hallazgos considerados específicos de pacientes con LES y los que son inespecíficos y observados con mayor frecuencia en esta población de pacientes.
  - o Los hallazgos específicos del LES cutáneo se subcategorizan como sigue:
    - Lupus eritematoso cutáneo agudo (LECA).
    - Lupus eritematoso cutáneo subagudo (LECSA).
    - Lupus eritematoso cutáneo crónico (LECC) (incluyendo el lupus eritematoso discoide [LED]).
  - o **Lupus inducido por fármacos (LIF):** existen tanto el LIF como el LECSA inducido por fármacos (LECSA-IF).

TABLA 12-1	CRITERIOS DEL AMERICAN COLLEGE OF RHEUMATOLOGY PARA EL DIAGNÓSTICO DEL LUPUS ERITEMATOSO SISTÉMICO (LES) (1997)
Criterio	**Definición**
Exantema malar	Eritema fijo, plano o elevado sobre las eminencias malares, que tiende a respetar los pliegues nasolabiales
Exantema discoide	Parches eritematosos elevados con descamación queratósica adherente y tapones foliculares; quizá haya cicatrización atrófica en las lesiones más antiguas
Fotosensibilidad	Exantema como resultado de una reacción anormal ante la luz solar por declaración del paciente u observación del médico
Úlceras orales	Ulceración oral o nasofaríngea, por lo general indolora, observada por el médico
Artritis	Artritis no erosiva que afecta ≥ 2 articulaciones periféricas, caracterizada por hipersensibilidad, edema o derrame
Serositis	Pleuritis (antecedentes convincentes de dolor pleurítico o frote costal escuchado por un médico, datos de derrame pleural) o pericarditis (frote pericárdico o datos de derrame documentados por ECG)
Trastorno renal	Proteinuria persistente mayor de 0.5 g/día o > 3+ si no se hace la cuantificación o cilindros celulares; pueden ser eritrocíticos, de hemoglobina, granulosos, tubulares o mixtos
Trastorno neurológico	Convulsiones o psicosis, en ausencia de fármacos causales o trastornos metabólicos conocidos (uremia, cetoacidosis o desequilibrio electrolítico)
Trastorno hematológico	Anemia hemolítica, con reticulocitosis o leucopenia < 4 000/mm^3 en total en dos o más ocasiones, o linfopenia < 1 500/mm^3 en dos o más ocasiones, o trombocitopenia < 100 000/mm^3 en ausencia de fármacos causales
Trastornos inmunitarios	Anticuerpos antifosfolípidos positivos Anti-dsADN: anticuerpos contra el ADN natural en titulación anormal Anti-Smith: presencia de anticuerpos contra el antígeno nuclear Smith Una prueba serológica falsa positiva de sífilis, que se sabe tiene al menos seis meses de duración y se confirma por la prueba de inmovilización de *Treponema pallidum* o absorción de anticuerpos treponémicos fluorescentes
Anticuerpos antinucleares	Una titulación anormal de anticuerpos antinucleares por inmunofluorescencia o un análisis equivalente en cualquier momento en ausencia de preparados que se sabe tienen relación con el síndrome de "lupus inducido por fármacos"

Deben estar presentes cuatro o más de las manifestaciones, ya sea de forma seriada o simultánea, para establecer un diagnóstico de LES. Estos criterios se desarrollaron para clasificar a los pacientes con LES con fines de estudio. Virtualmente todos los reumatólogos debatirían que los AAN negativos deberían descartar un diagnóstico de LES.

dsADN, ADN de doble cadena.

Epidemiología

- Se han descrito de 20 a 150 casos de LES por 100 000 pacientes en Estados Unidos.
- La prevalencia y gravedad de la enfermedad dependen del **género y grupo étnico**.

o **Género.** En niños, el cociente de mujeres: varones es de 4:3 y aumenta en los adultos hasta 9:1.[3]
o **Grupo étnico.** Es más prevalente en individuos de ascendencia asiática, afroamericanos, afrocaribeños y latinos en comparación con caucásicos. Se considera que esta enfermedad es rara en África.[2]

Etiología

* Se desconoce la etiología del LES.
* Múltiples factores parecen participar en la susceptibilidad a la enfermedad, incluyendo los genéticos, hormonales, inmunitarios y ambientales.
  o Genéticos
    ▪ Hay una alta concordancia de LES entre gemelos monocigotos (razón de riesgo [HR] de 85.7). Además, los parientes de los pacientes con LES tuvieron una HR de 10.3 en una población danesa.[4]
    ▪ Se han asociado más de 40 ubicaciones genéticas con el LES identificadas por los estudios de asociación del genoma completo. Afectan la señalización del linfocito, la señalización del interferón (IFN), la depuración de complejos inmune y los productos de la apoptosis. Cada gen contribuye con un riesgo relativo de menos de 2 y puede asociarse con múltiples enfermedades autoinmunitarias, que incluyen:
      □ Deficiencias de los componentes C1q, C4A y C4B, y C2 del complemento.
      □ Tres mutaciones de reparación primaria de la exonucleasa 1 (TREX1) (enzima necesaria para degradar el ADN).
      □ HLA-R2 y HLA-DR3.
      □ Genes involucrados con altas concentraciones o mayor respuesta al IFN-α (como *STAT4*, *PTPN22* e *IRF5*).[5,6]
    ▪ También hay desregulación en los factores epigenéticos, incluyendo la metilación del ADN y cambios de expresión en diversos microARN (miARN).[5]
  o Hormonales
    ▪ El aumento significativo del riesgo observado en las mujeres sugiere una importante participación de las hormonas sexuales en el LES; estas hormonas son reguladores bien establecidos del sistema inmunitario, lo que sugiere la hipótesis de que participan en la fisiopatología del LES. Los anticonceptivos que contienen estrógenos aumentan el riesgo de presentar LES (riesgo relativo de 1.5).[7]
    ▪ La administración de estrógenos en la posmenopausia y la menarquia temprana (edad < 10 años) duplican el riesgo de aparición de LES.[8]
  o Inmunitarios
    ▪ Se han observado numerosas anomalías del sistema inmunitario en los pacientes con LES, pero no se ha definido su importancia.
    ▪ En la actualidad, se cree que muchas de estas anomalías se deben a la pérdida de tolerancia a los autoantígenos.
  o **Ambientales.** Varios factores ambientales tienen relación con el inicio de la enfermedad o el empeoramiento de su actividad.
    ▪ Los virus activan la vía de IFN tipo 1, que es un mecanismo inmunitario antiviral importante. Esta es la misma vía que se cree crítica para promover la actividad del LES. Las infecciones recurrentes por virus Epstein-Barr (EBV) y citomegalovirus (CMV) se han relacionado con un mayor riesgo de aparición de LES.
    ▪ Los pacientes con LES tienen niveles séricos más elevados de lipopolisacárido, un componente de la pared celular de las bacterias gramnegativas.
    ▪ El microbioma también parece estar implicado; las mujeres con LES tienen una razón más baja de *Firmicutes* a *Bacteroidetes* en los intestinos. Además, datos recientes sugieren que el *Enterococcus gallinarum*, desplazado a través del epitelio intestinal, puede tener una asociación con LES.[9]
    ▪ La exposición a la luz ultravioleta, por lo general, desencadena las manifestaciones cutáneas del LES, probablemente a través de una regulación hacia arriba de IFN-κ.[10]
    ▪ Varios fármacos tienen relación con el LIF (véase "Pruebas de laboratorio").

Fisiopatología

- Muchas de las manifestaciones clínicas del LES se cree que son debidas a la **presencia de autoanticuerpos y a la generación de complejos inmunitarios**.
- En la afección renal, los autoanticuerpos contra los antígenos nucleares se depositan o forman dentro del mesangio, el subendotelio o el subepitelio del glomérulo. Estos complejos inmunitarios activan el sistema del complemento y causan inflamación y reclutamiento de células inflamatorias hacia el riñón, ciclo que en un momento dado lleva a la necrosis fibrinoide, cicatrización y disminución de la función renal.

Factores de riesgo

El género femenino, ciertos grupos étnicos, la localización geográfica, la exposición a rayos ultravioleta y ciertos medicamentos (tabla 12-2) se han vinculado con una mayor prevalencia de LES o una acentuación de su gravedad.

Prevención

Dado que se desconoce la etiología de la enfermedad, no se cuenta con medidas preventivas primarias, por lo que se recomienda a los pacientes evitar la luz del sol y el consumo de cigarrillos.

TABLA 12-2	FÁRMACOS VINCULADOS CON UN RIESGO DEFINITIVO, PROBABLE O POSIBLE DE LUPUS INDUCIDO POR FÁRMACOS		
Definitivo	**Probable**	**Posible**	
Procainamida[a]	Anticonvulsivos	Sales de oro	
Hidralazina[a]	Fenitoína	Penicilina	
Minociclina	Etosuximida	Tetraciclina	
Diltiazem	Carbamacepina	Reserpina	
Penicilamina[a]	Fármacos antitiroideos	Valproato	
Isoniacida	Agentes antimicrobianos	Estatinas	
Quinidina	Sulfonamidas	Griseofulvina	
Tratamientos contra TNF-α	Rifampicina	Gemfibrozil	
Interferón-α	Nitrofurantoína	Valproato	
Metildopa	Bloqueadores β	Timolol oftálmico	
Clorpromacina	Litio	5-aminosalicilato	
Practolol	Captopril		
	Interferón-γ		
	Hidroclorotiacida		
	Gliburida		
	Sulfasalazina		
	Terbinafina		
	Amiodarona		
	Ticlopidina		
	Docetaxel		

[a] Relacionada con un alto riesgo de inducción de LIF.
TNF, factor de necrosis tumoral.

Trastornos vinculados

- Como enfermedad prototipo del tejido conjuntivo, el **LES se puede superponer con signos y síntomas de otras enfermedades del tejido conjuntivo.** Por ejemplo, el LES se puede superponer a la artritis reumatoide ("rupus"), el síndrome de Sjögren primario, la enfermedad de Raynaud, la esclerosis sistémica o la polimiositis-dermatomiositis.
- El linfoma no Hodgkin (en particular el de células B grandes difusas) se relaciona con el LES.
- Muchos otros trastornos se relacionan con el LES (véase la sección de Diagnóstico).

DIAGNÓSTICO

El diagnóstico del LES sigue siendo uno de los más desafiantes en medicina. Ningún signo, síntoma o cifra de laboratorio aislado es patognomónico del LES.

Historia clínica

- El LES se presenta de formas muy variadas, tanto en términos de inicio como de evolución.
- Muchos de los síntomas tempranos son inespecíficos (p. ej., fatiga, malestar general, artralgias o artritis y fiebre).
- Las manifestaciones graves (p. ej., nefritis) suelen producirse al inicio de la enfermedad o tempranamente durante su evolución.
- Muchas de las manifestaciones de los pacientes se pueden deber a LES, efectos secundarios de medicamentos o enfermedades intercurrentes no relacionadas.
- **Signos y síntomas generales**
  - Virtualmente todos los pacientes de LES se presentan con **fatiga**, que se puede deber a la actividad de la enfermedad, pero otras causas son anemia, infecciones, medicamentos o fibromialgia.
  - Son frecuentes también la **pérdida de peso, linfadenopatía** y **fiebre**. La disminución de peso suele preceder al diagnóstico. En todos los casos de fiebre debe descartarse una infección.
- **Signos y síntomas musculoesqueléticos**
  - Las **artralgias** y la **artritis** son los síntomas de presentación más comunes del LES.
    - Las artralgias pueden tener cualquier localización, pero con mayor frecuencia se observa afección simétrica de manos, muñecas y rodillas.
    - La artritis tiende a ser **simétrica, migratoria** y **no erosiva.**
    - Aunque las deformidades son raras, la mayor parte de ellas se relacionan con el LES que es reversible. Pueden presentarse deformidades **reversibles** en "cuello de cisne" y "ojal" (véase el capítulo 2). Se produce una **artropatía de Jaccoud** cuando hay una desviación cubital reversible y subluxación de la segunda a quinta articulaciones metacarpofalángicas (MCF).
  - Suelen observarse **mialgias** difusas, a veces en relación con la fibromialgia (véase el capítulo 53). La **miositis** es rara, pero la inflamación muscular, típica desde otros puntos de vista de la polimiositis primaria/dermatomiositis, puede relacionarse con el LES. En ocasiones se observa la miopatía inducida por esteroides o hidroxicloroquina (HCQ) (véase el capítulo 9).
  - La **osteoporosis** es frecuente y empeora por el uso de esteroides para tratar las crisis (véase el capítulo 52).
- **Signos y síntomas mucocutáneos**
  - Casi todos los pacientes presentan **fotosensibilidad.** La fotosensibilidad puede adoptar la forma de eritema o ampollas, pero más a menudo se presentan **fatiga o malestar extremo.** Por lo general, los síntomas aparecen **en minutos** ante la exposición a los rayos ultravioleta.
  - Existen tres subtipos de lupus eritematoso cutáneo: **LECA, LECSA** y **LECC.** Cada uno de ellos se asocia con el LES en diferentes grados.
  - **LECA es el que tiene la asociación más fuerte con el lupus.** Más de 90% de los pacientes con LECA cursa con LES. La manifestación más común es el eritema malar, presente en 50% de los pacientes con LES.[11]
    - El **eritema malar** (también conocido como exantema en alas de mariposa) es un eritema fijo, plano o elevado, sobre las eminencias malares, **con respeto de los pliegues nasolabiales.**
    - El diagnóstico diferencial del exantema malar incluye acné rosácea, dermatitis seborreica, erupción polimorfa ligera y dermatitis por contacto.

- o El 50% de los pacientes con LECSA presentan LES, mientras que el 10% de aquellos con LES presentan LECSA.[12]
  - Suelen ocurrir lesiones eritematosas, papuloescamosas o anulares sobre la piel no expuesta.
  - La fotosensibilidad es una característica notable de LECSA.
  - La mayoría de los pacientes con LECSA presentarán anticuerpos contra síndrome de Sjögren relacionado con antígeno A (SSA).
- o El **lupus discoide** es la forma más común de LECC. El eritema se inicia como pápulas o placas eritematosas que se infiltran y tienen escamas adherentes. Son notorios los taponamientos foliculares. Las lesiones se expanden dejando una **cicatrización central hipopigmentada atrófica** y alopecia permanente. Por lo general, se presentan a lo largo de la línea del cabello y en los conductos auditivos.
  - Solo el 10% de los pacientes presentarán LES; sin embargo, la presencia de lesiones LED diseminadas, incluyendo las que ocurren debajo del área de la cabeza y el cuello, se asocia con un aumento en la probabilidad de desarrollar LES.
  - En las lesiones de larga duración y no tratadas en LED existe un riesgo de transformación maligna a un **carcinoma cutáneo de células escamosas**.
- o Las **úlceras orales o nasofaríngeas**, por lo general, son indoloras y ocurren en el paladar duro.
- o Las erupciones cutáneas inespecíficas son también muy comunes en pacientes con LES e incluyen alopecia no cicatrizante, livedo reticular y vasculitis. Se produce además edema de tejidos y eritema entre las articulaciones de los dedos (en comparación con las pápulas de Gottron, que se observan en la dermatomiositis, véase el capítulo 13).
- **Signos y síntomas renales**
  - o La afección renal se presenta en **más de 50% de los pacientes con LES** y es una causa importante de morbilidad y mortalidad en estos pacientes.[13]
    - Los datos varían desde proteinuria asintomática hasta un síndrome nefrítico y nefrótico franco.
    - Se pueden encontrar anomalías patológicas en sujetos sin enfermedad renal conocida (nefritis silente del lupus).
  - o Los criterios de clasificación de la International Society of Nephrology/Organización Mundial de la Salud (ISN/OMS) publicados en el año 2003 se basaron en los datos **glomerulares** de la biopsia renal. La revisión más reciente, en 2018, eliminó varias subcategorías en favor de puntuaciones de actividad y cronicidad (se resumen en las tablas 12-3 y 12-4).[14,15] En general, las clases III y IV conllevan una nefritis más grave y se relacionan con un peor pronóstico.

TABLA 12-3	CLASIFICACIÓN REVISADA DE LA NEFRITIS LÚPICA POR LA INTERNATIONAL SOCIETY OF NEPHROLOGY/RENAL PATHOLOGY SOCIETY
Clase I	Nefritis lúpica mesangial mínima
Clase II	Nefritis lúpica mesangial proliferativa
Clase III	Nefritis lúpica focal
Clase IV	Nefritis lúpica difusa
Clase V	Nefritis lúpica membranosa[a]
Clase VI	Nefritis lúpica esclerótica avanzada

[a] La clase V puede presentarse en combinación con las clases III o IV, en cuyo caso ambas se diagnosticarán.
Adaptada de: Barjema IM, Wilhelmus S, Alpers CE, *et al.* Revision of the International Society of Nephrology/Renal Pathology Society classification for lupus nephritis: clarification of definitions and modified National Institutes of Health activity and chronicity indices. *Kidney Int.* 2018;93(4):789-796.

TABLA 12-4 · CORRELACIONES CLÍNICAS DE LAS CLASES DE NEFRITIS LÚPICA

Clase	Patrón	Sitio de depósito de los complejos inmunitarios	Claves clínicas[a]					
			Sedimento urinario	Proteinuria (24 h)	Creatinina sérica	Presión arterial	Anticuerpos contra dsADN	C3/C4
I	Normal	Ninguno	Normal	< 200 mg	Normal	Normal	Ausentes	Normal
II	Mesangial	Solo mesangial	Eritrocitos o normal	200-500 mg	Normal	Normal	Ausentes	Normal
III	Proliferativo focal y segmentario	Mesangial, subendotelial ± subepitelial	Eritrocitos, leucocitos	500-3 500 mg	De normal a elevación leve	De normal a elevada	Positivos	Disminuida
IV	Proliferativo difuso	Mesangial, subendotelial ± subepitelial	Eritrocitos, leucocitos, cilindros eritrocitarios	1 000-> 3 500 mg	De normal a dependencia de diálisis	Alta	De positivos a titulación alta	Disminuida
V	Membranoso	Mesangial, subepitelial	Normal	> 3 000 mg	De normal a elevación leve	Normal	De positivos a titulación baja	Normal

[a] Estas son solo guías y los parámetros pueden variar, lo que recalca la necesidad de obtener una biopsia para efectuar un diagnóstico preciso.

dsADN, ADN de doble cadena; GR, eritrocitos; GB, leucocitos.

Adaptada de Buyon JP. Systemic lupus erythematosus: A. Clinical and laboratory features. En: Klippel JH, Stone JH, Crofford LJ, et al., eds. *Primer on the Rheumatic Diseases.* 13th ed. New York, NY: Springer Science + Business Media; 2008:303-318.

- o Si bien la clasificación de la nefritis lúpica se basa en la implicación glomerular, otras partes de los riñones pueden verse afectadas.
  - La **nefritis tubulointersticial** a menudo se observa en la nefritis lúpica y se asocia con un cuadro clínico progresivo, incluyendo un empeoramiento en el aumento de creatinina e hipertensión.
  - La **enfermedad vascular** puede presentarse como el depósito de complejos inmunitarios en el endotelio del vaso, cilindros microvasculares de inmunoglobulinas, vasculitis, o una microangiopatía trombótica similar a la púrpura trombocitopénica trombótica (PTT) o un síndrome hemolítico urémico atípico (SHUa). La vasculopatía necrotizante es un signo de mal pronóstico.
- o Deben hacerse **biopsias de riñón** cuando el funcionamiento renal está empeorando, se observa un sedimento urinario anormal o el cuadro clínico no está bien definido. Otras causas de empeoramiento de la función renal en pacientes con LES incluyen la toxicidad de fármacos antiinflamatorios no esteroideos (AINE), la hipertensión no controlada y la PTT.
- o La enfermedad renal de etapa terminal debida a una prolongada nefritis lúpica requiere hemodiálisis, y algunos pacientes quizá sean susceptibles de trasplante renal. La recurrencia de la nefritis en el trasplante de aloinjerto se presenta en el 3.8% a 44% de los pacientes.[16]
- **Signos y síntomas gastrointestinales (GI)**
  - o Los síntomas más frecuentes son anorexia, náuseas o vómitos.
  - o En su mayoría provienen de **efectos secundarios de los medicamentos**, más que del LES mismo.
    - Los AINE, la azatioprina (AZA) y los corticosteroides se vinculan con **pancreatitis**.
    - Se pueden observar anomalías de las pruebas de función hepática, en particular en el contexto del uso concomitante de AINE. La hepatitis autoinmunitaria franca es rara en el contexto del LES.
  - o El dolor abdominal puede presentar una amplia gama de etiologías.
    - Infección, trombosis (a veces vinculada con el síndrome de anticuerpos antifosfolípidos [SAF]), efectos secundarios de medicamentos, apendicitis, úlcera péptica (por uso de esteroides o AINE) y gastroenteritis son las causas más frecuentes. Considere la infección por CMV en los pacientes con inmunosupresión que presentan dolor abdominal y hemorragia gastrointestinal.
    - El dolor abdominal por LES suele provenir de **una inflamación peritoneal**, si bien es mucho menos frecuente que la inflamación pleural.
    - Menos a menudo se produce **vasculitis mesentérica**; que puede manifestarse con dolor abdominal bajo. Los síntomas quizá sean leves por distensión inflamatoria relacionada con los medicamentos inmunosupresores. Sin embargo, estos pacientes en ocasiones se deterioran con rapidez y terminar con infección, perforación intestinal y peritonitis.
    - En ocasiones se requiere la tomografía computarizada (TC) abdominal con arteriografía para diferenciarlo de las causas **más benignas de dolor abdominal**. El uso de esteroides a dosis altas puede enmascarar trastornos abdominales graves.
- **Signos y síntomas pulmonares**
  - o El **dolor torácico pleurítico** es el síntoma pulmonar más frecuente, puede deberse a costocondritis y, en general, se distingue de la pleuritis por palpación de las zonas dolorosas.
  - o El signo más frecuente es el **derrame pleural**, y suele vincularse con pleuritis.
    - Casi todos los derrames pleurales son asintomáticos.
    - El líquido pleural, por lo general, es exudativo, con $3\,000$ a $5\,000$ leucocitos/mm³, glucosa normal, disminución de la concentración del complemento y AAN positivos.
  - o Menos frecuentemente (< 10%) se produce neumonitis, enfermedad intersticial pulmonar, hipertensión pulmonar y hemorragia alveolar.
    - La **neumonitis aguda** y la **hemorragia alveolar** pueden presentarse idénticamente. En ambos contextos aparece fiebre, tos, disnea, pleuresía y estertores inspiratorios tardíos. La TC tiene un aspecto en vidrio esmerilado, que es un hallazgo inespecífico. La broncoscopia también puede ser útil para observar directamente sangre en el repetido lavado broncoalveolar, relacionada con la hemorragia alveolar.

- La prevalencia de la **enfermedad pulmonar intersticial** aumenta en quienes tienen diagnóstico de LES en la infancia y ahora se encuentran en el tercer o cuarto decenio de la vida. Estos pacientes tendrán un patrón restrictivo en sus pruebas de función pulmonar (PFP).
- o Ocurre **afección tromboembólica** en el contexto del SAAF (véase capítulo 44).
- o El **síndrome de encogimiento pulmonar** es raro y está caracterizado por disnea, dolor torácico por pleuritis episódica y disminución progresiva del volumen pulmonar, en ausencia de fibrosis intersticial o enfermedad pleural en la TC.
- **Signos y síntomas cardiovasculares**
  - o La **enfermedad pericárdica** es la causa más frecuente de enfermedad cardiaca sintomática.
    - Suele presentarse con dolor torácico subesternal posicional, que puede vincularse con un frote audible a la auscultación. A menudo se presenta asociado a otros síntomas de serositis (pleuritis y derrame pleural).
    - La ecocardiografía suele revelar un derrame pericárdico que no es hemodinámicamente comprometedor.
      - □ El **derrame pericárdico** es uno de los datos ecocardiográficos más frecuentes y puede presentarse en pacientes asintomáticos.
      - □ El **taponamiento pericárdico** ocurre con frecuencia máxima después de periodos prolongados de pericarditis no controlada; es muy raro que sea una manifestación de presentación del LES. Cuando el derrame es grave, debe hacerse pericardiocentesis. Es preciso descartar las causas purulentas, neoplásicas o tuberculosas.
  - o La **miocarditis** es una rara manifestación asintomática que suele observarse concomitantemente con la pericarditis.
    - El cuadro clínico más común es de taquicardia en reposo, fuera de proporción con la temperatura, y datos inespecíficos de ECG, así como cardiomegalia.
    - La hipocinesia global en la ecocardiografía es un dato frecuente.
  - o La **arteriopatía coronaria (APC)** es una manifestación cardiaca frecuente en pacientes de LES y con frecuencia máxima se debe a **aterosclerosis acelerada**, no a una vasculitis arterial coronaria.
    - Las mujeres jóvenes tienen un aumento de hasta 55 veces en el riesgo de APC, en comparación con aquellas que no presentan lupus.[17]
    - La sospecha de APC debe ser elevada en cualquier paciente de LES, incluso en las mujeres jóvenes.
  - o Los **soplos sistólicos** son frecuentes y se presentan en hasta 40% de los pacientes con LES.[18]
    - Los soplos funcionales pueden ocurrir por anemia, fiebre, taquicardia o cardiomegalia, pero la enfermedad valvular estructural es la más común. Se aprecia engrosamiento valvular en 70% de los pacientes con ecocardiograma transesofágico (ETE).[19]
    - La **afección de la válvula mitral**, en particular el prolapso, es la causa valvular más frecuente de un soplo sistólico.
    - La enfermedad valvular en el paciente con LES le confiere un riesgo mayor de complicaciones graves por enfermedad vascular cerebral, embolia periférica, insuficiencia cardiaca y endocarditis infecciosa.
    - Un ejemplo más extremo de enfermedad valvular es la **endocarditis de Libman-Sacks**.
      - □ Las lesiones verrucosas se encuentran cerca del borde de las válvulas mitral, aórtica o tricuspídea pueden provocar la **regurgitación** en los casos más graves.
      - □ Las lesiones suelen ser asintomáticas, pero se pueden romper y producir **embolia sistémica**.
      - □ A diferencia de la endocarditis bacteriana, estas lesiones son estériles. Sin embargo, con ellas también aumenta el riesgo de **endocarditis infecciosa**.
      - □ La aparición de lesiones no tiene correlación con la actividad de la enfermedad.
  - o El **fenómeno de Raynaud** es común y se manifiesta en manos, pies, oídos, pezones o nariz. El frío o el estrés pueden inducir cambios de color. Deben comunicarse dos cambios de color (rojo, blanco o azul) para confirmar el diagnóstico.
  - o **Consideraciones pediátricas.** En madres con anticuerpos positivos anti-SSA (Ro) hay un riesgo del 1%-7.5% de que el feto presente **lupus neonatal con bloqueo cardiaco congénito**.[20]

- **Signos y síntomas neuropsiquiátricos**
  - El rango de los síntomas es muy amplio, ya que abarca desde los sutiles (como la mala concentración y alteración emocional), hasta los graves (como accidente vascular cerebral, convulsiones y psicosis).
  - El ACR ha definido las manifestaciones centrales o periféricas (tabla 12-5).[21]
    - Incluso con estos criterios quizá sea muy difícil determinar si el síntoma es funcional (p. ej., con una base psicológica) u orgánico (p. ej., de origen central o periférico). Cuando es orgánico, se debe determinar si el síntoma proviene del LES o tiene otra causa. Algunos autores creen que los anticuerpos antineurona permiten distinguir si la enfermedad procede del LES.
    - Desde los más frecuentes hasta los menos, los síntomas varían de depresión, trastorno cognitivo, cefalea, trastorno de conducta, enfermedad cerebrovascular, convulsiones, polineuropatía, ansiedad, hasta la psicosis.
    - A menudo otros signos y síntomas de LES acompañan a las manifestaciones del sistema nervioso central (SNC).
    - Los pacientes con lupus del SNC pueden presentar **anticuerpos contra la proteína P ribosómica**.
  - **Psiquiátricas**
    - Un diagnóstico de trastorno psiquiátrico por LES siempre es de exclusión. Deben descartarse las infecciones, anomalías electrolíticas, insuficiencia renal, efectos farmacológicos, lesiones invasivas, embolias arteriales y trastornos psiquiátricos primarios. La depresión es el síntoma psiquiátrico más frecuentemente observado en el paciente con LES.
    - Casi todos los trastornos psiquiátricos agudos se presentan durante los primeros dos **años del diagnóstico**.
    - La **psicosis vinculada con LES es una urgencia médica** (véase capítulo 7). El tratamiento con **pulsos de corticoesteroides** y **un antipsicótico** debe empezarse tan pronto como sea posible para prevenir un posible daño cerebral permanente.

TABLA 12-5	VERSIÓN RESUMIDA DE LAS DEFINICIONES DE MANIFESTACIONES NEUROPSIQUIÁTRICAS DEL LUPUS ERITEMATOSO SISTÉMICO DEL AMERICAN COLLEGE OF RHEUMATOLOGY

Centrales	Periféricas
Cefalea	Polineuropatía
Disfunción cognitiva	Neuropatía craneal
Trastorno de conducta	Mononeuropatía
Trastorno convulsivo	Polirradiculoneuropatía desmielinizante inflamatoria aguda
Enfermedad vascular cerebral	
Trastorno de ansiedad	Trastorno autonómico
Estado de confusión agudo	Miastenia grave
Psicosis	Plexopatía
Mielopatía	
Meningitis aséptica	
Trastorno de movimiento	
Síndrome desmielinizante	

Adaptada de: Sinclair KC, Miner JJ, Kim AHJ. Immunological mechanisms of neuropsychiatric lupus. *Curr Immunol Rev.* 2015;11:93-106.

□ Los glucocorticoides a menudo se vinculan con psicosis. Los síntomas suelen correlacionarse con el inicio o el aumento de la dosis del fármaco.

□ No obstante, dado el impacto significativo que la psicosis vinculada con el LES tiene en la función del cerebro a largo plazo, se justifica aumentar la dosis de glucocorticoides cuando se tienen dudas.

■ Los **defectos cognitivos** van desde una dificultad con la memoria a corto o largo plazo, hasta alteración del juicio y del pensamiento abstracto, afasia, apraxia, agnosia y cambios de personalidad. No se ha relacionado directamente la disfunción cognitiva con la actividad de la enfermedad.

o **Neurológicas**
  ■ Se observa **accidente vascular cerebral** en 3%-20% de los pacientes con LES.[22]
    □ Hipertensión, hiperlipidemia y actividad basal de la enfermedad son factores de riesgo establecidos.
    □ A menudo se encuentran anticuerpos antifosfolípidos (véase capítulo 44). Se observan pequeños ataques transitorios de isquemia y accidentes vasculares cerebrales recurrentes con mucha frecuencia en este grupo.
  ■ Las **convulsiones** se presentan en 6%-51% de los pacientes con LES.[23]
    □ Ocurren tanto convulsiones parciales (complejas y focales) como generalizadas.
    □ Están relacionadas con anticuerpos antifosfolípidos y anti-Smith (anti-Sm).
  ■ Se presentan con frecuencia **cefaleas**, tanto tensional como migraña, en el LES.
  ■ Ocurre **neuropatía** en 10%-15% de los pacientes, por lo general debida a una vasculopatía de pequeños vasos que afecta los nervios periféricos. Pueden apreciarse anomalías electromiográficas y en la conducción nerviosa, sugestivas de degeneración axonal.
    □ Los **nervios sensoriales** se afectan más que los motores. Con mucha frecuencia ocurren parestesias bilaterales asimétricas o entumecimiento, que empeoran por la noche. Se subdiagnostica **neuropatía de fibras pequeñas** que causa síntomas dolorosos en ausencia de cambios en los estudios de conducción nerviosa.
    □ Por lo general, los síntomas empeoran en etapas más avanzadas de la enfermedad.
  ■ Las manifestaciones poco comunes incluyen mielitis transversa, vasculitis del SNC, síndrome de leucoencefalopatía posterior reversible (LEPR), trastornos del movimiento (como corea o ataxia), neuropatías craneales y meningitis aséptica.
    □ La **mielitis transversa** es una urgencia médica y requiere valoración inmediata en los pacientes con inicio súbito de incontinencia intestinal y vesical, así como debilidad de las extremidades inferiores que asciende con rapidez, posiblemente con pérdida sensorial (véase capítulo 7). El análisis del líquido cefalorraquídeo revela aumento de proteínas y pleocitosis. Es indispensable obtener una resonancia magnética (RM) urgente.
    □ Las **vasculitis del SNC** constituyen una rara manifestación del LES. Esta entidad clínica se presenta de manera distintiva con fiebre, cefalea intensa y confusión, que avanza rápidamente a psicosis, las convulsiones y el coma.
    □ El síndrome de **LEPR** se presenta con convulsiones, alteración del estado mental, cambios de la visión y cefalea. La RM puede ayudar a diferenciarlo del lupus del SNC por demostración de edema cerebral vasogénico predominantemente de la parte posterior de los hemisferios cerebrales.

• **Signos y síntomas hematológicos**
  o La **anemia** es la anomalía hematológica más frecuente en el LES.
    ■ La **anemia de la enfermedad crónica (AEC) es la causa más frecuente**, pero también se observan anemia hemolítica autoinmunitaria (AHAI), anemia hemolítica microangiopática (AHMA), insuficiencia renal y deficiencia de hierro.
    ■ Las **anemias hemolíticas (AH)** se caracterizan por cifras bajas de haptoglobinas (que pueden ocultarse por su aumento como reactivo de fase aguda) y aumento de bilirrubina indirecta, la cifra de reticulocitos, y lactato deshidrogenasa.
      □ **AHAI.** El frotis periférico con esferocitos y una prueba de Coombs positiva. Hay una prueba de Coombs positiva en ausencia de anemia hemolítica autoinmunitaria, y viceversa.
      □ **AHMA.** Frotis de sangre periférica que muestra esquistocitos. Deben vigilarse las manifestaciones de PTT (véase más adelante).

o La **leucopenia** también es frecuente y se correlaciona con la actividad de la enfermedad.

- La **neutropenia** puede ser secundaria a la actividad de la enfermedad, a medicamentos (p. ej., ciclofosfamida [CYC] o AZA), la disfunción de la médula ósea o el hiperesplenismo. Es interesante que el lupus del SNC se haya vinculado con neutropenia grave.

- Se observa **linfopenia**, en particular de células T, en más de 50% de los pacientes con LES.[24] Tanto la actividad de LES como el tratamiento con esteroides pueden deprimir los recuentos linfocitarios; por tanto, es importante considerar qué otras manifestaciones están presentes para asignar correctamente la causalidad.

- Por lo general, las cifras bajas de eosinófilos y basófilos se vinculan con el tratamiento con esteroides.

o La **trombocitopenia** tiene varias causas potenciales, incluidas las iatrógenas (p. ej., por heparina). Se observa trombocitopenia leve (cifras entre 100 000 y 150 000 plaquetas/μL) en hasta 50% de los pacientes, con menos de 50 000/μL en apenas 10%.

- La **púrpura trombocitopénica idiopática (PTI)** es una causa importante, con anticuerpos que se unen a las plaquetas, y después fagocitosis esplénica que causa destrucción plaquetaria de mediación inmunitaria. La PTI puede ser el primer signo de presentación del LES en algunos pacientes.

- La **PTT** causa destrucción de plaquetas y constituye una urgencia médica (véase el capítulo 7).
  □ Los pacientes afectados presentan insuficiencia renal concomitante, microangiopatía hemolítica, fiebre y afección neurológica.
  □ Se observan esquistocitos en el frotis de sangre periférica, con elevación de deshidrogenasa láctica, disminución de haptoglobina y elevación de bilirrubinas.
  □ Debe iniciarse una plasmaféresis urgente.
  □ Por lo general se encuentran anticuerpos que actúan inhibiendo la ADAMTS13, pero el tratamiento no debe retrasarse hasta obtener los resultados de esta prueba especializada.

o La **trombocitosis** es poco frecuente y se relaciona con un mayor riesgo de enfermedad tromboembólica, sobre todo en el contexto del síndrome de anticuerpos antifosfolípidos o síndrome nefrótico (trombosis de la vena renal).

o La **pancitopenia** puede deberse a la destrucción periférica o insuficiencia de la médula ósea.

- Leucemia aguda, leucemia linfocítica de gránulos grandes, síndromes mielodisplásicos, infección generalizada y hemoglobinuria paroxística nocturna pueden inducir una insuficiencia de médula ósea, con manifestaciones autoinmunitarias que simulan el LES.

- El **síndrome de activación de macrófagos (SAM)** es una forma de linfohistiocitosis hemofagocítica que ocurre en las enfermedades del tejido conjuntivo.
  □ Pueden observarse leucopenias notorias de 2 o 3 **líneas celulares con una disminución** de la VSG, elevación del tiempo de protrombina y del tiempo parcial de tromboplastina activada (TPTa), hipertrigliceridemia e hiperferritinemia.
  □ Suelen observarse cifras bajas o ausencia de actividad de células asesinas naturales y elevaciones del CD25 soluble (receptor de la interleucina [IL]-2).
  □ Algunos síntomas comunes son fiebre, disminución de peso, artritis y el exantema.
  □ La biopsia de médula ósea revela hemofagocitosis.
  □ El MAS responde bien a la inmunosupresión.

o El SAAF (véase el capítulo 44) se relaciona con elevación de TPTa, **trombocitopenia, trombosis arterial y venosa**, y **pérdida fetal**. La presencia de **anticoagulante lúpico, anticuerpos anticardiolipina, o anticuerpos contra la β-2-glucoproteína-1** (especialmente de la inmunoglobulina M [IgM] y subclases IgG) caracteriza a este síndrome.

- **Signos y síntomas oftalmológicos**
  o La **queratoconjuntivitis seca** es la manifestación ocular más frecuente. El ojo seco puede asociarse con el síndrome de Sjögren (véase el capítulo 14).
  o Hay uveítis anterior, queratitis, escleritis y episcleritis con fotofobia y dolor.
  o La vasculopatía retiniana se caracteriza por exudados algodonosos, y hemorragias, similares a una retinopatía hipertensiva o diabética. En general se relaciona con enfermedad del SNC.
  o El nervio óptico y los nervios craneales también llegan a afectarse, causando pérdida de visión y doble visión, respectivamente.

- Los glucocorticoides pueden empeorar el glaucoma y las cataratas o causarlos. Los pacientes deben ser examinados anualmente por un oftalmólogo para retinopatía por cloroquina (maculopatía de "ojo de buey").

Criterios diagnósticos

- El ACR y el EULAR revisaron en 2018 los criterios de clasificación para establecer la presencia de LES para investigación clínica, que se espera sean publicados en 2019 (los criterios de 1997 aparecen en la tabla 12-1). Estos criterios no deben usarse para diagnosticar estrictamente el LES. De cualquier forma, pueden ayudar al médico a reconocer los signos y síntomas observados en LES.
- El diagnóstico de LES requiere que haya **afección de múltiples órganos con datos de autoinmunidad**.
- Los síntomas a menudo son vagos en el cuadro clínico inicial, y el diagnóstico puede hacerse más aparente con el transcurso del tiempo.
- Se necesitan un interrogatorio y una exploración física exhaustivos para diagnosticar de manera fiable el LES, ya que ninguna prueba diagnóstica es patognomónica. Las pruebas de laboratorio e imágenes deben basarse en los hallazgos derivados de la historia clínica y la exploración física.

Diagnóstico diferencial

- Las manifestaciones altamente variables del LES conllevan un diagnóstico diferencial muy amplio.
- Por lo general, deben considerarse las infecciones, otras enfermedades de tejido conjuntivo y las sistémicas, como sarcoidosis, amiloidosis y cáncer.

Pruebas diagnósticas

El LES es una de las enfermedades en las que las pruebas diagnósticas solo complementan un interrogatorio y una exploración física cuidadosos. **No hay una prueba que predomine en el LES.**

Pruebas de laboratorio

- Las metabólicas completas, el hemograma completo con diferencial, la VSG, la proteína C reactiva (PCR) y el análisis de orina aportan información útil para el diagnóstico y deben obtenerse en cada paciente en quien se sospeche LES o lo presente. Las cifras del **complemento (C3 y C4)** pueden ser útiles para aquellos cuyas cifras se correlacionan con la actividad de la enfermedad (a menores cifras de complemento, mayor actividad). Además, los productos divididos del complemento ligados a las células (como el C4d ligado a los eritrocitos o células B) han demostrado ser útiles en subgrupos de pacientes con LES.
- Los **autoanticuerpos** son característicos del LES y representan autorreactividad contra proteínas nucleares y ácidos nucleicos. Como resultado, suelen ser las primeras pruebas de diagnóstico ordenadas (véase capítulo 5).
  - Hay **AAN en > 99% de los pacientes con LES**, lo que significa que su ausencia virtualmente descarta la enfermedad.
    - Los pacientes con LES por lo general resultan positivos para AAN en **titulaciones significativas (> 1:160)**. Hay muchas probabilidades de enfermedad autoinmunitaria cuando las titulaciones son > 1:640.
    - El **patrón de reactividad de AAN tiene poco valor diagnóstico**, ya que su reconocimiento depende de la experiencia de quien realiza la prueba y de la dilución del suero.
    - La tasa de falsos positivos en personas sanas varía de 30% con titulaciones 1:40 (alta sensibilidad, baja especificidad) a 3% con titulaciones de 1:320 (baja sensibilidad, alta especificidad).[25]
    - De los pacientes enviados a un reumatólogo con una titulación de AAN positiva (≥ 1:40), solo 19% son objeto del diagnóstico de LES.[26] La mayoría de los pacientes positivos para AAN sin LES no sufrían enfermedad subyacente ni presentaban manifestaciones similares a las de la fibromialgia.
    - Se pueden encontrar titulaciones bajas de AAN en otras enfermedades autoinmunitarias, como el síndrome de Sjögren, la esclerodermia, la artritis idiopática juvenil, la artritis reumatoide, la enfermedad pulmonar intersticial, la colangitis primaria autoinmune y la hepatitis o tiroiditis autoinmunitarias.

- Ciertos medicamentos (tabla 12-2) pueden inducir positividad para AAN y un **LIF**, que incluyen **LES inducido por fármacos (LES-IF), LECSA-IF y LES inducido por el inhibidor del factor de necrosis tumoral (TNF)**.
  □ **LES-IF** tiene hallazgos cutáneos **mínimos**, principalmente son hallazgos sistémicos. Una AAN positiva, Ac anti-histona positivos. Fármacos como procainamida, hidralazina, isoniazid, clorpromazina, fentoína, quinidina, metildopa y minociclina se han vinculado con LES-IF.
  □ Los hallazgos para **LECSA-IF** son principalmente cutáneos. Prueba positiva de anticuerpos Ro/SSA. Fármacos como hidroclorotiazida, terbinafina, diltiazem, taxanos y griseofulvina y omeprazol pueden causar LECSA-IF.
  □ El **LES inducido por el inhibidor del FNT** tiene hallazgos sistémicos y cutáneos. Se observan pruebas de AAN positivas y de ADN de doble hélice (ADN-ds). La prueba de Ac anti-histona puede no ser positiva.
  o Si se observa una titulación significativa de AAN (> 1:160), debe hacerse la especiación de los autoanticuerpos, incluidos análisis de los **anti-NAds, anti-Sm, anti-SSA (Ro), anti-SSB (La), anti-RNP, antifosfolípidos y antiproteína P ribosómica**.
    ■ Los anticuerpos **anti-ADNds y anti-Sm** son altamente específicos del LES. Los anticuerpos anti-ADNds pueden correlacionarse con la actividad de la enfermedad y nefritis. Por desgracia, tienen mala sensibilidad, con resultados positivos de estas pruebas apenas en 30% de los pacientes con LES.
    ■ Los anticuerpos **anti-RNP** se relacionan con LES, enfermedad mixta del tejido conjuntivo y esclerodermia.
    ■ Los anticuerpos **anti-SSA y anti-SSB** se vinculan con el síndrome de Sjögren y el lupus neonatal. Se observan anticuerpos anti-SSA con linfopenia, fotosensibilidad, deficiencia de C2 y lupus cutáneo subagudo.
    ■ Los **anticuerpos contra la proteína P** ribosómica se vinculan con el lupus del SNC.

Imagenología
La decisión de ordenar estudios de imagen depende del complejo sintomático del paciente y de que ayuden al diagnóstico o tengan valor para el pronóstico.

- Para el dolor de tórax, ECG, o la radiografía de tórax o TC.
- Para el dolor articular, la radiografía simple de las articulaciones afectadas.
- Para la afección renal, la ecografía renal a fin de valorar el tamaño de los órganos y descartar una obstrucción de vías urinarias.
- Para el dolor abdominal, la TC o angiografía abdominal y pélvica si se sospecha vasculitis.
- Para manifestaciones del SNC, la RM encefálica.
- Para las neuropatías o debilidad periféricas, los estudios de conducción nerviosa y la electromiografía.

Procedimientos diagnósticos
Al igual que con las imágenes, la decisión de obtener líquido o tejido depende de los síntomas y de su utilidad para el diagnóstico o pronóstico.

- Para el exantema, la biopsia cutánea.
- Para la afección renal, la biopsia renal.
- Para el líquido relacionado con serositis (derrame pleural, derrame pericárdico o ascitis), considere su drenaje.
- Para las leucopenias con sospecha de afección de la médula ósea, la biopsia medular.
- Para los derrames articulares, la artrocentesis.

TRATAMIENTO

- El **tratamiento se basa en el tipo y la gravedad de las manifestaciones clínicas** (véase el capítulo 9).
- Los síntomas que son leves y no ponen en riesgo un órgano o la vida, por lo general se tratan con medicamentos inmunosupresores menos potentes, o algún método no farmacológico, para disminuir al mínimo los efectos secundarios.

- Por el contrario, **la enfermedad que pone en riesgo un órgano o la vida requiere una inmunosupresión máxima.**
  - o Lo anterior incluye terapias de **inducción** y de **mantenimiento.**
  - o Dado que el LES es un trastorno crónico incurable caracterizado por crisis, ciertos fármacos se reservan para resolverlas con rapidez y otros son mejores para evitar las crisis subsiguientes. Por lo general, los fármacos indicados tienen efectos secundarios que impiden su uso a largo plazo.
  - o Los medicamentos de mantenimiento se usan para fines citotóxicos y ahorradores de esteroides, así como para evitar crisis futuras. Estos medicamentos no resuelven rápidamente las crisis cuando aparecen.

Medicamentos

Enfermedad leve

- Las modificaciones del estilo de vida, incluyendo la **fotoprotección** y dejar de fumar son importantes.
- Por lo general, es posible tratar las manifestaciones mucocutáneas, musculoesqueléticas y hematológicas (excluyendo la anemia hemolítica y síndrome de activación de macrófagos) y enfermedad serosítica con inmunosupresores menos potentes.
- **Inhibidores de AINE/ciclooxigenasa (COX)-2** se usan para el tratamiento de artralgias, artritis, fiebre y serositis leve.
- **Ácido acetilsalicílico** (véase el capítulo 44).
- **HCQ** (antipalúdico)
  - o HCQ es un antipalúdico. Resulta muy útil para la **afección mucocutánea, artritis, alopecia y fatiga.** Debido a su efecto beneficioso sobre los lípidos, también puede ayudar a prevenir la APC. **La dosis diaria de 5 mg/kg (200-400 mg) después de las comidas es la usual.**
  - o Su inicio de acción es muy lento (de casi seis semanas) y tal vez no se alcance la eficacia máxima durante cuatro meses.
  - o Los efectos secundarios GI, en especial las náuseas, son los más frecuentes.
  - o Deberían programarse consultas oftalmológicas regulares (anuales, comenzando después de los primeros 5 años de tratamiento, dependiendo de la edad, la función hepática y renal, y la dosis) ya que la HCQ puede causar toxicidad macular, que provoca ceguera.
  - o Pruebas de **deficiencia de glucosa-6-fosfato (G6PD)**, ya que estos pacientes presentan mayor riesgo de hemólisis.
  - o Si no hay contraindicaciones, casi todos los pacientes con LES reciben tratamiento con HCQ, independientemente del tipo de afección. Hay pruebas sólidas de que se producen menos episodios si se logran niveles sanguíneos de más de 1 000 ng/mL.[28]
- **Dapsona**
  - o **Se usa en el lupus cutáneo,** como el bulloso, el subagudo y el discoide. La dosis de inicio es de 50 mg vía oral (VO) diarios, continuando con 100 mg VO diarios.
  - o Solicite la prueba de deficiencia de G6PD, ya que estos pacientes presentan mayor riesgo de hemólisis. Deben vigilarse la hemoglobina y las cifras de reticulocitos durante el tratamiento.
- **Esteroides tópicos**
  - o Se puede usar hidrocortisona tempranamente en la enfermedad cutánea leve, pero la mayoría de pacientes requieren preparados fluorados, que son de mayor potencia. No deben usarse los esteroides fluorados en la cara.
  - o Los ungüentos son más eficaces que las cremas.
  - o Las lesiones del cuero cabelludo deben tratarse con lociones, geles o soluciones.
- **Glucocorticoides sistémicos a dosis bajas.** Las dosis ≤ 10 mg VO de prednisona al día son eficaces hasta que pueda hacer efecto un agente de ahorro de esteroides (p. ej., HCQ).
- **Talidomida**
  - o Se utiliza como un tratamiento de tercera o cuarta línea en el **lupus cutáneo,** con cerca de 90% de la tasa de respuesta que depende del subtipo de lupus cutáneo,[29] según lo indica una reciente revisión sistemática.
  - o Su uso se limitado debido al alto costo, teratogenicidad y efectos adversos. El efecto secundario más común es la neuropatía periférica (16%), y 4% de los pacientes cursan con síntomas persistentes después del retiro de talidomida.[29]

Enfermedad moderada-grave

- **Glucocorticoides sistémicos a dosis altas**
  - o La clase de medicamentos inmunosupresores de mayor potencia y más rápida acción; se usan principalmente para la inducción.
  - o **Pulsos de corticosteroides (metilprednisolona)**
    - ■ Se reservan para la enfermedad que pone en riesgo un órgano.
    - ■ Dosis de 1 g intravenosa (IV) diario durante tres días, seguida por la reducción gradual de corticosteroides orales (prednisona 1 mg/kg VO diarios).
    - ■ Este tratamiento es por completo empírico, sin datos clínicos que respalden el esquema de dosificación; sin embargo, se usa ampliamente.
  - o **Glucocorticoides orales (prednisona)**
    - ■ Se usan para crisis moderadamente graves o para reducir de forma gradual las dosis pulsátiles.
    - ■ La meta es cambiar al tratamiento ahorrador de esteroides tan pronto como sea posible para aminorar el riesgo de los numerosos efectos secundarios vinculados.
    - ■ Todo paciente con LES que recibe corticosteroides es candidato para el uso de un agente ahorrador de esteroides, en especial una vez que se controla la crisis aguda.
    - ■ Debe considerarse la prevención de la osteoporosis.
- **Ciclofosfamida (CYC)**
  - o Reservado para **manifestaciones graves de la enfermedad**, como la nefritis lúpica grave, el lupus del SNC, el SAAF o la vasculitis.
  - o Se considera **tratamiento de inducción**, pero su inicio de acción es algo más prolongado que el de los corticosteroides, por lo que a menudo se usa concomitantemente con esteroides a dosis altas en el tratamiento de inducción.
  - o Se administra por vía IV (mensual) o por VO (a diario).
    - ■ En general, el **CYC intravenoso** ha mostrado eficacia para inducir la remisión de las manifestaciones graves del LES, como la nefritis proliferativa difusa. El tratamiento con CYC por vía oral a diario presenta ventajas ya que la dosis total del fármaco es menor durante un periodo fijo. Esto reduce el riesgo de los efectos secundarios graves observados con el tratamiento con CYC. El uso concomitante del sulfonato sódico de 2-mercaptoetano (MESNA) también puede reducir el riesgo de cistitis y cáncer vesical. Sin embargo, se considera que el CYC oral es el más potente.
    - ■ Se ha usado CYC IV a dosis altas (protocolo de los National Institutes of Health) para la forma grave de la enfermedad. Actualmente, se usa cada vez más con eficacia equivalente el protocolo de CYC intravascular de dosis baja (protocolo Euro-Lupus) para la nefritis lúpica proliferativa.[30]
    - ■ Solicite un hemograma completo de revisión cada 8 a 10 días después de la administración de CYC IV en solución para controlar la aparición de un recuento de leucocitos dependiente de la dosis. El recuento debería ser de 2 500-3 500 leucocitos/mm³. La leucopenia es frecuente, pero debe **evitarse la neutropenia**.
  - o Náuseas, vómitos, alopecia, supresión de la médula ósea, infecciones y carcinoma vesical son las reacciones adversas más frecuentes.
- **Micofenolato de mofetilo (MMF)**
  - o Usado por lo general para prevenir el rechazo del aloinjerto renal, los datos no sugieren que el MMF sea inferior respecto al CYC IV para la remisión a corto plazo de la nefritis lúpica, con mejores características de seguridad.[31]
  - o También es útil como agente ahorrador de esteroides.
  - o Los rangos de las dosis oscilan entre 500 y 1 500 mg VO cada 12 h. La mayoría percibe eficacia con 1 000 mg VO c/12 h.
  - o Los efectos secundarios incluyen malestar GI, leucopenia y aumento del riesgo de infecciones.
- **Azatioprina (AZA)**
  - o Se usa como agente ahorrador de esteroides y, por tanto, se considera de mantenimiento.
  - o La dosis inicial es de 1 mg/kg/día y se ajusta hacia arriba a entre 2 y 2.5 mg/kg/día.

- o La **metiltransferasa de tiopurina (TPMT)** inactiva la azatioprina, por lo que debería verificarse su actividad antes de usarla para prevenir la toxicidad de la médula ósea. Incluso dosis bajas de AZA pueden causar pancitopenia en los individuos con actividad baja de la enzima TPMT.
- o **Vigile de forma regular la función hepática y renal**, ya que su metabolismo es hepático y se excreta por vía renal.
- o Tenga precaución con su uso junto con alopurinol, ya que puede presentarse pancitopenia aguda.
- o Se puede usar durante el embarazo, pero pasa a la leche materna y no se recomienda el amamantamiento.
- **Metotrexato (MTX)**
  - o En las publicaciones hay resultados controvertidos del uso de MTX en el LES.
  - o Parece que el MTX es eficaz para las **manifestaciones cutáneas y articulares**, lo que permite disminuir gradualmente el esteroide. Se considera un agente ahorrador de esteroides.
  - o La dosis usual es de entre 7.5 y 20 mg VO por semana.
  - o Quizá se requieran complementos de ácido fólico (1 mg VO diario) para eliminar algunos de los efectos secundarios del MTX, incluidos alopecia, manifestaciones GI, elevación de las pruebas de función hepática y mucositis.
  - o Debe interrumpirse el MTX seis meses antes del embarazo, tanto en hombres como en mujeres.
- **Ciclosporina**
  - o Por lo general no se usa para el LES, pero ha mostrado eficacia para las manifestaciones sistémicas moderadas del lupus como agente ahorrador de esteroides.
  - o Las dosis oscilan entre 2.5 y 5 mg/kg/día.
  - o Los efectos secundarios son dependientes de la dosis y reversibles, incluidos **hipertensión**, elevación de pruebas de función hepática y **creatinina**, manifestaciones GI, temblor e infecciones.
  - o Aunque eficaz para la glomerulonefritis membranosa, como tratamiento a largo plazo puede inducir fibrosis intersticial y atrofia tubular.
- **Agentes reguladores de las células B suelen usarse en la enfermedad resistente a las terapias estándar.**
  - o **Belimumab** es un anticuerpo monoclonal humano contra el factor de supervivencia de las células B. La FDA lo ha aprobado para su uso en el LES. Suele usársele para enfermedad musculoesquelética o cutánea activa.[32]
  - o **Rituximab** es un anticuerpo monoclonal quimérico que causa depleción de las células B. Su uso en pacientes que no responden a la terapia estándar es controversial; pequeños ensayos con LES mostraron eficacia, pero dos ensayos aleatorizados no mostraron beneficio.[33] Muchos expertos en LES piensan que puede ser altamente eficaz en algunas poblaciones de pacientes con LES.
- Otros tratamientos que se han utilizado con éxito variable incluyen la inmunoglobulina IV, plasmaféresis e inmunoablación, con o sin trasplante autólogo de células madre.
- El desarrollo farmacológico para tratar el LES está avanzando a una velocidad muy rápida, con varios fármacos candidatos que muestran potencial.

Otros medicamentos
- Deben iniciarse la administración de **bisfosfonatos** con prednisona a dosis altas y a largo plazo, o ante datos de osteopenia con una puntuación apropiada en la Fracture Risk Assessment Tool (FRAX, Herramienta de valoración de riesgo de fractura). El tratamiento debe durar de 3-5 años.
- Deben usarse **estatinas** con base en las guías para la población general.

Modificación del estilo de vida/riesgo

- El ejercicio de bajo impacto (p. ej., aeróbico en agua) es en extremo beneficioso para los pacientes con LES, pues evita la pérdida de la condición física y el aumento de peso.
- Para pacientes con fotosensibilidad, se requiere **evitar la exposición intensa a los rayos solares**, con el uso sistemático de bloqueadores solares (factor de protección solar [FPS] > 50) y ropa apropiada.
- Es importante la **suspensión del tabaquismo** ya que el hábito se vincula con una mayor actividad de la enfermedad y disminuye la eficacia de varios medicamentos. Recomiende a los pacientes dejar de fumar.

CONSIDERACIONES ESPECIALES

* Si bien es un fenómeno variable, el LES puede empeorar significativamente durante el **embarazo**.
* Los mejores resultados se obtienen cuando la enfermedad ha estado latente durante 6 a 12 meses antes de la concepción.
* La pérdida fetal es mayor cuando hay actividad elevada del lupus en el primero o segundo trimestres, o cuando se inicia la nefritis lúpica en el primer trimestre.
* La preeclampsia puede simular una crisis de LES (proteinuria, trombocitopenia).
* Las pacientes con LES embarazadas deben ser vigiladas por un reumatólogo y un obstetra especializado en alto riesgo.

DERIVACIÓN AL ESPECIALISTA

* Es apropiado enviar al paciente a un reumatólogo cuando se sospecha que presenta datos compatibles con LES y cuenta con AAN positivos.
* **Cualquier paciente con LES establecido debe acudir a un reumatólogo para el tratamiento de la enfermedad y la vigilancia de los efectos secundarios de los medicamentos inmunosupresores.**
* Es preciso referir al paciente a oftalmología para valorar la toxicidad de HCQ.
* En manifestaciones cutáneas difíciles del lupus, se recomienda remitir al paciente a un dermatólogo.

INSTRUCCIÓN AL PACIENTE

* En el momento del diagnóstico inicial, los pacientes desconocen la enfermedad y su complejidad. En consecuencia, es importante ofrecer instrucción y asesoría. Varias fundaciones y organizaciones dedicadas a los pacientes con lupus cuentan con excelentes recursos para aquellos con diagnóstico reciente.
* Se debe informar a los pacientes de los efectos secundarios vinculados con su esquema inmunosupresor específico para evitar complicaciones que pongan en riesgo la vida.

VIGILANCIA/SEGUIMIENTO

* La meta del seguimiento es vigilar la toxicidad inducida por fármacos, las infecciones y las crisis.
* Debe realizarse un interrogatorio y una exploración física junto con las pruebas de laboratorio durante el periodo de seguimiento.
  o Cuando hay recaídas, los datos del interrogatorio y la exploración física simularán por lo general el cuadro clínico inicial del paciente.
  o Debe solicitarse química sanguínea, hemograma completo, VSG, PCR y análisis de orina con examen microscópico, junto con razones proteína-a-cretinina urinarias en cada consulta. En algunos pacientes las cifras de complemento (C3 y C4) y las titulaciones de anticuerpos contra ADN van por parejo a la actividad de la enfermedad y pueden ser útiles para vigilarla.
  o Deben efectuarse estudios de lípidos y de la concentración de 25-hidroxivitamina D cada año.
  o Debe obtenerse una absorciometría radiológica de doble emisión (DEXA) cada dos años.
  o Es necesario aplicar las vacunas rutinarias de virus inactivado.

EVOLUCIÓN/PRONÓSTICO

* El LES tiene una evolución clínica variable.
* Muchos pacientes recaen, y requieren esteroides a dosis alta o tratamiento de inducción con agentes citotóxicos.
* A pesar de esto, **la tasa de supervivencia a cinco años es mayor de 90%**. La probabilidad de supervivencia depende mucho de los órganos afectados. Los mejores resultados se observan cuando solo hay afección de la piel o musculoesquelética, mientras que **la afección renal y del SNC conllevan el peor pronóstico.**
* En etapas tempranas de la enfermedad, la principal causa de mortalidad es su actividad o las infecciones vinculadas con los medicamentos. En etapas tardías, el LES mismo (p. ej., nefropatía terminal), la enfermedad vascular, las infecciones, el linfoma no Hodgkin y el cáncer pulmonar son las principales causas de muerte.

REFERENCIAS

1. Petri M, Orbai AM, Alarcon GS, et al. Derivation and validation of the Systemic Lupus International Collaborating Clinics classification criteria for systemic lupus erythematosus. *Arthritis Rheum.* 2012;64(8):2677-2686.
2. Rees F, Doherty M, Grainge MJ, et al. The worldwide incidence and prevalence of systemic lupus erythematosus: a systematic review of epidemiological studies. *Rheumatology (Oxford).* 2017;56(11):1945-1961.
3. Mina R, Brunner HI. Update on differences between childhood and adult-onset systemic lupus erythematosus. *Arthritis Res Ther.* 2013;15:218.
4. Ulff-Møller CJ, Simonsen J, Kyvik, KO, et al. Family history of systemic lupus erythematosus and risk of autoimmune disease: Nationwide Cohort Study in Denmark 1977-2013. *Rheumatology.* 2017;56:957-964.
5. Tsokos GC, Lo MS, Costa Reis P, et al. New insights into the immunopathogenesis of systemic lupus erythematosus. *Nat Rev Rheumatol.* 2016;12:716-730.
6. Bentham J, Morris DL, Graham DSC, et al. Genetic association analyses implicate aberrant regulation of innate and adaptive immunity genes in the pathogenesis of systemic lupus erythematosus. *Nat Genet.* 2015;47:1457-1464.
7. Bernier MO, Mikaeloff Y, Hudson M, et al. Combined oral contraceptive use and the risk of Systemic Lupus Erythematosus. *Arthritis Rheum.* 2009;61:476-781.
8. Cosenbader KH, Feskanich D, Stampfer MJ, et al. Reproductive and menopausal factors and risk of systemic lupus erythematosus in women. *Arthritis Rheum.* 2007;56:1251-1262.
9. Rosenbaum JT, Silverman GJ. The microbiome and systemic lupus erythematosus. *N Engl J Med.* 2018;378:2236-2237.
10. Sarkar MK, Hile GA, Tsoi LC, et al. Photosensitivity and type I IFN responses in cutaneous lupus are driven by epidermal-derived interferon kappa. *Ann Rhuem Dis.* 2018;77:1-12.
11. Watanabe T, Tsuchida T. Classification of lupus erythematosus based upon cutaneous manifestations. Dermatological, systemic and laboratory findings in 191 patients. *Dermatology.* 1995;190:277-283.
12. Sontheimer RD. Subacute cutaneous lupus erythematosus: 25-year evolution of a prototypic subset (subphenotype) of lupus erythematosus defined by characteristic cutaneous, pathological, immunological, and genetic findings. *Autoimmun Rev.* 2005;4:253-263.
13. Mok CC, Kwok RC, Yip PS. Effect of renal disease on the standardized mortality ratio and life expectancy of patients with systemic lupus erythematosus. *Arthritis Rheum.* 2013;65:2154-2160.
14. Barjema IM, Wilhelmus S, Alpers CE, et al. Revision of the International Society of Nephrology/Renal Pathology Society classification for lupus nephritis: clarification of definitions and modified National Institutes of Health activity and chronicity indices. *Kidney Int.* 2018;93(4):789-796.
15. Buyon JP. Systemic lupus erythematosus: A. Clinical and laboratory features. In: Klippel JH, Stone JH, Crofford LJ, et al., eds. *Primer on the Rheumatic Diseases.* 13th ed. New York, NY: Springer Science + Business Media; 2008:303-318.
16. Contreras G, Mattiazzi A, Guerra G. Recurrence of lupus nephritis after kidney transplantation. *J Am Soc Nephrol.* 2010;21:1200-1207.
17. Manzi S, Meilahn EN, Rairie JE, et al. Age-specific incidence rates of myocardial infarction and angina in women with systemic lupus erythematosus: comparison with the Framingham Study. *Am J Epidemiol.* 1997;145:408.
18. Mandell BF. Cardiovascular involvement in systemic lupus erythematosus. *Semin Arthritis Rheum.* 1987;17:126.
19. Roldan CA, Qualls CR, Sopko KS, et al. Transthoracic versus transesophageal echocardiography for detection of Libman-Sacks endocarditis: a randomized controlled study. *J Rheum.* 2008;35:224-229.
20. Buyon JP, Kim MY, Copel JA, et al. Anti-Ro/SSA antibodies and congenital heart block: necessary but not sufficient. *Arthritis Rheum.* 2001;44:1723–1727.
21. Sinclair KC, Miner, JJ, Kim, AHJ. Immunological mechanisms of neuropsychiatric lupus. *Curr Immunol Rev.* 2015;11:93-106.
22. de Amorim LCD, Maia FM, Rodrigues CEM. Stroke in systemic lupus erythematosus and antiphospholipid syndrome: risk factors, clinical manifestations, neuroimaging, and treatment. *Lupus.* 2017;26:529-536.
23. Hanly JG, Urowitz MB, Su L, et al. Seizure disorders in systemic lupus erythematosus results from an international, prospective, inception cohort study. *Ann Rheum Dis.* 2012;71:1502-1509.
24. Fayyaz A, Ingoe A, Kurien BT, et al. Haematological manifestations of lupus. *Lupus Sci Med.* 2015;2:1-18.
25. Mosca M, Tani C, Bombardieri S. A case of undifferentiated connective tissue disease: is it a distinct clinical entity? *Nat Clin Pract Rheumatol.* 2008;4:328-332.

26. Shiel WC Jr, Jason M. The diagnostic associations of patients with antinuclear antibodies referred to a community rheumatologist. *J Rheumatol.* 1989;16:782-785.
27. Melles RB, Mamor MF. The risk of toxic retinopathy in patients on long-term hydroxychloroquine therapy. *JAMA Ophthalmol.* 2014;132:1453-1460.
28. Costedoat-Chalumeau N, Amoura Z, Hulot JS, et al. Low blood concentration of hydroxychloroquine is a marker for and predictor of disease exacerbations in patients with systemic lupus ERYTHEMATOSUS. *Arthritis Rheum.* 2006;54:3284-3290.
29. Chasset F, Tounsi T, Cesbron E, et al. Efficacy and tolerance profile of thalidomide in cutaneous lupus erythematosus: a systematic review and meta-analysis. *J Am Acad Dermatol.* 2018;78:342-350.e4.
30. Houssiau FA, Vasconcelos C, D'Cruz D, et al. Immunosuppressive therapy in lupus nephritis: the Euro-Lupus Nephritis Trial, a randomized trial of low-dose versus high-dose intravenous cyclophosphamide. *Arthritis Rheum.* 2002;46:2121-2131.
31. Ginzler EM, Dooley MA, Aranow C, et al. Mycophenolate mofetil or intravenous cyclophosphamide for lupus nephritis. N Engl J Med. 2005;353:2219-2228.
32. Navarra SV, Guzman RM, Gallacher AE, et al. Efficacy and safety of belimumab in patients with active systemic lupus erythematosus: a randomised, placebo-controlled, phase 3 trial. *Lancet.* 2011;377(9767):721-731.
33. Merrill JT, Neuwelt CM, Wallace DJ, et al. Efficacy and safety of rituximab in moderately-to-severely active systemic lupus erythematosus: the randomized, double-blind, phase II/III systemic lupus erythematosus evaluation of rituximab trial. *Arthritis Rheum.* 2010;62:222-233.

Miopatías inflamatorias

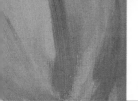

Shuang Song y Prabha Ranganathan

13

PRINCIPIOS GENERALES

Las miopatías inflamatorias (MI) son un grupo heterogéneo de trastornos que se caracterizan por la aparición de debilidad muscular simétrica proximal, causada por inflamación de los músculos esqueléticos (**miositis**).

Clasificación

Las miopatías inflamatorias idiopáticas (MII) se clasifican en varios subtipos: **dermatomiositis (DM), polimiositis (PM), miopatía necrotizante inmunomediada (MNIM)** y **miositis por cuerpos de inclusión (MCI).** El espectro de DM incluye a la dermatomiositis clínicamente amiopática (DMCA).[1]

Epidemiología

- Las MII son raras, con una incidencia estimada de 1 por 100 000 individuos por año. DM y PM son los subtipos más comunes.
- La MII puede ocurrir en cualquier grupo de edad. La edad promedio al inicio para PM es de 50 a 60 años, pero puede presentarse a menor edad. La DM tiene una prevalencia con distribución bimodal: un máximo a los 5 a 15 años y el otro a los 30 a 60 años. La MCI alcanza su máximo después de los 50 años de edad y es la miopatía adquirida más frecuente después de los 50 años de edad.
- Las mujeres se ven afectadas con mayor frecuencia (3:1) en la DM y la PM, mientras que la MCI afecta más a hombres que a mujeres (3:1).
- Los afroamericanos muestran mayor riesgo de DM y PM.
- La MNIM es muy rara, y su incidencia estimada es de 2 por 1 000 000 por año.[2]

Etiología

La etiología es desconocida, pero la genética, la autoinmunidad y el medio ambiente probablemente tienen un rol significativo.

- **Factores genéticos.** La asociación más fuerte es dentro del haplotipo ancestral 8.1 (8.1 AH) de los genes *MHC*, donde HLA-DRB1*03:01 y HLA-B*08:01 son alelos de riesgo independientes para MII. Los sitios no MHC de asociación significativa, como *PTPN22, STAT4, UBE2L3* y *BLK*, se superponen con variantes de riesgo de otras enfermedades autoinmunes.[3] Un gran estudio reciente de la MCI confirmó tres alelos HLA-DRB1: HLA-DRB1*03:01, DRB1*01:01 y DRB1*13:0, que tienen una fuerte asociación con MCI.[4]
- **Autoinmunidad.** Los autoanticuerpos, incluyendo los **autoanticuerpos específicos de miositis (AEM)** y **autoanticuerpos asociados con miositis (AAM),** están presentes en 50%-80% de los pacientes con MII, aunque es motivo de controversia si son o no patogénicos.
- **Influencias ambientales.** Las infecciones virales (p. ej., influenza, HIV, virus linfotrópico T humano tipo 1, virus de la hepatitis B y C, las infecciones bacterianas, los fármacos, las vacunas, el ejercicio físico, el fumar y la radiación UV han sido implicados como causas de la inflamación muscular.[5]

Fisiopatología

- Se desconocen los mecanismos exactos de patogénesis.
- Los autoanticuerpos son comunes en la MII, pero su patogenicidad no es clara. Los anticuerpos anti-histidil-ARNt sintetasa son los AEM más frecuentes que apuntan a la vía de la síntesis proteica y se asocian con el síndrome antisintetasa. Otros se dirigen contra el núcleo u otros componentes citoplasmáticos y se asocian con diferentes subtipos clínicos, como anti–Mi-2, MDA-5, partícula de reconocimiento de señal (SRP) y 3-hidroxi-3-metilglutaril-coenzima A reductasa (HMGCR) (tabla 13-1).[6] Los **AAM** como PM/Scl están a menudo presentes en síndromes de sobreposición (tabla 13-2).[7]
- La activación del complemento se presenta temprano en la DM, causando daño a los capilares, lo cual podría explicar la distribución perivascular de los linfocitos CD4+ y células B ocasionales en el perimisio en la DM. Los interferones (IFN) tipo 1 con frecuencia están regulados hacia arriba en la DM.[8]
- Los linfocitos T citotóxicos dirigidos contra las fibras musculares son prominentes en PM y MCI, que se caracterizan por la predominancia de agregados inflamatorios endomisiales de linfocitos CD8+ activados, macrófagos y algunos linfocitos CD4+.[8]
- La sobreexpresión de los genes MHC de clase I se ve temprano en PM, MNIM y MCI en células musculares no necróticas, precediendo la infiltración celular inflamatoria, lo que posiblemente indique la activación de las vías de respuesta al estrés del factor nuclear κB y del retículo endoplasmático (RE).[8]

Trastornos asociados

- La MII se asocia con un riesgo aumentado de cánceres en los 3 a 5 años a partir de su inicio.[8]
- El riesgo relativo de cáncer es de 3 a 6 veces mayor en la DM y dos veces mayor en la PM. MNIM también puede ocurrir en asociación con cáncer. La MCI no se asocia con un riesgo aumentado de malignidad.
- Los tipos de cáncer observados son semejantes a los de la población normal, con la excepción de un aumento en la incidencia de cáncer de ovario. Los cánceres más comunes son el ovárico, el mamario, el de colon, el melanoma, el cáncer nasofaríngeo (en pacientes asiáticos) y el linfoma no Hodgkin.[8]
- La evaluación de la miositis tiene que incluir **valoraciones de cáncer adecuadas para la edad y el riesgo** y monitoreo anual en los primeros tres años después del inicio de la enfermedad. Cuando los pacientes con MII no responden a las terapias, deben considerarse pruebas más avanzadas para buscar cáncer.

DIAGNÓSTICO

- La evaluación diagnóstica incluye una historia clínica detallada, exploración física, pruebas de laboratorio para perfiles de autoanticuerpos, imagenología, histopatología y electromiografía (EMG), todas las cuales se describirán aquí.
- Las manifestaciones extramusculares de las MI aquí descritas pueden presentarse en cualquier momento y requieren de vigilancia.
- Los criterios de clasificación de 2017 para la MII del American College of Rheumatology (ACR)/The European League Against Rheumatism (EULAR) son una útil herramienta para ayudar al diagnóstico de MII.[1]

Presentación clínica

- **Dermatomiositis (DM)**
  - o Debilidad muscular
    - Los pacientes suelen presentar un inicio subagudo o insidioso de debilidad muscular simétrica proximal causada por inflamación muscular. La debilidad es típica en el cuello, hombros, muslos y área pélvica.
    - Pueden ocurrir disfagia, disnea, enfermedad de reflujo gastroesofágico (ERGE) e incontinencia urinaria y rectal debido a la afectación del músculo estriado.

TABLA 13-1	ASOCIACIONES CLÍNICAS DE LOS ANTICUERPOS ESPECÍFICOS DE MIOSITIS (AEM)		
Autoantígeno		**Frecuencia**	**Asociaciones clínicas**
aaRS	Aminoacil ARNt sintetasas	Jo-1: 9%-24% PM/DM adultas; no Jo-1: < 5% PM/DM adultas	Miositis, exantema, EPI (no Jo-1 > Jo-1), manos de mecánico, artritis, fenómeno de Raynaud
SRP	Partícula de reconocimiento de señal	5% PM/DM adultos caucásicos; 8%-13% PM/DM adultos asiáticos/africanos	CK muy elevado, debilidad grave, miopatía necrotizante, disfagia
HMGCR	3-hidroxi-3-metilglutaril-coenzima A reductasa	6% PM/DM adultas	CK muy elevado, miopatía necrotizante, asociado con el uso de estatinas
Mi-2	Complejo deacetilasa remodelador de nucleosomas	9%-24% MII adulta	Exantema
SAE	Pequeña enzima activadora modificadora parecida a la ubiquitina	6%-8% PM/DM adultos caucásicos; 2% PM/DM adultos asiáticos	Exantema
MDA-5	Gen 5 asociado a la diferenciación del melanoma	10%-48% DM adultos asiáticos; 0%-13% DM adultos asiáticos	Exantema, EPI, EPI de progresión rápida en cohortes asiáticas
NXP2	Proteína matriz nuclear 2	1%-17% PM/ DM adultas	Exantema, posible asociación con cáncer en adultos, calcinosis en las variantes juveniles
TIF1	Factor 1 intermediario de transcripción	13%-31% PM/ DM adultas	Exantema, fuerte asociación con cáncer en adultos
cN1A	5'-nucleotidasa citosólica 1A	0%-5% PM/DM adultas; 33%-34% MCI	Principalmente en MCI

CK, creatinina cinasa; DM, dermatomiositis; HMGCR, HMG-CoA reductasa; MII, miopatías inflamatorias idiopáticas; EPI, enfermedad pulmonar intersticial; PM, polimiositis.

Adaptada de: Betteridge Z, McHugh N. Myositis-specific autoantibodies: an important tool to support diagnosis of myositis. *J Intern Med.* 2016;280:8-23.

- o Manifestaciones cutáneas
  - ▪ Las pápulas de Gottron son pápulas de color lila que se encuentran en los aspectos extensores de las articulaciones metacarpofalángicas (MCF), interfalángicas proximales, muñecas, codos o rodillas. Las pápulas de Gottron son patognomónicas de DM.

TABLA 13-2	ASOCIACIONES CLÍNICAS DE LOS AUTOANTICUERPOS ASOCIADOS CON MIOSITIS (AAM)	
Autoantígeno		**Asociaciones clínicas**
PM/esclerosis sistémica	Complejo proteico del exosoma (PM/Scl75/100)	Superposición PM/ES
C1D	Proteína asociada con el exosoma	Superposición PM/ES
U1 RNP	Ribonucleoproteína nuclear pequeña U1	EMTC
Fibrilarina (U3-snRNP)	Fibrilarina	ES
Ku	Subunidad regulatoria ADN-PK	PM-ES, EPI potencialmente grave
Ro52	Ro52/TRIM21	EPI, con frecuencia acoplada con otros AEM
Ro60/SSA	Ro60/SSA	SS, LES
La/SSB	SSB	SS, LES

EPI, enfermedad pulmonar intersticial; EMTC, enfermedad mixta del tejido conectivo; PM, polimiositis; LES, lupus eritematoso sistémico; SS, síndrome de Sjögren; ES, esclerosis sistémica.
Adaptada de Palterer B, Vitiello G, Carraresi A, et al. Bench to bedside review of myositis autoantibodies. *Clin Mol Allergy.* 2018;16.

- El signo de Gottron se refiere a un exantema macular (sin pápulas) en la misma distribución que las pápulas de Gottron.
- El exantema de heliotropo consiste en manchas purpúreas de los párpados superiores, con frecuencia asociadas con edema periorbitario.
- El exantema eritematoso fotosensible en la cara, la piel cabelluda, el cuello y el tórax anterior (en forma de V) y la espalda y los hombros (signo del chal) es común pero no específico de DM.
- La **calcinosis** (p. ej., en codos o rodillas) es común en la DM juvenil, pero se ve ocasionalmente en la DM adulta.
- **Manos de mecánico:** bucles capilares dilatados e irregulares en los pliegues cutáneos, cutículas irregulares y engrosadas y líneas horizontales oscuras en las superficies lateral y palmar de dedos y manos conducen a las "manos de mecánico", que se observan con frecuencia en el síndrome antisintetasa y menos a menudo en PM.
- El exantema puede preceder a la debilidad muscular en meses o incluso en años.
o Enfermedad pulmonar
- La enfermedad pulmonar intersticial (EPI) es un factor de riesgo mayor para la morbilidad y la mortalidad.
- El tipo más común de EPI en la DM es la neumonía intersticial no específica (NINE), seguida de neumonía organizadora criptogénica. La neumonía intersticial usual (NIU) es menos común.
- Los anticuerpos antisintetasa y anti-MDA-5 tienen una fuerte asociación con EPI.
o **Artritis:** un leve dolor e inflamación articulares son comunes en pacientes con DM. La artritis suele ser simétrica y afecta las pequeñas articulaciones de las manos y los pies. Los autoanticuerpos antisintetasa, especialmente los anticuerpos anti-Jo-1, a menudo se asocian con artritis.
o Otras manifestaciones sistémicas
- La afectación cardiaca se manifiesta como anomalías de conducción y arritmia.
- El tracto gastrointestinal (GI) resulta afectado con frecuencia en la DM. La debilidad de la lengua, de los músculos faríngeos, del esófago bajo y de los músculos del esfínter anal pueden causar disfagia, neumonía por aspiración e incontinencia.

- o **Neoplasia:** la DM se asocia con el riesgo más alto de cáncer entre las MII. Anti-TIF1γ/α (anti-p155/p140) y anti-NXP2 (anti-MJ) confieren el riesgo más fuerte de malignidad.[6]
- o Síndrome antisintetasa
  - Un subgrupo de pacientes con DM con autoanticuerpos antisintetasa presenta un conjunto de características clínicas distintas, que suelen denominarse síndrome antisintetasa.
  - Estas características clínicas incluyen miositis, EPI, fenómeno de Raynaud, poliatritis simétrica no erosiva de las pequeñas articulaciones y manos de mecánico.[9]
  - Anti-Jo-1 es el anticuerpo antisintetasa más común.
- o DMCA
  - Los pacientes con DMCA tienen los rasgos cutáneos característicos de la DM, pero sin la debilidad muscular. DMCA es "provisional" después de 6 meses y "confirmada" después de 2 años.
  - DMCA comprende dos subtipos: dermatomiositis amiotrófica (DMA) y dermatomiositis hipomiopática (DMH).
  - Pueden desarrollarse manifestaciones extramusculares en DMCA, como EPI.
  - Anti-MDA-5 tiene una fuerte asociación con DMC y con EPI.[10]
- o **Síndromes de sobreposición:** DM y PM pueden superponerse con otras enfermedades reumáticas, como esclerodermia, lupus eritematoso sistémico (LES) y enfermedad mixta del tejido conectivo. Algunos AAM se asocian con estos síndromes, como anti-PM/Scl, anti–U1-RNP, anti-Ku, anti-C1D, anti-Ro52 y anti–cN-1A.
- **Polimiositis (PM)**
  - o La debilidad muscular en la PM es similar a la de DM, pero los hallazgos cutáneos característicos de la DM no se ven en la PM.
  - o Como la DM, la PM puede complicarse por la afectación pulmonar, cardiaca y del tracto GI, y por el dolor articular.
  - o El riesgo de malignidad es más elevado en la PM.
  - o El síndrome antisintetasa se ve en un subgrupo de pacientes con PM con anticuerpos antisinetasa.
  - o Los pacientes con PM que presentan ciertos AAM pueden tener síndromes traslapados.
- **Miopatía necrotizante inmunomediada (MNIM)**
  - o La MNIM se caracteriza por debilidad proximal grave, necrosis miofibrosa con infiltrados celulares inflamatorios mínimos en la biopsia muscular y afectación extramuscular poco frecuente.
  - o Hay tres subtipos de MNIM: miopatía anti-SRP (39%), miopatía anti-HMGCR (26%) y MNIM seronegativa (35%).[11]
  - o Tanto anti-HMGCR como anti-SRP son fuertemente específicos de MNIM.
  - o La miopatía anti-HMGCR se asocia a menudo con exposición a las estatinas.
  - o Los pacientes con miopatía anti-SRP cursan con debilidad muscular grave.
  - o Los pacientes con MNIM seronegativa tienen el riesgo de malignidad más alto. La malignidad sincrónica se diagnosticó en 21.4% de pacientes con MNIM seronegativa y 11.5% de los pacientes con anti-HMGCR. Este riesgo es más alto comparado con la población general. La MNIM no se asocia con una incidencia aumentada de malignidad.[11]
- **Miositis por cuerpos de inclusión esporádica**
  - o La MCI es la miositis MII más común en personas de 50 años de edad o más.
  - o La MCI se caracteriza por un inicio insidioso de debilidad muscular que se localiza predominante en los músculos cuádriceps y en los flexores de los dedos. Una disminución en la fuerza de agarre o una caída de pie asimétrica junto con debilidad muscular proximal asimétrica son los hallazgos más característicos. Los músculos de la espalda y del cuello pueden resultar afectados. La disfagia ocurre en más de 50% de los pacientes.
  - o A diferencia de DM o PM, la MCI no se asocia con EPI, afectación cardiaca o riesgo aumentado de neoplasia.
  - o Anti-cN1A aparece en 37% de los pacientes con MCI y, rara vez, en pacientes con DM o PM (< 5%), pero también se observa con frecuencia en pacientes con el síndrome de Sjögren (36%) y con LES (20%).[12]

Diagnóstico diferencial

- **Enfermedades neuromusculares.** Uno de los primeros pasos en el diagnóstico de las MII consiste en excluir una neuropatía o enfermedad neuromuscular (p.ej., enfermedades de la neurona motora, miastenia grave, síndrome miasténico de Lambert-Eaton) como la causa de la debilidad muscular. La electromiografía (EMG) y las biopsias musculares son los métodos más útiles para ayudar a diferenciar entre enfermedades neuromusculares y MII.

- **Distrofias musculares**
  - Las **distrofias musculares de la cintura escapulohumeral** (DMCEH) incluyen un sinnúmero de trastornos hereditarios con distrofia muscular progresiva causada por defectos genéticos.[13]
  - La edad de inicio es altamente variable, y los pacientes pueden presentarla incluso en las etapas finales de la vida.
  - Hay debilidad y atrofia preferenciales del músculo bíceps.
  - Los valores de creatina fosfocinasa (CPK) pueden estar muy elevados, aunque no permiten diferenciar entre distrofias y MII.
  - La resonancia magnética (RM) es de gran utilidad, ya que en las MII activas hay edema donde las imágenes de recuperación de inversión tau a corto plazo (STIR) son indicativas de inflamación, mientras que la DMCEH muestra reemplazo graso extenso, aunque el edema puede apreciarse en las etapas tempranas de la DMCEH.
  - Las biopsias musculares pueden mostrar infiltrados celulares inflamatorios en la DMCEH, pero la inflamación a menudo se limita a las áreas adyacentes a las fibras necróticas.
  - El diagnóstico se lleva a cabo mediante pruebas genéticas y con pruebas inmunohistoquímicas de biopsia muscular.

- **Miopatías metabólicas**
  - Estas raras enfermedades del metabolismo de energía muscular pueden presentarse con debilidad muscular, CPK elevada y cambios miopáticos en el EMG.[14]
  - Los pacientes con alteraciones del metabolismo del glucógeno o con deficiencia de mioadenilato desaminasa (la miopatía metabólica más común) tienen intolerancia al ejercicio y pueden ser asintomáticos durante el reposo.
  - La prueba de ejercicio de isquemia del antebrazo es una prueba estandarizada que implica determinar los niveles de amoniaco y lactato antes y después de realizar ejercicio vigoroso con el antebrazo, con un manguito para tensión arterial inflado por encima de la presión sistólica.
  - Las miopatías metabólicas deben sospecharse en pacientes jóvenes con historia clínica familiar de miopatía o que no presentan respuesta a la terapia inmunosupresora.

- **Miopatías mitocondriales:**
  - Los trastornos mitocondriales pueden presentarse con debilidad aislada de músculos proximales, pero los síntomas tienden a ser leves o a estar relacionados con el ejercicio.[15]
  - Verificar los valores de lactato antes y después del ejercicio vigoroso podría ser útil para el diagnóstico.
  - La marca distintiva clásica de la enfermedad mitocondrial son las acumulaciones en el subsarcolema e intermiofibrilares que se visualizan con la tinción tricrómica de Gomori debido a la proliferación compensatoria de mitocondrias, también conocida como "fibras rojas rasgadas".
  - Las tinciones mitocondriales especiales pueden detectar succinato deshidrogenasa, y la tinción Cox ayuda al diagnóstico.

- **Miopatías inducidas por fármacos o toxinas:**
  - La procainamida y la penicilamina pueden ocasionar miopatía mediada por el sistema inmunitario.
  - Las estatinas y otros agentes reductores de lípidos pueden causar disfunción mitocondrial.
  - El uso crónico de etanol se asocia con debilidad muscular proximal indolora y atrofia con CPK normal.
  - La miopatía inducida por zidovudina puede presentar infiltrados inflamatorios muy parecidos a los de MII, pero es reversible después de varios meses si se suspende el medicamento.

- **Miopatías endocrinas**
  o La **miopatía por glucocorticoides** es común y por lo general aparece después de varios meses de uso; los valores de CPK son normales. De igual forma, el síndrome de Cushing también se manifiesta como debilidad y desgaste musculares.
  o **La miopatía hipertiroidea e hipotiroidea** se puede presentar como PM con debilidad progresiva simétrica de músculos proximales. Las enzimas musculares séricas, como CPK, aspartato aminotransferasa (AST) y alanina aminotransferasa (ALT) suelen ser normales o bajas en el hipertiroidismo y elevadas en el hipotiroidismo.
- **Miopatías infecciosas**
  o La miopatía por HIV suele debutar con un inicio subagudo y progresa despacio. Al igual que en las MII, la debilidad muscular a menudo es proximal y simétrica.
  o La miopatía por el virus linfotrópico-T humano tipo 1 puede imitar a PM y MCI.
- **Miopatías parasitarias.** Las infecciones parasitarias como toxoplasmosis, paludismo, equinococosis y triquinosis pueden causar miositis que se manifiesta como mialgias e inflamación focal de los músculos. La combinación de una biopsia muscular con las pruebas serológicas a menudo es diagnóstica.

Pruebas diagnósticas

Pruebas de laboratorio
- Las **enzimas musculares** suelen estar elevadas, incluyendo la deshidrogenasa láctica, CPK, aldolasa, AST y ALT.
- El nivel de **CPK** puede ser muy alto ($\geq$ 50 veces el límite superior de la normal en la MNIM, y normal o ligeramente elevado (hasta 10 veces el límite superior de la normal) en MCI; DM y PM están en medio.
- La prueba de **autoanticuerpos**, especialmente AEM, es importante para el diagnóstico, la clasificación, la predicción de complicaciones clínicas y la respuesta al tratamiento (tablas 13-1 y 13-2).
- **Autoanticuerpos**
  o Los AEM se detectan principalmente en pacientes con MII (tabla 13-1).[6,7]
    - Suele considerarse que **anti-Mi-2** se asocia con el exantema fotosensible clásico de DM y predice una buena respuesta a la terapia. Los **anticuerpos antisintetasa**, en concreto anti-histidil (Jo-1), anti-treonil (PL-7), anti-alanil (PL-12), anti-glicil (EJ), anti-isoleucil (OJ), anti-asparaginil (KS), anti-fenilalanil (ZO) y anti-tirosil (YRS/HA) ARNt sintetasas, tienen una fuerte asociación con el síndrome antisintetasa.
    - AEM más nuevos suelen encontrarse en la DM. **Anti-TIF1γ/α (anti-p155/p140) y anti-TIF1/β** tienen una fuerte asociación con la DM asociada con cáncer. Ambos son sensibles (78%) y específicos (89%) como marcadores de cáncer en pacientes mayores con DM. **Anti-MJ/NXP-2** en la DM tiene una asociación positiva con EPI y malignidad. El **anti–MDA-5** visto en la DMCA es un marcador de EPI de rápido progreso. Se han reportado lesiones cutáneas ulcerosas, artritis, funciones hepáticas anormales y ferritina elevada con anti-MDA-5 positivo.
    - **Anti-SRP** y **anti- DMCEH** se observan casi de manera exclusiva en la PM y la MNIM, pero no en la DM. **Anti-cN1A** se ve en aproximadamente un tercio de los pacientes con MCI y rara vez en pacientes con DM o PM.
  o **Los anticuerpos AAM y los anticuerpos antinucleares (AAN)** se detectan con otras enfermedades que pueden asociarse con miositis (tabla 13-2).[7]
    - AAM y AAN están presentes en 30% de la DM adulta y su presencia es más común en la DM juvenil (70%).
    - **Anti-Ro52** se asocia con frecuencia con otros AEM, como los anticuerpos antisintetasas, y es más común encontrarlos en pacientes adultos con rasgos clínicos de DM (24%-35%) Los anticuerpos anti-Ro/SSA vistos en el síndrome de Sjögren y en LES se dirigen contra los antígenos Ro52-kDa y Ro60-kDa. Ro60 se localiza en el núcleo y el nucléolo, mientras que Ro52 se ubica en el citoplasma.[16]

- **Anti-PM/Scl** es visto en pacientes con una sobreposición de miositis y esclerodermia limitada, a menudo complicado con afectación cardiaca y EPI. Anti-Ku y anti-C1D se asocian con el síndrome de sobreposición PM/Scl. Las altas titulaciones de **anti–U1-RNP** se asocian con enfermedad mixta del tejido conectivo.

Imagenología

- La **RM** es la modalidad de elección, porque detecta la inflamación, edema, la infiltración de grasa, la fibrosis y la calcificación en los músculos esqueléticos. También ayuda a guiar los sitios donde realizar las biopsias de músculos.
- Las **radiografías** y la **tomografía computarizada (TC) de alta resolución** de los pulmones son necesarias para detectar y seguir EPI.

Procedimientos diagnósticos

- La EMG puede asistir el diagnóstico y el diagnóstico diferencial.
- La EMG en la MII a menudo muestra cambios miopáticos crónicos o activos característicos, aunque no son específicos a cada subtipo de MII.[17]
  - La miopatía activa se caracteriza por hallazgos EMG de irritabilidad de la membrana muscular prominente (fibrilaciones y ondas agudas positivas) y potenciales de acción de la membrana motora (PAUM) que son pequeños, cortos, polifásicos y con reclutamiento temprano.
  - La miopatía crónica quizá no muestre irritabilidad de la membrana muscular en la EMG. Puede apreciarse un patrón mixto de PAUM pequeños y de larga duración.
- La inserción de agujas puede dañar las fibras musculares para la biopsia y, por tanto, las EMG y las biopsias musculares en el mismo lado deben evitarse.
- **Pruebas de función pulmonar.** Útiles para la valoración inicial y monitoreo de la afectación pulmonar. Una deficiencia ventilatoria restrictiva es típica de la EPI asociada con MII. En pacientes con una capacidad vital forzada (CVF) menor a 70% o una disminución de más de 10% de la CVF, a menudo se indica la terapia farmacológica.
- La **biopsia muscular** es muy importante para el diagnóstico de MII. La histopatología es el "estándar dorado" para el diagnóstico de MII.[8]
  - **DM.** Infiltrados inflamatorios perivasculares, perimisiales y perifasciculares, principalmente de linfocitos T CD4+ y células B; fibras necróticas en infartos en cuña; atrofia perifascicular; capilares reducidos.
  - **PM.** Infiltrados endomisiales de linfocitos T CD8+ con raras células B; expresión ampliamente difundida de antígenos MHC de clase I.
  - **MCI.** Linfocitos T CD8+ que invaden las fibras sanas; expresión amplia de antígenos MHC de clase I; vacuolas autofágicas; depósitos de congofila amiloide.
  - **MNIM.** Fibras necróticas dispersas con macrófagos; linfocitos CD8+; depósitos de complemento en los capilares; regulación hacia arriba de antígenos MHC de clase I en fibras musculares no necróticas.

TRATAMIENTO

Se considera primero el tratamiento para DM, PM y MNIM, y la miopatía por cuerpos de inclusión se presenta al final de esta sección.

- **Glucocorticoides**
  - La terapia inicial recomendada consiste en dosis altas de prednisona, de 1 mg/kg vía oral (VO) diariamente, con una dosis promedio de 60 mg, a veces hasta 80 mg diarios. En pacientes con enfermedad grave y compromiso respiratorio debido a EPI debe usarse metil-prednisolona intravenosa (IV), 1 g diario durante 3 días.
  - Deben mantenerse dosis altas durante 4 a 6 semanas, y después se ajustan con la meta de lograr una dosis diaria baja de prednisona de 5 a 10 mg diarios en los siguientes 6 meses.[18] La duración total de la terapia glucocorticoide suele ser de aproximadamente 1 año.

o Las enzimas musculares comienzan a descender en pocas semanas de tratamiento y a menudo se normalizan en 2 a 3 meses.

- **Inmunosupresores no biológicos tradicionales**
  o El **metotrexato** (15-25 mg semanales) y la **azatioprina** (2-3 mg/kg diarios) constituyen la terapia ahorradora de esteroides de primera línea. Cualquiera de los dos se usa a menudo en combinación con glucocorticoides como terapia inicial en la miositis. Permiten lograr una reducción efectiva de la dosis de prednisona y una mejora superior a largo plazo, comparados con solo glucocorticoides.[18]
  o El **micofenolato de mofetilo** puede ser usado como terapia de segunda línea en pacientes en donde metotrexato o azatioprina han fallado, o en los que cursan con EPI.[18]
  o Los **inhibidores de la calcineurina**, incluyendo ciclosporina y tacrolimus, están dirigidos a los linfocitos T. Son una terapia de segunda línea para miositis y EPI asociada con miositis. Suelen reservarse para pacientes con miositis resistente, porque sus toxicidades requieren de un monitoreo de los niveles farmacológicos.[19]
  o La **ciclofosfamida** es un tratamiento de tercera línea y puede usarse en pacientes con miositis grave, EPI de progresión rápida, vasculitis sistémica superpuesta o enfermedad resistente a otros agentes. La toxicidad de la vejiga, las citopenias y el riesgo aumentado de malignidad son preocupaciones con el uso de ciclofosfamida.
- **Agentes biológicos**
  o Rituximab causa depleción de las células B CD20+ y es un tratamiento efectivo para la miositis. Un estudio controlado aleatorizado demostró que rituximab mejoró significativamente la miositis, con un tiempo medio de 20 semanas, especialmente en pacientes con anticuerpos antisintetasa y anticuerpos anti-Mi-2.[18]
  o Las terapias anti-factor de necrosis tumoral (TNF) para la miositis han mostrado resultados mixtos.[18] En general no se recomiendan, pero pueden considerarse para la miositis resistente.
  o Tocilizumab, un antagonista del receptor IL-6, ha demostrado efectividad en la miositis en algunas series de casos.[18] Su eficacia para tratar adultos con PM y DM resistentes sigue bajo investigación.
  o Abatacept es una proteína de fusión totalmente humanizada del antígeno del linfocito T citotóxico 4 (CTLA4), y la porción Fc de la inmunoglobulina humana G1 (IgG1), que inhibe la coestimulación de los linfocitos T. Los estudios piloto arrojan resultados alentadores de abatacept para el tratamiento de PM y DM.[20]
  o Anakinra, un antagonista recombinante del receptor IL-1 (IL-1Ra), mostró efectos benéficos en la miositis en un estudio reciente.[21]
- **Inmunoglobulina intravenosa (IgIV).** Dosis altas de IgIV (2 g/kg por 2-5 días consecutivos por mes) tienen efectos benéficos en la MII, aunque se desconoce el mecanismo de acción preciso. IgIV suele combinarse con otros inmunosupresores, y no se usa rutinariamente debido a su alto costo y a su prolongado tiempo de administración.
- **Ejercicio.** El ejercicio/terapia física se recomiendan en pacientes con miositis tanto activa como estable para prevenir la pérdida de masa muscular, atrofia muscular y contracturas articulares, así como preservar la función muscular.
- **Enfermedad pulmonar intersticial (EPI)**
  o Altas dosis VO o glucocorticoides IV son la terapia inicial. Los glucocorticoides combinados con azatioprina o MMF son la terapia de primera línea. Algunos reportes de casos describen el uso efectivo de IgIV en algunos pacientes con EPI asociada con miositis resistente. El metotrexato debe usarse con cautela debido a su potencial para causar neumonitis.
  o En casos graves, la terapia inicial comprende glucocorticoides IV y rituximab o ciclofosfamida.[18]
  o Los inhibidores de la calcineurina (tacrolimus o ciclosporina), en especial tacrolimus, han demostrado eficacia en el tratamiento de la EPI asociada con miositis.
- **Miopatía por cuerpos de inclusión**
- Los inmunosupresores como glucocorticoides, azatioprina o metotrexato no son efectivos para la MIC.
- Puede considerarse el uso de IgIV en pacientes con disfagia.[22]

RESULTADO/PRONÓSTICO

- La gravedad de MII es variable, y oscila de debilidad ligera fácilmente tratable a una enfermedad resistente que amenaza la vida.
- Los predictores clínicos de mal pronóstico incluyen edad avanzada, debilidad grave a la presentación, disfagia, debilidad muscular respiratoria, afectación extramuscular del corazón y los pulmones y malignidad concomitante.
- Los perfiles de AEM y AAM son muy útiles para definir los fenotipos clínicos y el pronóstico, y se usan cada vez más para guiar el manejo y valorar el pronóstico.

REFERENCIAS

1. Lundberg IE, Tjärnlund A, Bottai M, et al. 2017 European League Against Rheumatism/American College of Rheumatology classification criteria for adult and juvenile idiopathic inflammatory myopathies and their major subgroups. *Ann Rheum Dis.* 2017;76:1955-1964.
2. Basharat P, Christopher-Stine L. Immune-mediated necrotizing myopathy: update on diagnosis and management. *Curr Rheumatol Rep.* 2015;17:72.
3. Rothwell S, Lamb JA, Chinoy H. New developments in genetics of myositis. *Curr Opin Rheumatol.* 2016;28:651-656.
4. Rothwell S, Cooper RG, Lundberg IE, et al. Immune-array analysis in sporadic inclusion body myositis reveals HLA-DRB1 amino acid heterogeneity across the myositis spectrum. *Arthritis Rheumatol.* 2017;69:1090-1099.
5. Miller FW, Lamb JA, Schmidt J, et al. Risk factors and disease mechanisms in myositis. *Nat Rev Rheumatol.* 2018;14:255-268.
6. Betteridge Z, McHugh N. Myositis-specific autoantibodies: an important tool to support diagnosis of myositis. *J Intern Med.* 2016;280:8-23.
7. Palterer B, Vitiello G, Carraresi A, et al. Bench to bedside review of myositis autoantibodies. *Clin Mol Allergy.* 2018;16.
8. Dalakas MC. Inflammatory muscle diseases. *N Engl J Med.* 2015;372:1734-1747.
9. Mahler M, Miller FW, Fritzler MJ. Idiopathic inflammatory myopathies and the anti-synthetase syndrome: a comprehensive review. *Autoimmun Rev.* 2014;13:367-371.
10. Sato S, Hoshino K, Satoh T, et al. RNA helicase encoded by melanoma differentiation-associated gene 5 is a major autoantigen in patients with clinically amyopathic dermatomyositis: Association with rapidly progressive interstitial lung disease. *Arthritis Rheum.* 2009;60:2193-2200.
11. Allenbach Y, Mammen AL, Benveniste O, et al. 224th ENMC International Workshop:: Clinico-sero-pathological classification of immune-mediated necrotizing myopathies Zandvoort, The Netherlands, 14–16 October 2016. *Neuromuscul Disord.* 2018;28:87-99.
12. Herbert MK, Stammen-Vogelzangs J, Verbeek MM, et al. Disease specificity of autoantibodies to cytosolic 5'-nucleotidase 1A in sporadic inclusion body myositis versus known autoimmune diseases. *Ann Rheum Dis.* 2016;75:696-701.
13. Khadilkar SV, Patel BA, Lalkaka JA. Making sense of the clinical spectrum of limb girdle muscular dystrophies. *Pract Neurol.* 2018;18:201-210.
14. Lilleker JB, Keh YS, Roncaroli F, et al. Metabolic myopathies: a practical approach. *Pract Neurol.* 2018;18:14-26.
15. Pfeffer G, Chinnery PF. Diagnosis and treatment of mitochondrial myopathies. *Ann Med.* 2013;45:4-16.
16. Defendenti C, Atzeni F, Spina MF, et al. Clinical and laboratory aspects of Ro/SSA-52 autoantibodies. *Autoimmun Rev.* 2011;10:150-154.
17. Paganoni S, Amato A. Electrodiagnostic evaluation of myopathies. *Phys Med Rehabil Clin N Am.* 2013;24:193-207.
18. Oddis CV, Aggarwal R. Treatment in myositis. *Nat Rev Rheumatol.* 2018;14:279-289.
19. Sharma N, Putman MS, Vij R, et al. Myositis-associated interstitial lung disease: predictors of failure of conventional treatment and response to tacrolimus in a US cohort. *J Rheumatol.* 2017;44:1612-1618.
20. Tjärnlund A, Tang Q, Wick C, et al. Abatacept in the treatment of adult dermatomyositis and polymyositis: a randomised, phase IIb treatment delayed-start trial. *Ann Rheum Dis.* 2018;77:55-62.
21. Zong M, Dorph C, Dastmalchi M, et al. Anakinra treatment in patients with refractory inflammatory myopathies and possible predictive response biomarkers: a mechanistic study with 12 months follow-up. *Ann Rheum Dis.* 2014;73:913-920.
22. Schmidt K, Schmidt J. Inclusion body myositis: advancements in diagnosis, pathomechanisms, and treatment. *Curr Opin Rheumatol.* 2017;29:632-638.

Síndrome de Sjögren

Divya Jayakumar y Deepali Sen

14

PRINCIPIOS GENERALES

- El síndrome de Sjögren (SS) es una de las enfermedades autoinmunes con mayor prevalencia y sus características más comunes son los **ojos (queratoconjuntivitis seca)** y la **boca seca (xerostomia)**.
- El tratamiento debe estar encaminado a aliviar los síntomas mediante el mantenimiento de la humedad en las membranas mucosas.

Definición

- El SS es un trastorno inflamatorio crónico caracterizado por **infiltración linfocítica** y **destrucción autoinmune de glándulas exocrinas**.
- Las **glándulas salivales y lagrimales** se ven afectadas comúnmente, lo cual conduce a síntomas de boca seca (xerostomía) y ojos secos (queratoconjuntivitis seca). También puede haber sequedad nasal, del canal auditivo externo y vaginal.

Epidemiología

- La prevalencia del SS es cerca de 0.5 a 3 millones de personas en Estados Unidos. Se estima que la incidencia del SS primario es de 4 por 100 000 por año.
- El SS casi siempre ocurre en mujeres (proporción entre mujeres y hombres, 20:1) en la quinta y sexta décadas de vida.[1]

Fisiopatología

- El mecanismo patológico primario del SS consiste en infiltración focal del tejido glandular por linfocitos.
- El SS casi siempre afecta las glándulas salivales y lagrimales, pero puede ocurrir en cualquier tejido glandular exocrino.
- Los anticuerpos contra antígenos nucleares **SSA/Ro y SSB/La** se asocian comúnmente con el SS, pero se desconoce si son patógenos.
- Aunque no se comprenden del todo los mecanismos fisiopatológicos del SS, se han formulado varias hipótesis diferentes.
  - Se cree que una combinación de factores genéticos, hormonales y ambientales desempeñan un papel importante en la presentación y progresión del SS.[2]
  - Ciertos alelos HLA-DR y HLA-DQ están asociados con el SS.
  - Las infecciones víricas, entre ellas la del virus de Epstein-Barr, retrovirus y hepatitis C, quizá predispongan a los pacientes al SS al alterar de modo indirecto la respuesta inmune y favorecer la destrucción autoinmune de las glándulas.
  - Las células epiteliales glandulares participan en la atracción de los linfocitos B, T y células dendríticas hacia las glándulas exocrinas y provocan la liberación de citocinas inflamatorias.[1]
  - La inflamación se vuelve crónica debido a las alteraciones de regulación inmunológica, dando por resultado la destrucción glandular mediada por células que conduce a la disminución de las secreciones exocrinas.
- El lagrimeo inadecuado en el SS causa resequedad e incremento de la fricción entre las superficies mucosas, lo que provoca cambios de las células epiteliales durante el proceso de parpadeo, lo cual conduce a la **irritación y abrasión de la córnea**. Se precipita una respuesta inflamatoria localizada. Además, la pérdida de los efectos nutritivos de las lágrimas retrasa el alivio.

- Efectos patológicos semejantes afectan la cavidad oral. La destrucción inflamatoria de las glándulas salivales conduce a cambios cuantitativos y cualitativos en la producción de saliva. La flora bacteriana normal se altera por cambios en la salivación, lo cual **incrementa la frecuencia de las caries dentales, la candidiasis oral y las enfermedades periodontales**.

Trastornos asociados

- El SS puede presentarse como enfermedad primaria.
- No obstante, frecuentemente **ocurre en pacientes con otras enfermedades autoinmunes sistémicas** (p. ej., artritis reumatoide [AR], lupus eritematoso sistémico [LES], esclerodermia, enfermedad mixta del tejido conjuntivo, miopatías inflamatorias y enfermedades autoinmunes hepáticas y tiroideas).

DIAGNÓSTICO

Cuadro clínico

Historia clínica

- Los síntomas del SS se desarrollan de manera insidiosa, comúnmente a lo largo de varios años.
- La deshidratación de mucosas, que se manifiesta como **sequedad en ojos y boca**, es la queja más común asociada con el SS.
- Los síntomas de sequedad en ojos incluyen la sensación de un cuerpo extraño, picazón, sensibilidad a la luz que empeora por la noche y una capa gruesa y costrosa presente al despertar. Los síntomas se agravan con los viajes en avión, las condiciones secas y con viento, y el uso de lentes de contacto.
- La boca seca con frecuencia se manifiesta como un aumento de la sed y dificultad para deglutir alimentos secos. La caries dental que progresa rápidamente, las infecciones orales o gingivales recurrentes y la molestia al usar dentadura postiza pueden estar asociadas con SS.
- Las **características adicionales de disfunción de glándulas exocrinas** incluyen síntomas de sequedad en piel (xerosis), sequedad vaginal, sequedad en vías aéreas superiores, que crea una tos seca, e infecciones respiratorias superiores recurrentes.
- También puede haber implicación extraglandular en el SS.
  - o Fatiga y artralgias (en ocasiones artritis) son quejas comunes en el SS.
  - o Las **lesiones cutáneas** incluyen púrpura palpable, urticaria, lesiones anulares, xerosis y fenómeno de Raynaud.
  - o Los pacientes pueden tener aumento de la frecuencia de sinusitis, bronquitis, neumonía y derrames pleurales. La manifestación pulmonar más común del SS es la enfermedad pulmonar intersticial (EPI) específicamente la neumonía intersticial linfoide (NIL). Los pacientes con NIL deben ser revisados en busca de un SS subyacente.
  - o Las **manifestaciones cardiacas** quizá incluyan derrames o disfunción autonómica. Los pacientes con SS primario tienen un riesgo aumentado de enfermedad cardiovascular.
  - o Las **complicaciones neurológicas** más frecuentes son disfunción cognitiva, enfermedad desmielinizante semejante a la esclerosis múltiple, miastenia grave y neuropatías periféricas.
  - o La **implicación renal** quizá se manifieste como nefritis intersticial crónica y acidosis tubular renal. La glomerulonefritis membranoproliferativa puede ocurrir rara vez con el SS.
  - o Las **manifestaciones gastrointestinales** incluyen disfagia, dismotilidad esofágica, náuseas, dispepsia, gastritis atrófica y alteraciones hepáticas.

Exploración física
- El crecimiento de las glándulas salivales ocurre en cerca de la mitad de los pacientes afectados.
- Las glándulas por lo general son difusamente firmes y no sensibles. El edema episódico y doloroso es común y puede ser unilateral o bilateral. Si las glándulas se inflaman y duelen después de las comidas, debe descartarse una obstrucción del conducto salival.

- Una glándula dura y nodular puede sugerir una neoplasia. Esta distinción es clínicamente significativa, ya que hay un **aumento en la incidencia de linfomas de células B** en las glándulas salivales afectadas por SS. Si las glándulas salivales están persistentemente crecidas, duras, o aumentan de tamaño, considere practicar una biopsia.

Criterios diagnósticos

En 2016 el American College of Rheumatology (ACR) y la European League Against Rheumatism (EULAR) aceptaron nuevos criterios de clasificación para el SS.

Dichos criterios pueden aplicarse a pacientes con resequedad ocular u oral. Es esencial una puntuación total de ≥ 4 para la clasificación de SS:

- Anti-SSA/Ro seropositivos (3).
- Biopsia de la glándula salival labial que exhibe sialadenitis linfocítica focal con una puntuación focal de ≥ 1 focos/mm^2 (3).
- Puntuación en la tinción ocular de ≥ 5 (o escala de van Bijsterveld de ≥ 4) en al menos un ojo (1).
- Prueba de Schirmer de ≤ 5 mm/5 minutos (1).
- Tasa de flujo salival no estimulado de ≤ 0.1 mL/min (1).

Estos criterios tienen una sensibilidad de 96% y una especificidad de 95%.[3]

Diagnóstico diferencial

El diagnóstico diferencial del SS incluye cualquier proceso de enfermedad que conduzca a síntomas de sequedad en ojos y boca, incluidos los siguientes:

- **Enfermedad infiltrativa** (p. ej., sarcoidosis, amiloidosis, hemocromatosis, síndromes relacionados con la inmunoglobulina G4 [IgG4] y linfoma).
- **Enfermedad infecciosa** (p. ej., infecciones víricas [HIV, hepatitis B y C, parotiditis, influenza, Coxsackie A, citomegalovirus], sífilis, tracoma, tuberculosis e infección bacteriana).
- **Depósitos grasos** por diabetes, alcoholismo, pancreatitis, cirrosis e hipertrigliceridemia.
- **Efectos secundarios anticolinérgicos** debidos a fármacos (p. ej., antidepresivos, neurolépticos, antihipertensivos, antihistamínicos y descongestivos).
- **Disfunción endocrina**, incluidas la acromegalia y la hipofunción de las gónadas.

Pruebas diagnósticas

Pruebas de laboratorio

Un panel de pruebas diagnósticas generales para el SS debe incluir lo siguiente:

- Hemograma completo, velocidad de sedimentación globular (VSG) o proteína C reactiva (PCR), factor reumatoide (FR), anticuerpos antinucleares (AAN) y electroforesis de proteínas séricas.
- Los AAN son positivos en cerca de 85% de los casos, y el FR es positivo en hasta 50% de los pacientes con SS.
- Si los AAN son positivos, obtenga **SSA/Ro y SSB/La**. La SSA/Ro es positiva en cerca de 50% de los casos, y SSB/La, en un 33%. La positividad del SSB aislado es rara.
- Algunos pacientes tienen anemia leve, citopenias, e incremento de la VSG o la PCR.
- La hipergammaglobulinemia policlonal es común en el SS, y afecta hasta 60% de los pacientes. Con el tiempo pueden desarrollarse gammapatías monoclonales.

Procedimientos diagnósticos

- Los estudios funcionales pueden incluir la **prueba de Schirmer** para secreción de lágrimas.
- El verde lisamina o la tinción con fluoresceína con **exploración de lámpara de hendidura** se usan para detectar si el epitelio de la córnea está dañado. La tinción con rojo de bengala ya no se usa debido a sus efectos tóxicos en la córnea.

- **Sialometría, sialografía** o **centellografía** pueden llevarse a cabo para medir la función de las glándulas salivales.
- La **ecografía** y la **resonancia magnética (RM)** pueden ayudar a detectar anomalías parenquimales en las glándulas salivales.
- El estándar de oro para el diagnóstico del SS implica realizar una **biopsia de glándulas salivales menores**, que casi siempre se obtiene de glándulas salivales menores en el labio inferior. Los resultados patológicos del **infiltrado focal de linfocitos, células plasmáticas** y **macrófagos** apoyan el diagnóstico.
- La **sialadenitis linfocítica focal** a partir de la biopsia de la glándula salival labial registra la **puntuación de foco**, que es el número de focos de tejido linfoide normalizado a un área de 4 mm^2 de superficie.

TRATAMIENTO

- La mayoría de los pacientes con SS mejoran sus condiciones de vida si reciben instrucciones adecuadas y al tomar medidas sencillas para el alivio sintomático diseñadas para mantener húmedas las membranas mucosas.
- Para la sequedad en los ojos, los pacientes deben usar **lágrimas artificiales** de manera regular. Hay numerosas marcas disponibles, y se alienta a los pacientes a probar diversas fórmulas para encontrar la más adecuada. En general, las soluciones libres de conservadores son las mejor toleradas.
  - o Algunos pacientes se benefician de la **oclusión puntual** para prolongar la eficacia de las lágrimas artificiales.
  - o La **ciclosporina tópica al 0.05%** dos veces al día para pacientes con enfermedad moderada a grave de sequedad en ojos ha demostrado dar los mejores resultados para aliviar los síntomas.[4,5]
  - o En casos en que los síntomas oculares sean graves y refractarios, refiera al paciente a un oftalmólogo para que le administre esteroides tópicos o fármacos antiinflamatorios no esteroideos (AINE) bajo su vigilancia.
- Para la boca seca, se alienta a los pacientes a **beber agua con frecuencia**.
  - o La estimulación de las glándulas salivales con goma de mascar sin azúcar también es útil.
  - o Los pacientes deben evitar los alimentos secos, el alcohol y el tabaco.
  - o Hay productos disponibles de saliva artificial.
  - o Algunos pacientes pueden beneficiarse del tratamiento con el **agonista muscarínico pilocarpina**, 5 mg vía oral (VO) 4 veces al día, o **cevimelina**, 30 mg VO 3 veces al día; sin embargo, muchos pacientes presentan efectos secundarios como aumento en la micción y la defecación, sudoración, dolores abdominales y rubor.[4,6]
  - o Los pacientes con xerostomía presentan alto riesgo de caries dental y deben someterse a seguimiento estrecho por un dentista. Los **tratamientos tópicos con fluoruro** pueden ayudar a prevenir la caries dental. La higiene dental diaria meticulosa es crucial.
- La piel seca puede tratarse con lociones hidratantes.
- La sequedad vaginal mejora con lubricantes.
- Las artralgias y otros problemas musculoesqueléticos con frecuencia se remedian con AINE.
- Los síntomas de artritis, mialgia y fatiga pueden responder favorablemente a hidroxicloroquina, aunque no existe evidencia probatoria.
- En pacientes que presentan manifestaciones graves de enfermedad progresiva de vasculitis, nefritis, implicación pulmonar intersticial o neuropatía, cabe considerar la combinación de esteroides con inmunosupresores como azatioprina, metotrexato, micofenolato de mofetilo y ciclofosfamida intravenosa. La inmunoglobulina intravenosa (IgIV) quizá sea benéfica en presencia de afectación neuronal motora grave. Rituximab también puede considerarse en circunstancias peligrosas para la vida.[4,7]

COMPLICACIONES

- Junto con el SS quizá haya crioglobulinemia y vasculitis cutánea o renal. En ocasiones hay bajos niveles de complemento en la vasculitis crioglobulinémica. La crioglobulinemia quizá indique malignidad linfoide subyacente.

- El SS se ha asociado con el desarrollo de **linfoma** con riesgo para la vida entre 5% y 10% de los casos, probablemente debido a la falta de regulación del estímulo de las células B y T. Se observa **linfoma no Hodgkin**, del cual el linfoma de células B de zona marginal es el tipo predominante. Los factores asociados que aumentan el riesgo de linfoma incluyen linfadenopatía, esplenomegalia, recuento bajo de CD4, crecimiento de glándulas parótidas, crioglobulinemia, neutropenia, bajos niveles de complemento y púrpura/vasculitis.[8-10] Es pertinente realizar electroforesis de proteínas séricas, así como pruebas del nivel de crioglobulina sérica y nivel del complemento sérico anualmente para estos pacientes.

DERIVACIÓN

Los pacientes con síntomas de SS deben recibir un seguimiento estrecho por parte de un reumatólogo y ser referidos tanto a un **dentista** como a un **oftalmólogo** debido a que presentan mayor riesgo de desarrollar caries y abrasiones en córnea. Quizá sea necesario referir a un otorrinolaringólogo en caso de bloqueos del conducto salival y para la biopsia de la glándula salival en caso de sospecha de linfoma.

INSTRUCCIÓN AL PACIENTE

- Es necesario indicar a los pacientes con SS que deben mantener las membranas mucosas húmedas para aliviar los síntomas.
- Exhorte a los pacientes a evitar los entornos secos, el viento, el humo de cigarrillos y medicamentos con efectos secundarios anticolinérgicos.
- Los humidificadores pueden contrarrestar la baja humedad de los interiores, sobre todo en los meses de invierno, cuando la calefacción provoca sequedad en el ambiente.

RESULTADOS/PRONÓSTICO

En pacientes con SS primario sin linfoma no parece haber aumento de la mortalidad en comparación con la población general; los casos que presentan linfoma tienen una tasa de mortalidad más alta.

REFERENCIAS

1. Alamanos Y, Tsifetaki N, Voulgari PV, et al. Epidemiology of primary Sjögren's syndrome in north-west Greece, 1982-2003. *Rheumatology (Oxford)*. 2006;45:187-191.
2. Voulgarelis M, Tzioufas A. Pathogenetic mechanisms in the initiation and perpetuation of Sjögren's syndrome. *Nat Rev Rheumatol*. 2010;9:529-537.
3. Shiboski CH, Shiboski SC, Seror R, et al. 2016 American College of Rheumatology/European League Against Rheumatism Classification Criteria for Primary Sjogren's Syndrome: A Consensus and Data-Driven Methodology Involving Three International Patient Cohorts. *Arthritis Rheumatol*. 2017;69:35-45.
4. Ramos-Casals M, Tzioufas A, Stone J, et al. Treatment of primary Sjögren syndrome: a systematic review. *JAMA*. 2010;304:452-460.
5. Sall K, Stevenson OD, Mundorf TK, et al. Two multicenter, randomized studies of the efficacy and safety of cyclosporine ophthalmic emulsion in moderate to severe dry eye disease. CsA Phase 3 Study Group. *Ophthalmology*. 2000;107:631-639.
6. Petrone D, Condemi JJ, Fife R, et al. A double-blind, randomized, placebo-controlled study of cevimeline in Sjögren's syndrome patients with xerostomia and keratoconjunctivitis sicca. *Arthritis Rheum*. 2002;46:748-754.
7. Ramos-Casals M, Brito-Zerón P, Muñoz S, et al; BIOGEAS STUDY Group. A systematic review of the off-label use of biological therapies in systemic autoimmune diseases. *Medicine (Baltimore)*. 2008;87:345-364.

8. Theander R, Henriksson G, Ljungberg O, et al. Lymphoma and other malignancies in primary Sjögren's syndrome: a cohort study on cancer incidence and lymphoma predictors. *Ann Rheum Dis.* 2006;65:796-803.

9. Baimpa E, Dahabreh IJ, Voulgarelis M, et al. Hematologic manifestations and predictors of lymphoma development in primary Sjögren syndrome: clinical and pathophysiologic aspects. *Medicine (Baltimore).* 2009;88:284-293.

10. Solans-Laqué R, López-Hernandez A, Angel Bosch-Gil J, et al. Risk, predictors, and clinical characteristics of lymphoma development in primary Sjögren's syndrome. *Semin Arthritis Rheum.* 2011;41:415-423.

Esclerodermia

Jaime Flores-Ruiz y Deepali Sen

15

PRINCIPIOS GENERALES

- La esclerodermia es una enfermedad del tejido conjuntivo caracterizada por engrosamiento y endurecimiento de la piel. Se divide en dos formas principales: localizada y sistémica.
- La **esclerodermia localizada solo implica la piel** con algunas atrofias del tejido subcutáneo inherente a las lesiones.
  - o La esclerodermia localizada (morfea) incluye la circunscrita (algunos círculos en el torso o las extremidades), la generalizada (muchos círculos en el torso y las extremidades), la lineal (líneas de afectación en las extremidades), la esclerodermia en corte de sable (enfermedad lineal que afecta solo un lado de la cara y el cuero cabelludo) mixta (combinación de circunscrita y lineal o generalizada y lineal) y panesclerótica (afectación de toda la piel).[1]
  - o Los pacientes con esclerodermia localizada por lo general son tratados por dermatólogos, ya que no tienen afecciones en órganos internos.
  - o Algunos presentan **títulos bajos en las pruebas de anticuerpos antinucleares (AAN)**.
- El resto de este capítulo se concentrará en la esclerodermia sistémica, también conocida como **esclerosis sistémica (ES)**.

Definición

La ES es una enfermedad compleja que afecta múltiples órganos y que se cree es el resultado de la autoinmunidad, inflamación, vasculopatía y fibrosis progresiva de la piel y las vísceras.

Clasificación

- La ES pueden clasificarse en **esclerosis cutánea limitada (EScl**; conocida anteriormente como síndrome CREST [calcinosis, fenómeno de Raynaud [FRy], dismotilidad esofágica, esclerodactilia y telangiectasias), **esclerosis cutánea difusa (EScd)** y **esclerodermia sin esclerodermia** en cuanto al alcance de la afección de la piel.
- La implicación de la piel en la EScl se limita a la cara, las zonas distales a los codos y a las rodillas, mientras que la EScd afecta la piel proximal a codos y rodillas, incluyendo el torso. La distinción es importante respecto a sus implicaciones para el pronóstico. El caso raro con lesión en las vísceras pero sin cambios en la piel se conoce como esclerodermia sin esclerodermia.

Epidemiología

- La incidencia anual estimada de ES en Estados Unidos es de 1.9/100 000. La tasa de prevalencia se estima en 28/100 000.[2]
- La ES es de 3 a 5 veces más común en mujeres que en hombres, con disminución de la predominancia después de la menopausia. La edad más común de inicio es entre los 30 y 50 años.[3]
- Tener un pariente de primer grado con la enfermedad confiere un riesgo relativo de cerca de 13, pero las tasas entre gemelos homocigóticos y heterocigóticos son semejantes.
- Las personas de ascendencia africana tienen mayor incidencia y presentan un inicio más temprano de la enfermedad que los caucásicos; también tienen mayor probabilidad de desarrollar afección cutánea difusa con enfermedad pulmonar intersticial (EPI) agresiva e hipertensión pulmonar.[3]

Etiología

La etiología se desconoce y no hay modelos animales que simulen todas las características de la ES. Existe la hipótesis de que los eventos ambientales o infecciosos en la gente que es genéticamente susceptible desencadenan un proceso de inflamación, alteraciones vasculares, autoinmunidad y fibrosis.[4,5]

Fisiopatología

* Hay cuatro procesos patógenos distintos pero interrelacionados de ES: autoinmunidad, inflamación, vasculopatía y fibrosis.
* Se cree que la **autoinmunidad con reactividad vascular** precede al desarrollo de la ES, ya que los pacientes por lo general tienen anticuerpos y FRy antes del desarrollo de la afección en otros órganos. Los autoanticuerpos contra componentes de la matriz extracelular encontrados en 50% de los pacientes con ES pueden activar fibroblastos, inducir la producción de colágeno y evitar la degradación de este, lo que provoca fibrosis tisular.[6]
* La lesión endotelial parece ocurrir al inicio de la ES, pero el detonante no se ha identificado. Las lesiones hacen que las células endoteliales se activen y produzcan moléculas de adhesión y citocinas inflamatorias, lo cual puede provocar lesión endotelial, que causa hipoxemia tisular.
* La hipoxemia estimula la producción de factores de angiogénesis, como el factor de crecimiento endotelial vascular, el factor de crecimiento (o transformación) tumoral β y la endotelina-1, lo que produce vasoconstricción sin angiogénesis en pacientes con ES.

DIAGNÓSTICO

Cuadro clínico

Historia clínica
* Las manifestaciones de la enfermedad varían de una afectación cutánea limitada con involucramiento sistémico mínimo (EScl) a una afectación ampliamente diseminada en la piel acompañada de afectación orgánica (EScd).
* El FRy está casi universalmente presente en la ES y suele ser su **primera manifestación**, y puede preceder al desarrollo de otras características por meses o incluso años. Los pacientes informan sobre cambios episódicos y bilaterales de color precipitados por el frío o por estrés emocional. Los dedos, la nariz y las orejas se tornan blancos cuando ocurre el vasoespasmo como resultado de la hiperactivación del simpático. A medida que se gasta la provisión de oxígeno, adquieren un tono azul y, al volverse a calentar, se tornan rojos conforme ocurre la reperfusión.
* Los **cambios en la piel** se producen en tres fases: edematosa, fibrótica y atrófica. Con frecuencia la primera queja específica en la esclerodermia es la hinchazón o "abotargamiento" de los dedos de las manos o las manos correspondiente a la fase edematosa. Algunos pacientes experimentan comezón, piel seca, tensa y menos flexible, y úlceras en la piel.
* El alcance de la afección en la piel con frecuencia se correlaciona con un curso clínico global.
  o La EScl comienza típicamente con desarrollo del FRy, seguido de engrosamiento de la piel de los dedos, que progresa hacia las manos y antebrazos, y posteriormente rasgos de fibrosis pulmonar e hipertensión arterial pulmonar.
  o La EScd tiene un curso más rápido y los cambios en la piel ocurren poco después del desarrollo del FRy, progresando durante los primeros 1 a 5 años, para luego estabilizarse. El engrosamiento de la piel avanza hacia arriba a las partes proximales de las extremidades y del tórax. Por desgracia, la afección de órganos internos en la EScd con frecuencia ocurre en los primeros dos años y no es paralela a las manifestaciones en la piel.
* Otros síntomas dependen de la afección visceral. Las **manifestaciones gastrointestinales (GI)** son comunes, con afección en cualquier parte a lo largo del tracto digestivo. La **enfermedad por reflujo gastroesofágico (ERGE)** es la queja más común. Algunos pacientes perciben sequedad en la boca, disfagia, dispepsia, náuseas, saciedad precoz, cólicos y dolores abdominales, diarrea y pérdida de peso. Quizá ocurra seudoobstrucción intestinal de forma secundaria a la hipomovilidad.

- Con la **afección pulmonar**, los pacientes pueden quejarse de disnea de esfuerzo o de tos no productiva.
- En ocasiones aparece dolor de tórax debido a esofagitis, pleuritis, pericarditis, costocondritis, vasoespasmos coronarios y fibrosis de la pared torácica.
- Las **manifestaciones musculoesqueléticas** son inespecíficas. Los pacientes con frecuencia tienen artralgias generalizadas, con rigidez de las articulaciones bajo la piel fibrótica.
- La fatiga y la pérdida de peso son comunes en la EScd.

Exploración física

- La piel afectada es gruesa y semejante a cuero; la esclerodactilia se refiere a estos cambios de la piel cuando afectan los dedos, los que pueden parecer puntiagudos debido a la pérdida isquémica de la pulpa digital.
- Dado que el FRy es transitorio, por lo general no se observa durante la exploración, pero quizá se observen **ulceraciones de las puntas de los dedos** resultantes de hipoxia crónica. La exploración del lecho capilar ungueal puede servir para un diagnóstico temprano.
  - o Mediante un oftalmoscopio manual con potencia < 20 dioptrías, es posible visualizar los capilares ungueales a través de gel hidrosoluble.
  - o En casos de FRy secundario (asociado con esclerodermia o miopatías inflamatorias), la exploración revela asas capilares hipertróficas, pérdida de lechos capilares normales y hemorragias capilares ocasionales.
- La apariencia de "labios fruncidos" asociada con la disminución de la **abertura oral** se atribuye al aumento de la actividad fibrótica dentro de la piel perioral.
- Es posible apreciar **telangiectasias** en la cara, la mucosa orofaríngea y las manos.
- Los cambios hiperpigmentarios e hipopigmentarios en ocasiones provocan la apariencia de "sal y pimienta" de la piel.
- También ocurre **calcinosis** subcutánea (*calcinosis cutis*).
- Otros hallazgos dependen de los órganos afectados.
  - o La hipertensión, la insuficiencia renal de inicio agudo y la anemia hemolítica microangiopática se observa en la **crisis renal por esclerodermia (CRE)**, un cierto número de pacientes con CRE son normotensos. Los pacientes con EScd y quienes recientemente comenzaron con altas dosis de glucocorticoides están en el riesgo más alto de desarrollar CRE.[7]
  - o En algunos pacientes con EPI (más común en ESdc) se escuchan crepitaciones.
  - o Quizá se observen signos de insuficiencia cardiaca derecha asociada con la hipertensión arterial pulmonar (más común en ESdc).
  - o Cuando hay afección cardiaca es posible detectar arritmias por fibrosis en el sistema conductor, frote pericárdico por pericarditis o signos de insuficiencia cardiaca congestiva por fibrosis de miocardio.
  - o Cuando la inflamación y la fibrosis de las vainas de los tendones es significativa, quizá se escuche crepitación por fricción con el movimiento articular.

Criterios de clasificación diagnóstica

- Los criterios de clasificación diagnóstica para la ES del American College of Rheumatology/European League Against Rheumatism se presentan en la tabla 15-1.[8]
- Aunque tales criterios diagnósticos tienen una sensibilidad de 91% y una especificidad de 92%, su objetivo es la inclusión de pacientes con ES en los estudios, no diagnosticar la enfermedad. De cualquier forma, la lista de reactivos en los criterios de clasificación se asemeja al diagnóstico clínico. El diagnóstico de ES debe incluir también elementos que no están presentes en los criterios de clasificación, como la fricción tendinosa, la calcinosis y la disfagia.[8]

Diagnóstico diferencial

- El engrosamiento de la piel como el observado en la esclerodermia, pero con algunas características distintivas, se aprecia en otros trastornos. Tenga en mente que los **pacientes con estas otras enfermedades no tienen FRy ni ulceraciones digitales.**

TABLA 15-1	CRITERIOS DE CLASIFICACIÓN PARA LA ESCLEROSIS SISTÉMICA DEL AMERICAN COLLEGE OF RHEUMATOLOGY/ EUROPEAN LEAGUE AGAINST RHEUMATISM	
Reactivo	**Subreactivos**	**Peso/puntuación**[a]
Engrosamiento de la piel de los dedos de ambas manos que se extiende proximal a las articulaciones MCF *(criterio suficiente)*	-	9
Engrosamiento de la piel de los dedos (cuenta solo la puntuación más alta)	Dedos inflamados	2
	Esclerodactilia de los dedos (distal a las articulaciones MCF pero proximal a las IFP)	4
Lesiones en las puntas de los dedos (cuenta solo la puntuación más alta)	Úlceras en las puntas de los dedos	2
	Cicatrices punteadas en la punta de los dedos	3
Telangiectasia	-	2
Capilares anormales en el lecho ungueal	-	2
HPA o EPI *(la puntuación máxima es 2)*	HPA	2
	EPI	2
FRy	-	3
Autoanticuerpos relacionados con ES *(la puntuación máxima es 3)*	Anticentrómero	3
	Scl-70	3
	Anti-ARN polimerasa III	3

[a] La puntuación total se determina sumando el peso/puntuación máximos de cada categoría. Los pacientes con una puntuación total mayor a 9 se clasifican como que cursan con esclerosis sistémica. EPI, enfermedad pulmonar intersticial; MCF, metacarpofalángica; HPA, hipertensión pulmonar arterial; IFP, interfalángica proximal; FRy, fenómeno de Raynaud; ES, esclerosis sistémica.
Adaptada de: van den Hoogen F, Khanna D, Fransen J, et al. 2013 classification criteria for systemic sclerosis: an American College of Rheumatology/European League against Rheumatism collaborative initiative. *Arthritis Rheum.* 2013;65(11):2737-2747.

- La **fibrosis sistémica nefrogénica**, que afecta a la mayoría de las personas que se someten a diálisis, tiende a afectar las extremidades inferiores más que las superiores y por lo general no afecta las manos.
- Tres síndromes con **paraproteinemia** presentan cambios en la piel semejantes a esclerodermia:
  o **Escleredema.** Es una complicación de la diabetes o paraproteinemia de larga duración, que causa engrosamiento de la piel del cuello, la cintura escapular, las zonas proximales de las extremidades superiores y la espalda, y se caracteriza por el depósito de mucina en la biopsia de piel.
  o **Escleromixedema,** que puede afectar las manos, pero la piel implicada tiende a estar más doblada y pendular que tensa y gruesa.
  o **Síndrome POEMS** (polineuropatía, organomegalia, endocrinopatía, gammapatía monoclonal y cambios cutáneos tipo esclerodermia).
- La **fascitis eosinofílica** puede tener un inicio rápido de engrosamiento de la piel, con desarrollo temprano de las contracturas de flexión debido al engrosamiento de la fascia. La piel tiende a tener una apariencia más fruncida, pero una biopsia profunda demostrará infiltración eosinofílica, lo que la diferencia de la ES. La eosinofilia es común, y por lo general se observan infiltrados eosinofílicos en la biopsia.
- Otros trastornos que presentan engrosamiento de la piel tipo esclerodermia incluyen la esclerosis digital diabética, la enfermedad crónica de injerto frente a huésped, exposición a cloruro de

vinilo, lesión por vibración, toxicidad por bleomicina, síndrome de dolor regional complejo/ distrofia simpática refleja, amiloidosis, porfiria cutánea tardía y síndrome carcinoide.
- Las enfermedades con implicación semejante de órganos incluyen la hipertensión pulmonar primaria, EPI, cirrosis biliar primaria, hipomotilidad intestinal y colitis colagenosa.
- Las enfermedades que pueden presentarse de manera semejante a la esclerodermia incluyen el lupus eritematoso sistémico (LES), enfermedad mixta del tejido conjuntivo (EMTC), artritis reumatoide (AR) y miopatías inflamatorias.

Pruebas diagnósticas

El diagnóstico se establece basándose en los resultados clínicos ya descritos. Las siguientes pruebas suelen ser útiles para hacer el diagnóstico o delinear el alcance de la afección de los órganos.

Pruebas de laboratorio
- El 95% de los pacientes con esclerodermia tendrán autoanticuerpos. La prevalencia del autoanticuerpo AAN es mayor de 90% en los pacientes con ES. El patrón de tinción **anticentrómero** de los AAN es específico pero no sensible para esclerodermia limitada (93% de especificidad y 44% de sensibilidad). Los anticuerpos **anti-Scl-70 (anti-topoisomerasa I)** son específicos pero no sensibles para esclerodermia difusa (82% de especificidad y 37% de sensibilidad), y se asocian con riesgo de EPI.[9]
- Ciertos anticuerpos que se evalúan con menor frecuencia y que están asociados con esclerodermia incluyen los **anti-ARN polimerasa I, II y III, y U3-ribonucleoproteína (RNP)**. Anti-ARN polimerasa III se asocia con ES, EScd, EPI y cáncer, todas de rápida progresión.[10] La RNP se asocia con hipertensión pulmonar. Los anticuerpos anti-U1-RNP se encuentran en la EMTC, y los anticuerpos anti-PM-Scl pueden estar presentes en síndromes de superposición.

Electrocardiografía
Los resultados de la ECG son altamente variables, de acuerdo con el área del corazón que esté afectada y el alcance de la afección.

Imagenología
- La ecocardiografía transtorácica permite detectar hipertensión pulmonar o derrame pericárdico.
- Los pacientes con EPI tendrán infiltrados intersticiales en la tomografía computarizada (TC) de alta resolución y un patrón restrictivo de pruebas de función pulmonar.

Procedimientos diagnósticos
- Reflujo, disfagia y odinofagia son manifestaciones frecuentes relacionadas con la dismotilidad esofágica, la cual puede evaluarse con un esofagrama o con manometría esofágica.
- Los pacientes con presiones pulmonares elevadas en la ecocardiografía o aquellos con disnea inexplicable por otras causas deben someterse a cateterización del corazón derecho, ya que la ecocardiografía puede subvalorar o sobreestimar las presiones pulmonares en cerca de 10% de los casos.[11]

TRATAMIENTO

La ES tiene la mayor tasa de mortalidad entre los trastornos del tejido conjuntivo. No hay tratamiento para el proceso subyacente de la enfermedad y, por tanto, la terapia está dirigida a las complicaciones específicas de los órganos, a los síntomas del paciente o a ambas cosas.

Medicamentos
- **Afección cutánea.** Hasta la fecha no se ha descubierto ninguna terapia antifibrótica. En un paciente con EScd y afectación visceral, el tratamiento inmunosupresor debe dirigirse a la enfermedad visceral.
  - Dos ensayos controlados aleatorizados (RCT) mostraron que el **metotrexato** mejora el engrosamiento cutáneo en la ES temprana.[12-14]
  - El **micofenolato de mofetilo (MMF)** ha mostrado beneficio en el inicio temprano de la afectación cutánea y en la estabilización de la función pulmonar.[15-17]

- o Los RCT sugieren que ciclofosfamida y tocilizumab benefician el engrosamiento de la piel y la EPI.[18-20] Dos RCT sobre el trasplante de células madre hematopoyéticas (TCMH) autólogo no mieloablativo mostró mejoría en la esclerosis cutánea y la estabilización de la función pulmonar, comparado con ciclofosfamida, y un TCMH autólogo mieloablativo mostró beneficios en la sobrevivencia comparado con ciclofosfamida en pacientes con enfermedad orgánica interna grave.[21-23] Sin embargo, hay preocupaciones acerca de la seguridad y la mortalidad relacionada con el tratamiento con TCMH, por lo que la selección cuidadosa de pacientes reviste una importancia clave.
- **FRy.** Las medidas no farmacológicas para tratar el FRy incluyen dejar de fumar y evitar la exposición al frío.
  - o Se ha demostrado que los **bloqueadores dihidropiridínicos de los canales de calcio**, como amlodipino, nifedipino y felodipino, reduce la frecuencia y la severidad del FRy.[14]
  - o Otros medicamentos que se ha comprobado que tienen eficacia en el FRy son los **inhibidores de la fosfodiesterasa** (PDE-5) como sildenafil. Fluoxetina también puede ser una opción para los ataques de FRy. En la enfermedad grave donde la terapia oral ha fallado, la alternativa pueden ser los análogos de prostaciclina intravenosa.[14] Todos estos agentes son más eficaces en el FRy primario que en el FRy asociado con esclerodermia.
- **Úlceras digitales.** Las úlceras son en extremo dolorosas y, dado que resultan de la isquemia, son difíciles de sanar. Los analgésicos y el cuidado local de la herida pueden ser útiles.
  - o Los RCT han demostrado que **sildenafilo** previene la formación de nuevas úlceras y presenta una tasa de curación más elevada.[24]
  - o El **bosentán** ha resultado de un RCT útil para reducir el desarrollo de nuevas úlceras, pero no tiene ningún efecto sobre las ya existentes.[25,26]
  - o Se ha demostrado que **iloprost intravenoso** sana las úlceras y previene la aparición de otras nuevas, pero solo el epoprostenol está disponible en Estados Unidos, y debe administrarse por una vía central con vigilancia estrecha.[14]
  - o Se ha informado que las simpatectomías, los bloqueos del simpático y las inyecciones intraarteriales de vasodilatadores ayudan, pero los resultados han sido inconsistentes.
- La **CRE** solía ser la causa principal de muerte en pacientes con ES, pero eso ha cambiado con la aparición de los **inhibidores de la enzima conversora de la angiotensina (ECA).**[27]
  - o El tratamiento inmediato con un inhibidor de la ECA debe empezar a administrarse incluso en el marco de valores elevados de creatinina.[14]
  - o Los glucocorticoides pueden aumentar el riesgo de CRE, por tanto, deben vigilarse la presión arterial y la función renal en pacientes con ES que son tratados con dichos agentes.[14]
  - o Los pacientes con esclerodermia temprana, activa, inflamatoria y difusa presentan el mayor riesgo, y es necesario instruirlos sobre los síntomas de advertencia y alentarlos para que se midan la presión semanalmente.
- **EPI.** No se ha dilucidado un tratamiento óptimo para ES-EPI.
  - o Un RCT mostró que la **ciclofosfamida** provee un beneficio modesto en la capacidad vital forzada, fibrosis y disnea.[18]
  - o Otros estudios han mostrado cierto beneficio con MMF.[16,17]
  - o Un pequeño RCT demostró mejoría en EPI con **rituximab.**[28]
  - o Los RCT mostraron estabilización de la función pulmonar y beneficios en la sobrevivencia en pacientes que se sometieron a TCMH comparados con los que fueron tratados con ciclofosfamida.[14,21-23]
- **Hipertensión pulmonar arterial (HPA).** La terapia para la HPA se dirige a alterar el tono vascular pulmonar y remodelar, en vez de tratar la ES. El tratamiento temprano se asocia con mejores desenlaces y debe ser manejado por un experto en HPA. Las prostaglandinas epoprostenol, treprostinil e iloprost; el antagonista del receptor de la endotelina bosentán, ambrisentán y macitentán y los inhibidores de la fosfodiesterasa sildenafilo, tadalafilo y riociguat han mostrado beneficios en el tratamiento de la hipertensión arterial pulmonar.[14]
- **Manifestaciones GI**
  - o Los síntomas de **ERGE** deben tratarse con **inhibidores de la bomba de protones,** pero puede ser necesario usar hasta tres veces la dosis acostumbrada.[14]
  - o La **estenosis esofágica** se trata con dilatación cuando es necesario.

o La **ectasia venosa antral gástrica** es la causa más común de sangrado gastrointestinal en la esclerodermia y puede tratarse con fotocoagulación con láser endoscópica.

o Los **agentes procinéticos**, como la metoclopramida, pueden emplearse para síntomas aperistálticos.[14] La seudoobstrucción intestinal puede tratarse con octreotida.

• Los síntomas de **crecimiento bacteriano excesivo** pueden manejarse dosis alternas de ciprofloxacino, metronidazol y amoxicilina-ácido clavulánico.[14]

Otras terapias no farmacológicas

• Evitar el baño excesivo y el uso de cremas hidratantes adecuadas puede ayudar en el cuidado de la piel.
• La fisioterapia y la terapia ocupacional intensivas pueden ser útiles en el inicio del curso de la enfermedad para minimizar las contracturas.

Tratamiento quirúrgico

El cuidado postoperatorio puede ser difícil en los pacientes con ES. Las úlceras digitales pueden infectarse y requerir desbridación. Es posible que sean necesarias las amputaciones para infecciones más profundas.

CONSIDERACIONES ESPECIALES

Los pacientes con esclerodermia presentan un alto riesgo de depresión y desesperanza. Los grupos de apoyo pueden ser beneficiosos. El temor de perder la funcionalidad y del aumento del dolor es una emoción común, pero se puede controlar mediante el diagnóstico oportuno, la educación y el alentar al paciente.

RESULTADOS/PRONÓSTICO

• Los diagnósticos de EScd y EScl tienen diferentes implicaciones para el pronóstico.
• La EScd tiene un pronóstico muy variable, pero en general malo, con supervivencia de 40%-60% a los 10 años de aparecer el primer signo o síntoma de esclerodermia sin FRy.
• La EScl tiene un pronóstico relativamente bueno, con una supervivencia superior a 70% a los 10 años.
• El pronóstico de esclerodermia sin esclerodermia por lo general es malo, pero es difícil de estimar debido a que es muy rara.
• Aumenta el riesgo de malignidad comparado con el de la población en general.
• La mayoría de los pacientes con ES mueren de enfermedad pulmonar o por complicaciones infecciosas.

REFERENCIAS

1. Fett NM. Morphea localized scleroderma. *JAMA Dermatol.* 2013;149(9):1124.
2. Chifflot H, Fautrel B, Sordet C, et al. Incidence and prevalence of systemic sclerosis: A systematic literature review. *Semin Arthritis Rheum.* 2008;37:223-235.
3. Mayes MD, Lacey JV, Beebe-Dimmer J, et al. Prevalence, incidence, survival, and disease characteristics of systemic sclerosis in a large US population. *Arthritis Rheum.* 2003;48(8):2246-2255.
4. Allanore Y, Simms R, Distler O, et al. Systemic sclerosis. *Nat Rev Dis Primers.* 2015;1:15002.
5. Katsumoto TR, Whitfield ML, Connolly MK. The pathogenesis of systemic sclerosis. *Ann Rev Pathol.* 2011;6:509-537.
6. Abraham DJ, Krieg T, Distler J, et al. Overview of pathogenesis of systemic sclerosis. *Rheumatology.* 2009;48:iii3-iii7.
7. Denton CP, Lapadula G, Mouthon L, et al. Renal complications and scleroderma renal crisis. *Rheumatology.* 2009;48:iii32-iii35.
8. van den Hoogen F, Khanna D, Fransen J, et al. 2013 classification criteria for systemic sclerosis: an American College of Rheumatology/European League against Rheumatism collaborative initiative. *Arthritis Rheum.* 2013;65(11):2737-2747.
9. Reveille JD, Solomon DH; American College of Rheumatology Ad Hoc Committee on Immunologic Testing Guidelines. Evidence-based guidelines for the use of immunologic tests: anticentromere, Scl-70, and nucleolar antibodies. *Arthritis Rheum.* 2003;49(3):399-412.

10. Lazzaroni MG, Cavazzana I, Colombo E, et al. Malignancies in patients with anti-RNA polymerase III antibodies and systemic sclerosis: analysis of the EULAR scleroderma trials and research cohort and possible recommendations for screening. *J Rheumatol.* 2017;44(5):639-647.

11. Matucci-Cerinic M, Steen V, Nash P. The complexity of managing systemic sclerosis: screening and diagnosis. *Rheumatology (Oxford).* 2009;48:iii8-iii13.

12. van den Hoogen FH, Boerbooms AT, Swaak AJ, et al. Comparison of methotrexate with placebo in the treatment of systemic sclerosis: a 24 week randomized double-blind trial, followed by a 24 week observational trial. *Rheumatology.* 1996;35(4):364-372.

13. Pope JE, Bellamy N, Seibold JR, et al. A randomized, controlled trial of methotrexate versus placebo in early diffuse scleroderma. *Arthritis Rheum.* 2001;44(6):1351-1358.

14. Kowal-Bielecka O, Fransen J, Avouac J, et al. Update of EULAR recommendations for the treatment of systemic sclerosis. *Ann Rheum Dis.* 2017;76(8):1327-1339.

15. Le EN, Wigley FM, Shah AA, et al. Long-term experience of mycophenolate mofetil for treatment of diffuse cutaneous systemic sclerosis. *Ann Rheum Dis.* 2011;70(6):1104-1107.

16. Mendoza FA, Nagle SJ, Lee JB, et al. A prospective observational study of mycophenolate mofetil treatment in progressive diffuse cutaneous systemic sclerosis of recent onset. *J Rheumatol.* 2012;39(6):1241-1247.

17. Tashkin DP, Roth MD, Clements PJ, et al. Mycophenolate mofetil versus oral cyclophosphamide in scleroderma-related interstitial lung disease (SLS II): a randomised controlled, double-blind, parallel group trial. *Lancet Respir Med.* 2016;4(9):708-719.

18. Tashkin DP, Elashoff R, Clements PJ, et al. Cyclophosphamide versus placebo in scleroderma lung disease. *N Engl J Med.* 2006;354(25):2655-2666.

19. Khanna D, Denton CP, Jahreis A, et al. Safety and efficacy of subcutaneous tocilizumab in adults with systemic sclerosis (faSScinate): a phase 2, randomised, controlled trial. *Lancet.* 2016;387:2630-2640.

20. Khanna D, Denton CP, Lin CJ, et al. Safety and efficacy of subcutaneous tocilizumab in systemic sclerosis: results from the open-label period of a phase II randomised controlled trial (faSScinate). *Ann Rheum Dis.* 2018;77(2):212-220.

21. Burt RK, Shah SJ, Dill K, et al. Autologous non-myeloablative haemopoietic stem-cell transplantation compared with pulse cyclophosphamide once per month for systemic sclerosis (ASSIST): an open-label, randomised phase 2 trial. *Lancet.* 2011;378(9790):498-506.

22. van Laar JM, Farge D, Sont JK, et al. Autologous hematopoietic stem cell transplantation vs intravenous pulse cyclophosphamide in diffuse cutaneous systemic sclerosis: a randomized clinical trial. *JAMA.* 2014;311(24):2490-2498.

23. Sullivan KM, Goldmuntz EA, Keyes-Elstein L, et al. Myeloablative autologous stem-cell transplantation for severe scleroderma. *N Engl J Med.* 2018;378(1):35-47.

24. Hachulla E, Hatron PY, Carpentier P, et al. Efficacy of sildenafil on ischaemic digital ulcer healing in systemic sclerosis: the placebo-controlled SEDUCE study. *Ann Rheum Dis.* 2016;75(6):1009-1015.

25. Korn JH, Mayes M, Matucci Cerinic M, et al. Digital ulcers in systemic sclerosis: prevention by treatment with bosentan, an oral endothelin receptor antagonist. *Arthritis Rheum.* 2004;50(12):3985-3993.

26. Matucci-Cerinic M, Denton CP, Furst DE, et al. Bosentan treatment of digital ulcers related to systemic sclerosis: results from the RAPIDS-2 randomised, double-blind, placebo-controlled trial. *Ann Rheum Dis.* 2011;70(1):32-38.

27. Penn H, Denton CP. Diagnosis, management and prevention of scleroderma renal disease. *Curr Opin Rheumatol.* 2008;1;20(6):692-696.

28. Daoussis D, Liossis SN, Tsamandas AC, et al. Experience with rituximab in scleroderma: results from a 1-year, proof-of-principle study. *Rheumatology.* 2009;49(2):271-280.

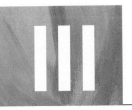

III

Espondiloartropatías seronegativas

Espondiloartritis

16

Colin Diffie y Lisa A. Zickuhr

PRINCIPIOS GENERALES

- Las **espondiloartritis** (SpA) son un grupo de trastornos clínicamente relacionados que eran conocidos como **espondiloartropatías seronegativas**. En contraste con la artritis reumatoide (AR), carecen de un factor reumatoide positivo y afectan con frecuencia el esqueleto axial. Estas enfermedades se denominan espondiloartritis, para reflejar su naturaleza inflamatoria.
- Las SpA se vinculan con el HLA-B27.
- Estas enfermedades se clasifican según su ubicación (axial o periférica) o por su subtipo (p.ej., artritis psoriásica [APs], artritis reactiva [ARe]).

Clasificación

- Las características comunes incluyen edad de inicio < 45 años, **dolor dorsal inflamatorio presente** > 3 meses, **entesitis**, **dactilitis**, y antecedente familiar de SpA.
- Los pacientes típicos presentan dolor dorsal inflamatorio, y algunos presentan dolor dorsal mecánico por anquilosis espinal (tabla 16-1).[1] Con menos frecuencia, los pacientes con SpA describen su dolor como puramente mecánico sin rasgos inflamatorios.
- La entesitis es la inflamación de las inserciones de tendones y ligamentos en el hueso. Los sitios comunes incluyen el tendón de Aquiles, la fascia plantar, las crestas iliacas, los epicóndilos y las tuberosidades tibiales.
- Clasificación tradicional
  - El esquema de clasificación más antiguo se basa en el European Spondyloarthropathy Study Group (ESSG), y se usa clínicamente y en investigaciones actuales. Este esquema diferencia las SpA en **espondilitis anquilosante** (EA), **APs, artritis enteropática, ARe y espondiloartritis indiferenciada** (SpA i). Los capítulos 17 al 20 están organizados usando esta nomenclatura.
  - Si bien los nombres implican que se trata de enfermedades diferentes, en la práctica clínica hay una superposición significativa entre las SpA. Muchos pacientes presentan rasgos de múltiples tipos de SpA, como un paciente con EA que desarrolla enfermedad inflamatoria intestinal (EII) o viceversa.
  - La SpA i describe a pacientes que tienen rasgos de SpA sin EA, psoriasis o EII comórbidas, o una infección previa que sería responsable del diagnóstico de ARe.[2] Por ejemplo, un paciente

TABLA 16-1	DOLOR DORSAL INFLAMATORIO EN COMPARACIÓN CON MECÁNICO	
	Dolor dorsal inflamatorio	**Dolor dorsal mecánico**
Edad de inicio	< 45 años	Cualquier edad
Rigidez matutina	> 60 minutos	< 30 minutos
Dolor nocturno	Frecuente	Ausente
Efecto del ejercicio	Mejoría	Exacerbación

Note que la sensibilidad en pacientes con 2+ rasgos de dolor dorsal inflamatorio es de 70%-80% para la espondiloartritis axial, pero los pacientes pueden ser atípicos.
Adaptada de: Duba A, Matthew S. The seronegative spondyloarthropathies. *Primary Care.* 2018;45:271-287.

TABLA 16-2	COMPARACIÓN DE LAS ESPONDILOARTRITIS SEGÚN SU TIPO			
Tipo	HLA-B27+	Afectación axial	Afectación periférica	Manifestaciones extraarticulares
Espondilitis anquilosante	80%-95% de pacientes caucásicos, 50%-80% de no caucásicos[5]	Universal. Sacroileítis bilateral. Erosiones, fusión espinal, **espina de bambú**	En hasta 40%. Especialmente tobillos, caderas, rodillas	**Uveítis**[3] en 30%, psoriasis en 9%, EII en 7%
Artritis enteropática	30%. Más frecuente con enfermedad axial[1]	10%-20% sintomática. Enfermedad asintomática en hasta 40%[4]	Tipo 1: < 5 articulaciones Tipo 2: 5+ articulaciones	**Crohn, CU** Uveítis, piodermia, eritema nudoso
Artritis psoriásica	10%-25%. Otros genes *HLA* confieren riesgo[5]	Rara vez dominante. Puede haber implicación SI asimétrica, sindesmofitos no marginales	Oligoartritis asimétrica o poliartritis común. **Lápiz en copa. Dactilitis**	**Psoriasis. Punteado ungueal** u onicolisis. Uveítis (7%)[1]
Artritis reactiva	50%-80%[1]	Menos prominente que la enfermedad periférica	Oligoartritis asimétrica, en especial en rodillas. Dactilitis	**Conjuntivitis, uretritis**, queratoderma blenorrágica, balanitis circinada

EII, enfermedad inflamatoria intestinal; CU, colitis ulcerativa.
Consulte los capítulos 17 a 20 para obtener más información.

con el haplotipo HLA-B27, uveítis, y una oligoartritis asimétrica de las piernas, pero que no tiene dolor dorsal inflamatorio podría considerarse como que cursa SpA i (o SpA periférica, como de detalla más adelante).

o En la tabla 16-2 se comparan estos subtipos de SpA.[3-5]

- Clasificación según el sitio de la artritis.

o Los criterios de la Assessment of SpondyloArthritis International Society (ASAS) 2011 fueron diseñados para mejorar la sensibilidad y especificidad de identificar la SpA temprano en el inicio de la enfermedad.

o Hay criterios separados para la espondiloartritis axial (SpA ax) y periférica (tabla 16-3).[6,7]

o Los pacientes con enfermedad axial se subdividen además en SpA radiográfica y no radiográfica. La SpA radiográfica es en su mayor parte sinónima con EA (véase el capítulo 17). La SpA no radiográfica quizá represente una forma temprana de EA.[5]

Epidemiología

- Las SpA ocurren en alrededor de 1%-1.6% de la población general.
- De los subtipos de SpA, la EA y la APs son las más prevalentes.[1]
- La prevalencia de HLA-B27 varía significativamente entre los subtipos de SpA, oscilando de 30%-95%.
- La mayor parte de la población HLA-B27+ no tiene espondiloartropatía. Se estima que menos de 5% desarrolla la enfermedad, aunque esta tasa se eleva cuando hay una historia clínica familiar de SpA.[5]

TABLA 16-3	CRITERIOS DE CLASIFICACIÓN DE LA ASAS PARA LAS ESPONDILOARTRITIS AXIAL Y PERIFÉRICA		
Espondiloartritis axial		**Espondiloartritis periférica**	
Dolor dorsal ≥ 3 meses, edad inicio < 45 años y cualquiera de las dos columnas siguientes:		Artritis, entesitis o dactilitis y cualquiera de las dos columnas siguientes:	
HLA-B27 y ≥ 2 manifestaciones más de SpA: EII Artritis Entesitis Uveítis Dactilitis Psoriasis DDI Buena respuesta a AINE AHF HLA-B27 Elevación de PCR	Sacroileítis en los estudios de imagen: Inflamación activa por RM o Sacroileítis radiográfica (de grado 2, si es bilateral, de grado 3, si es unilateral) y ≥ otra manifestación de SpA	≥ 1 manifestación de SpA: Uveítis Psoriasis EII Antecedente de infección HLA-B27 Sacroileítis en los estudios de imagen	≥ 2 manifestaciones más de SpA: Artritis Entesitis Dactilitis DDI alguna vez AHF de la SpA

AHF, antecedente heredofamiliar; AINE, fármacos antiinflamatorios no esteroideos; ASAS, valoración por la SpondyloArthritis International Society; DDI, dolor dorsal inflamatorio; EII, enfermedad inflamatoria intestinal; PCR, proteína C reactiva; SpA, espondiloartritis.

Adaptada de: Rudwaleit M, van der Heijde D, Landewé R, et al. The development of Assessment of SpondyloArthritis international Society classification criteria for axial spondyloarthritis (part II): validation and final selection. *Ann Rheum Dis.* 2009;68:777-783.

DIAGNÓSTICO

- El diagnóstico de SpA depende del cuadro clínico y de los estudios de imagen.
- Los criterios de clasificación (tabla 16-3) pueden guiar el diagnóstico de SpA, pero existen principalmente para unificar los estudios clínicos. Los individuos pueden ser diagnosticados o beneficiarse con la terapia a pesar de no cumplir con los criterios de clasificación.

Cuadro clínico

- Las manifestaciones clínicas incluyen **dolor dorsal inflamatorio, sacroileítis, artritis periférica, entesitis** y **dactilitis**.
- Algunos pacientes cursan con **manifestaciones extraarticulares**. Las más comunes se delinean en la tabla 16-2.
- Las manifestaciones extraarticulares menos comunes incluyen fibrosis pulmonar apical, úlceras bucales, aortitis, regurgitación aórtica, anomalías de la conducción, pericarditis, nefropatía por inmunoglobulina A (IgA) y amiloidosis secundaria.
- La mayoría de los pacientes se afectan **antes de los 45 años de edad**.
- Los factores de la enfermedad que presentan mayor probabilidad son el dolor dorsal inflamatorio que dura más de tres meses, datos positivos en la resonancia magnética (RM) y HLA-B27 positivo.[5]

Historia clínica

- Un interrogatorio exhaustivo a menudo pondrá al descubierto síntomas de dolor dorsal inflamatorio. Además de las características mencionadas en la tabla 16-1, los pacientes pueden sentir **dolor alternante de las nalgas**. El dolor es intermitente al principio, pero puede hacerse más persistente. Se exacerba con el reposo, especialmente en la segunda mitad de la noche, lo que causa despertares nocturnos.
- Los síntomas articulares adicionales incluyen:
  - o **Artritis inflamatoria periférica asimétrica**, por lo general, en las extremidades inferiores y afecta menos de cinco articulaciones.
  - o **Entesitis**.
  - o **Dactilitis**, el "dedo de salchicha", por tenosinovitis de los tendones flexores de los dedos de las manos y sinovitis en los espacios articulares de los dedos de manos y pies.
- Los síntomas extraarticulares permiten identificar el tipo de SpA:
  - o Exantema descamante actual o previo o punteado de las uñas en la APs.
  - o Dolor abdominal tipo cólico, diarrea frecuente, moco o sangre en las heces por EII en la artritis enteropática.
  - o Diarrea infecciosa, uretritis, cervicitis (a menudo asintomática), o conjuntivitis en el último mes para pacientes con ARe.

Exploración física

- Al margen del subtipo de SpA, debe realizarse un examen musculoesquelético minucioso para valorar para enfermedad axial y periférica.
- La enfermedad axial merece atención especial cuando se evalúa un paciente sospechoso de SpA, particularmente su rango de movimiento.
  - o Para esta evaluación se puede utilizar la **maniobra de Schober** modificada: haga marcas 10 cm por arriba y 5 cm por debajo del nivel de los hoyuelos sacros (~ L5). A continuación, haga que el paciente se agache lo más posible hacia el suelo sin doblar las rodillas. La distancia entre estas dos marcas debe aumentar de 15 a ≥ 20 cm si existe un movimiento normal de columna.
  - o Evalúe la **rotación y la flexión laterales** de la columna en ambas direcciones. El examinador mide la rotación lateral al ubicarse de pie detrás del paciente y colocando sus manos sobre la cresta ilíaca de este último, para entonces pedirle que rote lateralmente los hombros. El plano de los hombros debe alcanzar normalmente un ángulo de 45° con respecto al plano de la pelvis. Para la flexión lateral, pida al paciente que se levante erecto y se flexione lateralmente hacia el piso. La distancia desde la punta del dedo medio de la mano hasta el piso puede medirse y seguirse.

o La **distancia del occipucio** hasta la pared se mide haciendo que el paciente se ponga de pie con los talones y los glúteos contra la pared, y midiendo la separación entre el occipucio y esta. La distancia normal es cero,[8] y el aumento de la distancia indica pérdida de la lordosis lumbar y cervical.

o Evalúe la **expansión del tórax** al medir la circunferencia del tórax al nivel de T4 al final tanto de la inspiración como de la espiración máxima. La expansión < 2.5 cm es anormal.

- Los **hallazgos articulares periféricos** incluyen inflamación, efusiones, eritema, rango de movimiento reducido y dactilitis.
- Algunos pacientes tienen deformidades importantes, como dedos en telescopio en la APs mutilante (capítulo 18).
- Evalúe para dolor a la palpación en sitios comunes de entesitis, como la inserción aquilea, la fascia plantar, los epicóndilos y las tuberosidades tibiales. En ocasiones se aprecia una fuerte inflamación.
- La **piel** se evalúa en busca de evidencia de psoriasis, incluyendo pequeños parches en el ombligo, el cabello o el pliegue glúteo que con frecuencia pasan desapercibidos. Quizá sea necesario realizar una biopsia de piel y referir al paciente a Dermatología.
- Las SpA son trastornos inflamatorios sistémicos que pueden afectar muchos sistemas orgánicos. Debe realizarse una exploración minuciosa para evaluar la presencia de manifestaciones extraarticulares.

Pruebas diagnósticas

Pruebas de laboratorio

- Los reactivos séricos de fase aguda, como la velocidad de sedimentación globular (VSG) y la proteína C reactiva (PCR), son de uso limitado para vigilar la actividad de la enfermedad. Carecen de la sensibilidad y la especificidad necesarias para indicar por sí mismos la actividad de la enfermedad en el punto de cuidado.[5]
- Las pruebas de HLA-B27 se incluyen en los criterios de clasificación de ASAS. Sin embargo, dado que ocurre SpA en menos de 5% de los individuos HLA-B27, positivos, el valor predictivo positivo para la enfermedad es relativamente bajo sin un cuadro clínico convincente.
- Las pruebas de HLA-B27, en general son predictivas de afectación axial en un paciente con SpA.[1]

Imagenología

- Debe obtenerse una **radiografía simple** de las articulaciones sacroilíacas (SI) y de la pelvis en la evaluación de SpA ax.
- La sacroileítis puede estar presente en cualquier forma de SpA, sin que necesariamente cumpla los criterios para EA.
  - o El daño estructural aparece en etapas avanzadas de la enfermedad. Muchos pacientes con SpA ax no radiográfica desarrollan EA clásica en la radiografía varios años más tarde.[5]
  - o Deben tomarse imágenes de las articulaciones periféricas afectadas con radiografías simples para buscar erosiones, osteoartritis secundaria, calcificación entesal y osteítis.
- La **RM** es una herramienta valiosa, especialmente para la valoración de SpA ax temprana. Véase el capítulo 17, en la sección de radiografía, para más detalles.
- La RM también puede ser benéfica en pacientes con artritis periférica cuyas radiografías son equívocas o no diagnósticas, y en quienes los resultados alterarían el manejo. La técnica permite una mayor sensibilidad para la evaluación de erosiones ocultas, sinovitis, tenosinovitis y efusiones que las radiografías simples.

TRATAMIENTO

Medicamentos

- El tratamiento farmacológico de las SpA varía con el tipo y será cubierto con mayores detalles en los capítulos correspondientes (capítulos 17-20).
- La mayoría de los ensayos clínicos que evalúan la eficacia del tratamiento farmacológico de las SpA se enfocan en EA o APs. Pocos se concentran específicamente en la SpA i.[2]
- El tratamiento para SpA i se basa en si los síntomas son predominantemente axiales (en cuyo caso la terapia será muy similar a la de EA) o periféricos (donde la terapia es similar a la de APs).[2]

Otras terapias no farmacológicas

* La **fisioterapia** y el **ejercicio** son aspectos primordiales para todas las SpA.
* Se ha mostrado que una combinación de un programa de ejercicios con agentes farmacológicos es más eficaz que el tratamiento farmacológico solo.
* Los ejercicios que se enfocan en la expansión del tórax y la movilidad son efectivos para mejorar los resultados funcionales en EA.[9]

COMPLICACIONES

* Las complicaciones de las SpA son resultado de la inflamación a largo plazo que afecta la(s) articulación(es).
  o Algunos pacientes con SpA ax desarrollan fusión o **anquilosis**, especialmente de la articulación SI y la columna. La fusión reduce el rango de movimiento de la articulación afectada.
  o La falta de movilidad en la columna torácica conduce a una **menor expansión de la pared torácica**, que propicia enfermedad pulmonar restrictiva.[5]
  o Las **radiculopatías** también pueden resultar de la anquilosis de la columna.
  o La artritis inflamatoria y la entesitis de las articulaciones periféricas a veces provocan erosiones articulares.
* Las **manifestaciones extraarticulares** propician otras complicaciones.[1]
  o La **uveítis** puede causar glaucoma y pérdida de la visión.
  o Las **complicaciones cardiacas** tardías incluyen dilatación aórtica, regurgitación aórtica y mitral, bloqueos de la conducción auriculoventricular y arritmias.
  o Los pacientes con condiciones inflamatorias prolongadas están en riesgo de desarrollar amiloidosis secundaria (véase el capítulo 48).[1]
* Los tratamientos farmacológicos también tienen efectos secundarios, que pueden provocar otras complicaciones. Véase el capítulo 9 para una exposición más amplia.

DERIVACIÓN

Los pacientes con dolor dorsal crónico que dura más de tres meses y uno o más de los aspectos siguientes deben ser remitidos a un reumatólogo:[1]

* Dolor dorsal inflamatorio.
* Artritis periférica inflamatoria.
* HLA-B27+.
* Sacroileítis en los estudios de imagen.
* Falta de respuesta al tratamiento conservador.

INSTRUCCIÓN AL PACIENTE

* Debe instruirse a los pacientes en cuanto a las manifestaciones, complicaciones y opciones terapéuticas de su enfermedad.
* También debe insistirse en los beneficios del ejercicio y la fisioterapia para mejorar el estado funcional y limitar el dolor.[9]

REFERENCIAS

1. Duba A, Matthew S. The seronegative spondyloarthropathies. *Primary Care.* 2018;45:271-287.
2. Zochling J, Brandt J, Braun J. The current concept of spondyloarthritis with special emphasis on undifferentiated spondyloarthritis. *Rheumatology.* 2005;44:1483.
3. Garrett S, Jenkinson T, Kennedy LG, et al. A new approach to defining disease status in ankylosing spondylitis: the Bath Ankylosing Spondylitis Disease Activity Index. *J Rheumatol.* 1994;21:2286-2291.
4. Stolwijk C, van Tubergen A, Castillo-Ortiz JD, et al. Prevalence of extra-articular manifestations in patients with ankylosing spondylitis: a systematic review and meta-analysis. *Ann Rheum Dis.* 2015;74:65-73.
5. Taurog JD, Chhabra A, Colbert RA. Ankylosing spondylitis and axial spondyloarthritis. *N Eng J Med.* 2016; 374:2563-2574.
6. Rudwaleit M, van der Heijde D, Landewé R, et al. The development of Assessment of SpondyloArthritis international Society classification criteria for axial spondyloarthritis (part II): validation and final selection. *Ann Rheum Dis.* 2009;68:777-783.
7. Rudwaleit M, van der Heijde D, Landewé R, et al. The Assessment of SpondyloArthritis international Society classification criteria for peripheral spondyloarthritis and for spondyloarthritis in general. *Ann Rheum Dis.* 2011;70:25-31.
8. Assassi S, Weisman MH, Lee M, et al. New population-based reference values for spinal mobility measures based on the 2009-2010 National Health and Nutrition Examination Survey. *Arthritis Rheum.* 2014;66:2628-2637.
9. Ortancil O, Sarikaya S, Sapmaz P, et al. The effect(s) of a six-week home-based exercise program on the respiratory muscle and functional status in ankylosing spondylitis. *J Clin Rheumatol.* 2009;15:68-70.

Espondilitis anquilosante

Colin Diffie y Lisa A. Zickuhr

17

PRINCIPIOS GENERALES

La espondilitis anquilosante (EA) pertenece a un grupo de trastornos clínicos caracterizados por la implicación destacada del esqueleto axial, y que se conocen como espondiloartritis (SpA).

Definición

- La EA es una artritis inflamatoria que causa dolor de espalda y rigidez progresiva de la columna. La sacroileítis prominente, la fusión de las articulaciones sacroilíacas (SI) y la anquilosis de la columna la distinguen de otras causas de SpA (es decir, artritis psoriásica [APs], entérica y reactiva [ARe]).
- La EA puede asociarse también con artritis periférica de las grandes articulaciones y con manifestaciones extraarticulares que afectan los ojos, corazón, pulmones, piel e intestinos.
- Históricamente, la EA se definía en pacientes que presentaban dolor dorsal inflamatorio y otros rasgos axiales combinados con evidencia de sacroileítis en las imágenes (tabla 17-1).[1]
- Los recientes criterios de clasificación reorganizan a las SpA en axial, periférica y axial no radiográfica (véase la tabla 16-3).[2] Bajo esta nomenclatura actualizada, la EA es más cercana a la espondiloartritis axial (SpA ax), mientras que la SpA ax no radiográfica puede representar una forma temprana de EA.
- Los recientes criterios de clasificación reúnen a cohortes de pacientes para fines de investigación; este capítulo utiliza el término EA para propósitos educativos.

Epidemiología

- La prevalencia de EA oscila entre 0.9% y 1.4%, con una amplia variación entre distintas poblaciones étnicas.[3]
- Originalmente se pensaba que EA tenía una predominancia masculina, con una razón histórica de 10:1. Estudios más recientes sugieren que la razón es 1:1, y las mujeres enfrentan retrasos más largos en el diagnóstico que los hombres.[4]
- La edad de inicio es casi siempre de < 40 años, con una incidencia máxima entre los 20 y 30 años.
  - La interpretación de la prueba de **HLA-B27** no es directa en el contexto clínico. HLA-B27 se encuentra en la mayoría de los pacientes con EA; esto causa que algunos médicos confíen de más en la prueba para el diagnóstico. Sin embargo, la mayoría de los pacientes con HLA-B27 positivo nunca desarrollan EA, y algunos polimorfismos no aumentan de ninguna manera el riesgo de EA.[5]
  - Menos de 5% de la gente con el alelo HLA-B27 desarrolla SpA.
  - La prevalencia de HLA-B27 en la población norteamericana es de 7%-10%,[4] pero de 80%-90% de los pacientes caucásicos con EA expresan este alelo.[5]
  - Su prevalencia no es tan alta en personas no caucásicas, lo que hace que las pruebas sean menos útiles en estas poblaciones.
  - Lo mismo que en todas las espondiloartropatías seronegativas, la EA tiene un alto componente hereditario; no obstante, el HLA-B27 confiere solo alrededor de 30% del riesgo genético, lo cual sugiere que otros genes también pueden predisponer a EA.
  - Debido a su complejidad, HLA-B27 debe ser interpretado en el contexto clínico apropiado.

TABLA 17-1	**CRITERIOS MODIFICADOS DE NUEVA YORK PARA LA ESPONDILITIS ANQUILOSANTE (1984)**

Al menos un criterio clínico, más criterios radiográficos de grados 2-4 bilateralmente o 3-4 unilateralmente

Criterios clínicos	Criterios radiográficos
1. Dolor lumbar y rigidez por más de 3 meses, que mejoran con el ejercicio pero no se alivian con el reposo	Grado 0. Normal
	Grado 1. Cambios sospechosos
2. Limitación del movimiento de la espina lumbar en los planos frontal y sagital	Grado 2. Anomalía mínima: erosión o esclerosis pequeñas y localizadas, sin anchura articular alterada
3. Limitación de la expansión torácica comparada con los valores normales correlacionados para edad y sexo	Grado 3. Anomalía inequívoca: sacroileítis moderada con una o más erosiones, esclerosis, ensanchamiento o anquilosis parcial
	Grado 4. Anomalía grave: anquilosis total

Adaptada de van der Linden S, Valkenburg HA, Cats A. Evaluation of diagnostic criteria for ankylosing spondylitis. A proposal for modification of the New York criteria. *Arthritis Rheum.* 1984;27:361-368.

Etiología

- La etiología de la EA no se entiende por completo, pero la evidencia sugiere que es una respuesta inmune mediada a un disparador ambiental, posiblemente **patógenos enterobacterianos**.[6]
- Los ratones transgénicos HLA-B27+ no desarrollan EA cuando se crían en un ambiente libre de gérmenes. Sin embargo, desarrollarán una enfermedad parecida a EA cuando son expuestos a bacterias.[7]
- Los pacientes con EA activa tienen titulaciones elevadas de anticuerpos para *Klebsiella* comparados con los controles.[6]
- Otra teoría incluye la dimerización del HLA-B27, una característica única de este alelo HLA en particular. Se piensa que la dimerización provoca una respuesta inflamatoria y la producción de interleucina (IL)-23.[5]
- Los estudios GWAS han identificado al receptor de IL-23 como un polimorfismo asociado con EA.

Fisiopatología

- Las marcas distintivas de EA son sinovitis, entesitis y osteítis. Los objetivos de tratamiento en la EA sugieren un rol crucial de las vías de IL-23/IL-17 y del factor de necrosis tumoral (TNF)-α. Las concentraciones séricas de IL-23 están elevadas en pacientes con EA.
- En los ratones, IL-23 eleva la expresión de los linfocitos T de IL-17 dentro de la entesis, lo que resulta en entesitis y formación ósea en las entesis, características clínicas de EA.[8]
- El TNF tiene amplios efectos y desempeña múltiples funciones patogénicas en la EA.
  - Estimula la producción de moléculas de adhesión celular y reclutamiento celular inflamatorio.
  - Activa a los linfocitos T y estimula la producción de otras citocinas proinflamatorias. La proliferación excesiva de hueso probablemente está mediada a través de la vía Wnt, lo cual estimula la osteogénesis.[9] En la EA, los inhibidores de esta vía están regulados hacia abajo. Se piensa que esto está implicado en la formación de sindesmofitos radiográficos.[10]

DIAGNÓSTICO

Historia clínica

- La clave para diagnosticar la EA es tener un índice de sospecha en pacientes desde jóvenes hasta edad mediana que se quejan de dolor de espalda de tipo inflamatorio.
- Enfoque la historia clínica y la exploración física hacia la obtención de este diagnóstico.
- Algunos pacientes tienen un historial familiar de quejas semejantes o de otras enfermedades relacionadas con HLA-B27.
- La **entesitis** y la **distribución de las articulaciones afectadas** diferencian a EA de la artritis reumatoide (AR).
  - o La **entesitis** es la inflamación de las entesis, donde los ligamentos, tendones y cápsulas articulares se adhieren al hueso; es una característica central de EA pero no de AR, eso es lo que causa que se formen sindesmofitos en el esqueleto axial. Los ejemplos periféricos incluyen tendinitis aquilea, fascitis plantar y codo de tenista o de golfista.
  - o La artritis periférica se presenta en EA y en AR; sin embargo, la artritis periférica de EA tiene predilección por las grandes articulaciones de las extremidades inferiores, mientras que la AR favorece a las pequeñas articulaciones de la mano y las muñecas.
  - o En general, los hombres presentan una enfermedad axial más grave. Los nuevos datos sugieren que las mujeres son más propensas a cursar con enfermedad periférica.[4]
- Los pacientes quizá noten diversas **manifestaciones extraarticulares** que brinden pistas para su diagnóstico subyacente. La más común es la uveítis anterior en hasta 30%.[11] Las manifestaciones menos comunes incluyen anomalías cardiacas (incluyendo anomalías de conducción, cardiomiopatía o aortitis, que provoca regurgitación aórtica), fibrosis pulmonar, nefropatía por inmunoglobulina A (IgA) y amiloidosis secundaria (AA). Los pacientes también pueden desarrollar psoriasis (en 9%) o enfermedad inflamatoria intestinal (EII) (en 7%).
- Pequeños estudios prospectivos a largo plazo han mostrado que, de los pacientes clasificados con SpA ax no radiográfica, 60% continuará hasta cumplir los criterios para EA, y 40% tendrá un curso relativamente leve sin diferenciación. Rara vez desarrollan otro tipo definido de SpA, como APs.
- No está claro si el tratamiento con terapia anti-TNF previene la diferenciación.

Historia clínica

- Es típico que los pacientes se quejen de **dolor en la zona lumbar y rigidez**. El dolor es de naturaleza inflamatoria (esto es, con inicio insidioso, sin traumatismo, exacerbación del dolor con el reposo y mejoría con la actividad). El dolor quizá despierte al paciente por la noche. Una ducha caliente, ejercicio y fármacos antiinflamatorios por lo general proporcionan cierto alivio.
- La **sacroileítis**, una característica inicial común, quizá se presente con dolor en un glúteo y, típicamente, alternar los lados, e irradiar hacia abajo del muslo en la parte posterior.
- Los síntomas progresan lentamente a lo largo de un periodo de meses a años y, con el tiempo, quizá aparezcan deformidades significativas de la columna y pérdida del rango de movimiento del cuello o la zona lumbar, o ambos.
- En ocasiones, la **entesitis, dactilitis o artritis oligoarticular** son síntomas de presentación.
- Algunos pacientes muestran antecedentes de **uveítis**, que causa visión borrosa y dolorosa y fotosensibilidad.
- Debe interrogarse a los pacientes con respecto a dolor torácico, palpitaciones, síncope, edema o disnea para evaluar si hay afectación cardiaca y pulmonar.
- El desarrollo de síntomas parecidos a EII debe investigarse más con la ayuda de un gastroenterólogo.

Exploración física

- Como resultado del aplanamiento de la lordosis lumbar, la cifosis de la columna torácica, la flexión de la columna cervical y las contracturas de flexión en las articulaciones pélvicas y de las rodillas, ocurren morbilidad y discapacidad física significativas.
- La exploración física debe incluir la **evaluación del rango de movimiento** de la columna.

- Deben hacerse mediciones, incluyendo la maniobra de Schober, la medición de la rotación lateral y flexión, la distancia del occipucio a la pared y de la expansión torácica. La realización serial de estas mediciones permite rastrear el progreso de la enfermedad.
  - o Consulte el capítulo 16, "Exploración física", para una descripción detallada de esas maniobras.
  - o La exploración clínica de la **sacroileítis** es variable y por lo general no contribuye al diagnóstico.
- La exploración cardiaca debe evaluar soplos, como el soplo de la regurgitación aórtica, y signos de insuficiencia cardiaca. Estos rasgos deben elevar la preocupación por afectación cardiaca y apresurar la referencia a un cardiólogo.
- Se pueden auscultar las crepitaciones secas en los campos pulmonares superiores en busca de fibrosis pulmonar apical.
- El examen rutinario de los ojos suele ser inadecuado para la evaluación de uveítis sospechada. Debe referirse al paciente a un oftalmólogo para evaluación con lámpara de ranura.
- Los pacientes pueden desarrollar exantema psoriásico, punteado ungueal o signos de EII.

Pruebas diagnósticas

Pruebas de laboratorio

- La mayoría de las pruebas de laboratorio para la EA son inespecíficas. Los indicadores de inflamación (p. ej., velocidad de sedimentación globular [VSG] elevada o proteína C reactiva [PCR]) apoyan el diagnóstico, pero es posible que no se correlacionen con la gravedad de la enfermedad.
- La medición del HLA-B27 puede apoyar el diagnóstico y proporcionar pruebas de la probabilidad de que sea hereditario.

Imagenología

- La **sacroileítis** en la EA es típicamente bilateral y simétrica, lo mismo que la sacroileítis asociada con EII. En contraste, la sacroileítis en la APs y en la ARe con frecuencia es asimétrica.
  - o En las radiografías, los huesos de la articulación SI pueden aparecer radiodensos debido a esclerosis o tener un contorno irregular por las erosiones de la articulación SI.
  - o La enfermedad avanzada puede llevar a la fusión de la articulación SI con obliteración del espacio articular.[1]
- En la EA grave, las radiografías de la columna pueden mostrar anquilosis de la columna con **sindesmófitos** (formaciones óseas que se unen a los ligamentos) y una apariencia de **columna de bambú**. La afectación de la columna en la EA típicamente inicia en las articulaciones SI y asciende sin áreas de "salto", mientras que la implicación discontinua de la columna es más típica de las APs y de la ARe.
- Las **radiografías** desempeñan un papel importante en el diagnóstico de la EA.
  - o Las radiografías anteroposteriores de las articulaciones sacroilíacas y otras articulaciones afectadas, incluidas la columna o las articulaciones periféricas, por lo general son adecuadas y deben realizarse inicialmente.
  - o Hallazgos adicionales, como osteítis de la cresta ilíaca o tuberosidades por entesis, pueden ser sugestivos pero no son diagnósticos de SpA.
- La **resonancia magnética** (RM) tiene sensibilidad y especificidad mayores para la sacroileítis, pero está limitada por su costo. Si la sospecha clínica de SpA ax es elevada y las radiografías simples son negativas o no son inequívocas para sacroileítis, se recomienda una RM de las articulaciones sacroilíacas.
- La sacroileítis activa se presenta con edema de la médula ósea u osteítis en la RM. Los pacientes con EA suelen tener dos lesiones en una imagen individual de RM, o una sola lesión presente en dos imágenes RM separadas.[13]
- Otras lesiones, como erosiones, sinovitis o anquilosis, ayudan a sustentar el diagnóstico. Las erosiones no se ven en las causas mecánicas de la sacroileítis.[14]
- Más de 20% de los pacientes con dolor lumbar mecánico, e incluso algunos individuos asintomáticos, también pueden tener edema de la médula espinal en la RM. Otras causas de sacroileítis en la RM incluyen embarazo y correr en maratones, donde hasta 40% de los pacientes tienen hallazgos RM falsos positivos.[14] Así que los hallazgos de RM deben interpretarse en el contexto clínico apropiado. La tomografía computarizada (TC) también es sensible para la detección

de sacroileítis, al tiempo que ofrece el mismo grado de especificidad. Sin embargo, implica más radiación que la RM, así que probablemente debe reservarse para pacientes incapaces de someterse a una RM.

Diagnóstico diferencial

- El principal diferencial de EA es el dolor dorsal mecánico, que es común e incluso puede coexistir con EA. También incluye otras SpA seronegativas (véase el capítulo 16), dolor referido por enfermedad intraabdominal como aneurisma aórtico abdominal o enfermedad gastrointestinal, o dolor referido en la cadera. Algunos padecimientos como la osteítis condensante ilíaca y la hiperostosis esquelética idiopática difusa DISH pueden confundirse con EA.
- DISH es un tipo de dolor dorsal no inflamatorio. Forma extrema de osteoartritis, DISH se manifiesta con osificación en los ligamentos longitudinales anteriores y formación de entesofitos que forman puentes óseos en la columna. Los rasgos radiográficos pueden imitar a los de la EA, pero DISH se presenta con grandes y abultados puentes de entesofitos que se extienden al menos cuatro niveles, con cambios no erosivos comparados con los sindesmofitos en EA, que ocurren de forma contigua dentro de la columna y con enfermedad articular erosiva.

TRATAMIENTO

- El tratamiento de la EA se concentra en proporcionar alivio sintomático y dar al paciente una mejor capacidad funcional, así como prevenir (lo máximo posible) las consecuencias a largo plazo, como fusión espinal, destrucción de las articulaciones periféricas y manifestaciones extraarticulares.
- Las combinaciones de medicamentos, estiramiento, fisioterapia o tratamiento quirúrgico, o todo esto, se deben ajustar a cada paciente concreto para alcanzar estos objetivos. El tratamiento con una combinación de terapias médica y no médica es superior al solo farmacológico.[15]

Medicamentos

- Se recomienda el tratamiento por objetivos (*treat-to-target*), con la meta de lograr la remisión de la enfermedad, definida como ausencia de actividad clínica de la enfermedad.[16] Este objetivo no es viable en algunos pacientes con enfermedad prolongada o resistente, en cuyo caso el lograr una mínima actividad de la enfermedad es una alternativa razonable.
- Deben realizarse de rutina mediciones estandarizadas, como el *Ankylosing Spondylitis Disease Activity Score* (ASDAS) para rastrear la actividad de la enfermedad.
- Los algoritmos de tratamiento son similares en la EA y en la SpA ax no radiográfica.
  - Los antiinflamatorios no esteroideos (AINE) son la terapia de primera línea.[15]
  - Los antirreumáticos modificadores de la enfermedad (ARME) sintéticos y convencionales pueden tratar la artritis periférica en la EA que no responde a los AINE.[15]
  - Un ARME biológico está indicado en pacientes con SpA ax que no logran la remisión de la enfermedad con el tratamiento con AINE solo.[15]
- AINE
  - La terapia de primera línea para pacientes con EA son los AINE, para limitar los síntomas de artritis inflamatoria y el dolor de espalda.
  - Clásicamente, la EA se trata con indometacina o naproxeno, pero la satisfacción del paciente debe dictar qué AINE funciona mejor.
  - Para la enfermedad activa se recomienda la terapia continua con AINE; estos fármacos pueden ser tomados según se necesite en la enfermedad estable. Vigile de cerca las toxicidades asociadas con AINE (véase el capítulo 9).
- ARME convencionales sintéticos
  - Los síntomas de las articulaciones periféricas se han tratado con éxito con dosis crecientes de sulfasalazina.[17]

- A las dosis máximas toleradas, se ha demostrado que la sulfasalazina mejora los síntomas de las articulaciones periféricas, pero tiene efectos limitados en los síntomas axiales.
- Suspenda la sulfasalazina si no se ha obtenido respuesta a los 6 meses o si se presentan toxicidades graves.
- Vigile a los pacientes periódicamente (por lo menos cada 3 meses) para detectar leucopenia y neutropenia.
  o Los ARME tradicionales para AR como el metotrexato y la leflunomida orales se han usado para tratar síntomas de las articulaciones periféricas asociados con EA.
  - El metotrexato ha mostrado datos controvertidos respecto a su eficacia y no se usa con frecuencia.
  - Tampoco se ha demostrado que la leflunomida sea eficaz en el tratamiento de la EA.
  - La evidencia es conflictiva sobre si los ARME orales previenen la discontinuación farmacológica del inhibidor del TNF, como hacen en la AR, así que no existen recomendaciones actuales para administrar ARME orales además de los biológicos.
- Agentes anti-TNF
  o Se ha demostrado una significativa mejoría sintomática con el uso de **agentes anti-TNF** en la EA.
  o Específicamente, los agentes anti-TNF **adalimumab, certolizumab, etanercept, golimumab** e infliximab están aprobados por la FDA para la EA y han demostrado limitar significativamente la actividad de la enfermedad y los signos de inflamación en la EA temprana.
  - Los agentes anti-TNF pueden reducir la progresión radiográfica de la EA, especialmente cuando se administran dentro de los primeros años de la enfermedad.[18,19]
  - No existe evidencia que sugiera la superioridad de un inhibidor del TNF sobre otro, excepto en pacientes con EII o uveítis, en quienes se evita el uso de etanercept debido a su ineficacia en la EII y su riesgo aumentado asociado de episodios de uveítis en quienes cursan con enfermedad inflamatoria ocular.[15]
  - Actualmente, solo adalimumab está aprobado por la FDA para el tratamiento de la uveítis inflamatoria no infecciosa.
  - Los biosimilares son fármacos biológicos que muestran ser similares, pero no idénticos a los fármacos de innovación aprobados. El biosimilar CT-P13 demostró eficacia y seguridad similares a su fármaco original, infliximab, en el tratamiento de la EA.[20] La FDA ha aprobado su uso en la EA y su disponibilidad depende de las leyes de patentes locales.
- Anti-IL-17A
  o **Secukinumab**, un anticuerpo monoclonal anti-IL-17A soluble, reduce los síntomas y ralentiza la tasa de progresión radiográfica en pacientes con EA activa.[21] Está aprobado por la FDA para el tratamiento de SpA ax.
  - Secukinumab no reduce las tasas de uveítis; quizá haya un ligero efecto ahorrador de esteroides, aunque esto requiere de estudios ulteriores.[22]
  - Los efectos adversos potenciales notados en los estudios incluyen un riesgo aproximado de 1% por año de candidiasis y episodio de EII. Los ensayos anteriores que investigaban a secukinumab para el tratamiento de la EII fueron suspendidos en forma temprana por obtener peores resultados que el placebo.[21]
  o Ixekizumab, otro anticuerpo anti IL-17A, también está aprobado por la FDA para el tratamiento de la EA activa.
- Otros biológicos: **ustekinumab** es un anticuerpo para la subunidad p40 de IL-23 e IL-12. Un pequeño ensayo abierto obtuvo resultados positivos para EA;[23] sin embargo, los ensayos subsecuentes fueron interrumpidos en forma temprana porque no cumplieron sus criterios de valoración primarios. Así que esta terapia no puede ser recomendada para el uso rutinario en la EA.
- Analgésicos y glucocorticoides
  o Los corticosteroides sistémicos no tratan la enfermedad axial de la EA;[16] sin embargo, las **inyecciones locales de esteroides** pueden proporcionar alivio sintomático a pacientes que presentan dolor articular mal controlado. Se pueden usar tanto inyecciones a ciegas en las

articulaciones SI o inyecciones guiadas por radiografías. En casos de entesitis deben evitarse las inyecciones en los tendones por el riesgo de ruptura tendinosa.

o Debe evitarse el uso crónico de la terapia con opioides debido al riesgo de tolerancia y dependencia.

Otras terapias no farmacológicas

- Todos los pacientes diagnosticados con EA deben ser remitidos a **fisioterapia** para un tratamiento con ejercicios de rango de movimiento y entrenamiento postural.
  - o La fisioterapia puede limitar el dolor y mejorar el estado funcional en la mayoría de los pacientes con EA.
  - o Los sujetos deben aprender ejercicios de movimiento y flexibilidad para la columna cervical, torácica y lumbar; ejercicios de estiramiento para músculos acortados, y ejercicios de expansión del tórax. Debe indicarse a los pacientes que realicen estos ejercicios con regularidad en casa.
- **Dejar de fumar** es un factor que debe recomendarse a todos los pacientes con EA, ya que el tabaquismo es un factor que predispone a un peor resultado.

Tratamiento quirúrgico

- La cirugía puede ser beneficiosa para pacientes con EA con morbilidad significativa debida a deformidades esqueléticas.
  - o **Artroplastia total de cadera.** Puede mejorar el dolor y la reducción de la movilidad resultantes de la lesión en las articulaciones de cadera. La cirugía puede realizarse en sujetos de menor edad (40 a 60 años) que los afectados por osteoartrosis para mejorar la movilidad y la calidad de vida en pacientes con EA.
  - o **Fusión espinal.** Puede considerarse en pacientes con articulaciones vertebrales inestables (incluyendo la subluxación atlantoaxial).
  - o Las **osteotomías espinales** para la cifosis o fusión graves pueden tener morbilidad y mortalidad perioperatorias significativas, con una mejoría mínima en los síntomas; así que **no se recomienda** su realización rutinaria.[16]
- Los anestesiólogos deben ser conscientes del diagnóstico de EA en un paciente que se someterá a anestesia general, porque la intubación puede ser difícil.

COMPLICACIONES

Las complicaciones de la EA se exponen en el capítulo 16.

VIGILANCIA/SEGUIMIENTO

- Los pacientes deben ser sometidos a seguimiento para detectar el desarrollo de peores síntomas, deformidad física y complicaciones tardías (cardiovasculares, pulmonares y complicaciones relacionadas con los medicamentos).
- El reporte de síntomas por parte de los pacientes basta para estudiarlos en busca de manifestaciones cardiopulmonares de EA. No se recomiendan los ecocardiogramas y electrocardiogramas (ECG), aunque son estudios apropiados si los pacientes desarrollan síntomas correspondientes.
- La osteoporosis es una complicación común de la EA. Las recomendaciones no especifican cuándo comenzar a estudiar a los pacientes con EA en busca de osteoporosis. Sin embargo, los médicos deben hacer una absorciometría con rayos X de doble energía (DEXA) en esta población.

RESULTADO

- La EA no se ha asociado con un aumento en la mortalidad, pero puede producir morbilidad significativa si no se reconoce y se trata apropiadamente.
- La EA puede progresar hasta la fusión del esqueleto axial completo en un punto en el cual el dolor de la espondiloartritis misma cede frecuentemente. Una complicación de la fusión vertebral es la **seudoartrosis**, en la que se forma una "articulación" falsa, a menudo como resultado de

un traumatismo menor. Los indicios clínicos de la seudoartrosis son el aumento del dolor local y la mejora de la movilidad de la columna. **Se recomienda remitir inmediatamente a cirugía** debido a la posibilidad de atrapamiento de la médula espinal.

- En general, los pacientes con SpA ax no radiográfica suelen tener mejores desenlaces en comparación con sus contrapartes radiográficas.[12]
- La mayoría de los pacientes con EA presentan enfermedad leve a moderadamente grave, y que generalmente se caracteriza por presentar un curso de exacerbaciones y remisiones.[5]
- La EA grave se produce de forma menos común, pero presenta morbilidad significativa relacionada con la fusión esquelética axial.
- Un estudio correlacionó siete **factores pronósticos** con la enfermedad más grave.[24] La presencia de artritis de cadera era el factor con mayor posibilidad de un pronóstico grave. Los otros factores incluían VSG > 30 mm/h, dactilitis, oligoartritis, disminución del rango de movimiento de la columna lumbar, eficacia limitada de los AINE e inicio de la enfermedad antes de los 16 años.

REFERENCIAS

1. Van der Linden S, Valkenburg HA, Cats A. Evaluation of diagnostic criteria for ankylosing spondylitis. A proposal for modification of the New York criteria. *Arthritis Rheum.* 1984;27:361-368.
2. Rudwaleit M, van der Heijde D, Landewé R, et al. The development of Assessment of SpondyloArthritis international Society classification criteria for axial spondyloarthritis (part II): Validation and final selection. *Ann Rheum Dis.* 2009;68:777-783.
3. Gremese E, Bernardi S, Bonazza S, et al. Body weight, gender and response to TNF-alpha blockers in axial spondyloarthritis. *Rheumatology.* 2014;53(5):875-881.
4. Duba A, Matthew S. The seronegative spondyloarthropathies. Primary Care. 2018;45:271-287.
5. Taurog JD, Chhabra A, Colbert RA. Ankylosing spondylitis and axial spondyloarthritis. *N Eng J Med.* 2016;374:2563-2574.
6. Rashid T, Wilson C, Ebringer A. The link between ankylosing spondylitis, Crohn's disease, Klebsiella, and starch consumption. *Clin Dev Immunol.* 2013; 2013:872632.
7. Sherlock JP, Joyce-Shaikh B, Turner SP, et al. IL-23 induces spondyloarthropathy by acting on ROR-γt+ CD3+CD4−CD8− entheseal resident T cells. *Nature Med.* 2012;18:1069-1076.
8. Taurog J, Richardson J, Croft J, et al. The germfree state prevents development of gut and joint inflammatory disease in HLA-B27 transgenic rats. *J Exp Med.* 1994;180:2359-2364.
9. Smith JA. Update on ankylosing spondylitis: current concepts in pathogenesis. *Curr Allergy Asthma Rep.* 2015;15:489.
10. Heiland GR, Appel H, Poddubnyy D, et al. High level of functional dickkopf-1 predicts protection from syndesmophyte formation in patients with ankylosing spondylitis. *Ann Rheum Dis.* 2012;71:572-574.
11. Stolwijk C, van Tubergen A, Castillo-Ortiz JD, et al. Prevalence of extra-articular manifestations in patients with ankylosing spondylitis: a systematic review and meta-analysis. *Ann Rheum Dis.* 2015;74:65-73.
12. Zochling J, Brandt J, Braun J. The current concept of spondyloarthritis with special emphasis on undifferentiated spondyloarthritis. *Rheumatology.* 2005;44:1483.
13. Lambert RG, Bakker PA, van der Heijde D, et al. Defining active sacroiliitis on MRI for classification of axial spondyloarthritis: update by the ASAS MRI working group. *Ann Rheum Dis.* 2016;75:1958-1963.
14. Weber U, Jurik AG, Zejden A, et al. Frequency and anatomic distribution of Magnetic resonance imaging features in the sacroiliac joints of young athletes: Exploring "Background Noise" toward a data-driven definition of sacroiliitis in early spondyloarthritis. *Arthritis Rheumatol.* 2018;70:736.
15. Van der Heijde D, Ramiro S, Landewé R, et al. 2016 update of the ASAS-EULAR management recommendations for axial spondyloarthritis. *Ann Rheum Dis.* 2017;76(6):978-991.
16. Smolen JS, Schöls M, Braun J, et al. Treating axial spondyloarthritis and peripheral spondyloarthritis, especially psoriatic arthritis, to target: 2017 update of recommendations by an international task force. *Ann Rheum Dis.* 2018;77:3-17.
17. Chen J, Liu C. Sulfasalazine for ankylosing spondylitis. *Cochrane Database Syst Rev.* 2005;2:CD004800.
18. Haroon N, Inman RD, Learch TJ, et al. The impact of TNF-inhibitors on radiographic progression in ankylosing spondylitis. *Arthritis Rheum.* 2013;65:2645-2654.
19. Van der Heijde D, Landewé R, Baraliakos X, et al. Radiographic findings following two years of infliximab therapy in patients with ankylosing spondylitis. *Arthritis Rheum.* 2008;58:3063-3070.

20. Yoo DH, Hrycaj P, Miranda P, et al. A randomised, double-blind, parallel-group study to demonstrate equivalence in efficacy and safety of CT-P13 compared with innovator infliximab when coadministered with methotrexate in patients with active rheumatoid arthritis: the PLA-NETRA study. *Ann Rheum Dis.* 2013;72:1613.

21. Braun J, Baraliakos X, Deodhar A et al. Effect of secukinumab on clinical and radiographic outcomes in ankylosing spondylitis: 2-year results from the randomized phase III MEASURE 1 study. *Ann Rheum Dis.* 2017;76:1070-1077.

22. Letko E, Yeh S, Foster CS, et al. Efficacy and safety of intravenous secukinumab in non-infectious uveitis requiring steroid-sparing immunosuppressive therapy. *Ophthalmology.* 2015;122:939-948.

23. Poddubnyy D, Hermann K, Callhoff J, et al. Ustekinumab for the treatment of patients with active ankylosing spondylitis: results of a 28-week, prospective, open-label, proof-of-concept study (TOPAS). *Ann Rheum Dis.* 2014;73:817-823.

24. Garrett S, Jenkinson T, Kennedy LG, et al. A new approach to defining disease status in ankylosing spondylitis: the Bath Ankylosing Spondylitis Disease Activity Index. *J Rheumatol.* 1994;21:2286-2291.

Artritis psoriásica

Philip Chu y Deborah L. Parks

18

PRINCIPIOS GENERALES

Definición

- La artritis psoriásica (APs) es una artritis inflamatoria asociada con la psoriasis. Es uno de los cinco tipos de espondiloartropatías (SpA).
- La enfermedad puede ser desde asintomática hasta gravemente debilitante.

Clasificación

La APs puede clasificarse sobre la base del patrón de artritis,[1] y algunos pacientes tienen múltiples combinaciones de características de la enfermedad.

- **Poliartritis simétrica.** Implicación de múltiples articulaciones en un patrón simétrico, semejando artritis reumatoide (AR).
- **Oligoartritis asimétrica.** Cuatro o menos articulaciones afectadas en distribución asimétrica.
- **Espondiloartropatía o axial.** Incluye sacroileítis y espondilitis, y puede ser difícil de distinguir de otras espondiloartritis, incluyendo la artritis reactiva (ARe).
- **Artritis distal.** Afecta las articulaciones interfalángicas distales (IFD) de las manos o los pies, o ambos.
- **Artritis mutilante.** (Rara) artritis destructiva grave con reabsorción ósea, caracterizada por dedos en telescopio y acortados.

Epidemiología

- Relacionada con la edad de inicio de la SpA, la APs tiene una edad de inicio promedio de entre los 35 y 45 años.
- La prevalencia general de la APs en Estados Unidos es de 0.25% y entre los pacientes con psoriasis es de 30%. Afecta más comúnmente a los caucásicos, y la razón hombre-mujer es 1:1.[2,3]

Fisiopatología

- Como miembro de la familia de la SpA, se cree que los factores genéticos, inmunológicos y ambientales desempeñan importantes funciones en el desarrollo de la enfermedad.
- La APs y psoriasis se asocian con los alelos del complejo mayor de histocompatibilidad (MHC), clase I. HLA-C*06 se asocia con psoriasis. HLA-B*08, HLA-B*38 y HLA-B*39 tienen asociaciones con APs; HLA-B27 se asocia con espondilitis.[2,4]
- Polimorfismos de un solo nucleótido en genes relacionados con la señalización del factor κB nuclear, la señalización de interferón, la regulación de los linfocitos T y la vía de interleucina (IL)-23 (IL-12B, IL-23E) sugieren que los factores genéticos ejercen su efecto a través de mecanismos inmunes.[2]
- Las células T CD8 +, las células asesinas naturales (NK) y los linfocitos auxiliares de tipo 17 (Th17) CD4+ son importantes en la patogénesis de la APs, y las células y citocinas aumentan en los sitios de enfermedad.[2]
- El factor de necrosis tumoral (TNF)-α está implicado en la degradación del cartílago a través de las metaloproteinasas de matriz y en la remodelación ósea anormal a través de la diferenciación de osteoclastos.[4]
- Los factores de riesgo ambientales incluyen obesidad, infecciones y traumatismo localizado (fenómeno de Koebner).

Trastornos asociados

La APs, así como la artritis reumatoide (AR) y otras artritis inflamatorias crónicas, se asocia con un aumento del riesgo de enfermedad cardiovascular.[5]

DIAGNÓSTICO

Cuadro clínico

Historia clínica
- En la forma típica de la SpA, es clásico que los pacientes con APs se presenten con **artritis inflamatoria** (síntomas de dolor y rigidez y articulaciones afectadas que empeoran con la inmovilidad y mejoran con la actividad y los fármacos antiinflamatorios no esteroideos [AINE]). El patrón de artritis puede ser variable.
- La distribución articular tiende a ser distal, asimétrica, **involucra a todas las articulaciones del mismo dedo (distribución en "rayo")**, y puede haber una decoloración purpúrea, a diferencia de la AR, que se caracteriza por ser proximal, simétrica y afectar a las articulaciones de múltiples dedos.[2]
- Las manifestaciones de psoriasis preceden a la artritis en 10 años, pero en 15% de los casos la artritis puede preceder a la enfermedad cutánea u ocurrir en forma simultánea. [2]
  - o Es importante inspeccionar la piel meticulosamente en busca de lesiones psoriásicas en un paciente con síntomas de artritis inflamatoria, incluso si no se queja de exantema. En contraste, los pacientes con psoriasis deben ser interrogados con respecto a dolor articular, dolor dorsal, rigidez matutina.
- La gravedad y actividad de la enfermedad dérmica y artrítica son independientes una de otra.

Exploración física
- La exploración física debe evaluar el sistema musculoesquelético, el tegumentario y las manifestaciones oculares de la enfermedad.
- **Musculoesquelético**
  - o El **dolor articular** y los **derrames** se identifican en 1 de los 5 patrones de distribución ya señalados.
  - o Quizá se observe **entesitis**, la que se manifiesta típicamente como dolor en talones o plantas de los pies, o en ambas partes; aunque llega a presentarse en cualquier parte.
  - o La **dactilitis** se identifica como inflamación en las inserciones de los tendones, a lo largo de las vainas de éstos y en los espacios articulares de los dedos de manos y pies. Es común que cause la aparición de **"dedos en salchicha"**.
- **Tegumentario**
  - o Los cambios en piel de la psoriasis incluyen **placas de descamación hiperqueratóticas de color salmón** que comúnmente se localizan en las superficies extensoras. También es factible que haya psoriasis en el canal auditivo externo, el ombligo, el pliegue interglúteo y las axilas.
  - o Los típicos cambios en las uñas incluyen hoyuelos, onicólisis, leuconiquia, manchado de gota de aceite, hiperqueratosis del lecho ungueal, hemorragias en astilla y manchas rojas en la lúnula.
  - o La onicólisis con frecuencia se confunde con onicomicosis; por tanto, es importante examinar muestras de las uñas en busca de elementos micóticos y cultivo de estas. **Ocurren cambios en las uñas en hasta 90% de los pacientes con APs**.[2]
- **Oculares.** Igual que en otras SpA, quizá se observe inflamación ocular, como uveítis anterior (dolor ocular, enrojecimiento ocular, miosis, fotofobia, visión borrosa).

Criterios diagnósticos/clasificación

Los *Classification Criteria for Psoriatic Arthritis* (CASPAR) (tabla 18-1) publicados en 2006 son los criterios más ampliamente usados.[6] La Assessment of SpondyloArthritis International Society (ASAS) también ha desarrollado criterios de clasificación (tabla 16-3) para el diagnóstico más am-

TABLA 18-1	**CRITERIOS DE CLASIFICACIÓN DE LA ARTRITIS PSORIÁSICA (CASPAR)**

Hay enfermedad articular inflamatoria (articulación, columna o entesis) más ≥ 3 puntos de los siguientes:

Signos de psoriasis (uno de los siguientes):

   Psoriasis actual (2 puntos)

   Historia personal de psoriasis (1 punto)

   Historia familiar de psoriasis (1 punto)

   Distrofia psoriásica en uñas (1 punto)

   Prueba negativa para el factor reumatoide (1 punto)

Dactilitis (uno de los siguientes):

   Dactilitis actual (1 punto)

   Historia de dactilitis realizada por un reumatólogo (1 punto)

   Signos radiológicos de formación yuxtaarticular de hueso nuevo (1 punto)

Adaptada de Taylor W, Gladman D, Helliwell P, et al. Classification criteria for PsA: Development of new criteria from a large international study. *Arthritis Rheum.* 2006;54:2665-2673.

plio de las SpA: espondilitis anquilosante, APs, artritis relacionada con enfermedad inflamatoria intestinal (EII) y ARe. [7,8]

Diagnóstico diferencial

El diagnóstico diferencial incluye ARe, AR, EA y gota.

Pruebas diagnósticas

Pruebas de laboratorio

- Lo mismo que con las SpA en general, las pruebas de laboratorio rutinarias no son útiles en el diagnóstico de la APs.
- La velocidad de sedimentación globular (VSG) y la proteína C reactiva (PCR) se elevan de forma variable y son inespecíficas.
- La anemia asociada con inflamación crónica puede ocurrir, pero también es inespecífica.
- La APs por lo general se produce en ausencia del factor reumatoide (FR) o de los anticuerpos antinucleares (AAN), pero estas pruebas pueden ser positivas en un pequeño porcentaje de casos.
- El anticuerpo antiproteína citrulinada cíclica puede estar presente en pacientes con APs y tiende a asociarse con un mayor número de articulaciones afectadas, con deformidades y deficiencias funcionales de las articulaciones periféricas, y con cambios radiográficos. [9]
- Hay hiperuricemia en 20% de los pacientes con APs, y se debe a un aumento en la renovación de las células epidérmicas. Puede ser engañosa, especialmente en pacientes con APs que cursan con monoartritis. [4]

Imagenología

- **Radiografías articulares.** Los resultados clásicos incluyen cambios erosivos y crecimiento óseo nuevo en las articulaciones distales, una erosión de lápiz en copa, lisis de falanges terminales, periostitis y crecimiento de hueso nuevo en los puntos donde se ha producido entesitis.
- **RM.** Como se observó en el capítulo 17, la RM puede ser útil para identificar signos tempranos de la enfermedad: entesitis subclínica, artritis y periartritis. No obstante, su costo quizá determine que no se use de forma rutinaria en el diagnóstico.
- **Ecografía.** La ecografía Doppler es una técnica de imagenología de bajo costo y no invasiva para evaluar entesitis, sinovitis, aumento en el flujo sanguíneo y enfermedad erosiva temprana. [2]

TRATAMIENTO

- Los objetivos del tratamiento son proporcionar alivio sintomático de la artritis y la enfermedad de la piel, prevenir el daño estructural y preservar o restaurar las capacidades funcionales.
- Debe usarse un sistema de **medición validado de la actividad de la enfermedad**, como el recuento de articulaciones dolorosas a la palpación/inflamadas, el *Disease Activity Index for Psoriatic Arthritis* (DAPSA) o el *Psoriatic Disease Activity Score* (PASDAS) para valorar si el régimen de tratamiento ha logrado los niveles objetivo de actividad de la enfermedad, y si debe continuarse o modificarse.
- Dejar de fumar cigarrillos es importante porque el fumar tabaco aumenta la gravedad de la enfermedad, disminuye la respuesta al tratamiento y contribuye a comorbilidades cardiovasculares y pulmonares.
- Se recomiendan la actividad física y la fisioterapia, en especial para pacientes con afectación axial.[10,11]
- Tratamiento por dominios de la artritis psoriásica; la tabla 18-2 resume las terapias actuales y las respuestas al tratamiento.[2]
- **Enfermedad axial**
  - o Los AINE son los agentes de primera línea para el tratamiento.
  - o Se indica iniciar con **biológicos** (como **inhibidores de TNF-α, IL-17 o IL-12/IL-23**) en pacientes que no han respondido a los AINE ni a la fisioterapia.
    - Generalmente se eligen primero los **inhibidores de TNF-α** porque hay más experiencia disponible.
    - No existe evidencia de que un **inhibidor TNF-α** sea superior a otro.
    - Si no se logra una mejora significativa en 3 a 6 meses, se puede cambiar a otro **inhibidor TNF-α**, o a una clase diferente de biológicos (**inhibidores de IL-17, IL-12/IL-23**).
  - o Los **antirreumáticos modificadores de la enfermedad convencionales sintéticos (ARMEcs)**, como **metotrexato**, **leflunomida** y **sulfasalazina** no son efectivos para la afectación axial.
  - o No se recomienda la terapia sistémica con glucocorticoides para la enfermedad axial.[10,11]
- **Artritis periférica**
  - o Es recomendable usar **AINE** para el manejo sintomático.
  - o Se recomiendan los **ARMEcs** (metotrexato, leflunomida, sulfasalazina) dado su bajo costo y acceso universal, aunque faltan datos sobre la progresión radiográfica.
  - o Los glucocorticoides se recomiendan con reservas, ya sea intraarticulares o sistémicos a las dosis más bajas requeridas para la eficacia, y por cortos periodos, porque el retiro del tratamiento sistémico puede conducir a un brote de psoriasis.
  - o Deben iniciarse **biológicos** en pacientes que no responden a los **AINE** y **ARMEcs**.
    - El comienzo temprano de **biológicos** puede considerarse también en pacientes con enfermedad grave inicial (niveles aumentados de marcadores inflamatorios, altos recuentos de articulaciones con enfermedad activa). No hay evidencia que sugiera que los pacientes con artritis periférica se beneficien de continuar el tratamiento con metotrexato después de iniciar con un biológico.[10,11]
  - o **Apremilast** es un nuevo inhibidor de la fosfodiesterasa 4, que se administra por vía oral y tiene una eficacia moderada en la psoriasis cutánea y en la artritis periférica.
    - Tiene un perfil favorable de efectos secundarios,[12] principalmente con náusea y diarrea, y los efectos adversos graves son comparables al placebo.
    - Los pacientes que cursan con múltiples comorbilidades (síndrome metabólico, riesgo de infección) que descartan el uso de ARMEcs o de biológicos potencialmente pueden beneficiarse con apremilast. Sin embargo, se requieren datos sobre la seguridad a largo plazo para aclarar su lugar en el tratamiento de la APs.[10,11,15]
    - Apremilast no debe usarse en la enfermedad erosiva grave, dada la falta de datos sobre la progresión radiográfica.[11]
  - o **Abatacept** es un modulador selectivo de la coestimulación de los linfocitos T, inicialmente aprobado para la AR y ahora también para las APs; puede administrarse por vía subcutánea o intravenosa. Aunque es eficaz para tratar la artritis, sus efectos en la psoriasis cutánea son leves.[12]

TABLA 18-2	EFICACIA DE LOS FÁRMACOS PARA EL TRATAMIENTO DE LA ARTRITIS PSORIÁSICA		
Fármaco	**Articulaciones**	**Piel**	**Modificación estructural**
AINE	Respuesta leve	Sin respuesta apreciable	No valorada
ARME			
Metotrexato	Respuesta leve	Respuesta moderada	No valorada
Leflunomida	Respuesta leve	Respuesta leve	No valorada
Sulfasalazina	Sin respuesta apreciable	Sin respuesta apreciable	No valorada
Agentes anti-TNF			
Adalimumab	Muy buena respuesta	Respuesta moderada	Respuesta moderada
Certolizumab	Muy buena respuesta	Respuesta moderada	Respuesta moderada
Etanercept	Muy buena respuesta	Respuesta leve	Respuesta moderada
Golimumab	Muy buena respuesta	Respuesta leve	Respuesta moderada
Infliximab	Muy buena respuesta	Muy buena respuesta	Respuesta moderada
Agentes Anti-IL-17			
Ixekizumab	Muy buena respuesta	Muy buena respuesta	Respuesta leve
Secukinumab	Muy buena respuesta	Muy buena respuesta	Respuesta leve
Agente Anti-IL-12/IL-23			
Ustekinumab	Respuesta moderada	Muy buena respuesta	Respuesta leve
Inhibidor de PDE4			
Apremilast	Muy buena respuesta	Respuesta leve	No valorada
Modulador del linfocito T			
Abatacept[12,13]	Muy buena respuesta	Respuesta leve	Respuesta moderada
Inhibidor de quinasa Janus			
Tofacitinib[14]	Muy buena respuesta	Respuesta moderada	Respuesta moderada

IL, interleucina; PDE4, fosfodiesterasa 4; TNF, factor de necrosis tumoral.

Modificada de Ritchlin CT, Colbert RA, Gladman DD. Psoriatic arthritis. *N Engl J Med.* 2017;376:957-970.

- o **Tofacitinib** es un nuevo inhibidor oral de la quinasa Janus (JAK) que inicialmente fue aprobado para la AR y ahora para la APs, y ha mostrado eficacia en pacientes que han fracasado con las terapias con ARMEcs y con los inhibidores del TNF-α.[14,16]
  - **Tofacitinib** puede tener un riesgo más alto de infecciones por herpes zóster comparado con otros biológicos.[17]
  - Tofacitinib no debe usarse junto con otros biológicos, debido al riesgo de infección.
- Entesitis
  - o A pesar de la falta de ensayos controlados aleatorizados, se considera que los **AINE** son los agentes de primera línea para el tratamiento de la entesitis,. También se recomienda la **fisioterapia.**
  - o Los **biológicos** (inhibidores de TNF-α, IL-17, IL-12/IL-23) y **apremilast** son efectivos para el tratamiento de la entesitis.
  - o Los **ARMEcs** no son efectivos para la entesitis.[10,11,18]
- Dactilitis
  - o Los **ARMEcs** son el tratamiento de primera línea para la dactilitis.
  - o Si los síntomas son graves y afectan a múltiples dedos, los **biológicos** (inhibidores de TNF-α IL-17, IL-12/IL-23) y **apremilast** son efectivos en la dactilitis.
  - o También pueden considerarse inyecciones de glucocorticoides, aunque se carece de datos de ensayos aleatorizados.[10,11]
- Psoriasis cutánea
  - o Los agentes tópicos como emolientes, glucocorticoides, análogos de la vitamina D e inhibidores de la calcineurina son el tratamiento de primera línea para la psoriasis leve, seguidos de **fototerapia** y **ARMEcs** si la respuesta clínica es insuficiente.
  - o Se recomienda el uso de **biológicos** para quienes no responden a los agentes tópicos o no pueden someterse a fototerapia. No debe usarse la inmunosupresión agresiva después de la fototerapia, debido al riesgo aumentado de melanoma y cánceres de piel tipo no melanoma.[10,11]
- Psoriasis ungueal
  - o Similar a la psoriasis cutánea, la psoriasis ungueal se maneja con **glucocorticoides tópicos, análogos de la vitamina D** e **inhibidores de la calcineurina.**
  - o Los pacientes resistentes a la terapia tópica, o que cursan con enfermedad ungueal grave se benefician con los **biológicos, apremilast** o **metotrexato.**[10,11]

Tratamiento quirúrgico

En pacientes gravemente discapacitados con deformidades articulares significativas, la cirugía con reemplazos articulares o artroplastias puede proporcionar beneficios funcionales y alivio sintomático.

DERIVACIÓN

- Lo mismo que con todas las SpA seronegativas, la terapia debe incluir consultas con terapeutas físicos y ocupacionales.
- Se recomienda la consulta con un dermatólogo para coordinar el tratamiento y es especialmente útil en pacientes con afectación cutánea grave.

RESULTADO/PRONÓSTICO

- El mal pronóstico se asocia con muchas articulaciones con inflamación activa, VSG elevada, fallo del tratamiento, signos de lesión articular, disminución de la función de acuerdo con el Cuestionario de Evaluación de la Salud (HAQ, Health Assessment Questionnaire) y reducción de la calidad de vida.

REFERENCIAS

1. Moll JM, Wright V. Psoriatic arthritis. *Sem Arthritis Rheum.* 1973;3:55-78.
2. Ritchlin CT, Colbert RA, Gladman DD. Psoriatic arthritis. *N Engl J Med.* 2017;376:957-970.
3. Villani AP, Rouzaud M, Sevrain M, et al. Prevalence of undiagnosed psoriatic arthritis among psoriasis patients: Systematic review and meta-analysis. *J Am Acad Dermatol.* 2015;73:242-248.
4. Cantini F, Niccoli L, Nannini C, et al. Psoriatic arthritis: a systematic review. *Int J Rheum Dis.* 2010;13:300-317.
5. Ahlehoff O, Gislason GH, Charlot M, et al. Psoriasis is associated with clinically significant cardiovascular risk: a Danish nationwide cohort study. *J Intern Med.* 2011;270:147-157.
6. Taylor W, Gladman D, Helliwell P, et al. Classification criteria for psoriatic arthritis: development of new criteria from a large international study. *Arthritis Rheum.* 2006;54:2665-2673.
7. Rudwaleit M, van der Heijde D, Landewe R, et al. The Assessment of SpondyloArthritis International Society classification criteria for peripheral spondyloarthritis and for spondyloarthritis in general. *Ann Rheum Dis.* 2011;70:25-31.
8. Rudwaleit M, van der Heijde D, Landewe R, et al. The development of Assessment of SpondyloArthritis international Society classification criteria for axial spondyloarthritis (part II): validation and final selection. *Ann Rheum Dis.* 2009;68:777-783.
9. Abdel Fattah NS, Hassan HE, Galal ZA, et al. Assessment of anti-cyclic citrullinated peptide in psoriatic arthritis. *BMC Res Notes.* 2009;2:44.
10. Wendling D, Lukas C, Prati C, et al. 2018 update of French Society for Rheumatology (SFR) recommendations about the everyday management of patients with spondyloarthritis. *Joint Bone Spine.* 2018;85:275-284.
11. Coates LC, Kavanaugh A, Mease PJ, et al. Group for research and assessment of psoriasis and psoriatic arthritis 2015 treatment recommendations for psoriatic arthritis. *Arthritis Rheumatol.* 2016;68:1060-1071.
12. Kawalec P, Holko P, Moćko P, et al. Comparative effectiveness of abatacept, apremilast, secukinumab and ustekinumab treatment of psoriatic arthritis: a systematic review and network meta-analysis. *Rheumatol Int.* 2018;38:189-201.
13. Mease PJ, Gottlieb AB, van der Heijde D, et al. Efficacy and safety of abatacept, a T-cell modulator, in a randomised, double-blind, placebo-controlled, phase III study in psoriatic arthritis. *Ann Rheum Dis.* 2017;76:1550.
14. Mease P, Hall S, FitzGerald O, et al. Tofacitinib or adalimumab versus placebo for psoriatic arthritis. *N Engl J Med.* 2017;377:1537-1550.
15. Yiu ZZ, Warren RB. Novel oral therapies for psoriasis and psoriatic arthritis. *Am J Clin Dermatol.* 2016;17:191-200.
16. Gladman D, Rigby W, Azevedo VF, et al. Tofacitinib for psoriatic arthritis in patients with an inadequate response to TNF inhibitors. *N Engl J Med.* 2017;377:1525-1536.
17. Curtis JR, Xie F, Yun H, et al. Real-world comparative risks of herpes virus infections in tofacitinib and biologic-treated patients with rheumatoid arthritis. *Ann Rheum Dis.* 2016;75:1843-1847.
18. Orbai AM, Weitz J, Siegel EL, et al. Systematic review of treatment effectiveness and outcome measures for enthesitis in psoriatic arthritis. *J Rheumatol.* 2014;41:2290-2294.

Artritis reactiva

Iris Lee y María C. González-Mayda

19

PRINCIPIOS GENERALES

Definición

- La artritis reactiva (ARe) pertenece al grupo de trastornos conocidos como espondiloartropatías (SpA). De manera amplia, es un **síndrome de monoartritis y oligoartritis inflamatoria** estéril que se presenta en sujetos días a semanas después de una infección genitourinaria (GU) o gastrointestinal (GI).
- Se distingue de la artritis séptica, que es debida a la infección directa de la articulación.
- ARe incluye la enfermedad que antes se conocía como síndrome de Reiter (artritis, uveítis y conjuntivitis), un epónimo que ha caído en desuso debido a la participación de Hans Reiter en actividades nazis durante la Segunda Guerra Mundial.[1]
- Las **manifestaciones extraarticulares** incluyen uretritis, uveítis, úlceras orales, exantemas y cambios en las uñas.

Epidemiología

- Mientras que la ARe parece ser menos común que las otras SpA, su prevalencia e incidencia precisas no se conocen bien, en parte debido a que carece de criterios diagnósticos aceptados.[2,3] Así, las estimaciones de incidencia han variado de 0.6 a 27/100 000.[4]
- Un reciente estudio epidemiológico mostró un aumento en las causas no clamidiásicas de la ARe, así como un incremento en la progresión a enfermedad crónica.[4] Otro mostró una disminución en la incidencia de ARe con el tiempo en base a diagnósticos codificados.[5]
- Típicamente, la ARe afecta a las personas jóvenes y de edad mediana, probablemente por influencia de exposiciones a infecciones.
- **La ARe que ocurre después de infecciones GU por lo general es mucho más común en hombres, mientras que la ARe que aparece después de infecciones GI afecta a hombres y mujeres por igual.**[6]
- La ARe tiende a tener asociaciones hereditarias, pero parece estar menos relacionada con el **HLA-B27** que la espondilitis anquilosante (EA).[7] El riesgo de desarrollar ARe después de una infección es aproximadamente de 1%-4%, mientras que en los individuos HLA-B27+ el riesgo aumenta a más de 20%. La asociación de HLA-B27+ con la ARe es más fuerte en casos graves, así como la perpetuación de ARe a la forma crónica.[8]

Etiología

Aunque la artritis en la ARe es clásicamente estéril (no se aíslan organismos), aparece tras infecciones GU o GI debidas solo a especies bacterianas selectas como *Chlamydia*, *Salmonella*, *Shigella* (en especial *S. flexneri*), *Yersinia* y *Campylobacter*.

- Es posible aislar ADN o ARN antígeno del líquido corporal afectado durante años después de la infección desencadenante.[8]
- Con el tiempo, se han registrado cada vez menos casos de ARe causada por clamidia.[4,5]
- Además de los desencadenantes clásicos de la ARe, numerosos informes de casos también implican a otros organismos, pero estos no se han estudiado de forma sistemática.

Fisiopatología

La patogénesis de la ARe no se comprende del todo. No obstante, las diversas asociaciones clínicas con ciertas infecciones bacterianas y el **HLA-B27** implican al sistema inmune en la patogénesis, como se observó en el capítulo 17. Se piensa que los linfocitos T CD4+ y CD8+ causan tanto inflamación articular como un desequilibrio en las citocinas Th2.

DIAGNÓSTICO

Cuadro clínico

Las características clínicas de la ARe después de las infecciones GI y GU son muy semejantes.

Historia clínica

* El inicio agudo de oligoartritis inflamatoria asimétrica (< 4 articulaciones) con un curso aditivo y migratorio en un periodo de 2 a 4 semanas después de la infección inicial es una presentación común.
* Dado que la infección precedente puede ser clínicamente leve u oculta, confiar en los **síntomas de una infección desencadenante con frecuencia es causa de infradiagnóstico.**

Exploración física

* Las articulaciones más comúnmente afectadas incluyen **rodillas**, **tobillos**, **articulaciones sacroilíacas (SI)**, **columna lumbar** y **pies**.
* La **entesis** es una característica específica, y la más común es la **tendinitis del Aquiles** y la **fascitis plantar**, que con frecuencia causan dolor de talón.
* Quizá haya **dactilitis** ("dedos en salchicha").
* Aparece **dolor inflamatorio de la columna lumbar**, con síntomas coincidentes con sacroileítis o espondilitis.
* Otros síntomas asociados con la ARe incluyen **conjuntivitis** y, en casos más graves, **uveítis anterior**.
* Las afectaciones de las mucosas incluyen **úlceras orales indoloras** y **piuria/disuria estéril** (que se observan en la ARe después de la infección GI o GU).
* Las manifestaciones cutáneas aparecen más tarde y pueden incluir **balanitis circinada**, inflamación de la piel del glande y **queratodermia blenorrágica**, y lesiones pustulares hiperqueratóticas que se encuentran en las palmas y las plantas que son histológicamente idénticas a la psoriasis pustular.
* Los cambios en las uñas, incluidos **hoyuelos y onicólisis**, pueden imitar cambios psoriásicos.
* En raras ocasiones, la ARe puede tener **implicación cardiaca**, incluida la insuficiencia aórtica.

Criterios diagnósticos

* La ARe esencialmente es un diagnóstico clínico. A diferencia de otros trastornos reumáticos como AR y LES, no hay criterios diagnósticos validados para la ARe.[2,3] No obstante, esta se clasifica como una SpA, y actualmente hay criterios de clasificación para las SpA, incluida la ARe, como se explica en el capítulo 16.
* Con excepción del antecedente de una infección GI o GU precedente, no hay características clínicas claras que diferencien la ARe de las demás SpA seronegativas. La ARe puede distinguirse de la artritis séptica que ocurre en el marco de la infección aguda obvia o cuando los organismos se cultivan a partir de la articulación, o ambas. Es típico que la ARe ocurra un tiempo después de haber pasado una infección GI o GU aguda.
* Se considera que la ARe es crónica cuando los síntomas persisten más de seis meses. Puede tener todas las características descritas en la fase aguda, así como artritis crónica y entesitis, responsables de los hallazgos radiográficos que se describen más adelante.

Diagnóstico diferencial

Deben considerarse otros trastornos que presentan artritis y afectan los tractos GI o GU, o ambos. Estos incluyen SpA asociada con enfermedad inflamatoria intestinal, infección gonocócica, síndrome de Behçet y enfermedad de Whipple.

Pruebas diagnósticas

Pruebas de laboratorio

- Los marcadores generales de inflamación, como la velocidad de sedimentación globular (VSG) y la proteína C reactiva, pueden estar elevados en la ARe, pero carecen de utilidad diagnóstica.
- El **HLA-B27 tiene un valor predictivo positivo limitado y la prueba no debe usarse como herramienta de diagnóstico** como se señala en los capítulos 16 y 17.
- Las pruebas serológicas para organismos asociados con ARe por lo general no tienen utilidad clínica pues presentan una tasa elevada de falsos negativos y, si son positivas, por lo general no indican si la infección es reciente. Las aspiraciones articulares para cultivos microbiológicos deben ser negativas; los resultados positivos indican artritis séptica.
- La reacción en cadena de la polimerasa para microorganismos puede ser útil para los estudios de investigación, pero por lo general no es útil en clínica.

Imagenología

- Los estudios por la imagen permiten excluir otros diagnósticos, como artritis reumatoide.
- La aparición de **sacroileítis, sindesmofitos, formación de nuevo hueso perióstico y erosiones** con frecuencia son signos de enfermedad crónica.
- Hallazgos adicionales, como erosiones esponjosas en el calcáneo o erosiones de lápiz en copa en las articulaciones interfalángicas proximales (IFP), apoyan el diagnóstico.
- La **resonancia magnética o la ecografía de la articulación SI** u otras articulaciones para detectar cambios tempranos pueden ser útiles, pero no se han estudiado en pacientes con ARe.

TRATAMIENTO

- La ARe por lo general es autolimitada y se inactiva de modo espontáneo después de varios meses. A un seguimiento a 8 años, los pacientes con ARe tuvieron mayores probabilidades de ser capaces de desempeñar tareas a su capacidad total, que para otras artritis inflamatorias.[9]
- No obstante, la ARe recurrente o crónica puede conducir a destrucción significativa de las articulaciones y discapacidad.
- La actividad de la ARe se vigila principalmente a través de los signos y síntomas clínicos; no existen criterios establecidos para su actividad de la enfermedad, pero la VSG elevada puede responder a la intervención terapéutica.

Medicamentos

Primera línea

- En la mayoría de los casos de ARe, los **fármacos antiinflamatorios no esteroideos (AINE)** proporcionan alivio sintomático para la artritis, pero no son eficaces para las manifestaciones extraarticulares.
- Para la afección limitada de las articulaciones, y para la balanitis circinada y la queratodermia blenorrágica, los **esteroides intraarticulares y tópicos**, respectivamente, proporcionan alivio sintomático a corto plazo.

Segunda línea

- Los **glucocorticoides** por lo general deben evitarse, ya que parece que tienen beneficios limitados y conllevan morbilidad y toxicidad significativas.
- Para estadios de enfermedad más graves o con exacerbaciones y crónicos, el uso de **fármacos antirreumáticos modificadores de la enfermedad (ARME)** economizadores de esteroides puede ser útil.
- La **sulfasalazina (SSZ)** es el ARME mejor estudiado para ARe, con una tasa de respuesta modesta, pero significativa, de 62% para pacientes con dosis de 2 000 mg de SSZ al día frente a 48% con placebo a las 36 semanas, según un estudio de la *Veterans Affairs Cooperative*.[10] Otros informes han comunicado respuestas semejantes.[11] Se considera generalmente que la SSZ es útil para la artritis periférica, pero no para la enfermedad axial.[12]
- La FDA ha aprobado diversos **antagonistas del receptor del factor de necrosis tumoral (TNF)**-α para su uso en la EA. Específicamente para ARe, dos estudios abiertos han mostrado los beneficios obtenidos con etanercept[13,14] y otros bloqueadores del TNF.[14]

- Se han utilizado **metotrexato, azatioprina, ciclosporina, tocilizumab** y otros agentes en la ARe, pero no se ha estudiado su uso formalmente.
- La terapia con antibióticos es polémica y el uso de estos fármacos debe seguir las pautas estándar para enfermedades infecciosas para el organismo específico. Para ARe crónica, aún no está claro si la antibioticoterapia afecta los resultados de los pacientes. En consecuencia, **la terapia antibiótica de rutina por lo general no se recomienda para la ARe crónica**.

Otras terapias no farmacológicas

La **fisioterapia** puede ser beneficiosa, en especial para evitar contracturas y atrofia muscular en pacientes con afectación vertebral.

COMPLICACIONES

Entre 15%-20% de los pacientes desarrollan enfermedad crónica (véase Vigilancia/Seguimiento).

DERIVACIONES

- Debe referirse a un reumatólogo tan pronto como se sospeche el diagnóstico de ARe para su pronta evaluación e inicio del tratamiento.
- Los pacientes que desarrollan enrojecimiento ocular asociado con dolor o fotofobia deben ser derivados de inmediato a un oftalmólogo para evaluación de uveítis con examen de lámpara de ranuras.

VIGILANCIA/SEGUIMIENTO

La enfermedad suele durar de 3 a 5 meses, pero 15%-20% de los pacientes pueden tener enfermedad crónica. Algunos pacientes desarrollan características de otra clase de espondiloartritis; es preciso tratar a estos pacientes de acuerdo con su presentación.

REFERENCIAS

1. Wallace DJ, Weisman MH. The physician Hans Reiter as prisoner of war in Nuremberg: a contextual review of his interrogations (1945–1947). *Semin Arthritis Rheum.* 2003;32:208-230.
2. Misra R, Gupta L. Time to revisit the concept of reactive arthritis. *Nat Rev Rheumatol.* 2017;13:327-328.
3. Townes JM. Reactive arthritis after enteric infections in the United States: the problem of definition. *Clin Infect Dis.* 2010;50:247-254.
4. Courcoul A, Brinster A, Decullier E, et al. A bicentre retrospective study of features and outcomes of patients with reactive arthritis. *Joint Bone Spine.* 2018;85:201-205.
5. Mason E, Wray L, Foster R, et al. Reactive arthritis at the Sydney Sexual Health Center 1992-2012: declining despite increasing chlamydia diagnosis. *Int J STD AIDS.* 2016;27:882-889.
6. Leirisalo M, Skylv G, Kousa M, et al. Follow-up study on patients with Reiter's disease and reactive arthritis, with special reference to HLA-B27. *Arthritis Rheum.* 1982;25:249-259.
7. Kaarela K, Jantti JK, Kotaniemi KM. Similarity between chronic reactive arthritis and ankylosing spondylitis. A 32-35-year follow-up study. *Clin Exp Rheumatol.* 2009;27:325-328.
8. Selmi C, Gershwin ME. Diagnosis and classification of reactive arthritis. *Autoimmun Rev.* 2014;13:546-549.
9. Kaarela K, Lehtinen K, Luukkainen R. Work capacity of patients with inflammatory joint diseases. An eight-year follow-up study. *Scand J Rheumatol.* 1987;16:403-406.
10. Clegg DO, Reda DJ, Weisman MH, et al. Comparison of sulfasalazine and placebo in the treatment of reactive arthritis (Reiter's syndrome). A Department of Veterans Affairs Cooperative Study. *Arthritis Rheum.* 1996;39:2021-2027.

11. Egsmose C, Hansen TM, Andersen LS, et al. Limited effect of sulphasalazine treatment in reactive arthritis. A randomised double blind placebo controlled trial. *Ann Rheum Dis.* 1997;56:32-36.

12. Clegg DO, Reda DJ, Abdellatif M. Comparison of sulfasalazine and placebo for the treatment of axial and peripheral articular manifestations of the seronegative spondyloarthropathies: a Department of Veterans Affairs cooperative study. *Arthritis Rheum.* 1999;42:2325-2329.

13. Flagg SD, Meador R, Hsia E, et al. Decreased pain and synovial inflammation after etanercept therapy in patients with reactive and undifferentiated arthritis: an open-label trial. *Arthritis Rheum.* 2005;53:613-617.

14. Meyer A, Chatelus E, Wendling D, et al. Safety and efficacy of anti-tumor necrosis factor alpha therapy in ten patients with recent-onset refractory reactive arthritis. *Arthritis Rheum.* 2011;63:1274-1280.

Artritis enteropática

20

Shuang Song y Lisa A. Zickuhr

PRINCIPIOS GENERALES

* La artritis enteropática es una forma de espondiloartropatía (SpA). Se distingue de los otros tipos por su asociación con **enfermedades inflamatorias intestinales (EII)**: la **enfermedad de Crohn (EC)** y la **colitis ulcerosa (CU)**.
* Este capítulo destacará las características únicas y similares de la artritis enteropática comparada con otras formas de SpA.

Definición

La artritis enteropática es una SpA que debuta como una manifestación extraintestinal de la EII.

Clasificación[1,2]

* **Artritis periférica**
  o La **tipo I es una artritis pauciarticular** que afecta a las grandes articulaciones de las extremidades inferiores en un patrón migratorio y asimétrico. Es transitoria en su duración y tiende a correlacionarse con EII.
  o La **tipo II es una artritis poliarticular**, que ocurre de modo independiente de la actividad de la afección intestinal. A menudo la afectación articular es simétrica, crónica, e incluye a las extremidades superiores.
* La **artritis axial** es independiente de la actividad de la enfermedad intestinal. Las características varían desde dolor de espalda inflamatorio y sacroileítis hasta anquilosis que simula la espondilitis anquilosante (EA).
* La **entesitis** y la **dactilitis** pueden aparecer en todos los tipos.
* Las artralgias (dolor articular no inflamatorio) también se observan en pacientes con EII; no obstante, no son parte del espectro de la artritis enteropática.

Epidemiología

* La prevalencia reportada de artritis enteropática varía ampliamente entre estudios, debido a la heterogeneidad geográfica y etaria.[3] En general, en los pacientes con EII:
  o Se aprecia artritis periférica en 13%, el tipo I es más prevalente que el tipo II; y hay sacroileítis en 10%, mientras que alrededor del 3% desarrolla EA.
* Se reporta entesitis en 1%-54% de los pacientes con EII, y las estimaciones para Turquía (20%-54%) son considerablemente más altas que las de otros países (1%-15%).
* Se reporta dactilitis en hasta 6% de los pacientes con EII.
* La afectación colónica de la EII es un factor de riesgo para la artritis enteropática.[1]

Etiología

* Como en otras enfermedades, es probable que la artritis enteropática ocurra como resultado de un entorno ambiental desencadenante en un marco genéticamente apropiado.
* Un importante elemento ambiental parece ser un microbioma intestinal restringido y desbalanceado.[4,5]
* Varios genes candidatos para EII se han vinculado con el desarrollo de SpA.
  o HLA-B27 tiene la asociación más fuerte con SpA.[6,7] Los ratones transgénicos para HLA-B27 y microglobulina humana β2 desarrollan sacroileítis, artritis periférica, colitis y lesiones cu-

táneas psoriasiformes. Sin embargo, la enfermedad no se desarrolla cuando los ratones son criados en condiciones libres de gérmenes.[8]

o SpA y EII comparten muchos genes no HLA.[6,7,9,10]

- Dentro del genoma humano, hay 65 genes asociados con EII y EA.
- Los genes relacionados con la desregulación de IL-23R e IL-17 se asocian con EII y con las otras SpA.
- Se piensa que la proteína 1 asociada con el retículo endoplasmático (ERAP1) y ERAP2 interactúan con HLA-B27 y alteran la vía de presentación de antígeno en EA y en EII.
- Las mutaciones en SEC16A, un gen que codifica Sec16A, una proteína de andamiaje importante para cubrir la formación y tráfico del complejo proteínico II (COPII), se asocian con EII. En presencia de HLA-B27, estas mutaciones se asocian con espondiloartritis axial (SpA ax), lo que sugiere que SEC16A y HLA-B27 interactúan en la patogénesis de la SpA ax.
- Las similitudes genéticas entre la artritis enteropática y la EA pueden ser responsables por los rasgos clínicos que ambas comparten. Por ejemplo, la afectación axial de la artritis enteropática se parece a la de EA, mientras que 7% de los pacientes con EA tienen EII comórbida.[11]

Fisiopatología

Como otras SpA, la artritis enteropática es mediada por el sistema inmune. La disbosis intestinal, las barreras mucosas intestinales disfuncionales, las citocinas proinflamatorias y los tejidos linfoides gastrointestinales (GI) desregulados alteran el balance entre la inflamación y la tolerancia.[4-6] El factor de necrosis tumoral (TNF)-α y la vía IL-23/IL-17 tienen un papel central en la patogénesis de la enfermedad (véase el capítulo 17 para una revisión más profunda).

Factores de riesgo

- No se han identificado factores de riesgo específicos para el desarrollo de la artritis enteropática más allá de la presencia de EII.
- Los factores de riesgo genéticos incluyen a HLA-B27 así como a variantes genéticas no HLA. No obstante, la frecuencia de HLA-B27 en pacientes con EII es de 30%, comparado con 95% en pacientes con EA.[12]
- La positividad a HLA-B27 en los pacientes con EII se correlaciona con más fuerza con el desarrollo de las manifestaciones extraintestinales de la SpA ax.[13]

DIAGNÓSTICO

- El diagnóstico se basa en un cuadro clínico de SpA y el historial de EII.
- Los criterios de clasificación para las SpA (tabla 16-3) ayudan a la detección y diagnóstico de SpA, y asisten en su diferenciación de otros tipos de artritis.

Cuadro clínico

- La patología intestinal por lo general ocurre antes de que se desarrollen las manifestaciones extraintestinales; no obstante, **la artritis puede ser en ocasiones el síntoma de presentación de la EII.**
- Como parte del espectro de la artritis enteropática, la artritis periférica es típicamente **oligoarticular**, **migratoria** y **asimétrica**, y por lo general afecta los **miembros inferiores**. La artritis inflamatoria puede producir derrames en articulaciones mayores, sobre todo en las rodillas.
- Otros trastornos asociados incluyen **uveítis**, **regurgitación aórtica** y manifestaciones cutáneas. El **eritema nudoso** y el **pioderma gangrenoso** están asociados con la EC y la colitis ulcerosa, respectivamente.
- La uveítis que ocurre en la artritis enteropática difiere de la que se aprecia en EA. A menudo es posterior, bilateral y crónica, mientras que la uveítis en EA con frecuencia es anterior, unilateral y de inicio agudo.[14]

Historia clínica

- El paciente quizá describa síntomas de artritis inflamatoria (rigidez matutina que dura más de 60 minutos que mejora con la actividad o tumefacción y calor de las articulaciones, o todo ello).
  - o La implicación de las articulaciones periféricas por lo general es asimétrica y afecta las articulaciones de las extremidades inferiores (es decir, artritis periférica tipo I). Sin embargo, también puede afectar a las manos en un patrón simétrico y poliarticular (es decir, artritis periférica tipo II).
  - o La implicación esquelética axial propicia sacroileítis, que se manifiesta con dolor alternado de los glúteos.
  - o La entesitis es más sintomática en la artritis enteropática que en la EA.
  - o Ocasionalmente se aprecia dactilitis en la artritis enteropática.
- Es necesario evaluar en busca de signos y síntomas de EII en pacientes que se presentan con SpA pero carecen de un historial previo de EII. En pacientes con diagnóstico establecido de EII, debe evaluarse la actividad de la enfermedad. Los signos y síntomas incluyen lo siguiente:
  - o **Diarrea** frecuente, con o sin hematoquecia, mucosidad, esteatorrea y malabsorción.
  - o **Dolor abdominal con cólicos.**
  - o **Fístulas, abscesos** y **aftas**.
  - o Manifestaciones extraintestinales, incluidas **uveítis, pioderma gangrenoso** y **eritema nudoso**.

Exploración física

- La exploración física debe evaluar las manifestaciones musculoesqueléticas, así como otras manifestaciones extraintestinales de la EII.
- La exploración musculoesquelética puede dividirse en hallazgos axiales y periféricos:
  - o La exploración del esqueleto axial quizá muestre **dolor a la palpación en la articulación sacroilíaca (SI) y movilidad espinal disminuida**.
  - o Los hallazgos en las articulaciones periféricas incluyen **hinchazón, derrames, eritema, rango de movimiento disminuido, dactilitis y entesitis**.
- El **enrojecimiento** y **dolor oculares** y la **fotosensibilidad** hacen sospechar afección ocular. Es posible que sea necesario referir al paciente a un oftalmólogo y que se le evalúe para uveítis o escleritis.
- La evaluación de la **piel** quizá revele fístulas enterocutáneas, nódulos eritematosos o úlceras. Es probable que sea necesario remitir al paciente a un dermatólogo y hacer una biopsia de piel.
- Los resultados de la exploración del sistema GI quizá revelen aftas, sensibilidad abdominal, úlceras rectales y heces con la prueba de guayaco positiva.

Criterios diagnósticos

- No existen criterios específicos de diagnóstico; éste se basa en sospechas clínicas y en la exclusión de otras causas para los síntomas.
- Los criterios para las SpA ax y periférica de la Assessment of SpondyloArthritis International Society (ASAS) (tabla 16-3) son útiles como pautas generales de diagnóstico.[15,16]
- Los pacientes con artritis enteropática deben cumplir con los criterios para el diagnóstico de las SpA y presentar EII activa o una historia compatible con ella. **Algunos pacientes desarrollan EII después de un diagnóstico de espondiloartritis indiferenciada (SpA i).**

Diagnóstico diferencial

- El **dolor de espalda mecánico** es la causa más común de dolor lumbar. Solo 5% de los pacientes atendidos en un marco de atención primaria con dolor lumbar crónico reciben el diagnóstico de SpA.[17]
- Otros trastornos tienen características clínicas similares que involucran al intestino y las articulaciones, incluyendo artritis reactiva, enfermedad de Whipple, enfermedad celíaca y enfermedad de Behçet.
- En pacientes con EII establecida que se presentan con artritis monoarticular, debe considerarse la **artritis infecciosa**.

- Las **artralgias** (dolor articular sin síntomas inflamatorios) pueden encontrarse en pacientes con EII; éstas no son parte del espectro de artritis enteropáticas.

Pruebas diagnósticas

- Pocas pruebas son útiles para establecer un diagnóstico de artritis enteropática.
- En pacientes que tienen síntomas de SpA y diarrea, dolor abdominal o pérdida de peso, se indica una derivación a GI para evaluar la posibilidad de EII.
- Las pruebas de laboratorio suelen ser útiles para diagnosticar artritis enteropática.
- Las pruebas de imagen quizá muestren sacroileítis u otros cambios inflamatorios en la articulación. De hecho, la evidencia de sacroileítis en la RM es parte de los actuales criterios de ASAS para la SpA ax.[15]

Pruebas de laboratorio

- La velocidad de sedimentación globular (VSG) y la proteína C reactiva (PCR) quizá indiquen un proceso inflamatorio sistémico. Por desgracia, estas pruebas **rara vez se correlacionan con la actividad de la enfermedad**.
- El **HLA-B27 es positivo en alrededor de 30% de los pacientes** con artritis enteropática, 70% con SpA enteropática axial y 90% con EA idiopática. Solo 1%-2% de las personas que son portadoras del HLA-B27 desarrollan SpA. La recomendación de las pruebas de HLA-B27 es controversial. Sin embargo, en ambos criterios ASAS para la SpA periférica y SpA ax (2011 y 2009), se incluye la prueba de HLA-B27 (tabla 16-3).
- Calprotectina es un marcador inflamatorio intestinal que en ocasiones es útil para el diagnóstico de EII. Estudios recientes indican que probablemente la calprotectina fecal también sea un biomarcador de la actividad de la enfermedad para EA.[18]

Imagenología

- La **radiografía simple de las articulaciones SI y de la columna** pueden mostrar sacroileítis, sindesmofitos o anquilosis que concuerdan con la SpA ax (véase capítulo 17).[5]
- La **resonancia magnética (RM) de la columna** quizá muestre cambios inflamatorios tempranos, incluido el edema de médula espinal e infiltración de grasa, hallazgos que definen a la SpA ax no radiográfica (véase el capítulo 17).
- Para las articulaciones periféricas, se usan tres modalidades de imagenología. La radiografía simple puede mostrar **entesitis y reacción perióstica**. Las ecografías y la RM suelen ser útiles también para identificar los cambios inflamatorios sutiles en de la articulación y las estructuras circundantes.

Procedimientos diagnósticos

- Los pacientes con cuadro clínico de SpA y síntomas intestinales deben ser remitidos a un gastroenterólogo y realizarles una **endoscopia** para evaluar la EII si no se ha establecido aún.
- Debe llevarse a cabo una **artrocentesis** en cualquier paciente que presente artritis monoarticular periférica y efectuar un recuento celular y cultivo del líquido sinovial para detectar una posible artritis infecciosa.

TRATAMIENTO

- El tratamiento farmacológico de la artritis enteropática depende del tipo de artritis.
- **Con frecuencia, el control de la EII requiere controlar la artritis** y, por tanto, debe ser el objetivo de la terapia. Sin embargo, cuando la artritis es independiente de la inflamación intestinal, debe considerarse un tratamiento adicional si persisten los síntomas articulares a pesar de la remisión de EII.
- Se recomienda la estrategia por objetivos (*treat-to-target*, T2T) que apunta a la remisión/enfermedad inactiva o a baja/mínima actividad de la enfermedad.[19]

Medicamentos

La terapia farmacológica de la artritis enteropática axial o periférica sigue los principios generales para tratar la SpA ax y SpA periférica (capítulo 17).

- **Fármacos antiinflamatorios no esteroideos (AINE)**
  - o Los **AINE** son la terapia de primera línea para el tratamiento de SpA. Los AINE mejoran el dolor y la rigidez, pero no retrasan la progresión radiográfica de la anquilosis; deben ser usados con cautela en la artritis enteropática, porque pueden desencadenar episodios de EII. [20]
  - o Los tratamientos breves (de hasta dos semanas) con inhibidores de la ciclooxigenasa (COX)-2 parecen ser seguros, pero no existen datos a largo plazo.
- Los **fármacos antirreumáticos modificadores de la enfermedad convencionales-sintéticos (ARMEcs)**, como **sulfasalazina, metotrexato, leflunomida** y **azatioprina** son efectivos para la artritis periférica. [21] No tienen efecto en la artritis axial.
  - o La **sulfasalazina** es el ARMEcs de preferencia, dado su uso en el control de las EII. Se utiliza para la enfermedad temprana de artritis periférica y EII leve a moderada.
  - o Los ARMEcs inmunosupresores, en especial metotrexato, azatioprina y leflunomida, son un tratamiento efectivo para la EII, la artritis enteropática periférica y otras manifestaciones extraintestinales de EII, pero no la enfermedad axial.
- **Fármacos antirreumáticos modificadores de la enfermedad biológicos**
  - o Agentes antifactor de necrosis tumoral (anti-TNF)
    - ▪ **Los agentes antifactor de necrosis tumoral** son altamente efectivos en EII y en la SpA ax y SpA periférica. [21]
    - ▪ Adalimumab, certolizumab, golimumab e infliximab están aprobados para su uso en EII. Aunque infliximab es el mejor estudiado, adalimumab y golimumab también muestran beneficios en la SpA ax y SpA periférica.
    - ▪ Sin embargo, etanercept es efectivo para el tratamiento de EII. [22] También se asocia con un riesgo aumentado de uveítis en los pacientes con SpA. [23]
  - o **Inhibidor de IL-12/IL-23:** el **ustekinumab** ha demostrado eficacia en la artritis psoriásica (APs), y en la EC moderada a severa resistente a la terapia anti-TNF. [15,16] Al momento de escribir estas líneas, faltan datos que sustenten su uso en la artritis enteropática.
  - o Los **inhibidores de IL-17** son efectivos para APs y SpA anquilosante. Sin embargo, un ensayo aleatorizado controlado con placebo en pacientes de Crohn demostró que el inhibidor de IL-17 secukinumab aumentó las tasas de episodios de la enfermedad y los eventos adversos, por tanto, los inhibidores de IL-17 deben evitarse en la artritis enteropática. [24]
  - o Terapia anti-integrina
    - ▪ **Vedolizumab** está aprobado para EC y para colitis ulcerosa (CU). Se trata de un anticuerpo monoclonal humanizado contra la integrina $\alpha 4\beta 7$ dirigido específicamente al tracto GI.
    - ▪ Los datos preliminares sugieren que vedolizumab es efectivo para las manifestaciones extraintestinales de EII, incluyendo la SpA ax y SpA periférica, pero es factible que ocurran lesiones cutáneas paradójicas y artritis, lo que destaca la necesidad de ulteriores investigaciones. [25,26]
  - o Inhibidores de la quinasa Janus (JAK) (orales no biológicos para ARME sintéticos dirigidos).
    - ▪ **Tofacitinib** está aprobado para APs. Estudios recientes demostraron su eficacia en la UC, pero no en la EC. [27]
    - ▪ Actualmente se estudian otros inhibidores de JAK para EII y artritis inflamatoria.
  - o **Glucocorticoides**
    - ▪ Los **glucocorticoides, orales o intraarticulares,** sirven para controlar la inflamación intestinal y pueden ser útiles para la implicación articular periférica. Son ineficaces para el tratamiento de la enfermedad axial.
    - ▪ Los glucocorticoides deben usarse a la mínima dosis efectiva y por el periodo más corto de tiempo posible, debido a su extenso perfil de efectos adversos.

Otras terapias no farmacológicas

- La **fisioterapia** y el **ejercicio** son tratamientos esenciales para todas las SpA. Se ha demostrado que un programa de ejercicio combinado con agentes farmacológicos es más eficaz que el tratamiento farmacológico solo.
- El **tratamiento quirúrgico** se analiza en el capítulo 17.

COMPLICACIONES

Las complicaciones de las SpA dependen del tipo de artritis.
- La artritis tipo I por lo general no es deformante.
- La artritis tipo II puede producir erosiones articulares o anquilosis, o ambas, de una articulación afectada.
- Algunos pacientes con SpA ax desarrollan complicaciones relacionadas con la fusión de la columna vista en la anquilosis (véase el capítulo 16).

DERIVACIÓN

- Los pacientes de EII con una o más de las siguientes características deben ser remitidos a un reumatólogo:
  - ○ Dolor de espalda inflamatorio.
  - ○ Sacroileítis en las pruebas de imagen.
  - ○ Artritis periférica, entesitis o dactilitis.
- Los pacientes con dolor de espalda inflamatorio o artritis periférica, entesitis o dactilitis con signos y síntomas que sugieran EII deben ser remitidos a un gastroenterólogo para someterse a pruebas diagnósticas adicionales.
- Se indica la derivación a oftalmología para pacientes con sensibilidad a la luz y enrojecimiento o dolor en los ojos.

INSTRUCCIÓN AL PACIENTE

- Los pacientes deben recibir información sobre las manifestaciones, complicaciones y opciones terapéuticas de su enfermedad.
- Además, es preciso enfatizare los beneficios del ejercicio y la fisioterapia para mejorar el estado funcional y el dolor limitante.

VIGILANCIA/SEGUIMIENTO

- La actividad de la enfermedad debe vigilarse sobre la base de la enfermedad intestinal, la rigidez matutina, el dolor, la exploración física, los marcadores inflamatorios y las pruebas de imagen cuando estén indicadas.
- El objetivo terapéutico recomendado es la remisión clínica/enfermedad inactiva o, por lo menos, baja/mínima actividad de la enfermedad.[19]
  - ○ Las recomendaciones para el tratamiento por objetivos (*treatment-to-target,* T2T) hechas por la fuerza de trabajo de 2017 prefieren la puntuación de *Ankylosing Spondylitis Disease Activity Score* (ASDAS) para medir la actividad de la enfermedad de la SpA ax.
  - ○ No existen recomendaciones específicas para medir la actividad de la enfermedad en la artritis enteropática periférica. Sin embargo, el *Disease Activity Index for PSoriatic Arthritis* (DAPSA) se derivó y validó originalmente para la artritis reactiva. Por tanto, podría usarse como medida para la artritis enteropática periférica.
- La elección del objetivo terapéutico debe tomar en cuenta las manifestaciones extraarticulares, las comorbilidades, los factores propios del paciente y los riesgos relacionados con los fármacos.

REFERENCIAS

1. Harbord M, Annese V, Vavricka SR, et al. The first European evidence-based consensus on extra-intestinal manifestations in inflammatory bowel disease. *J Crohns Colitis.* 2016;10:239-254.

2. Orchard TR, Wordsworth BP, Jewell DP. Peripheral arthropathies in inflammatory bowel disease: their articular distribution and natural history. *Gut.* 1998;42:387-391.

3. Karreman MC, Luime JJ, Hazes JMW, et al. The prevalence and incidence of axial and peripheral spondyloarthritis in inflammatory bowel disease: a systematic review and meta-analysis. *J Crohns Colitis.* 2017;11:631-642.

4. Breban M, Tap J, Leboime A, et al. Faecal microbiota study reveals specific dysbiosis in spondyloarthritis. *Ann Rheum Dis.* 2017;76:1614-1622.

5. Davis JC, Mease PJ. Insights into the pathology and treatment of spondyloarthritis: from the bench to the clinic. *Semin Arthritis Rheum.* 2008;38:83-100.

6. Asquith M, Rosenbaum JT. The interaction between host genetics and the microbiome in the pathogenesis of spondyloarthropathies. *Curr Opin Rheumatol.* 2016;28:405-412.

7. Ranganathan V, Gracey E, Brown MA, et al. Pathogenesis of ankylosing spondylitis–recent advances and future directions. *Nat Rev Rheumatol.* 2017;13:359-367.

8. Khare SD, Luthra HS, David CS. Spontaneous inflammatory arthritis in HLA-B27 transgenic mice lacking beta 2-microglobulin: a model of human spondyloarthropathies. *J Exp Med.* 1995;182:1153-1158.

9. O'Rielly DD, Uddin M, Codner D, et al. Private rare deletions in SEC16A and MAMDC4 may represent novel pathogenic variants in familial axial spondyloarthritis. *Ann Rheum Dis.* 2016;75:772-779.

10. Loft ND, Skov L, Rasmussen MK, et al. Genetic polymorphisms associated with psoriasis and development of psoriatic arthritis in patients with psoriasis. *PLoS One.* 2018;13.

11. Stolwijk C, van Tubergen A, Castillo-Ortiz JD, et al. Prevalence of extra-articular manifestations in patients with ankylosing spondylitis: a systematic review and meta-analysis. *Ann Rheum Dis.* 2015;74:65-73.

12. De Vos M. Joint involvement associated with inflammatory bowel disease. *Dig Dis.* 2009;27:511-515.

13. Arvikar SL, Fisher MC. Inflammatory bowel disease associated arthropathy. *Curr Rev Musculoskelet Med.* 2011;4:123-131.

14. Lyons JL, Rosenbaum JT. Uveitis associated with inflammatory bowel disease compared with uveitis associated with spondyloarthropathy. *Arch Ophthalmol.* 1997;115:61-64.

15. Rudwaleit M, van der Heijde D, Landewé R, et al. The development of Assessment of SpondyloArthritis international Society classification criteria for axial spondyloarthritis (part II): validation and final selection. *Ann Rheum Dis.* 2009;68:777-783.

16. Rudwaleit M, van der Heijde D, Landewé R, et al. The Assessment of SpondyloArthritis International Society classification criteria for peripheral spondyloarthritis and for spondyloarthritis in general. *Ann Rheum Dis.* 2011;70:25-31.

17. Reveille JD, Weisman MH. The epidemiology of back pain, axial spondyloarthritis and HLA-B27 in the United States. *Am J Med Sci.* 2013;345:431-436.

18. Duran A, Kobak S, Sen N, et al. Fecal calprotectin is associated with disease activity in patients with ankylosing spondylitis. *Bosn J Basic Med Sci.* 2016;16:71-74.

19. Smolen JS, Schöls M, Braun J, et al. Treating axial spondyloarthritis and peripheral spondyloarthritis, especially psoriatic arthritis, to target: 2017 update of recommendations by an international task force. *Ann Rheum Dis.* 2018;77:3-17.

20. Takeuchi K, Smale S, Premchand P, et al. Prevalence and mechanism of nonsteroidal anti-inflammatory drug-induced clinical relapse in patients with inflammatory bowel disease. *Clin Gastroenterol Hepatol.* 2006;4:196-202.

21. Peluso R, Manguso F, Vitiello M, et al. Management of arthropathy in inflammatory bowel diseases. *Ther Adv Chronic Dis.* 2015;6:65-77.

22. Braun J, Baraliakos X, Listing J, et al. Differences in the incidence of flares or new onset of inflammatory bowel diseases in patients with ankylosing spondylitis exposed to therapy with anti-tumor necrosis factor alpha agents. *Arthritis Rheum.* 2007;57:639-647.

23. Wendling D, Paccou J, Berthelot JM, et al. New onset of uveitis during anti-tumor necrosis factor treatment for rheumatic diseases. *Semin Arthritis Rheum.* 2011;41:503-510.

24. Hueber W, Sands BE, Lewitzky S, et al. Secukinumab, a human anti-IL-17A monoclonal antibody, for moderate to severe Crohn's disease: unexpected results of a randomised, double-blind placebo-controlled trial. *Gut.* 2012;61:1693-1700.

25. Fleisher M, Marsal J, Lee SD, et al. Effects of vedolizumab therapy on extra-intestinal manifestations in inflammatory bowel disease. *Dig Dis Sci.* 2018;63:825-833.

26. Tadbiri S, Peyrin-Biroulet L, Serrero M, et al. Impact of vedolizumab therapy on extra-intestinal manifestations in patients with inflammatory bowel disease: a multicentre cohort study nested in the OBSERV-IBD cohort. *Aliment Pharmacol Ther.* 2018;47:485-493.

27. Olivera P, Danese S, Peyrin-Biroulet L. JAK inhibition in inflammatory bowel disease. *Expert Rev Clin Immunol.* 2017;13:693-703.

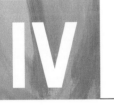

IV

Artritis por cristales

Gota

Michiko Inaba y Amy M. Joseph

21

PRINCIPIOS GENERALES

Definición

La gota es un tipo de artritis inflamatoria causada por el depósito de cristales de urato monosódico (UMS) en las articulaciones, tejidos blandos (donde se denominan *tofos*) o riñones.

Clasificación

La historia natural de la gota, por lo general, tiene tres etapas:
- La **hiperuricemia asintomática** suele estar presente durante años antes del ataque inicial agudo. La mayoría de los pacientes con hiperuricemia no desarrollan gota.
- Los pacientes que desarrollan gota a continuación entran en la etapa de **gota aguda intermitente**, en la que presentan crisis agudas de artritis seguidas por periodos sin síntomas entre ellas. Las crisis se tornan más frecuentes e intensas con el tiempo.
- La **artritis gotosa crónica** se observa en pacientes no tratados, con dolor persistente durante los periodos entre las crisis. A menudo muestran tofos (depósitos de ácido úrico) en los tejidos articulares, periarticulares, de las bursas, óseos, auriculares y cutáneos. Algunos pacientes desarrollan nefropatía gotosa en los riñones y cálculos de ácido úrico en cualquier parte de las vías urinarias.

Epidemiología

- La gota es la forma más frecuente de artritis inflamatoria en los hombres. Recientemente se ha estimado que en Estados Unidos afecta a 3.9% de los adultos.[1]
- Un 90% de las crisis de gota ocurre en hombres de entre 30 y 60 años de edad.
- La gota es muy rara en mujeres en la premenopausia, y se piensa que esto se debe a los efectos uricosúricos de los estrógenos.
- La gota y la hiperuricemia están asociadas con varios padecimientos comórbidos, incluyendo enfermedad cardiovascular, hipertensión y enfermedad renal crónica.

Fisiopatología

- La **hiperuricemia** puede ser un trastorno primario –en ausencia de circunstancias o medicamentos que la provoquen– o secundario.
- El ácido úrico normalmente se produce en el hígado en la vía del metabolismo de las purinas; sus precursores inmediatos son la hipoxantina y la xantina, que se convierten en ácido úrico por la acción de la xantina-oxidasa.
- Los valores normales de ácido úrico comunicados por los laboratorios químicos pueden crear confusión con respecto a la fisiopatología de la gota.
  - A menudo los laboratorios definen el límite superior del ácido úrico normal como en 2 desviaciones estándar por encima de la media de testigos pareados por la edad, lo cual puede ser > 8.5 mg/dL.

- o Sin embargo, las cifras de ácido úrico > 6.8 mg/dL en hombres y mujeres rebasan la solubilidad del ácido úrico a la temperatura corporal, lo que sobresatura los líquidos corporales.
- o Los valores de ácido úrico en niños suelen ser bajos (< 4.0 mg/dL), y se elevan en los varones cuando inicia la pubertad.
- o En las mujeres en la posmenopausia, debido a la pérdida de los efectos uricosúricos de los estrógenos, las cifras de ácido úrico se acercan a las de los hombres.
- Dos tercios de la excreción del ácido úrico se realiza a través de los riñones, con un pequeño porcentaje a través del tubo digestivo.
- **Hiperuricemia primaria**
  - o Los pacientes con una deficiencia completa de la hipoxantina-guanina fosforribosiltransferasa (HGPRT) presentan el **síndrome de Lesch-Nyhan**, ligado a X, con hiperuricemia, defectos neurológicos graves, gota y cálculos de ácido úrico.
  - o Los pacientes con un defecto parcial de HGPRT cursan con síndrome de Kelley-Seegmiller y suelen acudir con gota de inicio temprano o nefrolitiasis de ácido úrico, sin problemas neurológicos.
  - o No obstante, en **la mayoría de los pacientes con hiperuricemia primaria no hay una causa identificable.**
- **Hiperuricemia secundaria**
  - o **Muchos medicamentos, en especial los diuréticos tiacídicos y de asa, pueden causar hiperuricemia.**
  - o Otros medicamentos que elevan el ácido úrico sérico incluyen ciclosporina, tacrolimús, ácido acetilsalicílico a dosis baja, niacina, etambutol, pirazinamida y L-dopa.
  - o La **sobreproducción** de ácido úrico llega a presentarse en enfermedades mieloproliferativas, psoriasis, mieloma múltiple, hemoglobinopatías y con el uso de fármacos citotóxicos.
  - o La **subexcreción** de ácido úrico que provoca hiperuricemia se puede observar en la nefropatía crónica, el hipotiroidismo y la intoxicación con plomo. Un 90% de los pacientes con hiperuricemia tienen eficiencia disminuida de la excreción renal de ácido úrico. El transportador URAT1 de ácido úrico en el túbulo proximal es responsable por la mayoría de la reabsorción renal de ácido úrico.
- **La gota aguda es una respuesta inflamatoria al depósito de cristales de UMS en el espacio articular.** Esto es más probable que ocurra en pacientes con cifras altas de ácido úrico. No se ha definido qué inicia el proceso inflamatorio, ya que quizá haya cristales en el espacio articular durante periodos asintomáticos.
- La inflamación inducida por UMS parece consecuencia de la activación del dominio de la familia de pirinas (NLR) que contiene tres (NLRP3, también conocido como criopirina), similar al dominio de oligomerización de unión a nucleótidos (NOD) del inflamasoma, la fragmentación proteolítica y activación de la caspasa 1, la escisión proteolítica y maduración de la prointerleucina-1β, y la secreción de interleucina madura (IL)-1β.[2] Este proceso tiene relación con la inflamación en las enfermedades vinculadas con las mutaciones de aumento de función de NLRP3, incluyendo el síndrome autoinflamatorio familiar por frío, el síndrome de Muckle-Wells y la enfermedad inflamatoria multisistémica de inicio neonatal.

DIAGNÓSTICO

Cuadro clínico

- El inicio súbito **de dolor intenso, eritema, edema e incapacidad de una sola articulación** y la inflamación tenosinovial, caracterizan a un ataque agudo de gota. El eritema y el edema quizá muestren prurito y fiebre. La inflamación a menudo se extiende más allá de la articulación afectada. Ocurre con frecuencia descamación de la piel que cubre la articulación afectada después de resolverse el ataque.
- Típicamente, el ataque agudo de la gota inicialmente se presenta en hombres de entre 30 y 60 años de edad y en mujeres en la posmenopausia. Cuando la edad de inicio es mucho más temprana, debe investigarse la posible existencia de algún error congénito del metabolismo. La gota aguda se precipita por abuso de la ingestión de alcohol, deshidratación, traumatismo reciente, intervención quirúrgica e inicio de fármacos que cambian la concentración de ácido úrico.

- Los ataques tempranos de gota suelen ser **monoarticulares y afectar las articulaciones de las extremidades inferiores.**
- La crisis inicial afecta una articulación metatarsofalángica (MTF) del dedo gordo **(podagra)** en casi el 50% de los casos, y alrededor de 90% de los pacientes lo vuelven a sufrir en ataques recurrentes. Otros sitios de afección frecuentes son el tobillo, el mediopié, la rodilla y la muñeca. La gota puede afectar a cualquier articulación. El olécranon y las bursas prepatelares son sitios comunes para la bursitis gotosa aguda.
- Los ataques agudos suelen alcanzar su punto álgido en las primeras 12 horas desde su inicio; por lo general duran de 5-14 días, pero uno intenso puede hacerlo hasta 3 semanas. Los ataques de gota son autolimitados y en algún momento se resuelven espontáneamente.
- **Gota intermitente aguda.** Entre uno y otro ataque agudo, los pacientes cursan asintomáticos durante periodos prolongados, denominados *periodos intercríticos*. Sin tratamiento, cabe esperar que el paciente tenga un ataque recurrente en los dos años siguientes al inicial, aunque algunos no experimentan otra crisis. Con el tiempo, la mayoría de los ataques gotosos se vuelven cada vez más frecuentes y graves. Los ataques poliarticulares tienen más probabilidades de ocurrir, en general 20% de las veces.
- **Artritis gotosa crónica.** Sin tratamiento, la enfermedad puede avanzar hasta la forma crónica de artritis en aproximadamente 12 años (rango, 5-40 años).
- La **gota tofácea crónica** se caracteriza por el depósito de UMS en el tejido conjuntivo, en masas de tejido blando conocidas como tofos. Los tofos más pequeños propician erosiones articulares que se observan en las radiografías, manifestadas como artritis deformante poliarticular, que suele afectar las manos. En algunos pacientes, esta artritis puede ser difícil de diferenciar de la artritis reumatoide (AR) en cuanto a su aspecto clínico.
- Los tofos se observan con mayor frecuencia en la base del dedo gordo, los dedos, las manos, las muñecas, la bolsa del olécranon y el tendón de Aquiles. Las cifras más altas de ácido úrico se vinculan con más tofos. Las complicaciones de estos incluyen dolor, deformidad, destrucción articular y compresión nerviosa.

Diagnóstico diferencial

- El diagnóstico diferencial de un ataque agudo de gota incluye la celulitis, artritis infecciosa y la artritis por pirofosfato de calcio aguda (seudogota).
- La gota puede **imitar a la celulitis** en cuanto a que la zona afectada se encuentra edematosa, eritematosa y dolorosa, y a veces con fiebre y leucocitosis.
  - o **Si se sospecha celulitis, no debe realizarse una aspiración de la articulación a través de la piel suprayacente posiblemente infectada, para evitar sembrar una artritis infecciosa secundaria.**
  - o Quizá se requiera el tratamiento con antibióticos durante 1 o 2 días, mientras se esperan los resultados del hemocultivo y otros índices de infección, antes de considerar la gota como diagnóstico principal.
- La **artritis infecciosa** debe considerarse siempre en un paciente con artritis monoarticular aguda, sobre todo en presencia de fiebre y leucocitosis.
  - o Es **crítica la aspiración de la articulación para descartar una infección bacteriana**; trate a los pacientes con sospecha de celulitis con antibióticos, al igual que en presencia de celulitis.
  - o Las articulaciones con gota son más susceptibles a las infecciones bacterianas, y ambos trastornos llegan a ocurrir de manera simultánea. La presencia de cristales en el líquido sinovial no descarta la infección.
- Siempre debe considerarse la **seudogota** cuando se hace el diagnóstico de gota. Se distingue con máxima fiabilidad de la gota por la presencia de cristales de pirofosfato de calcio en la articulación y la ausencia de cristales UMS. La gota y la seudogota llegan a coexistir.
- La gota crónica puede **simular AR**, pues algunos pacientes con gota crónica quizá muestren poliartritis simétrica. También suelen presentar tofos en sitios donde se observan normalmente los nódulos reumatoides. En contraste con la AR, la gota crónica por lo general se presenta a una edad más avanzada y es seronegativa. Las radiografías permiten apreciar los cambios típicos de la gota.

Pruebas diagnósticas

* **La hiperuricemia sola no permite hacer el diagnóstico de gota**, el cual se basa principalmente en los antecedentes, la exploración física y la presencia de **cristales de UMS** en el líquido articular o tofos.

* Si bien la presencia de cristales UMS en el análisis del líquido sinovial de una articulación o bursa afectadas es el estándar de oro para hacer el diagnóstico, los *ACR/EULAR Gout Classification Criteria* de 2015 permiten que el diagnóstico se realice sin el análisis de líquido sinovial si el paciente presenta una constelación característica de hallazgos.[3]

Pruebas de laboratorio

* Los pacientes con gota casi invariablemente presentan hiperuricemia, pero la **concentración de ácido úrico quizá sea normal durante una crisis**.

* Las crisis también se vinculan con una mayor velocidad de sedimentación globular (VSG) y la proteína C reactiva (PCR). Los valores de leucocitos quizá estén ligeramente elevados.

* Ninguna de las pruebas de laboratorio mencionadas es útil para distinguir la gota de otras artritis inflamatorias.

Imagenología

* Las **radiografías articulares** en etapas tempranas de la enfermedad son normales, pero conforme ésta progresa, se hacen **evidentes las erosiones articulares características en sacabocado con bordes colgantes** ("lesiones en mordedura de rata") en el hueso.

* La **resonancia magnética** permite detectar erosiones óseas o evidencia de pannus sinovial en algunos pacientes con gota cuyas radiografías simples son normales, aunque estos hallazgos no son específicos de la gota.

* La **tomografía computarizada de energía dual (TC-ED)** es un método de imágenes avanzado recientemente desarrollado que permite la visualización y la valoración del volumen de los tofos.

* La **ecografía** es útil para detectar depósitos de cristales de UMS en las articulaciones y monitorear la terapia. Además de mostrar las efusiones y las erosiones óseas en la gota, este método permite detectar la deposición en la superficie del cartílago (una densidad lineal conocida como el *signo de doble contorno*), agregados cristalinos en el líquido sinovial (denominados "apariencia de tormenta de nieve") y depósitos de tofos en las articulaciones y los tejidos blandos.[4]

Procedimientos diagnósticos

* La **aspiración de la articulación o bursa afectadas y el análisis del líquido sinovial son el estándar de oro para el diagnóstico de la gota.** El análisis del líquido sinovial debe incluir recuento leucocitario con recuento celular diferencial, tinción de Gram y cultivo, junto con el examen de los cristales bajo un microscopio de luz polarizada.

* Los cristales de UMS son fusiformes y muestran birrefringencia negativa bajo microscopio de luz polarizada, lo que significa que se ven amarillos cuando están paralelos al eje del compensador rojo. También es factible identificar los cristales durante el periodo entre crisis en un paciente asintomático, aunque no suelen ser intracelulares.

* Las cifras de leucocitos están elevadas en el líquido articular, por lo general son de 15 000/μL o mayores, con predominio de neutrófilos. Cuando las cifras son mayores de 50 000 leucocitos/μL, cabe sospechar una infección bacteriana articular.

TRATAMIENTO

En primer término, y de importancia máxima, debe tratarse la crisis aguda tan temprano como sea posible; después considere la necesidad de tratar la hiperuricemia.

* **Ataque de gota agudo.** La elección de la medicación se basa en las comorbilidades y preferencias del paciente.

- Los **fármacos antiinflamatorios no esteroideos (AINE)** son considerados el tratamiento ideal, si bien las contraindicaciones limitan su uso porque el paciente típico suele presentar trastornos comórbidos.
  - Esencialmente se puede usar cualquier AINE.
  - Los AINE, por lo general, se usan a las dosis máximas diarias completas, esperando la mejoría de los síntomas en unas cuantas horas.
  - Las **contraindicaciones** incluyen úlcera péptica, insuficiencia renal crónica y alergia a fármacos.
  - Los AINE de uso frecuente son el ibuprofeno, a dosis completa de 800 mg tres veces al día, el naproxeno, 500 mg cada 12 horas, meloxicam, 15 mg una vez al día, y la indometacina, 50 mg cada 8 horas.
  - También se emplea el inhibidor selectivo de la ciclooxigenasa (COX)-2 celecoxib a dosis completa con eficacia similar y menor toxicidad gastrointestinal en comparación con los AINE COX-inespecíficos.
- Algunos pacientes que no pueden tomar AINE reciben **colchicina**, que es más efectiva si se administra dentro de las primeras 24 horas del inicio del ataque.
  - Ahora se recomienda una dosis baja de colchicina (1.2 mg, seguidos de 0.6 mg 1 hora después), debido a que ha mostrado ser de eficacia comparable a la dosis alta de colchicina, con una toxicidad significativamente menor. [5]
  - En pacientes con depuración de creatinina de < 30 mL/minuto no se requiere ajustar la dosis de colchicina, pero no se recomienda volver a dar la dosis a las dos semanas.
  - La **colchicina** por lo general se evita en pacientes en hemodiálisis con episodios agudos de gota, porque la diálisis no remueve este fármaco.
  - El **tratamiento intraarticular** o sistémico con corticosteroides es una opción en quienes están contraindicados los AINE y la colchicina. **Debe descartarse una artritis infecciosa antes de iniciar cualquier tratamiento con corticosteroides.**
  - El tratamiento con corticoesteroides orales se reserva para pacientes en quienes fracasaron los AINE o que presentan contraindicaciones a la colchicina y no son apropiados para los glucocorticoides intraarticulares. Un esquema usual se inicia con dosis de 40 o 60 mg diarios de prednisona por vía oral (VO), disminuyéndola de forma gradual durante dos semanas.
- La **hormona adrenocorticotropa (ACTH)** es una opción en quienes no toleran otros tratamientos recomendados. La dosis es de 40 a 80 UI en una sola toma o cada 12 horas durante 1-2 días, vía subcutánea o intramuscular.
- Los **inhibidores de IL-1 anakinra, canakinumab y rilonacept** bloquean a la citocina proinflamatoria IL-1β, que se produce como resultado de los mecanismos inmunes innatos activados por la inflamasoma, y que tiene un papel central en la inflamación en los episodios agudos de gota. Aunque no están aprobados por la FDA para esta indicación, los inhibidores de IL-1 pueden considerarse para uso no oficial en la gota aguda cuando la terapia estándar está contraindicada o es ineficaz.
- **Tratamiento profiláctico de los episodios de movilización**
  - El tratamiento profiláctico puede administrarse al iniciar el tratamiento para disminuir las cifras de ácido úrico, ya que los cambios en su concentración propician ataques agudos o episodios de movilización.
  - La colchicina puede usarse para prevenir los episodios de movilización en dosis de 0.6 mg VO diarios o cada 12 horas, o incluso cada 3 días, en pacientes con función renal o hepática normal. La toxicidad por sobredosis de colchicina incluye náusea y vómito, diarrea, neuropatía desmielinizante, rabdomiólisis, lesión miocárdica, arritmias cardiacas e insuficiencia hepática fulminante.
  - Las **bajas dosis de un AINE** a diario son una terapia alternativa para prevenir los episodios de movilización, por ejemplo, 220 mg de naproxeno VO 2 veces al día. Los pacientes con contraindicaciones para el uso de AINE, como en la enfermedad de úlcera péptica o la enfermedad renal crónica, deben evitar tomarlos para la profilaxis.

- **Tratamiento de la hiperuricemia**
  - o **La hiperuricemia asintomática no requiere tratamiento.**
    - La hiperuricemia es muy prevalente en los pacientes hipertensos y en quienes cursan con enfermedad renal crónica.
    - La mayoría de los pacientes con hiperuricemia jamás desarrollará gota.
    - Aunque la hiperuricemia y la gota están asociadas con la enfermedad cardiovascular y la mortalidad prematura, aún se desconoce si el tratamiento de la hiperuricemia protege contra esos desenlaces. Así que la recomendación actual es modificar los factores de riesgo para la gota y la enfermedad cardiovascular, pero el tratamiento de la hiperuricemia asintomática no está indicado con base en el conocimiento actual.
  - o El tratamiento de la hiperuricemia pretende disminuir la cifra de ácido úrico sérico y prevenir el avance de la enfermedad a la artritis gotosa crónica.
  - o El **tratamiento nutricional** de la hiperuricemia incluye lograr o mantener un peso saludable; evitar carnes orgánicas, alimentos y bebidas que contengan jarabe de maíz con alta fructosa; y limitar la ingesta de carne de res, cordero, puerco, mariscos y bebidas alcohólicas, especialmente cerveza.
  - o **Evitar los medicamentos que aumenten el ácido úrico sérico,** como los diuréticos, especialmente tiazidas, ácido acetilsalicílico de dosis baja y ciclosporina A, es algo que cabe considerar, teniendo en cuenta los riesgos y beneficios relativos para el paciente individual.
  - o Los **criterios de inicio del tratamiento farmacológico para disminuir el urato (TFDU)** en pacientes con gota sintomática incluyen:
    - Enfermedad por tofos basada en el examen clínico o estudios de imagen.
    - Presencia de erosiones.
    - Frequentes ataques de artritis gotosa aguda.
    - Enfermedad renal crónica en etapa 2 o peor.
    - Cálculos renales de ácido úrico.
    - Nefropatía gotosa.
  - o La meta del tratamiento es alcanzar una concentración sérica de ácido úrico de aproximadamente 6 mg/dL.[6] Cuando la concentración de ácido úrico es < 6.0 mg/dL, los cristales de urato monosódico se reabsorben de la articulación y los tofos de tejidos blandos. En pacientes con tofos se recomienda una meta en los niveles de urato de < 5.0 mg/dL, ya que los niveles bajos de urato sérico ayudan a acelerar la resolución de los tofos.
  - o El TFDU crónico a la larga conduce al alivio de la artritis y previene el daño estructural en proceso, aunque las anomalías óseas y otros defectos estructurales son irreversibles.
  - o **Aunque es mejor evitar el inicio de estos agentes durante un ataque agudo,** puede iniciarse TFDU en pacientes con contraindicaciones para los medicamentos que previenen los episodios de movilización una vez que la inflamación aguda ha remitido, mientras el paciente todavía es tratado por el episodio agudo. De otra forma, cabe iniciar TFDU al menos dos semanas después de que ceda el ataque y mientras el paciente ha tenido cuando menos una semana de terapia profiláctica.
  - o **Si el paciente ya recibe un agente antihiperuricémico, no debe suspenderse durante una crisis aguda,** porque cualquier alteración de la concentración sérica de ácido úrico quizá empeore o prolongue los ataques.
  - o Continúe el tratamiento para disminuir las cifras de ácido úrico de forma indefinida. Un error frecuente es suspenderlo cuando se normaliza la cifra de ácido úrico, lo que suele precipitar otro ataque.
  - o **Inhibidores de la xantina-oxidasa (IXO)**
    - El **alopurinol es actualmente el agente preferido** para disminuir las cifras de ácido úrico en los pacientes con artritis o afección renal. Es especialmente útil en aquellos con sobreproducción de ácido úrico y para la gota tofácea, pero se usa comúnmente en pacientes que excretan ácido úrico de menos, que es el caso de la mayoría de los pacientes con gota.
    - Disminuye la producción de urato por inhibición del paso final de su síntesis y, por tanto, aminora la cifra de ácido úrico, lo que facilita la movilización de los tofos.
    - El **alopurinol también puede precipitar crisis agudas** cuando se inicia; por tanto, continúe la administración la colchicina o AINE de manera profiláctica durante 3-6 meses

después de lograr el nivel meta de ácido úrico sérico. Quizá se requiera una profilaxis más prolongada para los episodios de movilización en pacientes con tofos.

- La dosis inicial es de 100 mg VO diarios, con reducción a 50 mg diarios para pacientes con enfermedad renal crónica (ERC). La dosis se ajusta entonces al nivel meta de ácido úrico en incrementos de 100 mg (o de 50 mg en la ERC) cada 2-5 semanas.

- Quizá se requieran dosis de alopurinol tan altas como 800 mg diarios para lograr el nivel meta de ácido úrico sérico.

- El alopurinol interactúa con muchos fármacos, incluyendo amoxicilina, ampicilina, azatioprina, ciclosporina, mercaptopurina y probenecid.

  ▫ Los efectos secundarios más frecuentes del alopurinol son exantema, diarrea, náuseas, disfunción hepática y prurito. **Si aparece un exantema, interrumpa de inmediato el alopurinol**. Este puede indicar una reacción más grave, aunque rara (< 1 caso por 1 000 tratados), sobre todo en los pacientes con insuficiencia renal, la dermatitis exfoliativa, que se acompaña de vasculitis, fiebre, disfunción hepática, eosinofilia y nefritis intersticial aguda. Este **síndrome de hipersensibilidad al alopurinol** conlleva una mortalidad de 25%.[7]

  ▫ Debe considerarse el monitoreo de HLA-B*5801 en algunas subpoblaciones (p. ej., coreanos, chinos Han, tailandeses y quizá afroestadounidenses) antes de iniciar el alopurinol, porque los sujetos positivos a HLA-B*5801 tienen una razón de riesgo muy alta para una grave reacción de hipersensibilidad al alopurinol.

o El **febuxostat** es otro **inhibidor de la xantina-oxidasa**.

- El febuxostat produce un descenso en las cifras de urato sérico dependiente de la dosis. Una dosis diaria de 40 mg origina una disminución que es casi equivalente a la observada en los pacientes tratados con alopurinol a razón de 300 mg diarios.[8] El febuxostat se inicia a dosis de 40 mg/día, y se puede aumentar a 80 mg/día si no se alcanza en dos semanas la cifra diana de ácido úrico sérico con una dosis baja de 40 mg diarios.

- Tiene elevada biodisponibilidad y se excreta menos de 5% como fármaco sin cambios en la orina. No se recomienda la disminución de la dosis de febuxostat en los pacientes con nefropatía crónica.

- El TFDU con febuxostat se usa en pacientes intolerantes a otros fármacos que bajan el urato, y en aquellos cuyas metas de ácido úrico no se han alcanzado con otro TFDU.

- Estudios recientes mostraron una tendencia hacia una mayor frecuencia de eventos cardiovasculares adversos y mortalidad por cualquier causa en pacientes con gota que tomaban febuxostat comparados con los de alopurinol.[9]

o **Agentes uricosúricos**

- **Probenecid y lesinurad inhiben la resorción tubular del urato.**

- Estos agentes son ineficaces cuando la depuración de creatinina sérica es menor a 50 mL/minuto.

- No deben usarse uricosúricos en pacientes con antecedentes de **cálculos renales de ácido úrico**, un flujo urinario bajo, < 1 mL/min, o cifras altas de 24 horas de ácido úrico urinario basal (> 800 mg/24 h).

- Antes de iniciar el tratamiento, solicite un análisis de orina de 24 horas para determinar la creatinina y el ácido úrico a fin de precisar si el paciente cumple con las guías para el uso de agentes uricosúricos.

- El probenecid es la primera elección entre los uricosúricos para la monoterapia TFDU.

- Probenecid se inicia a razón de 250 mg VO cada 12 horas, y se ajusta de acuerdo con la concentración de urato sérico. La dosis suele aumentarse cada varias semanas hasta alcanzar una dosis de mantenimiento de 500 o 1 000 mg 2 veces al día.

- Lesinurad, un inhibidor oral del transportador intercambiador de urato-anión 1 (URAT1), se usa en combinación con un IXO en pacientes que no han alcanzado el nivel meta de ácido úrico con la monoterapia con IXO.[10]

- Debe aconsejarse al paciente que está con uricosúricos que debe mantener una diuresis diaria > 2 L para evitar la precipitación de cálculos de ácido úrico. A fin de aminorar ese riesgo, deben agregarse agentes alcalinizantes (citrato de potasio). La alcalinización de la orina con citrato de potasio a razón de 10 mEq VO cada 8 horas también ayuda a reducir el riesgo de formación de cálculos.

- Los agentes uricosúricos menos potentes incluyen el antagonista del receptor de angiotensina 1 losartan y los agentes hipolipemiantes atorvastatina y fenofibrato.

o **Uricasa**

- La **pegloticasa** es una nueva uricasa pegilada recombinante porcina, perfeccionada para el tratamiento de la gota refractaria.

- La uricasa (oxidasa de urato) es la enzima que cataliza la conversión del urato a la más soluble alantoína, presente en casi todos los mamíferos, **pero ausente en los humanos**.

- La pegloticasa es apropiada para pacientes con una carga grave de enfermedad gotosa que son refractarios o intolerantes a la terapia TFDU estándar.

- La pegloticasa se administra en solución intravenosa a dosis de 8 mg cada 2 semanas.[11] Se recomienda la profilaxis de las crisis de gota al menos una semana antes de su administración en solución, y continuarla durante seis meses después. Los efectos secundarios pueden incluir reacciones a la administración en solución incluyendo anafilaxia, aparición de una baja titulación de anticuerpos antifármaco, crisis de gota aguda, náuseas y vómitos.

- **Debe monitorearse el ácido úrico sérico antes de cada infusión, para confirmar una eficacia sostenida para disminuir el urato** (urato sérico < 6 mg/dL) y asegurar la ausencia de formación de anticuerpos a la pegloticasa. **Debe suspenderse pegloticasa si los valores de ácido úrico sérico superan 6 mg/dL.** No deben prescribirse otros TFDU mientras el paciente está con pegloticasa; sin embargo, se reinicia con otro TFDU si se decide que el paciente ya no recibirá infusiones de pegloticasa.

- **La pegloticasa está contraindicada ante una deficiencia de la glucosa-6-fosfato deshidrogenasa (G6PD), por el riesgo de hemólisis y metahemoglobinemia.**

o La **rasburicasa** se usa para la prevención de la nefropatía por urato aguda derivada del síndrome de lisis tumoral en pacientes con linfoma y leucemia; sin embargo, no se ha estudiado de manera profunda en la gota, y se piensa que tiene más probabilidades de causar anafilaxia que el fármaco PEGilado.[12]

REFERENCIAS

1. Zhu Y, Pandya BJ, Choi HK. Prevalence of gout and hyperuricemia in the US general population: the National Health and Nutrition Examination Survey 2007–2008. *Arthritis Rheum.* 2011;63:3136-3141.

2. Mitroulis I, Kamba K, Ritis K. Neutrophils, IL-1β, and gout: is there a link? *Semin Immunopathol.* 2013; 35:501-512.

3. Neogi T, Jansen TL, Dalbeth N, et al. 2015 Gout Classification Criteria: an American College of Rheumatology/European League Against Rheumatism Collaborative Initiative. *Ann Rheum Dis.* 2015:74; 1789-1798.

4. Rheinboldt M, Scher C. Musculoskeletal ultrasonography in the diagnosis of acute crystalline synovitis. *Emerg Radiol.* 2016;23:623-632.

5. Terkeltaub RA, Furst DE, Bennett K, et al. High versus low dosing of oral colchicine for early acute gout flare: twenty-four-hour outcome of the first multicenter, randomized, double-blind, placebo-controlled, parallel-group, dose-comparison colchicine study. *Arthritis Rheum.* 2010;62:1060-1068.

6. Zhang W, Doherty M, Bardin T, et al. EULAR evidence based recommendations for gout. Part II: management. Report of a task force of the EULAR standing committee for international clinical studies including therapeutics (ESCISIT). *Ann Rheum Dis.* 2006;65:1312.

7. Gutiérrez-Macías A, Lizarralde-Palacios E, Martínez-Odriozola P, et al. Fatal allopurinol hypersensitivity syndrome after treatment of asymptomatic hyperuricaemia. *BMJ.* 2005;331:623-624.

8. Becker MA, Schumacher HR, Espinoza LR, et al. The urate-lowering efficacy and safety of febuxostat in the treatment of the hyperuricemia of gout: the CONFIRMS trial. *Arthritis Res. Ther.* 2010;12:R63.

9. White WB, Saag KG, Becker MA, et al. Cardiovascular safety of febuxostat or allopurinol in patients with gout. *N Engl J Med.* 2018;378:1200-1210.

10. Bardin T, Keenan RT, Khanna PP, et al. Lesinurad in combination with allopurinol: a randomised, double-blind, placebo-controlled study in gout patients with inadequate response to standard of care (the multinational CLEAR 2 study). *Ann Rheum Dis.* 2016;76:811-820.

11. Sundy JS, Becker MA, Baraf HS, et al. Reduction of plasma urate levels following treatment with multiple doses of pegloticase (polyethylene glycol-conjugated uricase) in patients with treatment-failure gout: results of a phase II randomized study. *Arthritis Rheum.* 2008;58:2882-2891.

12. Richette P, Brière C, Hoenen-Clavert V, et al. Rasburicase for tophaceous gout not treatable with allopurinol: an exploratory study. *J Rheumatol.* 2007;34:2093-2098.

Enfermedad por depósito de cristales de pirofosfato de calcio dihidratado

22

Michiko Inaba y Amy M. Joseph

PRINCIPIOS GENERALES

Definición

- La enfermedad por depósito de cristales de pirofosfato de calcio dihidratado (CPPD) se caracteriza por una reacción inflamatoria a los cristales de pirofosfato de calcio (CPC) en el tejido conjuntivo.
- La CPPD puede afectar los ligamentos, tendones, cartílago articular y membrana sinovial.
- El cuadro clínico simula otras enfermedades reumatológicas, como la gota, la artritis reumatoide (AR) y la osteoartrosis (OA).

Clasificación

- CPPD asintomática.
- La OA con CPPD (antes denominada "seudo OA") se aprecia en pacientes que tienen cristales de CPC o condrocalcinosis (CC) en articulaciones afectadas por OA.
- Artritis CPC aguda, antes "seudogota".
- Poliartropatía inflamatoria CPC crónica, previamente llamada "seudo AR".[1]

Epidemiología

- La CPPD es principalmente **un diagnóstico geriátrico**.[2]
  - Las **pruebas radiográficas** de CPPD aumentan con la edad y alcanzan casi 44% a los 84 años.[3]
  - No hay predominio masculino o femenino, aunque algunas subclasificaciones tienen predilección por mujeres u hombres, como se señala en este capítulo.

Etiología

- En la mayor parte de los casos, la CPPD es **idiopática**.
- La CPPD de inicio temprano a menudo se relaciona con la presencia de factores de riesgo o trastornos vinculados.

Fisiopatología

- La formación patológica de CPP parece ser secundaria a **cifras altas de calcio o pirofosfato inorgánico (PPi)**, que pueden precipitarse con el calcio para formar cristales en la matriz pericelular del cartílago.
- Los condrocitos producen PPi extracelular, que se combina con los iones de calcio para formar CPP en la matriz extracelular del cartílago. Los cristales causan daño a través de la inflamación mediada por la inflamasoma NALP3 y por trampas neutrófilas extracelulares, así como mediante el catabolismo del cartílago mediado por prostaglandinas y metaloproteinasas de matriz, y por daño directo por depósito de cristales en el cartílago.[4]
- La formación de cristales se puede regular por varios factores, que incluyen al factor de crecimiento transformador β (TGF-β), el ácido retinoico, el óxido nítrico, la hormona tiroidea, la transglutaminasa y la interleucina (IL)-1.

Factores de riesgo

- El principal factor de riesgo de CPPD es la edad.
- Se ha vinculado los **traumatismos o las intervenciones quirúrgicas articulares** con un mayor riesgo de presentar CPPD.

Trastornos vinculados

- La CC se aprecia con frecuencia en articulaciones afectadas por OA. Dado que ambas condiciones a menudo ocurren en ancianos, en algunos casos se trata de la presencia concomitante de dos enfermedades comunes. Sin embargo, debido a que los cristales de CPPD dañan al cartílago, en otros casos la enfermedad CPPD es la causa de OA en una articulación en particular.
- La **hipofosfatasia (baja actividad de la fosfatasa alcalina)** se asocia con CPPD porque causa elevación en los niveles de PPi.
- El **hiperparatiroidismo** es un factor de riesgo para CPPD, presumiblemente por un metabolismo del calcio anormal.
- La **hemocromatosis** se asocia con CPPD, especialmente la presentación inflamatoria crónica que afecta la segunda y tercera articulaciones metacarpofalángicas (MCF) de las manos, posiblemente porque el hierro inhibe la degradación de los pirofosfatos.
- La **hipomagnesemia** también está asociada, por lo que el síndrome de Gitelman es un factor de riesgo para la CPPD. El magnesio promueve la solubilidad de los cristales de CPPD y es un cofactor para la degradación del pirofosfato.[5,6]
- En algunas familias afectadas, la **CPPD familiar** se ha relacionado con mutaciones en el homólogo humano de la anquilosis (ANKH) progresiva de ratón, que se identificó como un transportador de pirofosfato.
- Se ha reportado CPPD en relación con los **bisfosfonatos, inyecciones articulares de hialuronato, diuréticos de asa y paratiroidectomía**.[7-9]

Prevención

Se ha planteado la hipótesis de que un aumento del calcio en la dieta quizá ayude a prevenir la CPPD.[10] Sin embargo, no existe un medicamento que reduzca los niveles de PPi para prevenir la CPPD, análogo al tratamiento farmacológico para disminuir el urato (TFDU) en la gota.

DIAGNÓSTICO

Cuadro clínico

- **CPPD asintomática.** Los pacientes que tienen CC, calcificación del cartílago sin CPPD, cursan con CPPD asintomática.
- La **CC** se aprecia en las radiografías de la muñeca en el fibrocartílago triangular, la sínfisis púbica y el cartílago de la rodilla.
- No todos los pacientes con CPPD muestran CC en la radiografía ni todos los pacientes con CC cursan con CPPD.
- **Artritis CPC aguda**
  - Se manifiesta como **monoartritis** u **oligoartritis** intensa.
  - El inicio puede ser agudo como en la gota, pero también subagudo, con un comienzo más gradual que la gota.
  - Es más probable que la artritis CPPD aguda afecte a las articulaciones de las extremidades superiores que en el caso de la gota, involucrando especialmente las muñecas, los hombros y los codos.
  - Las crisis agudas afectan cualquier articulación, pero con frecuencia máxima la **rodilla** (50% de los casos).
  - Es más frecuente en los hombres.
  - Algunos factores que precipitan los ataques son enfermedad severa; traumatismo articular; cirugía, especialmente paratiroidectomía y reparación de la fractura de cadera; o medicamentos como pamidronato y otros bisfosfonatos, y posiblemente los diuréticos de asa y el ácido hialurónico intraarticular.

o Además del calor agudo, la inflamación y el eritema de la articulación y la región circundante, la artritis CPC aguda en ocasiones también presenta fiebre, leucocitosis y un aumento de la velocidad de sedimentación globular (VSG), lo que se asemeja a la artritis séptica.

o A diferencia de la gota, los ataques agudos de la artritis CPC pueden durar semanas a meses.

- **OA con CPPD**

o Esta presentación es más frecuente en las **mujeres**.

o Se puede presentar como **dolor articular de lenta progresión con daño del cartílago que afecta a una o a múltiples articulaciones**.

o La evolución crónica de la enfermedad en el paciente quizá se manifieste con crisis agudas similares a la gota.

o La **rodilla** es la articulación más comúnmente afectada, pero se observa afección de **articulaciones que no suelen vincularse con la OA** (p. ej., de muñecas, hombros y tobillos).

- **Artritis CPC inflamatoria crónica**

o Esta presentación afecta a menos de 5% de los pacientes con artritis CPC.

o Se aprecia oligoartritis o poliartritis con episodios superimpuestos de inflamación por cristales. Los pacientes suelen presentarse con **afectación articular simétrica e importantes quejas sistémicas** (p. ej., rigidez matutina y fatiga).

o La afectación de las muñecas junto con la segunda y tercera articulaciones MCF, imitando a la AR, es la presentación más común de la artritis asociada con hemocromatosis hereditaria.[11]

o Las articulaciones con CPPD exhiben **engrosamiento sinovial, edema local, contracturas por flexión y disminución en el rango de movimiento**.

- **"Artritis seudoneuropática"**

o Los informes se refieren a pacientes que acuden con **monoartritis intensa destructiva y dolorosa**, que no se vincula con anomalías neurológicas.

o No incluida en la terminología de la *European League Against Rheumatism* (EULAR) de 2011.

- **Afección raquídea**

o Los CPP pueden depositarse en los discos intervertebrales, articulaciones facetarias y ligamentos de la columna.

o El **síndrome de la corona**, en el que los depósitos de calcio se ven en las radiografías rodeando el proceso odontoide en el contexto de dolor de cuello intermitente, es causado por CPPD. Los pacientes se presentan con dolor grave y rigidez de cuello, a veces con dolor en la mandíbula y los hombros, VSG y proteína C reactiva (PCR) elevadas, y fiebre, lo que se asemeja a polimialgia reumática, arteritis de células gigantes e incluso meningitis.[12]

o Se cree que la **afección de la columna cervical** es una causa poco conocida de dolor agudo del cuello.[13]

o Han sido reportados casos de compresión de la columna cervical secundaria a CPPD, particularmente en mujeres de edad avanzada.

Criterios diagnósticos

- La tabla 22-1 muestra los criterios diagnósticos de la CPPD.[14]
- El diagnóstico definitivo de CPPD es por identificación de CPP en el líquido sinovial o en el tejido biopsado. La CC radiográfica sustenta, pero no confirma el diagnóstico de CPPD, y su ausencia no lo excluye.[1]

o Los CPC pueden ser rectangulares, romboides o en forma de bastón, y de tamaño variable.

o Son débiles y positivamente birrefringentes, esto es, azules cuando están paralelos al eje polarizador y amarillos cuando están perpendiculares.

Diagnóstico diferencial

- Deben considerarse en el contexto clínico apropiado las infecciones, AR, OA, enfermedad articular neuropática, traumatismos, otras enfermedades relacionadas con cristales (p. ej., gota, depósito de cristales de fosfato de calcio básico) y cáncer.
- La presencia de cristales de CPPD no excluye la coexistencia de los diagnósticos ya señalados.

TABLA 22-1	CRITERIOS DIAGNÓSTICOS PARA LA ENFERMEDAD POR DEPÓSITO DE CRISTALES DE PIROFOSFATO DE CALCIO DIHIDRATADO (CPPD)

Criterios

I   Identificación de CPPD, obtenida por biopsia, necropsia o aspiración de líquido sinovial, por medios definidos (p. ej., "huella digital" característica, por diferenciación radiográfica del patrón del polvo o análisis químico)

IIa   Detección de cristales monoclínicos o triclínicos que muestran birrefringencia débilmente positiva o sin ella por microscopia de luz polarizada compensada

IIb   Presencia de calcificación típica en la radiografía

IIIa   Artritis aguda, sobre todo en la rodilla u otras articulaciones grandes

IIIb   Artritis crónica, en particular de la rodilla, cadera, muñeca, carpo, codo, hombro, o la articulación MCF, particularmente si se acompaña de exacerbación aguda; la artritis crónica muestra las siguientes características, útiles para diferenciarla de la OA.

1. Sitio poco común de OA primaria (p. ej., muñeca, articulaciones MCF, codo u hombro).

2. Apariencia radiográfica (p. ej., estrechamiento del espacio articular radiocarpiano o patelofemoral, especialmente aislado, erosión cortical femoral superior a la rótula en la vista lateral de la rodilla).

3. Formación de quiste subcondral.

4. Grave degeneración progresiva, con colapso óseo subcondral (microfracturas) y fragmentación del cuerpo radiodenso intraarticular.

5. Formación de osteofitos variable e inconstante.

6. Calcificación tendinosa, especialmente de los tendones de Aquiles, del tríceps y obturador.

7. Afectación del esqueleto axial y quiste subcondral de las articulaciones sacroilíacas y apofisarias, múltiples niveles de calcificación de disco y fenómeno de vacío, y fenómeno de vacío sacroilíaco.

Categorías
  Definitiva: I o IIa más IIb
  Probable: IIa o IIb
  Posible: IIIa o IIIb

Pruebas diagnósticas

Pruebas de laboratorio
Después de realizar el diagnóstico de CPPD quizá sea apropiado realizar las pruebas para enfermedades asociadas con artritis CPPD, incluyendo hiperparatiroidismo (calcio, fósforo, hromona paratiroidea), hemocromatosis (hierro, capacidad total de captación de hierro, ferritina), hipofosfatasia (fosfatasa alcalina) e hipomagnesemia, sobre todo en pacientes jóvenes o con artritis grave.

Imagenología
- **Radiografías simples**
  - **Condrocalcinosis (CC)**
    - La CC representa la acumulación de sales de calcio en el tejido cartilaginoso, aunque es posible encontrarlas en regiones articulares o periarticulares. Quizá se visualicen en ausencia de artropatía.
    - Se le observa clásicamente en las radiografías dentro del cartílago (meniscos de la rodilla, ligamento triangular de la muñeca, sínfisis del pubis, articulación glenohumeral), o en el

cartílago hialino y articular, así como en las cápsulas articulares y los sitios de inserción de tendones (aquileo, del cuádriceps).

■ La **calcificación del fibrocartílago** se aprecia como zonas radiodensas irregulares vellosas, por lo común localizadas en el centro de la articulación. Las **calcificaciones del cartílago hialino** se presentan como una delgada línea paralela muy próxima al hueso subcondral. La **calcificación sinovial** suele aparecer como una opacidad amorfa en el borde de la articulación. Las **calcificaciones de los tendones** son delgadas y lineales.

■ La **calcificación radiográfica alrededor del proceso odontoide se aprecia en el síndrome de la corona.**

■ Quizá se aprecien **osteofitos con aspecto de gancho**; por ejemplo, tal vez se observen en las cabezas metacarpianas de las articulaciones MCF, especialmente en artritis CPPD asociada con hemocromatosis.

o **Cambios estructurales articulares**

■ La artritis CPPD quizá esté vinculada con **esclerosis subcondral, formación de quistes subcondrales** y **disminución del espacio articular.** Aunque estos datos también se observan en la OA, la localización y el curso más fulminante de la artritis CPPD permiten diferenciar entre ambas enfermedades.

■ A diferencia de la AR, la CPPD no muestra erosiones óseas típicas.

• **Ecografía**

o Los CPC pueden aparecer como agregados hiperecoicos con reflejos brillantes.[15] El ultrasonido permite identificar depósitos en el cartílago intraarticular, en el tejido blando periarticular y en los tendones (cerca de la inserción).

o La ecografía tiene una sensibilidad y especificidad al menos igual a las de la radiografía simple para identificar las calcificaciones de cristales CPPD.[16,17]

• **Imágenes alternativas**

o Es factible visualizar calcificaciones mediante tomografía computarizada (TC), pero por lo general no se utiliza en la valoración de una artropatía. Sin embargo, la TC es el método preferido para identificar depósitos de calcio en la porción alta de la columna cervical y en la unión craneovertebral en el síndrome de la corona.

o Actualmente, la TC de energía dual (TC-ED) es una herramienta de investigación, y es factible emplearla en la identificación de CPPD de rodilla y muñeca.[18,19]

o Aunque la resonancia magnética (RM) a menudo se utiliza para valorar una articulación dolorosa, quizá sea difícil visualizar las calcificaciones de la artritis CPPD.

Procedimientos diagnósticos

• **Artrocentesis**

o En un ataque agudo, la cifra común es de 15 000-30 000 **leucocitos** sinoviales/mm^3, con predominio de neutrófilos.

o Los CPC muestran **birrefringencia positiva** que puede variar en intensidad (de débil a nula). Estos cristales son más pequeños que los de urato, a menudo intracelulares, su forma varía **de fusiformes a romboides** (estructura monoclínica o triclínica) y suelen ser más difíciles de localizar. Quizá se les observe en presencia de cristales de urato.

o Los CPC se aprecian en articulaciones objeto de aspiración entre crisis agudas.

o Incluso si se observan cristales, es importante enviar el líquido sinovial para cultivo a fin de descartar una **infección coincidente.**

• Tejido fijado en parafina

o Los CPC suelen aparecer como material basófilo o anfófilo amorfo rodeado por una reacción de células gigantes de cuerpo extraño.

o La tinción no acuosa con eosina alcohólica permite la observación de birrefringencia positiva, que quizá no esté presente en las laminillas con tinción de hematoxilina y eosina.

TRATAMIENTO

- La terapéutica se dirige al control de los síntomas.[20]
- La base para la mayor parte de las opciones de tratamiento es el informe de casos y la opinión de expertos.
- El tratamiento de los padecimientos asociados debe considerarse como apropiado, aunque se desconoce si tiene un efecto benéfico en la artritis CPC.

Medicamentos

- **Tratamiento sintomático agudo**
  o Es factible emplear **glucocorticoides intraarticulares** cuando no más de dos articulaciones presentan inflamación aguda y se ha excluido la infección.[20] La aspiración del líquido articular y la inyección glucocorticoide suelen proporcionar alivio en las siguientes 8 a 24 horas.
  o Con frecuencia se usan **fármacos antiinflamatorios no esteroideos (AINE) en dosis antiinflamatorias** si se toleran y no hay contraindicaciones.[20]
  o La **colchicina** es otra opción para la artritis por cristales aguda con péptido citrulinado cíclico (CCP) en pacientes con función renal y hepática normales, pero debe iniciarse en forma temprana en el curso de un ataque. La dosis recomendada es de no más de 1.8 mg en las primeras 24 horas, seguidos de 0.6 mg dos veces al día hasta que los síntomas mejoren o se desarrollen efectos adversos.
  o Cuando no es posible usar AINE ni colchicina, quizá se requiere administrar **glucocorticoides orales**, pero deben diferirse hasta descartar infección.
  o **Anakinra**, un inhibidor de las IL-1, también puede utilizarse en ataques agudos si no hay otras opciones, a una dosis de 100 mg vía subcutánea (SC) al día, o 3 veces a la semana con tratamiento de hemodiálisis.[21,22] Sin embargo, la anakinra no está aprobada para este fin por la FDA.
- **Tratamiento de recurrencias/síntomas crónicos**
  o La colchicina (0.6 mg diarios o cada 12 h) puede aminorar la frecuencia de las crisis.[23]
  o Es factible emplear **AINE** en pacientes sin contraindicaciones, con inhibidores de la bomba de protones para la protección gástrica en pacientes adecuados. Esta recomendación se basa en datos sobre el manejo de la gota y la OA.[20]
  o En casos resistentes cabe considerar el uso de metotrexato (5-20 mg/semana) e hidroxicloroquina (200-400 mg diarios) en casos resistentes.[24-26] Aunque un estudio reciente sobre metotrexato no mostró efecto en la actividad de la enfermedad, es posible que algunas personas puedan beneficiarse.[27]
  o La anakinra (100 mg SC al día) no ha sido aprobada por la FDA para la artritis CPC crónica o para la prevención de los episodios, pero al menos un reporte de caso apoya su uso.[28]

Tratamientos no farmacológicos

El tratamiento para la artritis CPC aguda debe incluir hielo o fomentos fríos, reposo temporal y aspiración articular.

Tratamiento quirúrgico

- Se realiza la descompresión quirúrgica en casos de CPPD que causan mielopatía compresiva.
- Hay desenlaces similares para el reemplazo de rodilla y cadera en pacientes con CPPD y para aquellos con OA.[29]

REFERENCIAS

1. Zhang W, Doherty M, Bardin T, et al. European League Against Rheumatism recommendations for calcium pyrophosphate deposition. Part I: terminology and diagnosis. *Ann Rheum Dis.* 2011;70(4):563-570.

2. Neame RL, Carr AJ, Muir K, et al. UK community prevalence of knee chondrocalcinosis: evidence that correlation with osteoarthritis is through a shared association with osteophyte. *Ann Rheum Dis.* 2003;62(6):513-518.

3. Wilkins ED, Dieppe PA, Maddison PE, et al. Osteoarthritis and articular chondrocalcinosis in the elderly. *Ann Rheum Dis.* 1983;42(3):280.

4. Rosenthal AK, Ryan LM. Calcium pyrophosphate deposition disease. *N Engl J Med.* 2016;374(26):2575-2584.

5. Kleiber Balderrama C, Rosenthal AK, Lans D, et al. Calcium pyrophosphate deposition disease and associated medical comorbidities: a National Cross-Sectional Study of US Veterans. *Arthritis Care Res.* 2017;69(9):1400-1406.

6. Richette P, Ayoub G, Lahalle S, et al. Hypomagnesemia associated with chondrocalcinosis: a cross-sectional study. *Arthritis Rheum.* 2007;57:1496-1501.

7. Doshi J, Wheatley H. Pseudogout: an unusual and forgotten metabolic sequela of parathyroidectomy. *Head Neck.* 2008;30:1650-1653.

8. Ali Y, Weinstein M, Jokl P. Acute pseudogout following intra-articular injection of high molecular weight hyaluronic acid. *Am J Med.* 1999;107:641-642.

9. Young-Min SA, Herbert L, Dick M, et al. Weekly alendronate-induced acute pseudogout. *Rheumatology.* 2005;44:131-132.

10. Zhang Y, Terkeltaub R, Nevitt M, et al. Lower prevalence of chondrocalcinosis in Chinese subjects in Beijing than in white subjects in the United States: The Beijing Osteoarthritis Study. *Arthritis Rheum.* 2006;54:3508-3512.

11. Dejaco C, Stadlmayr A, Duftner C, et al. Ultrasound verified inflammation and structural damage in patients with hereditary haemochromatosis-related arthropathy. *Arthritis Res Ther.* 2017;19(1):243.

12. Salaffi F, Carotti M, Guglielmi G, et al. The crowned dens syndrome as a cause of neck pain: clinical and computed tomography study in patients with calcium pyrophosphate dihydrate deposition disease. *Clin Exp Rheumatol.* 2008;26:1040-1046.

13. Sekijima Y, Yoshida T, Ikeda S. CPPD crystal deposition disease of the cervical spine: a common cause of acute neck pain encountered in the neurology department. *J Neurol Sci.* 2010;296:79-82.

14. Rosenthal AK, Ryan L. Calcium pyrophosphate crystal disease, pseudogout, and articular chondrocalcinosis. In: Koopman WJ, Moreland LW, eds. *Arthritis and Allied Conditions.* 15th ed. Philadelphia, PA: Lippincott Williams & Wilkins; 2005:2397-2416.

15. O'Neill J. Crystal related disease. In: O'Neill J, eds. *Essential Imaging in Rheumatology.* 1st ed. New York, NY: Springer; 2015:213-232.

16. Frediani B, Filippou G, Falsetti P, et al. Diagnosis of calcium pyrophosphate dihydrate crystal deposition disease: ultrasonographic criteria proposed. *Ann Rheum Dis.* 2005;64(4):638-640.

17. Zufferey P, Valcov R, Fabreguet I, et al. A prospective evaluation of ultrasound as a diagnostic tool in acute microcrystalline arthritis. *Arthritis Res Ther.* 2015;17(1):188.

18. Tanikawa H, Ogawa R, Okuma K, et al. Detection of calcium pyrophosphate dihydrate crystals in knee meniscus by dual-energy computed tomography. *J Orthop Surg Res.* 2018;13(1):73.

19. Ward IM, Scott JN, Mansfield LT, et al. Dual-energy computed tomography demonstrating destructive calcium pyrophosphate deposition disease of the distal radioulnar joint mimicking tophaceous gout. *J Clin Rheumatol.* 2015;21(6):314-317.

20. Zhang W, Doherty M, Pascual E, et al. EULAR recommendations for calcium pyrophosphate deposition. Part II: management. *Ann Rheum Dis.* 2011;70(4):571-575.

21. Announ N, Palmer G, Guerne PA, et al. Anakinra is a possible alternative in the treatment and prevention of acute attacks of pseudogout in end-stage renal failure. *Joint Bone Spine.* 2009;76(4):424-426.

22. McGonagle D, Tan AL, Madden J, et al. Successful treatment of resistant pseudogout with anakinra. *Arthritis Rheum.* 2008;58:631-633.

23. Das SK, Mishra K, Ramakrishnan S, et al. A randomized controlled trial to evaluate the slow-acting symptom modifying effects of a regimen containing colchicine in a subset of patients with osteoarthritis of the knee. *Osteoarthritis Cartilage.* 2002;10(4):247-252.

24. Chollet-Janin A, Finckh A, Dudler J, et al. Methotrexate as an alternative therapy for chronic calcium pyrophosphate deposition disease: An exploratory analysis. *Arthritis Rheum.* 2007;56:688-692.

25. Andres M, Sivera F, Pascual E. Methotrexate is an option for patients with refractory calcium pyrophosphate crystal arthritis. *J Clin Rheumatol.* 2012;18(5):234-236.

26. Rothschild B, Yakubov LE. Prospective 6-month, double-blind trial of hydroxychloroquine treatment of CPDD. *Compr Ther.* 1997;23:327-331.

27. Finckh A, Mc Carthy GM, Madigan A, et al. Methotrexate in chronic-recurrent calcium pyrophosphate deposition disease: no significant effect in a randomized crossover trial. *Arthritis Res Ther.* 2014;16(5):458.

28. Diamantopoulos AP, Brodin C, Hetland H, et al. Interleukin 1β blockade improves signs and symptoms of chronic calcium pyrophosphate crystal arthritis resistant to treatment. *J Clin Rheumatol.* 2012;18(6):310-311.

29. Kumar V, Pandit HG, Liddle AD, et al. Comparison of outcomes after UKA in patients with and without chondrocalcinosis: a matched cohort study. *Knee Surg Sports Traumatol Arthrosc.* 2017;25(1):319-324.

Artritis asociada con cristales de oxalato de calcio y fosfato de calcio básico

23

Jaime Flores-Ruiz y Amy M. Joseph

 demás de los cristales de urato monosódico (UMS) y pirofosfato de calcio (CPP), se pueden encontrar otros cristales en el líquido sinovial de pacientes con artritis, entre los que se incluyen **cristales de oxalato de calcio** y **fosfato de calcio básico (BCP)**.

ENFERMEDAD POR DEPÓSITO DE FOSFATO DE CALCIO BÁSICO

PRINCIPIOS GENERALES

Definición

* La **enfermedad por depósito de BCP** se caracteriza por una reacción inflamatoria a cristales de BCP en los tejidos conectivos articulares y periarticulares.
* El depósito articular de cristales BCP se asocia con osteoartrosis (OA) y las artropatías destructivas pueden ser graves, mientras que el depósito periarticular se asocia con ataques agudos autolimitados que duran varios meses.

Clasificación

Los síndromes musculoesqueléticos asociados con BCP pueden clasificarse en **artritis asociada con cristales BCP** y **periartritis calcificada**.[1]
* La artritis asociada con cristales de BCP incluye a la OA con cristales de BCP y a la artritis por cristales de BCP destructiva, como el síndrome del hombro de Milwaukee.
* La periartritis calcificada se caracteriza por dolor en el contexto de depósito de cristales en tendones, bursas y otros tejidos blandos alrededor de las articulaciones.

Epidemiología

* La OA con cristales de BCP y la artritis por cristales de BCP destructiva se asocian con la edad avanzada y ocurren predominantemente en mujeres mayores.[2,3]
* La prevalencia de cristales de BCP en el líquido sinovial en pacientes con OA de la rodilla es entre 30% y 60%.[4] Es importante notar que los cristales de BCP se encuentran en 100% de las muestras de cartílago de pacientes con OA terminal que se someten a reemplazo de rodilla o de cadera.[5,6]
* La periartritis calcificada afecta a todas las edades, pero es más común en mujeres de mediana edad.[7]

Etiología

* La etiología es desconocida.
* Al parecer, la formación de cristales de BCP ocurre cuando las articulaciones o las estructuras periarticulares han resultado dañadas por lesión o inflamación.
* Los cristales de BCP incluyen hidroxiapatita sustituida por carbonato, fosfato octacálcico y fosfato tricálcico.

Fisiopatología

- No se comprende del todo la patogénesis de la formación de cristales de BCP.
- Una vez que los cristales se han formado, parece que producen síntomas a través de tres mecanismos patogénicos:[8,9]
  - Los cristales de BCP pueden desencadenar una cascada inflamatoria, posiblemente a través de inmunidad innata semejante a la que está detrás de la inflamación asociada con gota y artropatía por pirofosfato de calcio dihidratado (CPPD).
  - Los cristales por sí mismos pueden alterar la función mecánica de los tejidos en los que se depositan.
  - Los cristales pueden propiciar que las células locales produzcan citocinas y otros mediadores que causan daño local en ausencia de inflamación.

Factores de riesgo

- El traumatismo, el sobreuso y la edad se vinculan con el riesgo aumentado.
- Los factores metabólicos que elevan los niveles de calcio o fosfato predisponen a la enfermedad por BCP; por ejemplo, la hipofosfatasia (baja actividad de la fosfatasa alcalina) causa hiperfosfatemia, que puede asociarse con periartritis calcificada.

Trastornos asociados

- El depósito articular de cristales de BCP es más común en pacientes con OA grave. En pacientes con OA de la rodilla, estos cristales se asocian con una degeneración articular radiológica más severa y mayores efusiones articulares comparado con articulaciones que no tienen cristales de BCP.[4]
- A menudo, los cristales de BCP coexisten con **CPC** en el líquido sinovial. Esto se ha visto en pacientes con OA de la rodilla y síndrome del hombro de Milwaukee.[3,10,11]

DIAGNÓSTICO

Presentación clínica

- **Artritis por cristales de BCP**
  - La gravedad de la artropatía por cristales de BCP puede ir de una OA ligera a una artritis destructiva, ejemplificada por el síndrome del hombro de Milwaukee, aunque esta grave artritis también se ha observado en rodillas, caderas, codos y tobillos.[12]
  - La probabilidad de que una articulación afectada de OA contenga cristales de BCP aumenta a medida que lo hace la gravedad de la OA.
  - Los síntomas comunes de la OA con artropatía por cristales de BCP incluyen **dolor e inflamación agudos o subagudos sin calor** en una o más de las grandes articulaciones. **El dolor empeora con la actividad**, y no se asocia con una rigidez matutina prolongada.
  - El **síndrome del hombro de Milwaukee** es el prototipo de artritis grave y destructiva asociada con cristales de BCP, que también puede ocurrir en las rodillas, las caderas, los tobillos y otras articulaciones.[13]
    - Ocurre predominantemente en mujeres de edad avanzada (80%).
    - Usualmente se afecta el hombro dominante, pero a menudo es bilateral.
    - Suele debutar como un dolor insidioso en el hombro y una pérdida de función **durante meses o años**, con empeoramiento agudo del dolor y grandes, a menudo hemorrágicas **efusiones articulares glenohumerales**.[14]
- **Periartritis calcificada**
  - La presentación típica es un **inicio agudo de dolor alrededor de una sola articulación, que dura de días a semanas**. Hay dolor al reposo, que empeora con el movimieno.
  - A veces la articulación afectada se percibe caliente y está roja o inflamada, pero sin efusión.
  - El **hombro** es la articulación más comúnmente afectada, especialmente en el **tendón supraespinoso**, pero la periartritis calcificada puede ocurrir alrededor de otras articulaciones y sitios de inserción tendinosa, **incluyendo la mano, el pie y la espina dorsal**.

o La podagra por BCP ("seudo-seudogota") puede presentarse en mujeres jóvenes.[15,16]
o No se sabe qué desencadena un ataque agudo.
o Con mayor frecuencia, los pacientes están entre los 30 y 49 años de edad, aunque la periartritis calcificada puede ocurrir a cualquier edad. Las mujeres tienen el doble de probabilidades de ser afectadas que los hombres.

Criterios diagnósticos

El diagnóstico de la artritis asociada con cristales de BCP y de la periartritis calcificada se basa **en la presentación clínica y la radiografía simple**.

* La **artrocentesis** es útil en la artritis asociada con cristales de BCP para excluir la inflamación y otros cristales como causa.
* La presencia de calcificaciones periarticulares en las radiografías simples de áreas sintomáticas confirma el diagnóstico de periartritis calcificada en un paciente cuya historia y exploración física son consistentes con este diagnóstico.[13]

Diagnóstico diferencial

* Deben considerarse artritis séptica, artritis reumatoide, OA, enfermedad articular neuropática, traumatismo, otras artritis por cristales (p. ej., gota, enfermedad por CPPD), artropatía del manguito rotador, malignidad y hemocromatosis en el contexto clínico apropiado.
* La presencia de cristales de BCP no excluye la coexistencia de esos diagnósticos.

Pruebas diagnósticas

Exámenes de laboratorio
La velocidad de sedimentación globular y la proteína C reactiva están elevadas en algunos pacientes con periartritis calcificada.

Imagenología
* Radiografías simples
  o **Artritis por cristales de BCP.** Los rasgos radiográficos de la **artritis por cristales de BCP son los mismos que se aprecian en la OA**: estrechamiento del espacio articular, esclerosis subcondral, formación de quistes subcondrales, contorno óseo alterado, calcificación periarticular e inflamación del tejido blando.
  o **Síndrome del hombro de Milwaukee.** Los rasgos radiográficos incluyen **degeneración de la articulación glenohumeral con esclerosis de la cabeza humeral y a veces erosiones, calcificación de tejidos blandos, subluxación hacia arriba que refleja un desgarro del manguito rotador e inflamación de tejidos blandos**.[13]
  o **Periartritis calcificada**
    ■ Esto se identifica en la radiografía como una calcificación periarticular localizada que cubre los tendones o las bursas.[17]
    ■ Desde el punto de vista radiográfico, la calcificación periarticular suele resolverse o disminuye de modo notorio dentro de las 2 a 3 semanas siguientes al inicio agudo.[18]
* Ecografía
  o La ecografía revela efusiones y destrucción tisular en la artritis asociada con cristales de BCP.
  o En la periartritis calcificada, la ecografía muestra focos hiperecoicos dentro del tendón, usualmente cerca de la inserción tendinosa. También permite identificar bursitis.[17]
* Imagenología alternativa
  o Las calcificaciones pueden visualizarse con tomografía computarizada (TC), pero este método no se utiliza rutinariamente en la valoración de la artropatía por BCP.
  o Aunque a menudo se usa la resonancia magnética (RM) para evaluar una articulación dolorosa, no muestra bien los depósitos de calcio.[17] Pero en el síndrome del hombro de Milwaukee, la RM permite apreciar efusiones, desgarros del manguito rotador, estrechamiento de la articulación glenohumeral y destrucción ósea subcondral.[19,20]

Procedimientos diagnósticos

La artrocentesis es el procedimiento diagnóstico.

* **El análisis del líquido sinovial es importante en el diagnóstico de la artritis asociada con cristales de BCP.**
* El recuento típico de leucocitos sinoviales es de menos de 1000 células/mm^3, con predominancia de células mononucleares. El líquido sinovial a menudo es sanguinolento o hemorrágico.
* **Se realiza la microscopia con luz polarizada para excluir cristales de urato monosódico o CPC.** El tamaño del cristal de BCP está por debajo de los límites de resolución de la microscopia óptica.[13]
* La **tinción con rojo de alizarina** del líquido sinovial demuestra cristales que contienen calcio en la microscopia de luz, aunque no siempre está disponible. La tinción **no discrimina entre cristales de BCP y de CPC.**[21,22]
* La microscopia electrónica de transmisión de alta resolución (HRTEM), la microscopia electrónica de barrido (SEM) y la espectroscopia infrarroja transformada de Fourier (EITF), son útiles herramientas de investigación, pero no están disponibles para uso clínico.[13]

TRATAMIENTO

El tratamiento apunta al control de los síntomas.

Medicaciones

* La **OA con cristales de BCP** se trata como la OA sin BCP con paracetamol, fármacos antiinflamatorios no esteroideos (AINE), glucocorticoides intraarticulares y fisioterapia (FT).
* **Síndrome del hombro de Milwaukee y otras artropatías por BCP destructivas**
  o No existen ensayos aleatorizados y controlados del tratamiento del síndrome del hombro de Milwaukee.
  o La analgesia con paracetamol o AINE es la terapia de primera línea para el síndrome del hombro de Milwaukee.
  o La aspiración articular con inyección glucocorticoide es benéfica para algunos pacientes.
* **Periartritis calcificada**
  o Los episodios agudos suelen ser autolimitados. La meta es disminuir el dolor y la inflamación y eliminar los depósitos de calcio.[23]
  o Los esquemas actuales de tratamiento incluyen AINE y glucocorticoides al interior de la lesión.[16]
  o Una pequeña serie abierta demostró que un curso de 3 días del inhibidor de beta IL-1 anakinra ayuda a los pacientes resistentes al tratamiento estándar.[24]

Terapias no farmacológicas

* Los pacientes que cursan con OA con artritis por cristales BCP y síndrome del hombro de Milwaukee se benefician de la FT, programas de ejercicio supervisados y, si tienen sobrepeso, pérdida de peso.
* Cabe considerar la irrigación subsuperficial seguida por inyección de glucocorticoides intraarticulares y ácido tranexámico en pacientes con síndrome del hombro de Milwaukee resistente al tratamiento médico.[25]
* Hay varias modalidades no farmacológicas que se recomiendan para la periartritis calcificada aguda:
  o Calor, compresas frías y reposo o inmovilización puede hacer que los pacientes se sientan más cómodos.
  o El barbotaje, la punción con una aguja de las lesiones calcificadas para ayudar a vaciarlas, ha mostrado beneficios.
  o La terapia con ondas de choque extracorpóreas de alta energía puede usarse para ayudar a eliminar las calcificaciones.[26]

Manejo quirúrgico

* La artroplastia articular total proporciona mejoría sintomática y funcional en pacientes con artritis por BCP graves.[13]
* Quizá sea necesario realizar la remoción quirúrgica de los depósitos de calcio periarticulares en pacientes con periartritis calcificada refractaria.

ARTROPATÍA POR CRISTALES DE OXALATO DE CALCIO

PRINCIPIOS GENERALES

Definición

- La artropatía por oxalato es una rara artropatía cristalina que se ve en el contexto de hiperoxaluria primaria o secundaria, la cual es un padecimiento sistémico caracterizado por altos niveles de oxalato de calcio que resulta en el depósito de cristales de oxalato de calcio en los órganos.
- El exceso de oxalatos se elimina renalmente, lo que lleva a daño renal por cristales de oxalato que se precipitan en los riñones. La progresión a insuficiencia renal inducida por oxalatos conduce a niveles aún más altos de dichos cristales en el cuerpo.
- Los cristales de oxalato de calcio se depositan dentro de los huesos, tendones, cartílagos y sinovio, lo que provoca artropatía por oxalatos.
- La artritis por oxalatos puede ser clínicamente indistinguible de las artropatías causadas por otros cristales, como ácido úrico, y cristales de CPC y BCP.[27]
- Las manifestaciones musculoesqueléticas incluyen osteopatía por oxalato de calcio, artropatía aguda y crónica con condrocalcinosis, calcificación sinovial y bursitis.
- El depósito extraarticular de cristales de oxalato de calcio causa miocardiopatía, arritmias, valvulopatía, calcificaciones vasculares que conducen a livedo reticularis y acrocianosis, depósitos en la retina, neuropatía, miopatía, anemia y calcificación cutánea.[27]
- Esta sección se enfocará en el oxalato de calcio articular en pacientes con hiperoxaluria (HO).

Epidemiología

La enfermedad por depósito de cristales de oxalato de calcio se aprecia en pacientes con hiperoxaluria primaria y secundaria.[28,29]

Etiología

- La **hiperoxaluria primaria** (HOP) es consecuencia de uno o varios trastornos genéticos del metabolismo de los oxalatos.
- **Hiperoxaluria secundaria** (HOS)
  o La HOS ocurre principalmente en el contexto de trastornos de malabsorción de grasas, como la enfermedad celíaca, la enfermedad intestinal inflamatoria, el síndrome del intestino corto o la pancreatitis crónica. Orlistat también puede causar HO por malabsorción de grasas [30]
  o También se observa con una gran carga de oxalatos, como en el envenenamiento por etilglicol.[31]
  o Los pacientes con enfermedad renal terminal que están en diálisis crónica pueden desarrollar HOS por depósito de cristales de oxalato en casos raros. El aumento en la ingesta de alimentos ricos en oxalatos o precursores del oxalato también puede llevar a hiperoxalemia en el contexto de un decremento en la eliminación renal de oxalatos.[32]

DIAGNÓSTICO

Presentación clínica

- Los pacientes a menudo tienen antecedentes de urolitiasis recurrente debida a cristales de oxalato.
- **Las manifestaciones musculoesqueléticas del oxalato incluyen artritis, condrocalcinosis, tenosinovitis, bursitis y estenosis espinal.**
  o La artritis por oxalato es una forma rara de artritis.
  o Los cristales de oxalato de calcio se forman en el espacio articular, desencadenando una artritis inflamatoria que es muy similar a otros tipos de artritis por cristales.
  o Las articulaciones metacarpofalángicas e interfalángicas proximales de manos, codos, rodillas y tobillos se ven afectadas con frecuencia, a menudo en un patrón simétrico.[27]

- Los pacientes con artritis por oxalato deben someterse a pruebas para buscar las causas subyacentes del exceso de oxalatos, a menos que ya hayan determinado que tienen alguna.

Pruebas diagnósticas

Exámenes de laboratorio

- El análisis del líquido sinovial suele revelar la presencia de cristales de oxalato de calcio, que tienen una forma de "sobre" característica, aunque a veces tienen forma de bastón y son positivamente birrefringentes, lo cual dificulta distinguirlos de los cristales de CPC.
- Los cristales de oxalato de calcio se tiñen con el rojo de alizarina debido a su contenido cálcico, al igual que otros cristales que contienen calcio, como los cristales de BCP.

Imagenología

Las radiografías simples muestran calcificación periarticular y calcificación de los tendones y los tejidos blandos.

TRATAMIENTO

- El **tratamiento de la artritis por oxalato** es similar al de otros tipos de artritis por cristales, con **colchicina, AINE y glucocorticoides intraarticulares**; sin embargo, la mayoría de los pacientes cursa con insuficiencia renal concomitante, así que la colchicina y los AINE quizá estén contraindicados.
- El tratamiento del proceso de enfermedad subyacente, si es posible, para reducir los valores de oxalato de calcio, es el abordaje más importante para el tratamiento de la artritis.
  o Es útil la hidratación mediante la ingesta de 3 L de líquidos diarios.
  o También es útil la inhibición de la formación de cristales con citrato, fósforo y magnesio.
  o En los pacientes con valores elevados de oxalatos por malabsorción de grasas, los suplementos de calcio pueden reducir la absorción de oxalatos.
  o Los pacientes con HO pueden beneficiarse con el trasplante de riñón (HOS y algunos con HOP) o de un trasplante combinado de hígado y riñón (HOP).

REFERENCIAS

1. Rosenthal AK. Basic calcium phosphate crystal-associated musculoskeletal syndromes: an update. *Curr Opin Rheumatol.* 2018;30(2):168-172.
2. Abhishek A, Doherty M. Epidemiology of calcium pyrophosphate crystal arthritis and basic calcium phosphate crystal arthropathy. Rheum Dis Clin North Am. 2014;40(2):177-191.
3. Halverson PB, Carrera GF, McCarty DJ. Milwaukee shoulder syndrome: fifteen additional cases and a description of contributing factors. Arch Intern Med. 1990;150(3):677-682.
4. Nalbant S, Martinez JA, Kitumnuaypong T, et al. Synovial fluid features and their relations to osteoarthritis severity: new findings from sequential studies. *Osteoarthritis Cartilage.* 2003;11(1): 50-54.
5. Fuerst M, Bertrand J, Lammers L, et al. Calcification of articular cartilage in human osteoarthritis. *Arthritis Rheum.* 2009;60(9):2694-2703.
6. Fuerst M, Niggemeyer O, Lammers L, et al. Articular cartilage mineralization in osteoarthritis of the hip. BMC *Musculoskelet Disord.* 2009;10(1):166.
7. Louwerens JK, Sierevelt IN, van Hove RP, et al. Prevalence of calcific deposits within the rotator cuff tendons in adults with and without subacromial pain syndrome: clinical and radiologic analysis of 1219 patients. *J Shoulder Elbow Surgery.* 2015;24(10):1588-1593.
8. McCarthy GM, Dunne A. Calcium crystal deposition diseases—beyond gout. Nat Rev Rheumatol. 2018;14(10):592-602.
9. Stack J, McCarthy G. Basic calcium phosphate crystals and osteoarthritis pathogenesis: novel pathways and potential targets. *Curr Opin Rheumatol.* 2016;28(2):122-126.
10. Derfus BA, Kurian JB, Butler JJ, et al. The high prevalence of pathologic calcium crystals in pre-operative knees. *J Rheumatol.* 2002;29(3):570-574.
11. Halverson PB, McCarty DJ. Patterns of radiographic abnormalities associated with basic calcium phosphate and calcium pyrophosphate dihydrate crystal deposition in the knee. *Ann Rheum Dis.* 1986;45(7):603.
12. Dieppe PA, Doherty M, Macfarlane DG, et al. Apatite associated destructive arthritis. *Br J Rheumatol.* 1984;23(2):84-91.

13. Halvernes PB. Basic calcium phosphate crystal deposit disease and calcinosis. In: Koopman WJ, Moreland LW, eds. *Arthritis and Allied Conditions.* 15th ed. Philadelphia, PA: Lippincott Williams & Wilkins; 2005:2397-2416.

14. Campion GV, McCrae F, Alwan W, et al. Idiopathic destructive arthritis of the shoulder. *Semin Arthritis Rheum.* 1988;17(4):232-245.

15. Fam AG, Rubenstein J. Hydroxyapatite pseudopodagra: a syndrome of young women. *Arthritis Rheum.* 1989;32(6):741-747.

16. Hurt G, Baker CL. Calcific tendinitis of the shoulder. Orthopedic Clin. 2003;34(4):567-575.

17. O'Neill J. Crystal related disease. In: O'Neill J, eds. *Essential Imaging in Rheumatology.* 1st ed. New York, NY: Springer; 2015:213-232.

18. Doumas C, Vazirani RM, Clifford PD, et al. Acute calcific periarthritis of the hand and wrist: a series and review of the literature. *Emergency Radiol.* 2007;14(4):199-203.

19. Dewachter L, Aerts P, Crevits I, et al. Milwaukee shoulder syndrome. JBR-BTR. 2012;95(4):243-244.

20. Ersoy H, Pomeranz SJ. Milwaukee shoulder syndrome. *J Surg Orthop Adv.* 2017;26(1):54-57.

21. Paul H, Reginato AJ, Schumacher HR. Alizarin red S staining as a screening test to detect calcium compounds in synovial fluid. *Arthritis Rheum.* 1983;26(2):191-200.

22. Gordon C, Swan A, Dieppe P. Detection of crystals in synovial fluids by light microscopy: sensitivity and reliability. *Ann Rheum Dis.* 1989;48(9):737.

23. Rosenthal AK, Ryan LM. Nonpharmacologic and pharmacologic management of CPP crystal arthritis and BCP arthropathy and periarticular syndromes. *Rheum Dis Clin North Am.* 2014;40(2):343-356.

24. Zufferey P, So A. A pilot study of IL-1 inhibition in acute calcific periarthritis of the shoulder. A*nn Rheum Dis.* 2013;72(3):465.

25. Epis O, Caporali R, Scirè CA, et al. Efficacy of tidal irrigation in Milwaukee shoulder syndrome. *J Rheumatol.* 2007;34(7):1545-1550.

26. Louwerens JK, Veltman ES, van Noort A, et al. The effectiveness of high-energy extracorporeal shockwave therapy versus ultrasound-guided needling versus arthroscopic surgery in the management of chronic calcific rotator cuff tendinopathy: a systematic review. *Arthroscopy.* 2016;32(1):165-175.

27. Lorenz EC, Michet CJ, Milliner DS, et al. Update on oxalate crystal disease. *Curr Rheumatol Rep.* 2013;15(7):340.

28. Watts RW. The clinical spectrum of the primary hyperoxalurias and their treatment. *J Nephrol.* 1998;11:4-7.

29. Hoffman GS, Schumacher HR, Paul H, et al. Calcium oxalate microcrystalline-associated arthritis in end-stage renal disease. *Ann Intern Med.* 1982;97(1):36-42.

30. Humayun Y, Ball KC, Lewin JR, et al. Acute oxalate nephropathy associated with orlistat. *J Nephropathol.* 2016;5(2):79-83.

31. Coqui JA, Reginato AJ. Calcium oxalate and or particular associated with arthritis. In: Koopman WJ, Moreland LW, eds. *Arthritis and Allied Conditions.* 15th ed. Philadelphia, PA: Lippincott Williams & Wilkins; 2005:2417-2438.

32. Maldonado I, Prasad V, Reginato AJ. Oxalate crystal deposition disease. *Curr Rheumatol Rep.* 2002;4:257.

V

Vasculitis

Vasculitis

Abordaje de la vasculitis

24

Anneliese M. Flynn y Jonathan J. Miner

PRINCIPIOS GENERALES

- La vasculitis es la **inflamación de la pared de los vasos**. Es una manifestación rara de una amplia variedad de trastornos autoinmunes, infecciosos, cancerosos e iatrogénicos.
- Se caracteriza por presentar signos y síntomas inespecíficos debidos a la enfermedad inflamatoria sistémica, pero los específicos dependen de cuáles vasos estén implicados.
- La lesión en los tejidos ocurre vía isquemia o por infarto secundarios a la reducción en la perfusión hacia tejido distal a la lesión vasculítica.
- La gravedad de los síntomas oscila desde un eritema autolimitado hasta enfermedad que puede ser mortal.

Definición

- La vasculitis se define como infiltración inflamatoria de las paredes de los vasos con daño en las estructuras murales.
- La **vasculitis es un hallazgo patológico, no un diagnóstico**. Debe hacerse todo lo posible para determinar la causa.

Clasificación

La vasculitis puede dividirse en primaria o secundaria según la etiología.
- **Vasculitis primaria**
  o Esta se refiere típicamente a las causas autoinmunes.
  o Existen varios esquemas de clasificación, pero el más usado deriva de la *Chapel Hill Consensus Conference* de 1993, y se presenta en la tabla 24-1.[1]
  o El consenso de Chapel Hill estratificó las vasculitis de acuerdo con el tamaño del vaso afectado:
    - Grande.
    - Mediano.
    - Pequeño.
    - Con frecuencia, la vasculitis afecta vasos de más de un tamaño. Estas se clasifican según el tamaño de los vasos *principalmente* afectados.
  o Vasculitis de grandes vasos
    - **Arteritis de Takayasu** (véase capítulo 25).
      □ **Inflamación granulomatosa** que afecta principalmente **la aorta y sus ramas principales**, y que puede afectar todo o solo parte de estos vasos.
      □ Existen criterios de clasificación por separado para ayudar en el diagnóstico. Típicamente, se observa en **mujeres jóvenes del Lejano Oriente** (Japón) con enfermedad sin pulso en las extremidades superiores.
    - **Arteritis de células gigantes** (véase capítulo 26).
      □ La **arteritis granulomatosa** ocurre principalmente en las **ramas craneales de las arterias que se derivan del arco aórtico**, lo cual también afecta los vasos de tamaño medio. Clásicamente involucra a la **arteria temporal**.
      □ Asociada con **polimialgia reumática**.
      □ Existen criterios de clasificación específicos para ayudar en el diagnóstico. Por lo general se observa en pacientes > **50 años, con velocidad de sedimentación globular (VSG) > 50**, y se asocia con dolor de cabeza y, con menor frecuencia, con la claudicación de la mandíbula o la lengua.
  o Vasculitis en vasos medianos

TABLA 24-1 CLASIFICACIÓN DE LAS VASCULITIS

Grandes vasos

Arteritis de Takayasu
Arteritis de células gigantes

Vasos medianos

Poliarteritis nudosa
Enfermedad de Kawasaki
Vasculitis primaria del sistema nervioso central

Vasos pequeños

Relacionadas con el complejo inmune

Vasculitis por hipersensibilidad [a]
Púrpura de Schöenlein-Henoch
Vasculitis crioglobulinémica [b]
Vasculitis asociada con tejido conjuntivo [c]

Pauciinmunes

Granulomatosis con poliangeítis
Granulomatosis con poliangeítis eosinofílica
Poliangeítis microscópica

---

[a] Casi siempre ocasionada por medicamentos, infecciones y cánceres.

[b] Muy a menudo asociada con hepatitis B y C, virus de Epstein-Barr, discrasias de células plasmáticas, trastornos crónicos inflamatorios/autoinmunes y cánceres linfoproliferativos.

[c] Comúnmente asociada con artritis reumatoide, LES y síndrome de Sjögren.

Adaptada de Jennette JC, Falk RJ, Andrassy K, et al. Nomenclature of systemic vasculitides. Proposal of an international consensus conference. *Arthritis Rheum.* 1994;37:187-192.

- **Poliarteritis nudosa (PAN)** (véase capítulo 27).
  □ Es una **vasculitis sistémica necrosante** que afecta las **arterias musculares medias y pequeñas**, con glomerulonefritis o vasculitis de las arteriolas, capilares o vénulas.
  □ Hay criterios de clasificación específicos para ayudar en el diagnóstico. Aunque es responsable de < 10% de los casos debido al aumento en las vacunaciones contra la hepatitis B, la PAN se asocia típicamente con la hepatitis B. Clínicamente, las manifestaciones más comunes son **nódulos cutáneos**, **mononeuritis múltiple**, **orquitis** y **afección de arterias mesentéricas**.
- **Enfermedad de Kawasaki**
  □ Principalmente se trata de una vasculitis de vasos medianos, aunque llega a afectar los grandes y pequeños.
  □ Existen criterios específicos de clasificación para ayudar en el diagnóstico. La mayoría de los casos son niños. Tiene predilección por las **arterias coronarias**. En ocasiones se asocia con el **síndrome mucocutáneo de ganglios linfáticos**.
- **Vasculitis primaria del sistema nervioso central.** Es una vasculitis granulomatosa rara aislada en las arterias medianas y pequeñas en las leptomeninges.
○ **Vasculitis de vasos pequeños. Se subdividen por la presencia o ausencia de inmunoglobulina dentro de los vasos.**
○ Con presencia de **complejos inmunes** en los vasos (relacionado con dicho complejo).

- **Púrpura de Schöenlein-Henoch (PHS)** (véase capítulo 31).
  - □ Es una vasculitis sistémica en la que **complejos inmunes que contienen IgA** se depositan en los tejidos, como en el glomérulo renal, la piel y el intestino.
  - □ Es la forma más común de vasculitis sistémica en niños.
  - □ Se asocia con artralgias o artritis, mialgias y edema subcutáneo.
  - □ Las vénulas poscapilares son las más afectadas.
- **Vasculitis crioglobulinémica** (véase capítulo 32).
  - □ Se caracteriza por la presencia de **crioglobulinas**, proteínas séricas que se precipitan con frío.
  - □ Se asocia con la infección por **hepatitis B** y **C**. Con frecuencia se ven afectadas la **piel** (en las extremidades) y los **glomérulos**.
  - □ Afecta las arteriolas, capilares y vénulas.
- **Vasculitis asociada con enfermedad del tejido conjuntivo**
  - □ Se observa en arterias musculares pequeñas, arteriolas y vénulas.
  - □ Es típico que se asocie con artritis reumatoide (véase capítulo 10), lupus eritematoso sistémico (LES) (véase capítulo 12) y síndrome de Sjögren (véase capítulo 14).
  - □ La enfermedad de Behçet (véase capítulo 34), la policondritis recidivante (véase capítulo 40) y la enfermedad inflamatoria intestinal también pueden presentarse con una vasculitis con una distribución en los vasos similar a la de las enfermedades del tejido conjuntivo.
  - o **Ausencia de complejos inmunes en los vasos** (pauciinmune). Estos trastornos por lo general se asocian con anticuerpos citoplasmáticos antineutrófilos (ANCA).
    - **Granulomatosis con poliangeítis (GPA)**, también conocida como vasculitis granulomatosa asociada a ANCA.
      - □ Vasculitis sistémica que afecta las arterias pequeñas y medianas, junto con arteriolas y vénulas.
      - □ La **inflamación vascular crónica granulomatosa del tracto respiratorio inferior** es característica. Las vías aéreas superiores presentan inflamación crónica, pero en general sin inflamación granulomatosa.
      - □ Típicamente, los pacientes comienzan con síntomas en los senos paranasales y vías aéreas superiores, luego en las vías aéreas inferiores y a continuación enfermedad renal.
      - □ **Glomerulonefritis pauciinmune necrosante** que se aprecia en los riñones.
      - □ Asociada con **anticuerpo antiproteinasa 3 (anti-PR3)**, con un patrón de tinción **ANCA citoplasmático (c-ANCA)**.
    - **GPA eosinofílica** (véase capítulo 29).
      - □ También conocido como granulomatosis y vasculitis alérgicas.
      - □ Además afecta los vasos de tamaño mediano.
      - □ Clásicamente afecta los **pulmones** y las **arterias** de la piel, aunque quizá sea sistémico.
      - □ La **granulomatosis extravascular** es característica.
      - □ Se asocia en alrededor de 50% de los casos con anticuerpos **antimieloperoxidasa (anti-MPO)**, lo cual produce un patrón de tinción **perinuclear ANCA (p-ANCA)**.
      - □ Existen criterios específicos de clasificación para ayudar en el diagnóstico. Se presenta clásicamente en una **persona de mayor edad con nuevo inicio, relativamente refractario y asma progresiva con eosinofilia**.
    - **Poliangeítis microscópica** (véase capítulo 30).
      - □ Es una vasculitis sistémica semejante a la granulomatosis con poliangeítis, con la excepción de que no hay implicación de las vías aéreas superiores, inflamación granulomatosa ni especificidad serológica.
      - □ Se asocia con anticuerpos **anti-MPO**, lo cual proporciona un **p-ANCA** positivo.
- **Vasculitis secundaria**
  - o Por lo general se debe a causas no inmunes de vasculitis.
  - o **Medicamentos, infecciones y cáncer son las etiologías más comunes para la vasculitis secundaria.**

- o Es típico que los **medicamentos** causen vasculitis por hipersensibilidad que se manifiesta por trastornos en la piel, específicamente la **vasculitis leucocitoclástica** (véase capítulo 29). Existen criterios específicos de clasificación útiles para el diagnóstico de vasculitis por hipersensibilidad.
- o Los **virus** asociados con vasculitis en vasos medios y pequeños incluyen la hepatitis B, virus de inmunodeficiencia humana (HIV), citomegalovirus, virus de Epstein-Barr y parvovirus B19.
  - Las vasculitis víricas con frecuencia se presentan de manera semejante a la PAN o la poliangeítis microscópica.
  - Es importante diferenciar entre las vasculitis virales y las no virales, pues las opciones de tratamiento difieren significativamente.
- o Los cánceres **hematológicos**, más que los de otro tipo, pueden asociarse con la vasculitis.
  - Es típico que se presenten con púrpura palpable.
  - La leucemia de células vellosas se presenta con un cuadro tipo PAN o como vasculitis cutáneas.
  - Los trastornos linfoproliferativos, incluidos los síndromes mielodisplásicos, la macroglobulinemia de Waldenström, el linfoma linfocítico y la leucemia linfocítica crónica, quizá muestren vasculitis asociadas, algunas veces con crioglobulinas.

Etiología

Múltiples factores parecen estar implicados en la vulnerabilidad a la enfermedad, incluidos los genéticos, inmunes y ambientales. Aún es necesario realizar amplia investigación al respecto.

Fisiopatología

- Los mecanismos que subyacen en las vasculitis aún no se comprenden del todo.
- En la actualidad se cree que aunque los complejos inmunes por sí mismos no son innatamente patogénicos, su capacidad inflamatoria puede aumentar si se produce un incremento de la carga antigénica, disminuye la eficacia de depuración del sistema reticuloendotelial (SRE) o se reduce la solubilidad. Los complejos inmunes patogénicos fijan complemento, lo que provoca inflamación intensa.
  - o Respecto a la solubilidad de los complejos inmunes, cuando hay partes iguales de antígeno y anticuerpo, se forman grandes complejos inmunes que son eliminados por el SRE sin daño tisular.
  - o Cuando está presente un exceso de anticuerpo, se generan pequeños complejos inmunes, pero permanecen solubles y no son patogénicos.
  - o Cuando hay un exceso de antígeno, los complejos inmunes se precipitan y quedan atrapados en los capilares o los vasos dañados por el flujo sanguíneo turbulento. Esto conduce a la inflamación mediada por complejos inmunes.
- La activación de los receptores Fcγ y la ruta alternativa del complemento son puntos críticos para la inducción de la vasculitis pauciinmune asociada a ANCA. Se inicia la activación de los neutrófilos y los macrófagos, lo que provoca lesiones endoteliales.
- En la arteritis de células gigantes, las células dendríticas, las células T y los macrófagos están muy implicados en la destrucción de la pared arterial.
- Se han propuestos diversos modelos para describir por qué los síndromes de vasculitis tienen una predilección por ciertos vasos:[2]
  - o Los antígenos se distribuyen preferentemente por los tejidos y, por tanto, inducen la vasculitis en esos vasos.
  - o Las células endoteliales controlan la gravedad de la inflamación en los vasos a través de la expresión de las moléculas de adhesión y la secreción de proteínas, péptidos y hormonas que, a su vez, controlarán las interacciones de la célula inmune con la vasculatura.
  - o Las células no endoteliales modulan la conducta de las células inmunes o endoteliales, o de ambas, y así modulan el nivel de inflamación.

DIAGNÓSTICO

- El diagnóstico de vasculitis debe considerarse siempre que un paciente con síntomas sistémicos muestre disfunción orgánica.

- Los síntomas característicos están asociados con la implicación de vasos de ciertos tamaños. En consecuencia, lo mejor es tratar de **asignar los signos y síntomas del paciente a una categoría de tamaño particular de los vasos, y determinar qué características de cada enfermedad se adecuan mejor al paciente.**
- Use pruebas de laboratorio y procedimientos diagnósticos para definir el alcance de la enfermedad o dilucidar mejor cualquier otra característica específica, en particular la **biopsia** de los órganos afectados, ya que esto típicamente lleva al diagnóstico.

Cuadro clínico

- Los síntomas constitucionales más comunes son fatiga, malestar, fiebre y artralgias.
- Diversas características clínicas sugieren de manera marcada la presencia de vasculitis.
  - **Púrpura**
    - Son lesiones sin blanqueamiento en la piel debidas a sangrado.
    - Quienes presentan lesiones aisladas en la piel, probablemente tienen vasculitis leucocitoclástica cutánea.
    - Si la púrpura es palpable y se observa implicación sistémica, cabe sospechar PHS o poliangeítis microscópica.
  - **Mononeuritis múltiple**
    - Ocurre cuando se dañan dos o más nervios en partes separadas de cuerpo.
    - El **"pie en gota"** es debido al daño en el nervio ciático o peroneo, y la **"muñeca caída"**, por el daño en el nervio radial.
    - De todos los síntomas neurológicos observados en la vasculitis, la mononeuritis múltiple es la más específica.
  - **Implicación pulmonar-renal**
    - La hemorragia alveolar por capilaritis puede causar **hemoptisis**, que también puede estar asociada con una vasculitis en vasos medianos debida a la rotura de un aneurisma arterial bronquial.
    - La glomerulonefritis se asocia con cilindros de **eritrocitos** o eritrocitos dismórficos en la orina.
    - Aunque las vasculitis asociadas con ANCA pueden causar síndrome pulmonar-renal, también deben considerarse el síndrome de membrana basal antiglomerular, la enfermedad embólica, la infección y el LES.

Historia clínica

- Un interrogatorio detallado ayuda significativamente a diferenciar entre las causas primarias y secundarias de la vasculitis.
- Pregunte sobre los siguientes antecedentes:
  - Medicamentos (vasculitis por hipersensibilidad).
  - Hepatitis B o C (PAN o crioglobulinemia, respectivamente).
  - Enfermedad del tejido conjuntivo.
  - Antecedentes sexuales (infección por HIV).
  - Uso de drogas ilícitas (LSD, cocaína o anfetaminas).
- Ciertos grupos de edad y el género están asociados con vasculitis específicas.
  - La granulomatosis con poliangeítis y PAN inician a una edad promedio de entre 45 y 50 años, mientras que la PHS y la arteritis de Takayasu se presentan entre los 17 y 26 años en la población adulta.
  - La arteritis de células gigantes afecta a una población mayor, con inicio a una edad promedio de 69 años.
  - Las arteritis de Takayasu y de células gigantes ocurren predominantemente en mujeres.

Exploración física

Según el tamaño de los vasos, se observan ciertas características (tabla 24-2).

TABLA 24-2	CARACTERÍSTICAS DE LA EXPLORACIÓN FÍSICA DE LA VASCULITIS

Vasos grandes

Déficit del pulso
Ruidos cardiacos

Vasos medianos

Nódulos cutáneos
Livedo reticularis
Infarto digital

Vasos pequeños

Púrpura palpable
Ulceraciones superficiales
Mononeuritis múltiple
Lesiones papulonecróticas

Criterios diagnósticos

- El American College of Rheumatology ha definido los criterios de clasificación para varios tipos de vasculitis, entre ellas:
  - o Arteritis de Takayasu (véase capítulo 25).
  - o Arteritis de células gigantes (véase capítulo 26).
  - o PAN (véase capítulo 27).
  - o Enfermedad de Kawasaki.
  - o GPA eosinofílica (véase capítulo 29).
  - o Vasculitis cutánea (véase capítulo 33).
- El resto de las vasculitis carece de criterios establecidos para el diagnóstico, pero se diagnostica de modo clínico con la ayuda de pruebas de laboratorio.

Diagnóstico diferencial

- Deben buscarse causas secundarias de vasculitis si no parece que el paciente muestre alguna de las vasculitis primarias.
- Los **trastornos embólicos** (endocarditis, mixoma auricular izquierdo, émbolos de colesterol) quizá se asemejen a una vasculitis de vasos pequeños.
- Las **infecciones**, como sepsis, micosis (en especial el aneurisma micótico con embolización), infecciones micobacterianas, por rickettsias y la sífilis, quizá se asemejen a una vasculitis de vasos pequeños.
- El **LES** y la **amiloidosis**, en ausencia de vasculitis, llegan a presentarse con síntomas de tipo vasculítico.
- El uso de **LSD**, **cocaína** y **anfetaminas** en ocasiones se asemeja a vasculitis de vasos medianos o pequeños.
- Los tipos de cáncer que presentan síntomas similares a la vasculitis incluyen la granulomatosis linfomatoide, el linfoma intravascular y el linfoma angioinmunoblástico de células T.
- **Trombocitopenia** y **síndrome mielodisplásico** pueden presentarse con púrpura no vasculítica.

Pruebas diagnósticas

Pruebas de laboratorio
- Los análisis básicos de laboratorio deben incluir lo siguiente:
  - o Hemograma completo con diferencial.
  - o Panel metabólico extenso (creatinina elevada).

- o Enzimas musculares (creatina cinasa, aldolasa).
- o VSG y proteína C reactiva (PCR).
- o Serologías de hepatitis y HIV.
- o Urianálisis y evaluación de toxicología en orina.
- Algunas pruebas más específicas de laboratorio son (véase capítulo 5):
  - o **Anticuerpos antinucleares** (AAN) si sospecha enfermedad del tejido conjuntivo.
  - o **Complemento** (en la crioglobulinemia, la vasculitis urticarial hipocomplementémica y la vasculitis asociada con LES se observan niveles bajos).
  - o Aunque no es una prueba diagnóstica, cuando los **ANCA** se dirigen a PR3 por ensayo por inmunoabsorción ligado a enzimas (ELISA), hay alta probabilidad de GPA. Cuando se dirijan a MPO, cabe sospechar poliangeítis microscópica o GPA eosinofílica.

Imagenología
- La decisión de realizar los estudios por imagen depende del complejo de síntomas del paciente.
- La radiografía de tórax quizá revele sinusitis en la granulomatosis de Wegener.
- La TC de senos puede mostrar sinusitis en la GPA.
- Debe hacerse un ecocardiograma para descartar vegetaciones y mixoma auricular.
- El angiograma en ocasiones revela dilataciones y estrechamientos alternantes característicos de las vasculitis de vasos grandes y medianos –especialmente en la PAN y la arteritis temporal.

Procedimientos diagnósticos
- Por lo general, la biopsia del tejido afectado (piel, riñones, pulmones) revela las características patológicas de la vasculitis.
- El retraso en obtener el material de los tejidos afectados es un error común para establecer un diagnóstico en estas condiciones.

TRATAMIENTO

- El objetivo del tratamiento es inducir primero la remisión de la enfermedad, y luego mantener un inmunosupresor menos tóxico para evitar recaídas.
- El tratamiento se basa en el tipo y gravedad de las manifestaciones clínicas (véase capítulo 9).
- En general, la **inmunosupresión** es el pilar del tratamiento.

Medicamentos

- **Glucocorticoides.** Se usan en casi todos los pacientes con vasculitis sistémica. La GPA eosinofílica con frecuencia presenta remisión con glucocorticoides solos.
- **Rituximab.** Es un agente que merma las células B y no es inferior a la ciclofosfamida para la vasculitis asociada con ANCA.[3] Rituximab ha reemplazado a ciclofosfamida como el agente ahorrador de esteroides de primera línea, debido a la reducción potencial en los efectos secundarios a largo plazo.
- **Ciclofosfamida** también puede utilizarse en combinación con glucocorticoides para las vasculitis de avance rápido, como los trastornos asociados con ANCA.
- **Metotrexato**, **azatioprina** y **micofenolato de mofetilo** se han utilizado para formas menos graves de vasculitis y también para terapia de mantenimiento después de administrar rituximab.

COMPLICACIONES

- Las vasculitis tratadas de manera inadecuada o sus variantes agresivas pueden provocar daño permanente en el órgano diana y la muerte.
- Por desgracia, la recaída después del tratamiento de inducción es común, pero instaurar de nuevo el tratamiento por lo general conlleva una buena respuesta.

DERIVACIÓN

* Ante la sospecha de vasculitis debe hacerse la derivación a un reumatólogo, quien ayudará a confirmar el diagnóstico y a dirigir el tratamiento de la inmunosupresión.
* Según la gravedad de la lesión de un órgano particular, quizá sea necesario acudir a otros especialistas (p. ej., un nefrólogo).

INSTRUCCIÓN AL PACIENTE

* Debido a que estos síndromes son relativamente poco frecuentes, la instrucción adecuada al paciente es clave para ayudarle a entender su enfermedad y aclarar conceptos erróneos obtenidos en Internet.
* Los pacientes deben ser informados sobre los efectos asociados con su régimen inmunosupresor específico.

VIGILANCIA/SEGUIMIENTO

* El objetivo del seguimiento es reducir lentamente el nivel de inmunosupresión para disminuir la posible toxicidad inducida por medicamentos y controlar los ataques e infecciones.
* Con excepción de la biopsia, los procedimientos que se emplean para diagnosticar al paciente suelen utilizarse para la vigilancia.
* La historia clínica y la exploración física, junto con las pruebas de laboratorio, deben realizarse de forma rutinaria durante el periodo de seguimiento.
  o Cuando ocurren recaídas, la historia y la exploración física reproducirán típicamente la presentación inicial.
  o Las vacunaciones de rutina con vacunas con microorganismos muertos deben administrarse a todos los pacientes inmunosuprimidos.

RESULTADO/PRONÓSTICO

* Hay una cantidad limitada de datos respecto al resultado.
* La mayoría de los pacientes que se tratan oportunamente y que responden de forma adecuada al tratamiento no presentan una reducción significativa de la supervivencia.

REFERENCIAS

1. Jennette JC, Falk RJ, Andrassy K, et al. Nomenclature of systemic vasculitides. Proposal of an international consensus conference. *Arthritis Rheum.* 1994;37(2):187-192.
2. Deng J, Ma-Krupa W, Gewirtz AT, et al. Toll-like receptors 4 and 5 induce distinct types of vasculitis. *Circ Res.* 2009;104:488-495.
3. Stone JH, Merkel PA, Spiera R, et al. Rituximab versus cyclophosphamide for ANCA-associated vasculitis. *N Engl J Med.* 2010;363:221-232.

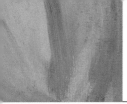

Arteritis de Takayasu

25

Can M. Sungur y Jonathan J. Miner

PRINCIPIOS GENERALES

- Es una vasculitis de los grandes vasos que suele afectar la aorta y sus ramales principales.
- El diagnóstico formal de la arteritis de Takayasu (AT) requiere la presencia de tres de los seis criterios que se mencionan en la tabla 25-1.[1]

Definición

- La Chapel Hill Consensus Conference definió la AT como una **inflamación granulomatosa rara de la aorta y sus ramas principales**.[2]
- La AT también puede afectar las arterias pulmonares y coronarias.
- Es una vasculitis crónica que se caracteriza principalmente por lesiones estenóticas, aunque también, con menor frecuencia, presenta lesiones aneurismáticas de las grandes arterias.

Epidemiología

- La AT es más común en personas de **ascendencia asiática**. La incidencia es máxima en Japón, con 100 a 200 casos documentados por año. En Estados Unidos, la incidencia es de aproximadamente 2.5 casos por 1 millón por año.
- La AT afecta característicamente a **mujeres** más que a hombres, con una razón aproximada de 10:1.
- La enfermedad inicia con mayor frecuencia en la **tercera década** de la vida, y es raro que surja después de los 40 años.

Fisiopatología

- La causa de la AT se desconoce.
- La AT es una **panarteritis focal que afecta los grandes vasos y sus ramas principales**, con estenosis subsiguiente y formación de aneurismas. Un 98% de los pacientes desarrollan **estenosis**. Los **aneurismas** son menos comunes pero llegan a ocurrir.

TABLA 25-1	CRITERIOS DE CLASIFICACIÓN DEL AMERICAN COLLEGE OF RHEUMATOLOGY DE 1990 PARA LA ARTERITIS DE TAKAYASU

Se requiere la presencia de al menos 3 de los 6 criterios siguientes:

- Edad de inicio de la enfermedad < 40 años.
- Claudicación de las extremidades.
- Disminución de los pulsos braquiales.
- Diferencia de tensión arterial de > 10 mm Hg.
- Soplo en arterias subclavias o la aorta.
- Anomalías en el arteriograma.

Adaptado de Arend WP, Michel BA, Bloch DA, et al. The American College of Rheumatology 1990 criteria for the classification of Takayasu Arteritis. *Arthritis Rheum*. 1990;33:1129-1134.

- En una exploración somera, los vasos afectados son gruesos y rígidos. La luz se ve afectada de una forma "salteada" característica, donde la luz normal se alterna con estenosis o aneurismas.
- La exploración microscópica de la inflamación aórtica aguda revela:
  - **Infiltración en torno a los *vasa vasorum*** por linfocitos y células plasmáticas.
  - Se observa engrosamiento de la capa adventicia asociado con infiltración leucocitaria de la túnica media e hiperplasia de la íntima.[3]
  - La **formación de granuloma y de células gigantes** se localiza típicamente en la media. La destrucción y la fibrosis de la media pueden conducir a la formación de aneurismas.
  - La **hiperplasia de la íntima** debida a la proliferación de miofibroblastos provoca lesiones estenóticas características.
- La **inflamación crónica** en la AT se caracteriza por **fibrosis** de las tres capas de los vasos. Típicamente se observa tanto inflamación aguda como crónica en el mismo paciente al mismo tiempo, lo cual implica un **proceso recurrente**.
- Las manifestaciones de la AT se relacionan con los efectos sistémicos de la inflamación crónica o los efectos de la oclusión localizada, o la formación de aneurismas sobre la función de órganos.

DIAGNÓSTICO

Cuadro clínico

- Las características clínicas de la AT se han dividido en **tres etapas monofásicas**.
  - La **fase uno** es la fase inflamatoria previa a la "desaparición del pulso" que se caracteriza por **síntomas constitucionales** inespecíficos como fiebre, malestar, artralgias y pérdida de peso.
  - La **fase dos** se caracteriza por **inflamación en vasos que se manifiesta como dolor y sensibilidad en ellos**; esto casi siempre provoca carotidinia (dolor al palpar la arteria carótida).
  - La **fase tres** se denomina **etapa fibrótica** o de "agotamiento" y se caracteriza por estenosis arterial que conduce a **síntomas isquémicos**.
- El cuadro clínico de la enfermedad es variable. Solo cerca de la mitad de los pacientes tienen síntomas constitucionales, y muchos de ellos presentan tanto manifestaciones inflamatorias como fibróticas al mismo tiempo. Quizá esté presente la enfermedad monofásica.
- El cuadro clásico de la AT es el de una mujer joven con signos y síntomas de flujo sanguíneo anormal en el cerebro o las extremidades superiores.
- **El diagnóstico previo a esta fase estenótica de la enfermedad es poco probable, dados los síntomas constitucionales inespecíficos.**
- Los signos y síntomas dependen de los vasos afectados.
  - La afectación de la **subclavia** ocurre en más de 90% de los pacientes, lo que causa claudicación y ausencia de pulso en los brazos en aproximadamente dos tercios de ellos.
  - La afectación aórtica ocurre en más de la mitad de los pacientes, y puede causar signos y síntomas de insuficiencia aórtica, hipertensión y angina abdominal. Se cree que la **hipertensión** en este caso se debe a la estenosis aórtica y que es resultado de una disminución del flujo sanguíneo hacia los riñones.
  - La implicación de la **carótida común** también es frecuente, y pueden ocurrir defectos visuales, accidentes vasculares cerebrales y accidente isquémico transitorio (AIT).
  - Las **arterias renales** se afectan en cerca de un tercio de los pacientes, y aparece típicamente hipertensión renovascular.
  - La lesión de las **arterias vertebrales** ocurre a una velocidad semejante y puede presentarse con mareos y deficiencias visuales.
- Otros signos y síntomas incluyen arritmia, dolor isquémico de tórax, síncope y pérdida visual. Por último, puede aparecer insuficiencia cardiaca congestiva, que se relaciona con la presencia de hipertensión.

- El tiempo promedio aproximado entre el inicio de los síntomas y el diagnóstico es de 10 meses.
- Los hallazgos más frecuentes en la exploración incluyen **ausencia de pulso, presiones sanguíneas braquiales distintas, soplos en subclavias/carótidas y carotidinia**. Estas manifestaciones se atribuyen a la implicación de la aorta ascendente y el arco aórtico, con las estenosis resultantes de sus ramas principales e hipoperfusión de los órganos distales.
- También se ha observado **hipertensión**, que con frecuencia se debe a la estenosis en la aorta y la arteria renal.

Criterios diagnósticos

- Los criterios de clasificación del American College of Rheumatology de 1990 para la AT requieren que se cumplan al menos 3 de 6 criterios para el diagnóstico que se muestran en la tabla 25-1 (sensibilidad de 90.5% y especificidad de 97.8%):[1]
- Los criterios ahora muestran una sensibilidad reducida de 73.6%, con una especificidad sin cambios de 98.3%; las cohortes modernas requieren de una revisión de los criterios.[4]
- Se ha identificado una superimposición adicional con la arteritis de células gigantes, con afectación de la vasculatura torácica.
- Los nuevos criterios de clasificación incorporarán las modernas modalidades de imagenología, incluyendo RM/ARM, TC FDG-PET y ecografía.
- Los criterios actuales incluyen lo siguiente, con una sensibilidad de 94.52% y una especificidad de 93.7%.[5]
  - o Criterios de inclusión (debe tener uno de los siguientes): diagnóstico de vasculitis, edad menor a 60 años o evidencia de vasculitis en las pruebas de imagen.
  - o Los criterios se basan entonces en un sistema de puntos de hallazgos que debe ser mayor a 5, incluyendo:
    - **Características clínicas.** Sexo femenino (+1), angina (+2), claudicación (+2).
    - **Hallazgos del examen vascular.** Soplo arterial (+2), pulso reducido en las extremidades superiores (2+), pulso carotídeo reducido o dolor a la palpación de la carótida (+2), diferencia en la presión arterial sistólica en los brazos mayor a 20 mm Hg (+1).
    - **Hallazgos de imagen.** Número de arterias afectadas (+1 por cada una hasta +3), vasculitis que afecta los ramales arteriales pares (+1), afectación de la aorta abdominal (+3).

Diagnóstico diferencial

El diagnóstico diferencial de la AT incluye la **aortitis infecciosa** (es decir, tuberculosa, micótica y sifilítica), **síndrome de Ehlers-Danlos, síndrome de Marfan, espondiloartropatías seronegativas** con implicación de la raíz aórtica, **arteritis de células gigantes, vasculopatía sarcoidea y displasia fibromuscular.**

Pruebas diagnósticas

Pruebas de laboratorio

- Los datos de laboratorio en la AT son inespecíficos. La anemia por enfermedad crónica, trombocitosis leve a moderada, hipergammaglobulinemia y velocidad de sedimentación globular (VSG) elevada son comunes.
- Las elevaciones de la proteína C reactiva, la VSG, o ambas, pueden correlacionarse con la enfermedad activa, pero no son fiables en todos los pacientes.

Imagenología

- La angiografía intraarterial ha sido el estándar de oro para detectar los vasos enfermos; sin embargo, no proporciona detalle de la pared de los vasos, solo el diámetro de la luz y las diferencias de tensión arterial a través de las lesiones estenóticas.
- La RM y la angiografía por TC ahora están disponibles y pueden proporcionar detalles sobre la propia pared del vaso. Ambas modalidades identifican el edema de la pared y el grosor del vaso. No obstante, la correlación entre los cambios en la pared y la actividad de la enfermedad no está clara.

- La ecografía puede emplearse para evaluar la enfermedad carotídea y arterial abdominal.
- El escaneo TEP con 18-F-fluorodesoxiglucosa permite detectar la captación de glucosa en el tejido inflamado, y se está investigando como técnica para detectar la arteritis activa. Asimismo, está bajo estudio la combinación de TEP con el escaneo por TC para ayudar a mejorar la localización de la inflamación.[3]

TRATAMIENTO

Medicamentos

- El tratamiento médico se usa para tratar la inflamación activa con la meta de prevenir los cambios estenóticos y aneurismáticos terminales en las arterias.
- La AT activa inflamatoria se trata inicialmente con **glucocorticoides orales**.
  - o La dosis inicial típica es de 1 mg/kg/día de prednisona al día.
  - o Esta dosis puede mantenerse durante 1 a 3 meses en base a los síntomas y la mejoría, y después se ajusta gradualmente.
- Si no se obtiene mejoría, o si el paciente presenta intolerancia a la dosis de esteroides, es típico que se administre un **agente citotóxico**.
- El **metotrexato**, 0.3 mg/kg/semana, es la primera elección, con una dosis máxima inicial de 15 mg/semana que puede aumentarse hasta 25 mg/semana.
- Debe continuarse la administración de esteroides y añadir un agente citotóxico.
- Cerca de la mitad de los pacientes requerirán un agente citotóxico debido a recaída o a una respuesta insuficiente a los esteroides.[2]
- Si no es posible reducir los esteroides a un régimen de días alternos en un lapso de 6 meses o no pueden suspenderse 12 meses después de iniciar el agente citotóxico, se considera que el agente falló y debe suspenderse.
- Aunque los resultados con metotrexato como promotor de la remisión han sido prometedores, las conclusiones que pueden obtenerse son limitadas debido a la falta de estudios aleatorios controlados.
- Se han usado **otros agentes citotóxicos** como **azatioprina**, **leflunomida** y **micofenolato de mofetilo**. La ciclofosfamida suele usarse solo después de que fallan todas las otras terapias, debido a las toxicidades, incluyendo el riesgo a largo plazo de cistitis, así como de cáncer de vejiga y de otros tipos.
- **Tocilizumab**, anticuerpo monoclonal anti receptor IL-6, se ha estudiado en pacientes con AT resistente en un ensayo aleatorizado controlado, con una reducción en las recaídas (valor p = 0.034) y mejora en el tiempo de las tasas de recaída (valor p = 0.0596).[6]
- Los **antagonistas del factor de necrosis tumoral (TNF)-α (infliximab y etanercept)** se han estudiado con resultados prometedores en un ensayo abierto en pacientes con recaídas de la enfermedad y toxicidad de esteroides.[7] Datos observacionales recientes mostraron una remisión sostenida más larga y menos lesiones nuevas y complicaciones comparadas con pacientes tratados con antirreumáticos modificadores de la enfermedad (ARME) y solo con glucocorticoides.[8]
- La **hipertensión** es difícil de tratar por la isquemia, ya que pueden producirse lesiones estenóticas en los lechos vasculares distales cuando se reduce la presión arterial.
  - o Los riesgos de isquemia deben sopesarse frente a los de la hipertensión prolongada.
  - o Más aún, aunque las lecturas de tensión arterial en las extremidades son útiles para detectar la enfermedad oclusiva y en el control del progreso de las estenosis y la isquemia en las extremidades, son inadecuadas para vigilar el tratamiento de la hipertensión.
  - o Las lesiones estenóticas pueden hacer que las lecturas de la tensión arterial periférica sean menores que las lecturas de la tensión arterial central.
  - o Los bloqueadores β y los inhibidores de la enzima convertidora de angiotensina (ECA) no están contraindicados en la AT.

Tratamiento quirúrgico

- La **cirugía de derivación y la angioplastia** se usan para tratar la lesión arterial permanente que se produce.

- Las indicaciones para cirugía pueden incluir:
  - o Hipertensión asociada con estenosis de arterias renales.
  - o Isquemia en las extremidades que limita las actividades de la vida diaria.
  - o Estenosis grave (> 70%) de por lo menos tres vasos cerebrales.
  - o Síntomas de isquemia cerebral.
  - o Regurgitación aórtica moderada.
  - o Isquemia cardiaca con estenosis comprobada de arterias coronarias.
  - o Un aneurisma disecante con riesgo de rotura también exige la intervención quirúrgica.
- La angioplastia y la endoprótesis endovascular (*stent*) también pueden usarse para la estenosis. Casi siempre se utilizan para la estenosis de arterias renales, aunque estas técnicas muestran cada vez más estenosis subclavias, coronarias y aórticas.
- En una cohorte a largo plazo de 60 pacientes, 23 requirieron 50 procedimientos de derivación, mientras que 11 necesitaron angioplastia. Los injertos autólogos funcionaron mejor que los sintéticos.[9]
- La angioplastia parece complicarse por la reestenosis con mucha mayor frecuencia que la cirugía de derivación.
- Las tasas de éxito para los procedimientos de revascularización son las más altas en pacientes que tienen enfermedad inactiva determinada por histología en el momento de la operación.
- Con frecuencia es muy difícil determinar clínicamente si la enfermedad es activa, pero las características sistémicas (p. ej., fiebre, mialgias o artralgias), la VSG elevada, las características de isquemia vascular (p. ej., claudicación, déficit del pulso, ruidos cardiacos, dolor vascular o lecturas asimétricas de la tensión arterial) y las características angiográficas típicas por lo general se usan como indicadores. Por desgracia, con frecuencia los pacientes no cumplen con estos criterios de enfermedad activa a pesar de las muestras patológicas que señalan inflamación activa. Como ya se indicó, las nuevas modalidades de imagenología, como la TC y la angiografía por RM, proporcionan información sobre la pared de los vasos que se correlaciona con la inflamación activa; aunque se requieren estudios más profundos.

VIGILANCIA/SEGUIMIENTO

- En la mayoría de los pacientes la AT es una enfermedad crónica; pocos presentan un curso monofásico.
- Aún debe determinarse el seguimiento de los pacientes que están en remisión clínica.
- Los marcadores actuales de enfermedad activa no se consideran indicadores adecuados de la inflamación; por tanto, cuándo se debe comenzar a reducir el tratamiento es una decisión difícil.
- Vigilar la enfermedad a través de la aortografía en serie es costoso y se asocia con riesgos, y la relevancia de otras modalidades de imagenología aún debe definirse.
- Por desgracia, es difícil obtener tejido patológico, y no puede usarse para el seguimiento de la actividad de la enfermedad.
- Reevalúe como se ha descrito antes a los pacientes con signos y síntomas de inflamación vascular sistémica recurrente o en remisión.

REFERENCIAS

1. Arend WP, Michel BA, Bloch DA, et al. The American College of Rheumatology 1990 criteria for the classification of Takayasu arteritis. *Arthritis Rheum.* 1990;33:1129-1134.
2. Jennette JC, Falk RJ, Andrassy K, et al. Nomenclature of systemic vasculitides. Proposal of an international consensus conference. *Arthritis Rheum.* 1994;37:187-192.
3. Mason JC. Takayasu arteritis—advances in diagnosis and management. *Nat Rev Rheumatol.* 2010;6:406-415.
4. Seeliger B, Sznajd J, Robson JC, et al. Are the 1990 American College of Rheumatology vasculitis classification criteria still valid? *Rheumatology.* 2017;56:1154-1161.
5. Luqmani R, Merkel P, Watts R. Diagnostic and classification criteria in vasculitis: Updated classification criteria for the large vessel vasculitis. Presented at: ACR 2018.
6. Nakaoka Y, Isobe M, Takei S, et al. Efficacy and safety of tocilizumab in patients with refractory Takayasu arteritis: results from a randomized, double-blind, placebo-controlled phase 3 trial in Japan (the TAKT study). *Ann Rheum Dis.* 2018;77:348-354.

7. Molloy ES, Langford CA, Clark TM, et al. Anti-tumour necrosis factor therapy in patients with refractory Takayasu arteritis: long-term follow-up. *Ann Rheum Dis.* 2008;67:1567-1569.

8. Gudbrandsson B, Molberg O, Palm O. TNF inhibitors appear to inhibit disease progression and improve outcome in Takayasu arteritis; an observational, population-based time trend study. *Arthritis Res Ther.* 2017;19:99.

9. Kerr GS, Hallahan CW, Giordano J, et al. Takayasu arteritis. *Ann Intern Med.* 1994;120:919-929.

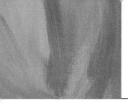

Arteritis de células gigantes y polimialgia reumática

26

Anneliese M. Flynn y Jonathan J. Miner

ARTERITIS DE CÉLULAS GIGANTES

PRINCIPIOS GENERALES

- La arteritis de células gigantes (ACG, también conocida como arteritis de la temporal) es una **vasculitis de los vasos medianos y grandes** que afecta las **ramas aórticas de segundo a quinto orden**, con frecuencia en los **vasos extracraneales**.
  - o Se caracteriza por inflamación granulomatosa en las paredes de los vasos.
  - o La ACG es la **forma primaria más común de vasculitis en adultos** en Estados Unidos y Europa, y ocurre casi exclusivamente en adultos mayores (> 50 años).
- La ACG se presenta con dos complejos principales de síntomas:
  - o **Insuficiencia vascular** que conduce a un flujo sanguíneo deficiente.
    - La **pérdida de la visión** debida a neuropatía óptica isquémica es la complicación más temida.
    - Puede presentar **cefalea**, sensibilidad en el cuero cabelludo, claudicación de la mandíbula o isquemia del sistema nervioso central (SNC) debida a la **arteritis craneal**.
    - La **ACG de grandes vasos** puede conducir a la **claudicación en brazos**, ausencia de pulso, fenómeno de Raynaud, aneurisma o insuficiencia aórticos. Es necesario evaluar la implicación de los grandes vasos en todos los pacientes en que se sospeche ACG.
  - o Los signos de **inflamación sistémica**, incluidos malestar, fiebre y pérdida de peso, son comunes.
- Los pacientes con sospecha razonable de ACG deben **iniciar inmediatamente terapia con dosis elevadas de glucocorticoides orales o intravenosos** para evitar que aparezca ceguera relacionada con la ACG. Esto no interferirá con los resultados de la biopsia de la arteria temporal si ésta se realiza en los 10 a 14 días siguientes al inicio de la administración de los glucocorticoides. **Una vez que ha aparecido el compromiso visual, la recuperación del ojo afectado rara vez ocurre, incluso con tratamiento agresivo.**

Definición

- La *Chapel Hill Consensus Conference* define la ACG como una **arteritis granulomatosa** de la aorta y sus ramas principales, en particular las **ramas extracraneales de la arteria carótida**.[1]
- Se han identificado dos formas de ACG, que se diferencian por el lecho vascular implicado:
  - o La **arteritis craneal** ocurre cuando las ramas extracraneales de la arteria carótida están implicadas. Esto se manifiesta como cefaleas, **claudicación de la mandíbula** y cambios visuales.
  - o La **ACG de grandes vasos** ocurre cuando la carótida, la subclavia, la axilar y otros grandes vasos que se ramifican de la aorta se ven afectados. Quizá aparezca síndrome del arco aórtico (especialmente la claudicación del brazo) y aortitis.
  - o Típicamente, la arteritis craneal y la ACG de los grandes vasos no ocurren en el mismo paciente.

Epidemiología

- La ACG se observa de manera casi exclusiva en individuos mayores. **La edad promedio en el diagnóstico es > 70 años.**
- Se estima que la incidencia es de 1:500 individuos > 50 años.
- Las mujeres se ven afectadas con una frecuencia 2 o 3 veces mayor que los hombres.
- De 40% a 50% de los pacientes con ACG tienen polimialgia reumática (PMR).

Etiología

- Se desconoce la patogénesis de la ACG.
- Los factores genéticos se han correlacionado con ella.
  - La presencia del HLA-DR4 se ha asociado de modo importante con la ACG.
  - Un polimorfismo en la segunda región hipervariable del HLA-DRB1 (la región del HLA que se une con el antígeno) se ha asociado tanto con ACG como con PMR. Este polimorfismo no se ve en paciente con artritis reumatoide (AR).[2]
- Las infecciones pueden tener un papel importante en el desarrollo de la ACG.
  - Hay picos cíclicos de incidencia (cada 5 a 7 años) de la ACG que sugieren que puede ser importante algún evento desencadenante, como la infección.[3]
  - Las infecciones por el virus herpes-gamma en ratones con déficit del receptor del interferón-γ producen una vasculitis en los grandes vasos.[4]
  - También se ha propuesto una asociación con el parvovirus B19.[5]

Fisiopatología

- Los **procesos mediados por células** parecen dirigir la patología de la ACG.
  - Las células T en particular quizá tienen un papel importante, ya que la mayoría de los linfocitos infiltrados en vasos son células T CD4.[6]
  - Además de las células T, se han identificado alteraciones de la función de las células dendríticas.[7]
  - Los macrófagos desempeñan múltiples funciones, como la secreción de interleucina (IL)-1, IL-6 y factor de crecimiento tumoral β; la aparición del daño oxidativo; la producción de óxido nítrico, y la generación de células gigantes.[6]
  - Los componentes de la respuesta inmune humoral parecen ser menos importantes. No se encuentran células B en las lesiones de ACG, y la hipergammaglobulinemia y los autoanticuerpos no aparecen en el suero del paciente.[6]
- Las citocinas, en particular **IL-6**, están involucradas en la actividad de la enfermedad.
  - Los niveles de IL-6 presentan una estrecha relación con la actividad de la enfermedad.[8]
  - Los niveles de ARNm para interferón-γ (IFN-γ) e IL-1β en las arterias implicadas se correlacionan con los síntomas isquémicos (compromiso visual y claudicación de mandíbula), mientras que los niveles séricos de IL-2 se asocian con PMR.[9]
- La patología de las lesiones vasculíticas de la ACG explica el mecanismo del compromiso vascular.
  - La lesión vasculítica presenta un infiltrado mononuclear formado por células T y macrófagos que se observa primero en la adventicia y después se extiende a todas las capas de la pared arterial. A medida que avanza la respuesta inflamatoria, la media de la pared arterial se adelgaza mientras que la íntima se vuelve hiperplásica. Se trata de un mecanismo de compromiso vascular, además de la agregación plaquetaria.
  - Los infiltrados pueden ser granulomatosos (particularmente en la media), y se caracterizan por la presencia de histiocitos y células gigantes multinucleadas.
    - **Aunque la presencia de células gigantes condujo a darle el nombre a esta enfermedad, en general no se observan**.
    - Cuando están presentes, se encuentran cerca de la lámina elástica interna. Esto se correlaciona con niveles elevados de factor de crecimiento derivado de plaquetas y con un incremento del riesgo de complicaciones isquémicas.[10]
  - La presencia de necrosis fibrinoide debe sugerir otro tipo de proceso vasculítico.

Factores de riesgo

- La edad es el mayor factor de riesgo para ambas ACG.
- El género femenino está asociado con la ACG.
- La etnicidad es otro factor de riesgo para el desarrollo de ACG. Los pacientes con ascendencia del norte de Europa presentan un riesgo de 2.5 a 4.0 veces mayor que los del sur de Europa y de 7.5 a 25 veces mayor que los hispanos y afroamericanos de desarrollar ACG.[11]

Prevención

No se conocen medidas de prevención para la ACG.

DIAGNÓSTICO

* Es raro encontrar ACG en personas < 50 años.
* **La cefalea es el síntoma más común de presentación para la ACG, mientras que la claudicación de la mandíbula casi siempre predice una biopsia positiva de la arteria temporal.**
* Siempre que exista sospecha de ACG, el paciente debe iniciar una terapia de dosis elevadas de glucocorticoides orales o intravenosos, aunque no se haya realizado aún la biopsia de la arteria temporal.
* Si la biopsia de la arteria temporal es negativa, pero la sospecha de ACG aún es elevada, es preciso tratar al paciente como si padeciera ACG y considerar la biopsia de la otra arteria temporal.
* La ACG también debe considerarse en pacientes > 50 años con fiebre de origen desconocido.

Cuadro clínico

Historia clínica
* En la **ACG**, el inicio de los síntomas tiende a ser **paulatino** más que abrupto.
* **Arteritis craneal.** Entre 80%-90% de los casos de ACG se presentan con arteritis craneal.
  o **Cefalea.** Más de la mitad de los pacientes tienen como queja principal el dolor de cabeza.
    ▪ Referido como punzante, agudo o sordo.
    ▪ Se localiza clásicamente sobre las regiones temporales, pero también sobre los lóbulos occipital o frontal, o generalizado.
  o **Hipersensibilidad en el temporal.** Las personas también pueden quejarse de sensibilidad en el temporal cuando usan gafas o se recuestan sobre una almohada.
  o **Claudicación de la mandíbula.** El 50% de los pacientes se quejan de fatiga o dolor mientras comen, o de síntomas tipo trismo.
    ▪ Quizá los pacientes no reconozcan la importancia de esto, así que es necesario preguntarles directamente.
    ▪ Los síntomas se deben a la reducción del flujo sanguíneo a través de las ramas extracraneales de la arteria carótida que lleva sangre a los músculos masetero o temporal.
    ▪ Una característica asombrosa de la claudicación de la mandíbula asociada con la ACG es la rapidez con que se presenta la fatiga al masticar, y cuán incapacitante llega a ser el dolor.
    ▪ La claudicación de la mandíbula puede ser el síntoma más específico de la arteritis craneal. El 54% de las personas con claudicación de mandíbula tienen biopsia de la arteria temporal positiva, mientras que solo 3% de aquellas con biopsia negativa presentan claudicación de mandíbula.[12]
  o **Trastornos sistémicos:**
    ▪ El 50% de los pacientes presentarán fiebre ligera (> 37.7 °C), mientras que 15% tendrán fiebre > 39 °C.[13]
    ▪ En 15% de los pacientes mayores con fiebre de origen desconocido se establece diagnóstico de ACG.[13]
    ▪ El 10% de los pacientes muestra síntomas constitucionales o pruebas de laboratorio positivas de inflamación como los únicos síntomas/signos de ACG.[14]
  o **Trastornos visuales.** Se observa una amplia gama de manifestaciones oculares en la ACG.
    ▪ **La pérdida de la visión es repentina, indolora y por lo general permanente.**
    ▪ **Amaurosis fugaz.** Es una pérdida temporal monocular de la visión ocasionada por lesiones focales en la arteria oftálmica. Esto conduce a isquemia transitoria de la retina, la coroides o el nervio óptico, o una combinación de todas ellas. Los pacientes informan **visión borrosa** (asociada con el calor, el ejercicio o la postura) y **diplopia**. Si permanece sin tratamiento, es probable que el otro ojo se vea afectado en una a dos semanas.
    ▪ **Neuropatía óptica isquémica anterior (NOIA).** Puede aparecer tras un episodio de amaurosis fugaz. Se debe al compromiso del flujo sanguíneo a través de la arteria ciliar

posterior, que conduce a isquemia aguda de la cabeza del nervio óptico. Su presentación típica es unilateral, pero el otro ojo quizá resulte afectado en cuestión de días o semanas si se deja sin tratar. **Aunque la NOIA es la presentación ocular más común de la ACG, solo 5% de los pacientes con NOIA tienen ACG.**

- **Neuropatía isquémica posterior. Es una etiología rara** (un 5%) de ceguera en la ACG. Se debe al compromiso del flujo sanguíneo en la porción retrobulbar del nervio óptico.

- A pesar de una terapia eficaz, la pérdida de visión ocurre en uno o ambos ojos en el 15%-20% de los pacientes con ACG; esto se debe en parte al hecho de que la ceguera puede ser el síntoma de presentación.

- **Diplopia.** Puede ocurrir no solo debido a la amaurosis fugaz, sino también por lesión isquémica en el sistema oculomotor de los músculos extraoculares, paresia de los nervios motores oculares y enfermedad en el tallo cerebral.

- **Hemianopsia bitemporal.** Ocurre cuando se dañan las arterias que irrigan el quiasma óptico.

- **Hemianopsia homónima** (defecto de la visión que afecta las dos mitades derechas o izquierdas del campo visual). Se debe a una lesión en los vasos que alimentan las vías sensoriales visuales retroquiasmáticas. En la ACG, esto casi siempre ocurre por lesiones en la circulación vertebrobasilar, lo que provoca un infarto del lóbulo occipital.

- **Alucinaciones visuales.** Pueden producirse por psicosis asociada al uso de glucocorticoides o por el síndrome de Charles Bonnet (presencia de alucinaciones visuales en pacientes psicológicamente normales debido a la pérdida de la visión por lesiones periféricas o de la visión central).

o **Trastornos musculoesqueléticos**

- **PMR** (los síntomas se consideran más adelante). Se observa en 40%-50% de los pacientes con ACG, pero solo 15% de los sujetos con PMR tienen ACG. De los casos que se considera que tienen PMR aislada, 5% presentan una biopsia positiva de la arteria temporal.

- **Sinovitis y edema periféricos** de las extremidades distales. También se observan en una minoría de los pacientes con ACG. Estos síntomas quizá imiten una AR seronegativa o sinovitis simétrica seronegativa en remisión, o edema con fóvea (RS3PE) (véase "Diagnóstico diferencial").

o **Afección neurológica.** Las manifestaciones neurológicas ocurren en 20%-30% de los casos.

- Los **accidentes isquémicos transitorios (AIT)** y **accidentes vasculares cerebrales (AVC)** a menudo se deben a lesiones vasculíticas extradurales en la arteria carótida interna (menos comunes) o arteria vertebral (más frecuentes). La disección aórtica también puede comprometer el flujo sanguíneo en estos vasos, lo que propicia los síntomas.

- **Vértigo y pérdida del oído.** También pueden ocurrir con implicación de la arteria vertebral o la carótida.

- **Vasculitis intracraneal.** Es muy rara (< 1%).

- **ACG de grandes vasos.** Representa entre 10%-15% de todos los casos de ACG y típicamente carece de implicación craneal. Estos pacientes son ligeramente más jóvenes (edad promedio de 66 años), se quejan menos de cefalea y hay mayor probabilidad de que se presenten con claudicación del brazo. El 50% de estos sujetos tienen una biopsia negativa de la arteria temporal.

o **Síndrome del arco aórtico.** Ocurre con la afectación de las arterias subclavia y axilar.

- **Claudicación del brazo.** Es el síntoma más común y se observa en 51% de los pacientes de ACG de grandes vasos.

- También se han observado **pulsos ausentes o asimétricos** y **parestesias**.

o **Aortitis**

- Se ha observado aortitis activa en 50% de los pacientes con ACG *post mortem*, así como durante la cirugía; casi siempre afecta la **aorta ascendente**, lo cual puede provocar la dilatación de la válvula aórtica.

- **Aneurismas** (en particular torácicos, pueden presentarse de manera semejante a la de la arteritis de Takayasu [AT; véase capítulo 25]) y **disecciones** (debidas a aortitis crónica) son las complicaciones más significativas.

o Hay una incidencia 17 veces mayor de desarrollar aneurisma aórtico torácico, que se presenta aproximadamente en 10% de los pacientes con ACG.[15]

o Las semejanzas entre la ACG y la AT subrayan la posibilidad de que sean parte del espectro de la misma enfermedad.

Exploración física

• Es típico que los pacientes con **ACG** parezcan tener **enfermedad crónica**, con frecuencia afectados por **fiebre**.

• **Anomalías de la arteria temporal**

o **Disminución o ausencia de pulsos**. Si el pulso está ausente, la razón de probabilidad (RR) de una biopsia positiva de la arteria temporal es de 2.7 respecto a un paciente sin ese resultado.[16]

o **Arteria sensible o engrosada**. Si el paciente tiene una arteria temporal prominente o crecida, la RR es de 4.3, y si es hipersensible, la RR es de 2.6.[16]

o Incluso sin encontrar signos en la exploración física vinculados con la arteria temporal, 33% de los casos tienen una biopsia positiva de esa arteria.[17]

• **Hallazgos oftalmológicos**

o Quizá sean normales en las personas con amaurosis fugaz.

o Se han observado exudados blandos en áreas de lesiones vasculares.

o Se presenta **disco óptico pálido edematoso con márgenes borrosos** en las personas con pérdida aguda de la visión por NOIA.

o Ocurre atrofia óptica y disco pálido y plano en aquellos sujetos con ceguera permanente por NOIA. Estos pacientes también muestran un defecto pupilar aferente relativo (pupila de Marcus Gunn manifestada por resultados positivos del signo de la linterna oscilante).

• **Hallazgos cardiovasculares**

o Probablemente haya **soplos** al auscultar las áreas supraclavicular, carotídea, axilar, braquial y femoral.

o El **soplo de regurgitación aórtica** quizá indique aneurisma de aorta ascendente.

o Los pulsos disminuidos en las extremidades tal vez estén asociados con presión arterial asimétrica en las extremidades afectadas.

• **Hallazgos musculoesqueléticos** (véase "Polimialgia reumática").

Criterios diagnósticos

• No hay criterios reales de diagnóstico para la ACG, sin embargo, los criterios del American College of Rheumatology pueden influir en la decisión de realizar una biopsia de la arteria temporal.

• Los siguientes hallazgos clínicos permiten distinguir la ACG de otras formas de vasculitis:[18,19]

o Edad ≥ 50 años en el momento del inicio de la enfermedad.

o Cefalea localizada.

o Sensibilidad o disminución del pulso de la arteria temporal.

o Velocidad de sedimentación globular (VSG) > 50 mm/h.

o Biopsia que revela arteritis necrosante con predominio de células mononucleares o un proceso granulomatoso con células gigantes multinucleadas.

• Si un paciente cuenta ya con el diagnóstico de vasculitis, la presencia de 3 de estos 5 criterios se asocia con 94% de sensibilidad y 91% de especificidad para el diagnóstico de ACG.[18]

• Hay una probabilidad de 95% de una biopsia negativa de la arteria temporal con los siguientes resultados:[20]

o VSG < 40 mm/h.

o Sin claudicación de mandíbula.

o Sin sensibilidad de arteria temporal.

o Presencia de sinovitis.

Diagnóstico diferencial

El diagnóstico diferencial de la ACG incluye:

• Otras vasculitis de grandes vasos (como la AT, que no afecta la arteria temporal).

- Poliarteritis nudosa, granulomatosis de Wegener o vasculitis del SNC (si afecta la arteria temporal).
- Amiloidosis (que se presenta como claudicación de mandíbula o del brazo si hay implicación de las arterias temporal o subclavia).
- La neuropatía óptica isquémica anterior no arterítica presenta bajo nivel de marcadores inflamatorios y está asociada con hipertensión, diabetes mellitus y uso de sildenafilo.

Pruebas diagnósticas

Pruebas de laboratorio

- Ninguna prueba de laboratorio es patognómica para diagnosticar ACG, pero algunas sí la detectan con bastante exactitud. Las anomalías halladas en las pruebas de laboratorio se resuelven mediante el tratamiento con glucocorticoides.
- **Hemograma completo: anemia normocítica.** Por lo general está presente en el diagnóstico de la ACG. Es interesante señalar que el recuento de leucocitos suele ser normal a pesar de los signos sistémicos de inflamación.
- **Panel metabólico completo (PMC): transaminasas y fosfatasa alcalina elevadas.** Se observan en 25%-35% de los pacientes con ACG; los niveles de albúmina sérica por lo general son normales.[21]
- VSG y proteína C reactiva (PCR).
  - o **Elevaciones significativas de los valores de VSG y PCR** se observan característicamente en la ACG.
  - o Una VSG normal reduce cinco veces la probabilidad de una biopsia positiva de la arteria temporal.[16] Una VSG < 40 mm/h se correlaciona con menor afección sistémica, pero no reduce la probabilidad de pérdida visual.
  - o La PCR por lo general se correlaciona con los valores de VSG.
- **Las concentraciones de IL-6 se correlacionan estrechamente con la enfermedad clínica** en la ACG y predicen recaída más que la VSG. Las pruebas de IL-6 todavía no se aplican ampliamente y su utilidad clínica no está clara.[8]

Imagenología

- **Es típico que el estudio imagenológico no sea necesario para la arteritis craneal asociada con ACG.** La angiografía por resonancia magnética (ARM) se ha utilizado para identificar áreas de inflamación de la arteria temporal, lo cual ayuda a guiar la biopsia.
- **Si hay sospechas de ACG de grandes vasos, el estudio de elección es la ARM.** La aorta, carótida, subclavia y otros grandes vasos pueden visualizarse por la presencia de edema en la pared de los vasos. Aunque la ARM se ha utilizado en el seguimiento de la actividad de la enfermedad y en la evaluación de la respuesta al tratamiento, el edema de la pared de los vasos no siempre se asocia con la actividad de la ACG ni se considera útil para identificar nuevas lesiones. Por tanto, siempre debe utilizarse teniendo en cuenta los hallazgos clínicos en el marco de la ACG.
- Aunque en la actualidad está en fase de investigación, en el futuro, la tomografía por emisión de positrones (TEP) puede ser útil para identificar la ACG de los grandes vasos.
- La angiografía convencional ha estado limitada por el uso de la ARM. De hecho, tiene una función relevante en los pacientes con ACG en los grandes vasos en las cuatro extremidades, donde las mediciones de la presión arterial son poco fiables. La aortografía con mediciones de la tensión aórtica central quizá sea útil en este contexto.
- La ecografía ha mostrado éxito variable en ACG y su uso en el diagnóstico de ACG debe limitarse a centros médicos con experiencia.

Procedimientos diagnósticos

- La **biopsia de la arteria temporal** es el estándar de oro para establecer el diagnóstico de la ACG y debe hacerse en todos los pacientes en quienes se sospeche.
- La sensibilidad de la biopsia de la arteria temporal es del 94%.[18]
- El valor predictivo de una biopsia positiva aumenta significativamente en los pacientes con claudicación de mandíbula, y es todavía mayor con la suma de cefalea, sensibilidad del cuero cabelludo o cambios de la visión.[22]

- Debe obtenerse una muestra de 2 cm de la arteria temporal a menos que ésta sea visiblemente anormal, en cuyo caso un segmento más pequeño puede proporcionar el diagnóstico. Las complicaciones son raras con este procedimiento.
- Debe procesarse todo el tejido, ya que es posible "omitir" lesiones.
- Hay controversia sobre si es preciso obtener muestras unilaterales o bilaterales de biopsia de la arteria temporal. La biopsia unilateral casi siempre es suficiente para diagnosticar la ACG, y solo se pasan por alto 13% de los casos en comparación con las biopsias bilaterales.[23,24]
- El siguiente algoritmo es útil para decidir si se hace biopsia unilateral o bilateral de la arteria temporal (de acuerdo con lo propuesto por la European League Against Rheumatism):[25]
  o Si en el examen se observa una anomalía obvia de la arteria temporal o si el dolor de cabeza es unilateral, debe realizarse la biopsia de ese vaso.
  o Si no hay pistas para la localización, obtenga una biopsia unilateral de la arteria temporal.
  o Si el resultado de la biopsia unilateral es negativo y la sospecha clínica aún es elevada, considere la biopsia de la arteria temporal contralateral.
  o La preferencia del paciente quizá sea útil en la decisión para obtener una biopsia bilateral simultánea.
  o Al margen de lo anterior, **el tratamiento para la ACG debe iniciarse antes de programar la biopsia.** El infiltrado inflamatorio se resuelve lentamente con la administración de prednisona, por lo general en semanas o meses.
- Debe tenerse en mente que las **biopsias negativas no excluyen la posibilidad de la ACG de los grandes vasos** (busque la claudicación del brazo en estos pacientes).
- **Biopsia de otros vasos.** Es típico que se haga biopsia de las arterias temporales, ya que son de fácil acceso. Si otros vasos son anormales (como las arterias facial u occipital), puede realizarse la biopsia en ellos.

TRATAMIENTO

El objetivo del tratamiento de la ACG es evitar la NOIA; por desgracia, una vez que la visión se pierde, la probabilidad de obtener una mejoría visual significativa es reducida (< 10%); por tanto, **prevenir la pérdida de la visión es de suma importancia.**

- **Glucocorticoides**
  o El estándar de oro son los **glucocorticoides**, a pesar de la ausencia de estudios controlados por placebo. Su eficacia en la ACG se ha establecido a lo largo de muchos años de uso y de las consecuencias conocidas de la enfermedad sin tratar.
  o **Los glucocorticoides deben iniciarse de inmediato cuando surge la sospecha de que el paciente tiene ACG,** incluso antes de confirmar el diagnóstico. Esto aplica especialmente si el paciente tiene complicaciones vasculares recientes o potenciales. **No obstante, deben obtenerse biopsias de las arterias temporales lo más rápido posible.**
  o La dosis inicial óptima no está clara, pero virtualmente todos los casos deben iniciar el tratamiento con una dosis mínima de **prednisona de 40 a 60 mg vía oral (VO) diarios.**
  o Las dosis diarias son más eficaces que las administradas en días alternos. Dividir una sola dosis diaria en varias dosis durante el día no es más efectivo que la dosis única cotidiana.
  o El uso de **glucocorticoides intravenosos** (15 mg/kg/día de metilprednisolona en tres dosis) se ha investigado en un estudio aleatorio, pequeño, doble ciego y controlado por placebo, que concluyó que los pacientes que recibieron prednisolona:[26]
    ■ Tenían mayores tasas de remisión sostenida después de la suspensión de la terapia con glucocorticoides.
    ■ Mayor probabilidad de alcanzar y mantener dosis bajas de prednisona (≤ 5 mg/día) a los 9, 12 y 15 meses después de iniciar la dosis del pulso.
    ■ Menor mediana de la dosis total de glucocorticoides (excluyendo la dosis inicial de impregnación).
    ■ Los pacientes con pérdida de visión en el diagnóstico no mejoraron significativamente con glucocorticoides parenterales.

- Aunque el uso de glucocorticoides parenterales para tratar la disfunción visual no se ha evaluado de manera rigurosa, es apropiado usarlos con dosis en pulsos.
- **Tocilizumab**
  - o Tocilizumab, un anticuerpo monoclonal anti-IL-6 es el agente ahorrador de esteroides de primera línea para tratar la ACG.
  - o Un ensayo aleatorizado, doble ciego, controlado por placebo y de fase 3 mostró que tociluzumab (semanalmente o en semanas alternas) combinado con prednisona arrojó tasas más altas de remisión sustentada libre de glucocorticoides durante un año de seguimiento.[27]
  - o Aunque tocilizumab es efectivo para aumentar la tasa de remisión, la tasa de recurrencia en la terapia es significativa.
  - o La diverticulitis es una contraindicación al uso de tocilizumab, dado el riesgo de perforación intestinal con la medicación.
  - o IL-6 juega un papel importante en la respuesta a la fase aguda; por tanto, la PCR y la VSG no son confiables para monitorear la actividad de la enfermedad en el contexto del uso de tocilizumab.
- **Ajuste de la dosis esteroide**
  - o **Los pacientes deben mantenerse con la dosis inicial de glucocorticoides durante por lo menos 2-4 semanas o siempre que la actividad de la enfermedad se resuelva, independientemente de que se presente más tarde.** Debe haber una disminución lenta durante los siguientes 9 a 18 meses.
  - o Típicamente, los pacientes informan sobre la resolución de los síntomas de 24-48 horas después del inicio del tratamiento (con la excepción de la pérdida de la visión debida a NOIA). Las mediciones de la inflamación con las pruebas de laboratorio también comenzarán a normalizarse durante este periodo.
  - o La prednisona debe reducirse para evitar los ataques.
  - o **Un objetivo inicial razonable de la reducción de prednisona es alcanzar los 20 mg/día a los dos meses de terapia.**
  - o A continuación el ajuste se hará de forma más lenta. Por lo general, una vez que se alcanzan los 10 mg/día, se reduce la dosis 1 mg al mes, de manera que el curso completo del tratamiento abarque de 9 a 12 meses en total.
  - o **Si un paciente presenta exacerbación de la enfermedad durante el proceso de reducción, es necesario ajustar la dosis con un esquema más lento de reducción después del brote.**
  - o Es raro que los pacientes experimenten ataques con dosis > 15 mg/día, pero por desgracia es común que sí aparezcan por debajo de dicha dosis.
- **Ácido acetilsalicílico.** Se ha recomendado el uso de una dosis diaria de ácido acetilsalicílico para reducir el riesgo de pérdida de la visión, AIT y AVC.[27] Este beneficio parece deberse a su efecto antiagregante.
- **Otros medicamentos**
  - o Metotrexato (MTX)
    - Los datos de tres ensayos aleatorios evaluaron si el MTX puede usarse como agente economizador de esteroides y se obtuvieron resultados contradictorios.[29-31]
    - El uso de MTX para ACG no se recomienda en este momento.

COMPLICACIONES

- Además de la pérdida visual, no es típico que ocurran complicaciones a largo plazo directamente por la ACG ya que la enfermedad es autolimitada a lo largo de meses o años.
- La mayoría de las complicaciones ocurren como resultado del uso prolongado de glucocorticoides, y deben atenderse según se requiera. **Es necesario anticiparse a los efectos secundarios debidos al uso prolongado de la terapia con prednisona** (véase el capítulo 9).
  - o Es necesario vigilar la hiperglucemia, el aumento de peso, la infección, la hipertensión y otros efectos secundarios.
  - o También puede presentarse pérdida de la integridad ósea u **osteoporosis** franca. Evalúe con escaneos la densidad ósea y proporcione tratamiento profiláctico con calcio, vitamina D y medicamentos apropiados para osteoporosis (véase el capítulo 52).

DERIVACIÓN

- Aquellos pacientes en los que sospeche ACG deben ser remitidos de inmediato a un reumatólogo. Si hay indicios de enfermedad o si hay síntomas oftalmológicos, es esencial el tratamiento hospitalario con consulta al reumatólogo.
- Cualquiera que requiera uso prolongado de glucocorticoides debe ser remitido a un reumatólogo para controlar la toxicidad de los medicamentos.

INSTRUCCIÓN AL PACIENTE

- Es necesario informar a los pacientes sobre los efectos secundarios asociados con la prednisona y deben controlarse apropiadamente para evitar las complicaciones a largo plazo.
- Se debe enseñar a los pacientes a reconocer los síntomas de ACG para identificar los ataques.

VIGILANCIA/SEGUIMIENTO

- **La vigilancia para determinar la actividad de la enfermedad es un reto en la ACG.** Quizá sea difícil evaluar la presencia de ataques en el marco de la reducción de la dosis de prednisona.
- La VSG y la PCR permiten monitorear la actividad de la enfermedad, a menos que el paciente esté tomando tocilizumab, en cuyo caso estas pruebas son menos confiables en este sentido.
- La IL-6 puede resultar una medida más fiable de la actividad de la enfermedad que la VSG, aunque la utilidad clínica de este ensayo no se ha evaluado del todo.[8]

RESULTADO/PRONÓSTICO

- El pronóstico por lo general es muy bueno en las personas con tratamiento oportuno y apropiado.
- Algunos necesitan terapia vitalicia con dosis bajas de glucocorticoides para suprimir la actividad de la enfermedad de ACG.
- En aquellos sin compromiso visual es raro que se presente súbitamente la pérdida de la visión una vez que se ha iniciado el tratamiento (< 1%).
- En los pacientes con defectos visuales preexistentes por ACG, se estima que la incidencia de pérdida de visión contralateral es de 13% a lo largo de los cinco años siguientes, incluso con el tratamiento apropiado.[32] La edad > 80 es el factor de riesgo más significativo para este resultado.
- La supervivencia global parece no verse afectada en las personas con ACG.

POLIMIALGIA REUMÁTICA

PRINCIPIOS GENERALES

- La PMR es un síndrome musculoesquelético que se observa en personas > **50 años** y que se manifiesta por **dolor simétrico y rigidez en los músculos del cuello, torso, cintura escapular y la cadera durante por lo menos cuatro semanas**.
- Se asocia con signos de inflamación sistémica, VSG y PCR elevadas y anemia.
- La PMR está estrechamente relacionada con la ACG y con frecuencia se considera una forma de ACG que carece de la vasculitis totalmente desarrollada.
- La PMR responde muy bien a la terapia con dosis bajas de glucocorticoides orales.

Definición

La PMR es un síndrome caracterizado por dolor simétrico y rigidez matutina de la cintura escapular, la cadera, el cuello y el torso en individuos > 50 años con VSG > 50 mm/h.

Epidemiología

- La PMR se produce casi exclusivamente en personas mayores. **La edad promedio en el diagnóstico es de > 70 años.**
- Lo mismo que en la ACG, es raro encontrar PMR en individuos < 50 años.
- Las mujeres se ven afectadas con una frecuencia 2-3 veces mayor que los hombres.
- El 15% de los pacientes con PMR desarrolla ACG.

Etiología

- La patogénesis de la PMR se desconoce.
- Se han correlacionado factores genéticos con la PMR:
  - o Un polimorfismo en la segunda región hipervariable del HLA-DRB1 (la región del HLA que se une al antígeno) se ha asociado con la PMR.[2]
  - o Otros polimorfismos genéticos en la molécula de adhesión intracelular (ICAM)-1, TNF-α, factor de crecimiento endotelial vascular o el ser portador de ciertos alelos, como el PI[A2] del gen de la glucoproteína plaquetaria IIIa, también pueden estar asociados con la PMR.[33-36]

Fisiopatología

Se desconoce la fisiopatología que induce la PMR.

Factores de riesgo

- La edad es el mayor factor de riesgo.
- El género femenino está asociado con la PMR.

Prevención

No se han identificado medidas conocidas de prevención.

DIAGNÓSTICO

Cuadro clínico

Historia clínica
- La **PMR** se caracteriza por un inicio subagudo o crónico de rigidez y dolor matutinos simétricos de la cintura escapular, de la cadera, del cuello y el torso.
- La **rigidez** y la sensibilidad matutinas duran > 30 min, por lo que presentan dificultades para vestirse o girarse en la cama, lo que puede deberse a bursitis o sinovitis, o a ambas.
- El dolor se presenta en los **hombros** más que en las caderas y el cuello. Empeora con el movimiento y puede interferir con el sueño. Quizá esté asociado con debilidad subjetiva.
- El sueño con frecuencia se ve alterado.
- Los **síntomas sistémicos** se presentan hasta en 40% de los pacientes, e incluyen malestar, depresión, anorexia y pérdida de peso, y fiebre (casi siempre leve a menos que haya ACG).

Exploración física
- **Dolor** con el rango de movimiento activo de hombros, cuello y caderas.
- **Hipersensibilidad a la palpación de los hombros.**
- Ocurre **sinovitis** en rodillas, muñecas y articulación metacarpofalángica (MCF), y es típicamente leve, asimétrica y no erosiva. También se ha observado en 15%-20% de los pacientes de ACG.
- La **tenosinovitis** y el **edema periférico** ocurren casi siempre en manos, muñecas, tobillos y el dorso de los pies, y se cree que se trata de tenosinovitis regional. El síndrome del túnel del carpo aparece en 10%-15% de los pacientes.

Criterios diagnósticos

No existen criterios diagnósticos para la PMR, pero se ha sugerido que las siguientes características confirman el diagnóstico:[19]
- Edad > 50.

- VSG > 40 o PCR elevada en el marco de una VSG normal.
- Duración de un mes de rigidez matutina > 30 minutos y dolor bilateral de dos de las siguientes tres áreas: cuello/torso, hombros/parte proximal de los brazos y caderas/parte proximal de los muslos.
- Algunos autores han sugerido la respuesta rápida (en 3 días) a la terapia con dosis bajas de glucocorticoides (10-20 mg/día de prednisona) como otro criterio.

Diagnóstico diferencial

- El diagnóstico alternativo más común en pacientes que se presentan con síntomas coincidentes con los de la PMR es la **AR seronegativa temprana**.
  - o Los pacientes con AR presentan articulaciones más inflamadas en manos, muñecas y pies, y por lo general solo una respuesta parcial a la prednisona en dosis bajas en comparación con los pacientes con PMR. Estos últimos presentan resolución completa de cualquier articulación inflamada y una disminución más rápida de los reactantes de la fase aguda con prednisona en dosis bajas que los pacientes con AR.
  - o No obstante, hay una considerable superposición de síntomas entre la AR seronegativa y la PMR, lo cual en ocasiones dificulta el diagnóstico.
- Otros diagnósticos que semejan la PMR incluyen:
  - o Sinovitis simétrica seronegativa remitente con edema con fóvea.
  - o Bursitis/tendinitis.
  - o Espondiloartropatía.
  - o Enfermedad por depósito de pirofosfato de calcio (CPPD).
  - o Hipotiroidismo.
  - o Fibromialgia y depresión.
  - o Cáncer (como mieloma múltiple).
  - o Endocarditis infecciosa.
  - o Miopatía inflamatoria (el dolor por lo general no es una característica en la miositis; la creatina cinasa es normal en la PMR).
  - o Enfermedad de Parkinson.
  - o Hiperparatiroidismo.

Pruebas diagnósticas

Pruebas de laboratorio

- Igual que con la ACG, no hay pruebas concretas de laboratorio que diagnostiquen de modo independiente la PMR, pero algunas sugieren claramente su presencia. Las anomalías obtenidas en las pruebas de laboratorio se resuelven con tratamiento con glucocorticoides.
- La **anemia normocítica** por lo general está presente en el momento del diagnóstico de la PMR. El recuento de leucocitos por lo general es normal a pesar de los signos sistémicos de inflamación.
- **Es típico que la VSG y la PCR se encuentren significativamente elevadas.**

Imagenología

- Por lo general no se requieren pruebas de imagen para la PMR. No obstante, la **RM** y la **ecografía** se han empleado para mostrar la inflamación de estructuras sinoviales extraarticulares como tenosinovitis o bursitis del hombro con derrame.
- Las radiografías simples de articulaciones afectadas por lo general no revelan anormalidades.

Procedimientos diagnósticos

No hay procedimientos diagnósticos invasivos que ayuden en el diagnóstico de PMR.

TRATAMIENTO

- El objetivo del tratamiento es la resolución de los síntomas.
- **La respuesta rápida (dentro de 24-48 horas) a la terapia con glucocorticoides es altamente característica de la PMR.**

- **Prednisona**
  - La dosis inicial de prednisona de **15 mg VO diarios** es suficiente para la mayoría de los pacientes, pero puede variar de 10-20 mg/día.[37]
    - La reducción de los síntomas debe ser evidente dentro de un lapso de tres días después de iniciar el tratamiento, con frecuencia de la noche a la mañana.
    - **Mantenga la dosis inicial de prednisona durante 2 a 4 semanas.**
    - Si los síntomas no están bien controlados, aumente la dosis de prednisona 5 mg/día hasta alcanzar los 30 mg/día.
    - **Debe considerarse una dosis alternativa si se obtiene un alivio pequeño o nulo de los síntomas con una dosis de prednisona de 20 mg/día o más.**
  - Por lo general, los protocolos de mantenimiento de la dosis y de reducción de prednisona carecen de un consenso, no obstante, cabe considerar lo siguiente:
    - Para aquellos que reciben ≥ 15 mg/día, reduzca la prednisona 5 mg/día cada 2 a 4 semanas hasta alcanzar 15 mg/día.
    - Para los pacientes que reciben de 10 a 15 mg/día, reduzca la prednisona 2.5 mg/día cada mes.
    - Para los que reciben ≤ 10 mg/día, reduzca 1 mg/día cada mes.
    - **Es típico que ocurran recurrencias si la reducción es demasiado rápida.** Reinicie la prednisona aproximadamente a la última dosis con la que obtuvo control completo de los síntomas y reinicie la reducción a una velocidad más lenta (cada 2-3 meses).
    - Si ocurre un ataque cuando se ha suspendido la prednisona, es posible que el paciente requiera reiniciar por completo el protocolo de dosificación inicial y reducción.
    - Continúe con la prednisona en dosis baja por lo menos durante un año para minimizar el riesgo de recaídas después de la suspensión.
- **Otras terapias**
  - **MTX.** Se han observado resultados no concluyentes en los pacientes que reciben MTX con prednisona al compararlos con la prednisona sola. Es típico que no se recomiende su uso en la PMR.
  - **Tocilizumab.** Los estudios preliminares sugieren que tocilizumab puede ser efectivo como agente ahorrador de esteroides en el tratamiento de la PMR.[38,39] Se requieren ensayos controlados aleatorizados para evaluar esto.
  - Fármacos antiinflamatorios no esteroideos (AINE)
    - Los AINE son eficaces en algunas personas como terapia economizadora de glucocorticoides, pero los efectos secundarios relacionados con los fármacos limitan su uso en esta población de pacientes mayores.
    - Los AINE pueden usarse como terapia adyuvante con prednisona en dosis bajas para el dolor por osteoartrosis o tendinitis, pero debe tenerse gran cuidado para evitar los efectos secundarios gastrointestinales. Debe aconsejarse la administración conjunta de inhibidores de la bomba de protones.

COMPLICACIONES

- Es típico que no haya complicaciones a largo plazo como resultado directo de la ACG o la PMR, ya que la enfermedad es autolimitada a lo largo de meses o años.
- La mayoría de las complicaciones se presentan como resultado del uso prolongado de glucocorticoides, lo que debe atenderse según requiera cada caso. **Es necesario anticiparse a los efectos secundarios del uso prolongado de la terapia con prednisona** (véase el capítulo 9).
  - Deben vigilarse la hiperglucemia, el aumento de peso, la infección, la hipertensión y otros efectos secundarios.
  - También puede presentarse pérdida de integridad ósea u **osteoporosis** franca. Evalúe con escaneos de densidad ósea y aplique tratamiento profiláctico con calcio, vitamina D y un medicamento adecuado para la osteoporosis (véase el capítulo 52).

DERIVACIÓN

Cualquier persona que requiera uso prolongado de glucocorticoides debe ser remitida a un reumatólogo para vigilar la toxicidad del medicamento.

INSTRUCCIÓN AL PACIENTE

- Los pacientes deben ser informados sobre los efectos secundarios asociados con la prednisona y sobre su tratamiento para evitar las complicaciones a largo plazo.
- Se debe enseñar a los pacientes con PMR a reconocer los síntomas de la ACG.

VIGILANCIA/SEGUIMIENTO

- La vigilancia de los síntomas de PMR es el mejor método para detectar los ataques. La interpretación de los valores de VSG y PCR debe hacerse en el contexto del cuadro clínico del paciente.
- **Aquellos que presentan PMR deben estar bajo vigilancia continua en busca de síntomas de ACG.** Un 4.4% de los casos con PMR "aislada" tuvieron biopsias positivas de la arteria temporal.

RESULTADOS/PRONÓSTICO

- La supervivencia global parece no estar afectada en las personas con PMR.
- La terapia con glucocorticoides para PMR por lo general dura de 2 a 3 años, aunque algunos pacientes necesitan tratamiento prolongado con dosis bajas (< 10 mg/día). Al margen de la dosis de glucocorticoides, la remisión espontánea se presenta hasta en 25% de los casos, sobre todo en los primeros dos años.

REFERENCIAS

1. Jennette JC, Falk RJ, Andrassy K, et al. Nomenclature of systemic vasculitides. Proposal of an international consensus conference. *Arthritis Rheum.* 1994;37:187-192.
2. Weyand CM, Hunder NN, Hicok KC, et al. HLA-DRB1 alleles in polymyalgia rheumatica, giant cell arteritis, and rheumatoid arthritis. *Arthritis Rheum.* 1994;37:514-520.
3. Petursdottir V, Johansson H, Nordbord E, et al. The epidemiology of biopsy-positive giant cell arteritis: special reference to cyclic fluctuations. *Rheumatology* (Oxford). 1999;38:1208-1212.
4. Weck KE, Dal Canto AJ, Gould JD, et al. Murine gamma-herpesvirus 68 causes severe large-ge-vessel arteritis in mice lacking interferon-gamma responsiveness: a new model for virus-induced vascular disease. *Nat Med.* 1997;3:1346-1353.
5. Gabriel SE, Espy M, Erdman DD, et al. The role of parvovirus B19 in the pathogenesis of giant cell arteritis: a preliminary evaluation. *Arthritis Rheum.* 1999;42:1255-1258.
6. Weyand CM, Goronzy JJ. Medium-and large-vessel vasculitis. *N Eng J Med.* 2003;349:160-169.
7. Ma-Krupa W, Jeon MS, Spoerl S, et al. Activation of arterial wall dendritic cells and breakdown of self-tolerance in giant cell arteritis. *J Exp Med.* 2004;199:173-183.
8. Roche NE, Fulbright JW, Wagner AD, et al. Correlation of interleukin-6 production and disease activity in polymyalgia rheumatica and giant cell arteritis. *Arthritis Rheum.* 1993;36:1286-1294.
9. Weyand CM, Tetzlaff N, Björnsson J, et al. Disease patterns and tissue cytokine profiles in giant cell arteritis. *Arthritis Rheum.* 1997;40:19-26.
10. Kaiser M, Weyand CM, Björnsson J, et al. Platelet-derived growth factor, intimal hyperplasia, and ischemic complications in giant cell arteritis. *Arthritis Rheum.* 1998;41:623-633.
11. Hunder GG. Giant cell arteritis and polymyalgia rheumatica. *Med Clin North Am.* 1997;81:195-219.
12. Hall S, Persellin S, Lie JT, et al. The therapeutic impact of temporal artery biopsy. *Lancet.* 1983;2:1217-1220.
13. Calamia KT, Hunder GG. Giant cell arteritis (temporal arteritis) presenting as fever of undetermined origin. *Arthritis Rheum.* 1981;24:1414-1418.
14. Gonzalez-Fay MA, Barros S, Lopez-Diaz ME, et al. Giant cell arteritis: disease patterns of clinical presentation in a series of 240 patients. *Medicine (Baltimore).* 2005;84:269-276.
15. Evans JM, O'Fallon WM, Hender GG. Increased incidence of aortic aneurysm and dissection in giant cell (temporal) arteritis. A population-based study. *Ann Intern Med.* 1995;122:202-207.
16. Smetana GW, Shmerling RH. Does this patient have temporal arteritis? *JAMA.* 2002; 287:92-101.
17. Manna R, Cristiano C, Todaro L, et al. Microscopic haematuria: a diagnostic aid in giant-cell arteritis? *Lancet.* 1997;350:1226.
18. Hunder GG, Bloch DA, Michel BA, et al. The American College of Rheumatology 1990 criteria for the classification of giant cell arteritis. *Arthritis Rheum.* 1990;33:1122-1128.

19. Salvarani C, Cantini F, Hunder GG. Polymyalgia rheumatica and giant-cell arteritis. *Lancet.* 2008;372:234-245.

20. Gabriel SE, O'Fallon WM, Achkar AA, et al. The use of clinical characteristics to predict the results of temporal artery biopsy among patients with suspected giant cell arteritis. *J Rheumatol.* 1995;22:93-96.

21. Hazleman B. Laboratory investigations useful in the evaluation of polymyalgia rheumatica (PMR) and giant cell arteritis (GCA). *Clin Exp Rheumatol.* 2000;18:S29-S31.

22. Younge BR, Cook BE Jr, Bartley GB, et al. Initiation of glucocorticoid therapy: before or after temporal artery biopsy? *Mayo Clin Proc.* 2004;79:483-491.

23. Pless M, Rizzo JF 3rd, Lamkin JC, et al. Concordance of bilateral temporal artery biopsy in giant cell arteritis. *J Neuroophthalmol.* 2000;20:216-218.

24. Breuer GS, Nesher G, Nesher R. Rate of discordant findings in bilateral temporal artery biopsy to diagnose giant cell arteritis. *J Rheumatol.* 2009;36:794-796.

25. Mukhtyar C, Guillevin L, Cid MC, et al. EULAR recommendations for the management of large vessel vasculitis. *Ann Rheum Dis.* 2009;68:318-323.

26. Mazlumzadeh M, Hunder GG, Easley KA, et al. Treatment of giant cell arteritis using induction therapy with high-dose glucocorticoids: a double-blind, placebo-controlled, randomized prospective clinical trial. *Arthritis Rheum.* 2006;54:3310-3318.

27. Stone JH, Tuckwell K, Dimonaco S, et al. Trial of Tocilizumab in Giant-Cell Arteritis. *N Engl J Med.* 2017;377:317-328

28. Lee MS, Smith SD, Galor A, et al. Antiplatelet and anticoagulant therapy in patients with giant cell arteritis. *Arthritis Rheum.* 2006;54:3306-3309.

29. Jover JA, Hernández-Garcia C, Morado IC, et al. Combined treatment of giant-cell arteritis with methotrexate and prednisone. A randomized, double-blind, placebo-controlled trial. *Ann Intern Med.* 2001;134:106-114.

30. Spiera RF, Mitnick HJ, Kupersmith M, et al. A prospective, double-blind, randomized, placebo controlled trial of methotrexate in the treatment of giant cell arteritis (GCA). *Clin Exp Rheumatol.* 2001;19:495-501.

31. Hoffman GS, Cid MD, Hellmann DB, et al. A multicenter, randomized, double-blind, placebo-controlled trial of adjuvant methotrexate treatment for giant cell arteritis. *Arthritis Rheum.* 2002;46:1309-1318.

32. Aiello PD, Trautmann JC, McPhee TJ, et al. Visual prognosis in giant cell arteritis. *Ophthalmology.* 1993;100:550-555.

33. Salvarani C, Casali B, Boiardi L, et al. Intercellular adhesion molecule 1 gene polymorphisms in polymyalgia rheumatica/giant cell arteritis: association with disease risk and severity. *J Rheumatol.* 2000;27:1215-1221.

34. Mattey DL, Hajeer AH, Dababneh A, et al. Association of giant cell arteritis and polymyalgia rheumatica with different tumor necrosis factor microsatellite polymorphisms. *Arthritis Rheum.* 2000;43:1749-1755.

35. Meliconi R, Pulsatelli L, Dolzani P, et al. Vascular endothelial growth factor production in polymyalgia rheumatica. *Arthritis Rheum.* 2000;43:2472-2480.

36. Salvarani D, Casali B, Farnetti E, et al. PlA1/A2 polymorphism of the platelet glycoprotein receptor IIIA and risk of cranial ischemic complications in giant cell arteritis. *Arthritis Rheum.* 2007;56:3502-3508.

37. Dasgupta B, Borg FA, Hassan N, et al. BSR and BHPR guidelines for the management of polymyalgia rheumatica. *Rheumatology (Oxford).* 2010;49:186-190.

38. Lally L, Forbess L, Hatzis C, et al. Brief Report: a prospective open-label phase IIa trial of tocilizumab in the treatment of polymyalgia rheumatica. *Arthritis Rheum.* 2016;68:2550-2554.

39. Devauchelle-Pensec V, Berthelot JM, Cornec D, et al. Efficacy of first-line tocilizumab therapy in early polymyalgia rheumatic: a prospective longitudinal study. *Ann Rheum Dis.* 2016;75:1506-1510.

Poliarteritis nudosa

Can M. Sungur y Jonathan J. Miner

27

PRINCIPIOS GENERALES

- El diagnóstico formal de la poliarteritis nudosa (PAN) requiere la presencia de 3 de los 10 criterios que aparecen en la tabla 27-1. De estos, una biopsia o un angiograma que muestre vasculitis de los vasos pequeños a medianos ayuda particularmente a confirmar el diagnóstico.
- La angiografía mesentérica y renal es sensible y específica para la PAN con implicación gastrointestinal (GI) y renal.
- La PAN clásica no ataca los pulmones ni los glomérulos.

Definición

La *Chapel Hill Consensus Conference* la define como una inflamación necrosante de las arterias de mediano y pequeño tamaño, sin glomerulonefritis ni vasculitis de arteriolas, capilares o vénulas.[1]

Epidemiología

- Afecta a los hombres con más frecuencia que a las mujeres, entre las edades de 40 a 60 años, con un pico máximo alrededor de los 50 años.
- La PAN clásica es rara, con una tasa anual de incidencia estimada de 2.0 a 9.0 por millón.

Etiología

- La mayoría de los casos de PAN son **idiopáticos**.
- Una minoría sustancial de casos se producen por el **virus de la hepatitis B (HBV)**. Las tasas de prevalencia de la PAN son mayores en poblaciones con infección endémica de HBV. En consecuencia, el uso extenso de vacunas contra HBV ha reducido la tasa de PAN relacionada con éste.
- La PAN también se ha vinculado con otras infecciones virales, en especial el **virus de inmuno-deficiencia humana (HIV)** y el **virus de la hepatitis C (HCV)**.
  - o En una cohorte de 161 pacientes con vasculitis relacionada con HCV, 31 de ellos (19.3%) se clasificaron como afectados por PAN.[2]
  - o La HCV-PAN se asoció con un cuadro clínico más agudo y grave, así como con una mayor tasa de remisión clínica cuando se comparó con la crioglobulinemia mixta relacionada con HCV (HCV-CM).
  - o Cuando se comparó con la HBV-PAN, la HCV-PAN fue más frecuente en una población de mujeres mayores, con una prevalencia más elevada de afectaciones cutáneas y mayor tasa de recaídas, y un peor pronóstico.
- El síndrome mielodisplásico (SMD), la leucemia mielomonocítica crónica y la leucemia de células vellosas se han vinculado con la PAN.

Fisiopatología

- Los mecanismos de la PAN no se comprenden del todo, pero típicamente están implicados antígenos extraños, anticuerpos, receptores Fc y complemento circulantes.
- Parece producir daño mediado por el complejo inmune en las paredes de los vasos.
- En los pacientes con PAN relacionada con el HBV, la interacción del antígeno de superficie de hepatitis B-anticuerpo dispara la activación de la cascada del complemento y los receptores Fcγ.

TABLA 27-1	CRITERIOS DEL AMERICAN COLLEGE OF RHEUMATOLOGY PARA LA POLIARTERITIS NUDOSA DE 1990

Se requiere la presencia de por lo menos 3 de los 10 criterios siguientes:

- Pérdida no intencional de peso > 4 kg desde el inicio de la enfermedad
- *Livedo reticularis*
- Dolor o sensibilidad testicular que no se debe a infección, traumatismo u otras causas
- Mialgias difusas, debilidad o sensibilidad en las piernas
- Mononeuropatía o polineuropatía
- Presión arterial diastólica > 90 mm Hg
- Nitrógeno de urea en sangre > 40 mg/dL o creatinina > 1.5 mg/dL, no debido a deshidratación, medicamentos u obstrucción
- Infección por virus de la hepatitis B
- Angiograma anormal que muestra aneurismas u oclusiones de arterias viscerales, no debido a ateroesclerosis, displasia fibromuscular ni enfermedad no inflamatoria
- Biopsia de vasos de mediano y pequeño tamaño que muestre una arteria que contenga leucocitos polimorfonucleares y mononucleares en la pared del vaso

Adaptada de Lightfoot RW Jr, Michel BA, Bloch DA, et al. The American College of Rheumatology 1990 criteria for the classification of polyarteritis nodosa. *Arthritis Rheum.* 1990;33:1088-1093.

- Los síntomas clínicos de la PAN son resultado de las alteraciones sistémicas secundarias a la liberación de citocinas, así como de la inflamación local y la lesión en los vasos.
- La lesión patológica es una **vasculitis focal segmentaria de las arterias de tamaño mediano y pequeño**. Es común que esta inflamación provoque la rotura de la lámina elástica de la pared de los vasos, con el debilitamiento subsiguiente y la formación de **microaneurismas**, disfunción endotelial, trombosis y estenosis.

DIAGNÓSTICO

Cuadro clínico

- La presentación de la PAN puede ser inespecífica.
- La mayoría de los pacientes desarrollan **síntomas sistémicos de inflamación** (es decir, malestar, artralgias, mialgias, fiebre o pérdida de peso, o todo ello), así como signos y síntomas localizados de vasculitis (p. ej., neuropatía periférica y manifestaciones GI, testiculares o cutáneas, o todo ello).
- La mayoría de los pacientes se presentan con enfermedad aguda y manifestaciones graves.
- PAN relacionada con HBV:
  - Los pacientes tienden a ser < 40 años y a tener una forma más aguda y fulminante de PAN que aquellos con PAN sin HBV.
  - La hipertensión maligna, el infarto renal y la orquitis son más comunes en la PAN relacionada con el HBV.
  - La PAN tiende a preceder la hepatitis, la cual por lo general es clínicamente silenciosa en el momento de la vasculitis.
  - La seroconversión con frecuencia conlleva la remisión de la PAN.
- Formas limitadas de la PAN:
  - **PAN cutánea** (PANC). Se refiere a una vasculitis cutánea crónica de los vasos medianos con características histológicas semejantes a las de la PAN, pero sin implicación vascular sistémica.
    - Estos pacientes casi siempre presentan manifestaciones extracutáneas, que incluyen mialgias, artralgias, malestar, fiebre y neuropatía.

- Las manifestaciones clínicas de PANC incluyen **livedo reticularis, nódulos subcutáneos dolorosos, úlceras y necrosis.**
- Se requiere un panel de pruebas para excluir la implicación sistémica antes de poder hacer el diagnóstico de PANC.
- El tratamiento puede incluir desde fármacos antiinflamatorios no esteroideos (AINE) y colchicina hasta esteroides y otros agentes inmunosupresores, según la gravedad de los síntomas.
- Desde luego, tiende a ser crónico con remisiones y exacerbaciones. En general, tiene un pronóstico favorable, y rara vez se convierte en PAN sistémico.
  - o En contadas ocasiones, se presentan microaneurismas y estenosis limitados solo a órganos, sin implicación sistémica.[3]

Historia clínica
- Dada la implicación sistémica en la PAN, está indicado realizar un interrogatorio concienzudo y una revisión detallada de los sistemas.
- **Piel.** Investigue sobre la aparición de nódulos sensibles y eritematosos, lesiones bullosas o vesiculares, ulceraciones o isquemia/gangrena digitales, o de todos ellos.
- **Musculoesquelético.** Compruebe la existencia de mialgias, debilidad muscular y claudicación.
- **Cardiovascular.** Determine si hay hipertensión, dolor de tórax y disnea con el esfuerzo, ya que la formación de microaneurismas y trombos, así como la isquemia de miocardio y la disección coronaria, pueden ocurrir de manera secundaria a la PAN.
- **GI.** Pregunte sobre la presencia de dolor abdominal, en especial después de las comidas, náuseas, vómitos, diarrea y melena.
  - o El dolor puede ser intermitente o continuo. Esto puede indicar vasculitis mesentérica con isquemia, ulceración o perforación, o todos ellos, de la pared intestinal.
  - o La porción más comúnmente afectada es el intestino delgado.
- **Riñón.** La isquemia renal secundaria a la vasculitis de las arterias musculares de mediano tamaño provoca **hipertensión** por la activación del sistema renina-angiotensina.
  - o Se ha informado sobre la presencia de hematuria; sin embargo, los cilindros eritrocitarios y otros signos de glomerulonefritis no son comunes en la PAN.
  - o Su presencia, junto con síntomas pulmonares como hemoptisis, sugiere una vasculitis que afecta principalmente los vasos pequeños, como la poliangeítis microscópica (PAM) o la granulomatosis con poliangeítis (GPA).
- **Neurológico.** El síntoma más común es la **mononeuritis múltiple**, presente en > 70% de los pacientes, la cual puede ser el síntoma de presentación.
  - o Se caracteriza por una neuropatía asimétrica sensorial y periférica motora ocasionada por isquemia e inflamación de los *vasa nervorum* que irrigan el nervio afectado.
  - o Las extremidades inferiores, en especial el nervio ciático y sus ramas peroneal y tibial, son las más comúnmente afectadas.
  - o En las áreas con deficiencias motoras se observa hipoestesia o hiperestesia y dolor.
  - o Las deficiencias motoras pueden ser abruptas y preceder los síntomas sensoriales.
  - o La implicación del nervio craneal y el sistema nervioso central (SNC) es rara, pero puede incluir parálisis del nervio craneal y accidentes vasculares cerebrales hemorrágicos o isquémicos.
- **Orquitis inflamatoria aguda.** La PAN debe considerarse en el diagnóstico diferencial.

Exploración física
- Es necesario realizar una exploración física profunda para determinar qué órganos están afectados y el alcance de las lesiones vasculares.
- También es importante buscar la presencia de procesos adicionales de enfermedad que puedan imitar la PAN.
- **Piel.** Las manifestaciones cutáneas de la PAN clásica son poco comunes y variables. Incluyen púrpura palpable, la cual por lo general es papular/petequial y en ocasiones bullosa o vesicular, livedo reticularis, nódulos subcutáneos sensibles y gangrena distal.

- **GI.** Es necesario revisar las heces en busca de sangre oculta.
- **Renal.** La hipertensión de aparición reciente puede indicar implicación renal.
- **Neurológico.** Evalúe especialmente en busca de debilidad motora o deficiencias sensoriales.

Criterios diagnósticos

- El diagnóstico de PAN se basa en la presencia de características sistémicas, ya sea en un angiograma anormal que muestre la presencia de un aneurisma o de trombosis, o una biopsia, o ambas cosas, que muestren la implicación vasculítica de los vasos de tamaño medio o pequeño.
- Los criterios del American College of Rheumatology se presentan en la tabla 27-1.[4]

Diagnóstico diferencial

Hay múltiples trastornos que semejan la PAN, razón por la cual debe considerarse y evaluarse un amplio espectro; esto incluye los siguientes:
- **Infecciones virales** como hepatitis B y C, HIV, citomegalovirus, parvovirus B19 y virus linfotrópico de células T humanas 1 (HTLV-1).
- Las **enfermedades del tejido conjuntivo** (p. ej., lupus eritematoso sistémico, artritis reumatoide, síndrome de Sjögren, enfermedad mixta del tejido conjuntivo y esclerosis sistémica) se pueden presentar como la PAN, con una vasculitis secundaria a la enfermedad del tejido conectivo.
- También es necesario excluir la **endocarditis bacteriana**, la **embolización por colesterol**, la **sepsis** y el **cáncer**.
- Las **vasculitis asociadas con anticuerpos citoplásmicos antineutrófilos (ANCA)** como la PAM pueden tener signos y síntomas semejantes a la PAN, pero se distinguen por la vasculitis de vasos pequeños en la vasculatura pulmonar y renal, la angiografía visceral normal, la presencia de ANCA y la mayor tendencia a recaídas (véase el capítulo 30).
- La PAN se ha asociado con SMD, leucemia mielomonocítica crónica y leucemia de células vellosas. El curso del SMD tiende a ser más grave si está asociado con PAN.

Pruebas diagnósticas

Pruebas de laboratorio
- Tasa de velocidad de sedimentación globular (VSG) > 50 mm/h y elevación de proteína C reactiva > 10 mg/mL.
- Leucocitosis.
- Hipereosinofilia (se observa en el 10%-30% de los pacientes).
- Anemia normocrómica normocítica de la inflamación crónica.
- Insuficiencia renal leve, hipertensión, proteinuria de rango no nefrótico y hematuria leve. **El sedimento urinario activo no es característico de la PAN.**
- Revisar las serologías de hepatitis e investigar otras causas de PAN si es apropiado.
- Las pruebas positivas para ANCA son poco comunes en la PAN (< 30%).

Imagenología
- La **angiografía visceral** puede ser útil para mostrar **microaneurismas y estenosis en los vasos pequeños y medianos**, por lo general en los sistemas arteriales renal, mesentérico o hepático, o en todos ellos.
- La angiografía también puede ser útil, antes de las biopsias hepáticas o renales, para identificar microaneurismas y minimizar el riesgo de sangrado visceral.
- La **angiografía coronaria** también puede revelar microaneurismas en las arterias coronarias.
- En pacientes con arteritis coronaria, la TC espiral y la RM cardiaca pueden visualizar mejor los aneurismas y la isquemia de miocardio.[5]

Procedimientos diagnósticos
- Obtenga biopsias del órgano afectado, si es posible.
- Aunque la piel no está implicada de forma rutinaria en la PAN, está indicada una biopsia si existen lesiones.

- La biopsia de piel de grosor total se recomienda porque requiere tejido tan profundo como la grasa subcutánea para capturar las arterias pequeñas y medianas con paredes musculares implicadas en la PAN.
- Otro posible sitio para obtener biopsias es el nervio sural, en especial si existe neuropatía de extremidades inferiores.
- Asimismo, debe realizarse una biopsia muscular del gastrocnemio de forma concurrente, ya que aumenta la probabilidad de encontrar implicación de vasos con la PAN si la biopsia del nervio sural es negativa.

TRATAMIENTO

- Depende de la presencia de HBV, así como de la evaluación de la actividad de la enfermedad.
- El French Cooperative Study Group (FCSG) para la PAN **diseñó una puntuación de cinco factores para determinar el pronóstico.**[6]
- **Los cinco parámetros que predicen una mayor mortalidad son como sigue:**
  o Proteinuria > 1 g/día.
  o Creatinina en suero > 1.58 mg/dL (140 μmol/L).
  o Miocardiopatía.
  o Implicación GI.
  o Implicación del SNC.

Medicamentos

Primera línea
- El tratamiento de primera línea incluye **corticoesteroides vía oral (VO) o intravenosa (IV).**
- La PAN sin HBV y ninguno de los cinco factores mencionados antes en el momento del diagnóstico puede tratarse con **prednisona VO** (1 mg/kg/día es una dosis inicial comúnmente usada).
- Los **pulsos intravenosos de metilprednisolona** (1 g diario durante 3-5 días) se emplea por lo general si hay manifestaciones graves, que puedan ser mortales, de vasculitis.
- La adición de inmunosupresores, como ciclofosfamida y azatioprina, ha prolongado las tasas de supervivencia de los pacientes con PAN.
  o Los **pulsos de ciclofosfamida**, además de los corticoesteroides, inducen en la remisión con menos efectos secundarios en pacientes sin factores de mal pronóstico que la ciclofosfamida VO.
  o Trate a los pacientes con una puntuación de factores ≥ 1 con pulsos de metilprednisolona IV (1 000 mg/día durante 3 a 5 días), seguida por prednisona VO (1 mg/kg/día) y pulsos de ciclofosfamida IV de 0.5 a 2.5 g cada semana o cada mes según las condiciones del paciente, la función renal, la respuesta a la terapia previa y los datos hematológicos.
  o Reserve la ciclofosfamida VO para pacientes en los que falle la ciclofosfamida IV o para aquellos con manifestaciones fulminantes.
  o Reduzca la prednisona lentamente después de que mejore el estado clínico del paciente y la VSG regrese a la normalidad, por lo general en aproximadamente un mes. La dosis puede reducirse cerca de 25% cada 2-4 semanas.
  o La terapia con ciclofosfamida IV en la mayoría de los casos no debe exceder un año cuando se combine con corticoesteroides.
  o Rituximab administrado como 2 dosis de 1 g separadas por 2 semanas cada 6 meses es otra opción en casos resistentes de PAN en pacientes sin hepatitis B. No se ha estudiado formalmente en el PAN, pero varios casos de estudio y estudios iniciales realizados en la vasculitis asociada con ANCA apoyan el uso de rituximab.[7]
  o Los pacientes a quienes se administra ciclofosfamida deben recibir profilaxis para neumonía por *Pneumocystis jirovecii* con trimetoprim 160 mg/sulfametoxazol 800 mg VO, tres veces por semana.
  o Una vez que se logra la remisión con esteroides y ciclofosfamida IV, use azatioprina o metotrexato durante 12 a 18 meses como terapia de mantenimiento.[8]

Segunda línea
- Considere la **plasmaféresis** en los casos refractarios.
- El control de la PAN relacionada con HBV implica tratamiento tanto de la vasculitis como de la infección por HBV.
  - o **Use esteroides durante las primeras semanas para controlar la vasculitis**, y luego suspéndalos de manera abrupta para mejorar la eliminación vírica e incrementar la tasa de seroconversión de antígeno HBVe a anticuerpo HBVe. El uso continuo de esteroides y otros inmunosupresores retrasa la eliminación vírica e incrementa las infecciones crónicas.[9,10]
  - o Los agentes estándar anti-HBV (p. ej., interferón-α 2b, lamivudina) se usan en combinación.
  - o Si se produce la seroconversión, puede obtenerse la remisión y las recaídas son raras.

Otras terapias no farmacológicas

En pacientes con PAN asociado con infección por HBV, se ha usado la plasmaféresis después de suspender los corticoesteroides para controlar los síntomas.[10]

Enfermedad recurrente

Las recurrencias leves pueden tratarse con glucocorticoides, pero las que son moderadas a graves requerirán del reinicio del tratamiento de inducción de la remisión, según se explicó antes (combinación de glucocorticoides y ciclofosfamida IV o rituximab).

COMPLICACIONES

Las complicaciones de la PAN varían y dependen de qué sistemas y órganos estén implicados, así como de la extensión que haya alcanzado la lesión antes del tratamiento.

VIGILANCIA/SEGUIMIENTO

- El seguimiento implica valoración clínica y de laboratorio del estado de la enfermedad y la vigilancia de los efectos secundarios y las toxicidades de los fármacos.
- En pacientes con PAN relacionada con HBV, se recomienda enfáticamente la consulta con un hepatólogo.

RESULTADOS/PRONÓSTICO

- La PAN tiende a ser monofásica.
- El pronóstico depende del número de factores de la puntuación de cinco factores que estén presentes.[6]
  - o Los pacientes sin factores de riesgo tienen un porcentaje de supervivencia a los 5 años de 88%.
  - o Los pacientes con un factor de riesgo tienen un porcentaje de supervivencia a los 5 años de 74%.
  - o Los pacientes con ≥ 2 factores de riesgo tienen un porcentaje de supervivencia a los 5 años de 54%.

REFERENCIAS

1. Jennette JC, Falk RJ, Andrassy K, et al. Nomenclature of systemic vasculitides: Proposal of an international consensus conference. *Arthritis Rheum.* 1994;37:187-192.
2. Saadoun D, Terrier B, Semoun O, et al. Hepatitis C virus-associated polyarteritis nodosa. *Arthritis Care Res (Hoboken).* 2011;63:427-435.
3. Maillard-Lefebvre H, Launay D, Mouquet F, et al. Polyarteritis nodosa-related coronary aneurysms. *J Rheumatol.* 2008;35:933-934.
4. Lightfoot RW Jr, Michel BA, Bloch DA, et al. The American College of Rheumatology 1990 criteria for the classification of polyarteritis nodosa. *Arthritis Rheum.* 1990;33:1088-1093.
5. Kobayashi H, Yokoe I, Hattan N, et al. Cardiac magnetic resonance imaging in polyarteritis nodosa. *J Rheumatol.* 2010;37:2427-2429.
6. Guillevin L, Lhote F, Gayroud M, et al. Prognostic factors in polyarteritis nodosa and Churg–Strauss syndrome: A prospective study in 342 patients. *Medicine (Baltimore).* 1996;75:17-28.

7. Silva L, Miranda K, Guedes A, et al. Rituximab as an alternative for patients with severe systemic vasculitis refractory to conventional therapy: Report of seven cases and literature review. *Rev Bras Reumatol.* 2015;55:531-535.

8. Guillevin L, Pagnoux C. Therapeutic strategies for systemic necrotizing vasculitides. *Allergol Int.* 2007;56:105-111.

9. Guillevin L, Lhote F. Treatment of polyarteritis nodosa and microscopic polyangiitis. *Arthritis Rheum.* 1998;41:2100-2105.

10. Guillevin L, Mahr A, Cohen P, et al. Short-term corticosteroids then lamivudine and plasma exchanges to treat hepatitis B virus-related polyarteritis nodosa. *Arthritis Rheum.* 2004;51:482-487.

Granulomatosis con poliangeítis

28

Anneliese M. Flynn y Jonathan J. Miner

PRINCIPIOS GENERALES

- La granulomatosis con poliangeítis (GPA) es una vasculitis sistémica generalmente **asociada con anticuerpos citoplásmicos antineutrófilos (ANCA)**.
- La GPA casi siempre afecta el **tracto respiratorio y el riñón**.
- El tratamiento se basa en la administración de inmunosupresores y se ajusta individualmente según la gravedad de la afectación de los órganos diana.

Definición

La GPA, también conocida como vasculitis granulomatosa asociada con ANCA, ha sido definida por la *Chapel Hill Consensus Conference* como una inflamación granulomatosa que afecta el tracto respiratorio y una vasculitis que afecta los pequeños y medianos vasos, frecuentemente asociada con glomerulonefritis necrosante.[1]

Clasificación

- La European League Against Rheumatism (EULAR) recomienda la clasificación basada en la gravedad de la enfermedad.[2]
- **Localizada.** Enfermedad del tracto respiratorio superior o inferior, o ambos, sin ninguna otra implicación sistémica ni síntomas constitucionales.
- **Sistémica temprana.** Sin enfermedad que amenace los órganos ni la vida.
- **Generalizada.** Enfermedad renal o que amenace otros órganos, creatinina sérica < 5.6 mg/dL.
- **Grave.** Insuficiencia renal o de otro órgano vital, creatinina sérica ≥ 5.6 mg/dL.
- **Refractaria.** Enfermedad progresiva que no responde a los glucocorticoides solos (común) ni a la ciclofosfamida (poco común).

Epidemiología

- La GPA afecta a hombres y mujeres por igual, principalmente a caucásicos. La edad pico de aparición se sitúa entre los 65 y 74 años, aunque hay una amplia variación.
- Se estima que la prevalencia es de 10 a 20 casos por millón, aunque este dato quizá esté infravalorado. Se han reconocido formas más leves y limitadas al disponer de las pruebas de ANCA.
- Se ha calculado que su incidencia se sitúa entre 3 y 14 casos por millón.

Fisiopatología

- Los **ANCA son positivos en la GPA en 80%-90% de los casos**. En la GPA, el ANCA citoplasmático (c-ANCA) se ha identificado como un **anticuerpo antiproteinasa 3** (anti-PR3), una glucoproteína citoplásmica presente de forma activa en los monocitos y células endoteliales y en los gránulos azurófilos de los neutrófilos. El PR3 está implicado en la migración de neutrófilos y en la modulación de citocinas.
- El papel del c-ANCA en la patogénesis de la GPA es polémico. Aunque los estudios con animales muestran que los anticuerpos séricos anti-PR3 producen lesiones semejantes a las que se encuentran en la GPA, los anticuerpos contra PR3 no están presentes en todos los casos.
- La **GPA es un síndrome pauciinmune** en el cual el depósito de complejos inmunes y la activación del complemento no son características destacadas.

DIAGNÓSTICO

Cuadro clínico

- **Fase inicial**
  - o La fase inicial se caracteriza por inflamación crónica, por lo general en las vías aéreas superiores. La sinusitis se presenta como primer síntoma en > 50% de los pacientes y se desarrolla en > 85% de ellos en algún momento durante el curso de la enfermedad. Otros síntomas nasales incluyen obstrucción del seno, edema de mucosa, pérdida del oído, úlceras, perforaciones en el tabique nasal, epistaxis, descarga serosanguinolenta y deformidad en silla de montar de la nariz. Es común que la sinusitis sea progresiva, refractaria a las terapias más frecuentes y grave. Las biopsias de los senos rara vez muestran inflamación granulomatosa.
  - o La inflamación granulomatosa puede producirse en la cavidad oral, el espacio retrobulbar y la tráquea, en especial si están presentes lesiones de tipo masivo.
  - o La enfermedad laringotraqueal puede ser asintomática o presentarse como ronquera, estridor u obstrucción aguda de vías aéreas. La estenosis subglótica ocurre en cerca de 15% de los adultos y 50% de los niños.
  - o Las mialgias y las artralgias son síntomas comunes de presentación.
- **Fase generalizada**
  - o La fase generalizada se caracteriza **por signos y síntomas sistémicos de vasculitis de vasos pequeños. La fiebre y la pérdida de peso son comunes.**
  - o La **enfermedad pulmonar** es una característica cardinal. La tos, la hemoptisis y la pleuritis son comunes. Quizá se observe hemorragia pulmonar, infiltrados, cavidades, derrames pleurales y linfadenopatía del mediastino.
  - o La **enfermedad renal se desarrolla en cerca de 80% de los pacientes, por lo general después de otras manifestaciones.** El progreso de la enfermedad puede ser rápido una vez que se desarrolla la glomerulonefritis.
  - o La GPA puede afectar cualquier segmento del tracto urinario. La hematuria sin cilindros eritrocitarios por lo general indica implicación no renal del tracto urinario.
  - o Aunque la mayoría de los pacientes sufren **artralgias**, algunos muestran **poliartritis migratoria.**
    - ■ El patrón de afectación articular es variable y puede ser mono, oligo o poliarticular.
    - ■ La presentación con poliartritis simétrica puede confundirse con artritis reumatoide (AR), en especial si se obtiene un valor positivo para el factor reumatoide (FR).
    - ■ Los títulos bajos de FR se observan en el 20%-40% de los pacientes con GPA.
  - o La **enfermedad neurológica** se desarrolla en cerca de 50% de los pacientes, pero rara vez es una característica de presentación.
  - o La **mononeuritis múltiple y la polineuropatía simétrica** son los patrones más comunes.
  - o También se producen neuropatías craneales, siendo los pares craneales II (neuritis óptica), VI y VII los más frecuentemente afectados.
- El dolor abdominal, la diarrea y el sangrado por ulceraciones en el intestino delgado y el grueso son **manifestaciones GI comunes.**
- Las **manifestaciones cutáneas** son típicas de las vasculitis de vasos pequeños, e incluyen púrpura palpable, úlceras, nódulos subcutáneos, pápulas y vesículas. Tienden a presentarse paralelamente con la actividad de la enfermedad.
- La GPA también puede tener **manifestaciones oculares**, incluida queratoconjuntivitis, escleritis, epiescleritis, seudotumor de la órbita, conjuntivitis y uveítis.

Criterios diagnósticos

Los criterios para la clasificación de la GPA del American College of Rheumatology de 1990 se presentan en la tabla 28-1.[3]

TABLA 28-1	CRITERIOS PARA LA CLASIFICACIÓN DE LA GRANULOMATOSIS CON POLIANGEÍTIS DEL AMERICAN COLLEGE OF RHEUMATOLOGY DE 1990

Se requiere la presencia de por lo menos dos de los cuatro factores siguientes:

- Inflamación nasal u oral (úlceras dolorosas o no, descarga nasal purulenta o sanguinolenta)
- Radiografía de tórax anormal (nódulos, infiltrados fijos o cavidades)
- Hematuria o hematíes en el sedimento urinario
- Signos patológicos de granulomas, vasculitis leucocitoclástica y necrosis

---

Adaptada de Leavitt RT, Fauci AS, Bloch DA, et al. The American College of Rheumatology 1990 criteria for the classification of Wegener's granulomatosis. *Arthritis Rheum.* 1990;33:1101-1107.

Diagnóstico diferencial

- La **cocaína**, en especial cuando se inhala con el adulterante **levamisol**, puede inducir seudo-vasculitis con lesiones nasales y en las vías aéreas superiores semejantes a las de la GPA. Hay informes sobre la utilización de la reacción de ANCA con la elastasa de neutrófilos humanos (ENH) para distinguir el síndrome relacionado con cocaína de una vasculitis autoinmune verdadera.[4]
- El diagnóstico diferencial para la GPA debe considerarse con cuidado. El diagnóstico inadecuado y el **tratamiento subsiguiente con inmunosupresores potentes puede resultar fatal si la enfermedad de fondo es infecciosa**. Los trastornos a tener en cuenta incluyen los siguientes:
  - o Enfermedades granulomatosas (tuberculosis, histoplasmosis, blastomicosis, coccidioidomicosis, sarcoidosis).
  - o Enfermedades neoplásicas (linfomas, cánceres en cabeza y cuello, adenocarcinoma metastásico).
  - o Enfermedades del tejido conjuntivo (lupus eritematoso sistémico, policondritis recidivante, síndrome antifosfolípido de anticuerpos, esclerodermia, enfermedad mixta del tejido conjuntivo, enfermedad de Still).
  - o Vasculitis de vasos pequeños.
  - o Enfermedad de Goodpasture.

Pruebas diagnósticas

Pruebas de laboratorio
- La presencia de **c-ANCA y, más específicamente, anticuerpos anti-PR3**, apoya el diagnóstico, aunque c-ANCA puede ser negativo en formas más tempranas y menos fulminantes de GPA.
- La **elevación de la creatinina sérica y el nitrógeno de urea sérico (NUS)** indica insuficiencia renal.
- El uroanálisis puede mostrar hematuria y al microscopio se puede observar cilindros eritrocitarios, lo que indica glomerulonefritis.
- Los marcadores de inflamación, incluida la elevación de la **velocidad de sedimentación globular (VSG)** y del **nivel de proteína C reactiva (PCR)**, leucocitosis y trombocitosis comúnmente están presentes en la GPA.
- La **anemia por enfermedad crónica** es frecuente en la GPA.
- La leucopenia y la trombocitopenia rara vez están presentes en la GPA sin tratar, y cuando aparecen, debemos buscar otros trastornos.
- Es típico que los niveles de complemento sean normales o ligeramente elevados.

Imagenología

- **De tórax**
  - o Realice radiografía de tórax en todos los pacientes bajo sospecha de tener GPA; los pacientes asintomáticos pueden presentar anormalidades radiológicas significativas.
  - o Use la tomografía computarizada (TC) en pacientes con hemoptisis con radiografías simples normales, ya que la hemorragia pulmonar temprana, las pequeñas áreas de cavitación, los nódulos y la enfermedad intersticial quizá no sean visibles en las radiografías simples. La TC de tórax debe considerarse en pacientes con radiografías simples anormales para definir con mayor profundidad el alcance de la enfermedad.[3]
- **De senos.** La TC de senos son superiores a las radiografías simples de senos para definir el alcance de la enfermedad.

Procedimientos diagnósticos

- Las **pruebas de funcionamiento pulmonar** con volumen de bucles de flujo pueden ser útiles para definir la obstrucción extra o intratorácica irreversible ocasionada por inflamación de las vías aéreas que conduce a estenosis traqueal o colapso.
- La **broncoscopia** es útil cuando la hemorragia pulmonar está presente o hay sospechas de que exista. La biopsia transbronquial, el lavado broncoalveolar y la inspección endoscópica de las lesiones detectadas con imagenología pueden ser útiles para ayudar a establecer el diagnóstico de la GPA, y para descartar problemas infecciosos que se le asemejan.
- El resultado del **diagnóstico tisular** para la GPA depende del lugar donde se efectúe la biopsia, el tamaño de la muestra y la manera en que se tomó la muestra.
  - o Las **biopsias abiertas de pulmón** con tejido adecuado casi siempre son diagnósticas y muestran las características específicas de **vasculitis, necrosis** e **inflamación granulomatosa**. El resultado de la biopsia a pulmón abierto es mejor cuando se obtienen muestras más grandes, y con frecuencia son diagnósticas, en especial si las lesiones son radiográficamente evidentes.
  - o Las **biopsias transbronquiales rara vez son diagnósticas**; no obstante, cuando se usan en combinación con lavado broncoalveolar y cultivos, son útiles para descartar infecciones que se asemejan o complican la GPA.
  - o La **biopsia renal** muestra **glomerulonefritis pauciinmune** con vasculitis esporádica de vasos medianos y rara vez con cambios granulomatosos. Los estudios de inmunofluorescencia son negativos o débilmente positivos en cuanto al depósito de anticuerpos y complemento. La biopsia renal en ocasiones permite apreciar glomeruloesclerosis focal y segmentaria (GNFS)/patrón de cicatrización crónica en etapas tardías del curso de la enfermedad.
  - o Las **biopsias de la vía aérea superior**, en especial las de senos, tienden a mostrar inflamación crónica e inespecífica, y rara vez son diagnósticas. La mayoría de las muestras son compatibles pero no diagnósticas de GPA, ya que muestran inflamación aguda y crónica.

TRATAMIENTO

- Tome como base para el plan de tratamiento la presencia objetiva de actividad, su localización y su gravedad.
- La enfermedad en los pulmones, riñón, neuropática y ocular que amenace la visión, por lo general requiere altas dosis de corticoesteroides e inmunosupresores.
- **Los corticoides por sí solos son inadecuados para la enfermedad sistémica, sobre todo en pacientes con afección renal.**

Medicamentos

- **Terapia de inducción**
  - o Se puede usar metilprednisolona intravenosa (IV) (1 000 mg) durante los primeros 3 días en casos de enfermedad fulminante que sea una amenaza inmediata para la vida (p. ej., hemorragia pulmonar o glomerulonefritis rápidamente progresiva), seguida de **prednisona oral**, 1 mg/kg en dosis diarias con un ajuste prolongado.

- o El **rituximab**, 375 mg/m^2 semanalmente durante 4 semanas, con glucocorticoides, ha demostrado que no es inferior a la ciclofosfamida y puede ser superior para prevenir recaídas. Rituximab posee un perfil de efectos adversos menos tóxico comparado con ciclofosfamida.[5]
- o La ciclofosfamida IV mensual, 15 mg/kg, tiene menos toxicidad comparada con la ciclofosfamida oral diaria, pero puede tener una mayor tasa de recaídas. Una opción alternativa para la dosificación es ciclofosfamida IV, 500 a 750 mg/m^2 cada 4 semanas.
- o Puede administrarse MESNA con ciclofosfamida oral para reducir la toxicidad en la vejiga.
- o Ciclofosfamida oral, aproximadamente 2 mg/kg, se usa en ocasiones en la enfermedad grave.
- **Terapia de mantenimiento**
  - o Una vez que se ha logrado la remisión, continúe el ajuste de esteroides y cambie a una dosis de mantenimiento de rituximab, 500 mg administrados en los días 0 y 14, y después 500 mg cada 6 meses en los meses 6, 12 y 18.[6]
  - o La **azatioprina**, 2 mg/kg, es una alternativa para la terapia de mantenimiento.[7]
  - o El **metotrexato** y el **mofetilo de micofenolato** también son alternativas para la terapia de mantenimiento. No se debe usar metotrexato en pacientes con función renal defectuosa.
  - o Deben considerarse **trimetoprim/sulfametoxazol** (TMP/SMX), 160 mg/800 mg 3 veces por semana, para profilaxis de neumonía por *Pneumocystis jirovecii* en pacientes bajo inmunosupresores.
- **Afectación limitada de las vías aéreas superiores**
  - o Es factible aplicar terapia local con irrigación nasal y esteroides nasales.
  - o TMP/SMX también puede ser eficaz.
  - o La estenosis subglótica se trata con dilatación mecánica e inyección intratraqueal de un esteroide de acción prolongada.
- En general se piensa que inmunoglobulina IV y la plasmaféresis no son eficaces, aunque el recambio de plasma en ocasiones se usa para hemorragia pulmonar grave, vasculitis renal o enfermedad concomitante con anticuerpos antimembrana basal glomerular (MBG).
- El reciente estudio PEXIVAS mostró que la plasmaféresis no reduce el riesgo de enfermedad renal terminal o muerte en pacientes con vasculitis asociada con ANCA.[8]

VIGILANCIA/SEGUIMIENTO

- El seguimiento debe incluir estudios de laboratorio y radiográficos de las vías aéreas superiores y de la función pulmonar y renal.
- Los niveles de ANCA y de anticuerpo anti-PR3 se correlacionan *grosso modo* con la actividad de la enfermedad en grandes grupos de pacientes, pero los estudios directos de la función de los órganos deben ser la guía principal para la terapia.[9]
- Se ha demostrado que TMP/SMX, 160 mg/800 mg diarios, durante 24 meses para la remisión previenen las recaídas.
- Vigile la aparición de toxicidad de los medicamentos y las infecciones oportunistas.
- Los pacientes con GPA tienen una tasa elevada de trombosis de venas profundas.

RESULTADO/PRONÓSTICO

- Hay una variabilidad considerable que depende sobre todo de la presentación. La GPA limitada a las vías aéreas superiores tiene un mejor pronóstico y una tasa mayor de respuesta al tratamiento que la GPA generalizada y grave.
- **La hemorragia alveolar y la insuficiencia renal grave tienen un peor pronóstico.**
- **Ocurren recaídas hasta en 50% de los casos.**
- Los pacientes sin tratamiento tienen una tasa de supervivencia de solo 20% a los dos años. No obstante, la tasa de supervivencia para pacientes tratados es de aproximadamente 90%.
- La morbilidad de la GPA tratada está relacionada con el daño irreversible en órganos, la toxicidad del tratamiento y las infecciones oportunistas.

REFERENCIAS

1. Jennette JC, Falk RJ, Andrassy K, et al. Nomenclature of systemic vasculitides. Proposal of an international consensus conference. *Arthritis Rheum.* 1994;37:187-192.
2. Mukhtyar C, Guillevin L, Cid MC, et al. EULAR recommendations for the management of primary small and medium vessel vasculitis. *Ann Rheum Dis.* 2009;68:310-317.
3. Leavitt RY, Fauci AS, Bloch DA, et al. The American College of Rheumatology 1990 criteria for the classification of Wegener's granulomatosis. *Arthritis Rheum.* 1990;33:1101-1107.
4. Walsh NM, Green PJ, Burlingame RW, et al. Cocaine-related retiform purpura: Evidence to incriminate the adulterant, levamisole. *J Cutan Pathol.* 2010;37:1212-1219.
5. Stone JH, Merkel PA, Spiera R, et al. Rituximab versus cyclophosphamide for ANCA-associated vasculitis. *N Engl J Med.* 2010;363:221-232.
6. Guillevin L, Pagnoux C, Karras C, et al. Rituximab versus azathioprine for maintenance in ANCA-associated vasculitis. *N Engl J Med.* 2014;371:1771-1780.
7. Jayne D, Rasmussen N, Andrassy K, et al. A randomized trial of maintenance therapy for vasculitis associated with antineutrophil cytoplasmic autoantibodies. *N Engl J Med.* 2003;349:36-44.
8. Walsh M, Merkel P, Jayne D. The effects of plasma exchange and reduced-dose glucocorticoids during remission-induction for treatment of severe ANCA-associated vasculitis. *Arthritis Rheum.* 2018;70(suppl 10).
9. Finkielman JD, Merkel PA, Schroeder D, et al. Antiproteinase 3 antineutrophil cytoplasmic antibodies and disease activity in Wegener granulomatosis. *Ann Intern Med.* 2007;147:611-619.

Granulomatosis eosinofílica con poliangeítis

29

Can M. Sungur y Jonathan J. Miner

PRINCIPIOS GENERALES

- Antes conocida como síndrome de Churg-Strauss.
- Involucra a los vasos pequeños y medianos y se asocia con eosinofilia y asma.
- El diagnóstico formal se delinea en la sección "Criterios diagnósticos".

Definición

La *Chapel Hill Consensus Conference* define a la **granulomatosis eosinofílica con poliangeítis (GEPA)**, que antes se conocía como **síndrome de Churg-Strauss**, como una inflamación granulomatosa rica en eosinófilos que afecta el tracto respiratorio y una vasculitis necrosante que afecta los vasos de pequeño y mediano calibre asociada con **asma y eosinofilia periférica**.

Epidemiología

- GEPA es una enfermedad rara con una incidencia anual de aproximadamente 2.4 casos por millón.
- La GEPA afecta a hombres y mujeres por igual.
- El asma asociada con la GEPA por lo general comienza en la cuarta o quinta década de la vida, aunque puede ocurrir a cualquier edad.

Fisiopatología

- Las dos lesiones diagnósticas son la **vasculitis arterial y venosa** y los **granulomas necrosantes extravasculares**, por lo general con infiltración eosinofílica del tejido. Estos resultados coexisten temporalmente solo en algunos pacientes.
- Los signos y síntomas de la GEPA se producen por los efectos que estas lesiones tienen sobre los órganos afectados en un momento dado y por los efectos sistémicos de la inflamación.
- Los sistemas y órganos comúnmente afectados (en orden decreciente) son el pulmonar, neurológico, cutáneo, otorrinolaringológico, musculoesquelético, gastrointestinal (GI), cardiaco y renal.
- Los **anticuerpos citoplasmáticos antineutrófilos (ANCA)**, en particular la variante perinuclear **antimieloperoxidasa (anti-MPO)**, se han asociado con GEPA en el 40%-60% de los pacientes, pero su papel en la patogénesis no se comprende del todo.

Factores de riesgo

- Se ha reconocido una asociación con los modificadores de leucotrieno (zafirlukast y montelukast) en pacientes con asma dependiente de esteroides que redujeron los glucocorticoides después de empezar a utilizar el modificador de leucotrieno.
- La mayoría de estos pacientes tenían una obstrucción más leve de las vías aéreas y una mayor incidencia de miocardiopatía dilatada aguda que otros pacientes con GEPA.
- No está claro si los modificadores de leucotrieno indujeron la enfermedad o la reducción de los esteroides condujo a que se manifestara en pacientes con GEPA preexistente. La última opción parece más probable.[1]

DIAGNÓSTICO

Cuadro clínico

- **Existen tres fases** de GEPA
  - La primera es un **pródromo** que se inicia en la infancia y dura hasta 30 años, caracterizado por **rinitis alérgica, sinusitis** y **poliposis nasal**. Más adelante en la vida se desarrolla **asma**, a una edad promedio de 35 años. El asma por lo general es grave y requiere glucocorticoides sistémicos.
  - La segunda fase se caracteriza por **eosinofilia tisular y en sangre periférica**. El síndrome de Löffler (infiltrados pulmonares eosinofílicos, agudos y transitorios), la neumonía eosinofílica crónica y la gastroenteritis eosinofílica son comunes. Los infiltrados pulmonares tienden a ser periféricos, en parches, parenquimatosos, migratorios y transitorios, y pueden estar asociados con derrames pulmonares eosinofílicos. No obstante, éstos no son patrones pulmonares sensibles ni específicos.
  - La tercera fase se caracteriza por **vasculitis de vasos pequeños**, que se presenta al cabo de tres años de media después de la aparición del asma. Estos síntomas por lo general son inespecíficos y representan manifestaciones constitucionales de inflamación sistémica (es decir, mialgias, artralgias, fatiga y pérdida de peso). El asma por lo general empeora durante esta fase.
- **Órganos y sistemas afectados**
  - Las **manifestaciones pulmonares** incluyen **asma**, que está **presente en más de 95% de los pacientes con GEPA**. El asma por lo general es difícil de tratar y requiere glucocorticoides. Habitualmente se desarrolla años antes de que se vea afectado otro órgano. Más adelante, pueden generarse infiltrados y derrames pulmonares y rara vez hemorragia pulmonar.[2]
  - Los **signos cutáneos** son semejantes a los de otras vasculitis e incluyen púrpura palpable de las extremidades inferiores, nódulos subcutáneos del cuero cabelludo y las extremidades inferiores, *livedo reticularis* e infarto.
  - Las **manifestaciones neurológicas** son similares a las de la poliarteritis nudosa (PAN), con **mononeuritis simple** en cerca de dos tercios de los casos. Las **neuropatías periféricas** distales, casi siempre simétricas, también son comunes. Las parálisis de nervios craneales son más raras, y de ellas, la neuritis óptica isquémica es la más frecuente. Los infartos cerebrales son raros.
  - La **enfermedad cardiaca es la causa más común de muerte**. La **miocarditis eosinofílica** y la **vasculitis coronaria** son las lesiones cardiacas más comunes y pueden conducir a insuficiencia cardiaca grave o a infarto de miocardio. Los derrames pericárdicos son comunes, pero solo en contadas ocasiones conducen a compromiso hemodinámico. Las fibrosis de endocardio son raras.
  - Las **manifestaciones de tracto GI** son responsables de un número sustancial de muertes e incluyen infiltración eosinofílica tisular, vasculitis mesentérica, o ambos trastornos, con la isquemia, el infarto y la perforación resultantes.
  - El **daño renal tiende a ser leve**. Las manifestaciones más comunes son hematuria, albuminuria y glomerulonefritis necrosante focal segmentaria, aunque se ha descrito glomerulonefritis necrosante grave.

Criterios diagnósticos

Los criterios del American College of Rheumatology de 1990 para el diagnóstico de GEPA se presentan en la tabla 29-1.[3]

Diagnóstico diferencial

El diagnóstico diferencial incluye PAN, poliangeítis microscópica (PAM), granulomatosis con poliangeítis (GPA), neumonía eosinofílica y síndrome hipereosinofílico idiopático.
- La **PAN** generalmente no afecta los glomérulos ni los pulmones, presenta microaneurismas y estenosis arteriales y tiende a ser ANCA negativa.
- La **PAM** causa vasculitis necrosante en arteriolas, vénulas y capilares sin granulomas. Con frecuencia afecta los glomérulos y los pulmones.

TABLA 29-1	**CRITERIOS DEL AMERICAN COLLEGE OF RHEUMATOLOGY PARA LA GRANULOMATOSIS EOSINOFÍLICA CON POLIANGEÍTIS**

Se requiere la presencia de por lo menos cuatro de los seis criterios siguientes:

- Asma
- Eosinofilia > 10%
- Mononeuropatía o polineuropatía atribuible a vasculitis sistémica
- Infiltrados migratorios o transitorios en la radiografía de tórax
- Anomalías de senos paranasales (dolor paranasal agudo o crónico, u opacificación radiográfica de senos paranasales)
- Eosinofilia extravascular en la biopsia

Adaptada de Masi AT, Hunder GC, Lie JT. The American College of Rheumatology 1990 criteria for the classification of Churg-Strauss syndrome (allergic granulomatosis and angiitis). *Arthritis Rheum.* 1990;33:1094-1100.

- Los resultados clínicos, de laboratorio e histológicos clave, por lo general establecen la diferencia entre GPA y GEPA directamente.
- La **neumonía eosinofílica crónica** comúnmente carece de hallazgos extrapulmonares, afecta a las mujeres y no tiene componente granulomatoso vasculítico.
- Es típico que el **síndrome hipereosinofílico idiopático** presente fibrosis en el endomiocardio y carezca de componentes vasculítico, granulomatoso, asmático o alérgico; este síndrome responde mal a los esteroides sistémicos.

Pruebas diagnósticas

Un paciente con asma de inicio tardío y que empeora, con eosinofilia periférica e infiltrados pulmonares transitorios migratorios debe generar sospechas de GEPA.

- Los datos de laboratorio que apoyan el diagnóstico de GEPA incluyen **eosinofilia periférica** (por lo general 5 000 a 9 000 eosinófilos/μL), tasa de velocidad de sedimentación globular (VSG), trombocitosis y **niveles elevados de inmunoglobulinas E (IgE)**.
- Una prueba positiva de **perinuclear ANCA (p-ANCA)**, de modo específico del anticuerpo **antimieloperoxidasa (anti-MPO)**, apoya el diagnóstico, pero su ausencia no descarta el GEPA.
- La proteína en orina y la creatinina plasmática, así como la valoración del funcionamiento cardiaco, proporcionan información para el pronóstico.

Procedimientos diagnósticos

- Las biopsias de piel, nervio o lesiones pulmonares pueden ser altamente sugestivas.
- También pueden ser inespecíficas o útiles para aclarar el diagnóstico diferencial.

TRATAMIENTO

- La terapia inicial para inducir la remisión del GEPA incluye las siguientes opciones:
  - La respuesta a **prednisona oral**, 1 mg/kg diario, es sorprendente. En un lapso de un mes, la mayoría de los pacientes presentan mejoría clínica y disminución, si no es que normalización, del recuento de eosinófilos y de la VSG. Los esteroides deben reajustarse una vez que la VSG se ha normalizado.
  - **Pulsos de metilprednisolona intravenosa**, 1 000 mg diarios durante 3 días, se usa para enfermedad que puede ser fatal.
  - Los estudios sugieren que la terapia combinada con **ciclofosfamida** (por lo general dosis mensuales intravenosas de 0.6 g/m² con ajustes basados en la respuesta de laboratorio o dosis de 2 mg/kg vía oral [VO] diarios) tienen mayor eficacia en los pacientes con signos y síntomas de enfermedad letal grave. La ciclofosfamida intravenosa (IV) se prefiere para la terapia inicial, y la administración oral se reserva para la enfermedad grave o en remisión.

- o Se han estudiado los anticuerpos anti-leucina 5 (anti-IL-5) como mepolizumab, y los anticuerpos para el receptor de IL-5 como benralizumab para el tratamiento de GEPA. Se han usado antes en pacientes con asma severa y eosinofilia. IL-5 es producida por los eosinófilos, y posiblemente media las manifestaciones de la enfermedad de GEPA. Mepolizumab está aprobado para GEPA, a 300 mg cada 4 semanas además de la terapia glucocorticoide en pacientes no controlados solo con glucocorticoides. Un ensayo clínico aleatorizado mostró una proporción más alta de pacientes que logran la remisión y periodos de remisión más largos reduciendo el uso general de glucocorticoides.[4]
- o La terapia anti-IgE con omalizumab ha resultado benéfica para la GEPA, principalmente con asma y enfermedad sinonasal. Una serie retrospectiva mostró que omalizumab redujo el uso de prednisona y aumentó la remisión en la GEPA resistente o recurrente.[5]
- o Para la enfermedad leve, se puede usar **metotrexato o azatioprina** en combinación con glucocorticoides para inducir la remisión de la enfermedad.
- Con frecuencia se usa **terapia a largo plazo** para mantener la remisión y permitir la reducción de la dosis de glucocorticoides en pacientes con GEPA.
  - o Por lo general, se emplean **azatioprina**, **leflunomida** o **metotrexato** después de inducir la remisión (6 a 12 meses) o si los pacientes están en remisión, pero requieren > 10 a 20 mg de prednisona.
  - o El metotrexato se usa con mayor precaución ya que puede causar neumonitis por hipersensibilidad, que es difícil de distinguir de la reactivación de GEPA.[6]
- Micofenolato de mofetilo, rituximab, hidroxiurea, inmunoglobulina intravenosa (IgIV) y el intercambio de plasma también se han usado para el tratamiento de GEPA resistente a esteroides.[7-10]

COMPLICACIONES

- Las complicaciones del tratamiento por lo general son causadas por infecciones oportunistas o están relacionadas con el uso de glucocorticoides a largo plazo.
- Los pacientes bajo tratamiento con ciclofosfamida deben recibir profilaxis para neumonía por *Pneumocystis jirovecii* con trimetoprim, 160 mg/sulfametoxazol 800 mg VO tres veces por semana.
- Cuando la ciclofosfamida se administra IV, debe proporcionarse mercaptoetano sulfonato (MESNA) para reducir el riesgo de cistitis inducida por fármacos (la dosificación de MESNA es la misma que la de ciclofosfamida). La mitad de la dosis se administra antes de la infusión de ciclofosfamida, y la otra mitad, dos horas después de dicha infusión.
- Los glucocorticoides deben reducirse lo más rápidamente posible y los pacientes deben ser evaluados para detectar osteoporosis, diabetes e hipertensión, y es necesario advertirles sobre el aumento de peso.

VIGILANCIA/SEGUIMIENTO

- El seguimiento implica la valoración clínica y de laboratorio del estado de la enfermedad y la vigilancia de los efectos secundarios de los medicamentos y sus toxicidades.
- Realice recuentos frecuentes de eosinófilos, ya que el aumento en éstos tiende a preceder los ataques de GEPA.

RESULTADOS/PRONÓSTICO

- Con el uso de esteroides e inmunosupresores, las tasas de remisión han sido > 75%.
- Los factores asociados con tasas de supervivencia menores a los cinco años incluyen proteinuria > 1 g día, creatinina > 1.6 mg/dL, miocardiopatía e implicación del tracto GI o el sistema nervioso central.

REFERENCIAS

1. Weller PF, Plaut M, Taggart V, et al. The relationship of asthma therapy and Churg-Strauss syndrome: NIH workshop summary report. *J Allergy Clin Immunol.* 2001;108:175-183.

2. Lhote FC, Guillevin L. Polyarteritis nodosa, microscopic polyangiitis, and Churg-Strauss syndrome. Clinical aspects and treatment. *Rheum Dis Clin North Am.* 1995;21:911-947.

3. Masi AT, Hunder GC, Lie JT, et al. The American College of Rheumatology 1990 criteria for the classification of Churg-Strauss syndrome (allergic granulomatosis and angiitis). *Arthritis Rheum.* 1990;33:1094-1100.

4. Wechsler M, Akuthota P, Jayne D, et al. Mepolizumab or placebo for eosinophilic granulomatosis with polyangiitis. *N Engl J Med.* 2017;376:1921-1932

5. Jachiet M, Samson M, Cottin V, et al. Anti-IgE monoclonal antibody (omalizumab) in refractory and relapsing eosinophilic granulomatosis with polyangiitis (Churg-Strauss): Data on seventeen patients. *Arthritis Rheumatol.* 2016;68:2274-2282

6. De Groot K, Rasmussen N, Bacon PA, et al. Randomized trial of cyclophosphamide versus methotrexate for induction of remission in early systemic antineutrophil cytoplasmic antibody-associated vasculitis. *Arthritis Rheum.* 2005;52:2461-2469.

7. Assaf C, Mewis G, Orfanos CE, et al. Churg-Strauss syndrome: Successful treatment with mycophenolate mofetil. *Br J Dermatol.* 2004;150:598-600.

8. Jones RB, Ferraro AJ, Chaudhry AN, et al. A multicenter survey of rituximab therapy for refractory antineutrophil cytoplasmic antibody-associated vasculitis. *Arthritis Rheum.* 2009;60:2156-2168.

9. Lee RU, Stevenson DD. Hydroxyurea in the treatment of Churg-Strauss syndrome. *J Allergy Clin Immunol.* 2009;124:1110-1111.

10. Guiellevin L, Cevallos R, Durand-Gasselin B, et al. Treatment of glomerulonephritis in microscopic polyangiitis and Churg-Strauss syndrome. Indications of plasma exchanges, meta-analysis of 2 randomized studies on 140 patients, 32 with glomerulonephritis. *Ann Med Interne (Paris).* 1997;148:198-204.

Poliangeítis microscópica

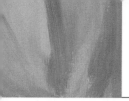

Anneliese M. Flynn y Jonathan J. Miner

PRINCIPIOS GENERALES

La poliangitis microscópica (PAM) es una **vasculitis de pequeños vasos** inicialmente considerada como una forma microscópica de poliarteritis nudosa (PAN) debido a su semejanza clínica, con la afectación adicional de arteriolas, capilares y vénulas, lo cual da lugar a la glomerulonefritis.[1,2] No obstante, a diferencia de la PAN, la PAM no se asocia con hepatitis B.

Definición

* El *Chapel Hill Consensus Conference* definió la PAM como una vasculitis necrosante con pocos o ningún depósito (**pauciinmune**) que afecta los **vasos pequeños**, como **capilares**, **arteriolas** y **vénulas**. Los vasos de tamaño mediano también pueden verse afectados. Esto puede causar **glomerulonefritis necrosante** y **capilaritis pulmonar**.[1]
* La implicación de los vasos pequeños distingue a la PAM de la PAN.

Clasificación

La PAM se clasifica como vasculitis de vasos pequeños. El capítulo 24 presenta una revisión más profunda de su clasificación.

Epidemiología

* La incidencia de la PAM en Europa es de 2 a 11 casos por millón. La PAM es de 2 a 3 veces más frecuente que la granulomatosis con poliangeítis (GPA) en el sur de Europa, mientras que en el norte de Europa esta última tiene mayor prevalencia.
* En Asia, comparativamente hay una incidencia mucho mayor de PAM que de GPA. Kuwait tiene la mayor incidencia, con 24 casos por millón. La prevalencia en otras poblaciones no caucásicas está menos definida.
* La edad promedio es de 50 a 70 años.

Etiología

* La etiología de la PAM no está bien establecida. Se ha relacionado con varios desencadenantes ambientales, pero éstos no explican la mayoría de los casos.
* **Infecciones**
  o Algunas personas con glomerulonefritis secundaria a la PAM tienen anticuerpos contra la proteína 2 de la membrana lisosomal (LAMP-2). El epítopo que reconocen los anticuerpos anti-LAMP-2 es homólogo a la adhesina fimbrial (FimH) tipo 1, una proteína de adhesión producida por bacterias gramnegativas. Las ratas inmunizadas con FimH producen anticuerpos anti-LAMP y desarrollan glomerulonefritis proliferativa crescéntica.[3]
  o La infección por parvovirus B19 puede inducir anticuerpos citoplasmáticos antineutrófilos (ANCA), pero es típico que estos anticuerpos sean transitorios.[4]

- **Fármacos**
  o Medicamentos como hidralazina, minociclina, antagonistas del factor de necrosis tumoral (TNF), penicilamina, sulfasalazina y propiltiouracilo (PTU) han dado resultados positivos en suero de antimieloperoxidasa (MPO)-ANCA y vasculitis clínica.
  o La **PAM inducida por PTU es la forma más reconocida de vasculitis inducida por fármacos**. Una quinta parte de los pacientes que toman PTU desarrollarán seropositividad ANCA, y de éstos, cerca de una cuarta parte presentarán vasculitis declarada. Tanto la seropositividad de ANCA como la vasculitis clínica se resolverán al suspender el PTU.
- **Sílice**
  o Alrededor del 20%-40% de los pacientes con vasculitis asociada con ANCA se han expuesto al sílice, y aproximadamente 20% de las personas positivas para (p)-ANCA perinucleares han tenido contacto con el sílice.
  o El rango de probabilidad entre la exposición al sílice y la vasculitis varía de 2 a 14.[5]

Fisiopatología

- Los ANCA pueden participar en la patogénesis de la PAM en un proceso de dos pasos:
  o Los niveles bajos de citocinas inflamatorias como la interleucina (IL)-1 y el TNF-α activan principalmente los neutrófilos para que expresen MPO en su superficie.
  o Los anticuerpos contra MPO-ANCA se unen a los neutrófilos a través del antígeno de superficie MPO, de los receptores Fc, o de ambos. Los neutrófilos se activan y causan la liberación de compuestos reactivos de oxígeno y enzimas líticas.
- Este proceso solo ocurre si los neutrófilos están adheridos a la pared de un vaso.
- El modelo no logra abarcar a los pacientes con PAM que son ANCA negativos.

Factores de riesgo

- Se han sugerido factores de riesgo ambiental como las infecciones y la exposición al sílice, como ya se mencionó.
- Los fármacos como hidralazina, minociclina, antagonistas del TNF, penicilamina, sulfasalazina y PTU pueden inducir PAM, pero el riesgo es bajo.
- No se conoce la función que desempeñan los factores genéticos de riesgo.

DIAGNÓSTICO

El diagnóstico se basa en hallazgos clínicos, serológicos y patológicos.[2]

Cuadro clínico

- Las manifestaciones más comunes de PAM son constitucionales, renales, pulmonares, gastrointestinales (GI), cutáneas, musculoesqueléticas y neurológicas. El inicio puede ser agudo o indolente.
- Los **síntomas constitucionales** (como debilidad, pérdida de peso, fiebres, malestar y artralgias) están presentes en > 70% de los pacientes.
- La **implicación renal** ocurre en > 80%, y varía desde sedimento urinario activo asintomático hasta insuficiencia renal de etapa terminal que requiere hemodiálisis.
- Las **manifestaciones pulmonares** ocurren en 25%-55% de los casos, e incluyen tos, disnea, hemoptisis y dolor pleurítico. La **hemorragia pulmonar** se produce en alrededor de 25% de los pacientes y puede deberse a capilaritis o arteritis bronquial; también se ha observado fibrosis intersticial.
- Existen **manifestaciones cutáneas** en 30%-60% de los casos. La **púrpura palpable** es el hallazgo más común, y también es factible que ocurran *livedo reticularis*, nódulos, urticaria y úlceras por necrosis de la piel.
- Puede estar presente el **dolor abdominal** (30%-60%) y hemorragias GI (20%-30%); no obstante, la hemorragia grave, las ulceraciones, la isquemia y la perforación tienen menor probabilidad de ocurrir en la PAM que en la PAN.

- De uno a dos tercios de los pacientes presentan **manifestaciones neurológicas**, como **neuropatía periférica** y **mononeuritis múltiple** y, con menor frecuencia, manifestaciones del sistema nervioso central (SNC), como paquimeningitis e infartos cerebrales (hemorrágicos o isquémicos).

Diagnóstico diferencial

- Tanto las vasculitis de vasos pequeños como las de medianos están incluidas en el diagnóstico diferencial de la PAM.[1]
  - o La **inmunofluorescencia pauciinmune en histología** diferencia la PAM de las vasculitis de vasos pequeños mediadas por complejos inmunes, las vasculitis crioglobulinémicas y la púrpura de Henoch-Schönlein.
  - o La ausencia de granulomas en la histopatología distingue la PAM de la GPA.
  - o La presencia de asma y eosinofilia sugieren granulomatosis eosinofílica con poliangeítis.
- Distinguir entre la PAM y la PAN puede ser difícil; la tabla 30-1 muestra una comparación entre ambas enfermedades.[6]
  - o La afectación de capilares, arteriolas y vénulas distingue la PAM de la PAN.
  - o **La asociación con ANCA se ve con PAM, pero no con PAN. Al contrario de la PAM, la PAN está asociada con hepatitis B.**
- Otros trastornos a considerar incluyen el síndrome de Goodpasture y vasculitis asociada con otras enfermedades del tejido conjuntivo (p. ej., lupus eritematoso sistémico y artritis reumatoide).

TABLA 30-1	CARACTERÍSTICAS DISTINTIVAS DE LA PAN Y LA PAM	
Manifestación	**PAN**	**PAM**
Vasculitis	Necrosante, afecta arterias medianas y pequeñas, en ocasiones puede afectar las arteriolas, rara vez granulomatosa	Necrosante, afecta vasos pequeños, en ocasiones puede afectar arterias pequeñas a medianas, sin granulomas
Renal	Vasculitis renal con hipertensión renovascular, infartos y microaneurismas, sin glomerulonefritis o GMNRP	Glomerulonefritis incluyendo GMNRP, muy común
Pulmonar	Sin hemorragia alveolar	La hemorragia alveolar es común
Neuropatía periférica	Presente en 50%-80%	Presente en 10%-50%
Recaídas	Raras	Frecuentes
Datos de laboratorios	ANCA positivos en < 20%, de pacientes, asociación con HBV, la angiografía mesentérica comúnmente muestra microaneurismas y estenosis	ANCA positivo en 50%-80% de pacientes, sin asociación con HBV, angiografía mesentérica normal

ANCA, anticuerpos citoplasmáticos antineutrófilos; GMNRP, glomerulonefritis rápidamente progresiva; HBV, virus de la hepatitis B.
Adaptada de Guillevin L, Lhote F. Distinguishing polyarteritis nodosa from microscopic polyangiitis and implications for treatment. *Curr Opin Rheumatol.* 1995;7:20-24.

Pruebas diagnósticas

La valoración diagnóstica de la PAM incluye la evaluación del funcionamiento renal, pulmonar y nervioso (es decir, creatinina en suero, uroanálisis, espirometría, radiografía de tórax y estudios de conducción nerviosa).

Pruebas de laboratorio

* Los resultados comunes en el laboratorio incluyen elevación de la tasa de velocidad de sedimentación globular (VSG) y de proteína C reactiva, leucocitosis, trombocitosis y anemia normocítica normocrómica por inflamación crónica.
* La evaluación de la función renal puede revelar elevación nitrógeno de urea sérico (NUS) y de la creatinina, y **sedimento urinario activo** (proteinuria, hematuria y cilindros eritrocitarios, y leucocituria).
* Los niveles de C3 y C4 son normales o elevados.
* Las pruebas de ANCA, ya sea por inmunofluorescencia indirecta o por ensayo por inmunoabsorción ligado a enzimas (ELISA) para antígenos específicos (como proteinasa 3 [PR3] y MPO) no se han estandarizado uniformemente; por tanto, el resultado diagnóstico variará según el laboratorio.
  o Los ANCA se presentarán en cerca de 75% de los pacientes, por lo general p-ANCA/anti-MPO.[7]
  o La positividad de ANCA debe confirmarse con pruebas de ELISA con anticuerpos anti-MPO y anti-PR3.[8]
  o En el marco clínico adecuado, p-ANCA tiene una especificidad de 98% para PAM.[9]
  o La sensibilidad de los anticuerpos anti-MPO varía ampliamente de acuerdo con el kit empleado y el valor de corte seleccionado.[9]
* También pueden estar presentes el factor reumatoide (FR) y anticuerpos antinucleares (AAN) en títulos bajos.

Imagenología

* Debe realizarse una **radiografía de tórax** para evaluar las manifestaciones pulmonares. En el marco de hemorragia alveolar, se encuentran opacidades difusas irregulares.
* La **tomografía computarizada (TC) de tórax** muestra opacidades tipo vidrio molido en el marco de hemorragia alveolar, y puede estar presente un engrosamiento septal tipo panal de abeja con la fibrosis intersticial.
* Es factible realizar la **angiografía mesentérica** para diferenciar la PAN de la PAM.
* Otros estudios radiográficos específicos para cada órgano a veces son necesarios para evaluar las complicaciones.

Procedimientos diagnósticos

* Casi todos los pacientes requieren **biopsias renales**.
  o La **glomerulonefritis focal y segmentaria** aparece en casi 100% de los pacientes con enfermedad renal.
  o También pueden observarse "medialunas" glomerulares, vasculitis franca, necrosis fibrinoide, nefritis intersticial y atrofia tubular.
  o El **patrón de inmunofluorescencia es pauciinmune**, con cantidades mínimas de inmunoglobulina y complemento en los glomérulos.
* La **broncoscopia con biopsia transbronquial y lavado broncoalveolar** (LBA) son útiles para mostrar capilaritis y descartar causas infecciosas de la hemorragia pulmonar.
  o El líquido del LBA por lo general es fuertemente hemorrágico, y la histología muestra macrófagos cargados de hemosiderina.
  o La biopsia de tejido en áreas hemorrágicas quizá muestre capilaritis alveolar necrosante con inmunofluorescencia pauciinmune. En otros patrones histológicos es factible encontrar eritrocitos intraalveolares e intersticiales, necrosis fibrinoide y hemosiderosis intraalveolar.
* Las **biopsias cutáneas** muestran **vasculitis leucocitoclástica**. De nuevo, la inmunofluorescencia muestra un patrón pauciinmune.

- Los estudios de **velocidad de conducción nerviosa** (VCN) permiten identificar neuropatías periféricas que se manifiestan como enfermedad axonal aguda, y la **biopsia del nervio sural** muestra vasculitis necrosante en cerca de 80% de los pacientes con estudios de VCN anormales.

TRATAMIENTO

- El tratamiento se divide en dos fases: inducción y luego mantenimiento para la remisión.
  - o Los **glucocorticoides** se administran en el momento de la **inducción** y se prescriben durante un proceso largo de reducción.
  - o La **inducción** de la remisión se establece con **ciclofosfamida o rituximab**, mientras que en la terapia de **mantenimiento** se administra **azatioprina o metotrexato**.
- A veces son necesarias medidas de apoyo, como hemodiálisis y ventilación mecánica.
- Cabe considerar la plasmaféresis en los casos refractarios.

Medicamentos

- **Terapia de inducción**
  - o Puede usarse **metilprednisolona intravenosa** (IV) (1 000 mg) durante los primeros tres días en casos de enfermedad fulminante que representa una amenaza inmediata para la vida (p. ej., hemorragia pulmonar o glomerulonefritis rápidamente progresiva), seguida de prednisona oral, 1 mg/kg diario, con ajuste prolongado.
  - o El **rituximab**, 375 mg/m^2 una vez por semana durante 4 semanas no ha demostrado ser inferior a la ciclofosfamida y quizá sea superior para prevenir la recaída. Rituxmab tiene un perfil de efectos adversos menos tóxico comparado con ciclofosfamida.[10]
  - o **Ciclofosfamida** IV, 15 mg/kg mensuales ha tenido menos complicaciones tóxicas comparada con ciclofosfamida oral diaria, pero puede tener una tasa más alta de recaída. Una alternativa de dosificación sería ciclofosfamida, 500 a 750 mg/m^2 cada 4 semanas. Debe administrarse MESNA con la ciclofosfamida IV para recudir la toxicidad a la vejiga.
  - o También se usa ciclofosfamida oral, aproximadamente 2 mg/kg.
- **Terapia de mantenimiento**
  - o Una vez que se induce la remisión, es factible continuar el ajuste esteroide y cambiar a **rituximab**, 1 000 mg de mantenimiento, administrado en los días 0 y 14 para prevenir las recaídas.[11]
  - o La **azatioprina**, en dosis de 2 mg/kg orales diarios, es una alternativa para la terapia de mantenimiento.[12] La azatioprina se prescribe hasta completar un total de 18 meses de terapia (a partir de la inducción).
  - o **Metotrexato** y **micofenolato de mofetilo** también deben considerarse para la terapia de mantenimiento. No debe usarse metotrexato con función renal disminuida.
  - o Debe considerarse **trimetoprim/sulfametoxazol** (TMP/SMX), 160 mg/800 mg tres veces a la semana, para la profilaxis de la neumonía por *Pneumocystis jirovecii* (PCP) cuando el paciente todavía está en inmunosupresión.
  - o La inmunoglobulina IV y la plasmaféresis no suelen ser efectivas, aunque el intercambio de plasma se usa a veces para la hemorragia pulmonar grave, la vasculitis renal o la enfermedad de la membrana basal antiglomerular concomitante.
  - o El reciente ensayo PEXIVAS mostró que la plasmaféresis no redujo el riesgo de enfermedad renal terminal o la muerte en pacientes con vasculitis por ANCA.[13]

COMPLICACIONES

- La PAM puede conducir a fallo del órgano objetivo. Las complicaciones dependen del órgano u órganos afectados. Las complicaciones más comunes son insuficiencia respiratoria y renal, lo que quizá requiera cuidados de apoyo.
- Pueden ocurrir toxicidades relacionadas con el tratamiento, y por este motivo los pacientes deben ser cuidadosamente monitoreados.

DERIVACIÓN

- Los pacientes deben ser derivados a un reumatólogo para recibir un diagnóstico, tratamiento y control de la PAM.
- La derivación a otro especialista debe considerarse sobre la base de la afectación de órganos específicos (p. ej., nefrólogo para enfermedades renales).

INSTRUCCIÓN AL PACIENTE

Los pacientes deben ser instruidos sobre las manifestaciones, complicaciones y opciones de tratamiento para su enfermedad.

VIGILANCIA/SEGUIMIENTO

- El seguimiento implica la valoración clínica y de laboratorio de la actividad de la enfermedad (hemograma completo, función renal, sedimento urinario y reactantes de fase aguda), así como la vigilancia de la toxicidad de los medicamentos.
- Los pacientes en remisión deben acudir a seguimiento por lo menos cada 3 a 6 meses para determinar si no hay recaída.
- Hay polémica respecto a si la determinación de los niveles de ANCA es útil para vigilar la actividad de la enfermedad; esto no se recomienda. Son más importantes las valoraciones de la lesión de órganos objetivo.

RESULTADO/PRONÓSTICO

- En cerca de 20% de los pacientes la enfermedad progresa hasta la insuficiencia renal terminal. Un nivel normal de creatinina en suero conlleva un pronóstico más favorable.[2]
- La hemorragia alveolar y la fibrosis pulmonar implican un mal pronóstico, pues los pacientes tienen una probabilidad nueve veces mayor de morir. Asimismo, se presentan mayores tasas de exacerbación en quienes tienen enfermedad pulmonar.

REFERENCIAS

1. Jennette JC, Falk RJ, Andrassy K, et al. Nomenclature of systemic vasculitides. Proposal of an international consensus conference. *Arthritis Rheum.* 1994;37:187-192.
2. Chung SA, Seo P. Microscopic polyangiitis. *Rheum Dis Clin North Am.* 2010;36:545-558.
3. Kain R, Exner M, Randes R, et al. Molecular mimicry in pauci-immune focal necrotizing glomerulonephritis. *Nat Med.* 2008;14:1088-1096.
4. Hermann J, Demel U, Stunzner D, et al. Clinical interpretation of antineutrophil cytoplasmic antibodies: Parvovirus B19 infection as a pitfall. *Ann Rheum Dis.* 2005;64:641-643.
5. Hogan SL, Satterly KK, Dooley MA, et al. Silica exposure in anti-neutrophil cytoplasmic autoantibody-associated glomerulonephritis and lupus nephritis. *J Am Soc Nephrol.* 2001;12:134-142.
6. Guillevin L, Lhote F. Distinguishing polyarteritis nodosa from microscopic polyangiitis and implications for treatment. *Curr Opin Rheumatol.* 1995;7:20-24.
7. Guillevin L, Durand-Gasselin B, Cevallos R, et al. Microscopic polyangiitis: Clinical and laboratory findings in eighty-five patients. *Arthritis Rheum.* 1999;42:421-430.
8. Savige J, Gillis D, Benson E, et al. International consensus statement on testing and reporting of antineutrophil cytoplasmic antibodies (ANCA). *Am J Clin Pathol.* 1999;111:507-513.
9. Holle JU, Hellmich B, Backes M, et al. Variation in performance characteristics of commercial enzyme immunoassay kits for detection of antineutrophil cytoplasmic antibodies: What is the optimal cut off? *Ann Rheum Dis.* 2005;64:1773-1779.
10. Stone JH, Merkel PA, Spiera R, et al. Rituximab versus cyclophosphamide for ANCA-associated vasculitis. *N Engl J Med.* 2010;363:221-232.
11. Guillevin L, Pagnoux C, Karras C, et al. Rituximab versus azathioprine for maintenance in ANCA-associated vasculitis. *N Engl J Med.* 2014;371:1771-1780.
12. Jayne D, Rasmussen N, Andrassy K, et al. A randomized trial of maintenance therapy for vasculitis associated with antineutrophil cytoplasmic autoantibodies. *N Engl J Med.* 2003;349:36-44.
13. Walsh M, Merkel P, Jayne D. The effects of plasma exchange and reduced-dose glucocorticoids during remission-induction for treatment of severe ANCA-associated vasculitis. *Arthritis Rheum.* 2018;70(suppl 10).

Vasculitis por inmunoglobulina A (púrpura de Henoch-Schönlein)

Can M. Sungur y Jonathan J. Miner

31

PRINCIPIOS GENERALES

- Antes llamada púrpura de Henoch-Schönlein.
- Vasculitis que afecta los pequeños vasos y suele estar precedida por infección (por lo común respiratoria).
- Involucra depósitos de inmunoglobulina A (IgA).

Definición

La vasculitis por IgA (vasculitis IgA) se conocía antes como púrpura de Henoch-Schönlein (PHS) y se define como una **vasculitis por depósito de complejos inmunes, predominantemente IgA, en vasos de pequeño calibre**, que incluyen capilares, vénulas y arteriolas *(Chapel Hill Consensus Conference)*.[1]

Epidemiología

- La incidencia anual es de 14 casos por cada 100 000 personas.
- Aunque la vasculitis IgA puede observarse a cualquier edad, la mayoría de los pacientes son niños menores de 10 años. La edad promedio en el momento de la presentación es de 6 años.
- La vasculitis IgA es ligeramente más común en los varones.
- Esta enfermedad se presenta casi siempre en los meses de otoño e invierno, con frecuencia después de una infección respiratoria.

Etiología

- Aunque muchos casos de vasculitis IgA ocurren después de infecciones respiratorias, también pueden asociarse con la administración de fármacos y vacunas. No se ha identificado algún agente etiológico único.
- Puede haber susceptibilidad genética con alelos HLA particulares.[2]

Fisiopatología

- La vasculitis IgA se caracteriza por el depósito de IgA predominantemente en las paredes de arteriolas, capilares y vénulas postcapilares, con la activación resultante del complemento y **vasculitis leucocitoclástica**.
  - o Las manifestaciones dérmicas y gastrointestinales (GI) son el resultado directo de la **inflamación provocada por complejos inmunes** que provoca lesión tisular y extravasación de células sanguíneas.
  - o Las biopsias renales muestran glomerulonefritis con depósito mesangial prominente de complejos inmunes.
- La glucosilación aberrante en la región bisagra del subtipo de IgA1 quizá esté implicada en la patogénesis.[3]

Trastornos asociados

El cuadro clínico de la vasculitis IgA se desarrolla en 3% a 7% de los pacientes con fiebre mediterránea familiar.[4,5]

DIAGNÓSTICO

Cuadro clínico

* La vasculitis IgA afecta principalmente la **piel**, los **riñones** y el **tracto GI**.
* Con frecuencia se asocia con **artralgias** y **artritis**.
* En ocasiones, afecta los vasos pulmonares, causando capilaritis pulmonar y **hemorragia alveolar**.
* La vasculitis en las arterias coronarias y las secuelas neurológicas son raras.
* Hay dos diferencias principales entre los niños y los adultos que presentan vasculitis IgA.[6]
  o La **intususcepción** es rara en adultos.
  o Los adultos tienen mayor riesgo de desarrollar **enfermedad renal grave**.

Historia clínica

* El cuadro típico de la vasculitis IgA es un niño con **dolor abdominal tipo cólico** asociado con **náuseas y vómitos**, así como **artritis en las extremidades inferiores**. Las lesiones en la piel también pueden ser manifestaciones tempranas.
* El cuadro inicial en ocasiones se acompaña de diarrea **sanguinolenta y púrpura palpable**, afectando predominantemente las extremidades inferiores y los glúteos.
* Algunos varones presentan **orquitis**.
* En raras ocasiones se acompañan de cefaleas o convulsiones.
* Los síntomas de la vasculitis IgA, por lo general van precedidos por una **infección del tracto respiratorio superior** (es decir, fiebre, rinorrea y tos).

Exploración física

* **Púrpura palpable**
  o En niños, la púrpura quizá vaya precedida por urticaria, angioedema y exantema maculo-papular transitorios.
  o La púrpura tiende a aparecer en parches en regiones de **piernas** y **glúteos**. No obstante, también puede presentarse en otras áreas del cuerpo y con frecuencia se observa antes que otras manifestaciones de la vasculitis IgA.
  o Las lesiones individuales tienen de 2 a 10 mm de diámetro, y es típico que duren varios días y que se resuelvan rápidamente con el reposo en cama.
* **Artritis**
  o Es la segunda manifestación más común de la vasculitis IgA y se presenta en 75% de los pacientes.
  o Es típico que se vean afectados **rodillas**, **tobillos** y **pies**.
  o Aunque las articulaciones por lo general se sienten calientes y doloridas, los derrames articulares no siempre están presentes.
* **GI**
  o Dolor abdominal, náuseas y vómitos.
  o Se han observado **heces positivas al guayaco** en cerca de 50% de los pacientes, pero la hemorragia es rara.
* **Genitourinario.** Dolor, sensibilidad e hinchazón en **testículos** o **escroto**, aunque son manifestaciones menos comunes de la vasculitis IgA.
* **Neurológico.** Son raros los déficits neurológicos focales, la ataxia, y la neuropatía central y periférica.

Criterios diagnósticos

* La tabla 31-1 presenta los criterios del American College of Rheumatology para la clasificación de la vasculitis IgA de 1990.[7]
* En 2006, la European League against Rheumatism y la Pediatric Rheumatology European Society publicaron nuevos criterios para la vasculitis IgA pediátrica, que se muestran en la tabla 31-2.[8]
* En las presentaciones típicas de vasculitis IgA en niños, es necesario excluir **sepsis, trombocitopenia** y **trastornos de la coagulación**.
* Se requieren más estudios en adultos para descartar otras causas de vasculitis de vasos pequeños.

TABLA 31-1	CRITERIOS DEL AMERICAN COLLEGE OF RHEUMATOLOGY PARA LA CLASIFICACIÓN DE LA VASCULITIS POR INMUNOGLOBULINA A DE 1990

Se requiere la presencia de por lo menos dos de los cuatro factores siguientes:

- Púrpura palpable, sin relación con trombocitopenia
- Edad ≤ 20 años
- Angina intestinal, definida como dolor abdominal difuso que empeora con las comidas, o el diagnóstico de isquemia intestinal, usualmente con diarrea sanguinolenta
- Cambios histológicos que muestran granulocitos en las paredes de arteriolas o vénulas

Adaptada de Mills JA, Michel BA, Bloch DA, et al. The American College of Rheumatology 1990 criteria for the classification of Henoch-Schönlein purpura. *Arthritis Rheum.* 1990;33: 1114-1121.

TABLA 31-2	CRITERIOS DE CLASIFICACIÓN DE LA EUROPEAN LEAGUE AGAINST RHEUMATISM Y LA PEDIATRIC RHEUMATOLOGY EUROPEAN SOCIETY PARA LA VASCULITIS POR INMUNOGLOBULINA A DE 2006

Púrpura palpable con por lo menos uno de los siguientes factores:

- Dolor abdominal difuso
- Biopsia con predominio de IgA
- Artritis/artralgias agudas
- Hematuria o proteinuria

Adaptada de Ozen S, Ruperto N, Dillon MJ, et al. EULAR/PReS endorsed consensus criteria for the classification of childhood vasculitides. *Ann Rheum Dis.* 2006;65:936-941.

Diagnóstico diferencial

El diagnóstico diferencial incluye otras causas de vasculitis de vasos pequeños (granulomatosis con poliangeítis, poliangeítis microscópica, vasculitis crioglobulinémica y angeítis leucocitoclástica), poliarteritis nudosa (en casos de vasculitis IgA inusualmente crónica o grave), lupus eritematoso sistémico, púrpura trombocitopénica trombótica, síndrome hemolítico urémico, exantema por fármacos, púrpura fulminante y vasculitis séptica.

Pruebas diagnósticas

Pruebas de laboratorio

- **Uroanálisis.** La manifestación renal más común es la hematuria microscópica, pero un tercio de los pacientes con nefritis tienen hematuria grave.
- Debe revisarse la **creatinina** sérica.
- La velocidad de sedimentación globular (VSG) quizá esté elevada.
- El hemograma completo permite descartar leucocitosis y asegurar una cifra normal de plaquetas.
- Estudios de coagulación para descartar **coagulopatías.**
- **Anticuerpos antinucleares (AAN) y anticuerpos anticitoplasma de neutrófilos (ANCA).**
- **Inmunoglobulinas: la IgA puede estar elevada** hasta en 72% de los niños con vasculitis IgA.[9]

Imagenología

* **Radiografías abdominales simples**
  o Quizá muestren asas intestinales dilatadas.
  o Pueden usarse en combinación con la radiografía de tórax para determinar si hay perforación.
* **Ecografía abdominal.** Medio más eficaz para identificar la intususcepción ileoileal.
* **Estudios de flujo tipo Doppler y/o radionúclidos.** Para pacientes que se presentan con dolor en el escroto.
* **Tomografía computarizada/resonancia magnética de cabeza.** Se usan en casos raros de presentación neurológica para evaluar la hemorragia intracerebral.

Procedimientos diagnósticos

* Biopsia renal
  o En niños se recomienda la biopsia renal cuando hay deficiencias del funcionamiento de riñones o proteinuria marcada, ya que las lesiones histológicas son indicadores de pronósticos.
  o **En adultos, la biopsia quizá sea necesaria para descartar otras causas de vasculitis de vasos pequeños.**
  o La enfermedad leve con frecuencia demuestra la proliferación **mesangial focal con depósitos de complejos inmunes con IgA y depósitos de C3 en la matriz mesangial**.
  o En pacientes con enfermedad renal más grave, como proteinuria de rango nefrótico, es probable que se presente marcada **proliferación celular** y **glomerulonefritis membranoproliferativa**.
* Biopsia de piel
  o En adultos quizá sea necesaria una biopsia de piel para confirmar el diagnóstico de vasculitis IgA.
  o Las biopsias demostrarán **vasculitis leucocitoclástica**, más destacada en las vénulas postcapilares.
  o Los estudios de inmunofluorescencia muestran **depósitos de complejos inmunes con IgA en combinación con depósitos de C3**.

TRATAMIENTO

La mayoría de los pacientes se recuperan completamente sin terapia específica.

Medicamentos

* Los **inhibidores de la enzima convertidora de angiotensina (ECA)** deben considerarse en los casos de proteinuria o como agente de primera línea en pacientes con hipertensión.
* Los fármacos antiinflamatorios no esteroideos (AINE) por lo general son suficientes para aliviar artralgias y artritis, pero con frecuencia se evitan debido a sus efectos secundarios.
* **Glucocorticoides**
  o Pueden usarse para el dolor articular grave.
  o Se utilizan en caso de dolor abdominal grave, en especial cuando se sospecha intususcepción.
  o **No están indicados en el tratamiento de la púrpura** ya que no se reduce la duración de las lesiones en la piel o la recurrencia de las mismas.
  o **No parecen estar implicados en la prevención de la nefritis.**[10]
* Se han sugerido diversos esquemas de tratamiento para la enfermedad renal, incluidos corticosteroides, azatioprina, ciclofosfamida, ciclosporina, micofenolato de mofetilo, plasmaféresis, inmunoglobulina intravenosa (IV) y rituximab.

Tratamiento quirúrgico

Los pacientes que progresan hasta la enfermedad renal terminal (ERT) son candidatos para trasplante renal, aunque la enfermedad puede regresar después del trasplante.

COMPLICACIONES

La implicación del sistema GI presenta potencialmente complicaciones graves que incluyen la **intususcepción** (típicamente ileoileal), el **infarto**, la **hemorragia masiva** y la **perforación**.

VIGILANCIA/SEGUIMIENTO

* En pacientes con enfermedad renal leve, deben realizarse evaluaciones de la presión arterial, la creatinina en suero y el uroanálisis por lo menos cada semana mientras la enfermedad se encuentra clínicamente activa y una vez al mes durante tres meses cuando la enfermedad está en remisión.
* Las mujeres que recibieron un diagnóstico de vasculitis IgA en la infancia presentan mayor riesgo de proteinuria e hipertensión durante el embarazo y es necesario vigilarlas con cuidado durante este periodo.

RESULTADO/PRONÓSTICO

* La vasculitis IgA se resuelve en un lapso de 2 a 4 semanas en más de 80% de los casos en la infancia.
* Los niños por lo general presentan una enfermedad más ligera y tienen menor probabilidad de padecer nefritis.
* La vasculitis IgA **es más grave y prolongada en los adultos,** y la insuficiencia renal y la nefritis son más frecuentes.
* **La recurrencia de los síntomas ocurre en un tercio** de los pacientes; la resolución en estos últimos se presenta, con frecuencia, en un lapso de 4 meses.
* Aproximadamente 30%-50% de los pacientes con nefritis tienen alteraciones urinarias durante su control a largo plazo.
* El pronóstico a largo plazo de la vasculitis IgA depende de la gravedad de la insuficiencia renal. Solo 1% de los pacientes desarrollan ERT.
  o Los pacientes con hematuria grave, síndrome nefrótico o hipertensión, tienen mayor probabilidad de progresar hasta la ERT.
  o Si una biopsia renal presenta medias lunas que abarcan > 50% de los glomérulos, hay una tasa mayor de insuficiencia renal crónica y de ERT.

REFERENCIAS

1. Jennette JC, Falk RJ, Andrassy K, et al. Nomenclature of systemic vasculitides. Proposal of an international consensus conference. *Arthritis Rheum.* 1994;37:187-192.
2. Soylemezoglu O, Peru H, Gonen S, et al. HLA-DRB1 alleles and Henoch-Schönlein purpura: Susceptibility and severity of disease. *J Rheumatol.* 2008;35:1165-1168.
3. Novak J, Moldoveanu Z, Yanagihara T, et al. IgA nephropathy and Henoch-Schoenlein purpura nephritis: Aberrant glycosylation of IgA1, formation of IgA1-containing immune complexes, and activation of mesangial cells. *Contrib Nephrol.* 2007;157:134-138.
4. Ozodogan H, Arisoy N, Kasapçapur O, et al. Vasculitis in familial Mediterranean fever. *J Rheumatol.* 1997;24:323-327.
5. Aksu K, Keser G. Coexistence of vasculitides with familial Mediterranean fever. *Rheumatol Int.* 2011;31:1263-1274.
6. Pillebout E, Thervet E, Hill G, et al. Henoch-Schönlein purpura in adults: Outcome and prognostic factors. *J Am Soc Nephrol.* 2002;13:1271-1278.
7. Mills JA, Michel BA, Bloch DA, et al. The American College of Rheumatology 1990 criteria for the classification of Henoch-Schönlein purpura. *Arthritis Rheum.* 1990;33:1114-1121.
8. Ozen S, Ruperto N, Dillon MJ, et al. EULAR/PReS endorsed consensus criteria for the classification of childhood vasculitides. *Ann Rheum Dis.* 2006;65:936-941.
9. Fretzayas A, Sionti I, Moustaki M, et al. Clinical impact of altered immunoglobulin levels in Henoch-Schönlein purpura. *Pediatr Int.* 2009;51:381-384.
10. Chartapisak W, Opastiraku S, Willis NS, et al. Prevention and treatment of renal disease in Henoch-Schönlein purpura: A systematic review. *Arch Dis Child.* 2009;94:132-137.

Crioglobulinemia y vasculitis crioglobulinémica

Roseanne F. Zhao y Jonathan J. Miner

32

PRINCIPIOS GENERALES

Definición

- Las crioglobulinas son proteínas séricas que presentan precipitación reversible por debajo de las temperaturas corporales normales y se disuelven de nuevo con el calentamiento a 37 °C.
- Wintrobe y Bruell describieron por primera vez este fenómeno en 1933.[1] Los términos "crioglobulina" y "crioprecipitación" fueron acuñados más tarde por Lerner y Watson en 1947,[2] después de que estas proteínas fueron identificadas en varias enfermedades.
- La crioglobulinemia se refiere a la presencia de crioglobulinas circulantes.
- La vasculitis crioglobulinémica (VC) se define como una vasculitis secundaria al depósito de complejos inmunes de crioglobulina en los vasos pequeños a medianos, como arteriolas, vénulas y capilares.[3,4]
- Una advertencia importante es que la **crioglobulinemia no siempre es sintomática y que no necesariamente conduce a VC.**
- La crioglobulinemia sintomática es una **enfermedad heterogénea en que las manifestaciones clínicas y la etiología** dependen del tipo de crioglobulinemia del que se trate. Los síntomas van desde purpura, úlceras en la piel y hemorragias en la retina, hasta artralgias, glomerulonefritis y neuropatía periférica.
- La tríada clásica de púrpura, artralgias y astenia que Metzler y colaboradores describieron en 1966, se aprecia en cerca de 30% de los pacientes con crioglobulinemia mixta (CM).[5]

Clasificación

- La crioglobulinemia se clasifica comúnmente de acuerdo con Brouet y colaboradores,[6] con base en la composición de la inmunoglobulina.
  - ○ **Tipo I: inmunoglobulinas monoclonales**
    - Con frecuencia IgM o IgG, rara vez IgA o cadenas ligeras de inmunoglobulina libre.
    - Se desarrolla en el contexto de las gammapatías monoclonales:[7,8]
      - □ Un 40% de los pacientes tienen gammapatía monoclonal de significado incierto (GMSI).
      - □ Un 60% de los pacientes tienen una malignidad de células B manifiesta, incluyendo mieloma múltiple, macroglobulinemia de Waldenström, leucemia linfocítica crónica (LLC) y linfomas de células B no Hodgkin.
    - Los niveles en suero con frecuencia son elevados (5 a 30 mg/mL) y por lo general se precipitan fácilmente en frío. Los niveles de crioglobulina no son significativamente diferentes entre la GMSI y las malignidades de las células B.
  - ○ **Tipo II: complejos inmunes de factor reumatoide (FR) IgM monoclonal o policlonal dirigido contra IgG policlonal.**
    - La mayoría son IgM-IgG, aunque pueden encontrarse IgG-IgG e IgG-IgA.
    - Se asocia con infección por virus de la hepatitis C (HCV) en 80% a 90% de los pacientes. Otras causas incluyen infecciones crónicas por virus de inmunodeficiencia humana (HIV) y virus de la hepatitis B (HBV), enfermedades del tejido conectivo (p. ej., artritis

reumatoide [AR], lupus eritematoso sistémico [LES], síndrome de Sjögren, esclerosis sistémica) y trastornos linfoproliferativos.[9]

■ Los valores séricos por lo general son elevados y 40% presenta niveles > 5 mg/mL.

o **Tipo III: IgM-FR policlonal dirigido contra IgG policlonal**

■ Son consistentemente heterogéneos (siempre policlonales).

■ Es más difícil detectarlos debido a que se precipitan lentamente y tienden a estar presentes en cantidades mucho menores (50 a 1 000 µg/dL).

■ La mayoría resulta de un trastorno linfoproliferativo de células B en el contexto de infección crónica o autoinmunidad. Se asocian con HCV en un menor grado en comparación con las crioglobulinas tipo II.

o **Los tipos II y III: IgM oligoclonal o IgM monoclonal/policlonal mixta dirigida contra IgG policlonal.** Puede representar una transición de crioglobulinemia tipo III a tipo II.

• Los **tipos II y III se consideran CM**, ya que contienen una mezcla de IgM e IgG.

• La CM esencial se refiere a casos sin causa identificable.

Epidemiología

• La valoración en laboratorio de la crioglobulinemia no está estandarizada y requiere una experiencia mayor de la que por lo general tienen de laboratorios. El manejo inadecuado de las muestras conduce a falsos negativos. En consecuencia, la prevalencia real puede subestimarse.

• Se ha comunicado que la prevalencia de la CM "esencial" es de aproximadamente 1:100 000; sin embargo, **muy pocos casos son verdaderamente "esenciales"** (sin causa identificable).

• La proporción entre mujeres y varones es de 3:1.

• **CM se asocia con infección o inflamación crónicas.**

o Entre 40% y 60% de los pacientes con infección por HCV (tan alto como 65% en la coinfección por HIV/HCV) cursan con CM, pero solo 15% a 20% son sintomáticos y 5% desarrollarán VC.[10-12] Sin embargo, esta variación puede deberse a un sesgo en el tiempo de inicio, selección de la población y altas tasas de falsos negativos en las pruebas de laboratorio.

o De 15% a 20% de los pacientes con HIV cursan con CM.

o Un 10% de los pacientes con LES cursan con CM.[13]

o De 5% a 20% de los pacientes con síndrome de Sjörgen cursan con crioglobulinemia tipo II, lo cual es un factor de pronóstico clave en esta enfermedad, que resulta de su asociación con el desarrollo de vasculitis, linfoma de las células B y mal pronóstico.[14]

o La crioglobulinemia se asocia con un riesgo 35 veces más alto de **linfoma no Hodgkin.**[15] El riesgo aumenta con los valores de crioglobulina.

o La infección crónica por HCV (> 15 años) aumenta el riesgo de desarrollar linfoma no Hodgkin de las células B.[16]

o Sin embargo, los pacientes con vasculitis CM no asociada con HCV tienen un riesgo aún más alto de linfoma, así como aumento en la frecuencia de afectación renal o peor pronóstico.[9]

Trastornos asociados

• **Infecciones**

o **Virales.** Virus de la hepatitis A (HAV), HBV, HIV, HCV, virus de Epstein-Barr (EBV), citomegalovirus, adenovirus y parvovirus B19.

o **Bacterianas.** Sífilis, lepra, fiebre-Q, infecciones estreptocócicas, endocarditis infecciosa y enfermedad de Lyme.

o **Micóticas.** Coccidioidomicosis y candidiasis.

o **Parasitarias.** Leishmaniasis, toxoplasmosis, equinococosis, paludismo, esquistosomiasis y tripanosomiasis.

• **Hematológicos/oncológicos**

o Trastornos linfoproliferativos

o Linfoma no Hodgkin de las células B (grandes linfomas de células B de la zona marginal, foliculares y difusos).

o Leucemia mielógena crónica, LLC y leucemia de células peludas.
o Mieloma múltiple.
o Macroglobulinemia de Waldenström.
o GMSI.
o Síndrome mielodisplásico y enfermedades mieloproliferativas.
o Enfermedad de Castle.
o Púrpura trombocitopénica trombótica.
* **Enfermedad autoinmune**
o Síndrome de Sjögren.
o AR.
o LES.
o Esclerosis sistémica.
o Arteritis de células gigantes.
o Enfermedad inflamatoria intestinal.
o Sarcoidosis.
o Dermatomiositis/polimiositis.
o Tiroiditis autoinmune.

Fisiopatología

* Se desconoce el papel de factores de patógenos y huéspedes específicos en la patenogénesis de la crioglubulinemia.
* **La linfoproliferación, sea primaria o secundaria a estimulación inmune crónica, lleva a la producción de crioglobulinas monoclonales, oligoclonales o policlonales.**
* Las características clínicas e histológicas indican depósitos vasculares de crioglobulinas inducidas por el frío que conducen a síntomas de insuficiencia vascular secundaria a la oclusión de diversos vasos pequeños.
* Complejos inmunes circulantes pueden estar presentes tanto en el suero como en las paredes de los vasos sanguíneos ocluidos.
* **Los mecanismos de crioprecipitación difieren entre el tipo I contra los tipos II y III de crioglobulinemia.**[12]
   o **Tipo I.** Las crioglobulinas monoclonales se cristalizan y se acumulan ya sea a bajas temperaturas o a altas concentraciones, lo que da como resultado una enfermedad oclusiva con inflamación mínima. Las altas concentraciones de crioglobulinas (usualmente del isotipo IgM y cuando la proteína M > 4 g/dL) también pueden causar síndrome de hiperviscosidad. En ocasiones hay vasculitis.
   o **Tipos II y III.** Se forman complejos inmunes entre IgM-RF e IgG policlonal, lo que puede fijar el complemento, y dar como resultado el reclutamiento de células inflamatorias y lesión tisular, incluyendo vasculitis y glomerulonefritis.
* **Los niveles bajos de C4 son una firma de CM tipo II**, e implican la activación de la vía clásica.
* La crioglobulinemia relacionada con HCV resulta de la estimulación viral crónica de las células B, lo que lleva a un trastorno linfoproliferativo que puede evolucionar a un linfoma no Hodgkin de células B.
   o El HCV infecta a los hepatocitos y a las células B a través del receptor de entrada transmembrana (CD81), que forma un complejo con CD21 y CD19 y que, en conjunción con la estimulación del BCR por el antígeno del HCV, estimula la expansión policlonal de las células B (tipo III).
   o Esta fase inicial se asocia con más frecuencia con la crioglobulinemia asintomática.
   o La estimulación crónica por parte del HCV lleva a la producción de anticuerpos, que pueden resultar en síndrome sicca, tiroiditis, diabetes, fibrosis pulmonar y citopenias.
   o La infección crónica por HCV aumenta el riesgo de mutaciones genéticas, lo que resulta en una resistencia a la apoptosis y linfroproliferación oligoclonal (tipo II /o tipo III).
   o Surgen células B clonales con inmunoglobulina hipermutada y protooncogenes que producen IgM monoclonal (tipo II). Los RF monoclonales que llevan el idiotipo cruzado Wa son los responsables de la mayoría de los casos de VC en pacientes con infección por HCV.
   o Estas crioglobulinas se unen a la IgG policlonal dirigida contra el HCV para formar complejos inmunes, que pueden unirse con las células endoteliales de los vasos sanguíneos vía C1q, lo cual conduce a VC.

- o Las lesiones vasculíticas en distintos órganos con HCV pueden variar. Por ejemplo, aunque los complejos de HCV ARN, IgM-RF monoclonal, IgG y componentes de complemento se detectan en la piel, demostrar la presencia de proteínas de HCV en los riñones sigue siendo difícil.
- La neuropatía crioglobulinémica puede deberse a la vasculitis de los *vasa nervorum*, así como a la desmielinización mediada inmunológicamente, a la hiperviscosidad y a la oclusión microvascular.
- La vasculitis de arterias intramusculares o cerebrales puede causar paresias o plejias, accidente vascular cerebral o encefalopatía difusa.

DIAGNÓSTICO

El diagnóstico de crioglobulinemia se basa en signos y síntomas clínicos característicos en el contexto del hallazgo de laboratorio de crioglobulinas séricas. La historia clínica y la exploración física deben dirigirse a identificar la enfermedad subyacente.

Criterios diagnósticos

- El American College of Rheumatology no cuenta con un conjunto de criterios.
- El Gruppo Italiano di Studio delle Crioglobulinemie publicó un sistema para definir y caracterizar el síndrome crioglobulinémico,[17] que se presenta en la tabla 32-1.

Características clínicas

La prevalencia de manifestaciones clínicas distintas en la CM tipo I y tipo II/III se presenta en la tabla 32-2.[18]

- **Crioglobulinemia tipo I**
  - o La tipo I tiende a causar **signos de oclusión vascular periférica e hiperviscosidad**, aunque puede estar asociada con características de la vasculitis de vasos pequeños como púrpura, neuropatía y glomerulonefritis.
  - o Quizá haya alteraciones hematológicas, según la enfermedad subyacente.
  - o El criocrito y las crioglobulinas elevados pueden ser solo un hallazgo casual.
- **CM tipos II y III**
  - o Trastorno del complejo inmune que se asocia más a menudo con síntomas constitucionales (como fiebre, debilidad y anorexia) comparado con la crioglobulinemia tipo I.
  - o El síndrome de CM se caracteriza por la tríada de Meltzer de **púrpura, debilidad** y **artralgias** en alrededor de un tercio de los pacientes.

TABLA 32-1	SISTEMA PROPUESTO PARA DEFINIR Y CARACTERIZAR EL SÍNDROME CRIOGLOBULINÉMICO

- Criocrito > 1% durante por lo menos 6 meses
- Por lo menos dos de las siguientes: púrpura, artralgia, debilidad
- C4 < 8 mg/dL
- Factor reumatoide positivo (monoclonal o policlonal)
- Factor reumatoide secundario, si está asociado con enfermedades del tejido conjuntivo, enfermedades hepáticas crónicas, enfermedades linfoproliferativas, infecciones
- Esencial, si no hay una causa subyacente identificable
- Valorar el alcance de la vasculitis: implicación hepática/renal, neuropatías
- Identificación de nódulos tipo microlinfoma en la médula ósea

Adaptada de Invernizzi F, Pietrogrande M, Sagramoso B. Classification of the cryoglobulinemic syndrome. *Clin Exp Rheumatol.* 1995;13:S123-S128.

TABLA 32-2 MANIFESTACIONES CLÍNICAS DE LA CRIOGLOBULINEMIA		
	Tipo I	Tipo II/III
Síndrome de hiperviscosidad	Ocasionalmente, por lo común en el isotipo IgM y cuando la proteína M > 4 g/dL	Rara vez, nunca en el tipo III
Púrpura	70%	90%
Úlceras cutáneas	30%	15%
Glomerulonefritis	30%	30%
Neuropatía periférica	30%	30%
Artralgia	30%	25%-40%
Afectación cardiaca, pulmonar, gastrointestinal o del sistema nervioso central	Casi nunca	5%

Adaptada de Muchtar E, Magen H, Gertz MA. How I treat cryoglobulinemia. *Blood*. 2017;129:289-298.
IgM, inmunoglobulina M.

- o Con frecuencia se observa **implicación orgánica multisistémica** que incluye hepatitis crónica, glomerulonefritis membranoproliferativa (GNMP) y neuropatía periférica debido a vasculitis leucocitoclástica de los vasos pequeños y medianos.
- **La VC en la infección crónica por HCV**
  - o La historia clínica natural y el pronóstico de la vasculitis por CM son variables y dependen en gran medida de la afectación renal y del alcance general de las lesiones vasculíticas.
  - o Por lo general, la VC se asocia con la edad avanzada, con infección crónica por HCV, con CM de tipo II, niveles séricos elevados de CM y con la infiltración clonal de células B, tanto en sangre como en hígado.
  - o Los factores para el mal pronóstico son edad mayor de 60 años en el momento del diagnóstico y la afectación renal.
  - o Históricamente, la supervivencia general después de cinco años del diagnóstico de vasculitis tiene un rango que varía entre 50% y 90% en los casos con afectación renal. Incluso en ausencia de insuficiencia renal significativa, se ha informado sobre el aumento de la mortalidad debido a la implicación hepática, la enfermedad cardiovascular, la infección y el linfoma.
  - o Es factible curar el HCV con terapia antiviral de acción directa, con mejoría en la vasculitis y la glomerulonefritis.
    - Sin embargo, algunos pacientes tienen persistencia o recurrencia de VC a pesar de haber logrado y mantenido una respuesta viral sostenida (RVS),[19,20] aunque debe hacerse notar que la RVS no siempre indica la completa erradicación del HCV.
    - Aunque la mayoría de los pacientes presenta niveles disminuidos de crioglobulina con la RVS, alrededor de 50% de ellos sigue teniendo crioglobulinas.[21-23]
    - Las células B clonales productoras de crioglobulina en pacientes infectados con HCV persisten después de la RVS.[24]
  - o Todavía no está completamente clara la forma en que el tratamiento con terapias antivirales para el HCV afectan el curso de la enfermedad a largo plazo de la crioglobulinemia y la VC.
- **Enfermedad hepática**
  - o Por lo general relacionada con HCV, caracterizada por infiltración linfoide difusa del hígado (hepatitis lupoide).
  - o Los niveles de crioglobulinas disminuyen típicamente a medida que la cirrosis progresa.

- o La hepatitis autoinmune puede compartir un sinnúmero de características extrahepáticas, entre ellas vasculitis leucocitoclástica, hipocomplementemia, glomerulonefritis y anticuerpos antimúsculo liso, lo cual complica aún más el diagnóstico.

- **Enfermedad renal**
  - o Es más común en la crioglobulinemia de tipo II, se observa en 30% a 60% de las CM y supone un mal pronóstico.
  - o La afectación renal ocurre en 30% de los pacientes y puede llevar a **proteinuria de rango no nefrótico, hematuria microscópica, creatinina (Cr) elevada o hipertensión**. Rara vez se presenta como nefritis aguda/síndrome nefrótico.
  - o La **GNMP tipo I** representa 80% de las nefropatías crioglobulinémicas de tipo II. Hay engrosamiento de la membrana basal glomerular (MBG) y proliferación celular en la biopsia.
  - o Las características histológicas distintivas en la GNMP crioglobulinémica son:
    - ■ Influjo marcado de macrófagos circulantes.
    - ■ Trombos intraluminales de crioglobulinas precipitadas.
    - ■ Depósitos subendoteliales identificables por microscopia electrónica.
    - ■ Depósito de IgM en asas capilares determinado por inmunofluorescencia.
  - o Presentaciones menos comunes:
    - ■ Nefropatía membranosa mesangial leve.
    - ■ Nefritis tubulointersticial.
    - ■ Vasculitis aguda de vasos renales pequeños y medianos.
    - ■ Microangiopatía trombótica.
    - ■ En ocasiones hay oliguria e insuficiencia renal rápidamente progresiva.
  - o ARN HCV puede detectarse en los riñones de los pacientes con CM asociada con HCV.

- **Síndrome de hiperviscosidad.** Quizá se manifieste por cefalea, confusión, visión borrosa, hemorragia oronasal e insuficiencia cardiaca.

- **Artralgias/artritis**
  - o Afecta las pequeñas **articulaciones distales**; por lo general, en la CM se observa un patrón **oligoarticular y no erosivo**.
  - o Con frecuencia es sensible a las dosis bajas de esteroides, con o sin hidroxicloroquina.
  - o En CM asociada con HCV, puede desarrollarse en raras ocasiones una poliartritis simétrica erosiva.
  - o **Debe considerarse la existencia de un síndrome de superposición de AR y CM.**
  - o Los anticuerpos antiproteína citrulinada cíclica (anti-CCP) son un instrumento diagnóstico importante, ya que no aumentan con la CM, mientras que se observa positividad del FR en 30% a 70% de los pacientes con HCV.[25-28]

- **Manifestaciones cutáneas**
  - o A menudo se confinan a sitios acrales (extremidades distales, orejas, nariz). Las manifestaciones incluyen fenómeno de Raynaud, púrpura, acrocianosis, *livedo reticularis*, manifestación distrófica, úlceras y gangrena digital.
  - o La **púrpura** es la manifestación principal de la VC; 70% de los pacientes presenta esta manifestación cutánea, la cual puede ser transitoria o progresar hasta **úlceras y gangrena**.
  - o A menudo se encuentra púrpura palpable en las extremidades inferiores.

- **Neuropatía periférica simétrica**
  - o La neuropatía periférica simétrica es la manifestación neurológica más común.
  - o Es más frecuente en la crioglobulinemia de tipo III.
  - o Puede tener una presentación aguda o subaguda, por lo general acompañada por enfermedad cutánea.
  - o Es, típicamente, una **neuropatía axonal sensorial con patrón de guante o de media**.
  - o Es frecuente la polineuropatía simétrica o asimétrica motora o sensorial, o de ambas clases.
  - o También puede observarse mononeuritis múltiple.
  - o Causas de la neuropatía:
    - ■ Vasculitis de los *vasa nervorum*.

- Hiperviscosidad con oclusión de la microcirculación.
- Desmielinización mediada inmunológicamente.
- La neuropatía periférica dolorosa (con afectación predominante sensorial > motora) se aprecia en 19%-44% de los pacientes, y suele ocurrir en las extremidades inferiores.
- **Características raras**
  o Linfadenopatía.
  o Vasculitis mesentérica.
  o Fibrosis pulmonar subclínica.
  o Vasculitis coronaria.
  o Con frecuencia pasan desapercibidas la vasculitis pulmonar, pleuresía, disnea, tos y hemoptisis.

Pruebas diagnósticas

Pruebas de laboratorio

- Las crioglobulinas poseen una composición heterogénea, propiedades térmicas y eficiencia en la activación del complemento.
- Quizá haya resultados falsos negativos si las muestras no se manejan adecuadamente, debido a la precipitación fría de crioglobulinas antes de la extracción del suero.
- Una prueba negativa no descarta la enfermedad; si la sospecha clínica es alta, debe repetirse la prueba.
- Detección de crioglobulinas
  o La recolección de las muestras es un paso crítico; éstas deben recolectarse en tubos tibios sin anticoagulantes, para aumentar el rendimiento diagnóstico.
  o La sangre debe ser transferida y centrifugada a 37 °C.
  o Después de la extracción del suero, las muestras deben ser almacenadas por al menos 7 días a 4 °C. La precipitación suele ocurrir en horas en el tipo I, aunque quizá tome más tiempo para la CM.
  o Si se presenta un crioprecipitado, se debe calentar una pequeña muestra para lograr una resolución y descartar falsos positivos debidos a proteínas criofibrinógeno o precipitables en heparina.
  o El **criocrito** puede cuantificarse como el volumen de crioglobulinas empacadas como un porcentaje del volumen sérico total.
    - Es más alto en el tipo I (hasta > 50%) y más bajo en el tipo III (por lo común < 5%).
    - Ello no necesariamente se correlaciona con la gravedad, la actividad o manifestaciones de la enfermedad, o la respuesta al tratamiento.
  o También pueden cuantificarse los niveles de inmunoglobulina.
  o Los precipitados deben lavarse en una solución *buffer* fría y después ser disueltos de nuevo en solución *buffer* caliente antes de la electroforesis y la inmunofijación a 37 °C para caracterizar los componentes de crioglobulina. También pueden usarse la inmunotransferencia y la electroforesis bidimensional (2D) en gel de poliacrilamida.
- También deben realizarse estudios de **FR** y **complemento (C3, C4 y CH50)**.
  o El aumento en la actividad del FR y la hipocomplementemia (bajo C4 con C3 normal/ligeramente bajo) suelen observarse en la CM, aunque también ocurren en el tipo I.
  o El complemento hemolítico total CH_{50}, puede ser cero debido a la activación por frío. (La activación del complemento quizá ocurra después de que se obtenga la muestra).
- Deben realizarse pruebas para el anticuerpo contra HCV y del HCV ARN, aun si las enzimas hepáticas son normales.
  o Debe realizarse la genotipificación de HCV en caso de resultados positivos de la prueba.
  o Una prueba HCV negativa puede deberse en raras ocasiones al HCV ARN concentrado en los complejos inmunes de crioglobulina circulantes. Si la sospecha clínica es alta, puede realizarse la prueba en crioprecipitados.
- Los exámenes de laboratorio adicionales incluyen hemograma completo, serologías, función hepática, urianálisis y ya sea razón proteína a Cr en la orina, o recolección de proteína urinaria de 20 horas.
- La viscosidad sérica puede ayudar en el marco de síntomas correspondientes; los síntomas rara vez aparecen por debajo de 4.0 cP (normal: ≤ 1.5 cP).

- Cabe realizar la electroforesis de proteínas séricas, las cadenas ligeras libres séricas y la electroforesis de proteínas en orina si hay preocupación por la presencia de una gammapatía monoclonal subyacente.
- Otros hallazgos de laboratorio incluyen una velocidad de sedimentación globular (VSG) elevada, que puede ocurrir debido a la formación de Rouleaux.

Procedimientos diagnósticos
- Se recomienda realizar una biopsia renal ante la sospecha de afectación renal.[29]
  - **Microscopia de luz.** Lo más común es que tenga aspectos morfológicos de GNMP, incluyendo proliferación mesangial e hipercelularidad endocapilar difusa; trombos refractarios en los capilares ("*cryoplugs*") que son fuertemente positivos a la tinción de PAS (*periodic acid-Schiff*); vasculitis leucocitoclástica de las arterias interlobulares y las arteriolas aferentes; y necrosis fibrinoide con neutrófilos y monocitos/macrófagos.
  - **Inmunofluorescencia.** Depósitos de IgG e IgM mesangiales, subendoteliales, de la pared capilar o glomerulares intracapilares (pueden mostrar tinción de la cadena ligera clonal, usualmente κ); tinción prominente para C3; tinción variable para C4 y C1q.
  - **Microscopia de electrones.** Depósitos inmunes mesangiales, subendoteliales e intracapilares; proceso de borramiento extensivo del pie; MBG de doble contorno secundaria a la nueva formación por debajo de los depósitos subendoteliales. Los depósitos tienen una subestructura fibrilar o microtubular.
- La biopsia de las lesiones cutáneas puede mostrar vasculitis leucocitoclástica y necrosis fibrinoide de las paredes capilares.

TRATAMIENTO

- La mayoría de los pacientes con crioglobulinemia permanecen asintomáticos, así que pueden mantenerse simplemente bajo vigilancia.
- El tratamiento apunta principalmente al proceso de la enfermedad subyacente, cuando esto es posible.
- Los sujetos con enfermedad leve a moderada, como artralgias, astenia, neuropatía no debilitante y lesiones cutáneas, pueden tratarse con una dosis baja a mediana de prednisona.
- La enfermedad moderada a grave, incluida la glomerulonefritis, la vasculitis cutánea y neuropatía progresiva, se tratan con terapia inmunosupresora.
  - **Primera línea.** Glucocorticoides más rituximab o ciclofosfamida.
  - **Segunda línea.** Intercambio de plasma, azatrioprina o micofenolato de mofetilo (estudios no controlados).
  - **Otras opciones.** Metotrexato, ciclosporina A, melfalán y prednisona o fludarabina.
- Los pacientes con manifestaciones que pueden ser mortales, como glomerulonefritis de rápida progresión, neuropatía sensoriomotora y vasculitis extensa o visceral (isquemia gastrointestinal [GI], hemorragia pulmonar), deben tratarse con plasmaféresis y pulsos de esteroides, además de rituximab o ciclofosfamida.
- El síndrome de hiperviscosidad sintomático debe tratarse con intercambio de plasma o plasmaféresis urgentes, para retirar a las crioglobulinas de la circulación.
- **Gammapatías monoclonales.** Las malignidades de células B deben tratarse en colaboración con un oncólogo. Existe evidencia limitada con respecto al mejor enfoque de tratamiento.[7,8,18]
  - Mieloma múltiple
    - Cabe considerar un régimen basado en lenalidomida/pomalidomida en pacientes con neuropatía.
    - Puede considerarse un régimen basado en bortezomib para pacientes con insuficiencia renal.
    - Es posible considerar la inmunoterapia, pero no hay datos disponibles sobre su uso en la crioglobulinemia.
    - Otra consideración es el trasplante de células madre autólogo.
  - Macroglobulinemia de Waldenström
    - Bortezomib como terapia de primera línea; se puede considerar ibrutinib, pero no hay datos disponibles sobre su uso en la crioglobulinemia.

- Se puede añadir rituximab después de lograr la respuesta inicial, pero no debe comenzarse como terapia de primera línea por el riesgo de crisis por IgM y síndrome de hiperviscosidad.
- Si los pacientes continúan teniendo altos niveles de IgM (≥ 4 g/dL), se puede iniciar el intercambio de plasma para prevenir una crisis por IgM.
  o GMSI
    - Cabe considerar a la prednisona como único agente, pero muchos pacientes requieren terapia adicional.
    - El rituximab debe limitarse a pacientes con clones de célula B CD20+ o isotipo IgM.
  o Los agentes citotóxicos suelen no preferirse debido al riesgo de mielodisplasia y a una leucemia mieloide aguda secundaria.[30]
- **CM asociada con HCV.** Debido a la complejidad de la etiopatogénesis, el **tratamiento de la CM asociada con HCV es particularmente difícil.**
  o Deben considerarse tres factores importantes: la infección por HCV, la presencia de un trastorno autoinmune y posibles asociaciones neoplásicas.
  o El tratamiento más eficaz para la CM HCV es la **erradicación de la infección subyacente por HCV** (es decir, la eliminación del antígeno que activa el proceso).
    - Las nuevas y altamente potentes terapias antivirales de acción directa inducen una RVS en más de 90% de los pacientes.
    - Los pacientes deben ser tratados en colaboración con especialistas en enfermedades infecciosas y hepatólogos, siguiendo las directrices de la American Association for the Study of Liver Diseases and the Infectious Diseases Society of America.[31]
  o Los síntomas de CM, VC y evidencia de trastornos linfoproliferativos de células B mejoran en pacientes con RVS. Sin embargo, quizá haya persistencia o recaída de VC en pacientes con RVS, de forma esporádica o en el contexto de infección o malignidades asociadas.
  o El tratamiento combinado con rituximab, en conjunción con terapias antivirales de acción directa, puede ayudar a lograr una remisión a largo plazo.[32-34]
- **CM no asociada con HCV**
  o La inmunosupresión sola puede llevar a un empeoramiento de la enfermedad infecciosa subyacente y a crioglobulinemia resistente.
  o Si es posible, debe tratarse la infección subyacente, y añadirse la inmunosupresión en casos de CM resistente.

Medicamentos

- **Ciclofosfamida**
  o La ciclofosfamida se usa típicamente en casos graves y se mantiene como agente citotóxico de primera línea.
  o En casos de enfermedad grave que puede ser mortal, es pertinente usar ciclofosfamida oral a diario con esteroides en pulsos y plasmaféresis (en dosis semejantes a las utilizadas para la granulomatosis con poliangeítis [GPA]).
  o La enfermedad grave, pero que no amenaza la vida, puede tratarse con ciclofosfamida intravenosa en pulsos en dosis mensual junto con prednisona oral.
  o Una vez que se logre la remisión de la enfermedad grave, emplee prednisona oral a diario con metotrexato o azatioprina oral en dosis semanal.
  o El tratamiento de las causas subyacentes es esencial para evitar las recaídas.
- **Rituximab**
  o La depleción sistémica de células B con rituximab, un anticuerpo monoclonal quimérico contra el antígeno CD20, se ha utilizado con éxito en el tratamiento de CM.
    - La crioglobulinemia de tipo I parece tener una velocidad menor de respuesta que la CM.
    - La neuropatía y la afectación renal fueron más resistentes al tratamiento, mientras que la enfermedad cutánea y articular respondieron con rapidez.
  o Los efectos secundarios incluyen infección, enfermedad del suero, trombosis en arterias de la retina y desarrollo de enfermedad de la aglutinina fría.

o Líneas recientes de tratamiento para el síndrome de crioglobulinemia mixta en personas con infección por HCV sugieren que la carga viral de HCV y la función hepática deben vigilarse cuidadosamente en pacientes que reciben rituximab, y los portadores de HBV deben recibir profilaxis antiviral.

- **Colchicina**
  o El razonamiento sobre el cual se basa el uso de colchicina (0.6 mg dos veces al día [bid]) para tratar la CM se deriva de la actividad del fármaco para reducir la secreción de inmunoglobulina.
  o En un estudio abierto reducido tuvo efectos favorables sobre la púrpura, la debilidad y las úlceras en las piernas.[35] Los efectos secundarios GI menores son comunes a estas dosis.

Otras terapias no farmacológicas

- **Plasmaféresis.** Debe reservarse para las formas letales de enfermedad incluida la vasculitis, la glomerulonefritis, los trastornos graves del sistema nervioso central, la hipertensión maligna, la insuficiencia vascular con necrosis distal y el síndrome de hiperviscosidad.
- Debe instituirse terapia inmunosupresora concomitante para prevenir la formación de anticuerpos "de rebote" y la recaída de la enfermedad después de suspender la plasmaféresis. Es típico que un protocolo incluya metilprednisolona, 1 g diario durante 3 días seguido de prednisona y ciclofosfamida orales (en dosis semejantes a las que se usan para la GPA).
- Por lo general se usa la plasmaféresis, o recambio del volumen de plasma, tres veces por semana durante 2 o 3 semanas. El líquido de reemplazo puede contener 5% de albúmina, y debe calentarse para evitar la precipitación de las crioglobulinas.
- Los métodos óptimos para evaluar su eficacia no están claros, ya que es posible que el criocrito no esté relacionado con la intensidad de la enfermedad. La exploración clínica se usa para guiar la terapia posterior. Las manifestaciones en piel, artríticas y renales pueden mejorar rápidamente, mientras que la neuropatía crioglobulinémica no entra en remisión con terapia a corto plazo.[36]

REFERENCIAS

1. Wintrobe MB. Hyperproteinemia associated with multiple myeloma, with report of case in which extraordinary hyperproteinemia was associated with thrombosis of retinal veins and symptoms suggesting Raynaud's disease. *Bull Johns Hopkins Hosp.* 1933;52:156-165.
2. Lerner AB, Watson CJ. Studies of cryoglobulins; unusual purpura associated with the presence of a high concentration of cryoglobulin (cold precipitable serum globulin). *Am J Med Sci.* 1947; 214:410-415.
3. Jennette JC, Falk RJ, Andrassy K, et al. Nomenclature of systemic vasculitides. Proposal of an international consensus conference. *Arthritis Rheum.* 1994;37:187-192.
4. Jennette JC, Falk RJ, Bacon PA, et al. 2012 revised International Chapel Hill Consensus Conference Nomenclature of Vasculitides. *Arthritis Rheum.* 2013;65:1-11.
5. Meltzer M, Franklin EC, Elias K, et al. Cryoglobulinemia–A clinical and laboratory study. II. Cryoglobulins with rheumatoid factor activity. *Am J Med.* 1966;40:837-856.
6. Brouet JC, Clauvel JP, Danon F, et al. Biologic and clinical significance of cryoglobulins. A report of 86 cases. *Am J Med.* 1974;57:775-788.
7. Terrier B, Karras A, Kahn JE, et al. The spectrum of type I cryoglobulinemia vasculitis: New insights based on 64 cases. *Medicine (Baltimore).* 2013;92:61-68.
8. Harel S, Mohr M, Jahn I, et al. Clinico-biological characteristics and treatment of type I monoclonal cryoglobulinaemia: A study of 64 cases. *Br J Haematol.* 2015;168:671-678.
9. Saadoun D, Sellam J, Ghillani-Dalbin P, et al. Increased risks of lymphoma and death among patients with non–hepatitis C virus–related mixed cryoglobulinemia. *Arch Intern Med.* 2006;166: 2101-2108.
10. Horcajada JP, García-Bengoechea M, Cilla G, et al. Mixed cryoglobulinaemia in patients with chronic hepatitis C infection: Prevalence, significance and relationship with different viral genotypes. *Ann Med.* 1999;31:352-358.
11. Cicardi M, Cesana B, Del Ninno E, et al. Prevalence and risk factors for the presence of serum cryoglobulins in patients with chronic hepatitis C. *J Viral Hepat.* 2000;7:138-143.
12. Roccatello D, Saadoun D, Ramos-Casals M, et al. Cryoglobulinaemia. *Nat Rev Dis Primers.* 2018;4:11.

13. García-Carrasco M, Ramos-Casals M, Cervera R, et al. Cryoglobulinemia in systemic lupus erythematosus: Prevalence and clinical characteristics in a series of 122 patients. *Semin Arthritis Rheum.* 2001;30:366.

14. Tzioufas AG, Manoussakis MN, Costello R, et al. Cryoglobulinemia in autoimmune rheumatic diseases. Evidence of circulating monoclonal cryoglobulins in patients with primary Sjögren's syndrome. *Arthritis Rheum.* 1986;29:1098-1104.

15. Monti G, Pioltelli P, Saccardo F, et al. Lymphomas in a multicenter case file of patients with hepatitis C virus–related symptomatic mixed cryoglobulinemias. *Arch Intern Med.* 2005;165:101-105.

16. De Sanjose, S, Benavente Y, Vajdic CM, et al. Hepatitis C and non-Hodgkin lymphoma among 4784 cases and 6269 controls from the International Lymphoma Epidemiology Consortium. *Clin Gastroenterol Hepatol.* 2008;6:451-458.

17. Invernizzi F, Pietrogrande M, Sagramoso B. Classification of the cryoglobulinemic syndrome. *Clin Exp Rheumatol.* 1995;13:S123-S128.

18. Muchtar E, Magen H, Gertz MA. How I treat cryoglobulinemia. *Blood.* 2017;129:289-298.

19. Landau DA, Saadoun D, Halfon P, et al. Relapse of hepatitis C virus-associated mixed cryoglobulinemia vasculitis in patients with sustained viral response. *Arthritis Rheum.* 2008;58:604-611.

20. Sollima S, Milazzo L, Peri AM, et al. Persistent mixed cryoglobulinaemia vasculitis despite hepatitis C virus eradication after interferon-free antiviral therapy. *Rheumatology (Oxford).* 2016;55:2084-2085.

21. Saadoun D, Pol S, Ferfar Y, et al. Efficacy and safety of sofosbuvir plus daclatasvir for treatment of HCV-associated cryoglobulinemia vasculitis. *Gastroenterology.* 2017;153:49-52.

22. Sise ME, Bloom AK, Wisocky J, et al. Treatment of hepatitis C virus-associated mixed cryoglobulinemia with direct-acting antiviral agents. *Hepatology.* 2016;63:408-417.

23. Gragnani L, Visentini M, Fognani E, et al. Prospective study of guideline-tailored therapy with direct-acting antivirals for hepatitis C virus-associated mixed cryoglobulinemia. *Hepatology.* 2016;64:1473-1482.

24. Del Padre M, Todi L, Mitrevski M, et al. Reversion of anergy signatures in clonal CD21low B cells of mixed cryoglobulinemia after clearance of HCV viremia. *Blood.* 2017;130:35-38.

25. Wener MH, Hutchinson K, Morishima C, et al. Absence of antibodies to cyclic citrullinated peptide in sera of patients with hepatitis C virus infection and cryoglobulinemia. *Arthritis Rheum.* 2004;50:2305-2308.

26. Siloși I, Boldeanu L, Biciușcă V, et al. Serum biomarkers for discrimination between hepatitis C-related arthropathy and early rheumatoid arthritis. *Int J Mol Sci.* 2017;18(6):E1304.

27. Liu FC, Chao YC, Hou TY, et al. Usefulness of anti-CCP antibodies in patients with hepatitis C virus infection with or without arthritis, rheumatoid factor, or cryoglobulinemia. *Clin Rheumatol.* 2008;27:463-467.

28. Jayakumar D, Huang X, Eisen S, et al. The predictive utility of anti-cyclic citrullinated peptide antibodies to diagnose rheumatoid arthritis in patients with hepatitis C and polyarthralgias [abstract]. *Arthritis Rheumatol.* 2018;70(suppl 10).

29. Fogo AB, Lusco MA, Najafian B, et al. AJKD atlas of renal pathology: Cryoglobulinemic glomerulonephritis. *Am J Kidney Dis.* 2016;67:e5-e7.

30. Bhatia, S. Therapy-related myelodysplasia and acute myeloid leukemia. *Semin Oncol.* 2013;40: 666-675.

31. The American Association for the Study of Liver Diseases and the Infectious Diseases Society of America. HCV guidance: Recommendations for testing, managing, and treating hepatitis C. www.hcvguidelines.org. 2014-2018.

32. Roccatello D, Sciascia S, Rossi D, et al. The challenge of treating hepatitis C virus-associated cryoglobulinemic vasculitis in the era of anti-CD20 monoclonal antibodies and direct antiviral agents. *Oncotarget.* 2017;8:41764-41777.

33. Wink F, Houtmann P, Jansen T. Rituximab in cryoglobulinaemic vasculitis, evidence for its effectivity: A case report and review of literature. *Clin Rheumatol.* 2011;30:293-300.

34. Terrier B, Launay D, Kaplanski G, et al. Safety and efficacy of rituximab in nonviral cryoglobulinemia vasculitis: Data from the French Autoimmunity and Rituximab registry. *Arthritis Care Res (Hoboken).* 2010;62:1787-1795.

35. Monti G, Saccardo F, Rinaldi G, et al. Colchicine in the treatment of mixed cryoglobulinemia. *Clin Exp Rheumatol.* 1995;13:S197-S199.

36. Foessel L, Besancenot J, Bertrand M, et al. Clinical spectrum, treatment and outcome of patients with type II mixed cryoglobulinemia without evidence of hepatitis C infection. *J Rheumatol.* 2011;38:1-8.

Vasculitis cutánea

33

Roseanne F. Zhao y Jonathan J. Miner

PRINCIPIOS GENERALES

Definiciones

- La vasculitis cutánea es una **vasculitis de los vasos pequeños que afecta la piel**. No obstante, la vasculitis de vasos pequeños con frecuencia no es específica solo de los vasos pequeños, y puede haber daño en los **vasos de mediano calibre**.
- Hay múltiples nombres distintos para la vasculitis cutánea, lo cual provoca confusión. Con frecuencia se usan los términos **vasculitis leucocitoclástica** (VLC) para referirse a la vasculitis cutánea. No obstante, estos son términos patológicos y se refieren al "polvo" nuclear debido a la degranulación de los neutrófilos que se observa bajo el microscopio óptico. La **leucocitoclasia es inespecífica** y la VLC puede observarse con múltiples tipos de vasculitis cutánea.
- **La vasculitis necrosante es sinónimo de la VLC.**
- La **angeítis leucocitoclástica cutánea** (ALC) se refiere a la vasculitis cutánea aislada sin vasculitis sistémica ni glomerulonefritis. También se ha denominado **vasculitis cutánea primaria de vasos pequeños** (VCPVP)[1] o **vasculitis cutánea de vasos pequeños de un solo órgano** (VCVPSo).[2]
- La **vasculitis por hipersensibilidad** es una vasculitis cutánea de los vasos pequeños (arteriolas y vénulas) secundaria a una respuesta inmune ante una sustancia exógena. Con frecuencia no hay evidencia clara de una respuesta inmune continua o de un agente causal. La ALC puede ser el término preferido sobre el de vasculitis por hipersensibilidad.
- La **vasculitis linfocítica** también es una vasculitis cutánea, pero tiene diferencias histológicas respecto a la VLC ya que presenta infiltrado linfocítico. Se observa más comúnmente con la vasculitis debida a trastornos en el tejido conjuntivo y la enfermedad de Behçet (EB).

Etiología

- Hay múltiples causas para la vasculitis cutánea (tabla 33-1).
- **Un tercio de los casos de vasculitis cutánea son idiopáticos.**
- La causa más común de vasculitis cutánea es la **inducción por fármacos** e **infección**.[3] Típicamente, no afecta otros órganos y se presenta como ALC.
- La **vasculitis urticarial** produce un eccema semejante a la urticaria que dura más de 24 a 48 h. Las lesiones pueden desarrollarse hasta una etapa purpúrica con hiperpigmentación postinflamatoria después de la resolución. Hay dos tipos de vasculitis urticarial: la **forma normocomplementémica** y la **hipocomplementémica**.
  - o Esta última con frecuencia se asocia con lupus eritematoso sistémico (LES) y linfoma de células B.[2]
  - o La enfermedad mediada por inmunoglobulina E (IgE) debe considerarse en la forma normocomplementémica.
- También pueden estar presentes en la VLC las **inmunodeficiencias congénitas**, incluyendo síndrome de Wiskott-Aldrich, DADA2 (deficiencia de adenosina deaminasa 2), SAVI (vasculitis asociada con STING con inicio en la infancia), deficiencia de fosfoglucomutasa 3 (PGM3) y defectos del complemento monogénico.
- Las **infecciones víricas**, incluida tanto la hepatitis B como la C, lo mismo que el HIV, también se han vinculado con la vasculitis. En el caso del virus de la hepatitis C (HCV), las **crioglo-**

bulinas mixtas (tipos II y II) se depositan en los vasos pequeños y medianos, lo cual provoca inflamación.

- Las **enfermedades del tejido conjuntivo** pueden presentar vasculitis cutánea. Éstos incluyen LES, síndrome de Sjögren y artritis reumatoide (AR) (vasculitis reumatoide). La vasculitis resultante también puede ser linfocítica.
- Hay múltiples **vasculitis sistémicas** que se presentan con afectación cutánea. Éstas incluyen las tres asociadas con el anticuerpo citoplásmico antineutrófilo (ANCA), EB, vasculitis por inmunoglobulina A, poliarteritis nudosa (PAN) y PAN cutánea (cambios vasculíticos como en la PAN, pero limitados a la piel). Como se menciona, la vasculitis urticarial hipocomplementémica con frecuencia está asociada al LES.
- El **eritema *elevatum diutinum*** es una forma específica de vasculitis cutánea crónica tipificada por pápulas y nódulos en las superficies extensoras de las extremidades. Se presume que la causa, aunque desconocida, está relacionada con el complejo inmune. Las lesiones tempranas muestran VLC. Se han hecho muchas posibles asociaciones, incluidas infecciones y diversos trastornos reumatológicos.[5]
- El **linfoma**, la **leucemia** e incluso los **tumores sólidos** se han asociado con la vasculitis cutánea. No obstante, el cáncer es responsable de menos de 5% de los casos.
- Los **estados de hipercoagulación**, aunque no son un proceso inflamatorio, pueden aparecer en la exploración física de la piel como una vasculitis debida a la isquemia y a la lesión en el vaso.

Fisiopatología

- La fisiopatología de la vasculitis cutánea depende de la etiología. Los mecanismos incluyen depósito inmune, así como enfermedad mediada por neutrófilos y linfocitos.
- Ciertas infecciones causan la invasión directa de los vasos sanguíneos (p. ej., *Neisseria, Rickettsia*) o pueden inducir el depósito de complejos inmunes (p. ej., infección por virus de la hepatitis B).
- Otras vasculitis también pueden estar mediadas por complejos inmunes (inducidos por fármacos o vasculitis reumatoide) o debidos al depósito de inmunoglobulinas (p. ej., IgA en vasculitis por IgA). La vasculitis asociada con el ANCA puede afectar la piel además de otros órganos, pero el papel de dichos anticuerpos en estos casos no está claro.
- El tamaño del vaso implicado dicta los resultados finales. En la vasculitis de vasos pequeños la **púrpura palpable** es común, pero pueden presentarse **púrpura no palpable, urticaria, pústulas, vesículas, ulceraciones superficiales** y **hemorragias en astilla**.
- Cuando se ven afectados vasos de tamaño medio, los cambios en la piel incluyen **nódulos, *livedo reticularis*, infartos digitales, úlceras** y **lesiones papulonecróticas**. Estas diferencias reflejan la gran área de isquemia debida a la obstrucción de un vaso sanguíneo mayor.
- La mayor parte de las vasculitis cutáneas se clasifican como vasculitis de vasos pequeños.
- Los tipos comunes de vasculitis de tamaño mediano incluyen PAN, PAN cutánea, vasculitis reumatoide y enfermedad de Buerger.

DIAGNÓSTICO

El método para diagnosticar la vasculitis de la piel consiste en responder las siguientes preguntas:
- ¿Se deben los problemas cutáneos a la vasculitis?
- ¿Cuál es la etiología?
- ¿Qué otro sistema de órganos está implicado?

Cuadro clínico

Historia clínica
- La vasculitis cutánea por lo general aparece de repente y las lesiones suelen ser indoloras. En contraste, las lesiones vasculíticas urticariales casi siempre son dolorosas y ardorosas en lugar de presentar urticaria alérgica de tipo pruriginoso. Quizá haya mialgias o artralgias junto con las lesiones en la piel.

- El antecedente de enfermedad de tejido conjuntivo (p. ej., AR, LES, síndrome de Sjögren) es importante, lo mismo que los síntomas de una enfermedad sistémica subyacente (p. ej., fiebre, pérdida de peso, hematuria, dolor abdominal, debilidad focal o generalizada).
- Es frecuente que la vasculitis cutánea sea el primer signo de una enfermedad grave.
- Examine la lista de medicamentos en busca de posibles agentes etiológicos, ya que los **fármacos son la causa más común**. La vasculitis inducida por medicamentos por lo general se desarrolla de 7 a 21 días después de iniciar el fármaco. Casi cualquier medicamento puede ocasionar una reacción vasculítica, y los más comunes aparecen en la tabla 33-1. Las reacciones a medicamentos típicamente se resuelven de forma espontánea al suspender el fármaco.
- El síndrome de vasculitis urticarial hipocomplementémica se caracteriza por urticaria por al menos 6 meses, junto con VLC, angioedema, uveítis o epiescleritis, glomerulonefritis, artritis/ artralgia y dolor abdominal recurrente.
- Es menos probable que los linfomas de células B sean la causa subyacente para los síntomas que duran menos de 6 meses.

Exploración física
- La **púrpura palpable es la lesión clásica de la vasculitis cutánea.** También se ha observado púrpura no palpable, nódulos, urticaria, vesículas y ulceraciones superficiales o profundas, en ocasiones combinadas.

TABLA 33-1   CAUSAS DE LOS SÍNDROMES DE VASCULITIS CUTÁNEA

Angeítis leucocitoclástica cutánea:
Por lo general idiopática o inducida por fármacos
Fármacos (la causa más común):
Penicilinas, sulfonamidas, alopurinol, tiacidas, quinolonas, propiltiouracilo, hidantoínas, fármacos antiinflamatorios no esteroideos y muchos otros
Infecciones:
Bacterianas: *Streptococcus, Neisseria, Chlamydia, Staphylococcus*, endocarditis
Virales: hepatitis C (a través de las crioglobulinas de tipos II y III), HIV
Eritema *elevatum diutinum*:
Muchas asociaciones posibles, incluidas infecciones (p. ej., *Streptococcus*, HIV), trastornos reumatológicos (p. ej., artritis reumatoide, policondritis recidivante) y enfermedad intestinal inflamatoria
Inmunodeficiencias congénitas:
Síndrome de Wiskott-Aldrich, ADA2 (deficiencia de adenosina deaminasa 2), SAVI (vasculitis asociada con STING con inicio en la infancia), deficiencia de fosfoglucomutasa 3 (PGM3), defectos del complemento monogénico (incluyendo deficiencia del factor de complemento I, deficiencia de C4, ganancia de la función C3) y otras.
Enfermedades del tejido conjuntivo:
Artritis reumatoide, lupus eritematoso sistémico, síndrome de Sjögren
Vasculitis sistémicas:
Púrpura de Henoch-Schönlein, poliarteritis nudosa (clásica y cutánea), vasculitis urticarial, enfermedad de Behçet, crioglobulinemia (tipos II y III), poliangeítis granulomatosa, granulomatosis eosinofílica con poliangeítis, poliangeítis microscópica
Cánceres:
Linfoma, leucemia, tumores sólidos (como pulmonares, de colon, de mama, renales y prostáticos)
Enfermedad inflamatoria intestinal
Idiopáticas

	CRITERIOS DE 1990 DEL AMERICAN COLLEGE OF
TABLA 33-2	**RHEUMATOLOGY PARA LA VASCULITIS POR HIPERSENSIBILIDAD**

Se requiere la presencia de por lo menos tres de los siguientes factores:

- Edad > 16 años
- Uso de un posible fármaco causante relacionado temporalmente con los síntomas
- Púrpura palpable
- Eccema maculopapular
- Biopsia que demuestra granulocitos alrededor de la arteriola o vénula

Adaptada de Calebrese LH, Michel BA, Bloch DA, et al. The American College of Rheumatology 1990 criteria for the classification of hypersensitivity vasculitis. *Arthritis Rheum*. 1990;33:1108-1113.

- Por lo general, las lesiones se presentan en las extremidades inferiores o en sitios dependientes. No obstante, la vasculitis urticarial es más común en el tronco y en las extremidades proximales.
- La exploración física busca identificar la implicación de otros sistemas de órganos y debe incluir la exploración musculoesquelética para detectar artritis.
  - o La exploración neurológica es importante para detectar debilidad focal o difusa que puede ocurrir debido a la mononeuritis múltiple.
  - o Palpe en busca de adenomegalias que quizá sugieran infección o cáncer subyacente.
  - o Ausculte el corazón en busca de soplos e inspeccione las uñas si sospecha endocarditis.

Criterios diagnósticos

Los criterios del American College of Rheumatology para detectar vasculitis por hipersensibilidad se presentan en la tabla 33-2.[6]

Diagnóstico diferencial

Múltiples procesos cutáneos pueden presentar púrpura sin desaparición del eritema al presionar, ulceraciones y urticaria. La tabla 33-3 muestra las causas comunes no vasculíticas de estos hallazgos.

Pruebas diagnósticas

Pruebas de laboratorio

- Investigar la afectación renal con **química sanguínea** y uroanálisis.
- El **panel de función hepática** puede ser útil.
- Los hemocultivos (y cultivos de otros sitios) son obligatorios en casos con fiebre, ya que las infecciones, incluida la endocarditis, llegan a causar la vasculitis.
- La **velocidad de sedimentación globular (VSG)** con frecuencia es elevada, pero inespecífica. No se recomienda hacer pruebas de marcadores sistémicos de la enfermedad, a menos que exista alguna sospecha clínica.
- Las pruebas específicas de laboratorios para ayudar a diagnosticar las causas sistémicas incluyen pero no se limitan a: anticuerpos antinucleares, anti-ADN de doble cadena (ADNds), factor reumatoide, ANCA, serologías para hepatitis, determinación de crioglobulinas, C3, C4, CH50, SSA, SSB y electroforesis de proteínas en orina.
  - o Si hay hipocomplementemia (bajo C3, C4, inhibidor de esterasa C1) con angioedema adquirido, cabe considerar LES y linfoma de células B.
  - o Si el complemento es normal, cabe considerar enfermedad mediada por IgE.

Imagenología

Las radiografías de tórax o la tomografía computarizada quizá sean necesarias para evaluar los pulmones y el tracto respiratorio superior, y descartar las enfermedades sistémicas, especialmente en pacientes con hipocomplementemia.

TABLA 33-3	TRASTORNOS QUE SE ASEMEJAN A LA VASCULITIS CUTÁNEA

Estados de hipercoagulación:
Síndrome antifosfolípido
Crioglobulinas monoclonales (tipo I): asociadas con mieloma múltiples y macroglobuline-
mia de Waldenström; puede causar hiperviscosidad
Necrosis de piel inducida por warfarina
Deficiencia de proteínas C y S
Trombocitosis
Émbolos:
Colesterol, mixoma atrial, endocarditis
Vasculitis séptica

Otras causas de púrpura:
Púrpura por trombocitopenia trombótica
Púrpura por trombocitopenia idiopática
Otras causas de trombocitopenia
Otros trastornos por coagulación
Amiloidosis sistémica
Escorbuto
Pioderma gangrenoso
Síndrome de Sweet
Calcifilaxis

Procedimientos diagnósticos
- La **biopsia de piel** es esencial para confirmar el diagnóstico.
- Las indicaciones para la biopsia incluyen síntomas de enfermedad sistémica o la formación continua de nuevas lesiones durante más de tres semanas.
- Si es posible, realice biopsias en las 24 a 48 horas después de la aparición de una lesión. Las biopsias realizadas antes o después de este tiempo típicamente muestran un infiltrado linfocítico inespecífico.[7,8]
- Los sitios ulcerados deben evitarse. Cuando sea necesario hacer una biopsia de un punto ulcerado, debe tomarse muestra del borde.
- La biopsia en sacabocados proporciona la profundidad apropiada de exploración, en especial para los vasos más profundos de tamaño medio.
- Examine las muestras con el microscopio óptico y la inmunofluorescencia directa.
- Bajo el microscopio óptico, los vasos sanguíneos afectados se caracterizan por presentar **necrosis fibrinoide** de la pared de los vasos con un **infiltrado inflamatorio dentro y alrededor de la pared de los vasos**.
  - o Cuando el infiltrado es solo perivascular, el diagnóstico de vasculitis no puede hacerse de manera fiable.
  - o También se observa hemorragia y fragmentos de leucocitos **(leucocitoclasia)**.
  - o Las lesiones vasculíticas cutáneas asociadas con enfermedades del tejido conjuntivo con frecuencia tienen infiltración linfocítica.
  - o La prominencia de los eosinófilos sugiere granulomatosis eosinofílica con poliangeítis.
  - o Las lesiones urticariales tienen una histopatología de VLC.
- La **inmunofluorescencia directa** quizá revele **depósitos de inmunoglobulina y complemento** en la pared del vaso.
  - o En particular, el depósito de IgA es característico de la vasculitis por IgA. Los fragmentos de C3 también pueden agregarse con la IgA.
  - o Las **vasculitis asociadas con ANCA se consideran casi inmunes** ya que pocos reactantes inmunes están presentes en la inmunofluorescencia.
  - o La vasculitis reumatoide revela el depósito de una IgM3 y C3, lo cual sugiere enfermedad mediada por complejos inmunes.

TRATAMIENTO

- En ausencia de implicación de otros órganos y de enfermedades subyacentes, el tratamiento de la vasculitis cutánea es sintomático.
  - o **Antihistamínicos y fármacos antiinflamatorios no esteroideos (AINE)** pueden ser útiles.
  - o Algunos casos graves pueden requerir glucocorticoides.
  - o Si se sospecha vasculitis inducida por fármacos, **suspenda el fármaco causante de la reacción**. La mayoría de los casos de vasculitis cutánea inducida por fármacos se resuelve entre 2-3 semanas y algunos meses después de suspender la administración del medicamento responsable.
  - o Cabe considerar **colchicina, dapsona** y **omalizumab** en la vasculitis urticarial normocomplementémica.
- En el caso de enfermedades crónicas, pueden emplearse agentes economizadores de esteroides.
- **El tratamiento de la vasculitis cutánea, como manifestación de un trastorno subyacente, varía de acuerdo con el tipo de trastorno y la implicación de otros órganos.**

VIGILANCIA/SEGUIMIENTO

El seguimiento es importante, ya que la VC puede ser la primera manifestación de una enfermedad sistémica o de un cáncer.

REFERENCIAS

1. Russell JP, Gibson LE. Primary cutaneous small vessel vasculitis: approach to diagnosis and treatment. *Int J Dermatol.* 2006;45:3-13.
2. Jennette JC, Falk RJ, Bacon PA, et al. 2012. Revised International Chapel Hill Consensus Conference Nomenclature of Vasculitides. *Arthritis Rheum.* 2013;65:1-11.
3. Loricera J, Blanco R, Ortiz-Sanjuán F, et al. Single-organ cutaneous small-vessel vasculitis according to the 2012 revised International Chapel Hill Consensus Conference Nomenclature of Vasculitides: a study of 60 patients from a series of 766 cutaneous vasculitis cases. *Rheumatology.* 2015;54:77-82.
4. Davis MD, Brewer JD. Urticarial vasculitis and hypocomplementemic urticarial vasculitis syndrome. *Immunol Allergy Clin North Am.* 2004;24:183-213.
5. Gibson LE, el-Azhary RA. Erythema elevatum diutinum. *Clin Dermatol.* 2000;18:295-299.
6. Calabrese LH, Michel BA, Bloch DA, et al. The American College of Rheumatology 1990 criteria for the classification of hypersensitivity vasculitis. *Arthritis Rheum.* 1990;33:1108-1113.
7. Carlson JA. The histological assessment of cutaneous vasculitis. Histopathology. 2010;56:3-23.
8. Stone JH, Nousari HC. "Essential" cutaneous vasculitis: What every rheumatologist should know about vasculitis of the skin. *Curr Opin Rheumatol.* 2001;13:23-34.

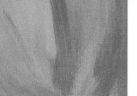

Enfermedad de Behçet

34

Roseanne F. Zhao y Jonathan J. Miner

PRINCIPIOS GENERALES

Definición

- La enfermedad de Behçet (EB) es una vasculitis variable, con recaídas y remisiones,[1] que afecta tanto a venas como arterias y que se caracteriza por la aparición de **úlceras orales** y **genitales**, y **uveítis recurrentes**.
- Las lesiones en la piel, las molestias articulares, la enfermedad vascular y las manifestaciones gastrointestinales y neurológicas también se asocian con la EB y pueden ser el problema de presentación.
- Esta vasculitis es casi la única que tiene la **capacidad de afectar vasos venosos y arteriales de cualquier tamaño**.

Epidemiología

- Se presenta más comúnmente a lo largo de la antigua Ruta de la Seda, que va desde **el oriente de Asia hasta la cuenca del Mediterráneo**.
- **Turquía tiene la mayor prevalencia** de EB, que se estima entre 80 y 420 casos/100 000 habitantes, mientras que la prevalencia es mucho más baja en Estados Unidos.[2]
- Los emigrantes de países con alta prevalencia de EB presentan una incidencia más baja comparada con la de sus países de origen, pero más alta comparada con la población local.
- La EB es más común en hombres de la región mediterránea, pero posiblemente más común en mujeres de Asia Oriental. Sin embargo, los datos de prevalencia quizá sean imprecisos debido a que es posible que, en algunas culturas, las mujeres no busquen atención médica para sus síntomas.
- El pico en la de edad de inicio se encuentra en la segunda a la cuarta década de la vida. Una edad de inicio temprana se asocia con un aumento en la gravedad y la mortalidad.

Factores de riesgo

- El antígeno HLA-B51 se ha asociado con la EB en los países con mayor tasa de prevalencia a lo largo de la histórica Ruta de la Seda,[2,3] pero la asociación es mucho más débil en pacientes caucásicos. Solo alrededor de 60% de los pacientes con EB tienen este alelo de riesgo.
- HLA-B15, -B27, -B26 y -B57 también son factores independientes de riesgo, mientras que HLA-B49 y -A03 pueden proteger contra el desarrollo de EB.[2,4]
- Los factores que no están asociados con HLA incluyen variantes del retículo endoplasmático aminopeptidasa 1 (ERAP1), interleucina (IL)-23R–IL-12RB2, IL-10 y el transductor de señales y activador de transcripción 4 (STAT4).[2,4]
- Los disparadores infecciosos, la biodiversidad reducida y otras firmas microbiomas inespecíficas pueden alterar la homeostasis inmune y contribuir al riesgo de desarrollar EB.

Fisiopatología

- La EB presenta **rasgos de enfermedades tanto autoinmunes como autoinflamatorias**. Se desconoce la causa exacta, pero probablemente se deba a una **combinación de factores genéticos y ambientales**.
- Se ha notado una anticipación genética con enfermedad sintomática a edades jóvenes en generaciones sucesivas en el clúster familiar de EB.[5]
- Algunos pacientes con EB tienen una presentación con antígeno alterado y una interacción de HLA con los receptores en los linfocitos T y las células asesinas naturales.[6]

- La reactividad cruzada y la imitación molecular entre las proteínas microbianas del choque térmico y las autoproteínas pueden contribuir a la patogénesis. El virus del herpes simple 1 y *Streptococcus* son posibles detonadores.
- La evidencia apunta hacia una **enfermedad mediada por Th1**, caracterizada por niveles elevados de interferón (IFN)-γ, factor de necrosis tumoral (TNF)-α, IL-1, IL-6 e IL-2, **con involucramiento de las células Th17** y la vía IL-17/IL-23, lo que da como resultado la hiperactivación de los neutrófilos.
- Los neutrófilos son el principal infiltrado inflamatorio de la vasculitis de vasos de varios tamaños, con inflamación endotelial, necrosis fibrinoide y oclusión vascular. También puede apreciarse vasculitis linfocítica.
- Las venas resultan más comúnmente afectadas que las arterias. Puede resultar tromboflebitis cutánea de la afectación de los vasos pequeños y medianos.
- Los vasos mayores presentan **vasculitis de los *vasa vasorum*, con formación de aneurismas e hipercoagulación**, que provocan trombosis.
- En la uveítis de Behçet, los linfocitos T CD8+ son las células predominantes de infiltración intraocular.[7] Los neutrófilos son vistos principalmente en el hipopión, una capa de pus que se puede formar en la cámara anterior del ojo.

DIAGNÓSTICO

La EB todavía es un diagnóstico clínico basado en las manifestaciones características de la enfermedad. Es factible emplear criterios diagnósticos para ayudar a identificar y guiar el diagnóstico, sin embargo, cabe señalar que el surgimiento de manifestaciones mayores de EB puede estar separado por meses a años.

Criterios diagnósticos

- Los criterios de clasificación del Grupo Internacional de Estudio para la EB de 1990 se presentan en la tabla 34-1.[8] Un estudio multiétnico de 300 pacientes mostró una sensibilidad general del 90% y una especificidad del 95%, pero esto variaba de modo significativo según la raza.[9]
- Los Criterios Internacionales Revisados para la EB de 2013 se presentan en la tabla 34-2.[10]
  - o Una gran cohorte de pacientes iraníes mostró una sensibilidad de 98%, especificidad de 95% y precisión diagnóstica de 97% para los criterios de 2006.[11]
  - o Los criterios fueron actualizados en 2013 para tomar en cuenta las variaciones geográficas de la EB. Estos nuevos criterios demuestran una sensibilidad aumentada comparada con los criterios previos.

Cuadro clínico

Las manifestaciones clínicas de la EB pueden mostrar diferencias geográficas.[12]

Historia clínica

En la mayoría de las series, los síntomas más comunes en la presentación de la EB incluyen las úlceras orales y genitales, las manifestaciones oculares y las lesiones en la piel.

TABLA 34-1	CRITERIOS DE CLASIFICACIÓN DEL GRUPO INTERNACIONAL DE ESTUDIO PARA LA ENFERMEDAD DE BEHÇET DE 1990

Ulceración oral recurrente (≥ 3 episodios en un periodo de 12 meses) más dos de los siguientes cuatro factores:

- Úlceras genitales
- Manifestaciones cutáneas (eritema nudoso, seudofoliculitis, lesiones acneiformes)
- Inflamación ocular (uveítis anterior/posterior, vasculitis en la retina)
- Fenómeno de patergia

Adaptada de Criteria for diagnosis of Behçet disease. International Study Group for Behçet's disease. *Lancet*. 1990;335:1078-1080.

TABLA 34-2	CRITERIOS INTERNACIONALES PARA LA ENFERMEDAD DE BEHÇET DE 2013

Se considera que los pacientes que se presentan con las siguientes manifestaciones y cuya suma de puntos es de cuatro o más tienen enfermedad de Behçet:

Úlceras orales	2 puntos
Úlceras genitales	2 puntos
Lesiones oculares	2 puntos
Implicación del sistema nervioso central	1 punto
Manifestaciones cutáneas	1 punto
Lesiones vasculares (trombosis arterial y venosa, aneurisma)	1 punto
Fenómeno de patergia (prueba)	1 punto

Adaptada de International Team for the Revision of the International Criteria for Behçet's Disease (ITR-ICBD). The International Criteria for Behçet's Disease (ICBD): a collaborative study of 27 countries on the sensitivity and specificity of the new criteria. *J Eur Acad Dermatol Venereol.* 2014;28:338-347.

- Las **úlceras orales** son la manifestación más común, y por lo general se observan en los pacientes a lo largo del curso de la enfermedad.
- Las **úlceras genitales** ocurren menos a menudo y pueden ser más comunes en los caucásicos.
- Los **síntomas oculares** incluyen cambios en la agudeza visual, dolor, fotofobia, lagrimeo, cuerpos inflamatorios en el vítreo y eritema periorbital. Es una de las causas más frecuentemente diagnosticadas de uveítis en el Lejano Oriente.
  - Un 10% de los pacientes presentan afección ocular en el inicio del trastorno, mientras que 50% desarrollan manifestaciones durante el curso de la enfermedad.
  - Las manifestaciones oculares, como síntoma inicial, son más comunes en las mujeres, pero la afección de los ojos tiende a ser más grave en los varones.
  - La **ceguera** se presenta en cerca de 25% de los pacientes con afección ocular.
- Las **manifestaciones cutáneas** de la EB incluyen eritema nudoso, seudofoliculitis y nódulos acneiformes, y tromboflebitis superficial. El **eritema nudoso** se observa aproximadamente en 50% de los pacientes en el curso de la enfermedad y es más común en las mujeres.

Exploración física
- Las **úlceras orales** inicialmente se presentan como un área elevada enrojecida que se ulcera, y suelen ocurrir en grupos de múltiples lesiones.
  - Es típico que las lesiones sean redondas u ovaladas, dolorosas, de 2 a 10 mm de diámetro, con un borde eritematoso definido, una base necrótica con el centro blanco y una seudomembrana amarillenta.
  - Pueden ocurrir en encías, lengua y mucosas bucales y labiales pero rara vez en el paladar, la faringe o las amígdalas. Sanan en un lapso aproximado de 10 días, pero **tienden a recurrir con frecuencia** durante los primeros años.
- Los **signos oculares**, incluyendo panuveítis y uveítis anterior y posterior, afectan a 50%-90% de los pacientes con EB. Es bilateral en 90% de ellos, pero los rebrotes suelen ser unilaterales y se alternan entre los ojos.
  - **Uveítis anterior** que tiende a ser recurrente y autolimitada. Causa dolor, lagrimeo, enrojecimiento ocular, sensibilidad a la luz o visión borrosa.
    - En hasta 20% de los pacientes es visible el **hipopión**, una capa de pus en la cámara ocular anterior. Este signo es clásico de la uveítis anterior pero tiene mal pronóstico, porque a menudo se presenta con afectación retiniana.
    - Los ataques repetidos pueden causar deformidad del iris y glaucoma.

o La **enfermedad de la retina** se caracteriza por la aparición de vasculitis que conduce a enfermedad vaso-oclusiva.

■ Los ataques son recurrentes y episódicos, y provocan la pérdida visual indolora, gradual y bilateral.

■ A la exploración son visibles la hemorragia en la retina, lesiones exudativas y la infiltración celular del humor vítreo.

o Los pacientes pueden desarrollar dificultad visual irreversible, pérdida del campo visual, la profundidad y la percepción de colores, sensibilidad al contraste disminuida, miodesopsias, destellos y sensibilidad aumentada a la luz.

• Las **manifestaciones cutáneas** incluyen las siguientes:

o **Eritema nudoso.** Nódulos subcutáneos recurrentes y dolorosos que tienden a aparecer en la cara anterior e inferior de las piernas, y duran varias semanas. Los nódulos con frecuencia dejan un área hiperpigmentada después de la resolución espontánea, y en ocasiones se ulceran. Ocurren en 50% de los pacientes.

o La **seudofoliculitis y los nódulos acneiformes** ocurren en alrededor de 65% de los pacientes y son más comunes en hombres. Las lesiones se encuentran en espalda, cara, cuello y a lo largo de la línea del cabello, y con frecuencia se decapitan al afeitarse.

o Las **úlceras genitales** rara vez son los síntomas de presentación de la EB, pero durante el curso de la enfermedad aparecen en un 75% de los pacientes.

■ Son semejantes en apariencia a las úlceras orales, pero tienden a ser más dolorosas y de mayor tamaño, recurren con menor frecuencia y es frecuente que dejen cicatrices.

■ Las úlceras suelen formarse en el escroto y la vulva, y rara vez involucran al pene, la mucosa vaginal o la región perianal.

■ En mujeres jóvenes, las úlceras pueden estar relacionadas temporalmente con el ciclo menstrual, ocurren en la etapa premenstrual, y pueden ser la única manifestación de enfermedad durante los primeros años.

o La **prueba de patergia** se realiza utilizando dos punciones subcutáneas, a una profundidad de 5 mm, con agujas romas estériles de calibre 20 en un brazo y dos punciones subcutáneas con agujas afiladas estériles de calibre 20 en el otro brazo.

■ La prueba se considera positiva si se forma una pápula eritematosa estéril > 2 mm a las 48 h.

■ Las agujas romas parecen producir más reacciones positivas.

■ La prueba parece tener alta especificidad, pero la sensibilidad es variable.

■ La patergia es menos común en los pacientes europeos y de América del Norte y se presenta más comúnmente en los países situados a lo largo de la histórica Ruta de la Seda.

• Las **manifestaciones articulares** son comunes.

o La artritis inflamatoria de la EB es aguda, no deformante, no erosiva, en ocasiones recurrente y rara vez crónica.

o Tiende a ser monoarticular y asimétrica; es común que afecte la rodilla, y en segundo lugar la muñeca, el tobillo o el codo; en ocasiones puede ser oligoarticular o poliarticular.

o En ocasiones se presenta en la distribución y patrón de la artritis reumatoide.

• La **trombosis venosa** es una manifestación característica.

o La **tromboflebitis superficial** y la **trombosis venosa profunda** son comunes después de la lesión en los vasos, incluida la venopunción con catéteres. Se aprecia tromboflebitis superficial en alrededor de 25% de los pacientes.

o La frecuencia y el tipo (arterial o venosa) de la trombosis pueden variar con la etnia y el sexo.[13-15]

o Los eventos embólicos son raros. Las oclusiones de los vasos mayores, como en el **síndrome de Budd-Chiari**, se asocian con alta mortalidad.[16]

• La enfermedad arterial es menos común; se presenta en < 5% de los pacientes, pero se asocia con un aumento en la mortalidad.

o Se han descrito aneurismas torácicos y aórticos abdominales, así como dilatación de la raíz aórtica.

- o Los aneurismas de la arteria pulmonar y de la arteria bronquial ocurren en el síndrome de Hughes-Stovin,[17] un subgrupo de EB. Se asocian con elevada morbimortalidad, y la hemorragia pulmonar es la causa de muerte en 60% de estos pacientes.
- La **afección del sistema nervioso central (SNC)** en la EB ocurre en alrededor de 10%-20% de los pacientes.
  - o Es más común y grave en los varones, en particular si la enfermedad se inicia a edad temprana.
  - o Las manifestaciones que incluyen **meningitis aséptica, meningoencefalitis, deficiencias neurológicas focales** y **cambios en la personalidad** tienden a desarrollarse alrededor de cinco años después de haberse establecido el diagnóstico.
  - o Los signos focales incluyen enfermedad del tracto piramidal (es decir, parálisis espástica, signo de Babinski, clono y trastornos del habla), enfermedad del tallo cerebral (p. ej., disfagia y ataques de risa alternando con llanto), ataxia cerebral y parálisis seudobulbar.
  - o Las alteraciones sensoriales son raras.
  - o La **trombosis venosa intracraneal** puede conducir a hipertensión intracraneal, convulsiones y hemorragia.[18]
  - o La EB del SNC tiende a recurrir y se vuelve irreversible. En un estudio de 200 pacientes turcos, 41% de los casos presentó un curso de exacerbación-remisión; 28% tuvo un curso progresivo secundario; 10% mostró un curso progresivo primario y 21% manifestó implicación neurológica silenciosa.[4]
  - o En la etapa terminal, cerca de 30% de los pacientes afectados con EB con manifestaciones del SNC desarrolla demencia.
  - o La meningitis aséptica o meningoencefalitis, al inicio de la enfermedad, tratada con éxito con esteroides, tiene un buen pronóstico.
- Otras manifestaciones raras de la EB incluyen infarto de miocardio, embolia pulmonar, epididimitis, así como ulceración a lo largo del tracto gastrointestinal (esofágica, ileocecal, de colon, etc.).

Diagnóstico diferencial

- El diagnóstico diferencial depende de las manifestaciones clínicas de presentación.
- El eritema nudoso, la implicación ileocecal y las lesiones ulcerativas en la boca pueden sugerir enfermedad de Crohn, especialmente en pacientes con deficiencia de hierro y una velocidad de sedimentación globular (VSG) elevada >100.
- También debe considerarse la **artritis reactiva** en presencia de úlceras orales y genitales en el contexto de síntomas articulares inflamatorios. Si hay manifestaciones oculares y nódulos acneiformes, deben considerarse las **artropatías seronegativas** como diagnóstico diferencial.
- Las **malignidades** y las **infecciones virales**, incluyendo herpes, virus de la inmunodeficiencia humana (HIV) y sífilis, pueden causar úlceras y uveítis que imitan la EB.
- El **síndrome de Sweet** puede causar lesiones cutáneas y uveítis de apariencia similar.
- La **sarcoidosis** también llega a producir eritema nudoso.
- El **lupus eritematoso sistémico** y la **vasculítides sistémica** también deben ser considerados.
- La implicación del SNC en ocasiones imita la **esclerosis múltiple** y otras patologías neurológicas.

Pruebas diagnósticas

Pruebas de laboratorio

- No está disponible una prueba específica para la EB. Los resultados de laboratorios quizá incluyan velocidad de sedimentación globular (VSG) y proteína C reactiva (PCR; no se correlaciona con la actividad de la enfermedad) elevadas, así como leucocitosis leve.
- El análisis de líquido cefalorraquídeo quizá muestre elevación de las proteínas, de IgG y pleocitosis con alto contenido de linfocitos y neutrófilos.
- El líquido articular es inflamatorio con aumento de neutrófilos.

Imagenología

Si se sospecha EB neurológica, tanto la resonancia magnética (RM) cerebral como la venografía por resonancia magnética (VRM) pueden mostrar múltiples lesiones focales de alta intensidad en el tallo cerebral, los ganglios basales y la materia blanca.

Procedimientos diagnósticos

- **La prueba positiva de patergia con frecuencia se considera diagnóstica.**
  - o El resultado quizá no sea permanente a lo largo del curso de la enfermedad, esto es, puede aparecer y luego desaparecer.
  - o Es importante señalar que la prueba positiva de patergia se observa con menor frecuencia en los países occidentales, como Estados Unidos y el Reino Unido, que en los países orientales a lo largo de la Ruta de la Seda.
- Debe realizarse una endoscopia para confirmar la implicación gastrointestinal.

TRATAMIENTO

El tratamiento de la EB depende de las manifestaciones clínicas, de su gravedad y de la resistencia al tratamiento.[20,21]

Medicamentos

- **Úlceras mucocutáneas y lesiones cutáneas**
  - o El tratamiento de primera línea es **colchicina** en dosis de 0.6 mg cada 12 horas si la función renal no está afectada. Los efectos secundarios son raros a esta dosis.
  - o Si hay una respuesta inadecuada, la dosis de colchicina puede aumentarse, aunque hay que vigilar la aparición de efectos secundarios indeseables, por lo general diarrea.
  - o La terapia de segunda línea incluye **levamisol** (150 mg una vez por semana), **dapsona** (50-150 mg diarios) o **talidomida** (50-150 mg diarios; considere el riesgo de neuropatía con el uso prolongado).
  - o Si no se observa respuesta, considere cambiar a **metotrexato** (5-20 mg una vez a la semana) o **azatioprina** (2-3 mg/kg diarios).
  - o Recientemente, **apremilast** mostró ayudar con las lesiones mucocutáneas en un subgrupo de pacientes con EB. [22]
  - o Si esto falla, **considere agentes biológicos**.
  - o En casos resistentes de úlceras genitales, la **inyección intralesional con acetato de triamcinolona** puede ayudar a sanar la lesión. En este contexto quizá sea valiosa la interconsulta con Dermatología.
- **Implicación ocular**
  - o Es conveniente remitir al paciente a un oftalmólogo.
  - o La **uveítis posterior** se trata con **azatioprina** (2-3 mg/kg diarios), ciclosporina A (3-4 mg/kg diarios) **IFN-α** o **antagonistas de TNF-α** como infliximab.[23,24] Se pueden usar glucocorticoides sistémicos en altas dosis como adyuvantes durante un ataque agudo para ayudar a suprimir la inflamación
    - Para síntomas graves, deben iniciarse glucocorticoides sistémicos en altas dosis, IFN-α o antagonistas TNF-α como terapia de primera línea. Infliximab tiene un rápido inicio de acción, con efectos dentro de las primeras 24 horas. Otros antagonistas de TNF también son eficaces.
    - Se pueden usar glucocorticoides intravítreos además de la inmunosupresión sistémica en casos graves.
  - o Cabe considerar el uso de **tocilizumab** en casos de uveítis resistente o difícil de manejar, asociada con EB.[25-28]
  - o **Anakinra** y **canakinumab** también han mostrado controlar la inflamación ocular y disminuir la frecuencia de rebrotes.[29-31]
  - o La **uveítis anterior aislada** se trata con **gotas tópicas de esteroides** (p. ej., betametasona, 1-2 gotas tres veces al día) y agentes midriáticos si los síntomas son leves y aislados.
    - Dado que la uveítis anterior se conoce por ataques recurrentes que requieren esteroides tópicos y que pueden evolucionar a cataratas y glaucoma, considere usar en estos casos agentes citotóxicos como **azatioprina** o **metotrexato**.
    - Se puede considerar azatioprina como primera línea en pacientes con uveítis e hipopión; no se sabe si iniciar un tratamiento sistémico protege contra el desarrollo de uveítis posterior.
  - o Se puede considerar la terapia biológica en casos resistentes o con recurrencias frecuentes.

- La **afectación neurológica** se trata con **ciclofosfamida intravenosa** o **esteroides sistémicos en altas dosis** (pulso de metilprednisolona intravenosa [IV], 1 g diario por 3-10 días, seguido de prednisona, 1 mg/kg diario a ajustarse en el transcurso de 6 meses).
  - o Debe evitarse el uso de ciclosporina A, ya que puede aumentar el riesgo de desarrollar implicación neurológica parenquimal en la EB.[32]
  - o Cabe considerar los **antagonistas de TNF-α**[33,34] y **tocilizumab**[35] como terapias alternativas para la enfermedad parenquimal. **Anakinra** y **canakinumab** también han mostrado cierto beneficio.[30,31] En pacientes con **trombosis venosa cerebral aguda, se puede considerar un curso corto de anticoagulación además de los esteroides de altas dosis.**
- **Implicación vascular**
  - o La trombosis venosa (incluyendo el síndrome de Budd-Chiari, la trombosis de vena profunda y la tromboflebitis superficial) se trata con inmunosupresión, como glucocorticoides, ciclofosfamida o azatioprina. Los casos resistentes pueden tratarse con antagonistas de TNF-α. Es factible considerar la **anticoagulación** en pacientes que tienen un bajo riesgo de sangrado sin aneurismas de la arteria pulmonar concurrentes, pero no ha mostrado una eficacia significativa para reducir la recurrencia de trombosis, aunque puede reducir el riesgo de síndrome postrombótico.
  - o Los **aneurismas arteriales** (incluyendo los aneurismas aórticos, pulmonares y de la arteria periférica) deben tratarse con glucocorticoides de altas dosis y ciclofosfamida. Deben usarse los antagonistas de TNF-α en casos resistentes.[36,37]
    - ■ Para la enfermedad estable, los pacientes deben ser tratados médicamente antes de la intervención quirúrgica para reducir las complicaciones y la mala curación de la herida.
    - ■ No debe retrasarse la cirugía en casos sintomáticos o emergentes.
- Las **artralgias** y la **artritis** por lo general pueden tratarse con colchicina o fármacos antiinflamatorios no esteroideos (AINE) hasta la resolución de los síntomas. Se pueden usar glucocorticoides intraarticulares en la enfermedad monoarticular aguda. Es factible considerar metotrexato, azatioprina y antagonistas de TNF-α en casos crónicos o recurrentes.
- **Manifestaciones gastrointestinales**
  - o Utilice **glucocorticoides** en dosis bajas y **sulfasalazina** como tratamiento de primera línea.
  - o Cambie a **esteroides en dosis altas y ciclofosfamida IV** si el tratamiento de primera línea es ineficaz.
  - o Es pertinente considerar los **antagonistas de TNF** en casos graves.
- Debe considerarse el **tratamiento con un antagonista de TNF** en pacientes con **EB refractaria** que experimentan uveítis recurrente, manifestaciones neurológicas activas, afectación vascular, enfermedad gastrointestinal resistente u otros síntomas relacionados con la EB que amenazan la vida o afectan de modo significativo la calidad de vida, o ambas.

Tratamiento quirúrgico

- La cirugía está indicada para pacientes con perforación intestinal o sangrado recurrente.
- Los aneurismas arteriales pueden requerir colocación de endoprótesis vascular o intervención quirúrgica, incluyendo inserción de injerto, ligamiento y derivación.
- Dado que los procedimientos quirúrgicos pueden producir infiltración excesiva de células inflamatorias en los tejidos tratados, es factible emplear dosis intermedias de esteroides de manera perioperatoria para prevenir la mala cicatrización de la herida y evitar complicaciones.

VIGILANCIA/SEGUIMIENTO

La frecuencia del seguimiento depende de la valoración de la actividad de la enfermedad y de los requerimientos para vigilar la toxicidad de los fármacos.

REFERENCIAS

1. Jennette JC, Falk RJ, et al. 2012 Revised International Chapel Hill Consensus Conference Nomenclature of Vasculitides. *Arthritis & Rheumatism.* 2013; 65:1-11.
2. Takeuchi M, Kastner DL, Remmers EF. The immunogenetics of Behçet's disease: a comprehensive review. *J Autoimmun.* 2015; 64: 137-148.

3. de Menthon M, Lavalley MP, Maldini C, et al. HLA-B51/B5 and the risk of Behçet's disease: A systematic review and meta-analysis of case-control genetic association studies. *Arthritis Rheum.* 2009;61:1287-1296.

4. Remmers EF, Cosan F, Kirino Y, et al. Genome-wide association study identifies variants in the MHC class I, IL10, and IL23R-IL12RB2 regions associated with Behçet's disease. *Nat Genet.* 2010;42:698-702.

5. Fresko I, Soy M, Hamuryudan V, et al. Genetic anticipation in Behçet's syndrome. *Ann Rheum Dis.* 1998;57:45-48.

6. Giza M, Koftori D, Chen L, et al. Is Behçet's disease a "class 1-opathy"? The role of HLA-B*51 in the pathogenesis of Behçet's disease. *Clin Exp Immunol.* 2018;191:11-18.

7. Park UC, Kim TW, Yu HG. Immunopathogenesis of ocular Behçet's disease. *J Immunol Res.* 2014;2014:653539.

8. Criteria for diagnosis of Behçet's disease. International Study Group for Behçet's disease. *Lancet.* 1990;335:1078-1080.

9. O'Neill TW, Rigby AS, Silman AJ, et al. Validation of the International Study Group criteria for Behçet's disease. *Br J Rheumatol.* 1994;33:115-117.

10. International Team for the Revision of the International Criteria for Behçet's Disease (ITR-ICBD). The International Criteria for Behçet's Disease (ICBD): a collaborative study of 27 countries on the sensitivity and specificity of the new criteria. *J Eur Acad Dermatol Venereol.* 2014;28:338-347.

11. International Team for the Revision of the International Criteria for Behçet's Disease (ITR-ICBD). Revision of the International Criteria for Behçet's Disease (ICBD). *Clin Exp Rheumatol.* 2006; 24:S14-S15.

12. Leonardo NM, McNeil J. Behçet's disease: is there geographical variation? A review far from the Silk Road. *Int J Rheumatol.* 2015;2015:945262.

13. Ames PR, Steuer A, Pap A, et al. Thrombosis in Behçet's disease: a retrospective survey from a single UK centre. *Rheumatology.* 2001;40(6):652-655.

14. Gurler A, Boyvat A, Tursen U. Clinical manifestations of Behcet's disease: an analysis of 2147 patients. *Yonsei Med J.* 1997;38(6):423-427.

15. Koc Y, Gullu I, Akpek G, et al. Vascular involvement in Behcet's disease. *J Rheumatol.* 1992;19(3):402-410.

16. Seyahi E, Caglar E, Ugurlu S, et al. An outcome survey of 43 patients with Budd-Chiari syndrome due to Behçet's syndrome followed up at a single, dedicated center. *Semin Arthritis Rheum.* 2015;44:602-609.

17. Khalid U, Saleem T. Hughes-Stovin syndrome. *Orphanet J Rare Dis.* 2011;6:15.

18. Aguiarr de Sousa D, Mestre T, Ferro JM. Cerebral venous thrombosis in Behçet's disease: a systematic review. *J Neurol.* 2001;258:719-727.

19. Akman-Demir G, Serdaroglu P, Tasçi B. Clinical patterns of neurological involvement in Behçet's disease: evaluation of 200 patients. The Neuro-Behçet study group. *Brain.* 1999;122:2171-2182.

20. Ozguler Y, Leccese P, Christensen R, et al. Management of major organ involvement of Behçet's syndrome: a systematic review for update of the EULAR recommendations. *Rheumatology (Oxford).* 2018;57:2200-2212.

21. Hatemi G, Christensen R, Bang D, et al. 2018 update of the EULAR recommendations for the management of Behçet's syndrome. *Ann Rheum Dis.* 2018;77:808-818.

22. Hatemi G, Melikoglu M, Tunc R, et al. Apremilast for Behçet's syndrome: a phase 2, placebo-controlled study. *N Engl J Med.* 2015; 372:1510-1518.

23. Takeuchi M, Kezuka T, Sugita S, et al. Evaluation of the long-term efficacy and safety of infliximab treatment for uveitis in Behçet's disease: a multicenter study. *Ophthalmology.* 2014;121:1877-1884.

24. Calvo-Río V, Blanco R, Beltrán E, et al. Anti-TNF-α therapy in patients with refractory uveitis due to Behçet's disease: a 1-year follow-up study of 124 patients. *Rheumatology (Oxford).* 2014;53:2223-2231.

25. Atienza-Mateo B, Calvo-Río V, Beltrán E, et al. Anti-interleukin 6 receptor tocilizumab in refractory uveitis associated with Behçet's disease: multicentre retrospective study. *Rheumatology (Oxford).* 2018;57:856-864.

26. Eser Ozturk H, Oray M, Tugal-Tutkun I. Tocilizumab for the treatment of Behçet uveitis that failed interferon alpha and anti-tumor necrosis factor-alpha therapy. *Ocul Immunol Inflamm.* 2018;26:1005-1014.

27. Deroux A, Chiquet C, Bouillet L. Tocilizumab in severe and refractory Behçet's disease: Four cases and literature review. *Semin Arthritis Rheum.* 2016;45:733-737.

28. Calvo-Río V, de la Hera D, Beltrán-Catalán E, et al. Tocilizumab in uveitis refractory to other biologic drugs: a study of 3 cases and a literature review. *Clin Exp Rheumatol.* 2014;32:S54-S57.
29. Fabiani C, Vitale A, Emmi G, et al. Interleukin (IL)-1 inhibition with anakinra and canakinumab in Behçet's disease-related uveitis: a multicenter retrospective observational study. *Clin Rheumatol.* 2017;36:191-197.
30. Emmi G, Talarico R, Lopalco G, et al. Efficacy and safety profile of anti-interleukin-1 treatment in Behçet's disease: a multicenter retrospective study. *Clin Rheumatol.* 2016;35:1281-1286.
31. Cantarini L, Vitale A, Scalini P, et al. Anakinra treatment in drug-resistant Behçet's disease: a case series. *Clin Rheumatol.* 2015;34:1293-1301.
32. Akman-Demir G, Ayranci O, Kurtuncu M, et al. Cyclosporine for Behçet's uveitis: is it associated with an increased risk of neurological involvement? *Clin Exp Rheumatol.* 2008;26:S84-S90.
33. Zeydan B, Uygunoglu U, Saip S, et al. Infliximab is a plausible alternative for neurologic complications of Behçet disease. *Neurol Neuroimmunol Neuroinflamm.* 2016;3:e258.
34. Al-Araji ASA, Saip S. Treatment of NeuroBehçet's disease with infliximab: an international multi-centre case-series of 18 patients. *Clin Exp Rheumatol.* 2010;28:S119.
35. Addimanda O, Pipitone N, Pazzola G, et al. Tocilizumab for severe refractory neuro-Behçet: three cases IL-6 blockade in neuro-Behçet. *Semin Arthritis Rheum.* 2015;44:472-475.
36. Desbois AC, Biard L, Addimanda O, et al. Efficacy of anti-TNF alpha in severe and refractory major vessel involvement of Behçet's disease: a multicenter observational study of 18 patients. *Clin Immunol.* 2018;197:54-59.
37. Hamuryudan V, Seyahi E, Ugurlu S, et al. Pulmonary artery involvement in Behçet's syndrome: effects of anti-TNF treatment. *Semin Arthritis Rheum.* 2015;45:369-373.

VI

Infecciones y trastornos relacionados

Artritis infecciosa

Colin Diffie y Prabha Ranganathan

35

PRINCIPIOS GENERALES

- La artritis infecciosa se produce por la acción de **bacterias, hongos, micobacterias y virus**.
- **El análisis de líquidos y su cultivo inmediato** son esenciales para el diagnóstico de la artritis infecciosa, así como para establecer una terapia específica con antibióticos.
- Los **antibióticos empíricos** se utilizan hasta tener los resultados concretos de los cultivos.
- El tratamiento con frecuencia requiere ser multidisciplinario, incluyendo fisioterapia, cirugía ortopédica y consulta al especialista de enfermedades infecciosas.

Definición

La artritis infecciosa, también denominada artritis séptica, es una **monoartritis u oligoartritis aguda** ocasionada por un agente infeccioso, casi siempre bacterias.

Clasificación

- La artritis infecciosa bacteriana se divide clásicamente en artritis gonocócica y no gonocócica.
- Otras etiologías para la artritis infecciosa incluyen virus, micobacterias y hongos.
- Véase el capítulo 36 donde se trata la enfermedad de Lyme.

Epidemiología

La incidencia estimada de la artritis infecciosa en Estados Unidos es de aproximadamente 20 000 casos por año, con una tasa de 1 en 10 000 por año.

Etiología

- La mayoría de los casos de artritis bacteriana en adultos son debidos a ***Staphylococcus aureus***, organismo responsable de hasta 80% de los casos confirmados.[1]
- El segundo patógeno más importante es ***Streptococcus pneumoniae***, seguido por las bacterias gramnegativas, aunque cualquier patógeno microbiano es capaz de causar artritis infecciosa.
- La causa principal de artritis bacteriana en adultos jóvenes y sexualmente activos es ***Neisseria gonorrhoeae***, con una proporción entre hombres y mujeres de 1:4.
- Las **infecciones virales** comúnmente asociadas con artritis incluyen hepatitis, rubéola, paperas, virus de Epstein-Barr, parvovirus B19, enterovirus, adenovirus y virus de inmunodeficiencia humana (HIV).
- Ciertas características del paciente o aspectos de su historia clínica sugieren la presencia de ciertos patógenos. Véase la tabla 35-1 para una lista de estas historias. Note que si bien son sugerentes sobre la presencia de un patógeno, no son diagnósticas.[2]

Fisiopatología

- La **diseminación hematógena** es la vía más común por la cual las bacterias llegan a la articulación después de la inoculación a través de la piel o las mucosas.
- La colonización bacteriana por lo general ocurre dentro del revestimiento sinovial, seguida por la proliferación bacteriana en el líquido sinovial.

TABLA 35-1	HISTORIA CLÍNICA SUGESTIVA DE LA PRESENCIA DE UN PATÓGENO	
Historia clínica	**Implicación articular**	**Patógeno**
Celulitis o infección cutánea	Monoarticular o poliarticular	*Staphylococcus aureus, Streptococcus*
Mujeres jóvenes sexualmente activas	Poliarticular	*Neisseria gonorrhoeae*
Ancianos con ruptura cutánea o ITU	Monoarticular	Bastones gramnegativos
Uso de drogas IV	Esternoclavicular, sínfisis púbica, sacroilíaca	*Pseudomonas, S. aureus*
Jardinería, lesión por espina de planta	Monoarticular: rodilla, mano, muñeca	*Pantoea agglomerans, Nocardia asteroides, Sporothrix schenckii*
Artritis reumatoide	Monoarticular	*S. aureus*
Terapia anti-TNF	Monoarticular	*Salmonella, Listeria*
Productos lácteos no pasteurizados	Sacroilíaca, monoartritis, oligoartritis de las piernas	*Brucella*
Mordida de animal	Pequeñas articulaciones (dedos, ortejos)	*Pasteurella multocida,* anaerobios orales

ITU, infección del tracto urinario; IV, intravenosas; TNF, factor de necrosis tumoral.
Adaptada de Sharff KA, Richards EP, Townes JM. Clinical management of septic arthritis.
Curr Rheum Rep. 2013;15(6):332.

- La presencia de bacterias en la cápsula articular induce una respuesta inflamatoria, reclutando los leucocitos que propagan la reacción inflamatoria a través de la liberación de citocinas.
- Los productos bacterianos, la liberación de enzimas lisosomales, el depósito de complejos inmunes, la activación del complemento, las metaloproteasas y la inhibición de condrocitos contribuyen al daño articular.
- La artritis bacteriana no gonocócica es típicamente más dañina que la gonocócica.

Factores de riesgo

- Los factores de riesgo comunes incluyen **artritis inflamatoria** (especialmente artritis reumatoide (AR), **articulaciones o válvulas cardiacas protésicas**, **inmunosupresión**, diabetes, infección cutánea superficial y edad avanzada).
  - o Entre 1.5% y 2% de las articulaciones protésicas con el tiempo desarrollan artritis séptica.[3]
  - o Los pacientes que reciben inhibidores del factor de necrosis tumoral (TNF) para la AR tienen un riesgo de 0.4% por año de articulación séptica y 0.2% por año en la terapia convencional con fármacos antirreumáticos modificadores de la enfermedad (ARME).[4]
- Los **pacientes inmunocomprometidos** se encuentran en alto riesgo de desarrollar infecciones oportunistas tanto micobacterianas como micóticas.
- La sepsis y la bacteriemia pueden conducir a que las articulaciones sean un cultivo de bacterias y aumentar el riesgo de artritis infecciosa.
- Es posible que ocurra inoculación directa vía artrocentesis o artroscopia, aunque es rara, las tasas estimadas varían de 1 en 2 500 a 1 en 15 000.[5]

- La **artritis gonocócica** debe considerarse en los pacientes jóvenes sexualmente activos y en pacientes que participen en conductas sexuales de alto riesgo. Otros factores de riesgo para este tipo de artritis incluyen la menstruación, el embarazo y las deficiencias de complemento.

DIAGNÓSTICO

Cuadro clínico

- El **inicio agudo de la artritis monorticular u oligoarticular**, en especial dentro de un marco de **fiebre y síntomas constitucionales**, debe hacer sospechar la existencia de artritis infecciosa.
- El retraso en el diagnóstico puede conducir a la destrucción articular rápida y grave, lo que incrementa de forma significativa la morbilidad y aumenta la mortalidad.

Historia clínica
- Los síntomas más comunes son dolor articular, edema y fiebre.[6]
- La fiebre se presenta en la mayoría de los pacientes, aunque alrededor de 20% de ellos están afebriles, y algunos pacientes con otras enfermedades, como gota, también cursan con monoartritis y fiebre. Los escalofríos y la rigidez son raros.
- En 50% de los casos se afecta la rodilla, seguida por las caderas, hombros, muñecas, tobillos, codos y las articulaciones pequeñas de manos y pies. Hasta 20% de los casos presenta **síntomas poliarticulares**.
- Las personas que **abusan de drogas intravenosas** tienden a desarrollar artritis infecciosa en las articulaciones del esqueleto axial, incluidas la **esternoclavicular y la costocondral y la sínfisis del pubis**.
- La anamnesis debe centrarse en los factores de riesgo, el traumatismo o los procedimientos recientes, las conductas sexuales de alto riesgo y la presencia de prótesis articulares.

Exploración física
- La exploración articular debe incluir la revisión de la capacidad para sostener peso, el rango de movimiento y los signos de aumento de volumen en tejidos blandos, calor, eritema, edema y sinovitis dentro y alrededor de las articulaciones sospechosas.
  - o El enrojecimiento y el calor sobre una articulación protésica son altamente predictivos de una articulación séptica.
  - o Algunos organismos indolentes, como las micobacterias, pueden causar artritis "fría" cuando hay efusión y dolor sin calor o eritema.
- Dado que la diseminación hematógena hacia la articulación por lo general ocurre desde sitios distantes, la exploración física debe centrarse en la identificación de la infección en tales sitios, incluidos la orofaringe, la piel y los sistemas respiratorio, cardiaco y genitourinario.
- La exploración cardiaca debe incluir la evaluación de **nuevos soplos** o roces.
- Se justifica la exploración genitourinaria en pacientes sexualmente activos, y se debe valorar para **dolor lumbar, uretritis y cervicitis**.
- Debe llevar a cabo una exploración cuidadosa de la piel en busca de signos de celulitis. Las **pápulas, pústulas, ampollas** o **lesiones necróticas** sugieren de manera directa artritis gonocócica.
- La tríada clásica para las **infecciones gonocócicas diseminadas** es **tenosinovitis, dermatitis** y **poliartritis migratoria**. La uretritis en hombres tiene mayor probabilidad de ser sintomática que la cervicitis en mujeres.

Criterios diagnósticos

La presencia de un patógeno en el cultivo de líquido sinovial es el hallazgo más específico en el diagnóstico de artritis séptica. No obstante, el momento de aplicar la terapia antibiótica, la técnica de artrocentesis y las limitaciones en el análisis microbiológico pueden afectar los resultados del cultivo.

Diagnóstico diferencial

Además de la artritis infecciosa, el diagnóstico diferencial de la monoartritis aguda incluye traumatismo, artritis por cristales (gota y seudogota), etapas tempranas de poliartritis inflamatoria, fiebre reumática aguda, bursitis infecciosa y enfermedad de Lyme. La artritis por cristales en particular puede ser un diferencial desafiante, e incluso llega a coexistir con la artritis infecciosa.

Pruebas diagnósticas

Las pruebas deben concentrarse en establecer con prontitud el diagnóstico de la artritis infecciosa y en identificar el patógeno responsable.

Pruebas de laboratorio
- Deben obtenerse **cultivos sanguíneos** antes de iniciar la administración de antibióticos en un esfuerzo por aislar el patógeno responsable.
- Los **marcadores inflamatorios**, como el recuento de leucocitos, la velocidad de sedimentación globular (VSG) y la proteína C reactiva (PCR), son sensibles pero inespecíficos. El recuento de leucocitos periféricos está elevado en cerca de la mitad de los pacientes afectados.
- La elevación de la **procalcitonina** sérica por encima de 0.5 ng/mL es más específica pero menos sensitiva que los marcadores antes mencionados. Tiene una especificidad y sensibilidad de alrededor de 90% y 55%, respectivamente.[7]
- Las **muestras para cultivos de cérvix, uretra, recto, faringe** y las **lesiones cutáneas** suelen ser útiles para aislar al patógeno, en especial si se sospecha artritis gonocócica.
- Deben ordenarse cultivos para buscar organismos poco comunes en casos de posible tuberculosis, traumatismo penetrante, mordidas de animales, viaje a zonas endémicas para hongos particulares, pacientes inmunocomprometidos o monoartritis refractaria a la antibioterapia convencional.
- En ciertos casos, la biopsia sinovial permite detector ciertos organismos de cultivo exigente.
- En el caso de la enfermedad de Lyme, la serología es útil para establecer el diagnóstico.

Imagenología
- Las **radiografías simples** de la articulación sospechosa en ocasiones son de utilidad para evaluar la destrucción articular, la implicación ósea, los derrames, erosiones, condrocalcinosis y la extensión de la enfermedad, pero rara vez son útiles en el cuadro agudo, ya que los cambios radiográficos del hueso y la destrucción articular pueden tardar días o hasta semanas en desarrollarse.
- Cuando el acceso a las articulaciones es difícil, la guía radiográfica con ecografía, fluoroscopia o tomografía computarizada puede ser necesaria para la aspiración articular.
- La **resonancia magnética** es útil para determinar si hay osteomielitis o un absceso adyacente.
- La **ecocardiografía** puede servir para descartar endocarditis como una fuente de émbolos sépticos, en especial en pacientes con sepsis, bacteriemia, valvulopatía conocida o abuso de drogas intravenosas.

Artrocentesis
- El **análisis inmediato del líquido sinovial es esencial** para diagnosticar la artritis infecciosa y establecer una antibioterapia apropiada. La **artrocentesis debe realizarse en cualquier paciente que se presente con dolor monoarticular con derrame**. Debe evitarse penetrar en un sitio con celulitis activa para evitar la mayor diseminación de la infección al interior de la articulación.
- La aspiración de drenado purulento es muy sospechoso de artritis infecciosa.
- La **presencia de cristales no excluye el diagnóstico de artritis infecciosa.**
- Los **recuentos leucocitarios > 50 000/μL con predominio de neutrófilos polimorfonucleares** concuerda con la artritis infecciosa. Cuanto mayor sea el recuento de leucocitos, mayor será la tasa de probabilidad de artritis séptica (> 50 000/μL, probabilidad de 7.7; > 100 000/μL, probabilidad de 28.0).[6]
- La **tinción Gram** de rutina puede mostrar bacterias que sirven de guía para la terapia inicial. Para infecciones gonocócicas, éstas son positivas entre 50% y 75% de los casos.
- Las pruebas químicas, como deshidrogenasa láctica (LDH), glucosa y proteína, tienen valor limitado, aunque la LDH elevada y la glucosa baja concuerdan con la infección bacteriana.

- En la presentación atípica de pacientes inmunosuprimidos es preciso considerar las tinciones y los cultivos especiales, como la tinción de bacilos acidorresistentes y los cultivos micóticos.
- El crecimiento en cultivos microbiológicos de un organismo capaz de causar artritis infecciosa es muy útil para guiar la antibioterapia. Es posible que la obtención de estos datos finales requiera varios días, y quizá se obtengan falsos negativos según el momento de la administración del antibiótico y la técnica de artrocentesis.
- En el caso de una posible infección gonocócica, la tinción Gram convencional y los cultivos de rutina son menos sensibles. Los cultivos de líquido sinovial en **agar chocolate** o **medio de Thayer-Martin** pueden contribuir a la recuperación.
- La **reacción en cadena de la polimerasa (RCP)** de líquido sinovial para detectar ADN gonocócico también puede mejorar el rendimiento diagnóstico.

TRATAMIENTO

- El pilar del tratamiento de la artritis bacteriana incluye los **antibióticos intravenosos** y el **drenaje articular**. La dosificación antibiótica debe hacerse tomando en cuenta la edad del paciente, su peso y las comorbilidades médicas, incluyendo las funciones renal y hepática.
- En la artritis no gonocócica, la terapia antimicrobiana inicial debe basarse en los resultados de la tinción Gram y el marco clínico. **Si no se observa ningún organismo con la tinción Gram, debe iniciarse una cobertura antibiótica de amplio espectro tanto para organismos grampositivos como gramnegativos.** Se recomienda una cobertura para *Staphylococcus aureus* resistente a meticilina (MRSA) basándose en las tasas de la comunidad local, la comorbilidad y la exposición del personal médico.

Medicamentos

- **Artritis no gonocócica**
  - o Si no se requiere cobertura para MRSA, es adecuada la terapia para organismos grampositivos con penicilina antiestafilocócica como **oxacilina** o **nafcilina**.
  - o Para cobertura de MRSA, comience la terapia empírica con **vancomicina**.
  - o La administración de cefalosporinas de tercera generación, como **ceftriaxona**, **ceftazidima** o **cefotaxima**, debe iniciarse para cobertura empírica de organismos gramnegativos.
  - o Si se considera que *Pseudomonas aeruginosa* es un posible patógeno, debe iniciarse la administración de **cefepima** o ceftazidima con un aminoglucósido como gentamicina.
  - o Cuando estén disponibles, los resultados de los cultivos y las sensibilidades antimicrobianas deben guiar el tratamiento.
  - o A fin de tratar los organismos atípicos o resistentes quizá sea necesario consultar al especialista de enfermedades infecciosas para ajustar la terapia antimicrobiana.
  - o La mayoría de los casos de artritis infecciosa necesitan **antibióticos intravenosos** durante 2 a 4 semanas. Una vez que se establece qué patógeno es el causante, este tratamiento con frecuencia puede completarse como paciente ambulatorio.
- **Artritis gonocócica**
  - o Si se sospecha artritis gonocócica, debe iniciarse la terapia empírica para infección por gonococos diseminados.
  - o **Ceftriaxona** debe seguir administrándose durante 24 a 48 horas después de la mejoría clínica. Puede cambiarse después a cefixima vía oral (VO) u ofloxacina VO durante una semana.
- **Artritis no bacteriana**
  - o Las artralgias y la artritis infecciosa no bacteriana son comunes con muchas infecciones víricas.
  - o La artritis vírica tiende a presentarse con poliartralgias o poliartritis simétricas, y puede ir acompañada por un exantema vírico típico.
  - o El tratamiento de apoyo con reposo y fármacos antiinflamatorios no esteroideos (AINE) por lo general es eficaz y suficiente.

Tratamiento quirúrgico

- Con frecuencia es necesario implementar drenaje quirúrgico o artroscópico en casos de articulaciones sépticas de la cadera, artritis séptica con osteomielitis asociada, artritis séptica en una articulación protésica, infecciones persistentes, anatomía compleja o derrames loculados.

- La mayoría de las articulaciones pueden drenarse adecuadamente por artrocentesis; por lo general es necesaria la aspiración diaria, ya que ciertas articulaciones (como la rodilla) pueden acumular líquido hasta durante 10 días. Las series de recuentos celulares y de cultivos documentan la respuesta a la terapia antibiótica.
- El drenaje abierto, la artroscopia y el reemplazo articular son opciones en casos graves o refractarios.
- Los pacientes con posibles infecciones que afecten las articulaciones protésicas requieren una consulta inmediata al cirujano ortopédico.

DERIVACIÓN

Las infecciones articulares complicadas con frecuencia requieren un tratamiento multidisciplinario que incluye cirugía ortopédica, infectología, fisioterapia y terapia ocupacional.

VIGILANCIA/SEGUIMIENTO

- Debe efectuarse un seguimiento estrecho a los pacientes con exámenes articulares frecuentes durante las primeras semanas de tratamiento con antibióticos.
- La artrocentesis repetida debe confirmar la esterilización del líquido sinovial y la disminución del recuento de leucocitos.
- La ausencia de mejoría quizá requiera modificar el régimen de antibióticos o el tratamiento quirúrgico.
- La rehabilitación temprana debe incluir fisioterapia con movilización articular para evitar la pérdida de movimiento de la articulación.
- Es necesario vigilar a los pacientes para detectar efectos secundarios debidos a los antimicrobianos con hemograma completo, química sanguínea y niveles de fármacos según sea apropiado.
- Es útil seguir de forma seriada la VSG y la PCR para confirmar que la inflamación está en proceso de resolución.

PRONÓSTICO

- La **tasa de mortalidad** asociada con la artritis séptica es de alrededor de 10%, y quizá alcanza 50% en la enfermedad poliarticular.
- Casi todos los pacientes se recuperan con el manejo médico y quirúrgico oportuno; sin embargo, hasta un tercio de ellos desarrollan un deterioro grave de la función articular, que requerirá una articulación protésica, artrodesis o incluso amputación.[8]
- Los factores de mal pronóstico incluyen artritis bacteriana no gonocócica, edad avanzada, daño articular preexistente y articulaciones protésicas infectadas.

REFERENCIAS

1. Matthews CJ, Weston VC, Jones A, et al. Bacterial septic arthritis in adults. *Lancet.* 2010; 375:846.
2. Sharff KA, Richards EP, Townes JM. Clinical management of septic arthritis. *Curr Rheum Rep* 2013, 15(6):332.
3. Kurtz SM, Ong KL, Lau E, Bozic KJ, Berry D, Parvizi J. Prosthetic joint infection risk after TKA in the Medicare population. *Clin Orthop Relat Res.* 2010; 468:52-56
4. Galloway JB, Hyrich KL, Mercer LK, et al. Risk of septic arthritis in patients with rheumatoid arthritis and the effect of anti-TNF therapy. *Ann Rheum Dis.* 2011;70:1810-1814
5. Geirsson AJ, Statkevicius S, Víkingsson A. Septic arthritis in Iceland 1990-2002: increasing incidence due to iatrogenic infections. *Ann Rheum Dis.* 2008;67:638-643.
6. Margaretten ME, Kohlwes J, Moore D, et al. Does this adult patient have septic arthritis? *JAMA.* 2007;297:1478-1488.
7. Carpenter CR, Schuur JD, Everett WW, Pines JM. Evidence-based diagnostics: adult septic arthritis. *Acad Emerg Med.* 2011;18:781-796.
8. Kaandorp C, Krijnen P, Moens H, et al. The outcome of bacterial arthritis: a prospective community-based study. *Arthritis Rheum.* 1997;40:884-892.

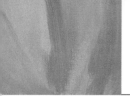

Enfermedad de Lyme

36

Iris Lee y Prabha Ranganathan

PRINCIPIOS GENERALES

- La enfermedad de Lyme es un trastorno multisistémico ocasionado por la espiroqueta familia *Borreliaceae*. *Borrelia burgdorferi* y, menos comúnmente, *B. mayonii* en el alto Oeste Medio, son las únicas especies que se encuentran en Estados Unidos, mientras que más especies (*B. burgdorferi*, *B. afzelii* y *B. garinii*) se encuentran en Europa y Asia. Las manifestaciones clínicas y la gravedad de la enfermedad varían según la especie que causa la infección. En este capítulo solo se consideran las manifestaciones de *B. burgdorferi*.
- **La enfermedad de Lyme es el padecimiento más común diseminado por garrapatas en Estados Unidos** y la transmite la garrapata *Ixodes* (garrapata de los ciervos o de patas negras).
- Se describió inicialmente en Old Lyme, Connecticut, en 1977 como "artritis de Lyme" en una población de niños que previamente se pensaba tenían artritis reumatoide juvenil.
- La incidencia de la enfermedad de Lyme en Estados Unidos ha aumentado desde que fue descrita por primera vez. Se cree que ello se debe al **aumento en la población de venados y el consecuente incremento de garrapatas *Ixodes***.
- De acuerdo con los Centers for Disease Control and Prevention (CDC), se produjeron más de 40 000 casos confirmados y probables de enfermedad de Lyme en Estados Unidos en 2017.[1]
- En Estados Unidos, los casos de enfermedad de Lyme deben reportarse a los CDC.

Epidemiología

- La enfermedad de Lyme se transmite a los humanos a través de la garrapata *Ixodes*. La garrapata tiene cuatro etapas de desarrollo: huevecillo, larva, ninfa y adulto. **Solo las garrapatas en etapa de ninfa, y en ocasiones de larva, transmiten la enfermedad de Lyme a los humanos**.
- El ciclo de vida de la garrapata *Ixodes* es el siguiente:
  - o El huevecillo se incuba para generar larvas en la primavera. Las larvas se alimentan de roedores pequeños (p. ej., el ratón de patas blancas) que adquieren la infección de espiroquetas y son portadores asintomáticos.
  - o En el otoño, las larvas entran en vida latente para el invierno, pero se transforman en ninfas la siguiente primavera.
  - o Las pequeñas ninfas se alimentan de roedores, conejos y humanos, transmitiendo la espiroqueta al huésped durante periodos de adhesión prolongada.
  - o En el otoño, la ninfa madura hasta convertirse en un adulto, que transmite la espiroqueta con menor frecuencia porque tiene menos probabilidad de pasar desapercibido durante su adhesión y no está presente durante la temporada alta de acampada.
- Los venados son importantes en el ciclo de vida de la garrapata *Ixodes* pero no son un reservorio para *B. burgdorferi*.

Etiología

- *B. burgdorferi* es una espiroqueta, bacteria móvil en forma de sacacorchos, con membranas externa e interna y flagelos.
- La garrapata **debe adherirse durante 36 a 48 horas o más** para transmitir la espiroqueta; sin embargo, la transmisión ocurre con más rapidez en modelos animales si la espiroqueta está en la glándula salival de la garrapata.[2]

Fisiopatología

- La fisiopatología de la enfermedad de Lyme no se comprende del todo, pero se considera que sus manifestaciones provienen tanto de la infección con la propia espiroqueta como de la respuesta inmune del huésped a la infección.
- Algunas observaciones pertinentes incluyen:[3]
  - o Los pacientes con HLA-DR4 y HLA-DR2 tienen mayor probabilidad de desarrollar artritis crónica potencialmente erosiva.
  - o Se han aislado espiroquetas de todos los tejidos afectados, excepto los nervios periféricos. La contención de la infección requiere una respuesta inmune innata y adaptativa intacta.
  - o *B. burgdorferi* no produce toxinas ni proteasas destructivas que dañen al huésped.

Factores de riesgo

- Hay una incidencia bimodal de la enfermedad, a las edades de 5 a 14 y de 50 en adelante.[4]
- Los hombres tienen una incidencia ligeramente más alta (53%).[4]
- Para los residentes estadounidenses, los estados de Nueva Inglaterra, del Atlántico medio y del norte del Medio Oeste de Estados Unidos conllevan un riesgo más alto.
- El trabajo o la recreación en campos o bosques de áreas endémicas es un factor de riesgo.[4]
- La localización de la mordedura de la garrapata en el cuerpo en áreas más difíciles de visualizar permite un mayor tiempo de adhesión de la garrapata y aumenta la posibilidad de la transmisión de la espiroqueta.
- La temporada más activa para la infección es de **mayo a julio**, y la tasa más alta de infección ocurre en junio. El pico clínico de las manifestaciones de la enfermedad se presenta de 2-3 semanas después de la inoculación.

Prevención

- Retire las garrapatas de inmediato.
- Use repelente contra insectos o pantalones largos y camisas de manga larga cuando se encuentre en áreas endémicas.
- Reducir la población de garrapatas cuando esto es posible suele ser clave para la prevención.

DIAGNÓSTICO

El diagnóstico es clínico, las manifestaciones varían según la etapa y los datos de laboratorio son solo de apoyo.

Cuadro clínico

Historia clínica
- Los pacientes quizá recuerden una **mordedura de garrapata** o un **eritema migratorio**.
- Algunos se quejan de síntomas constitucionales o específicos de órganos basados en la etapa de la enfermedad en la presentación.
- Los síntomas constitucionales quizá incluyan fiebre, fatiga, mialgias, artralgias y cefaleas.

Exploración física
- Las lesiones de EM por lo general son calientes, indoloras y producen picazón. Se expanden lentamente a lo largo de días a semanas y llegan a alcanzar un diámetro de 20 cm o más. Algunas lesiones desarrollan una **zona clara central**, clásicamente conocida como lesión en "ojo de buey"; esto por lo general solo se observa en las lesiones grandes que han estado presentes durante días, sin embargo, dos terceras partes de las lesiones de eritema migratorio no presentan dicho aspecto clásico.
- Es típico que las lesiones se encuentren en las áreas intertriginosas, la fosa poplítea y la línea del cinturón. La cabeza y el cuello también son sitios comunes en los niños.
- En un estudio de 118 casos microbiológicamente confirmados, las lesiones de eritema migratorio aparecieron con estos patrones:[5]
  - o Eritema homogéneo (59%).
  - o Eritema central (32%).
  - o Zona clara central (9%).
  - o Vesículas o úlceras (7%).
  - o Púrpura central (2%).

- Etapa I, enfermedad temprana localizada
  - o Se caracteriza por la aparición de eritema migratorio.
    - Este eccema es una mácula o pápula anular roja y creciente en el sitio de la mordedura de garrapata.
    - Aparece entre tres días y un mes después de la infección y se resuelve en un lapso de 3 a 4 semanas y debe distinguirse de la irritación por la mordida de garrapata en sí.
    - **El eccema se presenta en 60%-80% de los pacientes**, aunque quizá pase desapercibido.
  - o Algunos pacientes presentan malestar, cefalea, fiebre, rigidez en el cuello, artralgias, mialgias, linfadenopatía localizada y fatiga.
- Etapa II, enfermedad temprana diseminada
  - o **Lesiones de EM múltiples** (en sitios diferentes a la mordedura primaria) que resultan de la diseminación hematógena de la espiroqueta. Tales lesiones se observan durante días a semanas después de la infección primaria.
  - o Los **síntomas sistémicos** de fiebre, malestar, cefalea, artralgias y mialgias se vuelven más graves, en ocasiones son constantes o intermitentes.
  - o La **implicación cardiaca** ocurre de semanas a meses después de la infección primaria y quizá sea la única manifestación de diseminación de la enfermedad.
    - La enfermedad cardiaca es rara en pacientes infectados con *B. burgdorferi*, pero ocurre más comúnmente con otras especies de *Borrelia*.
    - Los síntomas incluyen palpitaciones, aturdimiento, síncope, dolor de tórax y falta de aire.
    - Las manifestaciones más comunes son **grados variables de bloqueo cardiaco.**
    - La **miocarditis** y la **pericarditis** son menos comunes, con frecuencia están autolimitadas y es habitual que sean clínicamente silenciosas. La miocarditis quizá resulte en cardiomegalia transitoria y la pericarditis se asocia con efusiones pericárdicas.
    - No han ocurrido casos confirmados de lesión valvular o miocardiopatía crónica secundarios a la enfermedad de Lyme en Estados Unidos. Es materia de controversia si la enfermedad de Lyme se asocia con la miocardiopatía crónica.
  - o La **implicación neurológica** ocurre de semanas a meses después de la infección primaria y afecta hasta a 20% de los pacientes sin tratar.
    - La manifestación más común es la neuropatía craneal, en especial la **parálisis de Bell** unilateral o bilateral.
    - También se ha observado **meningoencefalitis.**
  - o La **implicación articular** ocurre seis meses o más después de la infección y afecta a un 60% de los pacientes sin tratamiento. En la práctica, solo alrededor de 10% de la gente desarrolla artritis; esto ha disminuido gracias al reconocimiento y tratamiento oportunos de la enfermedad.
    - La **artritis** es oligoarticular con predominio en las extremidades inferiores, en particular la **rodilla**, y se asocia con grandes derrames inflamatorios.
    - Pocos pacientes tienen artritis persistente después del tratamiento con antibióticos, y se considera que están afectados por artritis de Lyme resistente a antibióticos.
- Etapa III, enfermedad de Lyme tardía
  - o Ocurre desde meses hasta años después de la infección primaria y no tiene que estar precedida por manifestaciones de las etapas I o II de la enfermedad.
  - o La manifestación más común es la **oligoartritis episódica predominante en las extremidades inferiores**.
  - o En raras ocasiones ocurren **secuelas neurológicas crónicas**, como radiculopatía, polineuropatía axonal o encefalomielitis.

Diagnóstico diferencial

- Celulitis.
- Meningitis.
- Demencia.
- Esclerosis múltiple.

- Esclerosis lateral amiotrófica.
- Radiculopatía.
- Depresión.
- Ehrlichiosis.
- Babesiosis.
- Fiebre maculosa de las Montañas Rocosas.
- Artritis reactiva.
- Artritis reumatoide.
- Fibromialgia.

Pruebas diagnósticas

Pruebas de laboratorio

- No es necesario hacer pruebas de laboratorio para confirmar el diagnóstico, en especial si el paciente presenta un eccema con EM. **Una prueba seropositiva por sí sola no es adecuada para establecer el diagnóstico.**
- La espiroqueta es difícil de cultivar ya que crece bajo condiciones microaerofílicas o anaeróbicas. El mayor rendimiento para el cultivo se obtiene de la biopsia de piel del borde del eccema de EM primario en un paciente sin tratar. Es posible encontrar espiroquetas en sangre y líquido cefalorraquídeo y, en muy raras ocasiones, en el líquido sinovial. Los cultivos pueden tardar hasta 12 semanas en revelar la espiroqueta.
- Los CDC recomiendan pruebas séricas en dos etapas.[6]
  - o **El ensayo por inmunoabsorción ligado a enzimas (ELISA) o ensayo por inmunofluorescencia (EIF)** es la prueba de evaluación y es más sensible que el *Western blot*. Si es positiva o no concluyente, debe evaluarse el mismo suero con *Western blot*. Si son negativos, es muy poco probable que el paciente tenga enfermedad de Lyme a menos que las pruebas se efectuaran demasiado pronto después de la infección primaria (menos de 30 días). En la fase aguda, los pacientes con infección diseminada tienen una tasa falso negativa de alrededor de 50%.
  - o El ***Western blot* es una prueba más específica** y solo debe llevarse a cabo si el ELISA o EIF son positivos.[7] Si el anticuerpo IgM es positivo, debe reevaluarse al paciente al cabo de 4 a 6 semanas, ya que puede presentar infección temprana. Si el anticuerpo IgG es positivo, se considera que el paciente tiene la infección. Si el paciente ha tenido síntomas por más de 30 días, solo se obtiene el *Western blot* IgG.
    - Los anticuerpos IgM por lo general aparecen de 1 a 2 semanas después de la infección.
    - Los anticuerpos IgG por lo general aparecen de 2 a 6 semanas después de la infección.
  - o **Después del éxito del tratamiento, los niveles de anticuerpo pueden permanecer positivos, pero los títulos deben disminuir con el tiempo.** El título y la tasa de resolución no se correlacionan con la gravedad de la enfermedad, su cronicidad o su tratamiento.
  - o **La seropositividad se presenta en menos de 40% de los pacientes con enfermedad temprana en la piel**, pero es más frecuente en sujetos con enfermedad temprana extracutánea diseminada. Los pacientes con enfermedad de Lyme tardía casi siempre son IgG positivos.
- Se recomienda la punción lumbar en pacientes con manifestaciones neurológicas en un esfuerzo por descartar otras causas y posiblemente apoyar el diagnóstico.
  - o Los anticuerpos IgG e IgM en el líquido cefalorraquídeo ayudan a confirmar el diagnóstico, pero no son obligatorios.
  - o Las pruebas con la reacción en cadena de la polimerasa del líquido cefalorraquídeo tienen baja sensibilidad.
- El líquido sinovial es inflamatorio con un promedio del recuento de leucocitos cercano a 25 000/mm^3 y predominan los leucocitos polimorfonucleares.
- Se ha observado una elevación leve de las transaminasas.
- Aunque algunos departamentos de salud lo ofrecen, no se recomienda la valoración de las garrapatas retiradas de un paciente, ya que la presencia de la espiroqueta no garantiza la infección en humanos.

Electrocardiografía

- Las alteraciones electrocardiográficas solo se observan en la infección diseminada.
- El **bloqueo cardiaco** sostenido o intermitente de primero, segundo o tercer grado ocurre dependiendo de la localización de la disfunción del sistema de conducción.

- También se han observado bloqueos variables del tronco.
- La pericarditis se puede manifestar como elevación difusa de la onda ST y elevación de la onda T.

Imagenología
- La resonancia magnética (RM) cerebral puede ser útil para descartar otras patologías. No hay resultados específicos de la RM en la enfermedad de Lyme.
- El ecocardiograma transtorácico se usa para evaluar la presencia de miocarditis y pericarditis.

Procedimientos diagnósticos
Los procedimientos diagnósticos por lo general no son necesarios y con frecuencia no se recomiendan. Si se llevan a cabo, a menudo es en un esfuerzo por descartar otros diagnósticos y entre ellos se cuentan:
- Biopsia cutánea.
- Biopsia miocárdica.
- Punción lumbar.
- Estudios de electromiografía y conducción nerviosa.

TRATAMIENTO

Medicamentos

- **Enfermedad de Lyme temprana**
  - o La enfermedad de Lyme temprana que se manifiesta solo como eritema migratorio puede tratarse con doxiciclina, amoxicilina o cefuroxima, todos ellos con una eficacia similar.
  - o Las pautas de dosificación en adultos son las siguientes:[8,9]
    - Doxiciclina, 100 mg vía oral (VO) 2 veces al día durante 10 a 21 días.
    - Amoxicilina, 500 mg VO tres veces al día durante 14 a 21 días.
    - Cefuroxima axetil: 500 mg VO durante 14 a 21 días.
    - Los macrólidos no se recomiendan.
  - o Por lo general se prefiere **doxiciclina** porque posee mejor penetración en el sistema nervioso central (SNC).
  - o La doxiciclina también cubre la posibilidad de la infección coincidente con *Anaplasma phagocytophilum*, la cual también es transmitida por la garrapata *Ixodes*.
- **Enfermedad de Lyme temprana diseminada**
  - o **Se recomiendan antibióticos por vía intravenosa (IV) si hay implicación del SNC** (excepto parálisis facial aislada).[8,9]
    - Es factible usar ceftriaxona, cefotaxima o penicilina IV. La duración de la terapia por lo general es de entre 10 y 28 días.
    - La enfermedad de Lyme aislada con parálisis facial puede tratarse con doxiciclina VO durante 14 a 21 días.
    - La recuperación de los síntomas neurológicos quizá se retrase después de la eliminación de la espiroqueta y, por tanto, no es posible usarla para fijar la duración de la terapia.
  - o Para la **afección cardiaca** deben administrarse **ceftriaxona, cefotaxima o penicilina IV** hasta la resolución del bloqueo cardiaco. Después de la recuperación cardiaca, el paciente puede cambiar a terapia oral hasta completar un curso total de 21 días de antibióticos.[8,9] Algunos pacientes requieren un marcapasos temporal.
- **Enfermedad de Lyme tardía**
  - o Dichos pacientes suelen presentarse con artritis y con frecuencia se resuelve con éxito con un tratamiento de un mes de doxiciclina, amoxicilina o cefuroxima axetil VO.[8,9]
  - o Si esto falla, puede administrarse otra pauta oral de 4 semanas o un tratamiento de 2 a 4 semanas con antibióticos IV.[7,8]
  - o La existencia de infección crónica sintomática por *B. burgdorferi* después de un tratamiento apropiado con antibióticos es bastante polémica. La Infectious Disease Society of America no recomienda un tratamiento prolongado con antibióticos para un paciente con ≥ 6 meses de síntomas subjetivos.[7-9]

- **Síndrome post-enfermedad de Lyme**
  - o Es diferente de la enfermedad de Lyme crónica; ambos son diagnósticos controvertidos.
  - o Un diagnóstico propuesto por la Infectious Diseases Society of America (IDSA) es como sigue:
    - Un niño o adulto con un episodio documentado de enfermedad de Lyme temprana o tardía que cumple con la definición del caso de los CDC.
    - Después del tratamiento con un régimen de tratamiento generalmente aceptado, hay una resolución o estabilización de las manifestaciones objetivas de la enfermedad de Lyme.
    - El inicio de fatiga, dolor musculoesquelético generalizado o quejas de dificultades cognitivas dentro de los 6 meses siguientes al diagnóstico de la enfermedad de Lyme y persistencia de síntomas continuos o recurrentes por un periodo de al menos 6 meses después de completar la terapia antibiótica.
    - Los síntomas subjetivos causan una reducción sustancial en los niveles previos de actividades ocupacionales, educativas, sociales o personales.
    - No obstante, existen extensos criterios de exclusión e incluyen coinfección activa y no tratada; presencia de anomalías objetivas a la exploración física; diagnóstico previo de fibromialgia, síndrome de fatiga crónica o antecedentes de quejas somáticas no diagnosticadas o inexplicables; o presencia de otro trastorno que explique los síntomas mencionados.
  - o No hay evidencia para el uso repetido o prolongado de antibióticos para este diagnóstico.

CONSIDERACIONES ESPECIALES

- Debe descartar otras enfermedades en el diagnóstico diferencial ya que la seropositividad no es adecuada para el diagnóstico.
- Las mujeres embarazadas no deben tratarse con tetraciclinas y tampoco debe administrarse doxiciclina a niños pequeños (< 8 años).

COMPLICACIONES

Las complicaciones dependen de la etapa de la infección y pueden incluir las siguientes:
- Artritis crónica o aguda.
- Miocardiopatía, arritmia, pericarditis.
- Neuropatía, radiculopatía, encefalopatía.
- Disfunción cognitiva, demencia.
- Conjuntivitis.

INSTRUCCIÓN AL PACIENTE

- *Tick Management Handbook* de los CDC, disponible en https://stacks.cdc.gov/view/cdc/11444.[10]
- Sitio web de los CDC: www.cdc.gov/lyme.[11]

VIGILANCIA/SEGUIMIENTO

- Si el paciente es seropositivo en el momento del diagnóstico, **no se recomienda repetir las pruebas**, ya que los títulos no reflejan la eficacia del tratamiento.
- La mejor evaluación de la mejoría es vigilar los síntomas del paciente y la resolución de la disfunción de los órganos.

RESULTADO/PRONÓSTICO

- Los niños y los pacientes tratados en las etapas tempranas de la infección presentan mejor pronóstico en la fase aguda y a largo plazo.
- La infección rara vez es fatal.
- La artritis puede tardar meses en resolverse o ser crónica.
- Las anomalías auriculoventriculares suelen ser temporales.
- Las parálisis de los nervios craneales por lo general desaparecen con o sin tratamiento.

REFERENCIAS

1. Recent Surveillance Data. Lyme Disease. CDC.gov. https://www.cdc.gov/lyme/datasurveillance/recent-surveillance-data.html. Updated December 21, 2018. Accessed October 10, 2019.
2. Cook, MJ. Lyme borreliosis: a review of data on transmission time after tick attachment. *Int J Gen Med.* 2015;8:1-8.
3. Ilipoulou BP, Huber BT. Infectious arthritis and immune dysregulation: lessons from Lyme disease. *Curr Opin Rheumatol.* 2010;22:451-455.
4. Mead, PS. Epidemiology of Lyme Disease. *Infect Disease Clin North Am.* 2015;29:187-210.
5. Smith RP, Schoen RT, Rahn DW, et al. Clinical characteristics and treatment outcome of early Lyme disease in patients with microbiologically confirmed erythema migrans. *Ann Intern Med.* 2002;136:421-428.
6. Diagnosis and Testing. Lyme Disease. CDC.gov. https://www.cdc.gov/lyme/diagnosistesting/index.html. August 15, 2019. Accessed October 10, 2019.
7. Murray TS, Shapiro ED. Lyme disease. *Clin Lab Med.* 2010;30:311-328.
8. Wormser GP, Dattwyler RJ, Shapiro ED, et al. The clinical assessment, treatment, and prevention of Lyme disease, human granulocytic anaplasmosis, and babesiosis: clinical practice guidelines by the Infectious Diseases Society of America. *Clin Infect Dis.* 2006;43:1089-1134.
9. Lantos PM, Charini WA, Medoff G, et al. Final report of the Lyme disease review panel of the Infectious Diseases Society of America. *Clin Infect Dis.* 2010;51:1-5.
10. Tick management handbook; an integrated guide for homeowners, pest control operators, and public health officials for the prevention of tick-associated disease. CDC.gov. https://stacks.cdc.gov/view/cdc/11444. 2004. Accessed November 10, 2019.
11. Lyme Disease. CDC.gov. https://www.cdc.gov/lyme/. Updated September 12, 2019. Accessed October 10, 2019.

Artritis y artralgias virales transmitidas por mosquitos

Can M. Sungur y Jonathan J. Miner

37

PRINCIPIOS GENERALES

- El virus Chikungunya (CHIKV) y el virus Zika (ZIKV) son virus que pueden causar dolor articular. No están relacionados.
- CHIKV es un alfavirus transmitido por mosquitos.
- ZIKV es un flavivirus transmitido por mosquitos, relacionado con el virus del dengue (DENV), el virus del Nilo Occidental (NOV) y el virus de la fiebre amarilla (FAV).
- Mientras que CHIKV causa artritis inflamatoria, ZIKV provoca artralgias.
- Ambos pueden producir dolor articular, pero solo CHIKV causa artritis crónica.
- El papel de los medicamentos inmunosupresores sigue sin definirse. Existe una preocupación de que la inmunosupresión pueda exacerbar la enfermedad.
- La artritis crónica por CHIKV puede imitar la artritis reumatoide, y se caracteriza por una profunda rigidez matutina, con un curso de remisiones y recaídas.

Definición

- Hay varias infecciones virales que pueden dar como resultado artritis y artralgia, que suelen ser autolimitadas.
- La infección aguda inicial se caracteriza por episodios febriles, mialgias, exantemas y otros síntomas constitucionales asociados con el virus particular.
- La distribución del involucramiento articular, síntomas y cronicidad varía con base en la enfermedad viral, la edad del individuo y la variabilidad general entre personas.
- CHIKV puede manifestarse como artritis grave que requiere tratamientos antiinflamatorios.
- ZIKV también puede causar dolor articular grave.
- Ambos virus emergentes se han estudiado de manera extensa debido a su diseminación global.

Epidemiología

- CHIKV es endémico de África Occidental; se han observado casos en África, Europa, Islas del Océano Índico y del Pacífico, y recientemente en el Continente Americano.
  - La mayoría de los casos se presenta durante la estación de lluvias.
  - La enfermedad es transmitida por los mosquitos *Aedes aegypti* y *Aedes albopictus*.
  - En 2016 hubo 4000 casos en Estados Unidos, principalmente entre viajeros.[1]
  - Ocurrió un brote reciente en el hemisferio occidental, con más de 2 millones de casos sospechosos.[1]
- ZIKV tiene prevalencia en África, África Sudoriental, Continente Americano, el Caribe y las Islas del Pacífico.
  - En 2016 hubo 5168 casos de ZIKV en Estados Unidos, la mayoría asociados con los viajes.[2]
  - Se transmite por mosquitos, transmisión sexual, sanguínea, nosocomial y materno-fetal.

Fisiopatología

- La artritis viral transmitida por mosquitos puede manifestarse con inflamación articular grave, con niveles elevados de interleucina-6, interferón alfa y otras citocinas proinflamatorias.[3]
- El mecanismo del desarrollo de la artritis en los pacientes no está completamente definido en este punto, pero quizá se deba a una viremia de bajo nivel persistente en el líquido sinovial, imitación de antígeno que provoca autoinmunidad, o el exacerbamiento de una enfermedad articular preexistente.[4]
- Los linfocitos T CD4[+] y los monocitos inflamatorios promovieron la inflamación en modelos de ratones de artritis por CHIKV.[5]

Factores de riesgo

En pacientes con artritis por CHIKV, el riesgo aumentado de desarrollar artritis crónica puede provenir de una enfermedad articular preexistente (osteoartritis o artritis inflamatoria), síndromes metabólicos (hipertensión, obesidad, diabetes mellitus) e insuficiencia cardiaca.[3]

DIAGNÓSTICO

Presentación clínica

- Inicialmente, CHIKV tiene un periodo de incubación de 2 a 7 días, con ~95% de los individuos infectados desarrollando fiebre alta, cefalea, exantema (que es maculopapular y afecta las extremidades, el torso y la cara), mialgia, artralgia grave que involucra a múltiples articulaciones. El nombre significa "caminar inclinado", debido al intenso dolor articular. En casos raros se han observado enfermedad gastrointestinal, meningoencefalitis, convulsiones, enfermedad cardiovascular, manifestaciones hemorrágicas y muerte.[5]
- ZIKV es con frecuencia asintomático; los síntomas se desarrollan en solo 20%-25% de los pacientes, que con más frecuencia son mujeres menores de 40 años.
  - o Los síntomas incluyen fiebre baja, exantema pruriginoso (exantema maculopapular en la cara, el torso, las extremidades, las palmas de las manos y las plantas de los pies), artralgia (articulaciones pequeñas de manos y pies), conjuntivitis, mialgia, cefalea y disestesia.
  - o Los síntomas menos comunes incluyen dolor abdominal, náusea, diarrea, ulceraciones en las membranas mucosas y petequias.
  - o En casos raros se han reportado uveítis, miocarditis, pericarditis, síndrome de Guillain-Barré, encefalitis y mielitis.[6]

Historia clínica
- Chikungunya tiene una fase aguda y una fase crónica, asociada con artritis/artralgia severa.
  - o Fase aguda: incluye los síntomas típicos de fiebre, conjuntivitis, exantema, cefalea y dolor articular y muscular. Por lo general, la enfermedad se resuelve sin dejar síntomas en días a semanas.
  - o Fase crónica: desarrollo de artritis crónica con proliferación sinovial; se presentan rigidez articular, dolor articular y tenosinovitis en hasta 40% de los pacientes. En el segundo o tercer mes, en 20% de los casos se aprecia el fenómeno de Raynaud, así como crioglobulinemia. La duración de los síntomas es variable; un estudio mostró síntomas en 88% de los pacientes en 1 mes, 86% a 3 meses, 48% a 6 meses y 4% a 15 meses.[7] Un estudio diferente mostró 63% con poliartralgia y rigidez matutina persistentes después de 18 meses.[8]
- El ZIKV tiene un periodo de incubación de 3 a 12 días, y a menudo la infección es asintomática en 80% de los casos. Los síntomas suelen resolverse a las dos semanas; son raros los síntomas persistentes o crónicos, pero en ocasiones incluyen artralgia.[6]

Exploración física

- Infección por CHIKV: conjuntivitis, inflamación periarticular, linfadenopatía periférica, exantema maculopapular que involucra la cara, el torso y las extremidades, y que puede ser difuso o en parches.
- Infección por ZIKV: conjuntivitis, exantema maculopapular que afecta la cara, el torso, las extremidades, las palmas y las plantas de los pies.

Diagnóstico diferencial

- Entre los virus posiblemente asociados con artritis y artralgia están los enterovirus (virus de Coxsackie y ecovirus), virus de la hepatitis, parvovirus, rubéola, alfavirus (Ross River, Barmah Forest, CHIKV, Sindbis, Mayaro, O'nyong'nyong, Igbo-ora), flavivirus (dengue, Zika, parotiditis), adenovirus, herpesvirus (virus Epstein-Barr, varicela, virus del herpes simple, citomegalovirus) y virus de inmunodeficiencia humana.
- Las presentaciones de las infecciones por CHIKV y ZIKV se traslapan significativamente, pero la infección por CHIKV suele presentarse con fiebres más altas y síntomas consistentes con artritis inflamatoria (por ejemplo, rigidez matutina, inflamación articular, tenosinovitis).
- El diagnóstico diferencial debe considerar artritis reumatoide, artritis reactiva, espondiloartropatías y otros tipos de artritis inflamatoria.

Pruebas diagnósticas

- Deben obtenerse serologías de inmunoglobulina M (IgM) para el virus particular y cargas virales, mediante una reacción en cadena de la polimerasa de transcripción inversa (RCP-TI) para ARN viral. En Estados Unidos, estas pruebas se realizan en los Centers for Disease Control and Prevention (CDC). Las pruebas IgM para ZIKV y DENV pueden ser complicadas y arrojar resultados falsos positivos, porque esos virus están estrechamente relacionados y los anticuerpos quizá tengan reacciones cruzadas. La prueba de neutralización por reducción en placas (PRNT) puede aportar resultados más específicos.
- CDC tiene una sola prueba RCP para evaluar CHIKV, ZIKV y DENV.
- En estos pacientes se aprecia linfopenia, trombocitopenia y transaminasas elevadas, todo lo cual es inespecífico.
- Quizá se aprecie líquido sinovial inflamatorio, pero es raro ver una carga viral en el líquido sinovial, especialmente en la fase crónica.[4]

TRATAMIENTO

- No existen tratamientos antivirales específicos para CHIKV ni para ZIKV. Las vacunas respectivas están en desarrollo.
- Se recomiendan los cuidados de apoyo durante la fase aguda con reposo, líquidos, paracetamol o fármacos antiinflamatorios no esteroideos (AINE).
- Debe evitarse el ácido acetilsalicílico hasta que se excluya infección por DENV; esto debido al riesgo de hemorragia entre los pacientes infectados por el DENV.
- Para la fase crónica con artralgia o artritis persistentes por más de 3 meses cabe considerar AINE, glucocorticoides para un curso de tratamiento corto, o antirreumáticos modificadores de la enfermedad (ARME) como metotrexato, leflunomida o sulfasalazina, pero la evidencia con respecto a su seguridad y eficacia sigue siendo muy limitada.[3]
- Los modelos en ratones han estudiado la proteína asociada al linfocito T citotóxico 4 (CTLA4)-inmunoglobulina (Abatacept) para reducir la inflamación articular y las citocinas proinflamatorias en CHIKV.[9]
- **Prevención**
  - La protección contra los mosquitos y minimizar la exposición son los factores más importantes.
  - Las vacunas están en desarrollo.

o Para la infección por ZIKV, se aconseja la abstinencia o la protección de barrera durante la relación sexual para evitar la transmisión sexual. Actualmente, se aconseja a los hombres que esperen cuando menos tres meses después del inicio de los síntomas o de la última posible exposición al virus si están asintomáticos para tener sexo sin protección. A las mujeres se les aconseja esperar como mínimo ocho semanas.[10]

VIGILANCIA/SEGUIMIENTO

- No existen lineamientos específicos para el manejo a largo plazo en este momento. El tratamiento se basa principalmente en el control de los síntomas.
- Para la artritis crónica por CHIKV, un panel de expertos ha sugerido suspender los ARME después de controlar los síntomas por varios meses, aunque esto no se ha estudiado formalmente.

REFERENCIAS

1. Lindsey NP, Staples JE, Fischer M. Chikungunya virus disease among travelers—United States, 2014-2016. *Am J Trop Med Hyg.* 2018;98:192-197.
2. Hall V, Walker WL, Lindsey NP, et al. Update: Noncongenital Zika virus disease cases—50 U.S. States and the District of Columbia, 2016. *MMWR Morb Mortal Wkly Rep.* 2018;67: 265-269.
3. Zaid A, Gerardin P, Taylor A, et al. Chikungunya arthritis: implications of acute and chronic inflammation mechanisms on disease management. *Arthritis Rheumatol.* 2018;70:484-495.
4. Chang AY, Martins KAO, Encinales L, et al. Chikungunya arthritis mechanisms in the Americas: a cross-sectional analysis of chikungunya arthritis patients twenty-two months after infection demonstrating no detectable viral persistence in synovial fluid. *Arthritis Rheumatol.* 2018;70:585-593.
5. Burt FJ, Chen W, Miner JJ, et al. Chikungunya virus: an update on the biology and pathogenesis of this emerging pathogen. *Lancet Infect Dis.* 2017;17:e107-e117.
6. Miner JJ, Diamond MS. Zika virus pathogenesis and tissue tropism. *Cell Host Microbe.* 2017;21:134-142.
7. Simon F, Parola P, Grandadam M, et al. Chikungunya infection: an emerging rheumatism among travelers returned from Indian Ocean islands. Report of 47 cases. *Medicine (Baltimore).* 2007;86:123-137.
8. Borgherini G, Poubeau P, Staikowsky F, et al. Outbreak of chikungunya on Reunion Island: early clinical and laboratory features in 157 adult patients. *Clin Infect Dis.* 2007;44:1401-1407.
9. Miner JJ, Cook LE, Hong JP, et al. Therapy with CTLA4-Ig and an antiviral monoclonal antibody controls chikungunya virus arthritis. *Sci Transl Med.* 2017;9.
10. Petersen EE, Meaney-Delman D, Neblett-Fanfair R, et al. Update: interim guidance for preconception counseling and prevention of sexual transmission of Zika virus for persons with possible Zika virus exposure. *MMWR Morb Mortal Wkly Rep.* 2016;65:1077-1081.
11. Simon F, Javelle E, Cabie A, et al. French guideline for the management of chikungunya (acute and persistent presentations). *Med Mal Infect.* 2015;45:243-263.

Fiebre reumática aguda

Philip Chu y Prabha Ranganathan

38

PRINCIPIOS GENERALES

* La fiebre reumática aguda (FRA) se caracteriza por producir artritis, carditis, corea, eritema marginado y nódulos subcutáneos que aparecen después de la infección faríngea estreptocócica del grupo A (EGA).
* El tratamiento temprano y la profilaxis a largo plazo con antibióticos son medidas importantes para evitar secuelas como la enfermedad cardiaca valvular.

Definición

* La FRA es una **reacción tardía a una infección faríngea por estreptococo β-hemolítico del grupo A**, que ocurre de 2 a 3 semanas después de la infección inicial.[1]
* El diagnóstico se basa en los criterios revisados de Jones (tabla 38-1).[2]

Epidemiología

* La incidencia de FRA es más alta entre los niños de 5 a 14 años. La FRA es rara en niños menores a 5 años o en adultos mayores de 30. Tiene recurrencias, pero rara vez después de los 40 años de edad.
* Los hombres y las mujeres tienen la misma incidencia de FRA, pero la enfermedad cardiaca reumática es más común en las mujeres.
* La FRA se asociaba con morbilidad y mortalidad significativas hasta el final del siglo xix. La introducción de los antibióticos y mejores condiciones de vida en el siglo xx redujeron de manera importante la incidencia de la FRA.
* En la actualidad, se presentan cerca de 470 000 nuevos casos de FRA cada año, con una incidencia media de 19 por cada 100 000 niños en edad escolar en todo el mundo; es más baja en Estados Unidos (< 2 casos por 100 000 niños en edad escolar) y en otros países desarrollados.[3]

Fisiopatología

* La patogénesis de la FRA aún no se comprende con claridad; la infección faríngea con EGA es necesaria para el desarrollo de la FRA.
* La celulitis, el impétigo y la glomerulonefritis, también ocasionados por EGA, no causan FRA.
* Algunos estudios sugieren que solo algunos serotipos M del EGA causan FRA, las cuales se denominan **cepas reumatogénicas**.
* La **vulnerabilidad genética** y el **mimetismo molecular**, relacionados con la reacción cruzada entre los antígenos EGA y los antígenos del huésped (p. ej., la proteína M, asociada con la infección por el EGA, comparte epítopos antigénicos con la miosina cardiaca humana y la laminina en las válvulas cardiacas) quizá estén implicados en la patogénesis.[3]

DIAGNÓSTICO

Cuadro clínico

* La FRA se caracteriza por una constelación de síntomas que se presentan de **2 a 4 semanas después de la infección faríngea**.
* Las manifestaciones clásicas incluyen **artritis**, **carditis**, **manifestaciones neurológicas** y **exantema**.

TABLA 38-1 | CRITERIOS REVISADOS DE JONES (2015)

Para todas las poblaciones de pacientes con evidencia de una infección por EGA[a]

Diagnóstico: FRA inicial	Manifestaciones: 2 mayores, o 1 mayor + 2 menores
Diagnóstico: FRA recurrente	Manifestaciones: 2 mayores, o 1 mayor + 2 menores, o 3 menores

Criterios mayores

Poblaciones de bajo riesgo[b]	Poblaciones de riesgo moderado y alto
Carditis, clínica o subclínica	Carditis, clínica o subclínica
Artritis: • Poliartritis	Artritis: • Monoartritis o polartritis • Poliartralgia después de excluir otras causas
Corea	Corea
Eritema marginado	Eritema marginado
Nódulos subcutáneos	Nódulos subcutáneos

Criterios menores

Poblaciones de bajo riesgo[b]	Poblaciones de riesgo moderado y alto
Poliartralgia	Monoartralgia
Fiebre (≥ 38.5 °C)	Fiebre (≥ 38 °C)
VSG ≥ 60 mm/h y/o PCR ≥ 3.0 mg/dL	VSG ≥ 30 mm/h y/o PCR ≥ 3.0 mg/dL
Intervalo PR prolongado, después de tomar en cuenta la variación etaria (a menos que la carditis sea un criterio mayor)	Intervalo PR prolongado, después de tomar en cuenta la variación etaria (a menos que la carditis sea un criterio mayor)

[a] La evidencia de infección por EGA precedente incluye cualquiera de los siguientes: título creciente de antiestreptolisina U otros anticuerpos estreptocócicos (anti-ADNsa B), cultivo positivo del frotis de garganta para EGA, la prueba rápida para antígeno estreptocócico en niños cuya presentación clínica sugiera una alta probabilidad antes de la prueba.
[b] Las poblaciones de bajo riesgo son las que tienen una incidencia de FRA de ≤ 2 por 100 000 niños en edad escolar, o una prevalencia de enfermedad cardiaca reumática en todas las edades de ≤ 1 por 1 000 de la población por año.
EGA, infección por el grupo estreptococo A; FRA, fiebre reumática aguda; PCR, proteína C reactiva; VSG, velocidad de sedimentación globular.
Adaptada de Gewitz MH, Baltimore RS, Tani LY, et al. Revision of the Jones Criteria for the diagnosis of acute rheumatic fever in the era of Doppler echocardiography: a scientific statement from the American Heart Association. *Circulation*. 2015;131:1806-1818.

- La **artritis** es por lo general el primer síntoma de la FRA.
  - Es una poliartritis migratoria que usualmente afecta a rodillas, codos, tobillos y muñecas, y que comienza en las extremidades inferiores. Típicamente, se ven afectadas de 6 a 16 articulaciones.
  - Las articulaciones involucradas se vuelven sensibles sin evidencia de inflamación.
  - Es posible que las articulaciones resulten afectadas solo durante una semana antes de que otras también se vean involucradas y la articulación afectada inicialmente mejore.
  - El líquido sinovial por lo general es inflamatorio pero estéril.
- La **carditis** es una manifestación importante de la FRA y con frecuencia resulta en una lesión a largo plazo.
  - La FRA puede afectar cualquier área del corazón, incluidos el pericardio, epicardio, miocardio, endocardio y las estructuras valvulares.

o La exploración física puede presentar un **soplo nuevo**.
o La **valvulitis mitral** asociada con la FRA clásicamente causa estenosis mitral y un soplo diastólico de tono bajo en el ápice (soplo de Carey Coombs). La destrucción crónica de la válvula mitral puede progresar a insuficiencia mitral, manifestada por un soplo apical holosistólico.
o La **valvulitis aórtica** conduce a estenosis aórtica, con un soplo de tono agudo *in decrescendo* a lo largo del borde esternal izquierdo, que se escucha mejor con el paciente inclinado hacia delante. La destrucción crónica de la válvula aórtica puede conducir a insuficiencia aórtica con soplo sistólico tardío *in decrescendo* y soplo diastólico temprano en el borde esternal superior derecho.
o **Es posible que no haya síntomas a pesar de la afección cardiaca**, o los pacientes pueden sufrir molestias en el tórax y disnea.
o Los criterios revisados de Jones de 2015 toman en cuenta el creciente uso y disponibilidad de la ecografía cardiaca en todo el mundo, lo que permite el diagnóstico de la **carditis subclínica**, en la cual los hallazgos de auscultación típicos de la disfunción valvular quizá no estén presentes o sean reconocidos, pero la ecografía cardiaca revela valvulitis mitral o aórtica. Así, debe realizarse una ecocardiografía con Doppler en todos los casos de FRA confirmados o sospechada.[2]
• La manifestación neurológica mejor conocida de la FRA se denomina **corea de Sydenham** —también llamada corea menor y baile de san Vito.
o La corea se caracteriza por movimientos arrítmicos, involuntarios y abruptos, y debilidad muscular; por lo general, los movimientos son más definidos en un lado. La debilidad muscular es rítmica, y la fuerza aumenta y disminuye con el agotamiento.
o Con frecuencia, la inestabilidad emocional (como el llanto, la agitación y la irritación) acompaña a la corea.
o Quizá sea difícil documentar una infección por EGA reciente, debido al periodo latente entre el inicio de la infección y el inicio de la corea.
• Las **manifestaciones cutáneas** de la FRA incluyen eritema marginado y nódulos subcutáneos.
o El **eritema marginado** es un exantema leve, rosado y sin prurito que brota por todo el tronco, y la parte superior de brazos y piernas, pero sin afección facial.
  ▪ La lesión comienza con un área central de piel normal y se extiende hacia fuera hasta un borde definido.
  ▪ El exantema es transitorio, viene y va en un lapso de horas, y empeora cuando el ambiente es caliente (es decir, en el baño y la ducha).
  ▪ El exantema por lo general se produce al inicio de la enfermedad, pero puede recurrir en cualquier momento, incluida la convalecencia.
o Los **nódulos subcutáneos** son firmes, no dolorosos y aparecen bajo la piel sin inflamación sobre prominencias óseas y cerca de los tendones.
  ▪ Pueden presentarse solitarios o en grupos. Son simétricos y típicamente se encuentran en las superficies extensoras, y por lo general se resuelven en un lapso de cuatro semanas.
  ▪ Los nódulos subcutáneos de la FRA difieren de los de la artritis reumatoide (AR) en que son más pequeños y transitorios, y es típico encontrarlos en el olécranon y en ocasiones en la espalda.[4]
o Tanto el eritema marginado como los nódulos subcutáneos generalmente se producen solo en presencia de carditis.
• Otros síntomas pueden incluir dolor abdominal, malestar general, epistaxis y dolor en el tórax.[1]

Criterios diagnósticos

• El diagnóstico de la FRA es clínico y se basa en los criterios revisados de Jones (tabla 38-1).[2]
• **Excepciones:**
o La **corea** puede ser la única manifestación de fiebre reumática en el momento de su presentación.
o La **carditis asintomática reumática** quizá tenga un inicio lento e insidioso antes de su realización.

Diagnóstico diferencial

El diagnóstico diferencial de la FRA incluye infecciones bacterianas (p. ej., artritis séptica, osteomielitis y endocarditis bacteriana), infecciones virales (como mononucleosis infecciosa y virus

Coxsackie), artritis reactiva postestreptocócica, artritis juvenil idiopática, AR, lupus eritematoso sistémico, enfermedad de Wilson y cánceres (p. ej., linfoma y leucemia).

Pruebas diagnósticas

Pruebas de laboratorio

* Quizá haya evidencia de infección estreptocócica reciente, como:
  * **Aumento en los títulos de anticuerpos estreptocócicos en suero** (p. ej., antiestreptolisina O, ADNsa B, hialuronidasa o estreptocinasa).
  * **Cultivo positivo de garganta** para estreptococos β-hemolíticos del grupo A.
* Los marcadores de inflamación, incluidos el recuento de leucocitos, la proteína C reactiva (PCR) y la velocidad de sedimentación globular (VSG), pueden estar elevados.

Electrocardiografía

* La electrocardiografía básicamente muestra un intervalo PR prolongado en la fiebre reumática aguda, pero éste es un signo inespecífico.
* Otros cambios ECG inespecíficos incluyen el aplanamiento de la onda T, anormalidades en el segmento ST y la repolarización, y alteraciones en la onda P.

Imagenología

* La ecocardiografía es útil y debe realizarse en pacientes diagnosticados con FRA o bajo sospecha de tenerla, porque la carditis quizá sea subclínica.
* Los cambios agudos de la válvula mitral incluyen dilatación anular, elongación cordal, ruptura cordal y valvas inestables, prolapso de la valva anterior y puntas de la valva arrosariadas.
* Los cambios crónicos de la válvula mitral incluyen engrosamiento valvar, engrosamiento cordal y calcificación.
* Los cambios de la válvula aórtica (agudos o crónicos) incluyen engrosamiento valvar focal, defecto de coaptación, movimiento valvar restringido y prolapso valvar.
* La morfología valvular mitral o aórtica puede ser normal en el ecocardiograma, y mostrar regurgitación patológica en el Doppler.[2]

TRATAMIENTO

El tratamiento de la FRA debe incluir **alivio de los síntomas**, **tratamiento antibiótico** y **profilaxis**.

* **Tratamiento antibiótico**
  * La **penicilina** es el tratamiento de elección para la FRA, ya sea intramuscular (IM) o por vía oral (VO).[5]
  * Los **fármacos antiinflamatorios no esteroideos (AINE), en especial el ácido acetilsalicílico**, son útiles para el alivio sintomático.
    * Ácido acetilsalicílico: 4 a 8 g/día para adultos.
    * Es factible continuar la administración de AINE hasta que el paciente se encuentre asintomático y los marcadores de la inflamación se normalicen.
  * El tratamiento para corea incluye el uso de fármacos antiepilépticos como fenobarbital, fenitoína y diazepam.
* **Prevención primaria**
  * La prevención primaria de la FRA consiste en el reconocimiento de la faringitis aguda causada por EGA y su tratamiento apropiado con antibióticos.
  * **La penicilina permanece como el tratamiento de elección.**[5,6]
    * Penicilina V, 500 mg VO 2 o 3 veces al día durante 10 días. Para niños de menos de 27 kg, la dosis es de 250 mg.
    * Penicilina G benzatínica, 1.2 millones de unidades IM una vez. Para niños de menos de 27 kg, la dosis es de 600 000 unidades.
    * Amoxicilina, 25 mg/kg (máx. = 500 mg) cada 12 h VO por 10 días es una alternativa apropiada a la penicilina.
  * Para pacientes alérgicos a la penicilina, la clindamicina, la azitromicina y la claritromicina son alternativas orales apropiadas.[5,6]

- La profilaxis para **FRA recurrente** (prevención secundaria) es importante ya que los síntomas pueden reaparecer, casi siempre en un lapso de dos años.
  - o Se debe iniciar la administración de penicilina o eritromicina de inmediato después de la pauta inicial de 10 días con antibióticos: penicilina V, 250 mg VO diariamente, o eritromicina, 250 mg VO diariamente, si existe alergia a la penicilina.
  - o Penicilina G benzatínica, 1.2 millones de unidades IM cada 4 semanas es la profilaxis para los individuos de alto riesgo.
  - o La duración de la profilaxis es polémica. Por lo general se recomienda un periodo de tratamiento de 5 a 10 años para pacientes sin enfermedad cardiaca residual, pero se recomienda hasta los 40 años de edad en presencia de carditis y enfermedad cardiaca residual.[2,6]

COMPLICACIONES

La implicación cardiaca con daño valvular es la secuela más común y grave a largo plazo de la FRA.

VIGILANCIA/SEGUIMIENTO

- **Algunos pacientes desarrollan alteraciones valvulares significativas e insuficiencia cardiaca incluso después de décadas del evento inicial.**
- La FRA requiere profilaxis a largo plazo y en ocasiones inyecciones mensuales de antibióticos durante años.
- Después de la pauta planeada para la profilaxis secundaria, debe evaluarse el riesgo de la reexposición al grupo estreptocócico A y la enfermedad valvular.

REFERENCIAS

1. Guidelines for the diagnosis of rheumatic fever. Jones Criteria, 1992 update. Special Writing Group of the Committee on Rheumatic Fever, Endocarditis, and Kawasaki Disease of the Council on Cardiovascular Disease in the Young of the American Heart Association. *JAMA.* 1992;268:2069-2073.
2. Gewitz MH, Baltimore RS, Tani LY, et al. Revision of the Jones Criteria for the diagnosis of acute rheumatic fever in the era of Doppler echocardiography: a scientific statement from the American Heart Association. *Circulation.* 2015;131:1806-1818.
3. Karthikeyan G, Guilherme L. Acute rheumatic fever. *Lancet.* 2018;392:161-174.
4. Evangelisto A, Werth V, Schumacher HR. What is that nodule? A diagnostic approach to evaluating subcutaneous and cutaneous nodules. *J Clin Rheumat.* 2006;12:230-240.
5. Shulman ST, Bisno AL, Clegg HW, et al. Clinical practice guideline for the diagnosis and management of group A streptococcal pharyngitis: 2012 update by the Infectious Diseases Society of America. *Clin Infect Dis.* 2012;55:e86-e102.
6. Gerber MA, Baltimore RS, Eaton CB, et al. Prevention of rheumatic fever and diagnosis and treatment of acute streptococcal pharyngitis: a scientific statement from the American Heart Association Rheumatic Fever, Endocarditis, and Kawasaki Disease Committee of the Council on Cardiovascular Disease in the Young, the Interdisciplinary Council on Functional Genomics and Translational Biology, and the Interdisciplinary Council on Quality of Care and Outcomes Research: endorsed by the American Academy of Pediatrics. *Circulation.* 2009;119:1541-1551.

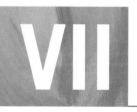

VII

Otras enfermedades reumáticas

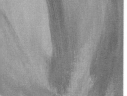

Enfermedad mixta del tejido conjuntivo y enfermedad indiferenciada del tejido conjuntivo

Divya Jayakumar y Richard D. Brasington

39

PRINCIPIOS GENERALES

Definición

- La enfermedad mixta del tejido conjuntivo (EMTC) es una enfermedad que tiene **características que se traslapan de esclerosis sistémica (ES), lupus eritematoso sistémico (LES), polimiositis (PM),** y **artritis reumatoide (AR),** junto con la presencia de **anticuerpos contra la ribonucleoproteína (RNP) U1.**
- Fue descrita por Sharp y colaboradores por primera vez en 1972 en un subgrupo de 25 pacientes con estas características de sobreposición.
- El **síndrome de sobreposición** ocurre cuando un paciente posee características de más de un diagnóstico reumatológico, con perfiles de autoanticuerpos distintos. La EMTC es el prototipo del síndrome de sobreposición, con altas titulaciones de U1-RNP.

Epidemiología y factores de riesgo

- Se piensa que la prevalencia de la EMTC es de aproximadamente 1.9/100 000, pero las estimaciones varían mucho. Las mujeres resultan afectadas con más frecuencia que los hombres.[1]
- La exposición ocupacional a cloruro de vinilo se ha descrito como factor de riesgo.
- Se asocia con alelos HLA-DR4 y -DR2. Recientemente se identificó también a HLA-B*08 y DRB1*04:01 como alelos de riesgo.

Patogénesis

- La condición *sine qua non* de la EMTC es un anticuerpo contra U1-RNP (pequeños núcleos ricos en uridina RNP), un complejo espliceosomal que empalma el ARN mensajero precursor (pre-ARNm) para formar ARNm maduro. Un título alto de anticuerpos contra U1-RNP, especialmente contra U1-70 kDa y U1--ARN, está presente en pacientes con EMTC.
- Se piensa que la modificación apoptósica post-translacional de RNP desencadena las respuestas inmunes innata y adaptativa.
- La activación del sistema inmunológico innato ocurre vía la señalización de receptores tipo Toll y la activación de células dendríticas y linfocitos.
- Parece que las células T tienen un papel central en la patogénesis de la EMTC. Los linfocitos T CD4 proporcionan factores de diferenciación que inducen el cambio de genes isotípicos de células B y median la lesión tisular a través de citocinas. Los linfocitos B actúan como células presentadoras de antígeno y median la lesión tisular a través de las citocinas, la formación del complejo inmune y la citotoxicidad celular dependiente de los anticuerpos.
- Estos procesos conducen a una proliferación de la íntima e hipertrofia de la media vascular, lo que causa manifestaciones de la enfermedad, como el fenómeno de Raynaud (FRy), manos edematosas, esclerodactilia, dismotilidad esofágica, hipertensión pulmonar y posiblemente enfermedad pulmonar intersticial (EPI).[2]

DIAGNÓSTICO

Características clínicas

- Los pacientes tienen características clínicas de LES, ES, PM y a veces AR, aunque las características de cada una de estos padecimientos se pueden presentar en momentos diferentes en el curso de la enfermedad.
- A menudo se observan dedos **edematosos o tumefactos**, acroesclerosis o esclerodactilia.
- La **poliartritis** afecta a la mayoría de los pacientes con EMTC y con frecuencia es una característica de presentación. La mayoría cursa con enfermedad no erosiva, parecida a la artropatía de Jaccoud, aunque algunos pueden desarrollar erosiones muchos años después del inicio de la enfermedad.
- Las **mialgias** y las **miositis** van desde leves hasta graves y pueden ser histológicamente indiferenciables de las miopatías inflamatorias idiopáticas. A menudo no hay debilidad demostrable, cambios en el electromiograma (EMG) o elevación de las enzimas musculares.
- En la EMTC se observa **FRy**, así como hallazgos de dilatación y fuga capilar en la capilaroscopia del lecho ungueal semejantes a los de la esclerodermia.
- La **hipertensión pulmonar es la causa principal de muerte** en la EMTC; por tanto, se recomienda realizar un monitoreo imagenológico periódico. Los vasos sanguíneos muestran hiperplasia de la íntima (lesión plexiforme) e hipertrofia del músculo liso.[3]
- Otras manifestaciones pulmonares de la EMTC incluyen **EPI**, derrame pleural, hemorragia alveolar, disfunción diafragmática, vasculitis pulmonar y enfermedad tromboembólica.
- La **enfermedad por reflujo gastroesofágico (ERGE)** y la **dismotilidad esofágica** ocurren en la EMTC, de forma semejante a la de la esclerodermia.
- La enfermedad renal y neurológica grave es rara, y debe incitar la evaluación para hallar otros diagnósticos.
- Otras características pueden incluir exantema malar o discoide, anemia hemolítica, leucopenia, trombocitopenia, síndrome de Sjögren secundario, neuralgia del trigémino, pérdida auditiva sensorineural, glomerulonefritis membranosa, hipertensión renovascular y pericarditis.

Criterios diagnósticos

- No hay criterios del American College of Rheumatology (ACR) para el diagnóstico de EMTC. El diagnóstico se realiza clínicamente con base en las características ya mencionadas.
- Los criterios desarrollados tanto por Alarcón-Segovia como por Kahn tienen sensibilidad moderada y buena especificidad, aunque no deben ser considerados absolutos.[4] Estos incluyen título elevado de anticuerpos U1-RNP en el marco clínico apropiado, lo que puede ser útil para guiar al médico hacia un diagnóstico.
  - o Los criterios clínicos de Alarcón-Segovia requieren tres o más de las siguientes características clínicas, una de las cuales debe ser sinovitis o miositis: edema de las manos, sinovitis, miositis, FRy y acroesclerosis.
  - o Los criterios clínicos de Kahn requieren la presencia del FRy más, por lo menos, dos de los siguientes: tumefacción de los dedos, sinovitis y miositis.
- Así, la presentación clínica clásica de la EMTC son dedos edematosos o tumefactos, sinovitis, FRy y miositis.

Pruebas diagnósticas

- Los hallazgos inmunológicos característicos incluyen anticuerpos antinucleares (AAN) fluorescentes de patrón moteado en título elevado (a menudo > 1:1280) y anticuerpos contra U1-RNP en título moderado a elevado.
- Entre 50% y 70% son FR positivos. También puede haber presencia de anticuerpos para Sm, SSA, SSB, ADNde histones. A menudo se ve una prueba de Coombs positiva, aunque la anemia hemolítica es poco común. Hay presencia de hipocomplementemia en 25% de los pacientes.

Diagnóstico diferencial

El diagnóstico diferencial incluye LES, ES, PM y AR. La EMTC puede evolucionar con el tiempo en una de estas enfermedades, así que es esencial revalorar periódicamente a los pacientes. Es necesario señalar que hasta 20% de los pacientes con LES también tienen pruebas positivas de anticuerpo anti-U1-RNP, pero éstos se asocian frecuentemente con anticuerpos anti-Sm.

TRATAMIENTO

El tratamiento debe enfocarse en tratar la afección de órganos subyacentes y se basa en los datos de LES, AR, miositis o ES y de la información que se presenta en la tabla 39-1.[5]

TABLA 39-1	TERAPIA DE LA ENFERMEDAD MIXTA DEL TEJIDO CONJUNTIVO POR SISTEMA DE ÓRGANOS	
Sistema de órganos	Manifestación clínica	Tratamiento
Mucocutáneo	Eritema y úlceras orales	Fotoprotección, esteroides tópicos, cremas o lociones, hidroxicloroquina
Vascular	Fenómeno de Raynaud, úlceras digitales	Guantes y ropa caliente, dejar de fumar, bloqueadores de canales de calcio, simpatectomía digital, nitroglicerina tópica, ácido acetilsalicílico en dosis bajas, pentoxifilina, inhibidores de la fosfodiesterasa-5, vasodilatadores arteriales directos (bosentán, terapia de infusión de prostaglandinas)
	Vasculitis	Glucocorticoides en dosis elevadas, ciclofosfamida
Gastrointestinal	Reflujo gastroesofágico, dismotilidad esofágica	Antagonistas H_2, inhibidores de la bomba de hidrógeno, procinéticos
Respiratorio: arterial	Hipertensión arterial pulmonar	Bloqueadores de los canales del calcio, inhibidores de la enzima convertidora de angiotensina (ECA), inhibidores de la fosfodiesterasa-5, prostaciclina, treprostinil, bosentán, anticoagulación
Respiratorio: parénquima	Enfermedad pulmonar intersticial	Glucocorticoides en dosis elevadas, ciclofosfamida, azatioprina, micofenolato de mofetilo
Musculoesquelético	Artritis	Fármacos antiinflamatorios no esteroideos (AINE), hidroxicloroquina, metotrexato; el uso de agentes anti-factor de necrosis tumoral (TNF) no se recomienda
	Miositis	Glucocorticoides, hidroxicloroquina, azatioprina
Cardiovascular	Pericarditis	Dosis altas de AINE y dosis variables de esteroides; ciclofosfamida para casos graves
Renal	Glomerulonefritis	Inhibidores de la enzima convertidora de la angiotensina, glucocorticoides, ciclofosfamida, clorambucilo o micofenolato de mofetilo
	Crisis renal en la esclerodermia	Inhibidores de la enzima convertidora

TABLA 39-1	TERAPIA DE LA ENFERMEDAD MIXTA DEL TEJIDO CONJUNTIVO POR SISTEMA DE ÓRGANOS *(continuación)*	
Sistema de órganos	**Manifestación clínica**	**Tratamiento**
Hematológico	Anemia, leucopenia, trombocitopenia	Glucocorticoides, danazol, inmunoglobulina intravenosa, esplenectomía
	Trombocitopenia trombótica púrpura	Plasmaféresis, inmunosupresores
Neuropsiquiátrico	Cefaleas vasculares	Ácido acetilsalicílico, AINE, antidepresivos tricíclicos a dosis bajas
	Mielitis transversa	Pulsos de glucocorticoides y ciclofosfamida o azatioprina

Adaptada de Kim P, Grossman JM. Treatment of mixed connective tissue disease. *Rheum Dis Clin N Am.* 2005;31:549-565.

PRONÓSTICO

Las características inflamatorias (p. ej., artritis, serositis, miositis) de la enfermedad tienden a predominar al inicio del curso de la enfermedad, y los rasgos fibróticos (como dismotilidad esofágica, hipertensión pulmonar, EPI), más adelante. **El pronóstico general es altamente variable.**

ENFERMEDAD INDIFERENCIADA DEL TEJIDO CONJUNTIVO

PRINCIPIOS GENERALES

- Un tercio de los pacientes con enfermedad indiferenciada del tejido conjuntivo (EITC) desarrollan una enfermedad del tejido conjuntivo (ETC) definida dentro de los 3 a 5 primeros años del diagnóstico. La probabilidad de una transición a una ETC definida disminuye cada año a partir del diagnóstico.[6]
  - La ETC más común es el **LES**.
  - Los pacientes con manifestaciones predominantes en la piel, como lupus discoide, alopecia y fotosensibilidad, tienen una mayor probabilidad de evolucionar hacia el LES.
- Se considera que alrededor de dos tercios de los pacientes que permanecen clasificados como EITC tienen una EITC estable.

Definición

La EITC es un trastorno en el que el paciente presenta manifestaciones clínicas y marcadores serológicos sugestivos de ETC, pero **no cumple con suficientes características para el diagnóstico** de la ETC definida.

Epidemiología

Hay pocos datos epidemiológicos fiables disponibles debido a la falta de criterios para el diagnóstico, pero se han observado los siguientes:

- La EITC es significativamente más frecuente en mujeres.[7]
- El proceso se inicia típicamente entre los 32 y los 44 años de edad.[7]

Etiología/Fisiopatología

La causa de la EITC no se conoce bien, pero se cree que se debe a la falta de regulación inmune en un huésped genéticamente susceptible.

Factores de riesgo

Los factores de riesgo incluyen género femenino y tener antecedentes familiares de enfermedad autoinmune.

DIAGNÓSTICO

Cuadro clínico

- Las manifestaciones físicas de la EITC por lo general son leves.
- El **FRy** es una característica típica de la EITC y es posible observar anomalías en la capilaroscopía del lecho ungueal.
- La **artritis inflamatoria** con frecuencia es una característica destacada, pero no es erosiva.
- Quizá aparezca un **exantema inespecífico** y la biopsia típicamente muestra dermatitis de interfaz.

Historia clínica
- Artralgias difusas.
- FRy.
- Exantema inespecífico con o sin fotosensibilidad.
- Úlceras orales o nasales.
- Fiebre de bajo grado.
- Alopecia.
- Síntomas de *sicca*.
- Dolor en el tórax al reclinarse o inhalar profundamente.

Exploración física
- Sequedad de la mucosa oral o nasal.
- Exantema inespecífico.
- Pérdida del cabello.
- Artritis inflamatoria leve.
- Cambios de color digital coincidentes con el FRy.

Criterios diagnósticos

No hay criterios diagnósticos comúnmente aceptados, pero los siguientes se usan con frecuencia como auxiliares en dicho proceso:

- La EITC estable manifiesta signos y síntomas que sugieren ETC **sin cumplir con características suficientes para el diagnóstico** de una ETC definida por lo menos tres años en el marco de AAN **positivos**.[8] Los pacientes con EITC **temprana** son quienes cuentan con un seguimiento más corto, es decir, menos de tres años.
- Los criterios de exclusión propuestos incluyen eritema malar, lupus cutáneo, esclerosis cutánea, eritema en heliotropo, placas de Gottron, artritis erosiva y anticuerpos específicos (anti-ADN de doble cadena [ADNds], anti-Sm, anti-Scl-70, anticentrómero, anti-SSB/La, anti-Jo1 y anti-Mi-2).[9]
- Puede ocurrir EPI, típicamente en un patrón de neumonía intersticial no específica (NINE).
- La EITC estable es una enfermedad clínicamente leve, que a menudo tiene un solo perfil de antianticuerpos.
- La afectación neurológica y la afectación renal casi siempre están ausentes.
- La artritis es no erosiva y las artralgias son una característica preponderante.

Diagnóstico diferencial

El diagnóstico diferencial de la EITC incluye: EMTC, LES, síndrome de Sjögren, esclerodermia, artritis reumatoide (AR), polimiositis/dermatomiositis, vasculitis y fibromialgia.

Pruebas diagnósticas

Pruebas de laboratorio
- Inmunológicas:[6]
  - Los **AAN son positivos en cerca de 90% de los pacientes.**
  - Los anti-SSA/Ro y los antirribonucleoproteína (RNP) son los autoanticuerpos específicos más comúnmente positivos.
  - Hasta 80% de los pacientes solo tienen un único autoanticuerpo estable, que persiste con el tiempo.
  - Los pacientes con anticuerpos AAN en un patrón homogéneo, anti-ADNds, anti-SSA/Ro, anti-Sm o anticardiolipina tienen más probabilidad de desarrollar LES.
- Los resultados hematológicos rara vez son lo suficientemente graves para requerir tratamiento. El hallazgo más común es la **leucopenia**, pero también se han observado anemia y trombocitopenia.

Imagenología
No es necesario hacer radiografías para establecer el diagnóstico. Se puede realizar una tomografía computarizada de alta resolución (TCAR) si hay sospecha de EPI. También pueden realizarse pruebas de imagen musculoesquelética para ayudar a descartar otros diagnósticos, como la AR.

Procedimientos diagnósticos
La capilaroscopia del lecho ungueal revelará capilares normales.

TRATAMIENTO

Medicamentos

Los medicamentos están hechos a la medida para tratar manifestaciones específicas de la enfermedad. No hay estudios formales sobre fármacos que se empleen para el tratamiento de la EITC, pero con frecuencia se usan los siguientes:

Primera línea
- **Fármacos antiinflamatorios no esteroideos (AINE).** Son los agentes principales de la terapia. Se usan para reducir el dolor y la inflamación, y tratar las artralgias.
- **Hidroxicloroquina.** Se usa comúnmente para tratar a pacientes con mialgias y artralgias resistentes a la monoterapia con AINE y para manifestaciones mucocutáneas.
- **Glucocorticoides.** Son una opción para casos resistentes a los tratamientos anteriores o para ataques de la enfermedad. La duración recomendada del tratamiento con corticoesteroides varía. El paciente debe recibir la menor dosis durante el menor periodo posible para minimizar los efectos secundarios de estos agentes.

Segunda línea
Los **medicamentos inmunosupresores** distintos a hidroxicloroquina y glucocorticoides están reservados para la enfermedad sistémica grave, con afectación de órganos internos.

Terapias no farmacológicas
- Fisioterapia y ejercicio.
- Reducir la exposición al sol si se presenta eritema con fotosensibilidad.
- Reducir la exposición al frío y el estrés si se acompaña del fenómeno de Raynaud.

DERIVACIÓN

Las posibles derivaciones dependen de la manifestación del paciente, pero pueden incluir reumatología, dermatología, hematología y neurología.

VIGILANCIA/SEGUIMIENTO

- Revise los signos y síntomas de la EITC en cada consulta para poder evaluar si progresa hacia la ETC definida.
- Verifique de manera periódica el hemograma completo, la química sanguínea y el uroanálisis para vigilar el desarrollo de ETC.

PRONÓSTICO

Alrededor de 35% de los pacientes desarrollan ETC definida, y los resultados se determinan entonces por el diagnóstico de esta enfermedad.[6] Otros permanecen indiferenciados o experimentan una remisión de la enfermedad.

- Muchos casos solo requieren tratamiento sintomático intermitente.
- La afectación de órganos internos es muy rara.

REFERENCIAS

1. Ungprasert P, Crowson CS, Chowdhary VR, et al. Epidemiology of Mixed Connective Tissue Disease, 1985-2014: A Population-Based Study. *Arthritis Care Res (Hoboken).* 2016;68:1843.
2. Hoffman RW, Maldonado ME. Immune pathogenesis of mixed connective tissue disease: a short analytical review. *Clin Immunol.* 2008;128:8-17.
3. Bull TM, Fagan KA, Badesh DB. Pulmonary vascular manifestations of mixed connective tissue disease. *Rheum Dis Clin North Am.* 2005;31:451-464.
4. Amiques JM, Cantagrel A, Abbal M, et al. Comparative study of 4 diagnosis criteria sets for mixed connective tissue disease in patients with anti-RNP antibodies. Autoimmunity Group of the Hospitals of Toulouse. *J Rheumatol.* 1998;25:393-394.
5. Kim P, Grossman JM. Treatment of mixed connective tissue disease. *Rheum Dis Clin North Am.* 2005;31:549-565.
6. Bodolay E, Csiki Z, Szekanecz Z, et al. Five-year follow-up of 665 Hungarian patients with undifferentiated connective tissue disease (UCTD). *Clin Exp Rheumatol.* 2003;21(3):313-320.
7. Mosca M, Tani C, Talarico R, et al. Undifferentiated connective tissue diseases (UCTD): simplified systemic autoimmune diseases. *Autoimmun Rev.* 2011;10(5):256-258.
8. Musca M, Neri R, Bombardieri S. Undifferentiated connective tissue diseases (UCTD): a review of the literature and a proposal for preliminary classification criteria. *Clin Exp Rheumatol.* 1999;17:615-620.
9. Doria A, Mosca M, Gambari PF, et al. Defining unclassifiable connective tissue diseases: incomplete, undifferentiated, or both? *J Rheumatol.* 2005;32(2):213-215.

Policondritis recidivante

Shuang Song y Vladimir Despotovic

40

PRINCIPIOS GENERALES

Definición

La policondritis recidivante (PR) o recurrente es una enfermedad rara que se caracteriza por presentar inflamación episódica (recidivante y recurrente) progresiva de las estructuras **cartilaginosas**, casi siempre el oído externo, la nariz, el árbol laringotraqueobronquial y las articulaciones periféricas. La PR también puede afectar otras estructuras **ricas en glucoproteína** como ojos, corazón, vasos sanguíneos, oído interno y piel.

Epidemiología

- La incidencia de PR se estima en 3.5 millones por año en Estados Unidos.
- La PR se presenta principalmente en pacientes caucásicos de entre 40 y 60 años pero puede presentarse en cualquier raza y edad.
- La PR afecta tanto a los hombres como a las mujeres, aunque puede haber una ligera predominancia en mujeres.

Etiología/Fisiopatología

- La etiología de la PR se desconoce, pero hay muchas pruebas que sugieren un proceso autoinmune; están implicados tanto los mecanismos humorales como los mediados por células.
- El tejido afectado es infiltrado por linfocitos (principalmente T CD4+), macrófagos, neutrófilos y células plasmáticas. Estas células inflamatorias liberan enzimas degradantes y metabolitos reactivos del oxígeno que a la larga conducen a la destrucción del cartílago y otros tejidos ricos en proteoglucano.
- Varias citocinas proinflamatorias se elevan durante los rebrotes de la enfermedad, incluyendo la proteína quimioatrayente de monocitos 1 (MCP-1), la proteína inflamatoria del macrófago 1β (MIP-1β) y la interleucina 8 (IL-8).[1]
- Se han detectado autoanticuerpos contra el colágeno (en su mayoría tipo II, pero también tipos IX y XI), matrilina-1 (proteína de la matriz extracelular que se encuentra principalmente en el cartílago traqueal) y proteína oligomérica de la matriz del cartílago (COMP) en pacientes con PR. Algunos de estos antígenos han inducido condritis en modelos animales. El nivel sérico de autoanticuerpos de colágeno tipo II parece correlacionarse con la gravedad de la recaída. El anti-matrilina-1 se eleva durante los episodios respiratorios; sin embargo, la sensibilidad y especificidad de estos anticuerpos son bajas.[2]
- El HLA-DR4 se ha asociado con PR. Recientemente, la tipificación del antígeno leucocitario humano (HLA) de alta resolución reveló una asociación entre un haplotipo HLA específico (HLA-DRB1*16:02, HLA-B*67:01 y HLA-DQB1*05:02) con la PR, lo que sugiere la importancia de los alelos HLA de clase II en la susceptibilidad de la enfermedad.[3]

Trastornos asociados

- Cerca de un tercio de los casos de PR se asocia con enfermedades reumáticas, hematológicas y otros padecimientos inflamatorios, incluyendo el síndrome mielodisplásico, la enfermedad de Behçet, la vasculitis sistémica, artritis reumatoide y lupus eritematoso sistémico, artritis psoriásica y enfermedad intestinal inflamatoria.[1]

DIAGNÓSTICO

Las manifestaciones cardinales de la PR son la enfermedad otorrinolaríngea, el compromiso respiratorio, la artritis y la inflamación ocular.

Cuadro clínico

- El síntoma más común es la **condritis auricular.**
  - o Se desarrolla condritis auricular en 80%-90% de los pacientes con PR; sin embargo, es la característica de presentación en solo 40% de los pacientes.
  - o Se caracteriza por el inicio súbito de edema auricular unilateral o bilateral, dolor, calor y eritema o manchas violáceas.
  - o La inflamación afecta las estructuras cartilaginosas de la oreja, pero no los lóbulos, que no contienen cartílago.
  - o Cada episodio dura días o semanas y por lo general se resuelve de manera espontánea.
  - o Los ataques recurrentes dan como resultado orejas deformes, flácidas y nodulares, que a veces se denominan "orejas de coliflor".
- La **pérdida auditiva** se presenta en 30% de los pacientes.
  - o La pérdida auditiva conductiva se produce por el colapso del cartílago auricular, y edema del canal auditivo externo o de las trompas de Eustaquio. También puede presentarse otitis media serosa o purulenta.
  - o La pérdida auditiva neurosensorial debida a la disfunción coclear se produce por vasculitis de la rama coclear de la arteria auditiva interna.
- También es común la **disfunción vestibular**, con síntomas como vértigo y ataxia.
  - o La vasculitis de la rama vestibular de la arteria auditiva interna puede causar disfunción vestibular que se manifiesta con **vértigo, ataxia, náuseas** y **vómitos.**
  - o Si son agudos estos síntomas, quizá imiten a un accidente vascular cerebral.
- La **condritis nasal** ocurre aproximadamente en 50% de los pacientes.
  - o Se caracteriza por dolor en la base de la nariz, inflamación del puente nasal y sensibilidad de la parte distal del septum nasal. Algunos pacientes tienen costras y obstrucción nasal, rinorrea o epistaxis.
  - o Los ataques recurrentes pueden llevar a la destrucción permanente del cartílago septal, con una **deformidad de la nariz en silla de montar.**
- La **implicación laringotraqueal y bronquial** se presenta en hasta 50% de los pacientes.
  - o La afectación de la laringe ocurre en más de la mitad de los casos.
  - o Es la causa principal de muerte en la PR.
  - o La inflamación del cartílago en la laringe, tráquea y árbol bronquial causa ronquera, odinofagia, disfonía, afonía, disnea, tos, estridor, sibilancia y asfixia.
  - o La obstrucción puede ocurrir en diversos grados y en diferentes niveles.
    - La obstrucción total de las vías aéreas superiores se puede producir durante la broncoscopia, intubación o traqueostomía.
    - La implicación de las vías aéreas inferiores con frecuencia es asintomática hasta que se detecta con radiografías, broncoscopia o espirometría.
  - o Las infecciones respiratorias son comunes y se deben al drenaje deficiente de las secreciones provocado por el colapso de las vías aéreas y una pobre función mucociliar.
  - o La enfermedad del parénquima pulmonar no es una característica de la PR.
- La **artritis** es la segunda manifestación más común de la PR. Es un síntoma de presentación en el 30% de los pacientes y se presenta hasta en el 80% de los casos durante el curso de la enfermedad.
  - o La **costocondritis**, la **artritis esternoclavicular** y la **artritis manubrio esternal** son típicas en la PR.

- o La artritis de otras articulaciones suele ser asimétrica, episódica, y no es deformante ni erosiva.
- o La distribución va de monoartritis a oligoartritis a poliartritis. Las articulaciones afectadas con mayor frecuencia, además de las articulaciones paraesternales son las metacarpofalángicas (MCF), las interfalángicas proximales (IFP), las muñecas, la rodilla, el tobillo y las metatarsofalángicas (MTF).
- Los **ojos** se ven afectados en cerca de 60% de los pacientes.
  - o La **escleritis** y la **epiescleritis** son las enfermedades oculares más comunes. La **conjuntivitis** también es relativamente común. La uveítis, la queratitis, la vasculitis retiniana y otras neuritis ópticas son raras.
  - o Pueden presentarse todas las formas de escleritis, que van desde difusa anterior a nodular o necrotizante. La perforación del globo ocular es posible aunque rara.[1]
- La **vasculitis sistémica** es un trastorno asociado en hasta un cuarto de los pacientes con PR. Los vasos grandes, medianos y pequeños pueden verse afectados.
  - o Las vasculitis sistémicas asociadas incluyen síndrome de Behçet, arteritis de Takayasu, poliarteritis nudosa, púrpura de Henoch-Schönlein, granulomatosis con poliangeítis (GPA), poliangeítis microscópica, y granulomatosis con poliangeítis (GEPA).
  - o La superposición del síndrome de Behçet y la PR en ocasiones se denomina síndrome "MAGIC" (úlceras en la boca y los genitales con cartílago inflamado).
- Se observa enfermedad renal en aproximadamente 15% de los pacientes y su presencia es indicativa de peor pronóstico.
  - o Los resultados histopatológicos más comunes son la proliferación mesangial leve y la glomerulonefritis necrosante focal y segmentaria. La nefritis tubulointersticial y la nefropatía por inmunoglobulina A (IgA) son menos comunes.
  - o Se encuentran depósitos de complemento e inmunoglobulinas en la microscopía electrónica, predominantemente en el mesangio.
- Las **lesiones cutáneas** afectan a una tercera parte de los pacientes.
  - o Las manifestaciones cutáneas más comunes son púrpura palpable, urticaria, úlceras aftosas, ulceración de la piel de extremidades, necrosis digital distal, nódulos parecidos al eritema nudoso, livedo reticularis, síndrome de Sweet y flebitis superficial.
  - o La histopatología puede mostrar vasculitis leucocitoclástica, infiltrados neutrofílicos o paniculitis.
  - o La urticaria anular y las placas que asemejan el eritema anular centrífugo en el torso superior y hombros precediendo a la condritis pueden ser específicas del trastorno y se asocian más comúnmente con el síndrome mielodisplásico.[4]
- La enfermedad **cardiovascular** es la segunda causa de muerte más común en la PR y está presente en 10% de los pacientes. La enfermedad valvular aórtica debida a la dilatación de la raíz aórtica y el aneurisma aórtico torácico ascendente son las más comunes; quizá ocurra enfermedad valvular mitral. Se piensa que la aortitis y la valvulitis pueden ser factores contribuyentes. Otro tipo de implicaciones cardiacas relativamente raras incluyen pericarditis, miocarditis, bloqueos de la conducción auriculoventricular y afectación del vaso grande extraaórtico.

Criterios diagnósticos

El diagnóstico se basa en las características clínicas, estudios de imagen y rara vez en una biopsia del cartílago. Los primeros criterios diagnósticos para la PR fueron publicados por McAdam, y después Damiani y Levine hicieron algunas modificaciones.[5] Actualmente se usan con más frecuencia los criterios de Michet, con lo que se evita la necesidad de hacer una biopsia (tabla 40-1).[6] No se han publicado nuevos criterios desde la década de 1980-1989.

Diagnóstico diferencial

- El diagnóstico diferencial es amplio debido a la variedad de manifestaciones, pero es principalmente **GPA**.

TABLA 40-1	CRITERIOS DIAGNÓSTICOS DE MICHET DE POLICONDRITIS RECIDIVANTES

El diagnóstico requiere: (1) dos criterios mayores O (2) un criterio mayor y dos menores. No se requiere el examen histológico del cartílago afectado.

Criterios mayores	Criterios menores
Condritis auricular	Inflamación ocular (conjuntivitis, queratitis, epiescleritis o uveítis)
Condritis nasal	
Condritis laringotraqueal	Pérdida auditiva
	Disfunción vestibular
	Artritis inflamatoria seronegativa

Adaptado de Michet CJ, McKenna CH, Luthra HS, et al. Relapsing polychondritis. Survival and predictive role of early disease manifestations. *Ann Intern Med.* 1986;104:74-78.

- Las manifestaciones de **condritis auricular** pueden parecerse al enrojecimiento e inflamación del oído externo debidos a **celulitis** bacteriana infecciosa. El hecho de que el lóbulo no esté afectado en la PR es un indicio para el diagnóstico, pero la biopsia es útil para el cultivo y la histología. Por otra parte, la recurrencia de una "infección bacteriana" en el oído externo siempre debe hacer sospechar la existencia de PR. Otro trastorno que puede asemejarse localmente a la PR es la condrodermatitis nodula de las hélices. A diferencia de la PR, tiende a ser limitada localmente y suele presentarse en hombres mayores de 50 años como nódulos eritematosos dolorosos, a menudo con una ulceración en el centro.[7]
- Es necesario excluir las **condritis infecciosas**, incluyendo lepra y sífilis.
- La **deformidad de la nariz en silla de montar** y los **síntomas laringotraqueales** pueden ocurrir en la GPA, aunque la PR está estrictamente confinada a las porciones cartilaginosas de las vías aéreas. GPA es el diagnóstico diferencial primario para la PR. También deben considerarse el traumatismo, el linfoma y la sífilis como causas potenciales de la deformidad en silla de montar.
- Deben considerarse otros tipos de **vasculitis sistémicas** cuando se diagnostica PR.
- La **dilatación de la raíz aórtica**, los **aneurismas aórticos** y las **enfermedades valvulares** también se encuentran en el síndrome de Marfan, el síndrome de Ehlers-Danlos, la sífilis y la necrosis medial quística idiopática.
- Debe distinguirse la **artritis** inflamatoria, sobre todo en conjunción con síntomas oculares, de la artritis reumatoide, las espondiloartropatías seronegativas y la sarcoidosis.

Pruebas diagnósticas

Pruebas de laboratorio
- Los resultados de las pruebas de laboratorio para PR son inespecíficos y pueden demostrar velocidad de sedimentación globular (VSG) o proteína C reactiva (PCR) elevadas, anemia normocítica normocrómica, leucocitosis, trombocitosis e hipergammaglobulinemia.
- Es reducida la utilidad diagnóstica de los autoanticuerpos, debido a su baja sensibilidad y especificidad.

Imagenología
- Debe considerarse la **tomografía computarizada (TC)** del cuello y el tórax para pacientes con evidencia de afectación laríngea y para quienes tienen pruebas anormales de función pulmonar, respectivamente. La **TC dinámica espiratoria** parece tener mucha mayor sensibilidad comparada con la TC inspiratoria sola.[8] La TC puede detectar estenosis traqueal o bronquial, colapsibilidad excesiva de la vía aérea espiratoria dinámica y traqueobroncomalacia, engrosamiento de la pared lisa de la vía aérea sin afectar la pared membranosa posterior, y atenuación aumentada del cartílago.

- La **tomografía de emisión de positrones con F-fluorodesoxiglucosa/TC (FDG TEP/TC)** puede ayudar a detectar la implicación aórtica o traqueobronquial y la inflamación oculta en la PR.

Procedimientos diagnósticos

- Debe considerarse la ecocardiografía para diagnosticar la enfermedad aórtica y valvular.
- Se recomienda la prueba de función pulmonar en todos los casos sospechados de PR. Una espirometría puede mostrar una dificultad respiratoria obstructiva debida a colapso y estrechamiento de la vía aérea.
- La broncoscopia no es un procedimiento de rutina en estos casos debido a su naturaleza invasiva con riesgos de daño a la vía aérea e insuficiencia respiratoria. Puede usarse bajo indicación específica.
- En general no se recomienda la biopsia de cartílago, pero puede asistir al diagnóstico en casos desafiantes. En la etapa temprana hay una infiltración inflamatoria del pericondrio con linfocitos T CD4+, macrófagos, neutrófilos, eosinófilos y células plasmáticas; estas células inflamatorias invaden después el cartílago y causan su destrucción, seguida de fibrosis con áreas de calcificación.
- La biopsia del exantema cutáneo puede mostrar vasculitis leucocitoclástica, vasculitis, paniculitis, dermatosis neutrofílica u oclusión de los pequeños vasos.

TRATAMIENTO

El tratamiento está dirigido a la prevención de los ataques y al control de las complicaciones de la enfermedad.

Medicamentos

Agentes antiinflamatorios

- Es factible emplear **fármacos antiinflamatorios no esteroideos (AINE)** para los casos ligeros de epiescleritis, costocondritis, artritis e inflamación menor de la nariz y el oído.
- Se han usado **dapsona** y **colchicina** para la condritis ligera en reportes de casos.

Glucocorticoides

- Se usan glucocorticoides en pacientes con PR que cursan con una inflamación más intensa o en aquellos resistentes a los AINE; PR suele responder a los esteroides.
- Con frecuencia es necesario administrar prednisona oral, típicamente a una dosis de 1 mg/kg/día, para suprimir la inflamación grave e inducir la remisión, y después debe ajustarse la dosis de prednisona al nivel de mantenimiento más bajo, para después ser descontinuada a tolerancia. Quizá sea necesaria la terapia a largo plazo con bajas dosis de prednisona para suprimir los rebrotes.
- Se utiliza metilprednisolona intravenosa (IV), 1 000 mg diariamente durante tres días, continuando con prednisona por vía oral (VO) a diario, para la obstrucción aguda de las vías aéreas.

Agentes inmunosupresores no biológicos

- Se indica el tratamiento modificador de la enfermedad en pacientes con manifestaciones que amenazan los órganos y en quienes dependen de glucocorticoides de altas dosis.
- No existen ensayos aleatorizados controlados para los tratamientos de la PR.
- **Metotrexato, azatioprina, ciclosporina, ciclofosfamida** y **micofenolato de mofetilo** han demostrado buenos resultados en algunos pacientes con PR.
- Los pacientes con enfermedad que amenaza la vida deben considerarse para terapia con **pulso de metilprednisolona IV** y **ciclofosfamida**.
- **Leflunomida** tuvo resultados mixtos en un par de reportes de casos.[9,10]
- La **inmunoglobulina intravenosa (IGIV)** ha inducido con éxito la remisión en la PR refractaria.[1]

Biológicos

- Agentes anti-factor de necrosis tumoral (anti-TNF). Estos fármacos han dado buenos resultados en muchos casos de PR, incluyendo los agentes **infliximab, etanercept, certo-**

lizumab, **adalimumab** y **golimumab**,[1,2] que son los biológicos más comúmente usados en PR.

- Receptor de la interleucina 1 (IL-1 R). Se ha informado que el **anakinra** es un tratamiento eficaz para la PR refractaria a la terapia anti-TNF-α.[1]
- Inhibidor de la vía de señalización coestimuladora. El **abatacept** (proteína asociada al linfocito T citotóxico 4, CTLA4-Ig) fue eficaz para condritis y artritis inflamatoria por PR en varios pacientes.[1]
- Anticuerpo anti-receptor IL-6. El **tocilizumab** ha mostrado eficacia terapéutica en pacientes con PR en quienes fallaron los agentes inmunosupresores convencionales, incluyendo ciclofosfamida y agentes anti-TNF-α. Estos pacientes tenían altos niveles séricos de IL-6 a pesar de otras medicaciones.[1,11]
- Terapia de depleción de células B. La eficacia de **rituximab** para tratar la PR aún es controvertida y se requiere más investigación.

Tratamiento quirúrgico

La traqueostomía o colocación de una endoprótesis bronquial en ocasiones es necesaria para la obstrucción sintomática de la vía aérea. El implante coclear es útil para pacientes con pérdida auditiva sensorioneural. Quizá sea necesario realizar cirugía de reemplazo de válvula cardiaca y reparación quirúrgica del aneurisma aórtico. En pacientes que requieren intubación o anestesia general, es necesario tomar provisiones para el manejo de una vía aérea difícil, y debe considerarse intubación fiberóptica con el paciente despierto y con monitoreo intraoperatorio de la vía aérea.

RESULTADOS/PRONÓSTICO

- La mayoría de los pacientes tienen episodios intermitentes de inflamación y desarrollan cierto grado de discapacidad (p. ej., sordera bilateral, visión deficiente, dificultades de la fonación o problemas cardiorrespiratorios). La mayoría de los pacientes requiere de terapia de mantenimiento a largo plazo.
- En los primeros estudios prospectivos, las causas frecuentes de muerte incluían neumonía, afectación traqueobronquial, vasculitis y eventos cardiacos.
- La tasa de sobrevivencia parece estar mejorando con los avances en el tratamiento, y oscila de 55% a 10 años (1986) a 94% a 8 años (1998).[12]

REFERENCIAS

1. Mathian A, Miyara M, Cohen-Aubart F, et al. Relapsing polychondritis: a 2016 update on clinical features, diagnostic tools, treatment and biological drug use. *Best Pract Res Clin Rheumatol.* 2016;30:316-333.
2. Lekpa FK, Chevalier X. Refractory relapsing polychondritis: challenges and solutions. *Open Access Rheumatol.* 2018;10:1-11.
3. Terao C, Yoshifuji H, Yamano Y, et al. Genotyping of relapsing polychondritis identified novel susceptibility HLA alleles and distinct genetic characteristics from other rheumatic diseases. *Rheumatology (Oxford).* 2016;55:1686-1692.
4. Watkins S, Magill J, Ramos F. Annular eruption preceding relapsing polychondritis: case report and review of the literature. *Int J Dermatol.* 2009;48:356-362.
5. Damiani JM, Levine HL. Relapsing polychondritis—report of ten cases. *Laryngoscope.* 1979;89:929-946.
6. Michet CJ, McKenna CH, Luthra HS, et al. Relapsing polychondritis. Survival and predictive role of early disease manifestations. *Ann Intern Med.* 1986;104:74-78.
7. Upile T, Patel N, Jerjes W, et al. Advances in the understanding of chondrodermatitis nodularis chonica helices: the perichondrial vasculitis theory. *Clin Otolaryngol.* 2009;34:147-150.
8. Rafeq S, Trentham D, Ernst A. Pulmonary manifestations of relapsing polychondritis. *Clin Chest Med.* 2010;31:513-518.
9. Handler RP. Leflunomide for relapsing polychondritis: successful long-term treatment. *J Rheumatol.* 2006;33:1916; author reply 1916-1917.

10. Koenig AS, Abruzzo JL. Leflunomide induced fevers, thrombocytosis, and leukocytosis in a patient with relapsing polychondritis. *J Rheumatol.* 2002;29:192-194.

11. Henes JC, Xenitidis T, Horger M. Tocilizumab for refractory relapsing polychondritis–long-term response monitoring by magnetic resonance imaging. *Joint Bone Spine.* 2016;83:365-366.

12. Letko E, Zafirakis P, Baltatzis S, et al. Relapsing polychondritis: a clinical review. *Semin Arthritis Rheum.* 2002;31:384-395.

Enfermedad de Still en el adulto

Michiko Inaba y Richard D. Brasington

41

PRINCIPIOS GENERALES

Definición

La enfermedad de Still de inicio en la edad adulta (ESIA) es un trastorno inflamatorio raro, descrito por primera vez por E.G. Bywaters en 1971.[1] Consta de una constelación de características clínicas y de laboratorio que son semejantes a las de la artritis sistémica juvenil (enfermedad de Still).

La ESIA se caracteriza por fiebres cotidianas (diarias), artritis y un exantema evanescente que aparece de modo concurrente con los periodos febriles.

Epidemiología

- Se estima que la incidencia de la ESIA es de 0.16 a 0.40 casos nuevos por 100 000 pacientes por año, según la población.[2,3]
- Se presenta en una distribución bimodal, casi siempre entre las edades de 15 y 25, y 36 y 46 años. No obstante, se ha informado de casos de ESIA en pacientes de más de 60 años.
- No se observa un predominio en un sexo concreto.

Fisiopatología

- Aunque se desconoce su patogénesis, es clara la participación de mecanismos mediados por el sistema inmune. Se ha teorizado que un sinnúmero de infecciones virales y bacterianas están implicadas en su fisiopatología.[4]
- Se han reportado asociaciones con varios antígenos leucocitarios humanos (HLA: HLA B-17, -B18, -B35, -DRB1, -DR2 y -DR5) en diferentes grupos étnicos.[5-7]
- La activación del sistema inmune innato vía neutrófilos y macrófagos es el sello distintivo de ESIA. Se piensa que dos citocinas proinflamatorias, interleucina (IL)-18 e IL-1β, son importantes al causar la secreción del factor de necrosis tumoral (TNF)-α, IL-6 e IL-8.[8-10]

DIAGNÓSTICO

La ESIA es un diagnóstico clínico que se realiza por exclusión.

Cuadro clínico

Historia clínica

Algunos pacientes presentan diversos síntomas.

- La manifestación dominante son los **picos febriles**, que con frecuencia superan los 39 °C. La fiebre clásicamente sigue un patrón de picos **cotidianos** (diarios) o **doblemente cotidianos** (dos veces al día), y es común que haya periodos afebriles entre los picos. Es clásico que las fiebres se presenten al final de la tarde o durante la noche y en ocasiones siguen un ciclo regular.
- De manera coincidente con la fiebre, aparece un **exantema transitorio de color salmón** característico.
- La artritis y las artralgias que afectan las rodillas, muñecas, tobillos, articulaciones interfalángicas proximales (IFP), codos y hombros son manifestaciones comunes de la ESIA.[1,11] Algunos pacientes desarrollan artritis inflamatoria.
- Algunos pacientes presentan mialgias de manera primaria.

Exploración física
- El exantema macular o maculopapular de color salmón quizá sea difícil de identificar en una exploración de rutina dada su naturaleza transitoria; por lo general se encuentra en el tronco o en las extremidades, y puede precipitarse al golpear la piel de forma lineal (fenómeno de Koebner). Las grietas en las sábanas de la cama llegan a provocar el exantema en la espalda.
- La **afección oligoarticular** por lo general es gradual y leve, pero puede progresar a una artritis más destructiva.
- Los resultados clínicos adicionales quizá incluyan **faringitis**, **linfadenopatía**, **esplenomegalia**, **hepatomegalia** y **afecciones cardiopulmonares** (pericarditis, derrames pleurales e infiltrados pulmonares).

Criterios diagnósticos

- Los criterios de Yamaguchi para la ESIA se presentan en la tabla 41-1.[12]
- Tales criterios presentan una sensibilidad de 93% cuando están presentes cinco de las características, con por lo menos dos de los criterios principales.

Diagnóstico diferencial

El diagnóstico diferencial incluye **infección** (vírica o bacteriana), **trastornos granulomatosos**, **vasculitis**, **enfermedades del tejido conjuntivo** (lupus eritematoso sistémico, enfermedad mixta del tejido conjuntivo), **cáncer** (linfoma, leucemia) y **reacciones farmacológicas**. Cuanto más prolongado sea el curso clínico, en ausencia de otro diagnóstico definitivo, más probable es el diagnóstico de ESIA.

Pruebas diagnósticas

Aunque las pruebas de laboratorio y las radiografías son útiles para establecer el diagnóstico de ESIA, ninguna prueba por sí sola es específica para ESIA.

Pruebas de laboratorio
- El hemograma completo por lo general revela **leucocitosis** con predominio de neutrófilos; anemia normocítica y normocrómica, y trombocitosis.

TABLA 41-1	CRITERIOS DE YAMAGUCHI PARA LA ENFERMEDAD DE STILL EN ADULTOS[a]

El diagnóstico definitivo requiere por lo menos dos criterios mayores y tres menores

Criterios mayores
- Fiebre ≥ 39 °C durante ≥ 1 semana
- Artralgias o artritis durante ≥ 2 semanas
- Exantema característico
- Leucocitosis (> 10 000 células/mm^3) con predominio de neutrófilos

Criterios menores
- Faringitis
- Linfadenopatía
- Hepatomegalia/esplenomegalia
- Pruebas hepáticas anormales
- AAN y FR negativos

---

[a] Criterios de exclusión: infección actual, cáncer (especialmente linfoma) y otras enfermedades reumáticas activas.
AAN, anticuerpos antinucleares; FR, factor reumatoide.
Adaptada de Yamaguchi M, Ohta A, Tsunematsu T, et al. Preliminary criteria for classification of adult Still's disease. *J Rheumatol.* 1992;19:424-430.

- La **velocidad de sedimentación globular y la proteína C reactiva casi siempre están considerablemente elevadas**, lo cual concuerda con un trastorno inflamatorio.
- Las enzimas hepáticas comúnmente muestran ligeras elevaciones de aminotransferasas, fosfatasa alcalina y deshidrogenasa láctica.
- **Los niveles de ferritina sérica quizá estén significativamente elevados.**
  o Los valores elevados de ferritina por lo general se correlacionan con la actividad de la ESIA, y se ha propuesto que constituyen un marcador de la respuesta al tratamiento.
  o Un umbral de cinco veces el valor normal (es decir, 1000 µg/L) es sugestivo de ESIA.[13] Los niveles entre 3 000 y 30 000 son comunes; sin embargo, la especificidad para ESIA aún es baja (41%-46%) porque pueden encontrarse niveles similares en las infecciones, los trastornos neoplásicos o las enfermedades de almacenamiento –como la enfermedad de Gaucher.
  o La proporción de **ferritina glucosilada es baja**, lo que también puede ser un indicio para el diagnóstico.[14,15] La linfohistiocitosis hemofagocítica también se asocia con la hiperferritinemia y con un porcentaje bajo de glucosilación.[16]
- Los anticuerpos antinucleares (AAN) y el factor reumatoide (FR) por lo general son negativos, aunque quizá estén presentes en títulos bajos. Los anticuerpos antiproteína citrulinada cíclica casi siempre son negativos.[17]

Imagenología
- Los resultados radiográficos en la ESIA son relativamente raros.
- Quizá se observe una reducción no erosiva de las articulaciones metacarpianas y de los espacios intercarpianos de la muñeca (que no afecta las articulaciones metacarpofalángicas), y menos comúnmente anquilosis de la muñeca.

Procedimientos diagnósticos
- Las **biopsias de ganglios linfáticos** presentan una amplia gama de cambios histológicos inespecíficos, incluida hiperplasia paracortical típica/atípica, proliferación vascular, agregación de histiocitos, reacción inmunoblástica exuberante e hiperplasia folicular.[18] Desde luego, tales resultados podrían confundirse con trastornos linfoproliferativos, pero la inmunohistoquímica es útil para diferenciar los trastornos.
- La biopsia de piel revela una inflamación inespecífica perivascular leve de la dermis superficial, con infiltración de linfocitos e histiocitos.
- La aspiración de líquido articular muestra leucocitosis con predominio de neutrófilos.

TRATAMIENTO

Medicamentos

- **Fármacos antiinflamatorios no esteroideos (AINE).** Son eficaces para aliviar los síntomas inflamatorios leves en 20% de los pacientes con ESIA. Se requieren dosis máximas (p. ej., ibuprofeno, 800 mg 3-4 veces al día, o naproxeno, 500 mg dos veces al día). Se recomienda la vigilancia de la toxicidad renal, hepática y gastrointestinal (GI).[4,11]
- Glucocorticoides. Están indicados para manifestaciones inflamatorias leves a graves al inicio de la terapia. Prednisona oral, en dosis de 0.5-1 mg/kg/día para los síntomas inflamatorios leves a moderados, o metilprednisolona intravenosa seguida de prednisona oral para la enfermedad inflamatoria grave con afectación de órganos que amenaza la vida.[19]
- Se dispone de datos limitados sobre la eficacia de cualquiera de los fármacos antirreumáticos modificadores de la enfermedad (ARME).
- El metotrexato (7.5-17.5 mg/semana) sigue siendo el ARME más usado en la ESIA por sus efectos ahorradores de esteroides en los pacientes dependientes de los esteroides.[20]
- Otros ARME no biológicos que se han intentado previamente incluyen azatioprina, hidroxicloroquina, ciclofosfamida y ciclosporina.[21]
- Un número creciente de estudios sustenta la eficacia de varios agentes biológicos, incluyendo etanercept, infliximab,[22] anakinra,[23] abatacept,[24] tocilizumab,[25] y rituximab en el tratamiento de la ESIA.
- La sulfasalazina se ha asociado con una alta tasa de toxicidad y debe evitarse.[26]

Otras terapias no farmacológicas

Las inyecciones intraarticulares de esteroides pueden proporcionar alivio de los síntomas.

COMPLICACIONES

- Se ha observado que los pacientes con ESIA desarrollan síndrome hemofagocítico, también conocido como síndrome de activación de macrófagos,[27] taponamiento cardiaco, insuficiencia hepática aguda, miocarditis, amiloidosis, coagulación intravascular diseminada, enfermedad pulmonar intersticial e hipertensión pulmonar.
- Es factible que ocurra el síndrome de McCune-Albright (SMA) en 12%-19% de los pacientes con ESIA, y puede presentarse en cualquier momento durante el curso de la enfermedad.
- Los pacientes con SMA pueden cursar con leucopenia o trombocitopenia, valores muy altos de triglicéridos séricos y CD25 soluble (IL-2Rα soluble).

DERIVACIÓN

Los pacientes podrían beneficiarse de la participación en su tratamiento de fisioterapeutas, terapeutas ocupacionales, psicólogos y grupos de apoyo para artritis.

RESULTADOS/PRONÓSTICO

- El curso de la ESIA es variable. Alrededor de un tercio de los pacientes presenta una resolución completa el año siguiente al inicio de la afección. Otro tercio experimentará recaídas cíclicas y patrones de recurrencia de la enfermedad. El tercio restante mostrará enfermedad activa crónica, que puede evolucionar en artritis reumatoide.[28]
- Los factores asociados con un mal pronóstico incluyen enfermedad refractaria a corticoesteroides, poliartritis y ferritina persistentemente elevada.[29]
- Los factores asociados con un buen pronóstico son una rápida resolución de las alteraciones clínicas y de las pruebas de laboratorio, y ausencia de recaídas a medida que se reducen los corticoesteroides (por lo general a lo largo de un periodo de 2 a 3 meses).

REFERENCIAS

1. Bywaters EG. Still's disease in the adult. *Ann Rheum Dis.* 1971:30;121-133.
2. Magadur-Joly G, Billaud E, Barrier JH, et al. Epidemiology of adult Still's disease: estimate of the incidence by a retrospective study in west France. *Ann Rheum Dis.* 1995;54:587-590.
3. Evensen KJ, Nossent HC. Epidemiology and outcome of adult-onset Still's disease in Northern Norway. *Scand J Rheumatol.* 2006;35:48-51.
4. Efthimiou P, Georgy S. Pathogenesis and management of adult-onset Still's disease. *Semin Arthritis Rheum.* 2006;36:144-152.
5. Pouchot J, Sampalis JS, Beaudet F, et al. Adult Still's disease: manifestations, disease course, and outcome in 62 patients. *Medicine (Baltimore).* 1991;70:118-136.
6. Fujii T, Nojima T, Yasuoka H, et al. Cytokine and immunogenetic profiles in Japanese patients with adult Still's disease. Association with chronic articular disease. *Rheumatology.* 2001;40:1398-1404.
7. Joung CL, Lee HS, Lee SW, et al. Association between HLA-DR B1 and clinical features of adult onset Still's disease in Korea. *Clin Exp Rheumatol.* 2003;21:489-492.
8. Kastner DL, Aksentijevich I, Goldbach-Mansky R. Autoinflammatory disease reloaded: a clinical perspective. *Cell.* 2010;140:784-790.
9. Lotito AP, Silva CA, Mello SB. Interleukin-18 in chronic joint diseases. *Autoimmun Rev.* 2007; 6:253-256.
10. Chen DY, Lan JL, Lin FJ, et al. Predominance of Th1 cytokine in peripheral blood and pathological tissues of patients with active untreated adult onset Still's disease. *Ann Rheum Dis.* 2004;63:1300-1306.
11. Efthimiou P, Paik PK, Bielory L. Diagnosis and management of adult onset Still's disease. *Ann Rheum Dis.* 2006;65:564-572.

12. Yamaguchi M, Ohta A, Tsunematsu T, et al. Preliminary criteria for classification of adult Still's disease. *J Rheumatol.* 1992;19:424-430.

13. Coffenils M, Soupart A, Pardier O, et al. Hyperferritinemia in adult onset Still's disease and the hemophagocytic syndrome. *J Rheumatol* 1992;19: 1425-1427.

14. Vignes S, Le Moël G, Fautrel B, et al. Percentage of glycosylated serum ferritin remains low throughout the course of adult onset Still's disease. *Ann Rheum Dis.* 2000;59:347-350.

15. Fautrel B, Le Moël G, Saint-Marcoux B, et al. Diagnostic value of ferritin and glycosylated ferritin in adult onset Still's disease. *J Rheumatol.* 2001;28:322-329.

16. Lambotte O, Cacoub P, Costedoat N, et al. High ferritin and low glycosylated ferritin may also be a marker of excessive macrophage activation. *J Rheumatol.* 2003;30:1027-1028.

17. Riera E, Olivé A, Narváez J, et al. Adult onset Still's disease: review of 41 cases. *Clin Exp Rheumatol.* 2001;29:331-336.

18. Jeon YK, Paik JH, Park SS, et al. Spectrum of lymph node pathology in adult onset Still's disease; analysis of 12 patients with one follow up biopsy. *J Clin Pathol.* 2004;57:1052-1056.

19. Fautrel B. Adult-onset Still disease. *Best Pract Res Clin Rheumatol.* 2008;22:773-792.

20. Manger B, Rech J, Schett G. Use of methotrexate in adult-onset Still's disease. *Clin Exp Rheumatol.* 2010;28:S168-S171.

21. Franchini S, Dagna L, Salvo F, et al. Efficacy of Traditional and biologic agents in different clinical phenotypes of adult-onset Still's disease. *Arthritis Rheum.* 2010;62:2530-2535.

22. Fautrel B, Sibilia J, Mariette X, et al. Tumour necrosis factor alpha blocking agents in refractory adult Still's disease: an observational study of 20 cases. *Ann Rheum Dis.* 2005;64:262-266.

23. Laskari K, Tzioufas AG, Moutsopoulos HM. Efficacy and long-term follow-up of IL-1R inhibitor anakinra in adults with Still's disease: a case-series study. *Arthritis Res Ther.* 2011;13:R91.

24. Quartuccio L, Maset M, De Vita S. Efficacy of abatacept in a refractory case of adult-onset Still's disease. *Clin Exp Rheumatol.* 2010;28:265-267.

25. Perdan-Pirkmajer K, Praprotnik S, Tomšič M. A case of refractory adult-onset Still's disease successfully controlled with tocilizumab and a review of the literature. *Clin Rheumatol.* 2010;29:1465-1467.

26. Jung JH, Jun JB, Yoo DH, et al. High toxicity of sulfasalazine in adult-onset Still's disease. *Clin Exp Rheumatol.* 2000;18:245-248.

27. Hot A, Toh ML, Coppéré B, et al. Reactive hemophagocytic syndrome in adult-onset Still disease: clinical features and long-term outcome: a case-control study of 8 patients. *Medicine (Baltimore).* 2010;89:37-46.

28. Gerfaud-Valentin M, Maucort-Boulch D, Hot A, et al. Adult-onset still disease: manifestations, treatment, outcome, and prognostic factors in 57 patients. *Medicine (Baltimore).* 2014;93:91-99.

29. Ruscitti P, Cipriani P, Masedu F, et al. Adult-onset Still's disease: evaluation of prognostic tools and validation of the systemic score by analysis of 100 cases from three centers. *BMC Med.* 2016;14:194.

Síndromes hereditarios de fiebre periódica

42

Philip Chu y Richard D. Brasington

INTRODUCCIÓN

* Los síndromes hereditarios de fiebre periódica (conocidos también como síndromes autoinflamatorios familiares) son enfermedades raras caracterizadas por episodios recurrentes de inflamación dramática derivadas de mutaciones de genes que regulan aspectos de la inmunidad innata.
* La desregulación de la vía de interleucina-1β (IL-1β) es central a muchos síndromes de fiebre periódica. En oposición a las enfermedades inmunes, no se observan autoanticuerpos en títulos elevados o células T autorreactivas. Como resultado de ello, se consideran un subgrupo de enfermedades autoinflamatorias.[1]
* En la mayoría de los síndromes hereditarios de fiebres periódicas, las manifestaciones clínicas por lo general inician durante la infancia, pero el diagnóstico con frecuencia se realiza hasta la edad adulta.
* Un ensayo de terapia inhibitoria de IL-1β podría ser de utilidad para fines diagnósticos y terapéuticos.
* Los síndromes principales son:
  o Fiebre mediterránea familiar (FMF).
  o Hipergammaglobulinemia D con síndrome de fiebre periódica (HIDS).
  o Síndrome periódico asociado con el receptor del factor de necrosis tumoral (TNF) (TRAPS).
  o Síndrome periódico asociado a criopirina (CAPS).
  o Fiebre periódica con estomatitis aftosa, faringitis y adenitis (PFAPA).

FIEBRE MEDITERRÁNEA FAMILIAR

PRINCIPIOS GENERALES

Definición

La FMF es una enfermedad autoinflamatoria hereditaria caracterizada por ataques recurrentes de fiebre y serositis.

Epidemiología

* La FMF es el **síndrome hereditario de fiebre periódica más frecuente**.
* La FMF se encuentra en la mayoría de los casos en personas de alrededor de la cuenca del Mediterráneo (judíos, árabes, armenios, italianos y turcos).
* La prevalencia de FMF en Israel es de aproximadamente 1 en 500 pero, al igual que otros síndromes de fiebre periódica, es muy variable según el subgrupo y la localización geográfica.

Fisiopatología

* La FMF se produce por mutaciones en el gen *MEFV*, con más de 28 mutaciones descritas. La mutación M694V es el fenotipo más frecuente y grave.[3,4]
* Si bien la FMF se considera una enfermedad recesiva autosómica, algunos pacientes tienen una sola mutación, lo que sugiere que hay un rasgo dominante con mutaciones específicas.[5]

• El *MEFV* codifica la proteína pirina, que está implicada en la regulación del procesamiento de la interleucina (IL)-1β. El *MEFV* se expresa por una cifra elevada de neutrófilos, monocitos activados, fibroblastos sinoviales y fibroblastos peritoneales.

DIAGNÓSTICO

Cuadro clínico

• La mayoría de los pacientes tienen su primer episodio clínico antes de los 20 años de edad.
• Los pacientes se presentan con episodios aparentemente inexplicables de **fiebre, serositis, artritis monoarticular** y **eritema** con una duración de 1 a 3 días.
    o La serositis afecta el peritoneo, pleura y, con menos frecuencia, el pericardio. Los ataques repetidos de serositis pueden conducir a fibrosis y formación de adhesiones intraabdominales.
    o Es típico que la artritis monoarticular afecte la rodilla, tobillo o cadera. **La artritis es inflamatoria, pero no erosiva.**
    o El exantema característico que se describe con la FMF es el **eritema erisipeloide**, un área eritematosa, claramente marcada, sensible e hinchada con predilección por las extremidades inferiores.[6]
    o Otros síntomas menos comunes incluyen orquitis, meningitis aséptica y mialgia grave.[4]
• Los episodios se resuelven espontáneamente recuperando la salud inicial entre episodios febriles. El periodo entre ataques varía de días a años.

Pruebas diagnósticas

• Durante los ataques, los niveles de reactantes de fase aguda como la velocidad de sedimentación globular, la proteína C reactiva, el fibrinógeno y el amiloide sérico A (SAA) se elevan. La proteinuria es sugestiva de amiloidosis renal.[3]
• Las pruebas genéticas no son necesarias en individuos de grupos de alto riesgo con síntomas típicos que responden a la colchicina. No obstante, en pacientes atípicos, se recomienda el análisis genético. Los laboratorios genéticos suelen buscar las mutaciones más comunes, y las más raras pueden pasar desapercibidas.[3]

TRATAMIENTO

• La **colchicina** diaria (0.6 mg/día a 1.2 a 1.8 mg/día con base en la edad) por toda la vida es el tratamiento de elección. La colchicina es eficaz para prevenir ataques agudos y el desarrollo de amiloidosis.[7] La colchicina es segura incluso cuando se da a largo plazo. Los efectos secundarios más comunes son gastrointestinales y mejoran con la reducción de la dosis. Los efectos adversos menos comunes incluyen supresión de la médula ósea y hepatoxicidad.[3]
• Se puede probar la inhibición de IL-1 con canakinumab o anakinra en pacientes que no responden o no toleran la colchicina.[8,9]

COMPLICACIONES

• **El efecto adverso más grave del FMF es la amiloidosis.** Los valores elevados repetidos de SAA pueden conducir al depósito de amiloide en los riñones, pulmones, intestino y glándulas suprarrenales. Antes de iniciarse el uso de colchicina, la insuficiencia renal debida a amiloidosis era la causa principal de mortalidad en los pacientes con FMF.
• Los factores de riesgo para amiloidosis incluyen historial familiar de esta enfermedad, género masculino y genotipo M694V, y genotipo SAA1 alfa/alfa.[2]

SÍNDROME DE HIPERGAMMAGLOBULINEMIA D

PRINCIPIOS GENERALES

Definición

El HIDS, también conocido como deficiencia de mevalonato cinasa (MKD), es un trastorno recesivo autosómico caracterizado por episodios recurrentes de fiebre, eritema, dolor abdominal y artritis poliarticular, y nivel elevado de inmunoglobulina D (IgD).

Epidemiología

- La prevalencia exacta del HIDS se desconoce, pero es rara.
- El HIDS se ha descrito principalmente en caucásicos con origen en Europa Occidental, principalmente Holanda y Francia.[7]

Fisiopatología

- La HIDS se produce por mutaciones en el *MVK*, un gen que codifica la **mevalonato cinasa**, una enzima que participa tanto en la biosíntesis del colesterol como en la del nonsterol isopreno.
- Se desconoce el mecanismo exacto de la enfermedad. La actividad reducida de la enzima MVK, posiblemente relacionada con la temperatura corporal, lleva a una reducción de los productos isoprenoides no esteroles, lo que a su vez provoca un estado proinflamatorio, con niveles elevados de IL-1, IL-6 y TNF-α.
- La actividad reducida de la enzima MVK también propicia concentraciones elevadas de mevalonato y un aumento en su excreción (aciduria mevalónica). Sin embargo, los valores elevados de mevalonato pueden ser protectores, porque el tratamiento con estatinas (un inhibidor corriente arriba) ha empeorado la enfermedad y agregar productos derivados (corriente abajo) (geranil, farnesol) atenúa la respuesta inflamatoria.[10]

DIAGNÓSTICO

Cuadro clínico

- El primer episodio clínico ocurre durante la infancia.
- Los episodios pueden aparecer dos veces al mes durante la infancia, pero se vuelven menos frecuentes y graves durante la edad adulta.
- Los desencadenantes probables incluyen **infección, traumatismo, cirugía, estrés** e **inmunizaciones**.
- Los episodios de HIDS con frecuencia comienzan con **cefalea y escalofríos** seguidos por **dolor abdominal, eritema, artritis poliarticular** y, con frecuencia, **linfadenopatía cervical**.
  - o El dolor abdominal con náuseas, vómitos y diarrea es una queja común. El dolor abdominal puede ser lo bastante grave como para imitar un abdomen agudo.[11]
  - o Se han descrito gran variedad de exantemas con la HIDS y son inespecíficos.
  - o Es típico que la artritis poliarticular sea **inflamatoria y simétrica, y que afecte las grandes articulaciones como caderas y rodillas**.
  - o Aunque algunos niños presentan linfadenopatía difusa, los adultos tienden a desarrollar solo linfadenopatía cervical.
- La amiloidosis es una complicación rara de la HIDS.[11]

Pruebas diagnósticas

- Lo mismo que otros síndromes de fiebre periódica, los reactantes de fase aguda se elevan durante los ataques.
- Los **niveles elevados de ácido mevalónico en orina** durante los ataques pero normales entre episodios son sugestivos de HIDS.
- Aunque los **niveles séricos elevados de IgD** (>100 IU/mL) se observan en 85% de los pacientes, dichos valores no se correlacionan con la gravedad o la frecuencia de los ataques.
- En 80% de los casos se observan niveles séricos elevados de IgA.

- Las pruebas genéticas en busca de mutaciones homocigóticas o heterocigóticas compuestas en el gen MVK en un paciente con síntomas clínicos establecen el diagnóstico. Un análisis negativo con síntomas clínicos y hallazgos de laboratorio positivos puede categorizarse como una variante de HIDS, porque existen muchas mutaciones que no han sido identificadas.[3]

TRATAMIENTO

- El tratamiento es principalmente de apoyo y debe centrarse en aliviar los síntomas actuales y evitar la cirugía y los antibióticos innecesarios si el paciente experimenta un episodio recurrente típico.
- Los **fármacos antiinflamatorios no esteroideos (AINE)** o los **glucocorticoides** pueden usarse desde el inicio de cada episodio para reducir su gravedad y duración, pero tienen resultados mixtos.[12-14]
- Los **inhibidores de IL-1** como anakinra para la terapia específica y canakinumab para la terapia profiláctica pueden considerarse también para pacientes que no responden adecuadamente a los AINES.[15,16]
- La colchicina no es efectiva. Los inhibidores de HMG-CoA reductasa muestran resultados mixtos y puede haber un riesgo de que exacerben los síntomas.[17]

SÍNDROME PERIÓDICO ASOCIADO CON EL RECEPTOR TNF

PRINCIPIOS GENERALES

Definición

El TRAPS –conocido previamente como fiebre hiberniana familiar y fiebre periódica hereditaria autosómica dominante benigna– es una enfermedad autosómica dominante caracterizada por episodios recurrentes de fiebre, eccema migratorio y afecciones oculares.

Epidemiología

- La prevalencia se desconoce, pero se considera que es el segundo síndrome de fiebre periódica hereditario más común.
- Aunque el TRAPS se describió inicialmente en personas de ascendencia irlandesa y escocesa, no hay predilección étnica.[3]

Fisiopatología

- El TRAPS se produce por una mutación en el *TNFRSF1A*, un gen que codifica el receptor p55 del TNF. En la actualidad hay descritas más de 50 mutaciones causantes de enfermedades.
- Los estudios iniciales sugirieron que la patogénesis era debida a un estímulo sostenido del TNF de células diana debido al **desprendimiento deficiente del componente p55**. Datos recientes sugieren que la **retención intracelular del receptor p55 mal plegado** puede contribuir a la respuesta inflamatoria.[18]

DIAGNÓSTICO

Cuadro clínico

- El primer episodio clínico ocurre durante la infancia o la adolescencia.
- Los **episodios febriles** con **exantema migratorio distintivo y mialgia, afección ocular y serositis** duran de 1 a 6 semanas.
  - o El exantema migratorio asociado con TRAPS es distintivo. Es una mácula eritematosa asociada con una cantidad significativa de edema del tejido blando y mialgias de los músculos subyacentes. Es típico que el exantema inicie en el tronco o en las zonas proximales de las extremidades y migre distalmente.

- o La afección ocular que se observa en el TRAPS consiste en **edema periorbital y conjuntivitis**. No se observa uveítis.
- o La serositis puede afectar la pleura, peritoneo y pericardio, pero es típicamente menos grave que la observada en la FMF.
- La **amiloidosis** ocurre en cerca de 25% de los pacientes de TRAPS, sobre todo en pacientes con inflamación continua y episodios frecuentes. Se desconoce si el tratamiento a largo plazo previene la amiloidosis.[3]

Pruebas diagnósticas

- Los reactantes de fase aguda se elevan durante los ataques.
- El diagnóstico se confirma por la presencia de una mutación en el *TNFRSF1A* que se sabe causa la enfermedad.
- La proteinuria puede sugerir amiloidosis secundaria que afecta al riñón.

TRATAMIENTO

- Es factible emplear **AINE** en los episodios leves y fiebre. Los **glucocorticoides** se usan para abortar los ataques más graves.
- La colchicina no es efectiva.
- Los **inhibidores del receptor de IL-1**, como anakinra o canakinumab para controlar y prevenir los ataques, han mostrado tener buena eficacia.[9,19,20]
- El etanercept es efectivo en algunos pacientes; sin embargo, otros inhibidores de TNF, como adalimumab e infliximab han mostrado poca eficacia e incluso han empeorado los episodios.[17,21]

CRIOPIRINOPATÍAS

PRINCIPIOS GENERALES

- Las criopirinopatías (síndromes periódicos asociados con la criopirina) son enfermedades raras ocasionadas por mutaciones autosómicas dominantes en el *NLRP3*, un gen que codifica la criopirina.
- La criopirina es parte de un complejo molecular llamado "inflamasoma", que activa una enzima que rompe la IL-1β para dar su forma activa. Las mutaciones dan como resultado una ganancia de función.
- Las mutaciones en *NLRP3* producen una **elevación del nivel de IL-1β inicial o en respuesta a ciertos agentes desencadenantes**.[7]
- El síndrome autoinflamatorio familiar por frío (FCAS), el síndrome de Muckle-Wells y la enfermedad inflamatoria multisistémica neonatal (NOMID; también conocida como síndrome neurológico, cutáneo y articular crónico infantil) son un grupo de enfermedades causadas por mutaciones en el *NLRP3*. La NOMID es la más grave y el FCAS es la menos severa.[22]

DIAGNÓSTICO

- **Síndrome autoinflamatorio familiar por frío**
  - o Es típico que los síntomas se desarrollen en la infancia.
  - o Los ataques ocurren en las 2 horas después de la exposición al frío y duran de 12 a 48 horas.
  - o Los síntomas incluyen urticaria seguida de fiebre, artralgias y conjuntivitis; esta última y los desencadenantes fríos ayudan a distinguirlo de otros síndromes de fiebre periódica.

- **Síndrome de Muckle-Wells**
  - o Los síntomas se desarrollan en la infancia.
  - o Los pacientes desarrollan ataques de fiebre, urticaria, artralgia y dolor abdominal. A diferencia de los pacientes con FCAS, no tienen ataques siempre después de la exposición al frío, y los factores desencadenantes quizá no sean identificables.
  - o Los pacientes desarrollan sordera neurosensorial progresiva que quizá sea reversible con tratamiento.
  - o Hasta 25% de los casos desarrolla amiloidosis sistémica.[6]
- **Enfermedad inflamatoria multisistémica neonatal**
  - o Los episodios febriles comienzan durante la infancia, pero luego comienzan a volverse más crónicos que los episodios agudos recurrentes.
  - o Junto con la fiebre, el exantema y la pérdida de audición neurosensorial, los pacientes desarrollan uveítis, artropatía incapacitante debido al crecimiento excesivo de la rótula y de las epífisis de los huesos largos, meningitis crónica y retraso mental.
  - o Los pacientes también exhiben fascies dismórficas, como frente prominente, nariz en silla de caballo e hipoplasia de la parte media de la cara.[7]
  - o Un 20% de los pacientes muere dentro de las primeras dos décadas.[6]
  - o Algunos pacientes desarrollan amiloidosis sistémica.

TRATAMIENTO

Las tres criopirinopatías muestran una buena respuesta clínica y en las pruebas de laboratorio al tratamiento con **inhibidores de IL-1**, incluidos la anakinra (antagonista del receptor IL-1), el rilonacept (IL-1 Trap, una proteína de fusión del dominio extracelular del receptor de IL-1 y la región Fc de la IgG), y el canakinumab (anticuerpo monoclonal contra IL-1β).[23-25]

FIEBRE PERIÓDICA CON ESTOMATITIS AFTOSA, FARINGITIS Y ADENITIS

PRINCIPIOS GENERALES

Definición

El síndrome PFAPA es un síndrome de fiebre recurrente caracterizado por inflamación que al parecer no ha sido provocada. La etiología se relaciona con defectos en el sistema inmune innato; sin embargo, a diferencia de los síndromes autoinflamatorios ya mencionados, **PFAPA no tiene una única causa genética**.

Epidemiología

- PFAPA es considerado como el síndrome de fiebre periódica más común en la infancia.
- El inicio de los episodios suele presentarse **antes de los cinco años de edad**, con una ligera predominancia masculina y sin predilección por grupos étnicos.[26]

Fisiopatología

- Es probable que PFAPA sea una enfermedad compleja de herencia poligénica o un grupo de enfermedades mendelianas con un fenotipo común. Algunas cohortes sugieren brotes familiares, y algunos linajes sugieren un patrón autosómico dominante con penetración variable. Las pruebas genéticas han revelado varios genes candidatos con variantes, pero ninguno puede ser predicho como causal.[27]

- La inflamación involucra al sistema inmune innato. IL-1β, IL-6, TNF-α e interferón gamma (IFNγ) están elevados en pacientes con PFAPA.[28]
- La eficacia de la amigdalectomía llama la atención hacia la función de las amígdalas en la patogénesis inmune. Las amígdalas de pacientes con PFAPA tienen altas poblaciones de linfocitos T policlonales y bajas poblaciones de linfocitos B. El microbioma de las amígdalas de estos pacientes también muestra diferencias relativas en la flora, pero ningún microbio común que sugiera una causa infecciosa. No está claro si las diferencias en el microbioma de las amígdalas tienen una función causal o se deben a inflamación repetida.[26]

DIAGNÓSTICO

Cuadro clínico

Los criterios diagnósticos propuestos incluyen:[29]

- Fiebres regularmente recurrentes con un inicio < 5 años de edad. Las fiebres comienzan abruptamente con un pródromo de malestar general, cefalea, vómito y duran 4 días en promedio. El intervalo entre los episodios febriles entre los distintos pacientes puede oscilar de 14 a 50 días, con un intervalo medio de 30 días; **la predictibilidad del intervalo entre los episodios febriles es una marca distintiva del síndrome**.[30]
- Síntomas constitucionales en ausencia de infección respiratoria alta con **estomatitis aftosa**, **linfadenitis cervical** o **faringitis**.
  - o Las úlceras aftosas quizá se limiten a 1 a 4 aftas, pequeñas y, por tanto, fáciles de pasar desapercibidas.
  - o La faringitis va de eritema amigdalino a exudativo, amígdalas palatinas ulceradas.[30]
- Exclusión de neutropenia cíclica.
- Intervalos asintomáticos entre episodios.
- Crecimiento y desarrollo normales.

Pruebas diagnósticas

Es crucial que se haya realizado una evaluación apropiada para infección, malignidad, trastornos inflamatorios crónicos y síndromes de malabsorción.

- No existe una prueba diagnóstica para PFAPA.
- Hay presencia de leucocitosis y marcadores inflamatorios (velocidad de sedimentación globular, proteína C reactiva) elevados durante los ataques, pero se normalizan entre episodios.
- Es pertinente efectuar un hemograma completo, el factor reumatoide y los anticuerpos antinucleares (AAN) para valorar otras posibles etiologías como neutropenia, inmunodeficiencia y enfermedades autoinmunes.[30]

TRATAMIENTO

- El tratamiento apunta principalmente al manejo de los síntomas, porque PFAPA suele ser una enfermedad autolimitada que mejora con el tiempo.
- Puede administrarse **prednisona**, 1 a 2 mg/kg para los episodios y resolver la fiebre en horas; sin embargo, los glucocorticoides tienen el potencial de aumentar la frecuencia de los ataques.[30]
- Es factible administrar **cimetidina** o **colchicina** como profilaxis para disminuir la frecuencia y gravedad de los ataques.[30]
- La **amigdalectomía** ha mostrado eficacia en pacientes que no responden al manejo médico.[31]

REFERENCIAS

1. Masters SL, Simon A, Aksentijevich I, et al. Horror autoinflammaticus: the molecular pathophysiology of autoinflammatory disease. *Annu Rev Immunol.* 2009;27:621-668.
2. Ben-Chetrit E, Levy M. Familial Mediterranean fever. *Lancet.* 1998;351:659-664.
3. Drenth JP, van der Meer JW. Hereditary periodic fever. *N Engl J Med.* 2001;345:1748-1757.
4. Brasington R. How to recognize, diagnose periodic fever syndromes in adults. The Rheumatologist 2017. https://www.the-rheumatologist.org/article/recognize-diagnose-periodic-fever-syndromes-adults. Accessed September 1, 2018.
5. Booty MG, Chae JJ, Masters SL, et al. Familial Mediterranean fever with a single MEFV mutation: where is the second hit? *Arthritis Rheum.* 2009;60:1851-1861.
6. Goldfinger S. The inherited autoinflammatory syndrome: a decade of discovery. *Trans Am Clin Climatol Assoc.* 2009;120:413-418.
7. Rigante D, Frediani B, Cantarini L. A comprehensive overview of the hereditary periodic fever syndromes. *Clin Rev Allergy Immunol.* 2018;54:446-453.
8. van der Hilst J, Moutschen M, Messiaen PE, et al. Efficacy of anti-IL-1 treatment in familial Mediterranean fever: a systematic review of the literature. *Biologics.* 2016;10:75-80.
9. De Benedetti F, Gattorno M, Anton J, et al. Canakinumab for the treatment of autoinflammatory recurrent fever syndromes. *N Engl J Med.* 2018;378:1908-1919.
10. Houten SM, Schneiders MS, Wanders RJ, et al. Regulation of isoprenoid/cholesterol biosynthesis in cells from mevalonate kinase-deficient patients. *J Biol Chem.* 2003;278:5736-5743.
11. van der Hilst JC, Bodar EJ, Barron KS, et al. Long-term follow-up, clinical features, and quality of life in a series of 103 patients with hyperimmunoglobulinemia D syndrome. *Medicine (Baltimore).* 2008;87:301-310.
12. Picco P, Gattorno M, Di Rocco M, et al. Non-steroidal anti-inflammatory drugs in the treatment of hyper-IgD syndrome. *Ann Rheum Dis.* 2001;60:904.
13. de Dios Garcia-Diaz J, Alvarez-Blanco MJ. Glucocorticoids but not NSAID abort attacks in hyper-IgD and periodic fever syndrome. *J Rheumatol.* 2001;28:925-926.
14. Drenth JP, Haagsma CJ, van der Meer JW. Hyperimmunoglobulinemia D and periodic fever syndrome. The clinical spectrum in a series of 50 patients. International Hyper-IgD Study Group. *Medicine (Baltimore).* 1994;73:133-144.
15. Ter Haar N, Lachmann H, Ozen S, et al. Treatment of autoinflammatory diseases: results from the Eurofever Registry and a literature review. *Ann Rheum Dis.* 2013;72:678-685.
16. Galeotti C, Meinzer U, Quartier P, et al. Efficacy of interleukin-1-targeting drugs in mevalonate kinase deficiency. *Rheumatology (Oxford).* 2012;51:1855-1859.
17. ter Haar NM, Oswald M, Jeyaratnam J, et al. Recommendations for the management of autoinflammatory diseases. *Ann Rheum Dis.* 2015;74:1636-1644.
18. Kimberley FC, Lobito AA, Siegel RM, et al. Falling into TRAPS—receptor misfolding in the TNF receptor 1-associated periodic fever syndrome. *Arthritis Res Ther.* 2007;9:217.
19. Grimwood C, Despert V, Jeru I, et al. On-demand treatment with anakinra: a treatment option for selected TRAPS patients. *Rheumatology (Oxford).* 2015;54:1749-1751.
20. Gattorno M, Pelagatti MA, Meini A, et al. Persistent efficacy of anakinra in patients with tumor necrosis factor receptor-associated periodic syndrome. *Arthritis Rheum.* 2008;58:1516-1520.
21. Jacobelli S, Andre M, Alexandra JF, et al. Failure of anti-TNF therapy in TNF Receptor 1-Associated Periodic Syndrome (TRAPS). *Rheumatology (Oxford).* 2007;46:1211-1212.
22. Hoffman HM, Wanderer AA. Inflammasome and IL-1beta-mediated disorders. *Curr Allergy Asthma Rep.* 2010;10:229-235.
23. Hawkins PN, Lachmann HJ, Aganna E, et al. Spectrum of clinical features in Muckle-Wells syndrome and response to anakinra. *Arthritis Rheum.* 2004;50:607-612.
24. Lachmann HJ, Kone-Paut I, Kuemmerle-Deschner JB, et al. Use of canakinumab in the cryopyrin-associated periodic syndrome. *N Engl J Med.* 2009;360:2416-2425.
25. Hoffman HM, Throne ML, Amar NJ, et al. Efficacy and safety of rilonacept (interleukin-1 Trap) in patients with cryopyrin-associated periodic syndromes: results from two sequential placebo-controlled studies. *Arthritis Rheum.* 2008;58:2443-2452.
26. Manthiram K, Lapidus S, Edwards K. Unraveling the pathogenesis of periodic fever, aphthous stomatitis, pharyngitis, and cervical adenitis through genetic, immunologic, and microbiologic discoveries: an update. *Curr Opin Rheumatol.* 2017;29:493-499.

27. Di Gioia SA, Bedoni N, von Scheven-Gete A, et al. Analysis of the genetic basis of periodic fever with aphthous stomatitis, pharyngitis, and cervical adenitis (PFAPA) syndrome. *Sci Rep.* 2015;5:10200.

28. Stojanov S, Hoffmann F, Kery A, et al. Cytokine profile in PFAPA syndrome suggests continuous inflammation and reduced anti-inflammatory response. *Eur Cytokine Netw.* 2006;17:90-97.

29. Thomas KT, Feder HM, Jr., Lawton AR, Edwards KM. Periodic fever syndrome in children. *J Pediatr.* 1999;135:15-21.

30. Feder HM, Salazar JC. A clinical review of 105 patients with PFAPA (a periodic fever syndrome). *Acta Paediatr.* 2010;99:178-184.

31. Burton MJ, Glasziou PP, Chong LY, Venekamp RP. Tonsillectomy or adenotonsillectomy versus non-surgical treatment for chronic/recurrent acute tonsillitis. *Cochrane Database Syst Rev.* 2014:Cd001802.

Enfermedad relacionada con IgG4

43

Kelvin J. Lee y Deborah L. Parks

PRINCIPIOS GENERALES

Definición

- La enfermedad relacionada con la inmunoglobulina (Ig)G4 es un padecimiento fibroinflamatorio cada vez más reconocido, que comprende un grupo de trastornos que comparten rasgos histopatológicos comunes. La naturaleza multiorgánica de esta entidad patológica no apareció en la literatura médica sino hasta 2003.[1] Ahora enlaza muchos padecimientos que antes se consideraban aislados, enfermedades de un solo órgano (p. ej., síndrome de Mikulicz, tumor de Küttner y tiroiditis de Riedel) como parte del espectro de la enfermedad sistémica.
- La enfermedad se caracteriza por lesiones tumefactas, un denso infiltrado linfoplasmocítico rico en células plasmáticas IgG4 positivas, fibrosis estoriforme y, con frecuencia, aunque no siempre, elevadas concentraciones séricas de IgG4.[2]
- La enfermedad relacionada con IgG4 se ha descrito en virtualmente todos los sistemas orgánicos y a menudo resulta afectado más de un órgano. Las presentaciones principales incluyen pancreatitis autoinmune tipo 1, enfermedad de las glándulas salivales, enfermedad orbitaria y fibrosis retroperitoneal.

Epidemiología

- Por lo general, la enfermedad relacionada con IgG4 tiene una ligera predominancia en pacientes masculinos de edad media y avanzada. Se ha reportado una mayor incidencia en hombres mayores para la enfermedad que involucra el páncreas, el riñón y el retroperitoneo.[3-5] Este predominio masculino contrasta de manera significativa con lo que ocurre en otros padecimientos autoinmunes que imitan a la enfermedad relacionada con IgG4, como el síndrome de Sjögren y la cirrosis biliar primaria, que tienen un marcado predominio femenino.
- Sin embargo, no ocurre esa misma tendencia de predominio masculino en la enfermedad que afecta los órganos de la cabeza y el cuello. No son claras las razones para esta diferencia.[6]
- En general, la epidemiología de la enfermedad no se comprende del todo y la prevalencia de las manifestaciones orgánicas también es poco clara. El estudio de las diversas condiciones se vio inicialmente obstaculizado por la falta de conocimiento acerca de la enfermedad relacionada con IgG4.

Fisiopatología

- No se entiende por completo la patogénesis de la enfermedad relacionada con IgG4; están presentes los hallazgos consistentes tanto con un trastorno autoinmune como con uno alérgico. Tampoco se comprende bien el papel fisiológico de la IgG4. No se ha identificado un objetivo autoantigénico específico, y no está claro que los anticuerpos IgG4 sean patógenos. Aún más, las elevaciones en las concentraciones séricas y tisulares de IgG4 no son específicas de la enfermedad relacionada con IgG4.[7]
- Ha surgido una hipótesis que sugiere que los linfocitos T citotóxicos CD4+ son los principales orquestadores de la enfermedad.[8] Estas células elaboran interleucina (IL)-1, factor de crecimiento transformador β (TGF-β) y el interferón-γ –importantes mediadores de la fibrosis característica de la enfermedad relacionada con IgG4–. Se piensa que estas células están sostenidas por una presentación antígena continua por parte de las células B y los plasmablastos. Se cree que la respuesta de una célula asistente folicular T es la responsable del desarrollo de centros germinales y la producción de citocinas (p. ej., IL-4), que activan el interruptor de clase IgG4, culminando en la creación de plasmablastos secretores de IgG4 y células plasmáticas de larga vida. Esto explicaría por qué la actual terapia de depleción de las células B no suele lograr una normalización completa de las concentraciones séricas de IgG4, incluso después de la remisión clínica.[9]

DIAGNÓSTICO

Presentación clínica

* La enfermedad relacionada con IgG4 suele tener una presentación subaguda, y la mayoría de los pacientes no se sienten constitucionalmente enfermos. Se ha descrito la afectación de virtualmente todos los sistemas orgánicos.[10] Hay afectación de múltiples órganos en 60%-90% de los pacientes, y a menudo la enfermedad puede causar un daño tisular mayor. Con frecuencia, el trastorno se reconoce de forma incidental a través de un hallazgo radiológico o el examen histopatológico de una muestra de tejido.
* Dos hallazgos comunes en la enfermedad relacionada con IgG4 son lesiones tumefactas y enfermedad alérgica.[10] Hay presencia de asma o alergia en un 40% de los pacientes.
* A continuación se resumen las principales manifestaciones orgánicas:
* **Linfadenopatía**
  o La linfadenopatía asintomática es común en la enfermedad relacionada con IgG4. Suele observarse junto con otras manifestaciones clínicas o de laboratorio del síndrome, aunque quizá sea la manifestación única o inicial.
  o Por lo general están involucrados múltiples grupos de nódulos linfáticos, los más comunes son mediastinal, hiliar, intraabdominal y axilar.
  o Los nódulos individuales suelen tener unos pocos centímetros de diámetro, y los síntomas ocurren ocasionalmente debido a un efecto masivo de los nódulos crecidos; por lo general la linfoadenopatía es gomosa y no sensible a la palpación.
* **Pancreatitis autoinmune**
  o La pancreatitis autoinmune tipo 1, denominada también pancreatitis esclerosante linfoplasmocitaria, fue la primera manifestación reconocida asociada con altas concentraciones séricas de IgG4. A menudo se presenta como una masa pancreática o como una ictericia obstructiva indolora que llega a confundirse con cáncer de páncreas.
  o La mayoría de los pacientes presenta otra condición relacionada con IgG4 concomitante, como linfadenopatía o afectación de las glándulas salivales/lacrimales.
* **Colangitis esclerosante**
  o La colangitis esclerosante relacionada con IgG4 suele acompañar a los pacientes con pancreatitis autoinmune tipo 1.[11] Es raro que ocurra en ausencia de pancreatitis. Se considera que es clínicamente distinta de la colangitis esclerosante primaria, que conlleva un pronóstico muy diferente.
  o Algunos pacientes presentan ictericia obstructiva, crecimiento pancreático y linfadenopatía.
* **Afectación de las glándulas salivales y lacrimales**
  o La afectación de las principales glándulas salivales (parótidas y submandibulares) es un rasgo común de la enfermedad relacionada con IgG4.
  o Algunos pacientes muestran crecimiento prominente de la glándula parótida y lacrimal, que históricamente ha recibido el nombre de enfermedad de Mikulicz. Los pacientes quizá también cursen con crecimiento de la glándula submandibular, que antes se llamaba tumor de Küttner o sialadenitis esclerosante.[12] Es típica la afectación bilateral, aunque ambas glándulas pueden ser clínicamente asíncronas al inicio de la enfermedad.
  o A pesar de un marcado crecimiento de la glándula lacrimal y salival, estos pacientes experimentan una resequedad relativamente leve de los ojos y la boca, un rasgo que puede ayudar a diferenciarlo del síndrome de Sjögren.
* La **fibrosis retroperitoneal** es una de las manifestaciones encontradas más a menudo en la enfermedad relacionada con IgG4. El cambio inflamatorio y fibrótico crónico puede involucrar tejidos regionales, como los ureteros (lo que lleva a uropatía obstructiva), aorta infrarrenal y arterias ilíacas.[13]
* **Aortitis y periaortitis.** Es una inflamación que afecta la pared aórtica torácica o abdominal, y es una manifestación bien conocida de la enfermedad relacionada con IgG4. Algunos pacientes presentan aneurismas y disecciones aórticas; quienes cursan con aortitis abdominal quizá tengan una fibrosis retroperitoneal asociada.[13]

- **Enfermedad oftálmica.** La presentación oftálmica típica de la enfermedad relacionada con IgG4 involucra una inflamación dentro de la región ocular, o una franca proptosis. Estos pacientes desarrollan inflamación/pseudotumores orbitarios o miositis orbitaria.[14]
- **Enfermedad renal**
  o Los pacientes con enfermedad renal a menudo presentan afectación de otros órganos. La anomalía renal más común es la nefritis tubulointersticial; la nefropatía membranosa relacionada con IgG4 es mucho menos común.
  o En clínica, algunos pacientes presentan anomalías urinarias (proteinuria), disfunción renal o anomalías en las pruebas de imagen, incluyendo lesiones parenquimatosas nodulares que imitan al carcinoma de células renales.[15]
- **Enfermedad tiroidea.** La afectación tiroidea relacionada con IgG4 es infiltrativa. Se han descrito dos formas patológicamente ligadas: tiroiditis de Riedel[16] y la variante fibrosa de la tiroiditis de Hashimoto.[17]
- **Otras**
  o La enfermedad relacionada con IgG4 rara vez afecta el parénquima cerebral, pero es una de las causas más comunes de paquimeningitis hipertrófica.[18]
  o La afectación pulmonar tiene la mayor diversidad de presentaciones clínicas y radiológicas, e incluye un engrosamiento del fascículo broncovascular, nódulos pulmonares, opacidades de vidrio esmerilado, engrosamiento pleural y enfermedad pulmonar intersticial.[19]

Criterios diagnósticos

- La biopsia de tejidos y el análisis histopatológico siguen siendo la piedra angular en el diagnóstico de la enfermedad relacionada con IgG4. Las concentraciones elevadas de IgG4 tisulares y séricas son útiles, pero no son específicas ni diagnósticas de esta enfermedad.
- Los rasgos morfológicos clave incluyen una densa infiltración linfoplasmocitaria tisular, principalmente de células plasmáticas IgG4 positivas y linfocitos, acompañada de una fibrosis organizada en un patrón estoriforme, con flebitis obliterante y una modesta eosinofilia tisular. Estos rasgos histopatológicos e inmunohistoquímicos a la tinción son asombrosamente similares en distintos tejidos, al margen del órgano o tejido involucrados.[10]
- El número de células plasmáticas IgG4 positivas por campo de alto poder, considerado como consistente o sugestivo de enfermedad relacionada con IgG4, varía un poco de un tejido a otro. Los conteos celulares tisulares de células IgG4 positivas y las proporciones de IgG4 a células IgG positivas se consideran de importancia secundaria al aspecto histopatológico del tejido, y deben correlacionarse con cuidado.

Diagnóstico diferencial

El diagnóstico diferencial para la enfermedad relacionada con IgG4 es amplio y depende del sitio específico de afectación y la presentación clínica.

Pruebas diagnósticas

El diagnóstico de la enfermedad relacionada con IgG4 requiere de hallazgos característicos en la biopsia del tejido afectado, pero es posible identificar la afectación adicional de un órgano a través de una historia clínica minuciosa, la exploración física, las pruebas de laboratorio de rutina y estudios de imagenología selectos.

Pruebas de laboratorio

- El hemograma completo con fórmula leucocítica, un panel metabólico completo (PMC), la velocidad de sedimentación globular (VSG), la proteína C reactiva (PCR) y el análisis de orina proporcionan información útil, y deben obtenerse en pacientes que se consideran para enfermedad relacionada con IgG4.
- Los valores séricos de IgG4 deben medirse también, pero el grado de elevación se correlaciona con la actividad de la enfermedad de manera imperfecta. Las concentraciones séricas tienden a aumentar con el número de órganos afectados y suelen disminuir

después del tratamiento con glucocorticoides. De nuevo, se debe enfatizar que los niveles séricos aumentados no es un criterio suficiente para establecer un diagnóstico de enfermedad relacionada con IgG4.

- Los valores de complemento (C3 y C4) pueden ser benéficos en pacientes con enfermedad renal, porque quienes cursan con nefritis tubulointersticial relacionada con IgG4 son propensos a ser profundamente hipocomplementémicos.[15]
- Deben probarse los marcadores de enfermedad alérgica, tales como las concentraciones séricas de IgE y el conteo de eosinófilos periféricos en el nivel inicial y ser monitoreados si resultan anormales.[10]
- Las mediciones de la concentración sanguínea de plasmablastos, particularmente para plasmablastos IgG4+,[20] no están ampliamente disponibles.

Pruebas de imagen
- La tomografía computarizada (TC) del tórax, abdomen y pelvis realizada en el nivel básico es útil para establecer la extensión de la enfermedad, así como la enfermedad subclínica.
- La emisión tomográfica de positrones (TEP) también es de utilidad para determinar la extensión de la enfermedad.
- Algunos pacientes requieren de estudios de imagen adicionales, dependiendo de su conjunto de síntomas.
- Por lo general, los hallazgos imagenológicos característicos de la enfermedad relacionada con IgG4 son inespecíficos, y no son confiables para distinguirla de otras condiciones, pero incluyen infiltración orgánica difusa y focal y encapsulamiento por tejido inflamatorio o fibrótico.

Procedimientos diagnósticos
Como ya se mencionó, debe realizarse una biopsia de tejido para confirmar el diagnóstico, especialmente en presencia de una masa discreta. Se prefiere una biopsia con aguja de punta gruesa sobre la aspiración con aguja fina (AGF), porque ésta no proporciona tejido adecuado.

TRATAMIENTO

- No se ha establecido un tratamiento óptimo para la enfermedad relacionada con IgG4. No se han realizado estudios aleatorizados de tratamiento, pero existen datos observacionales y ensayos abiertos para ayudar a guiar la terapia.
- No todas las manifestaciones de la enfermedad requieren tratamiento inmediato; por ejemplo, la linfadenopatía relacionada con IgG4 suele ser asintomática e insidiosa; así que se recomienda una observación cuidadosa en este caso. En contraste, los pacientes asintomáticos por su afectación orgánica a menudo se benefician con el tratamiento. Asimismo, cuando hay afectación de órganos vitales, se necesita un tratamiento agresivo, porque la enfermedad puede llevar a disfunción e insuficiencia orgánicas graves.
- La mayoría de los pacientes responde a los glucocorticoides, y éstos suelen ser el agente de primera línea para inducir la remisión, usualmente a una dosis de ≥ 0.6 mg/kg/día.[10] Con frecuencia se aprecia una respuesta varias semanas después, y es razonable iniciar la disminución gradual una vez establecida una respuesta significativa. Sin embargo, los expertos están en desacuerdo con respecto a utilizar terapia combinada (glucocorticoides y un agente inmunosupresor ahorrador de esteroides) al comienzo del tratamiento, además de que muchos pacientes experimentan repuntes de la enfermedad durante o antes de la reducción de esteroides.
- Un número creciente de reportes apoya la eficacia de la depleción de células B con rituximab (1 g vía intravenosa [IV] cada 15 días, para un total de dos dosis). Se ha demostrado su efectividad como tratamiento de inducción y mantenimiento, así como en pacientes con enfermedad resistente a glucocorticoides y otros medicamentos.[21]
- XmAb5871 es un nuevo fármaco anti-CD19 que está siendo investigado para la enfermedad relacionada con IgG4.[22]
- Existe un reporte de un caso de tratamiento exitoso con abatacept.[23]
- Azatioprina, mofetil micofenolato y metotrexato se han usado también, pero se requiere una evaluación rigurosa de estos tratamientos.[10]

VIGILANCIA

- La concentración sérica de IgG4 suele disminuir después del tratamiento con glucocorticoides. La depleción de células B también suele causar una reducción rápida y dirigida de las concentraciones séricas de IgG4 en comparación con otras subclases.
- No está clara la utilidad de la TEP en el monitoreo de la actividad de la enfermedad y la respuesta al tratamiento.
- En pacientes con nefritis tubulointersticial secundaria a enfermedad relacionada con IgG4, puede ser útil hacer un seguimiento de los niveles del complemento para medir la respuesta al tratamiento.

PRONÓSTICO

- La historia natural y el pronóstico de la enfermedad relacionada con IgG4 no están bien definidos. Quizá ocurra una mejoría espontánea, pero la enfermedad a menudo recurre sin tratamiento. En ocasiones surge disfunción orgánica significativa a partir de cambios fibróticos e inflamatorios progresivos y no controlados en los tejidos afectados.
- Los pacientes con cambios fibróticos avanzados quizá no tengan una buena respuesta al tratamiento.
- El posible aumento en el riesgo de malignidades asociadas con la enfermedad relacionada con IgG4 es un motivo de controversia y requiere de más estudios.

REFERENCIAS

1. Kamisawa T, Funata N, Hayashi Y, et al. A new clinicopathological entity of IgG4-related autoimmune disease. *J Gastroenterol.* 2003;38:982-984.
2. Stone JH, Zen Y, Deshpande V. IgG4-related disease. *N Engl J Med.* 2012;366:539-551.
3. Kanno A, Masamune A, Okazaki K, et al. Nationwide epidemiological survey of autoimmune pancreatitis in Japan in 2011. *Pancreas.* 2015;44:535-539.
4. Raissian Y, Nasr SH, Larsen CP, et al. Diagnosis of IgG4-related tubulointerstitial nephritis. *J Am Soc Nephrol.* 2011;22:1343-1352.
5. Zen Y, Onodera M, Inoue D, et al. Retroperitoneal fibrosis: a clinicopathologic study with respect to immunoglobulin G4. *Am J Surg Pathol.* 2009;33:1833-1839.
6. Zen Y, Nakanuma Y. IgG4-related disease: a cross-sectional study of 114 cases. *Am J Surg Pathol.* 2010;34:1812-1819.
7. Strehl JD, Hartmann A, Agaimy A. Numerous IgG4-positive plasma cells are ubiquitous in diverse localized non-specific chronic inflammatory conditions and need to be distinguished from IgG4-related systemic disorders. *J Clin Pathol.* 2011;64:237-243.
8. Mattoo H, Mahajan VS, Maehara T, et al. Clonal expansion of CD4(+) cytotoxic T lymphocytes in patients with IgG4-related disease. *J Allergy Clin Immunol.* 2016;138:825-838.
9. Perugino CA, Mattoo H, Mahajan VS, et al. Emerging treatment models in rheumatology: IgG4-related disease: insights into human immunology and targeted therapies. *Arthritis Rheumatol.* 2017;69(9):1722-1732.
10. Kamisawa T, Zen Y, Pillai S, et al. IgG4-related disease. *Lancet.* 2015;385:1460-1471.
11. Hamano H, Arakura N, Muraki T, et al. Prevalence and distribution of extrapancreatic lesions complicating autoimmune pancreatitis. *J Gastroenterol.* 2006;41:1197-1205.
12. Geyer JT, Deshpande V. IgG4-associated sialadenitis. *Curr Opin Rheumatol.* 2011;23:95-101.
13. Stone JR. Aortitis, periaortitis, and retroperitoneal fibrosis, as manifestations of IgG4-related systemic disease. *Curr Opin Rheumatol.* 2011;23:88-94.
14. Wallace ZS, Deshpande V, Stone JH. Ophthalmic manifestations of IgG4-related disease: single-center experience and literature review. *Semin Arthritis Rheum.* 2013;43:806-817.
15. Saeki T, Nishi S, Imai N, et al. Clinicopathological characteristics of patients with IgG4-related tubulointerstitial nephritis. *Kidney Int.* 2010;78:1016-1023.
16. Dahlgren M, Khosroshahi A, Nielsen GP, et al. Riedel's thyroiditis and multifocal fibrosclerosis are part of the IgG4-related systemic disease spectrum. *Arthritis Care Res (Hoboken).* 2010;62:1312-1318.
17. Deshpande V, Huck A, Ooi E, et al. Fibrosing variant of Hashimoto thyroiditis is an IgG4-related disease. *J Clin Pathol.* 2012;65:725-728.

18. Wallace ZS, Carruthers MN, Khosroshahi A, et al. IgG4-related disease and hypertrophic pachymeningitis. *Medicine (Baltimore)*. 2013;92:206-216.

19. Inoue D, Zen Y, Gabata T, et al. Immunoglobulin G4-related lung disease: CT findings and pathologic correlations. *Radiology*. 2009;251:260-270.

20. Wallace ZS, Mattoo H, Carruthers M, et al. Plasmablasts as a biomarker for IgG4-related disease, independent of serum IgG4 concentrations. *Ann Rheum Dis*. 2015;74:190-195.

21. Carruthers MN, Topazian MD, Khosroshahi A, et al. Rituximab for IgG4-related disease: a prospective, open-label trial. *Ann Rheum Dis*. 2015;74:1171-1177.

22. Stone JH, Wallace ZS, Perugino CA, et al. A trial of XmAbVR 5871, a reversible inhibitor of CD191 cells, in IgG4-related disease [abstract]. *Arthritis Rheumatol*. 2016;68 Suppl 10. http://acrabstracts.org/abstract/a-trial-of-xmab5871-a-reversible-inhibitor-of-cd19-cellsin-igg4-related-disease/.

23. Yamamoto M, Takahashi H, Takano K, et al. Efficacy of abatacept for IgG4-related disease over 8 months. *Ann Rheum Dis*. 2016;75:1576-1578.

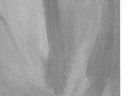

Síndrome antifosfolípido 44

Iris Lee y Deepali Sen

PRINCIPIOS GENERALES

Definición

El síndrome antifosfolípido (SAF) es un **trastorno de hipercoagulación** que se manifiesta por trombosis recurrentes arteriales y venosas y resultados adversos en el embarazo y que se asocia con anticuerpos antifosfolípidos (aFL).

Clasificación

- El SAF puede ocurrir como un trastorno autoinmune primario o en asociación con otra enfermedad sistémica (p. ej., lupus eritematoso sistémico [LES]).
- El **SAF catastrófico** es una variante del SAF que se caracteriza por presentar microangiopatía trombótica generalizada que causa la falla de múltiples órganos y una elevada tasa de mortalidad.

Epidemiología

- Aunque los aFL se presentan en 1%-5% de la población general, se cree que la prevalencia del SAF primario es de 40-50 casos por 100 000 individuos.[1]
- En pacientes con LES, de 10%-44% desarrollarán aFL y, de ellos, cerca de la mitad presentará SAF secundario. Entre los afectados por SAF, 37% cursa con LES.[2] El SAF catastrófico ocurre en menos de 1% de los pacientes con SAF.
- Los riesgos cardiovasculares como fumar y el uso de estrógenos aumentan el riesgo de trombosis en el SAF.
- Alrededor de 13% de las personas con accidente vascular cerebral, ~11% con infarto al miocardio y ~9.5% con trombosis de vena profunda, son positivas para anticuerpos aFL.[1]

Fisiopatología

- La fisiopatología del SAF no se conoce bien, aunque los aFL están implicados en el trastorno.
- En sí mismos, los aFL no son suficientes para incitar la trombosis, sino que requieren un desencadenante para inclinar el equilibrio homeostático hacia la trombosis (infección, inflamación, traumatismo, etc.): la hipótesis del doble golpe.
- En ocasiones hay asociaciones con HLA-DR4 y HLA-DRw53.
- Los aFL afectan la coagulación y la trombosis a través de varios mecanismos.[3-5]
  - o Estos anticuerpos pueden unirse a las plaquetas, activando la producción de tromboxano A2 y la expresión de la glucoproteína IIb/IIIa; a las células endoteliales y monocitos, lo cual aumenta la producción de factores tisulares, o a las células endoteliales, lo que causa un aumento del número de moléculas de adhesión. Estas interacciones favorecen la trombosis.
  - o Los aFL también activan el complemento, lo que puede iniciar una cascada inflamatoria que deriva en trombosis. La activación del complemento también se ha vinculado con la pérdida fetal en el SAF.
  - o Algunos autores proponen que la coagulación es el resultado de la alteración de proteínas que regulan la trombosis, como la proteína C, por acción de los aFL. Asimismo, los anticuerpos contra la β2-glucoproteína I (β2-gpI), un anticoagulante natural, puede inducir un estado protrombótico.[1,4]

- El mecanismo de complicaciones en el embarazo es diferente en la etapa temprana y la etapa tardía de éste. Se piensa que en el embarazo temprano los aFL tienen un efecto inhibidor directo en la proliferación de las células trofoblásticas. Las complicaciones tardías son causadas por una remodelación defectuosa de las arterias espirales, proliferación reducida e invasión de los trofoblastos extravellosos e inflamación en la interfaz materno-fetal.

Trastornos asociados

- El SAF secundario se ha asociado con diversos trastornos reumatológicos, más comúnmente con LES, pero también con síndrome de Sjögren, artritis reumatoide, esclerodermia y vasculitis sistémica.
- Los aFL en ausencia de SAF pueden ser inducidos por infecciones, neoplasias, exposición a medicamentos y otras enfermedades. Estos aFL por lo general son anticuerpos IgM en títulos bajos que casi siempre son transitorios y rara vez se asocian con trombosis.

DIAGNÓSTICO

- Debe sospecharse SAF en pacientes que se presentan con **tromboembolismo venoso o arterial** (trombosis venosa profunda o embolia pulmonar, accidente vascular cerebral, infarto de miocardio, etc.) o **complicaciones del embarazo** (aborto espontáneo, preeclampsia o insuficiencia placentaria).
- Considere el SAF cuando un paciente presente trombosis inexplicables o recurrentes o accidentes trombóticos en **sitios poco frecuentes** (como las venas suprarrenales), cuando la trombosis ocurre en **pacientes jóvenes** y cuando ocurren pérdidas recurrentes del embarazo en el **segundo y tercer trimestres**.

Cuadro clínico

- El cuadro clínico del SAF varía según sea el vaso sanguíneo afectado. Es típico que los pacientes se presenten con uno de estos tres problemas:
  - o Trombosis venosa.
  - o Trombosis arterial.
  - o Pérdida del embarazo.
- Otras manifestaciones incluyen el *livedo reticularis* (20%), trombocitopenia (22%) y ataque isquémico transitorio/ictus (13%), pero muchos órganos resultan afectados (tabla 44-1).
- El **SAF catastrófico definitivo** se presenta con (1) **afectación de más de tres órganos** (2) **en una semana** como resultado de la oclusión de múltiples vasos; (3) la histopatología confirma oclusión de pequeños vasos en al menos un órgano o tejido; y (4) las pruebas de laboratorio muestran presencia de aFL. La tasa de mortalidad es alta (30%-50%).

Criterios diagnósticos

- La actualización del International Consensus Statement sobre los criterios para SAF, señala que el diagnóstico debe considerarse cuando se cumplen por lo menos un criterio clínico y uno de laboratorio (tabla 44-2).[6]
- Los criterios clínicos incluyen trombosis vascular y morbilidad en el embarazo, y los criterios de laboratorio incluyen la presencia de anticuerpos anticardiolipina (aCL) y anti-β-2gpI, o el anticoagulante lúpico (ACL).

Diagnóstico diferencial

- Deben considerarse los diagnósticos de **otras afecciones protrombóticas**: deficiencia de proteína C o S, deficiencia de antitrombina III, mutación del factor V de Leiden, disfibrinogenemias, hiperhomocisteinuria, cáncer, púrpura trombótica trombocitopénica, trombocitopenia inducida por heparina, síndrome nefrótico, diabetes grave, hemoglobinuria paroxística nocturna, embarazo, tabaquismo, terapia estrogénica e inmovilidad.

TABLA 44-1	MANIFESTACIONES CLÍNICAS DEL SÍNDROME ANTIFOSFOLÍPIDO

Cardiovasculares: infarto de miocardio, angina, lesiones valvulares ateroscleróticas prematuras, endocarditis seudoinfecciosa, trombosis intracardiaca

Dermatológicas: *livedo reticularis,* hemorragias en astilla, infartos cutáneos, úlceras en las piernas, tromboflebitis superficial, síndrome del dedo azul (en el pie), fenómeno de Raynaud, púrpura necrosante

Endocrinas: insuficiencia suprarrenal

Gastrointestinales: infarto hepático, síndrome de Budd-Chiari

Hematológicas: trombocitopenia, leucopenia, anemia hemolítica, prueba de Coomb positiva

Musculoesqueléticas: trombosis venosa profunda, necrosis avascular

Neurológicas: accidente vascular cerebral, ataque isquémico transitorio, migraña, corea, demencia multiinfarto, seudotumor cerebral, neuropatía periférica, miastenia *gravis,* convulsiones, mielopatía transversa

Obstétricas: eclampsia/preeclampsia; pérdida del feto: retraso en el crecimiento intrauterino, hemólisis, síndrome de elevación de enzimas hepáticas y recuento bajo de plaquetas (HELLP); oligohidramnios; corea gravídica; síndrome posparto

Pulmonares: embolia pulmonar, hipertensión pulmonar no tromboembólica

Renales: trombosis renal venosa/arterial, hipertensión, trombosis glomerular, insuficiencia renal

- Los aFL también pueden encontrarse en la población general, en aquellos que presentan trastornos linfoproliferativos, infecciones virales (p. ej., virus de inmunodeficiencia humana [HIV]) o cáncer. Es posible que estos individuos no necesariamente tengan SAF.

Pruebas diagnósticas

- Hay disponibles tres tipos de pruebas para detectar los aFL:
  - o La prueba para **ACL** es un término equivocado; se caracteriza por la prolongación *in vitro* de la coagulación, pero confiere un estado de hipercoagulación *in vivo*. No es un estudio específico, sino un fenómeno de laboratorio que puede encontrarse en condiciones diferentes a las del LES (véase el capítulo 5). Las pruebas para ACL incluyen el **tiempo del veneno de víbora diluido de Russell, el tiempo parcial de tromboplastina activada (TPTa), el tiempo de coagulación con caolín y la inhibición de tromboplastina**; ninguna tiene una sensibilidad > 70% para detectar todos los anticuerpos ACL. Mezclar plasma normal con bajo nivel de plaquetas con el plasma del paciente no corregirá el TPTa prolongado asociado con los ACL, pero la adición de un exceso de fosfolípidos sí lo hará.
  - o Los anticuerpos **aCL y anti-β-2gpI** se registran por ensayo por inmunoabsorción ligado a enzimas (ELISA) y se comunican por isotipos (IgG, IgA, IgM) y títulos. Los anticuerpos IgG e IgM son clínicamente significativos en títulos elevados (> percentil 99) y tienen alta especificidad para el diagnóstico del SAF.
- Los criterios de diagnóstico requieren la presencia de LAC o de un título medio a elevado de anticuerpos ACL o anticuerpos anti-β-2gpI en alta concentración para estar presente en por lo menos dos ocasiones, espaciadas al menos 12 meses.
- aFL pueden causar **serología falsa positiva de sífilis**.
- Aunque es posible encontrar aFL en personas sanas, un **triple positivo** para estos anticuerpos se asocia con trombosis de nueva aparición o recurrente.
- Otras pruebas de laboratorio a considerar en la evaluación del paciente incluyen el hemograma completo y la química sanguínea, para evaluar la función renal y hepática. Los estudios radiológicos (tomografía computarizada/resonancia magnética) son útiles para evaluar el trastorno y guiar la terapia.

TABLA 44-2	CRITERIOS DE CLASIFICACIÓN REVISADOS PARA EL DIAGNÓSTICO DEL SÍNDROME ANTIFOSFOLÍPIDO

Se considera que está presente el síndrome antifosfolípidos definido si se cumplen por lo menos uno de los criterios clínicos y uno de los criterios de laboratorio[a]

Criterios clínicos

- **Trombosis vascular:** ≥ 1 episodios clínicos de trombosis venosa, arterial o de vasos pequeños (con la excepción de la trombosis venosa superficial) en cualquier tejido u órganos, lo cual debe confirmarse por imagenología o por histopatología. Para la confirmación histopatológica, la trombosis debe estar presente sin evidencia significativa de inflamación en la pared del vaso

Morbilidad en el embarazo

- ≥ 1 muertes inexplicables de fetos morfológicamente normales en o después de la semana 10 de gestación, con morfología fetal normal documentada por ecografía o por exploración directa del feto, o
- ≥ 1 nacimientos prematuros de un neonato morfológicamente normal en o antes de la semana 34 de gestación debido a preeclampsia o eclampsia grave o insuficiencia placentaria grave, o
- ≥ 3 abortos espontáneos consecutivos inexplicables antes de la semana 10 de gestación, con exclusión de alteraciones maternas anatómicas u hormonales o causas cromosómicas maternas o paternas

Criterios de laboratorio

- **Anticoagulante lúpico** presente en plasma en ≥ 2 ocasiones espaciadas por lo menos 12 semanas, detectadas de acuerdo con las directrices de la International Society on Thrombosis and Haemostasis
- **Anticuerpo anticardiolipina** (IgG o IgM, o ambos) en sangre, presente en títulos medios o altos, en ≥ 2 ocasiones, espaciadas al menos 12 semanas, medidas por ELISA
- **Anticuerpo anti-β2 glucoproteína** (IgG o IgM, o ambos) en sangre, presentes en un título > percentil 99, en ≥ 2 ocasiones, espaciadas por lo menos 12 semanas, medidas por una prueba estandarizada de ELISA

---

[a] La clasificación del SAF debe evitarse si la prueba de aFL positiva y la manifestación clínica están separadas menos de 12 semanas o más de 5 meses.

Adaptada de Miyakis S, Lockshin MD. Atsumi T, et al. International Consensus statement on an update of the classification criteria for definite antiphospholipid syndrome (APS). *J Thromb and Haemost.* 2006;4;295-306.

TRATAMIENTO

La prevención de la trombosis es un objetivo primordial de la terapia en pacientes con anticuerpos aFL. La terapia se divide en dos marcos clínicos: la profilaxis primaria (portadores de aFL sin trombosis previa) y la profilaxis secundaria (pacientes con SAF que ya han tenido un episodio trombótico).

Medicamentos

- **Profilaxis primaria**
  - La profilaxis primaria puede considerarse en individuos puramente asintomáticos (a los que se les hacen pruebas por razones poco claras), los pacientes con LES o las mujeres con SAF obstétrico.

o Se recomienda a los pacientes sanos con títulos elevados de aFL pero sin manifestaciones de trombosis que tomen ácido acetilsalicílico a dosis bajas (ADB) como profilaxis con base en los factores de riesgo cardiaco y el riesgo de trombosis (es decir, inmovilidad). Es importante modificar el estilo de vida, como se verá más adelante.

o Las directrices actuales de la European League Against Rheumatism (EULAR) recomiendan ADB en pacientes con LES y aFL porque tiene un efecto protector en esta población.[7,8]

o Con base en los datos de modelos animales y en la evidencia indirecta de estudios en humanos, se ha observado que la hidroxicloroquina protege contra trombosis futuras en LES; se requieren más estudios para determinar si debe recomendarse para pacientes sanos con aFL.

• **Profilaxis secundaria**

o En pacientes con accidentes trombóticos documentados se recomienda la anticoagulación intensiva a largo plazo sobre la base del tipo de episodio trombótico de que se trate.

o **Trombosis venosa.** El tratamiento de elección para pacientes que se presentan con un primer episodio de trombosis venosa es **heparina (sin fraccionar o de bajo peso molecular [HBPM]) seguida por warfarina**, con el objetivo de mantener la relación normalizada internacional (INR) en 2,5 (intervalo de 2.0 a 3.0).[2,3]

■ Se desconoce la duración óptima de la anticoagulación para la prevención de la trombosis recurrente, pero el riesgo de recurrencia parece ser más alto en el periodo de seis meses después de suspender los fármacos anticoagulantes. Hasta ahora, el **consenso general es tratar indefinidamente con anticoagulantes.**[3] Sin embargo, si la trombosis fue claramente provocada, cabe discutir con el paciente los riesgos y beneficios de suspenderlos después de 3 a 6 meses.

■ Se ha informado que la tasa de la **trombosis venosa recurrente** es de 3% a 24% al año. Si la trombosis recurrente ocurre a pesar de administrar la anticoagulación adecuada, se recomienda una anticoagulación de mayor intensidad (intervalo INR de 3.0 a 4.0), o cambiar a HBPM. Algunos expertos recomiendan agregar bajas dosis de ácido acetilsalicílico, hidroxicloroquina o estatina.[10]

■ **Los anticoagulantes orales directos no son el estándar de cuidado actual**; sin embargo, hay estudios en proceso. Además de su afecto anticoagulante, parecen disminuir la activación del complemento.

o **Trombosis arterial.** Casi siempre afecta la circulación cerebral (p. ej., ataque isquémico transitorio, accidente vascular cerebral) y con menor frecuencia causan infarto de miocardio u otra trombosis arterial. La evidencia para el tratamiento de estos grupos es polémica y carece de ensayos prospectivos aleatorios controlados. La terapia actual incluye warfarina en dosis moderadas (objetivo de INR de 2.0 a 3.0) ADB o altas (objetivo de INR de 3.0 a 4.0).[1,3] El ADB puede ser apropiado en pacientes mayores con bajas titulaciones de aFL.

o Prevención de **morbilidad en el embarazo.** El tratamiento óptimo de las mujeres embarazadas con aFL y pérdida fetal recurrente sin trombosis es polémico. El tratamiento depende de las manifestaciones clínicas de SAF obstétrico e incluyen ADB con o sin heparina.[9]

■ **ADB** debe iniciarse cuando se intente la concepción.

■ Se puede administrar **heparina no fraccionada (HNF) o HBPM** como dosis profilácticas (si no hay historia previa de trombosis) o terapéuticas.

■ **Todas las mujeres deben recibir profilaxis HBPM postparto** por 1 a 6 semanas después del alumbramiento, con transición a warfarina en aquellas que cursan con SAF trombótico.

■ Históricamente, las pacientes embarazadas se trataban con prednisona, pero debido a efectos secundarios significativos de hiperglucemia, preeclampsia, diabetes e infección, lo mismo que a la ausencia de beneficios convincentes, este agente ya no se recomienda.

o **SAF catastrófico.** Requiere de un diagnóstico y tratamiento tempranos. La terapia de combinación incluye lo siguiente:[10,11]

■ Tratamiento de los factores precipitantes (p. ej., infección, exacerbación subyacente de LES, etc.).

■ Anticoagulación eficaz con **heparina intravenosa** (IV) seguida de anticoagulación oral.

- **Esteroides en dosis elevadas** (metilprednisolona, 500-1 000 mg IV diarios) durante 3 días o más seguidos de terapia oral o parenteral con 1 mg/kg de equivalentes de prednisona.
- **Intercambio de plasma** y/o **inmunoglobulina IV** (400 mg/kg de peso corporal diariamente durante 4 a 5 días). Es preciso señalar que se ha informado de la aparición de trombosis con el uso de inmunoglobulina IV, así que debe administrarse con precaución, en especial cuando se aplique rápidamente o cuando sea necesario interrumpir la coagulación.
- Si los tratamientos anteriores no son eficaces, se ha informado de terapias alternativas para SAF catastrófico con éxito, entre ellas: ciclofosfamida (en pacientes con LES, no con SAF primario) y rituximab (en pacientes con trombocitopenia o anemia hemolítica autoinmune) y eculizumab.

Modificación del estilo de vida/riesgo

Es importante que ocurran modificaciones en el estilo de vida tanto de pacientes con SAF como en aquellos con aFL asintomático. Esto incluye **suspender el tabaquismo, evitar los estrógenos complementarios y controlar la hipertensión y la diabetes**.

REFERENCIAS

1. Schreiber K, Sciascia S, de Groot PG, et al. Antiphospholipid syndrome. *Nat Rev Dis Primers.* 2018. 4:1-19.
2. Cohen D, Berger SP, Steup-Beekman GM, et al. Diagnosis and management of the antiphospholipid syndrome. *BMJ.* 2010;340:1125-1132.
3. Ruiz-Irastorza G, Crowther M, Branch W, et al. Antiphospholipid syndrome. *Lancet.* 2010;376:1498-1509.
4. Matsuura E, Shen L, Matsunami Y, et al. Pathophysiology of B2-glycoprotein I in antiphospholipid syndrome. *Lupus.* 2010;19:379-384.
5. Chen PP, Giles I. Antibodies to serine proteases in the antiphospholipid syndrome. *Curr Rheumatol Rep.* 2010;12:45-52.
6. Miyakis S, Lockshin MD, Atsumi T, et al. International consensus statement on an update of the classification criteria for definite antiphospholipid syndrome (APS). *J Thromb Haemost.* 2006;4:295-306.
7. Hereng T, Lambert M, Hachulla E, et al. Influence of aspirin on the clinical outcomes of 103 anti-phospholipid antibodies-positive patients. *Lupus.* 2008;17:11-15.
8. Erkan D, Harrison MJ, Levy R, et al. Aspirin for primary thrombosis prevention in the antiphospholipid syndrome: a randomized double-blind, placebo-controlled trial in asymptomatic antiphospholipid antibody-positive individuals. *Arthritis Rheum.* 2007;56:2382-2391.
9. Schreiber K, Hunt BJ. Pregnancy and antiphospholipid syndrome. *Semin Thromb Hemost.* 2016;42(7):780-788.
10. Cervera R. Update on the diagnosis, treatment, and prognosis of the catastrophic antiphospholipid syndrome. *Curr Rheumatol Rep.* 2010;12:70-76.
11. Kazzaz NM, McCune WJ, Knight JS. Treatment of catastrophic antiphospholipid syndrome. *Curr Opin Rheumatol.* 2016;28(3):218-227.

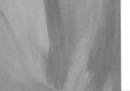

Tromboangeítis obliterante

45

Roseanne F. Zhao y Jonathan J. Miner

PRINCIPIOS GENERALES

- La **tromboangeítis obliterante** (TAO), o **enfermedad de Buerger**, es una enfermedad crónica, recurrente, inflamatoria y oclusiva de los vasos pequeños y medianos en las extremidades superiores e inferiores, **asociado con el consumo de tabaco.**
- Fue descrita por primera vez por Hans von Winiwarter[1] en 1879 y después descrita histológicamente por Leo Buerger[2] en 1908.
- Se caracteriza por presentar una **estenosis segmentaria, no ateroesclerótica y trombótica de los vasos**, y **oclusión con isquemia y necrosis o tromboflebitis subsiguientes en las extremidades.**

EPIDEMIOLOGÍA

- La TAO tiende a afectar a **hombres fumadores menores de 40 años.**
- La incidencia en las mujeres (que antes se pensaba era de < 2%) se ha incrementado de 11% a 30%.[3,4]
- Es difícil determinar su prevalencia con exactitud debido a que no existen criterios diagnósticos universales.
- Se ha observado con mayor frecuencia en **países de asiáticos y del Oriente Medio**, incluyendo Israel, Nepal, India y Japón.
- La prevalencia de TAO en Estados Unidos ha disminuido debido en parte a una reducción en el consumo de cigarrillos.[5] Las tasas documentadas en la Clínica Mayo disminuyeron de 104 casos por 100 000 en 1947 a aproximadamente 12.6 casos por 100 000 en 1986.
- La TAO constituye una alta proporción de enfermedad arterial periférica (EAP) en países donde la aterosclerosis es menos común.[6]
- La prevalencia de EAP es tan baja como 0.5%-5.6% en Europa Occidental y en Estados Unidos.
  - Es de aproximadamente 16% a 66% en Japón y Corea, y de 45% a 63% en la India.
  - La prevalencia más elevada es en judíos de descendencia asquenazi, que representan 80% de todos los casos de EAP.
- Observaciones recientes arrojan una sospecha en el arsénico, lo que sugiere una correlación más estrecha entre la prevalencia de la enfermedad y el riesgo de envenenamiento por arsénico.[7]

FISIOPATOLOGÍA

- No se conoce la etiología exacta de la TAO, pero está fuertemente relacionada con el uso del tabaco. Se aprecia una exacerbación de la enfermedad en pacientes que reanudan el uso, incluso años después.
- La histopatología revela **trombos inflamatorios celulares que ocluyen la luz del vaso sin afectar al principio su pared.** Esto es distinto a otras enfermedades vasculares que muestran cambios inflamatorios que comienzan en la adventicia de la pared vascular y progresan hacia adentro en dirección a la luz. Desde el punto de vista patológico, la TAO puede dividirse en tres fases:
  - **Aguda.** Aparecen trombos inflamatorios altamente celulares oclusivos con tejido de granulación fibrovascular en las arterias o venas distales de las extremidades, compuestos de leucocitos polimorfonucleares, microabscesos y células gigantes multinucleadas. La lámina elástica interna está intacta, pero puede ser infiltrada por macrófagos, linfocitos T y algunas células B.[8] La media es estructuralmente normal. Se encuentran células dendríticas en la íntima, junto con la media y la adventicia, aunque en un menor grado.

○ **Subaguda.** Se produce organización progresiva del trombo con preservación relativa de la pared vascular.

○ **Crónica.** Los trombos organizados y la fibrosis vascular son ahora prominentes, sin infiltrado inflamatorio. En esta etapa, la histopatología es inespecífica y asemeja otros tipos de enfermedad vascular oclusiva.

- El proceso de la enfermedad inflamatoria no se comprende bien.[9,10]
- La nicotina y otros componentes del tabaco (incluyendo carcinógenos conocidos y toxinas como el arsénico) alteran la inmunidad innata y adaptativa, y pueden causar toxicidad directa al endotelio.
- Los pacientes con TAO poseen una mayor inmunidad celular y humoral a colágenos tipo I y tipo III (constituyentes de los vasos sanguíneos), así como colágeno tipo IV, elastina y laminina.[11,12]
- Los autoanticuerpos contra las células endoteliales, el colágeno y la elastina,[13,14] pueden formar complejos inmunes, complemento fijo y depósitos en los vasos.[15]
- La lesión y activación endoteliales promueven el reclutamiento de células inflamatorias. Algunos autores consideran que la disfunción vascular, incluyendo la vasodilatación dependiente del endotelio defectuosa,[16] es un factor inicial en la patogénesis.
- Hay un aumento en la producción de diversas citocinas proinflamatorias.[10,17,18]
- Los factores protrombóticos, como la mutación genética de la protrombina G20210A y los anticuerpos anticardiolipina, están asociados con un incremento del riesgo en el establecimiento de un desencadenante inflamatorio, como el consumo de tabaco.[19]

Factores de riesgo

- **Tabaquismo**, en especial en grandes fumadores (> 1.5 cajetillas al día) y aquellos que consumen tabaco crudo.
- También se aprecia en pacientes que consumen tabaco sin humo, rapé, puros, marihuana o cocaína.
- Posible envenenamiento por arsénico.

Prevención

La abstinencia del consumo de tabaco es la única medida preventiva conocida.

DIAGNÓSTICO

- El **diagnóstico definitivo se establece por biopsia** de la extremidad afectada que revele la patología consistente con una lesión en fase aguda en el vaso dentro del medio clínico apropiado.
- Deben descartarse otras causas de isquemia distal en las extremidades.

Criterios diagnósticos

- El American College of Rheumatology no tiene criterios diagnósticos ni de clasificación para la TAO. No obstante, diversos autores, incluyendo a Shionoya, Papa y colaboradores, Mills y Porter, y Olin y colaboradores, han sugerido criterios, y la mayoría propone una combinación de determinantes clínicos, angiográficos e histopatológicos, así como factores de exclusión.
- Los criterios de Olin y colaboradores, de uso común, se muestran en la tabla 45-1.[6]

Cuadro clínico

- Se observa típicamente en **hombres fumadores** de menos de 40 años de edad.
- La isquemia por lo general comienza en la parte distal de los dedos en manos y pies y progresa de manera proximal.
- Son comunes las **manifestaciones y síntomas de isquemia** (p. ej., claudicación o ulceraciones). Las ulceraciones son el síntoma inicial más común, porque la TAO tiene la tendencia a afectar primero las arterias pequeñas.
- El **dolor durante el reposo** y las **deficiencias sensoriales** son muy comunes y por lo general son secundarias a la neuritis isquémica.
- La **tromboflebitis migratoria superficial** y el **fenómeno de Raynaud** están presentes en cerca de 40% de los pacientes.[6]

TABLA 45-1 CRITERIOS PARA LA TROMBOANGEÍTIS OBLITERANTE

Edad de inicio < 45 años

- Consumo actual o reciente de tabaco
- Isquemia distal en las extremidades manifestada como claudicación, dolor en reposo, ulceración o gangrena, además de pruebas vasculares no invasivas consistentes
- Resultados angiográficos consistentes
- Exclusión de las fuentes proximales de trombos (por ecocardiografía y arteriografía)
- Exclusión de enfermedades autoinmunes, estados de hipercoagulación, diabetes mellitus

Adaptada de Olin JW. Thromboangiitis obliterans (Buerger's disease). *N Engl J Med.* 2000; 343:864-869.

- Están presentes signos de enfermedad vascular periférica (poiquilotermia, palidez, ausencia de pulso y parestesia) en las extremidades tanto afectadas, como en las no afectadas.
- La TAO rara vez afecta las arterias cerebrales, coronarias, mesentéricas, pulmonares, iliacas o renales, o a la aorta. No obstante, si estas arterias resultan involucradas, quizá se observen síntomas isquémicos en el órgano afectado.

Historia clínica

- Dolor, ulceración o cambios de color en los dedos debido a la obstrucción de vasos sanguíneos que con el tiempo producen necrosis tisular son las quejas de presentación en una tercera parte de los pacientes.
- Claudicación de las extremidades superiores o inferiores con el ejercicio.
- Quizá ocurra tromboflebitis superficial antes de la isquemia digital.
- Síntomas y cambios de color consistentes con el fenómeno de Raynaud.
- En ocasiones hay dolores articulares inespecíficos y episódicos en las extremidades durante meses o años antes de la fase oclusiva de la enfermedad. Las articulaciones afectadas más a menudo son las muñecas y las rodillas.

Exploración física

- Ulceraciones y necrosis digitales, por lo general bilaterales.
- Claudicación con el ejercicio en la extremidad en cuestión.
- Fenómeno de Raynaud.
- Tromboflebitis superficial.
- Prueba de Allen alterada (se usa para evaluar la perfusión radial y cubital de la mano).[6]

Diagnóstico diferencial

- Enfermedad trombótica o embólica (colesterol, mixoma auricular, etc.).
- Enfermedad vascular periférica.
- Perniosis.
- Estados de hipercoagulabilidad y síndrome de hiperviscosidad (enfermedades mioproliferativas).
- Enfermedad de Raynaud.
- Esclerodermia o síndrome CREST.
- Vasculitis de vasos pequeños.
- Lupus eritematoso sistémico.
- Enfermedad mixta del tejido conectivo.
- Traumatismo.
- Infección.

Pruebas diagnósticas

No hay pruebas definitivas de laboratorio o radiográficas para diagnosticar la TAO; sin embargo, deben descartarse enfermedades semejantes.

Pruebas de laboratorio

- Prueba para vasculitis sistémica u otros trastornos autoinmunes asociados con vasculitis. Considere determinar anticuerpos antinucleares, panel de antígenos extraíbles del núcleo, anticuerpos citoplásmicos antineutrófilos, factor reumatoide, anticuerpos antiproteína citrulinada cíclica, niveles de complemento, anticuerpos Scl-70 y anticuerpos antifosfolípido. Las serologías autoinmunes deben ser negativas. No obstante, algunos pacientes con TAO tienen una evaluación positiva de título bajo de antifosfolípidos.
- Evaluar posibles estados de hipercoagulación.
- A diferencia de otras vasculitis, la TAO no tiene signos en el laboratorio de inflamación sistémica (es decir, elevada velocidad de sedimentación globular y proteína C reactiva, trombocitosis o de anemia normocítica normocrómica).
- Asegúrese de que los pacientes sean examinados para diabetes mellitus.

Imagenología

- Arteriografía
  - Realice angiografía **de las cuatro extremidades**, incluso si no hay evidencia clínica de enfermedad oclusiva.
  - El arteriograma debe revelar arterias proximales normales con **enfermedad segmentaria oclusiva distal de los vasos pequeños y medianos** (esto es, de arterias en palmas, plantas, tibia, peroné, radio, cúbito o dedos) con enfermedad distal grave y colateralización alrededor de la oclusión (colaterales en "sacacorchos").
  - Estos resultados no son patognomónicos, ya que se observan en los estados de hipercoagulación, las enfermedades autoinmunes y las vasculitis.
- Realice ecocardiografía transtorácica con seguimiento mediante ecocardiografía transesofágica si existe sospecha de trombo intracardiaco.

COMPLICACIONES

- Gangrena que puede volverse progresiva, en especial si el paciente continúa con el consumo de tabaco.
- Infección de tejido necrótico.
- Amputación en cerca de 25% a 5 años y más de 50% en pacientes que siguen fumando.
- Rara implicación de las arterias esplénica, renal, mesentérica y coronaria.

TRATAMIENTO

- **El cese absoluto del consumo de tabaco y evitar los productos de reemplazo de nicotina** son cruciales para el tratamiento de la TAO.
- No es concluyente, pero es poco probable, que en fumadores pasivos se presente la exacerbación o progresión de la enfermedad.
- Con la suspensión completa del tabaquismo, a menudo los pacientes evitan en gran medida la amputación, aunque todavía llegan a presentar claudicación o fenómeno de Raynaud.
- La terapia por reemplazo de nicotina también puede perpetuar la actividad de la enfermedad.[6]
- Muchos medicamentos están bajo investigación para tratamiento, pero no se ha comprobado que alguno sea tan benéfico como dejar de fumar.
- Se han intentado distintos tratamientos médicos y quirúrgicos, con diversos grados de éxito, en pacientes con isquemia crítica de una extremidad.[20] Ninguno ha mostrado una eficacia particular para prevenir la amputación mayor.

Medicamentos

- **Auxiliares para dejar de fumar**
  - No use terapia de reemplazo de nicotina, ya que esto puede desencadenar la actividad de la enfermedad.

- o Considere algunos medicamentos aprobados por la FDA que no contengan nicotina, como **bupropión** o **vareniclina**.
- **Cuidado del pie.** Debe mantenerse humectado, usar lana de cordero entre los dedos de los pies, evitar traumatismos. Ensayo de **cilostazol**, para las úlceras isquémicas.
- Los siguientes medicamentos son experimentales. La mayoría se han probado en las fases aguda y crónica de la enfermedad.
  - o No existe ningún estudio que apoye rotundamente el uso de ácido acetilsalicílico o anticoagulantes durante las fases aguda o crónica de la TAO.
  - o La terapia trombolítica puede ser eficaz en un número limitado de pacientes, pero aún está bajo investigación.
  - o **Análogos de prostaciclina (prostaglandina I2 [PGI2]).** El **iloprost** se considera el más efectivo y puede mejorar la cicatrización de las úlceras, reducir el dolor y la necesidad de amputación.[21,22] Estos resultados solo se han visto con la administración intravenosa, pero no con la oral. La continuación o reiniciación del tabaquismo puede anular por completo estos efectos potencialmente beneficiosos.
    - ■ **Bosentan.** El tratamiento con este antagonista del receptor de endotelina-1 dual oral puede dar como resultado mejoría clínica y angiográfica, incluso en fumadores o en aquellos con enfermedad refractaria a la cesación del consumo de tabaco.[23,24] Este tratamiento es prometedor, pero se requieren más estudios.
    - ■ Los **bloqueadores de los canales del calcio**, bloqueadores β y **sildenafilo** pueden ser beneficiosos pero no se han estudiado en ensayos clínicos y no hay evidencia definida sobre su eficacia.
- **Otras terapias no farmacológicas**
  - o Hay estimulantes epidurales de la médula espinal bajo investigación.
  - o **Terapia con células madre para la inducción de la angiogénesis.** Estudios de evaluación del efecto de la implantación de células mononucleadas de médula ósea autóloga muestran resultados prometedores a corto plazo. No obstante, se requieren más estudios, porque su eficacia, seguridad y complicaciones no están bien definidas.
  - o **Factores de crecimiento angiogénico.** Las inyecciones intramusculares de proteína recombinante del factor de crecimiento del endotelio vascular (VEGF)[27] y ADN plasmídico para la terapia génica[28] pueden disminuir el dolor isquémico y mejorar la curación de las úlceras. También se han informado resultados prometedores con inyecciones de terapia génica con factor de crecimiento de hepatocitos.[29] Actualmente, dichas terapias están sometidas a investigación adicional.
  - o La **inmunoadsorción** depura las inmunoglobulinas plasmáticas y los complejos inmunes, y está aprobada para el tratamiento de varias enfermedades autoinmunes. Los estudios preliminares sugieren una mejora significativa en las medidas fisiológicas y funcionales, así como en el dolor a los 6 meses.[30] Se requiere investigación adicional.

Tratamiento quirúrgico

- Los dedos isquémicos pueden requerir amputación.
- La **derivación arterial** por lo general no es una opción ni se recomienda por la naturaleza, en su mayor parte distal y oclusiva intermitente, de la enfermedad. No obstante, en otros países hay informes de éxito con la derivación quirúrgica sin transferencias de venas autólogas u omentales.
- La **simpatectomía** puede intentarse en pacientes con enfermedad resistente, pero los resultados son mixtos o polémicos.

DERIVACIÓN

Considere referir al paciente al cirujano vascular.

INSTRUCCIÓN AL PACIENTE

¡Instruya al paciente sobre la necesidad de dejar de fumar!

RESULTADO/PRONÓSTICO

* La resolución puede ocurrir con la suspensión del consumo de productos con tabaco; sin embargo, incluso si se resuelve la isquemia digital, en algunos pacientes persiste el fenómeno de Raynaud, la claudicación o el dolor en reposo.
* Si el paciente continúa fumando, hay una probabilidad mucho más alta de que requiera amputaciones mayores; 43% de los pacientes que siguieron fumando requirieron al menos una amputación, mientras que 94% de quienes dejaron de fumar antes de desarrollar gangrena evitaron las amputaciones.[6]

REFERENCIAS

1. von Winiwarter F. Ueber eine eigenthumliche Form von Endarteriitis und Endophlebitis mit Gangran des Fusses. *Arch Klin Chir.* 1879;23:202-226.
2. Buerger L. Thrombo-angiitis obliterans: a study of the vascular lesions leading to presenile spontaneous gangrene. *Am J Med Sci.* 1908;136:567-580.
3. Sasaki S, Sakuma M, Kunihara T, et al. Current trends in thromboangiitis obliterans (Buerger's disease) in women. *Am J Surg.* 1999;177:316-320.
4. Mills JL, Taylor LM Jr, Porter JM. Buerger's disease in the modern era. *Am J Surg.* 1987;154:123-129.
5. Lie, JT. The rise and fall and resurgence of thromboangiitis obliterans (Buerger's disease). *Acta Pathol Jpn.* 1989;39:153-158.
6. Olin JW. Thromboangiitis obliterans (Buerger's disease). *N Engl J Med.* 2000;343:864-869.
7. Noël B. Buerger disease or arsenic intoxication? *Arch Intern Med.* 2001;161:1016.
8. Kobayashi M, Ito M, Nakagawa A, et al. Immunohistochemical analysis of arterial wall cellular infiltration in Buerger's disease (endarteritis obliterans). *J Vasc Surg.* 1999;29:451-458.
9. Ketha SS, Cooper LT. The role of autoimmunity in thromboangiitis obliterans (Buerger's disease). *Ann N Y Acad Sci.* 2013;1285:15-25.
10. Sun XL, Law BY, de Seabra Rodrigues Dias IR, et al. Pathogenesis of thromboangiitis obliterans: Gene polymorphism and immunoregulation of human vascular endothelial cells. *Atherosclerosis.* 2017;265:258-265.
11. Adar R, Papa MZ, Halpern Z, et al. Cellular sensitivity to collagen in thromboangiitis obliterans. *N Engl J Med.* 1983;308:1113-1116.
12. Hada M, Sakihama T, Kamiya K, et al. Cellular and humoral immune responses to vascular components in thromboangiitis obliterans. *Angiology.* 1993;44:533-540.
13. Berlit P, Kessler C, Reuther R, et al. New aspects of thromboangiitis obliterans (von Winiwarter-Buerger's disease). *Eur Neurol.* 1984;23:394-399.
14. Eichhorn J, Sima D, Lindschau C, et al. Antiendothelial cell antibodies in thromboangiitis obliterans. *Am J Med Sci.* 1998;315:17-23.
15. Gulati SM, Madhra K, Thusoo TK, et al. Autoantibodies in thromboangiitis obliterans (Buerger's disease). *Angiology.* 1982;33:642-651.
16. Makita S, Nakamura M, Murakami H, et al. Impaired endothelium-dependent vasorelaxation in peripheral vasculature of patients with thromboangiitis obliterans (Buerger's disease). *Circulation.* 1996;94:II211-II215.
17. Slavov ES, Stanilova SA, Petkov DP, et al. Cytokine production in thromboangiitis obliterans patients: new evidence for an immune-mediated inflammatory disorder. *Clin Exp Rheumatol.* 2005;23:219-226.
18. Dellalibera-Joviliano R, Joviliano EE, Silva JS, et al. Activation of cytokines corroborate with development of inflammation and autoimmunity in thromboangiitis obliterans patients. *Clin Exp Immunol.* 2012;170:28-35.
19. Avcu F, Akar E, Demirkiliç U, et al. The role of prothrombotic mutations in patients with Buerger's disease. *Thromb Res.* 2000;100:14-17.
20. Fazeli B, Dadgar MM, Niroumand S. How to treat a patient with thromboangiitis obliterans: a systematic review. *Ann Vasc Surg.* 2018;49:219-228.
21. Fiessinger JN, Schafer N. Trial of iloprost versus aspirin treatment for critical limb ischaemia of thromboangiitis obliterans. The TAO Study. *Lancet.* 1990;335:555-557.
22. The European TAO Study Group. Oral iloprost in the treatment of thromboangiitis obliterans (Buerger's disease): a double-blind, randomised, placebo-controlled trial. The European TAO Study Group. *Eur J Vasc Endovasc Surg.* 1998;15:300-307.

23. De Haro J, Acin F, Bleda S, et al. Treatment of thromboangiitis obliterans (Buerger's disease) with bosentan. *BMC Cardiovasc Disord.* 2012;12:5.

24. Narváez J, García-Gómez C, Álvarez L, et al. Efficacy of bosentan in patients with refractory thromboangiitis obliterans (Buerger disease): A case series and review of the literature. *Medicine (Baltimore).* 2016;95:e5511.

25. Motukuru V, Suresh KR, Vivekanand V, et al. Therapeutic angiogenesis in Buerger's disease (thromboangiitis obliterans) patients with critical limb ischemia by autologous transplantation of bone marrow mononuclear cells. *J Vasc Surg.* 2008;48:53S-60S.

26. Matoba S, Tatsumi T, Murohara T, et al. Long-term clinical outcome after intramuscular implantation of bone marrow mononuclear cells (Therapeutic Angiogenesis by Cell Transplantation [TACT] trial) in patients with chronic limb ischemia. *Am Heart J.* 2008;156:1010-1018.

27. Isner JM, Baumgartner I, Rauh G, et al. Treatment of thromboangiitis obliterans (Buerger's disease) by intramuscular gene transfer of vascular endothelial growth factor: preliminary clinical results. *J Vasc Surg.* 1998;28:964–973; discussion 73-75.

28. Kim HJ, Jang SY, Park JI, et al. Vascular endothelial growth factor-induced angiogenic gene therapy in patients with peripheral artery disease. *Exp Mol Med.* 2004;36:336-344.

29. Makino H, Aoki M, Hashiya N, et al. Long-term follow-up evaluation of results from clinical trial using hepatocyte growth factor gene to treat severe peripheral arterial disease. *Arterioscler Thromb Vasc Biol.* 2012;32:2503-2509.

30. Baumann G, Stangl V, Klein-Weigel P, et al. Successful treatment of thromboangiitis obliterans (Buerger's disease) with immunoadsorption: results of a pilot study. *Clin Res Cardiol.* 2011; 100:683-690.

Necrosis avascular

Shuang Song y Deepali Sen

46

PRINCIPIOS GENERALES

Definición

La necrosis avascular (NAV), también conocida como **osteonecrosis, necrosis isquémica** y **necrosis aséptica**, es causada por el compromiso de la vasculatura ósea, con muerte subsiguiente del hueso y destrucción articular.

Epidemiología

- Se estima que 10 000 a 30 000 nuevos casos de NAV se diagnostican cada año en Estados Unidos.
- Es la causa de un 10% de los 500 000 reemplazos articulares que se efectúan cada año en Estados Unidos.[1]
- La NAV se ve con más frecuencia en los hombres (proporción entre hombres y mujeres de 7:3), con la excepción de NAV en el lupus eritematoso sistémico (LES) La edad de inicio de NAV es en personas relativamente jóvenes, 75% de los pacientes tiene entre 30 y 60 años de edad.[2] Sin embargo, un estudio reciente sugirió que hay una mayor heterogeneidad de las características epidemiológicas de NAV.[3]
- **La osteonecrosis de la cabeza femoral es la más común y la más grave causa de morbilidad.** Además, la osteonecrosis puede afectar las cabezas humerales, los cóndilos femorales, las mesetas tibiales, las muñecas, el tobillo, los hombros, los huesos pequeños del pie y la mano, las vértebras, mandíbulas y estructuras óseas de la cara.
- Cerca de la mitad de los pacientes con NAV en la cabeza femoral desarrolla enfermedad bilateral.[2]
- La osteonecrosis de la mandíbula ocurre predominantemente con el uso de bisfosfonatos intravenosos (88%) y un 90% de los pacientes cursa con una malignidad subyacente.[4]

Fisiopatología

- La patogénesis de la NAV es multifactorial y no se comprende bien. La **interrupción del suministro sanguíneo** al hueso es la vía común final y se cree que es precipitada por varios mecanismos, como interrupción vascular a través de lesión mecánica, inflamación, obstrucción intravascular trombótica o embólica, y compresión extravascular por un aumento en la grasa medular y presión intraósea.[2,5] Estudios recientes han revelado mecanismos más específicos que llevan a una NAV no traumática, incluyendo:
  - o Desequilibrio osteoblasto/osteoclasto que conduce a inhibición de la osteogénesis.
  - o Apoptosis de osteoblastos, osteoclastos y osteocitos.
  - o Adipogénesis e infiltración grasa de la médula ósea.
  - o Estrés oxidativo.
  - o Defectos de óxido nítrico sintasa endotelial (eNOS).
  - o Hipercoagulación, hipofibrinólisis y trombofilia.[5,6]
- Después del infarto de la cabeza femoral, ocurren fracturas subcondrales si la lesión necrótica soporta peso. La cabeza femoral con el tiempo colapsa, lo que causa pérdida de cartílago y cambios degenerativos de la articulación.

Factores de riesgo

- El factor de riesgo más común para desarrollar NAV es el **uso de glucocorticoides, seguido de alcoholismo**. El riesgo de NAV asociado con la terapia glucocorticoide depende tanto de la dosis diaria máxima como de la dosis acumulativa. No existe un consenso sobre una dosis "segura", pero los estudios reportan que un equivalente de una dosis de 20 mg o más de prednisona, especialmente de 40 mg o más, y una dosis acumulativa de prednisona de 12 g o más por año se asocian con un riesgo más alto de desarrollar NAV.[7]
- Otros factores de riesgo incluyen tabaquismo, LES, síndrome de anticuerpos antifosfolípidos, artritis reumatoide, vasculitis, traumatismo, trasplante de órganos, malignidades hematológicas, quimioterapia, exposición a la radiación, enfermedad de células falciformes, infección por HIV, síndrome agudo respiratorio grave, enfermedad de Gaucher, enfermedad de Fabry, hiperlipidemia, embarazo, trastornos descompresivos (enfermedad de Caisson) y uso de bisfosfonato en enfermedades malignas.
- La presencia NAV puede ser idiopática en un 12% de los pacientes, ya que no se identifica una causa clara.[2]
- Las asociaciones genéticas de NAV incluyen polimorfismos en genes de enzimas que metabolizan el alcohol, genes eNOS, genes del inhibidor del activador plasminógeno tipo 1 (PAI-1), genes del factor de crecimiento endotelial vascular (VEGF) y genes del factor de unión al elemento regulador del esterol (SREBP-2) involucrados en el metabolismo de los lípidos. Se identificaron mutaciones en el gen del colágeno tipo II (COL2A1) en algunas familias que mostraron herencia autosómica dominante de NAV.[8]

DIAGNÓSTICO

Cuadro clínico

Historia clínica
- Muchos pacientes son asintomáticos en las fases tempranas de la enfermedad.
- Es común que NAV se presente como **dolor articular** vago y leve con progresión gradual. Es menos común que se presente con dolor agudo y grave.
- Al inicio del curso de la enfermedad, el dolor aumenta con la actividad, pero con el tiempo progresa a dolor durante el reposo.
- Quizá haya dolor más grave con infartos más grandes (casi siempre asociados con enfermedad de Gaucher, descompresión y hemoglobinopatías).
- Algunos pacientes permanecen relativamente asintomáticos a pesar de los cambios radiográficos avanzados.
- Las lesiones iniciales y pequeñas suelen progresar lentamente. A menudo toma más de 5 años para que el NAV pequeño progrese de una fase muy temprana a una etapa donde hay síntomas clínicos y cambios radiográficos; la progresión se acelera a medida que la enfermedad avanza.[2]

Exploración física
- La exploración física es inespecífica, pero quizá revele dolor a la palpación sobre el hueso, hinchazón articular leve y disminución del rango de movimiento de la articulación implicada.
- En ocasiones se observan derrames articulares cuando están afectadas articulaciones grandes, como la rodilla.

Diagnóstico diferencial

Otros diagnósticos a considerar incluyen infección, fracturas, enfermedad de células falciformes, osteoporosis, tumores, lesiones de tejido blando y exacerbación de enfermedad articular ya existente.

Pruebas diagnósticas

Pruebas de laboratorio
Las pruebas de laboratorio son útiles solo para encontrar la causa subyacente de la NAV o excluir otras enfermedades.

Imagenología

- **La imagenología desempeña una función clave para confirmar el diagnóstico.** La evaluación quizá inicie con radiografías simples, pero al inicio del curso de la enfermedad tal vez sean normales. El hallazgo radiográfico más temprano es el "signo de media luna" como resultado de colapso subcondral. Más tarde, las radiografías muestran esclerosis, más colapso y cambios articulares degenerativos.
- Los escaneos óseos (p. ej., gammagrafía con tecnecio-99m) resultan útiles para el diagnóstico temprano de NAV, cuyos hallazgos típicos muestran un área central muerta rodeada por otra con actividad aumentada, descrita como el **"signo de dona"**. Con el avance de la enfermedad, el escaneo del hueso muestra solo un nivel uniformemente elevado de actividad; estos escaneos óseos son menos sensibles que la resonancia magnética (RM) para la evaluación de NAV.
- Aunque no hay un rol definido de la tomografía por emisión de positrones con F-18/tomografía computarizada (TEP/TC) en el diagnóstico de NAV, algunos estudios han demostrado coincidencia entre TEP/TC y la RM en el diagnóstico de la NAV de la cabeza del fémur e incluso una mayor sensibilidad que la RM en la enfermedad temprana.[9]
- No suele usarse la TC para diagnosticar NAV, pero en ocasiones es útil porque permite una evaluación más detallada que las radiografías simples.
- **La RM es el estándar de oro para el diagnóstico por imágenes de la osteonecrosis**, debido a su especificidad y sensibilidad de 99% o más demostrada en múltiples estudios. El signo más temprano es el edema de médula, que es inespecífico. A medida que la enfermedad progresa, el borde de la lesión necrótica subcondral muestra una señal de alta intensidad en las imágenes ponderadas de T2, y la lesión circundante, en forma de banda, muestra una señal de baja intensidad en imágenes ponderadas de T1, produciendo el **"signo de doble línea"** que suele ser patognomónico de NAV.
- **Estadificación de NAV.** La NAV de la cabeza del fémur suele estadificarse con base en los hallazgos de las pruebas de imagen. El sistema de determinación de etapas se usa para guiar las estrategias de tratamiento y dar uniformidad a los ensayos clínicos. Diferentes sistemas de estadificación se muestran en la tabla 46-1.[10]

TRATAMIENTO

El objetivo del tratamiento es prevenir el colapso en la enfermedad temprana y preservar la articulación el mayor tiempo posible en la enfermedad tardía e irreversible.

Medicamentos

- El tratamiento varía de acuerdo con la zona afectada, de la causa subyacente y la etapa de progresión. **Eliminar el agente dañino** puede ser beneficioso.
- Las medidas farmacológicas están destinadas a permitir la **revascularización y el crecimiento óseos**. Incluyen lo siguiente:[11]
  - o Vasodilatadores. Una prostaciclina (prostaglandina I2 [PGI2]) iloprost ha mostrado mejora significativa en los desenlaces clínicos y radiológicos en las primeras etapas.[12]
  - o Bisfosfonatos. Se ha mostrado que el alendronato reduce la incidencia de colapso de la cabeza femoral en las etapas de Steinberg 2 y 3 de la NAV.
  - o De acuerdo con análisis retrospectivos, las estatinas pueden proveer efectos protectores contra el riesgo de osteonecrosis para los pacientes que reciben glucocorticoides.
  - o Los anticoagulantes como warfarina o enoxaparina han mostrado reducir la progresión de la NAV temprana. Son especialmente benéficos para pacientes con factores de riesgo de hipercoagulación, trombofilia o hipofibrinólisis.

Otras terapias no farmacológicas

- Las modalidades de tratamiento conservador, incluyendo técnicas de asistencia para el soporte del peso como el uso de bastones o muletas, los analgésicos, medicamentos antiinflamatorios y fisioterapia, son efectivos para el alivio sintomático, pero no parecen alterar el curso natural de la enfermedad.
- Otras modalidades terapéuticas biofísicas están bajo estudio, incluido el tratamiento con oxígeno hiperbárico, la terapia de ondas de choque extracorpóreas y terapia electromagnética de pulsos.[11]

TABLA 46-1	CLASIFICACIÓN RADIOGRÁFICA DE LA OSTEONECROSIS DE LA CABEZA DEL FÉMUR

Etapa	Descripción
Ficat y Arlet	
I	Normal (evidente solo en la RM)
II	Lesiones escleróticas o quísticas, sin fractura subcondral
III	Signo de luna creciente (colapso subcondral)
IV	Osteoartrosis con disminución del cartílago articular, osteofitos
Sistema de determinación de etapas de la Universidad de Pennsylvania	
I y II	Las primeras dos etapas son las mismas que las de Ficat y Arlet
III	Solo signo de luna creciente
IV	Aplanamiento de la superficie articular
V	Estrechamiento de la articulación o cambios acetabulares
VI	Cambios degenerativos avanzados
	Cada lesión se divide en A, B o C, con base en el grado de afectación de la cabeza femoral (pequeño, moderado, grande).
ARCO (Association Research Circulation Osseous)	
0	Hallazgos negativos en las imágenes pero con factores de riesgo
1	Radiografía y TC normales; por lo menos una de la gammagrafía ósea y de la RM es positiva
2	Esclerosis, osteólisis, porosis focal
3	Signo de luna creciente o aplanamiento de la superficie articular
4	Osteoartrosis, cambios acetabulares, destrucción articular
Comité japonés de investigación	
1	Línea de demarcación, subdividida según la relación con el área de soporte de peso (de medial a lateral) en 1A, 1B y 1C
2	Aplanamiento temprano sin línea de demarcación alrededor del área necrótica
3	Lesiones quísticas, subdividido según la zona afectada de la cabeza femoral en 3A (medial) y 3B (lateral)

Adaptada de Mont MA, Marulanda GA, Jones LC, et al. Systemic analysis of classification systems of osteonecrosis of the femoral head. *J Bone Joint Surg Am.* 2006;88(suppl. 3):16-26.

Tratamiento quirúrgico

Las técnicas quirúrgicas incluyen las siguientes:
- Descompresión central, que reduce la presión intramedular.
- Osteotomía, que ayuda a redistribuir las fuerzas sobre hueso sano al alejar los tejidos necróticos de las áreas que sostienen peso.
- Injerto óseo no vascularizado, que proporciona soporte estructural.
- Injerto óseo vascularizado para proporcionar células madre mesenquimatosas, aporte vascular y soporte estructural al hueso y al cartílago subcondrales.

- Para pacientes más jóvenes con NAV en etapa tardía, la artroplastia de superficie mostró tasas de éxito comparables a la artroplastia total de cadera.
- En la hemiartroplastia, solo la cabeza femoral es reemplazada con una prótesis.
- La ATC es el procedimiento quirúrgico más común para casos avanzados. Se reserva para pacientes con enfermedad en etapa tardía, edad avanzada y artritis más grave. Alrededor de 17% de los pacientes requiere revisión a los 10 años.[13]
- Los pacientes jóvenes y activos deben considerarse candidatos para los procedimientos que retrasan la artroplastia articular total, como los injertos de hueso o las operaciones de preservación ósea como la artroplastia de superficie.

COMPLICACIONES

Las complicaciones incluyen fracturas incompletas y artritis degenerativa añadida.

REFERENCIAS

1. Mankin HJ. Nontraumatic necrosis of bone (osteonecrosis). *N Engl J Med.* 1992;326:1473-1479.
2. Assouline-Dayan Y, Chang C, Greenspan A, et al. Pathogenesis and natural history of osteonecrosis. *Semin Arthritis Rheum.* 2002;32:94-124.
3. Cooper C, Steinbuch M, Stevenson R, et al. The epidemiology of osteonecrosis: findings from the GPRD and THIN databases in the UK. *Osteoporos Int.* 2010;21:569-577.
4. Reid IR, Cornish J. Epidemiology and pathogenesis of osteonecrosis of the jaw. *Nat Rev Rheumatol.* 2011;8:90-96.
5. Seamon J, Keller T, Saleh J, et al. The pathogenesis of nontraumatic osteonecrosis. *Arthritis.* 2012;2012:601763.
6. Shah KN, Racine J, Jones LC, et al. Pathophysiology and risk factors for osteonecrosis. *Curr Rev Musculoskelet Med.* 2015;8:201-209.
7. Powell C, Chang C, Naguwa SM, et al. Steroid induced osteonecrosis: an analysis of steroid dosing risk. *Autoimmun Rev.* 2010;9:721-743.
8. Pouya F, Kerachian MA. Avascular necrosis of the femoral head: are any genes involved? *Arch Bone Jt Surg.* 2015;3:149-155.
9. Pierce TP, Jauregui JJ, Cherian JJ, et al. Imaging evaluation of patients with osteonecrosis of the femoral head. Curr Rev Musculoskelet Med. 2015;8:221-227.
10. Mont MA, Marulanda GA, Jones LC, et al. Systematic analysis of classification systems for osteonecrosis of the femoral head. *J Bone Joint Surg Am.* 2006;88 Suppl 3:16-26.
11. Klumpp R, Trevisan C. Aseptic osteonecrosis of the hip in the adult: current evidence on conservative treatment. *Clin Cases Miner Bone Metab.* 2015;12:39-42.
12. Claßen T, Becker A, Landgraeber S, et al. Long-term clinical results after iloprost treatment for bone marrow edema and avascular necrosis. *Orthop Rev (Pavia).* 2016;8:6150.
13. Fyda TM, Callaghan JJ, Olejniczak J, et al. Minimum ten-year follow-up of cemented total hip replacement in patients with osteonecrosis of the femoral head. *Iowa Orthop J.* 2002;22:8-19.

Artropatías por depósito y almacenamiento

Kelvin J. Lee y María C. González-Mayda

47

INTRODUCCIÓN

- Varias artropatías inusuales resultan del depósito celular de iones metálicos normales (p. ej., hemocromatosis) o almacenamiento celular de lípidos anormales (p. ej., enfermedad de Gaucher).
- Debido a que las artropatías por almacenamiento y depósito son bastante raras, con frecuencia se confunden con enfermedades más comunes como osteoartrosis (OA) y artritis reumatoide (AR).
- Dada la naturaleza sistémica de estas artropatías, es importante hacer un diagnóstico preciso para guiar la terapia apropiada.

HEMOCROMATOSIS

PRINCIPIOS GENERALES

Definición

La hemocromatosis es una enfermedad que se caracteriza por el **almacenamiento excesivo de hierro** y el **depósito visceral de hemosiderina** en órganos vulnerables como el **hígado, corazón**, páncreas, huesos y articulaciones.

Clasificación

- **Hemocromatosis hereditaria (HH).** Es un trastorno recesivo autosómico. Se encuentra una **mutación C282Y del gen *HFE*** en 80%-90% de los pacientes.[1] Los individuos heterocigóticos para esta mutación por lo general son portadores asintomáticos.
- **Hemocromatosis secundaria.** Ocurre en el marco de una ingestión prolongada y excesiva de hierro o transfusiones sanguíneas repetidas, en pacientes con anemia hipoproliferativa crónica, anemia de células falciformes y talasemia. La lesión en el órgano diana debido a hemocromatosis secundaria tiende a ser más leve que la de la HH.

Epidemiología

- La HH se ve con más frecuencia en poblaciones con ascendencia noreuropea, aproximadamente 1 en 250 individuos.[1]
- Debido a varios factores, como la pérdida fisiológica de sangre en las mujeres y alta ingesta de hierro en los hombres, la HH afecta a estos últimos alrededor de 10 veces más, y tienden a experimentar el inicio de los síntomas a una edad más temprana.

Fisiopatología

- La mutación en los genes HFE conduce al **incremento de la absorción intestinal de hierro y a la disminución de la expresión hepática de hepcidina**, lo cual provoca el depósito de hierro en los hepatocitos y otras vísceras.
- La patogénesis de la artropatía HH se desconoce, pero se especula que el depósito de hierro al interior de las articulaciones puede desencadenar la generación de radicales libres y promover el depósito de cristales de pirofosfato de calcio.[2]

Trastornos asociados

Los pacientes con HH también tienen una mayor vulnerabilidad a la infección ocasionada por microorganismos siderófilos como *Vibrio, Yersinia, Listeria* y *Escherichia coli.*

DIAGNÓSTICO

Cuadro clínico

* Los pacientes con HH pueden presentarse con **cirrosis, insuficiencia cardiaca, diabetes** o **poliartropatía.**
* La **artritis crónica progresiva**, de naturaleza mecánica, es una queja frecuente (cercana a 50%) y a menudo antecede a otros síntomas de la sobrecarga de hierro.
  * o Las **metacarpofalanges (MCF) segunda y tercera** son las articulaciones más frecuentemente afectadas (alrededor de 50%), y la **mano dominante** es la única o la afectada más gravemente.
  * o Al examinar las articulaciones, la inflamación suele ser mínima y se sienten levemente sensibles con un rango de movimiento ligeramente afectado.
  * o De ahí, la artritis puede progresar para involucrar a las articulaciones mayores, como hombros, caderas y rodillas. En ocasiones las muñecas también se ven afectadas.
  * o La HH puede manifestarse como episodios de artritis monoarticular aguda. La condrocalcinosis es una característica tardía pero típica de la artropatía por HH.

Pruebas diagnósticas

Pruebas de laboratorio
El diagnóstico se basa en la detección del genotipo HFE en un marco con elevación de la ferritina (> 300 µg/L en varones, > 200 µg/L en mujeres) y con una saturación de la transferrina mayor de 45%.

Imagenología
* Los cambios radiológicos semejan la OA con **pérdida irregular del espacio articular, esclerosis** y **formación de quistes**. La artropatía por HH tiene menos osteofitos y no presenta implicación de las articulaciones carpometacarpianas (CMC) como se ve clásicamente en la OA. Los cambios específicos de la enfermedad incluyen radiolucidez subcondral de la cabeza femoral, osteofitos con apariencia de ganchos en las cabezas metacarpianas, y una predilección degenerativa por la articulación MCF más que el escafolunar.
* La **condrocalcinosis** ocurre hasta en 50% de los pacientes con artropatía HH.

TRATAMIENTO

* El tratamiento está dirigido a la reducción de la carga de hierro por medio de **flebotomía** y **agentes quelantes de hierro**. No obstante, **la reducción del almacenaje de hierro del cuerpo tiene poco efecto en la artropatía por HH.**
* Los síntomas se tratan en gran medida como los de la OA **con paracetamol, fármacos antiinflamatorios no esteroideos (AINE), fisioterapia e inyecciones locales de esteroides.**
* En ocasiones es benéfico limitar el consumo de alcohol y de carne roja al tiempo que se aumenta el de sustancias que inhiban la absorción de hierro, como tés con alto contenido de taninos.

ENFERMEDAD DE WILSON

PRINCIPIOS GENERALES

Definición

La enfermedad de Wilson, también conocida como **degeneración hepatolenticular**, es un trastorno autosómico recesivo que provoca la **acumulación excesiva de cobre**.

Epidemiología

- La incidencia es de 1 entre 30 000 a 40 000.[4]
- La mayoría la presenta entre los 5 y los 35 años.

Fisiopatología

- La enfermedad de Wilson se produce por mutaciones en el **gen ATP7B**, que se traduce en una **adenosina trifosfatasa (ATPasa) transportadora de cobre unida a membrana.**
- La deficiencia de ATPasa transportadora de cobre unida a membrana conduce a la **acumulación excesiva de cobre que afecta el hígado, riñones, cerebro y articulaciones.**
- La patogénesis de la artropatía no está clara, pero su gravedad no se correlaciona con la enfermedad neurológica, hepática ni renal. Por análisis elemental, se ha encontrado que el cobre se encuentra en la sinovia de los pacientes con enfermedad de Wilson, y se considera que contribuye al desarrollo de artropatía.

DIAGNÓSTICO

Cuadro clínico

- Los pacientes de menos de 20 años por lo general tienen **insuficiencia hepática progresiva.** Quienes tienen más de 20 años tienden a mostrar más manifestaciones **psiquiátricas** o **neurológicas.**
- La artropatía tiende a ser leve y es común con otras manifestaciones de la enfermedad de Wilson.[5]
  - o Las manifestaciones articulares son **semejantes a las de la OA** con dolor mecánico y crepitación.
  - o Las articulaciones comúnmente afectadas incluyen rodillas y columna, pero quizá se vean implicados cadera, pies, tobillos y muñecas. La afectación de las articulaciones MCF es rara.[5]
- Hay **anillos de Kayser-Fleischer** presentes en más de 99% de los pacientes si existen síntomas neurológicos o psiquiátricos. La presencia de estos anillos al hacer la exploración con lámpara de hendidura confirma el diagnóstico de enfermedad de Wilson.

Pruebas diagnósticas

Pruebas de laboratorio
- Aproximadamente 90% de los pacientes con enfermedad de Wilson cursa con **ceruloplasmina sérica** disminuida. Es la prueba más barata, pero también puede ser baja en pacientes sin la enfermedad, y normal o elevada con pacientes que tienen la enfermedad.
- El **cobre en orina de 24 horas** (> 100 mg/día) tiene una sensibilidad mayor de 98%, pero la orina puede contaminarse fácilmente o recogerse de modo inapropiado.
- El "estándar de oro" para el diagnóstico es una **biopsia de hígado** con pruebas cuantitativas de cobre.
- En la actualidad, las pruebas genéticas son útiles cuando el diagnóstico sigue siendo poco claro a pesar de la biopsia de hígado.

Imagenología
- Los cambios radiográficos observados semejan la OA con **disminución irregular del espacio articular** y **marcada formación de osteofitos.** También se han encontrado cuerpos calcificados sueltos en la muñeca.[5]
- Se observa osteoporosis generalizada en la mayoría de los pacientes.

TRATAMIENTO

- El tratamiento va dirigido a la reducción de la carga de cobre por medio de **terapia quelante.** Tiempo atrás, la penicilamina era el agente quelante de elección, pero debido a su toxicidad se ha sustituido por **cinc y trientina (trietilenetetramina).**
- Se recomienda evitar el consumo de alimentos ricos en cobre, incluidos hongos, nueces, chocolate, moluscos e hígado.

- La artropatía se trata con terapia local, ya que los síntomas son leves. **El paracetamol y los AINE deben emplearse con gran cuidado en pacientes con enfermedad hepática y posible acidosis tubular renal.**

OCRONOSIS (ALCAPTONURIA)

PRINCIPIOS GENERALES

Definición

La alcaptonuria (AKU) es un trastorno recesivo autosómico raro que se debe a la **deficiencia de homogentisata 1,2-dioxigenasa (HGD)**.

Epidemiología

La incidencia es de 1 en 250 000.[6]

Fisiopatología

- Se debe a una mutación de pérdida de función que conduce a la deficiencia total de HGD y provoca la **acumulación de ácido homogentísico (HGA)**, un intermediario normal del metabolismo de la tirosina.
- La conversión oxidativa del HGA lleva a la producción de un polímero pigmentado, un proceso denominado ocronosis.
- El tejido ocronótico se vuelve rígido y quebradizo; este cambio en las propiedades mecánicas del tejido conectivo provoca una enfermedad multisistémica dominada por la afectación espinal.

DIAGNÓSTICO

Manifestaciones clínicas

- La AKU se sospecha en un paciente joven que se queja de excretar orina oscura, con un dolor artrítico progresivo que afecta a las articulaciones que soportan peso, como la columna vertebral, las caderas y las rodillas.
- Los pacientes por lo general se presentan con **artropatía degenerativa progresiva** (de naturaleza no inflamatoria ni erosiva) alrededor de los 35-40 o 40-45 años de edad. Además de la orina oscura constante, hay pocos síntomas o signos antes de este periodo.
- Los síntomas empeoran después de los 40 años de edad, lo que incluye cifoescoliosis progresiva, y movilidad torácica y espinal defectuosa.
- Otros rasgos sistémicos incluyen la presencia de cálculos (renales, prostáticos, salivales, de la vesícula biliar), daño/insuficiencia renal, osteopenia/fracturas, rupturas de tendones/músculos/ligamentos, compromiso respiratorio, pérdida auditiva y enfermedad de la válvula aórtica.

Pruebas diagnósticas

Pruebas de laboratorio
- La presencia de HGA en orina es el estándar de oro para confirmar el diagnóstico; esto puede medirse cuantitativamente. El cambio en el color de la orina a la alcalinización es impredecible e inespecífico.
- Hay pruebas genéticas disponibles, pero por lo general no es necesario realizarlas para definir el diagnóstico.

Imagenología
- Las radiografías lumbosacrales muestran cambios degenerativos prematuros junto con prominentes vacíos vertebrales y calcificación de los discos intervertebrales. Las articulaciones sacroilíacas (SI) no se ven afectadas.
- Los cambios radiográficos de las grandes articulaciones periféricas (rodillas, caderas y hombros) en la artritis ocronótica son virtualmente indistinguibles de los de la OA primaria.[7]

TRATAMIENTO

- La terapia disponible en la actualidad solo es de apoyo e incluye protección articular, terapia física/ocupacional, analgesia y restricción alimenticia de fenilalanina y tirosina. La **artroplastia articular total** se reserva para los casos más graves.
- La nitisinona, un agente que bloquea uno de los pasos iniciales en el metabolismo de la tirosina, se ha estudiado para la AKU, ya que este medicamento ha demostrado disminuir la excreción urinaria del ácido homogentísico. El estudio *Suitability of Nitisinone in Alkaptonuria 1* (SONIA 1) mostró que 2 mg de nitisinona al día disminuyó HGA en 95% o más.[8] Ranganath y colaboradores mostraron que nitisona redujo la tasa de progresión de AKU en 39 pacientes durante un periodo de 3 años.[9] El *Suitability of Nitisinone in Alkaptonuria 2* (SONIA 2) es un ensayo de fase 3 actualmente en proceso para evaluar la eficacia de nitisinona en AKU.[10]

RETICULOHISTIOCITOSIS MULTICÉNTRICA

PRINCIPIOS GENERALES

Definición

La reticulohistiocitosis multicéntrica (RHM) es una dermoartritis rara que afecta principalmente a mujeres de edad mediana y se caracteriza por la acumulación celular de **histiocitos cargados de glucolípidos en las articulaciones y la piel**.

Fisiopatología

- Su etiología se desconoce, pero se considera que implica una reacción inflamatoria, frecuentemente autolimitada, que se dispara por autoinmunidad, cáncer e infecciones.[11,12]
- Algunos estudios también han demostrado un aumento en los niveles del factor de necrosis tumoral (TNF)-α, interleucina (IL)-1B, IL-2, IL-6 y IL-12 en sangre y tejidos. La actividad osteoclástica quizá también esté implicada en la patogénesis.[11]
- La RHM está **asociada con enfermedades autoinmunes** como esclerodermia, síndrome de Sjögren y dermatomiositis en 10%-15% de los casos.[11,12]
- Al establecer el diagnóstico se observa que hasta 30% de los pacientes presentan un **cáncer concomitante**.[11,12]

DIAGNÓSTICO

Manifestaciones clínicas

- Alrededor de dos tercios de los pacientes se presentan con **artritis como signo inicial de enfermedad**.[11] La artritis por RHM es inflamatoria, usualmente crónica y poliarticular; por lo general **afecta sobre todo a las manos, muñecas y es destructiva**.[11,12]
- Se observa sinovitis activa en la exploración y, por tanto, con frecuencia se confunde con AR seronegativa agresiva. No obstante, la RHM tiende a destruir tanto **las articulaciones interfalángicas distales como las proximales antes de que se observe una destrucción significativa de las MCF**.
- Las **manifestaciones cutáneas** incluyen **lesiones papulonodulares** con diámetros que miden desde unos milímetros hasta un centímetro. Las lesiones son nódulos dispersos, aislados, bien circunscritos, redondos y de color café amarillento que afectan sobre todo dedos, lechos ungueales y mucosa nasal.

Pruebas diagnósticas

- El diagnóstico se realiza por biopsia en la piel o el sinovio para mostrar la presencia de una gran cantidad de células gigantes multinucleadas e histiocitos, con abundante citoplasma eosinofílico y finamente granular (glucolípidos).

- Las radiografías de manos quizá muestren lesiones articulares en sacabocado parecidas a tofos, pero estos progresan con rapidez a grave destrucción articular e incluso a artritis mutilante.

TRATAMIENTO

- Cuando no está asociada con cáncer, la RHM se resuelve de manera espontánea en el transcurso de 10 años; sin embargo, para ese momento muchos pacientes habrán desarrollado ya una artritis deformante irreversible.
- Debido a que la RHM es una enfermedad rara, el tratamiento ha sido mayormente empírico. AINE y glucocorticoides suelen utilizarse como agentes de primera línea. También se han usado varios fármacos antirreumáticos modificadores de la enfermedad con cierto éxito; entre ellos se cuentan metotrexato, leflunomida, hidroxicloroquina y azatioprina. Asimismo, se han empleado ciclofosfamida y ciclosporina para tratar la RHM.[13]
- También hay evidencia que sustenta el uso de inhibidores de TNF-α y bisfosfonatos, con eficacia tanto para las lesiones cutáneas como para la artritis.[13] Esto se basa en los niveles observados de citocinas proinflamatorias en los tejidos con RHM y su asociación con la actividad osteoclástica.

ENFERMEDADES DE ALMACENAMIENTO LISOSÓMICO

PRINCIPIOS GENERALES

- Hay casi 50 diferentes enfermedades de almacenamiento lisosómico (EAL) que suelen definirse por la naturaleza del principal material acumulado.
- Las EAL afectan principalmente a niños; sin embargo, quienes cursan con una forma leve o atenuada quizá luzcan "normales" y presenten síntomas reumáticos más tarde en la vida.
- Las enfermedades de Gaucher y de Fabry son dos de las EAL más comunes que tienen manifestaciones musculoesqueléticas. A continuación se presenta una consideración breve de ellas, pues hacerlo con mayor detalle está fuera del alcance de este manual.

ENFERMEDAD DE GAUCHER

PRINCIPIOS GENERALES

Definición

La enfermedad de Gaucher es un **trastorno autosómico recesivo de deficiencia glucocerebrosidasa**.

Epidemiología

Es difícil evaluar la incidencia mundial de la enfermedad de Gaucher, ya que solo algunos países han reportado sus cifras. Asimismo, la incidencia varía significativamente de un país a otro; por ejemplo, Australia ha reportado que su incidencia es de 1:57 000,[14] mientras que en Países Bajos la cifra es de 1:86 000,[15] sin embargo, todos concuerdan en que la enfermedad de Gaucher ocurre con más frecuencia en la población de judíos ashkenazi.[16]

Fisiopatología

Las mutaciones en el gen de glucocerebrosidasa, ubicado en el cromosoma 1q21, causa deficiencia de glucocerebrosidasa.[17] Esto provoca la acumulación de glucocerebrósidos al interior de los lisosomas de los macrófagos que circulan a través del sistema reticuloendotelial que se depositan en hígado, bazo, nódulos linfáticos, médula ósea y otros órganos.

DIAGNÓSTICO

Manifestaciones clínicas

- La presentación es variable y por ello los pacientes se clasifican en tres variantes:
  - o Tipo 1: (variante no neuropática) es la forma más común, y se caracteriza por hepatomegalia, esplenomegalia, anemia y trombocitopenia.
  - o Tipo 2: es la variante más grave. Los síntomas se presentan en el transcurso del primer año de vida con disfunción oculomotora, convulsiones y rigidez. Algunos también desarrollan ictiosis.[18]
  - o Tipo 3: se presenta en la infancia, típicamente más tarde que el tipo 2. Llega a manifestarse con anomalías neurológicas, hematológicas, cardiacas y esqueléticas, junto con hepatoesplenomegalia.
- Los pacientes presentan infiltración de la médula ósea por macrófagos con carga lipídica (células de Gaucher), lo que lleva a dolor en los huesos largos por **osteonecrosis**, así como **osteopenia**, **osteoporosis** y **fracturas**. Algunos pacientes desarrollan "crisis óseas" agudas, debido a una isquemia repentina del hueso infiltrado.[19]

Pruebas diagnósticas

- El diagnóstico se confirma al medir la actividad enzimática en los linfocitos circulantes. Se sospecha cuando hay células de Gaucher en la biopsia de la médula ósea.
- Los hallazgos radiográficos aparecen comúnmente en la enfermedad. En el registro de Gaucher, que evaluó a casi 1700 pacientes, las manifestaciones óseas radiográficas más comunes fueron deformidad en matraz de Erlenmeyer (46%), osteopenia (42%), infiltración medular (40%), infarto (25%), necrosis avascular (25%) y manifestaciones múltiples (59%).[18]

TRATAMIENTO

El tratamiento se basa en la terapia de reemplazo enzimático con glucocerebrósidos modificados; este reemplazo es eficaz para reducir las alteraciones hematológicas, así como el dolor óseo y el curso de la enfermedad.[20]

ENFERMEDAD DE FABRY

PRINCIPIOS GENERALES

Definición

La enfermedad de Fabry es un trastorno de almacenamiento de lípidos vinculado con el cromosoma X causado por deficiencia de la hidrolasa lisosómica α-galactosidasa A (αGalA).

Fisiopatología

Las mutaciones en el gen *Gal* en Xq22 conducen a deficiencia de la hidrolasa lisosómica αGalA.[21] Esto causa la acumulación de glucoesfingolípidos (Gb3) en nervios, vísceras, piel, córnea y tejidos cardiacos y renales.

DIAGNÓSTICO

Manifestaciones clínicas

- Las manifestaciones patológicas incluyen córnea verticillata, angioqueratomas, dolor abdominal y enfermedad cardiaca, cerebrovascular y renal progresivas.
- Una porción significativa de pacientes con enfermedad de Fabry experimentan también acroparestesia, que es un dolor quemante en las extremidades, que a menudo afecta las articulaciones

periféricas. El dolor también puede acompañarse de fiebre, y esto puede confundirse con artritis idiopática juvenil (AIJ), AR o fiebre reumática. A menudo los síntomas aparecen con el ejercicio físico, el estrés o extremos en la temperatura.[21,22]

Pruebas diagnósticas

En los hombres, el diagnóstico de Fabry se confirma al medir la actividad αGalA en los leucocitos circulantes. En contraste, las mujeres portadoras deben ser probadas para un análisis genético de mutaciones del gen *GLA*, porque sus niveles de αGalA suelen variar y en algunos casos son casi normales.

TRATAMIENTO

El diagnóstico temprano es importante, porque la terapia de reemplazo enzimático con agalsidasa α o β recombinante puede ser benéfica cuando se inicia antes del desarrollo del daño a un órgano terminal.[23,24]

REFERENCIAS

1. Bacon BR, Adams PC, Kowdley KV, et al. Diagnosis and management of hemochromatosis: 2011 practice guideline by the American Association for the Study of Liver Diseases. *Hepatology.* 2011;54:328-343.
2. Richette P, Bardin T, Doherty M. An update on the epidemiology of calcium pyrophosphate dehydrate crystal deposition disease. *Rheumatology (Oxford).* 2009;48:711-715.
3. Carroll GJ, Breidahl WH, Olynyk JK. Characteristics of the arthropathy described in hereditary hemochromatosis. *Arthritis Care Res (Hoboken).* 2012;64:9-14.
4. European Association for Study of Liver. EASL clinical practice guidelines: Wilson's disease. *J Hepatol.* 2012;56:671-685.
5. Golding DN, Walshe JM. Arthropathy of Wilson's disease. Study of clinical and radiological features in 32 patients. *Ann Rheum Dis.* 1977;36:99-111.
6. Phornphutkul C, Introne WJ, Perry MB, et al. Natural history of alkaptonuria. *N Engl J Med.* 2002;347:2111-2121.
7. Monnoni A, Selvi E, Lorenzini S, et al. Alkaptonuria, ochronosis, and ochronotic arthropathy. *Semin Arthritis Rheum.* 2004;33:239-248.
8. Ranganath LR, Milan AM, Hughes AT, et al. Suitability Of Nitisinone In Alkaptonuria 1 (SONIA 1): an international, multicentre, randomised, open-label, no-treatment controlled, parallel-group, dose-response study to investigate the effect of once daily nitisinone on 24-h urinary homogentisic acid excretion in patients with alkaptonuria after 4 weeks of treatment. *Ann Rheum Dis.* 2016;75:362-367.
9. Ranganath LR, Khedr M, Milan AM, et al. Nitisinone arrests ochronosis and decreases rate of progression of Alkaptonuria: Evaluation of the effect of nitisinone in the United Kingdom National Alkaptonuria Centre. *Mol Genet Metab.* 2018;125(1-2):127-134.
10. https://clinicaltrials.gov/ct2/show/NCT01916382. Accessed February 13, 2019.
11. Islam AD, Naguwa SM, Cheema GS, et al. Multicentric reticulohistiocytosis: a rare yet challenging disease. *Clin Rev Allergy Immunol.* 2013;45(2):281-289.
12. Trotta F, Colina M. Multicentric reticulohistiocytosis and fibroblastic rheumatism. *Best Pract Res Clin Rheumatol.* 2012;26:543-557.
13. Selmi C, Greenspan A, Huntley A, et al. Multicentric reticulohistiocytosis: a critical review. *Curr Rheumatol Rep.* 2015;17(6):511.
14. Meikle PJ, Hopwood JJ, Clague AE, et al. Prevalence of lysosomal storage disorders. *JAMA.* 1999;281(3):249-254.
15. Poorthuis BJ, Wevers RA, Kleijer WJ, et al. The frequency of lysosomal storage diseases in The Netherlands. *Hum Genet.* 1999;105(1-2):151-156.
16. Meikle PJ, Fuller M, Hopwood JJ. Gaucher disease: epidemiology and screening policy. In: Futerman AH, Zimran A eds. Gaucher Disease. *CRC Press, Boca Raton, FL,* 2007;321.
17. Zimran A, Elstein D. Gaucher disease and related lysosomal storage diseases. In: Kaushansky K, Lichtman M, Prchal J, eds. *Williams Hematology.* 9th ed. New York, NY: McGraw-Hill; 2016.

18. Gupta N, Oppenheim IM, Kauvar EF, et al. Type 2 Gaucher disease: phenotypic variation and genotypic heterogeneity. *Blood Cells Mol Dis.* 2011;46(1):75.
19. Charrow J, Andersson HC, Kaplan P, et al. The Gaucher registry: demographics and disease characteristics of 1698 patients with Gaucher disease. *Arch Intern Med.* 2000;160:2835-2843.
20. Weinreb NJ, Goldblatt J, Villalobos J, et al. Long-term clinical outcomes in type 1 Gaucher disease following 10 years of imiglucerase treatment. *J Inherit Metab Dis.* 2013;36:543-553.
21. Masson C, Cissé I, Simon V, Insalaco P, Audran M. Fabry disease: a review. *Joint Bone Spine.* 2004;71(5):381-383.
22. Manger B, Mengel E, Schaefer RM. Rheumatologic aspects of lysosomal storage diseases. *Clin Rheumatol.* 2007;26(3):335-341.
23. Germain DP, Charrow J, Desnick RJ, et al. Ten-year outcome of enzyme replacement therapy with agalsidase beta in patients with Fabry disease. *J Med Genet.* 2015;52:353-358.
24. Rombach SM, Smid BE, Bouwman MG, et al. Long term enzyme replacement therapy for Fabry disease: effectiveness on kidney, heart and brain. *Orphanet J Rare Dis.* 2013;8:47.

Amiloidosis y artropatía amiloide

Colin Diffie y Vladimir Despotovic

48

PRINCIPIOS GENERALES

- La amiloidosis es un trastorno heterogéneo que se caracteriza por el depósito de diversas subunidades proteicas en el tejido extracelular.
- La amiloidosis es una causa ocasional de quejas musculoesqueléticas y una grave complicación de la enfermedad reumatológica.
- Actualmente se han identificado 36 diferentes proteínas como causas de amiloidosis. La proteína amiloide puede encontrarse en una enfermedad sistémica, que es el tema central de este capítulo. Quizá también sea **amiloidosis localizada**, como marañas neurofibrilares aisladas al sistema nervioso central (SNC) en la enfermedad de Alzheimer.[1]
- Hay cuatro clases de **amiloidosis sistémica**. No obstante, solo la amiloidosis primaria (AL) y la secundaria (AA) sistémicas se consideran con detalle en este capítulo. La amiloidosis hereditaria y la β-2-microglobulina amiloide (AB2M) son los dos tipos restantes.
- La **artropatía amiloide** es poco frecuente, pero ocurre en hasta 5% de los pacientes con amiloidosis con AL.

Definición/clasificación

- Las fibrillas amiloides son polímeros insolubles extracelulares formados por diversas subunidades proteicas de bajo peso molecular; éstas sufren cambios conformacionales en **láminas plegadas** β insolubles y antiparalelas que se depositan en los tejidos.
- **Amiloidosis primaria**
  - o También se conoce como amiloidosis de **inmunoglobulina de cadena ligera** o **amiloidosis primaria**.
  - o Este grupo incluye todas las formas de amiloidosis sistémica en las cuales las fibrillas derivan de **cadenas ligeras monoclonales**. Las enfermedades causales incluyen la gammapatía monoclonal de significado incierto (GMSI), mieloma múltiple (MM) y macroglobulinemia de Waldenström (MW).
  - o Puede distinguirse de un trastorno semejante, la **enfermedad por depósito de cadenas ligeras (EDCL)**, por el hecho de que en la EDCL no hay formación de fibrillas de cadenas ligeras monoclonales.
- **Amiloidosis por amiloide A (AA)** También se conoce como **amiloide A sérica (AAS)** o **amiloidosis secundaria**
- Se caracteriza por presentar depósitos extracelulares tisulares de fragmentos de AAS, la cual es una **proteína reactante de fase aguda** que se puede acumular patológicamente en enfermedades inflamatorias no controladas.

Epidemiología

- La amiloidosis AL es más común en países desarrollados y la amiloidosis AA es más frecuente en países en desarrollo, donde las infecciones crónicas son más prevalentes y donde el tratamiento de las enfermedades inflamatorias crónicas es más desafiante.
- La amiloidosis AL tiene una prevalencia de alrededor de 10 por 1 000 000.

Fisiopatología

- Con excepción de lo que se ve en la enfermedad de Alzheimer, donde se observa la citotoxicidad celular directa debida al amiloide, se cree que otras manifestaciones sistémicas y disfunciones de órganos provocadas por la amiloidosis son secundarias a la disrupción mecánica provocada por las placas.

- Las manifestaciones de la enfermedad dependen de la distribución tisular, la concentración de depósitos y la proteína precursora específica que provoca la formación de fibrillas.
- **El amiloide primario es un trastorno proliferativo de células plasmáticas clonales** que provoca el depósito de fibrillas de **cadena ligera** monoclonal en múltiples órganos. El 75% de ellas derivan de la región variable de la cadena λ ligera y el 25% restante deriva de la región variable de la cadena κ ligera.
- El **amiloide secundario** se caracteriza por el depósito extracelular en tejidos de fragmentos de una proteína reactante de fase aguda, el amiloide A sérico.
- La **amiloidosis relacionada con hemodiálisis** es el resultado del depósito de β-2-microglobulina.

Factores de riesgo

- Las amiloidosis AA y AL están relacionadas con los padecimientos que se exploran a continuación.
- Amiloide hereditario
  - La mayoría de las mutaciones hereditarias son mutaciones de cambio de sentido dominantes autosómicas que alteran las proteínas precursoras.
  - Casi todas las mutaciones hereditarias causan enfermedad renal, del sistema nervioso y cardiaca.
  - En pacientes con ascendencia turca se observa una prevalencia significativamente mayor de estas enfermedades.
- Amiloide relacionado con la diálisis
  - Es el resultado del depósito de β-2-microglobulina.
  - Esto es más común en pacientes que usan membranas de diálisis de flujo bajo o bioincompatibles. Es mucho menos común con las modernas máquinas de diálisis, por tanto, se ve más a menudo en las naciones en desarrollo.[2]
- El riesgo aumenta mientras más tiempo haya pasado en diálisis el paciente.

Trastornos asociados

- La amiloidosis primaria con frecuencia se asocia con **discrasias de células plasmáticas**. La más clásica es el MM; la translocación (11;14)(q13;32) se encuentra con frecuencia en pacientes con MM o GMSI.
- El amiloide secundario está asociado con **trastornos inflamatorios sistémicos**. Un gran estudio en el Reino Unido identificó las siguientes etiologías:[3]
  - Se asoció con artritis inflamatoria en 60% de los pacientes. Es más común que ésta sea artritis reumatoide (AR), pero también incluye la artritis idiopática juvenil y las espondiloartropatías seronegativas.
  - Las infecciones crónicas como bronquiectasia, tuberculosis u osteomielitis estaban asociadas en 15% de los pacientes.
  - Las fiebres periódicas estaban asociadas en 10%, especialmente la FMF.
- Se observa con menos frecuencia como complicación de la enfermedad de Crohn (5%), linfoma no Hodgkin, enfermedad de Castleman y el abuso de drogas intravenosas.

DIAGNÓSTICO

La amiloidosis puede diagnosticarse en el marco clínico apropiado, pero el diagnóstico definitivo requiere biopsia de tejidos.

Cuadro clínico

- Es clásico que la amiloidosis primaria se presente con **proteinuria de rango nefrótico** (debido al depósito de proteínas en los glomérulos), **edema**, **hepatoesplenomegalia**, **insuficiencia cardiaca** y **síndrome del túnel del carpo**.
  - Casi nunca se observa enfermedad del SNC, aunque quizá haya neuropatía periférica e inestabilidad autonómica.
  - La **afección cardiaca** es insidiosa y con frecuencia está avanzada en el momento del diagnóstico; puede causar **miocardiopatía dilatada o restrictiva**.
  - Las **manifestaciones gastrointestinales (GI)** más comunes son el sangrado gástrico y del intestino delgado debido a úlceras, pólipos o hematomas, y alteraciones de la motilidad como disfagia, gastroparesia, estreñimiento y seudoobstrucción.

- Lo más característico es que la amiloide AA se presente con proteinuria de rango nefrótico.[3]
  - o De los pacientes, 97% tendrá afectación renal; 11% cursa con enfermedad renal terminal (ERT).
  - o La implicación cardiaca es rara: ocurre en 1% de los pacientes con amiloide.
  - o La implicación hepática ocurre en una cuarta parte y resulta en hepatomegalia en 9%.
- En amiloidosis relacionadas con hemodiálisis (AB2M) es muy frecuente que se presenten manifestaciones musculoesqueléticas como dolor en los hombros, tendinitis y síndromes de atrapamiento de nervios, como en el síndrome del túnel carpiano. Pueden presentarse manifestaciones gastrointestinales con menor frecuencia.
- La **artropatía amiloide se observa comúnmente en pacientes con amiloidosis primaria**, pero por lo general no se produce en pacientes con artritis inflamatoria.[4]
  - o Los pacientes típicamente describen **artralgias no inflamatorias** simétricas que afectan las articulaciones metacarpofalángicas (MCF), las articulaciones interfalángicas proximales (IFP), muñecas, hombros y rodillas, sin rigidez matutina.
  - o Existen reportes de casos de enfermedad erosiva, pero son raros.
  - o El depósito muscular puede conducir a seudohipertrofia, causando una macroglosia clásica (23%) o un **signo de la hombrera** positivo (2%).

Historia clínica
El cuadro clínico es altamente variable y depende del tipo de amiloidosis y de los sistemas afectados. Los síntomas pueden incluir:
- Síntomas constitucionales como fatiga, pérdida de peso, anorexia y saciedad prematura.
- Los síntomas cardiovasculares, como palpitaciones, disnea o edema en las extremidades inferiores son prominentes en la amiloidosis AL; puede ocurrir edema por síndrome nefrótico en las amiloidosis AL o AA.
- El síncope puede ser un síntoma de inestabilidad autónoma o de afectación cardiaca. Es un factor de muy mal pronóstico si se debe a cardiopatía.
- La implicación GI en el amiloide AL puede causar hematemesis, melena o heces sanguinolentas.
- Hipertrofia muscular, sobre todo en el deltoides y la lengua.
- Manifestaciones neurológicas, incluyendo disminución del tacto fino y síndromes de atrapamiento nervioso, casi siempre el **síndrome del túnel del carpo**.
- Las manifestaciones cutáneas que incluyen pápulas cerosas en la piel y fácil formación de hematomas, especialmente de la cara.

Exploración física
De igual manera, los hallazgos físicos varían dependiendo del sistema de órganos afectado y pueden incluir:
- **Macroglosia** y hendiduras visibles en la lengua donde colinda con los dientes.
- Algunos pacientes cursan con inflamación visible alrededor de la articulación glenohumeral, dando un **signo de la hombrera** positivo que refleja el depósito amiloide; esto es raro pero específico de la amiloidosis AL.
- Ritmo o frecuencia cardiaca anormales, S3, ingurgitación yugular (**IY**) y soplo holosistólico (regurgitación tricúspide o mitral).
- La hepatomegalia palpable se presenta en las amiloidosis AL y AA; quizá ocurra esplenomegalia o ascitis. Puede presentarse edema de las extremidades inferiores por insuficiencia renal o cardiaca.
- Aumento de la circunferencia abdominal, esplenomegalia y signos de ascitis.
- Disminución de la sensibilidad periférica, con o sin debilidad focal.
- Pápulas serosas casi siempre localizadas en la cara, cuello, ingles, axilas, área perianal, lengua, canales auditivos externos; pérdida de pelo.

Criterios diagnósticos

- Debe sospecharse **amiloidosis primaria** cuando los resultados de la historia clínica y de la exploración física muestran lesión característica de órganos asociada con la presencia de una proteína monoclonal en suero u orina o cadenas ligeras libres (CLL).[5]
- Los criterios diagnósticos para amiloidosis sistémica AL se presentan en la tabla 48-1.[6]
- **Amiloidosis secundaria.** Biopsia con tinción positiva mediante inmunohistoquímica y microscopia electrónica con suero anti-AA, y ausencia de amiloide AL. Las pruebas de laboratorio carecen de utilidad para confirmar amiloidosis AL o trastornos relacionados, pero son útiles para descartarla. La vasta mayoría de los pacientes cursa con enfermedad renal.

TABLA 48-1	CRITERIOS DIAGNÓSTICOS PARA LA AMILOIDOSIS SISTÉMICA PRIMARIA

Se requieren los cuatro criterios siguientes:

- Presencia de síndrome sistémico relacionado con amiloide (p. ej., renal, cardiaco, hepático o en nervios periféricos)
- La tinción positiva de amiloide con rojo Congo en cualquier tejido de biopsia (bajo la luz polarizada, la proteína amiloide tiene un brillo verdoso después de teñirla con rojo Congo)
- Tinción inmunohistoquímica o secuenciación directa de amiloide de cadena ligera
- Signos de trastorno proliferativo de células plasmáticas monoclonales: electroforesis sérica o de orina con proteína monoclonal, relación desproporcionada de cadenas ligeras (la proporción normal de suero total de κ respecto a λ es aproximadamente de 2, la proporción normal libre en suero de κ respecto a λ es de 0.26-1.65), o células plasmáticas clonales en biopsia de médula ósea

Adaptada de Rajkumar SV, Dispenzieri A, Kyle RA. Monoclonal gammopathy of undetermined significance, Waldenström macroglobulinemia, AL amyloidosis, and related plasma cell disorders: diagnosis and treatment. *Mayo Clin Proc.* 2006;81:693-703.

Pruebas diagnósticas

Pruebas de laboratorio
- Amiloidosis primaria
  - **Inmunofijación.** Identifica a 90% de los pacientes.
  - **Electroforesis de proteína sérica (EFPS).** Revelará una **paraproteína monoclonal.**
  - **Electroforesis de proteínas en orina (EFPU).** Revelará **cadenas monoclonales ligeras**.
  - Análisis de cadenas de proteína ligera libres en suero: puede identificar FLC monoclonal en pacientes que no tienen EFPS o EFPU positivas.[5]
- El líquido sinovial de pacientes con artropatía amiloide muestra predominancia mononuclear con un recuento medio de linfocitos de 2000 a 3000.
- La amilodosis secundaria no cuenta con pruebas de laboratorio específicas de suero u orina que revelen el diagnóstico.

Electrocardiografía
Hay cambios que se observan en pacientes con amiloidosis cardiaca:
- La anomalía más común es la disminución del voltaje en los cables de las extremidades.
- Trastornos de conducción (p. ej., bloqueo cardiaco de primero, segundo o tercer grado), retraso inespecífico intraventricular de la conducción, fibrilación o aleteo auricular, taquicardia ventricular o patrones de seudoinfarto.[7]

Imagenología
- La **radiografía** en la artropatía amiloide
  - El espacio articular está conservado o incrementado, sin erosiones periarticulares o quistes óseos. Las erosiones amiloides del hueso son clásicamente extraarticulares.[8]
  - Edema de tejido blando y desmineralización del hueso.
  - Es posible observar lesiones líticas si la artropatía está asociada con MM.
- **Ecocardiografía** transtorácica[7]
  - La infiltración de amiloide hacia el miocardio causa aumento de ecogenicidad que genera una apariencia de **"chispas granulares"** hacia el miocardio bajo la ecocardiografía.
  - El **engrosamiento de la pared ventricular izquierda con disfunción diastólica** es la alteración más observada. En la miocardiopatía restrictiva avanzada puede observarse un ventrículo izquierdo normal o pequeño, crecimiento biauricular y dilatación ventricular derecha. También puede haber engrosamiento de las válvulas mitral y aórtica.
- La gammagrafía nuclear con suero amiloide P radioetiquetado puede medir la extensión del depósito amiloide, pero no está disponible en la mayoría de los países.[9]

Procedimientos diagnósticos

* La **biopsia de tejido** es necesaria para el diagnóstico de amiloidosis primaria o secundaria.
* La **biopsia de la grasa abdominal** tiene relativamente alta sensibilidad (de hasta 80%) y especificidad (de hasta 99%) para identificar amiloidosis primaria y secundaria en pacientes con afección de múltiples órganos.[6]
* La biopsia de riñón e hígado será positiva en cerca de 90% de los pacientes; pero al ser un procedimiento invasivo, no se recomienda como primera elección.
* Si las pruebas anteriores son negativas y el diagnóstico aún es dudoso, puede considerarse la **biopsia rectal, de médula ósea o de piel**.
* Las fibras amiloides teñidas con **rojo Congo** producirán una **birrefringencia verdosa** bajo luz polarizada. Las fibras teñidas con tioflavina T producirán fluorescencia amarillo verdoso.
* La **inmunohistoquímica y la microscopia por inmunofluorescencia** revelarán cadenas ligeras κ y λ en la amiloidosis AL.

TRATAMIENTO

Sin importar el tipo de evolución de la amiloidosis, el objetivo terapéutico es reducir la producción de fibrillas y el depósito extracelular, así como atacar la etiología específica de la enfermedad. Están en desarrollo nuevas terapias que apuntan a la remoción de los depósitos amiloides de los tejidos afectados.

Medicamentos

* **Amiloidosis primaria**:
  o El tratamiento debe estar dirigido por un hematólogo experimentado; por lo general, los pacientes se consideran para el **trasplante de células madre hematopoyéticas** (TCMH) para eliminar las células clonales patológicas. La toma de decisión respecto de esta terapia es compleja, y la mayoría de los pacientes con amiloidosis no son candidatos debido a edad y enfermedad avanzada al momento del diagnóstico.
  o Los pacientes que no son candidatos para TCMH pueden tratarse con un régimen de melfalán, bortezomib y dexametasona, o con un régimen de ciclofosfamida, bortezomib y dexametasona.[10]
* La **artropatía amiloide** se maneja tratando la amiloidosis subyacente. Se pueden usar fármacos antiinflamatorios no esteroideos (AINE) o esteroides para pacientes con síntomas refractarios, ya sea intraarticulares o sistémicos.
* **Amiloidosis secundaria**
  o **Control de la enfermedad inflamatoria primaria** para estabilizar y posiblemente reducir la carga de amiloide. En general, lograr un control adecuado de la enfermedad primaria es el factor pronóstico más importante. De acuerdo con la enfermedad inflamatoria, esto puede hacerse con medicamentos inmunosupresores, citotóxicos o biológicos.
  o **Tocilizumab**, un anticuerpo humanizado del receptor anti-interleucina (IL-6), normaliza rápidamente los niveles séricos de proteína C reactiva y de AAS. En un estudio sobre pacientes con AR con amiloide, tocilizumab fue mejor que los inhibidores del factor de necrosis tumoral (TNF) para normalizar los niveles de AAS y mejorar la tasa de filtración glomerular (TFG).[11]
  o La **colchicina** se usa comúnmente en la FMF; solo 2% de los pacientes que cumplieron el tratamiento desarrollaron amiloidosis después de 10 años de terapia, comparado con 50% de quienes no cumplieron. El uso de colchicina para la amiloidosis secundaria a otras etiologías es cuestionable.[12]
  o Se recomienda tratamiento específico de la enfermedad en otros **síndromes autoinflamatorios**.
  o El **dimetilsulfóxido** se ha investigado como terapia alternativa, pero los estudios se limitan a modelos animales y pequeñas series de casos.
  o Para etiologías infecciosas, son útiles los antibióticos y la eliminación del tejido infectado.

Otras terapias no farmacológicas

La fisioterapia y la terapia ocupacional son útiles para la artropatía amiloide.

Tratamiento quirúrgico

* Trasplante de órganos para la insuficiencia o sus complicaciones (riñón, corazón, hígado).
* Resección quirúrgica del tejido hipertrófico (p. ej., en la lengua).
* Liberación del túnel del carpo o de otras neuropatías periféricas.
* Reemplazo articular.

INSTRUCCIÓN AL PACIENTE

Amyloidosis Foundation (www.amyloidosis.org).

RESULTADOS/PRONÓSTICO

* La supervivencia en la **amiloidosis AL** puede ser de meses o años según los órganos afectados, la implicación de la médula ósea y el porcentaje circulante de células plasmáticas.
  o Las causas principales de muerte son **disfunción cardiaca**, **infección** e **insuficiencia hepática**.
  o La amiloidosis primaria con frecuencia se diagnostica después de identificar la discrasia de células sanguíneas. El progreso a MM después del diagnóstico de amiloidosis primaria es raro.
* El tratamiento del trastorno subyacente puede proveer desenlaces favorables en la **amiloidosis AA**.[3]
  o La TFG sérica puede mejorar en la enfermedad renal crónica, pero la mayoría de los pacientes con ERT necesitan diálisis.
  o En una gammagrafía seriada de pacientes tratados, 12% tenían depósito progresivo de AAS, 48% cursaban con carga de enfermedad estable y 39% presentaron una mejoría en el depósito de AAS. Las concentraciones séricas bajas de AAS se correlacionaron con una mejoría del depósito a nivel tisular.

REFERENCIAS

1. Sipe JD, Benson MD, Buxbaum JN, et al. Nomenclature 2014: Amyloid fibril proteins and clinical classification of the amyloidosis. *Amyloid.* 2014;21:221-224.
2. Jadoul M, Drueke TB. beta2 microglobulin amyloidosis: an update 30 years later. *Nephrol Dial Transplant.* 2016;31:507-509.
3. Lachmann HJ, Goodman HJ, Gilbertson JA, et al. Natural history and outcome in systemic AA amyloidosis. *N Engl J Med.* 2007;356:2361-2371.
4. Prokaeva T, Spencer B, Kaut M, et al. Soft tissue, joint, and bone manifestations of AL amyloidosis: Clinical presentation, molecular features, and survival. *Arthritis Rheum.* 2007;56:3858-3868.
5. Katzmann JA, Clark RJ, Abraham RS, et al. Serum reference intervals and diagnostic ranges for free kappa and free lambda immunoglobulin light chains: relative sensitivity for detection of monoclonal light chains. *Clin Chem.* 2002;48:1437-1444.
6. Rajkumar SV, Dispenzieri A, Kyle RA. Monoclonal gammopathy of undetermined significance, Waldenström macroglobulinemia, AL amyloidosis, and related plasma cell disorders: diagnosis and treatment. *Mayo Clin Proc.* 2006;81:693-703.
7. Grogan M, Dispenzieri A. Natural history and therapy of AL cardiac amyloidosis. *Heart Fail Rev.* 2015;20:155-162.
8. Elsaman AM, Radwan AR, Akmatov MK, et al. Amyloid arthropathy associated with multiple myeloma: a systematic analysis of 101 reported cases. *Semin Arthritis Rheum.* 2013;43:405-412.
9. Hazenberg BP, van Rijswijk MH, Piers DA, et al. Diagnostic performance of 123I-labeled serum amyloid P component scintigraphy in patients with amyloidosis. *Am J Med.* 2006;119:355.
10. Wechalekar AD, Hawkins PN, Gillmore JD. Perspectives in treatment of AL amyloidosis. *Br J Haematol.* 2008;140:365-377.
11. Okuda Y, Ohnishi M, Matoba K, et al. Comparison of the clinical utility of tocilizumab and anti-TNF therapy in AA amyloidosis complicating rheumatic diseases. *Mod. Rheumatol.* 2014;24:137-143.
12. Zemer D, Pras M, Sohar E, et al. Colchicine in the prevention and treatment of the amyloidosis of familial Mediterranean fever. *N Engl J Med.* 1986;314:1001-1005.

Artropatía sarcoide

Michiko Inaba y Vladimir Despotovic

49

PRINCIPIOS GENERALES

Definición

- La sarcoidosis es una **enfermedad inflamatoria granulomatosa** de etiología desconocida que puede afectar cualquier órgano, casi siempre pulmones, piel, ojos y articulaciones.
- El **pulmón es el órgano afectado con más frecuencia**, con implicación pulmonar en más de 80% de los pacientes, quienes casi siempre se presentan con fatiga y síntomas pulmonares (p. ej., tos, disnea y dolor de tórax).
- La afección extrapulmonar con frecuencia acompaña a los síntomas pulmonares. Es común que estén implicados ganglios linfáticos, hígado y bazo, en tanto que corazón, riñón y páncreas se ven afectados con menor frecuencia.
- La enfermedad remite en el transcurso de 3 años en la mayoría de los pacientes, y alrededor de 10%-30% de ellos desarrollan la forma crónica de la enfermedad y requieren de tratamiento continuo.
- Este capítulo se concentra principalmente en las manifestaciones musculoesqueléticas de la sarcoidosis, que se produce en 15%-25% de los pacientes.

Clasificación

- Los síndromes artríticos de la sarcoidosis pueden involucrar a las articulaciones, músculos y huesos, causando una variedad de quejas musculoesqueléticas a través de distintos mecanismos, y pueden categorizarse como agudos o crónicos.[3]
- **Artritis sarcoide aguda.** A menudo se presenta como poliartritis de tobillos, rodillas, codos y muñecas, y a menudo ocurre en forma concomitante con linfadenopatía hiliar bilateral, uveítis y eritema como parte del síndrome de Löfgren.
- La afección es casi siempre **simétrica** y es frecuente la **tumefacción periarticular**, más que los derrames articulares. La artritis aguda por lo general dura desde varias semanas hasta meses y con frecuencia no recurre.
- El **síndrome de Löfgren** es la tríada de artritis aguda, eritema nudoso y adenopatía hiliar bilateral; por lo general es autolimitante y tiene buen pronóstico.
- **Artritis sarcoide crónica.** Es una afección rara que se presenta varios meses después del inicio de la enfermedad.
  - Por lo general afecta las rodillas, aunque también involucra tobillos, muñecas, articulaciones interfalángicas proximales (IFP) y las articulaciones metacarpofalángicas (MCF); dicha artritis no está asociada con eritema nudoso.
  - En contraste con la artritis aguda, la artritis crónica en la sarcoidosis suele ocurrir en el contexto de una implicación orgánica más difusa y ocurre a edades avanzadas.
  - En ocasiones su presentación clínica se asemeja a la artritis reumatoide (AR).
  - Rara vez, la artritis crónica puede presentarse como artropatía de Jaccoud, dactilitis sarcoide, así como artritis, debido a la sinovitis granulomatosa o a lesiones óseas sarcoides adyacentes.[4]
  - La destrucción articular rara vez se produce con acortamiento y deformidad de las falanges.
- **La afección de músculo y hueso** es relativamente común en la sarcoidosis.
- La sarcoidosis ósea ocurre en 3%-13% de los pacientes con sarcoidosis. Las manos y los pies son los sitios afectados más a menudo, mientras que la columna vertebral es la menos común. Solo alrededor de la mitad de los pacientes con lesiones óseas cursa con dolor y rigidez, mientras que la otra mitad permanece asintomática.

o Afecta el músculo (menos de 5% de los casos de sarcoidosis) en forma de **miopatía, atrofia, miositis** o **nódulos palpables**. La afección granulomatosa asintomática de los músculos se documenta con frecuencia en la autopsia.
o Causa **lesiones líticas** y **escleróticas del hueso**, que pueden ser dolorosas. Junto con la resorción ósea, las lesiones contribuyen a que los pacientes con sarcoidosis presenten un alto riesgo de fractura.

Epidemiología

* La prevalencia de la sarcoidosis es de 10 a 20 casos por 100 000.
* La incidencia es mayor entre personas negras que en otras razas.
* La enfermedad también varía según la región geográfica y puede tener un componente genético.
* La sarcoidosis aparece generalmente en pacientes de entre 20 y 40 años de edad.

Etiología

La etiología subyacente de la sarcoidosis se desconoce. Hay evidencia de que se asocian factores genéticos, ambientales e infecciosos.[5]

Fisiopatología

* La sarcoidosis se caracteriza patológicamente por la presencia de **granulomas no caseificantes**; este proceso se ha evidenciado mejor en el pulmón.
* Los granulomas consisten en una densa colección de macrófagos epitelioides y linfocitos T CD4+, con algunos linfocitos T CD8+ restringidos a la periferia.
* Con el tiempo, los granulomas pueden sanar sin secuelas o sufrir fibrosis que conduce a disfunción del órgano.

Trastornos asociados

La sarcoidosis se ha descrito en asociación con otros trastornos autoinmunes, incluida la AR, lupus eritematoso sistémico, síndrome de Sjögren y artritis psoriásica.

DIAGNÓSTICO

Cuadro clínico

* Las manifestaciones clínicas de la sarcoidosis varían de acuerdo con los sistemas de órganos afectados. Quizá sea fácil diagnosticar sarcoidosis en un paciente con adenopatía hiliar bilateral, infiltrados pulmonares o afección característica de piel y ojos, pero es más difícil si la artritis es la única manifestación.
* Es importante hacer un interrogatorio y exploración física concienzudos para identificar cualquier manifestación extraauricular que pueda conducir al diagnóstico apropiado.
* La afección ósea en la artritis crónica es comúnmente asintomática, pero puede existir dolor y tumefacción en los tejidos blandos sobre las áreas afectadas (articulaciones o huesos).
* Las lesiones cutáneas quizá sean la primera manifestación. Lo más común es que se presenten como pápulas en torno a los párpados y los pliegues nasolabiales o en las cicatrices antiguas. También llegan a aparecer nódulos subcutáneos de mayor tamaño, placas o lesiones faciales induradas violáceas (**lupus pernio**).

Diagnóstico diferencial

* El diagnóstico diferencial varía de acuerdo con los síntomas manifestados individualmente por los pacientes.
* Los pacientes con síndrome de Löfgren tienen una artritis inflamatoria principalmente de las extremidades inferiores que también se observan en la artritis reactiva o artritis infecciosa (vírica, gonocócica). Cuando es de naturaleza monoarticular o aguda, debe descartarse la artritis séptica.

* En pacientes con linfadenopatía significativa, deben excluirse **infecciones** y **cáncer**.
* La sarcoidosis también puede manifestarse con infiltrados pulmonares y miositis, y deben descartarse las vasculitis y causas reumatológicas de esos síntomas.

Pruebas diagnósticas

Pruebas de laboratorio

* La velocidad de sedimentación globular (VSG) y la proteína C reactiva (PCR) pueden estar elevadas, pero no son específicas para sarcoidosis.
* Los **niveles de la enzima conversora de la angiotensina** (ECA) son altos en 75% de los pacientes sin tratar, incluyendo 15% de artritis sarcoide aguda y hasta 50% de artritis sarcoide crónica; no obstante, se producen con frecuencia falsos positivos, lo que **limita su utilidad diagnóstica**.
* La **hipercalcemia**, y con mayor frecuencia la **hipercalciuria**, ocurren debido al metabolismo alterado del calcitriol (1,25-dihidroxi vitamina D) y su producción en el tejido granulomatosa.
* Los niveles de la 1,25-dihidroxi vitamina D también pueden estar elevados.

Imagenología

* Los resultados de las radiografías del tórax en la sarcoidosis incluyen **linfadenopatía hiliar bilateral, cambios difusos en el parénquima** o una combinación de ambos. Quizá se requieran tomografía computarizada (TC) o resonancia magnética (RM) para definir mejor el pulmón y el mediastino, sobre todo en un paciente con posible síndrome de Löfgren y una radiografía normal de tórax.[6]
* Las radiografías articulares en la artritis aguda pueden ser normales o mostrar inflamación del tejido blando. En pacientes con artritis crónica o implicación ósea, las radiografías quizá resulten decisivas.
  o La afección característica del hueso involucra los metacarpos, metatarso y falanges bilaterales, aunque cualquier hueso puede verse afectado, incluso las vértebras.
  o Las radiografías de manos afectadas muestran **lesiones o quistes subcondrales** que en ocasiones se extienden hasta los espacios articulares. El hueso por sí mismo puede tener una apariencia reticulada semejante a encaje debido a la lesión granulomatosa.
  o La RM quizá sea más sensible para detectar lesiones óseas por sarcoidosis; sin embargo, en ocasiones es difícil distinguir de las metástasis óseas.
  o La RM de los músculos afectados muestra edema muscular inespecífico o atrofia grasa y no es diagnóstica.
  o El escaneo con galio-67 y la tomografía por emisión de positrones (TEP) son útiles para identificar músculos afectados por la infiltración granulomatosa. La TEP es útil para monitorear la respuesta a la terapia.

Procedimientos diagnósticos

* La **biopsia** de los órganos afectados es la manera más eficaz de mostrar los granulomas no caseificantes.
  o La biopsia de los ganglios linfáticos, la piel y las glándulas lagrimales, con frecuencia proporciona histología diagnóstica.
  o La biopsia del tejido pulmonar requiere broncoscopio con fibra óptica transbronquial. A menudo no se requiere biopsia pulmonar abierta.
  o Cuando hay sospecha de sarcoidosis vertebral en ausencia de otros rasgos del padecimiento, es obligado obtener una confirmación histopatológica para excluir otras posibles causas, especialmente cáncer o tuberculosis.
  o La biopsia sinovial revela ocasionalmente granulomas o infiltrados mononucleares inespecíficos e hipertrofia sinovial, pero no se lleva a cabo con frecuencia.[7]
* La **artrocentesis** de una articulación implicada puede llevarse a cabo, y muestra líquido sinovial no inflamatorio o solo levemente inflamatorio tanto en las formas agudas como en las variedades crónicas de artritis.

TRATAMIENTO

- La decisión de administrar medicamentos para la sarcoidosis a los pacientes debe basarse en la evaluación clínica de la actividad del trastorno.
- Para la artritis aguda que se ve en el síndrome de Löfgren, los fármacos antiinflamatorios no esteroideos (AINE) son la terapia de primera línea y quizá sean suficientes. En la artritis aguda, hay una alta probabilidad de remisión completa en semanas o meses. A veces se necesitan glucocorticoides de baja dosis si los síntomas no se controlan de manera adecuada con AINE.
- La decisión de usar corticoesteroides se basa típicamente en la persistencia de los síntomas durante > 2 a 3 meses, y el tipo y gravedad de enfermedad extraarticular (p. ej., afección en los ojos, implicación significativa del corazón, problemas neurológicos o síntomas constitucionales como fiebre, fatiga y pérdida de peso graves).
- En algunos casos la artritis crónica puede ser controlada con glucocorticoides solos, en otros requiere agentes de segunda línea.

Medicamentos

No hay tratamientos aprobados por la FDA para la sarcoidosis extrapulmonar. No se han llevado a cabo ensayos clínicos aleatorios grandes y los tratamientos se basan en informes de casos y series de casos sin ciego.

Primera línea
- Los síntomas articulares leves con frecuencia pueden controlarse con AINE.
- Los **glucocorticoides** son eficaces para pacientes con síntomas moderados a graves, incluidos los síntomas musculoesqueléticos. Aunque la terapia con corticoesteroides claramente reduce la inflamación y los síntomas atribuibles a la enfermedad, hay pocos datos respecto a las dosis y la duración óptimas del tratamiento.
  - o Para disfunción grave de órganos vitales, se usan dosis iniciales de prednisona de 1 mg/kg/día vía oral (VO), durante 4 a 6 semanas, para después ajustarlas lentamente.
  - o El síndrome de Löfgren puede tratarse con observación, AINE o dosis bajas de prednisona (10-20 mg/día) de acuerdo con la gravedad de los síntomas.
  - o La enfermedad con frecuencia puede reaparecer después de suspender los esteroides, lo que requiere reiniciar la terapia.
  - o En pacientes con recaída de la enfermedad que están recibiendo prednisona o en los cuales no es posible disminuir este medicamento a una dosis tolerable (5-10 mg/día), deben considerarse fármacos de segunda línea.

Segunda línea
- El **metotrexato** se ha usado con éxito para tratar las manifestaciones pulmonares y extrapulmonares de sarcoidosis en dosis semejantes a las que se aplican en la AR.
- También se han empleado **antipalúdicos** (hidroxicloroquina y cloroquina) para tratar con éxito las manifestaciones extrapulmonares.
- Quizá estén indicados otros medicamentos, como leflunomida, sulfasalazina y minociclina.
- Los medicamentos **anti-factor de necrosis tumoral (TNF)** se usan como terapia en pacientes que tienen contraindicaciones o no han respondido bien a otros tratamientos, aunque faltan datos de alta calidad sobre su uso. Las pruebas preliminares sugieren que infliximab y adalimumab quizá sean eficaces en la sarcoidosis pulmonar y extrapulmonar.[8,9] No obstante, también hay diversos informes y series de casos que muestran que la sarcoidosis (pulmonar y extrapulmonar) puede desarrollarse en pacientes tratados con estos medicamentos para otras indicaciones.

RESULTADOS/PRONÓSTICO

- La sarcoidosis se **resuelve espontáneamente** en cerca de 50% de los casos. La recaída es rara y la mayoría (90%) de los pacientes presentan remisiones con pocas secuelas.

- La mortalidad general relacionada con sarcoidosis es de menos de 5%. La mortalidad con frecuencia se debe a secuelas por el uso a largo plazo de esteroides para la implicación pulmonar o cardiaca.

REFERENCIAS

1. Rao DA, Dellaripa PF. Extrapulmonary manifestations of sarcoidosis. *Rheum Dis Clin North Am.* 2013;39(2):277-297.
2. Visser H, Vos K, Zanelli E, et al. Sarcoid arthritis: clinical characteristics, diagnostic aspects, and risk factors. *Ann Rheum Dis.* 2002;61(6):499-504.
3. Sweiss N, Patterson K, Sawaqued R, et al. Rheumatologic manifestations of sarcoidosis. *Semin Respir Crit Care Med.* 2010;31:463-473.
4. Lima I, Ribeiro DS, Cesare A, et al. Typical Jaccoud's arthropathy in a patient with sarcoidosis. *Rheumatol Int.* 2013;33(6):1615-1617.
5. Ungprasert P, Crowson CS, Maeson EL. Epidemiology and clinical characteristics of sarcoidosis: an update from a population-based cohort study from Olmsted County, Minnesota. *Rheumatism.* 2017;69:16-22.
6. Pitt P, Hamilton EB, Innes EH, et al. Sarcoid dactylitis. *Ann Rheum Dis.* 1983;42(6):634-639.
7. Keijsers RG, van den Heuvel DA, Grutters JC. Imaging the inflammatory activity of sarcoidosis. *Eur Respir J.* 2013;41:743-751.
8. Baughman RP, Drent M, Kavuru M, et al. Infliximab therapy in patients with chronic sarcoidosis and pulmonary involvement. *Am J Respir Crit Care Med.* 2006;174:795-802.
9. Clementine RR, Lyman J, Zakem J, et al. Tumor necrosis factor-alpha antagonist-induced sarcoidosis. *J Clin Rheumatol.* 2010;16:274-279.

50

Padecimientos cutáneos asociados con la enfermedad reumática

Christine N. Schafer y Heather A. Jones

INTRODUCCIÓN

La piel es con frecuencia un órgano blanco de las enfermedades autoinmunes y por eso una exploración cutánea cuidadosa en ocasiones arroja la primera clave clínica para el diagnóstico de un trastorno inflamatorio sistémico interno.

PÚRPURA PALPABLE

PRINCIPIOS GENERALES

Definición

La púrpura palpable se define como una hemorragia visible dentro de la piel o las membranas mucosas.

Clasificación

- Hay muchos tipos diferentes de púrpura, con un extenso diagnóstico diferencial, principalmente basado en la morfología.
- Seis subgrupos principales incluyen petequias (< 4 mm), púrpura macular (5-9 mm), equimosis macular (> 1 cm), púrpura palpable, púrpura retiforme no inflamatoria y púrpura retiforme inflamatoria. Esta sección se enfoca en la **púrpura palpable**.[1]

Fisiopatología

La mayoría de los casos de púrpura palpable está causada por la vasculitis leucocitoclástica (VLC), que es un término histológico que se refiere a un patrón específico de inflamación que puede implicar a los vasos medios y pequeños (véase la sección Pruebas diagnósticas).

DIAGNÓSTICO

Cuadro clínico

- La púrpura palpable presenta **placas y pápulas violáceas protuberantes que no desaparecen a la presión** de la piel, y puede haber eritema temprano prominente, que se debe a infiltrado celular inflamatorio subyacente y extravasación de eritrocitos desde los vasos dañados.
- Las lesiones suelen ser asintomáticas; sin embargo, quizá haya presencia de sensación quemante, dolor o prurito.
- Los rasgos clínicos asociados se relacionan con la causa subyacente.

Diagnóstico diferencial

- VLC debido a enfermedad por complejos inmunes.
  - **Infecciones.** Endocarditis infecciosa, émbolos sépticos, infecciones por estreptococo beta-hemolítico, *Neisseria*, *Rickettsia* (p. ej., fiebre de las Montañas Rocosas, tifus), víricas

agudas (virus de inmunodeficiencia humana [HIV], hepatitis B y C, virus del herpes simple [HSV] y virus de Epstein-Barr [EBV]).

o **Exposición a fármacos.** Alopurinol, cefalosporinas, hidralazina, minociclina, fármacos antiinflamatorios no esteroideos (AINE), contraceptivos orales, propiltiouracilo, penicilinas, fenitoína y sulfonamidas (incluyendo diuréticos de asa y tiazida).[2-4]

o **Vasculitis del complejo de inmunoglobulina A (IgA) idiopática.**

  ▪ Ocurre con más frecuencia en los niños en el contexto de una infección respiratoria previa; también referida como púrpura de Henoch-Schönlein (véase capítulo 31).

  ▪ Caracterizada por **depósitos inmunes dominantes de IgA** en las paredes de los vasos sanguíneos pequeños.

  ▪ La vasculitis por IgA de pequeños vasos en adultos se asocia de manera **única con cáncer de órgano sólido**. Aunque otras formas de vasculitis de pequeños vasos se unen más comúnmente con malignidad hematológica, 60%-90% de los adultos con vasculitis IgA asociada con neoplasia tendrán cáncer de órgano sólido, particularmente el pulmón.[5,6]

  ▪ Los adultos con vasculitis por IgA son más propensos a desarrollar enfermedad renal crónica; por lo tanto, la tinción de IgA en la inmunofluorescencia directa (IFd) es importante para guiar el pronóstico y debe indicar un estrecho monitoreo de la función renal.[7]

o **Púrpura hipergammaglobulinémica de Waldenström.**

o **Vasculitis urticariana.**

o **Crioglobulinemia mixta.**

o **Lupus eritematoso sistémico (LES), artritis reumatoide (AR), síndrome de Sjögren.**

• **VLC pauci-inmune** (el daño vascular está mediado por neutrófilos y no por el depósito de complejo inmune).

o **Vasculitis mixta de los vasos pequeños y medianos.**

o **Asociado con autoanticuerpos anticitoplasma de neutrófilos (ANCA).**

  ▪ Granulomatosis con poliangeítis (véase capítulo 28).

  ▪ Poliangeítis microscópica (véase capítulo 30).

  ▪ Granulomatosis eosinofílica con poliangeítis (véase capítulo 29).

Pruebas diagnósticas

• Con la **biopsia cutánea**, los rasgos histopatológicos clásicos de la púrpura palpable son VLC, que consiste en un infiltrado neutrofílico perivascular, leucocitoclasia (polvo nuclear), depósito de fibrina dentro de las paredes de los vasos y extravasación de eritrocitos.

• La biopsia para IFd es útil porque la presencia de **IgA** puede aportar información pronóstica.

• **Nota especial:** la **vasculitis leucémica** es una forma específica de vasculitis mediada por un infiltrado perivascular de células blásticas leucémicas, opuestas a las células inflamatorias. Ésta es una manifestación poco común de la leucemia cutánea y presagia un mal pronóstico.[8]

TRATAMIENTO

Tratamiento de la causa subyacente.

VASCULOPATÍA LIVEDOIDE

PRINCIPIOS GENERALES

Definición

La vasculopatía livedoide, conocida también como **atrofia blanca**, es una enfermedad oclusiva vascular crónica de etiología incierta que resulta de la formación de microtrombos dentro de los vasos sanguíneos dérmicos superficiales.[1]

Clasificación

Hay una forma primaria (idiopática) y una forma secundaria.

Trastornos asociados

La forma secundaria se ha asociado con **hipertensión venosa crónica y estados hipercoagulables**, como el factor V Leiden, deficiencia de proteína C o S, hiperhomocisteinemia, crioglobulinemia esencial y anticuerpos antifosfolípidos. [9-11]

DIAGNÓSTICO

Cuadro clínico

La vasculopatía livedoide se presenta con **úlceras recurrentes en sacabocado dolorosas**, que favorecen a las extremidades inferiores, especialmente el maléolo medio del tobillo y del dorso de los pies. Las úlceras a menudo sanan con **cicatrices atróficas circulares** con telangiectasias periféricas. La enfermedad muestra predilección por **mujeres de mediana edad**.

Diagnóstico diferencial

La vasculopatía livedoide debe distinguirse primero de la vasculitis inflamatoria. Deben usarse los antecedentes de ulceraciones para distinguir este trastorno de otras condiciones que pueden llevar a cicatrización atrófica, como estasis venosa con varicosidades.

Pruebas diagnósticas

Con la biopsia cutánea, la histología muestra trombos hialinos en la luz de los pequeños vasos, con eritrocitos extravasados en la dermis superior y media. Quizá haya infiltrado linfocítico perivascular, pero **no hay vasculitis**. [10,11]

TRATAMIENTO

Ningún tratamiento ha mostrado una efectividad consistente. Una estrategia terapéutica propuesta es un enfoque secuencia que incluye **dejar de fumar, ácido acetilsalicílico** en dosis bajas, **pentoxifilina** oral y **dipiridamol** oral. De otra forma, el manejo debe ser diseñado a la medida para tratar una coagulopatía subyacente, si así está indicado. [12]

ERITEMA NUDOSO

PRINCIPIOS GENERALES

Definición

El eritema nudoso (EN) es la **paniculitis** más común.

Fisiopatología

- Se considera que es una respuesta de hipersensibilidad retardada a diversos estímulos antigénicos, incluyendo bacterias, virus y agentes químicos. [1,13,14]
- Casi todos los casos son idiopáticos.

Trastornos asociados

- **Infecciones** (p. ej., *Streptococcus*, más común; coccidioidomicosis, gastroenteritis bacteriana).
- **Medicamentos** (p. ej., estrógenos y anticonceptivos orales, más común; sulfonamidas, penicilina, rara vez inhibidores del factor de necrosis tumoral [TNF]).

- **Sarcoidosis** (el síndrome de Löfgren es la tríada de linfopatía hiliar bilateral, eritema nudoso y poliartritis aguda que se ve en la sarcoidosis aguda).
- **Enfermedad inflamatoria intestinal (EII)** (la enfermedad de Crohn tiene una asociación más fuerte que la colitis ulcerosa; EN puede preceder o acompañar un episodio de EII).[15]
- **Espondiloartropatías.**
- **Cáncer** (más a menudo leucemia mieloide aguda [LMA]).
- Es interesante que puede ser un **indicador pronóstico** en ciertos trastornos: asociado con una **forma más autolimitada de sarcoidosis** y posee un **efecto protector** contra la enfermedad diseminada en pacientes con **coccidioidomicosis**.[1,13]

DIAGNÓSTICO

Cuadro clínico

EN se presenta con nódulos subcutáneos eritematosos, dolorosos a la palpación, más comúnmente sobre las **áreas tibiales bilaterales**. En raras ocasiones, los muslos y los antebrazos están afectados.[16] En etapas posteriores, las lesiones pueden tener una apariencia similar a un hematoma. A diferencia de la paniculitis, el EN no causa úlceras. En ocasiones hay síntomas sistémicos, incluyendo artralgia, fiebre y malestar general.

Diagnóstico diferencial

Cuando las lesiones son escasas o se presentan en ubicaciones atípicas, EN puede parecerse a otras formas de paniculitis, como paniculitis pancreática y eritema indurado (vasculitis nodular).

Pruebas diagnósticas

Biopsia cutánea: EN es el prototipo de una **paniculitis septal**, con el septum ensanchado y poca o ninguna necrosis de lóbulo graso. Un infiltrado septal neutrofílico predomina en la fase aguda, mientras que en la fase crónica se aprecian células mononucleares e inflamación granulomatosa. Pueden encontrarse pequeñas colecciones de macrófagos, llamadas **microgranulomas de Miescher**, dentro del septum y se consideran un rasgo patognomónico de EN.[17]

TRATAMIENTO

La identificación y tratamiento de la etiología subyacente es de primordial importancia. El tratamiento de síntomas incluye **AINE, salicilatos e inyecciones esteroides intralesionales**. Los casos graves y sin respuesta quizá requieran **glucocorticoides orales**. El **yoduro de potasio** oral también suele ser útil.[18]

SÍNDROME DE MICROEMBOLIZACIÓN POR COLESTEROL

PRINCIPIOS GENERALES

Definición

El síndrome de microembolización por colesterol (SEC), también conocido como embolismo por cristales de colesterol o síndrome de dedo azul por warfarina, se debe a la **embolización de desechos lipídicos de una placa aterosclerótica ulcerada**, generalmente proveniente de una gran arteria hacia arteriolas y arterias terminales más pequeñas.

Fisiopatología

Hay tres escenarios que aceleran la embolización.
- El **cateterismo arterial** o **coronario**, o intervención que incluya cirugía de derivación coronaria, terapia con bomba de balón intraaórtico. **La embolización ocurre en horas hasta días después del cateterismo.**

- La **anticoagulación prolongada** puede precipitar los émbolos de colesterol al disolver los trombos protectores que recubren una placa ateromatosa friable, lo cual permite la liberación del colesterol. **El embolismo por colesterol suele ocurrir después de 1-2 meses de la terapia anticoagulante.** Note que el "síndrome de dedo azul por warfarina" no se restringe a la anticoagulación con warfarina.[19]
- La terapia trombolítica aguda que se da para el tratamiento del infarto del miocardio o del accidente vascular cerebral también puede provocar embolismo por colesterol. Típicamente, **el embolismo ocurre en horas a días de la terapia lítica.**

DIAGNÓSTICO

Cuadro clínico

- Hay **rasgos sistémicos** relacionados con **isquemia** de los órganos distales a la oclusión. Los síntomas comunes incluyen **fiebre, mialgia, estado mental alterado, dolor en el miembro afectado** e inicio súbito de **hipertensión arterial.**[1]
  - o Los sitios involucrados con más frecuencia son las extremidades inferiores (dedos de los pies), intestino, páncreas, sistema nervioso central, riñones, bazo, hígado y médula ósea.
  - o Hasta 40% de los pacientes cursa con **insuficiencia renal aguda** cuando se inicia el síndrome como resultado directo de émbolos preglomerulares en el riñón, así como una respuesta inflamatoria a dichos émbolos.
- Se reportan **hallazgos cutáneos** en 35% de los pacientes con embolismo por colesterol.[20]
  - o La presentación más común es el inicio súbito de **livedo reticularis distal.**
  - o Otros hallazgos incluyen múltiples sitios de **gangrena periférica, cianosis** y **ulceraciones.**
- Tanto la enfermedad cutánea como la sistémica pueden ser progresivas, debido a repetidos baños de émbolos o a inflamación vascular secundaria inducida por los émbolos.

Diagnóstico diferencial

- El diagnóstico diferencial incluye todas las causas de púrpura retiforme o livedo reticularis, incluyendo émbolos de oxalato, vasculitis de vasos medianos o pequeños, tromboangitis obliterante, isquemia inducida por cocaína, trastornos de crioaglutinación, vasculitis séptica y gangrena.
- Se requiere un umbral alto de sospecha para hacer el diagnóstico.

Pruebas diagnósticas

Pruebas de laboratorio
Los resultados de laboratorio incluyen velocidad de sedimentación globular (VSG) y proteína C reactiva (PCR) elevadas, creatinina sérica, leucocitosis y **eosinofilia en sangre periférica**, que ocurre en hasta 80% de los casos.[21] Debe examinarse la orina en busca de eosinófilos, proteinuria y formaciones hialinas y granulares.

Procedimientos diagnósticos
Biopsia cutánea: La histopatología es el estándar de oro para el diagnóstico. La tinción de rutina revela **hendiduras biconvexas con forma de aguja**, que indican el sitio de depósito de cristales de colesterol en las arteriolas y pequeñas arterias de la dermis inferior o subdermis.[22]

TRATAMIENTO

Medicamentos

- El tratamiento médico es principalmente de apoyo.
- Aunque no existe un estándar terapéutico, algunos abogan por el uso de **ácido acetilsalisílico y otros agentes antiagregantes, pentoxifilina** y suspender la anticoagulación.[19]
- Los glucocorticoides sistémicos tienen una respuesta variable.
- Si bien algunos autores abogan por iniciar la anticoagulación en pacientes con insuficiencia renal grave, otros estudios han mostrado que esto puede empeorar el resultado.[19]

Tratamiento quirúrgico

- El tratamiento quirúrgico incluye derivación o endarterectomía para eliminar la fuente del embolismo, así como la amputación o resección de los tejidos gangrenosos para evitar la infección.
- Es necesaria la confirmación angiográfica de la fuente embólica antes de eliminar las lesiones ateromatosas por endarterectomía, uso de endoprótesis o derivación.

COMPLICACIONES

El pronóstico se mantiene reservado con tasas de mortalidad significativas, con complicaciones en las extremidades e insuficiencia renal crónica.

PIODERMA GANGRENOSO

PRINCIPIOS GENERALES

Definición

El pioderma gangrenoso (PG) es una **dermatitis** crónica **ulcerativa**, **rara** y **neutrofílica**.

Clasificación

Hay cuatro variantes clínicas principales: **ulcerativa, ampollosa, pustulosa y granulomatosa/vegetativa superficial**. También se han descrito variantes clínicas basadas en la ubicación, como **periestomal** y **genital**.

Fisiopatología

Aunque el PG es idiopático en 25%-30% de los pacientes, se sospecha que posee una patogénesis autoinmune dada su **frecuente asociación con enfermedades sistémicas autoinmunes**.[23]

Trastornos asociados

EII, AR seronegativa, artritis piógena con PG y acné (síndrome PAPA) y trastornos hematológicos (gammapatía monoclonal IgA, LMA, mielodisplasia).

DIAGNÓSTICO

Cuadro clínico

- La lesión inicial característica es un nódulo o pústula inflamatorios que se ulceran y crecen. Las úlceras son **dolorosas**, tienen una apariencia necrótica con **bordes violáceos socavados**, y pueden medir hasta 20 cm. Las lesiones cutáneas se presentan con más frecuencia en las **extremidades inferiores**.
- La patergia, en donde un traumatismo trivial inicia o agrava las lesiones existentes, es una característica importante de la PG. **La debridación o la biopsia pueden, por tanto, empeorarla.**

Diagnóstico diferencial

- El diagnóstico diferencial es amplio y depende de la fase de la lesión. Deben excluirse otras causas de ulceración, es decir, infección, vasculitis y vasculopatía.
- Aunque el PG sigue siendo un "diagnóstico de exclusión", recientemente se crearon **criterios diagnósticos** siguiendo el consenso del oráculo de Delfos de expertos internacionales.
- Este ejercicio del consenso de Delfos produjo **un criterio principal y ocho criterios menores** para el diagnóstico del PG ulcerativo. El análisis de la característica operativa del receptor

reveló que cuatro de los ocho criterios menores maximizaban la discriminación, arrojando una sensibilidad y especificidad de 86% y 90%, respectivamente.[24]

- o **Criterio mayor.** La biopsia de los bordes de la úlcera demuestra la presencia de infiltrado neutrofílico.
- o **Criterios menores:**
  - Exclusión de infección.
  - Patergia.
  - Antecedentes de EII o de artritis inflamatoria.
  - Antecedentes de pápulas, pústulas o ulceración de vesículas dentro de los 4 días siguientes a la aparición.
  - Eritema periférico, bordes socavados y sensibilidad en el sitio de ulceración.
  - Ulceraciones múltiples, al menos una en alguna pierna inferior anterior.
  - Cicatriz (o cicatrices) cribiforme o "en papel arrugado" en los sitios ya curados de las úlceras.
  - Disminución del tamaño de la úlcera al mes de iniciar los medicamentos inmunosupresores.

Pruebas diagnósticas

- Se recomienda practicar una biopsia cutánea en los pacientes, porque la correlación clínico-patológica puede ayudar en el diagnóstico y excluir otras etiologías.
- La histopatología quizá sea inespecífica; sin embargo, la biopsia de un borde de la úlcera que muestra **infiltración neutrofílica** es altamente sugestiva de PG.

TRATAMIENTO

- No existe un consenso sobre algún estándar de oro en la terapia para PG.
- Si existe un trastorno sistémico subyacente, entonces el manejo del trastorno asociado puede mejorar el PG.
- El tratamiento incluye **terapia local o combinada local y sistémica con glucocorticoides.**[25]
- Un reciente ensayo aleatorizado de control demostró tiempos similares de curación con **ciclosporina** comparada con prednisolona, lo que convierte a ciclosporina en una opción de tratamiento promisoria.[26,27]
- Adicionalmente, varios estudios sugieren que quizá esté implicada la **inmunoglobulina intravenosa (IGIV)** como terapia adyuvante para el PG refractario. Se requieren ensayos clínicos prospectivos para validar definitivamente estos hallazgos.[28]
- Los pacientes con **EII concurrente** pueden beneficiarse específicamente con los **inhibidores de TNF-α** (p. ej., infliximab, adalimumab).[27,29]
- Otros agentes ahorradores de esteroides incluyen **dapsona, metotrexato** y **azatrioprina.**[25]

SÍNDROME DE SWEET

PRINCIPIOS GENERALES

Definición

El síndrome de Sweet, conocido también como **dermatosis neutrofílica febril aguda,** es una **dermatosis neutrofílica** rara que puede **ocurrir en el marco de varios trastornos sistémicos.**

Clasificación

El síndrome de Sweet puede dividirse en tres subtipos con base en la etiología:

- **Síndrome de Sweet clásico** (idiopático; puede asociarse con infecciones, EII, embarazo).
- **Síndrome de Sweet asociado con enfermedad maligna** (representa 20% de los casos; se asocia más comúnmente con enfermedad hematológica).[30]
- **Síndrome de Sweet inducido por fármacos.**

Fisiopatología

No se comprende bien la patogénesis del síndrome de Sweet. La asociación con enfermedad sistémica subyacente sugiere que las reacciones de hipersensibilidad, la desregulación de las citocinas y la susceptibilidad genética pueden contribuir al desarrollo de la enfermedad.[31]

Trastornos asociados

Cáncer (en especial LMA), infecciones (las más comunes son de la vía respiratoria alta y gastrointestinales [GI]), EII, medicamentos (como furosemida, anticonceptivos orales, trimetoprim-sulfametoxazol, minociclina, factor estimulante de colonias de granulocitos), AR, sarcoidosis, síndrome de Behçet y embarazo.

DIAGNÓSTICO

Cuadro clínico

- El síndrome de Sweet se presenta con **aparición súbita de nódulos, placas o pápulas edematosos, eritematosos o violáceos, dolorosos a la palpación**, que favorecen la **cabeza, cuello, extremidades superiores y dorso de las manos.** El marcado edema puede resultar en una apariencia **seudovesicular o vesicular.** Como en el PG, las lesiones en el síndrome de Sweet demuestran **patergia.**
- Las manifestaciones cutáneas por lo general van acompañadas de **fiebre** y **malestar general.**
- Las manifestaciones sistémicas menos comunes incluyen artralgias, artritis, oculares e implicación pulmonar y renal.
  - o El **síndrome de Sweet pulmonar**, o alveolitis neutrofílica, es una manifestación sistémica rara del síndrome de Sweet, que se presenta con tos, disnea y dolor torácico pleurítico.
  - o La **osteomielitis estéril multifocal**, o **síndrome SAPHO** (sinovitis, acné, pustulosis, hiperostosis, osteítis) también se ve rara vez en asociación con el síndrome de Sweet.[1]

Diagnóstico diferencial

- PG vesicular, EN, eritema multiforme, vasculitis urticariana, vasculitis de pequeños vasos y mordidas de artrópodo profusas.
- Los papulonódulos del síndrome de Sweet que afectan a las piernas inferiores pueden imitar EN. De hecho, **EN y PG llegan a ocurrir en forma concomitante** en algunos pacientes con síndrome de Sweet.[1]

Pruebas diagnósticas

Pruebas de laboratorio
Los hallazgos de laboratorio incluyen leucocitosis, VSG y PCR elevadas.

Procedimientos diagnósticos
Con la biopsia cutánea, la histopatología muestra un denso **infiltrado neutrofílico**, nodular y perivascular **con leucocitoclasia** pero **sin evidencia de vasculitis leucocitoclástica.**

TRATAMIENTO

- La terapia más efectiva para el síndrome de Sweet es **prednisona oral** (0.5-1.0 mg/kg/día) por 4 a 6 semanas, lo cual proporciona pronto **alivio de las manifestaciones cutáneas y sistémicas.**
- Algunos pacientes requieren un curso prolongado de prednisona a dosis bajas por varios meses para prevenir la recurrencia.
- Los principales agentes ahorradores de esteroides incluyen **dapsona**, **colchicina** y **yoduro de potasio.**[1]
- El tratamiento de los trastornos subyacentes es esencial.

CALCIFILAXIS

PRINCIPIOS GENERALES

Definición

La calcifilaxis es una enfermedad rara caracterizada por **calcificación progresiva de vasos pequeños y medianos** en la dermis y la hipodermis, lo cual conduce a necrosis de la piel y de los tejidos blandos.

Fisiopatología

La patogénesis de este trastorno no se comprende del todo.

Trastornos asociados

La calcifilaxis se asocia más a menudo con **enfermedad renal terminal** con **hiperparatiroidismo secundario**,[32,33] pero también se presenta en otros trastornos sistémicos, incluyendo:
* **Endocrinos.** Hiperparatiroidismo primario, diabetes, obesidad y exceso de vitamina D.
* **Renales.** Uremia, producto de calcio-fosfato > 70 mg^2/dL^2, aluminio en suero > 25 ng/mL.[34]
* **Autoinmunes.** AR, LES, sarcoidosis, síndrome de Sjögren, enfermedad de Crohn y síndrome antifosfolípido.
* **Otros trastornos.** Paraneoplasias, deficiencia de proteína C o S, enfermedad hepática alcohólica.

DIAGNÓSTICO

Cuadro clínico

La calcifilaxis se presenta con **parches reticulados, violáceos y dolorosos, y placas y nódulos eritematosos dolorosos a la palpación** que pueden volverse **necróticos, ulcerarse o formar escaras.** Las lesiones favorecen a las **extremidades inferiores** y en las **áreas de adiposidad** como mamas, abdomen, glúteos y muslos

Diagnóstico diferencial

* **Vasculitis.** Granulomatosis con poliangeítis, paniculitis pancreática, poliarteritis nudosa (PAN), vasculitis por hipersensibilidad, LES vesicular.
* **"Simulación" de vasculitis.** Síndrome de embolia por colesterol, crioglobulinemia, PG, vasculopatía livedoide, necrosis en la piel por warfarina, síndrome antifosfolípido, deficiencia de proteína C o S.
* **Infecciones.** Celulitis, fascitis necrosante, mordedura de araña reclusa parda, infección por *Vibrio vulnificus*, endocarditis, infecciones micóticas y micobacterianas atípicas.

Pruebas diagnósticas

El diagnóstico clínico se confirma por biopsia. La histopatología muestra **ulceración epidérmica, necrosis dérmica focal** y **vasos pequeños calcificados**, particularmente en la hipodermis. Otros hallazgos comunes son **trombos de fibrina en los capilares**, un **infiltrado inflamatorio mixto** y **paniculitis calcificante** aguda y crónica.

TRATAMIENTO

* El tratamiento de primera línea incluye el manejo médico para normalizar la relación calciofosfato mediante **diálisis baja en calcio** y uso de **quelantes de fosfato.** Si falla el manejo médico de la hipercalcemia, quizá se requiera el tratamiento quirúrgico con **paratiroidectomía**.[1]
* Es esencial un **cuidado agresivo de la herida.** De hecho, un análisis multivariado demostró que la sobrevivencia total mejora con la **debridación quirúrgica** y el manejo agresivo de las infecciones en las heridas.[35]

- Otras modalidades de tratamiento, con base en pequeñas series de casos de pacientes, son:
  - o El **tiosulfato de sodio** ha mostrado buenos resultados en algunos pacientes, por lo general a una dosis de 25 g después de cada diálisis.[36]
  - o El **cinacalcet** (un calcimimético), puede ser beneficioso para controlar el hiperparatiroidismo secundario.[37]
  - o El **oxígeno hiperbárico**.[38]
  - o Los **bisfosfonatos** han mostrado ser útiles al aumentar la producción de osteoprotegerina e inhibir la calcificación arterial.[39]
  - o Los **anticoagulantes** pueden ser beneficiosos si hay un estado de hipercoagulación subyacente.[40]

COMPLICACIONES

Las complicaciones incluyen isquemia mesentérica, hemorragia GI, miopatía isquémica. La mortalidad sobreviene más a menudo por **gangrena** y **sepsis**.[1]

ERITROMELALGIA

PRINCIPIOS GENERALES

Definición

La eritromelalgia es un trastorno raro que se caracteriza por **dolor**, **ardor** y **eritema en sitios distales**, que puede ser **idiopático**, **familiar**, o puede ocurrir como un **fenómeno secundario**.

Clasificación

- La **forma familiar** es el resultado de una **mutación dominante autosómica** específica de la enfermedad en los **canales de sodio dependientes de voltaje**, que causa sobreexcitabilidad en las fibras nociceptivas.[41]
- La **eritromelalgia secundaria** tiene una asociación más estrecha con la **trombocitemia esencial**. Esta forma de eritromelalgia es causada por vasodilatación distal mediada por plaquetas, inflamación y oclusión microvascular.[1]

Trastornos asociados

- **Trombocitemia esencial.**
- **Trastornos mieloproliferativos.** Policitemia vera, anemia perniciosa y síndrome mielodisplásico.
- **Inducidos por fármacos.** Ciclosporina, bloqueadores de los canales del calcio, noradrenalina y bromocriptina
- **Infecciones.** HIV, hepatitis B y EBV.
- **Otros trastornos.** LES, AR, neuropatía diabética y esclerosis múltiple.

DIAGNÓSTICO

Cuadro clínico

- La eritromelalgia se presenta con **ardor intenso paróxistico**, **eritema** y **aumento en la temperatura de sitios distales**. Los pies se ven involucrados en la mayoría de los pacientes, en tanto que las manos muestran afectación de manera menos frecuente; pocas veces se ven involucrados la cabeza y el cuello.
- Por lo general, los síntomas se precipitan por el calor y experimentan alivio cuando se aplica frío.

Diagnóstico diferencial

El diferencial incluye síndrome de dolor regional complejo y neuropatía periférica. Desde el punto de vista clínico, la eritromelalgia se distingue por su estrecha relación con la temperatura y su naturaleza episódica. La neuropatía periférica también se diferencia mediante estudios de conducción nerviosa. Es importante considerar la eritromelalgia, porque quizá sea el primer signo de un trastorno mieloproliferativo subyacente.

Pruebas diagnósticas

La eritromelalgia es un **diagnóstico clínico**. En general, las biopsias son inespecíficas y no se recomiendan. Si las biopsias se toman en áreas de eritromelalgia asociadas con trombocitemia, existe una proliferación de íntima fibromuscular que involucra a las arteriolas y pequeñas arterias.[42]

TRATAMIENTO

- Ninguna terapia es en sí misma consistentemente efectiva para el tratamiento de la eritromelalgia.
- Las terapias tópicas que pueden ayudar para la analgesia incluyen **crema de capsaicina al 10%** y **parches de lidocaína**.
- Los medicamentos orales a considerar incluyen **inhibidores selectivos de la recaptura de serotonina** (venlafaxina, fluoxetina), **antidepresivos tricíclicos** (amitriptilina), **anticonvulsivantes** (gabapentina, carbamazepina), **bloqueadores del canal de calcio** (diltiazem) y el análogo de prostaglandina **misoprostol**.[1]
- Los **agentes bloqueadores del canal de sodio** (mexiletina, flecainida) pueden ser efectivos en la **eritromelalgia familiar**.[43]
- La administración de **ácido acetilsalicílico a bajas dosis** es muy efectiva para tratar la **eritromelalgia trombocitémica**, mientras que la idiopática y otras formas secundarias muestran nula o mínima mejoría con este agente.[44]
- Medidas de apoyo:
  o **Evitar factores desencadenantes** que inducen la vasodilatación, como ejercicio vigoroso, clima o baños calientes.
  o **Enfriar las extremidades** durante los ataques mediante ventiladores, compresas húmedas, paquetes de hielo, elevación de la pierna.
- Es esencial el tratamiento de la enfermedad subyacente, en especial si se trata de trastornos mieloproliferativos.

VASCULOPATÍA INDUCIDA POR COCAÍNA CONTAMINADA CON LEVAMISOL

PRINCIPIOS GENERALES

Definición

- La **vasculopatía cutánea** asociada con cocaína contaminada con levamisol es un síndrome emergente caracterizado por **púrpura retiforme que afecta las orejas, positividad a ANCA y supresión de la médula ósea**.[45,46]
- El levamisol es un antihelmíntico e inmunomodulador para uso en animales que es también un aditivo común a la cocaína.[47]

Fisiopatología

Se desconoce el mecanismo de la vasculopatía por cocaína contaminada con levamisol: sin embargo, se piensa que el síndrome es impulsado por una **disfunción inmune**.[45,46]

DIAGNÓSTICO

Cuadro clínico

- Los **rasgos cutáneos** incluyen una **púrpura retiforme y dolorosa a la palpación** característica, que con frecuencia afecta **el oído externo y la región malar de las mejillas**. La púrpura llega a progresar a **ampollas**, las cuales pueden ser seguidas por **necrosis**. Las lesiones aparecen días después de usar cocaína contaminada con levamisol y se resuelven en varias semanas después de suspender la droga.
- Son comunes los **rasgos sistémicos** e incluyen **artralgias** que afectan las grandes articulaciones, **rinorrea**, **sinusitis** y **fiebre**. También se han reportado hemorragia pulmonar e insuficiencia renal aguda.[47]

Diagnóstico diferencial

El diferencial es amplio e incluye otras causas de vasculitis, incluyendo crioglobulinemia, PAN, granulomatosis con poliangeítis y púrpura trombocitopénica idiopática.[45]

Pruebas diagnósticas

Pruebas de laboratorio
Las anomalías de laboratorio incluyen leucopenia, neutropenia y agranulocitosis. La serología suele ser positiva con altos títulos de ANCA, así como anticuerpos antinucleares (AAN) positivos, anticoagulante lúpico, anticuerpos anti-mieloperoxidasa, anti-proteinasa 3 y antifosfolípidos.[46]

Procedimientos diagnósticos
La histopatología muestra un patrón inespecífico de vasculopatía, incluyendo **VLC**, **trombos de fibrina** y, con mayor frecuencia, **enfermedad vascular oclusiva blanda** sin vasculitis verdadera. Los estudios con IFd son inespecíficos, pero sustentan un proceso mediado por inmunocomplejo. La biopsia cutánea es útil para descartar otras enfermedades, pero no implica directamente a la cocaína o al levamisol.[46]

TRATAMIENTO

El tratamiento incluye abstinencia de cocaína adulterada con levamisol, así como cuidados de apoyo de la herida. La función de los esteroides y los anticoagulantes aún debe determinarse.

COMPLICACIONES

Las complicaciones incluyen infección y autoamputación del tejido afectado.

CLAVES CLÍNICAS PARA DIFERENCIAR ENFERMEDADES IMITADORAS COMUNES EN LA REUMATOLOGÍA CUTÁNEA

LUPUS ERITEMATOSO CUTÁNEO AGUDO (LECA), ROSÁCEA Y DERMATITIS SEBORREICA

- LECA, rosácea y dermatitis seborreica quizá tengan una presentación similar, con prominentes parches y placas eritematosas que involucran a la región malar de la mejilla.
- En el LECA, el exantema tiende a **respetar los pliegues nasolabiales**. A menudo hay una **fotodistribución** claramente demostrable. Los **signos sistémicos** como fiebre, pérdida de peso, fatiga y mialgias deben elevar la sospecha de LES en pacientes que presentan exantema malar.
- Hay varias formas de rosácea. En la rosácea eritematotelangiectásica, además de un exantema centrofacial, los pacientes a menudo cursan con rasgos distintivos de **rubefacción**, **telangiectasias** y **sensibilidad cutánea**. La rosácea papulopustular se caracteriza por una erupción centrofacial de múltiples pápulas y pústulas eritematosas pequeñas. Es importante notar que tanto LECA como la artritis seborreica **carecen de las pústulas** que se aprecian en la rosácea.
- En contraste con LECA, la dermatitis seborreica de la cara se presenta con **escamas amarillas grasosas distintivas que involucran a los pliegues nasolabiales y a las cejas**. Es de notar que la dermatitis seborreica a menudo coexiste con la rosácea.

LECA Y DERMATOMIOSITIS

- Si bien LECA y la dermatomiositis pueden presentarse con una **erupción eritematosa fotodistribuida** que involucra la cara, el pecho y las manos, hay sutiles claves cutáneas y síntomas sistémicos que permiten distinguir las dos enfermedades.

- En LECA, el eritema suele **respetar los pliegues nasolabiales**, mientras que el exantema facial de la dermatomiositis sí los afecta. Además, el eritema de la dermatomiositis tiene un matiz violáceo distintivo.
- En las manos, el eritema de LECA respeta los nudillos, mientras que la dermatomiositis característicamente se presenta con pápulas escamosas de color rosado por encima de las articulaciones metacarpofalángicas, lo que se conoce como **pápulas de Gottron**. La dermatomiositis muestra predilección por las **superficies extensoras**, particularmente codos y rodillas.
- Otras claves informativas que sugieren un diagnóstico de dermatomiositis **incluyen telangiectasias prominentes en el lecho ungueal**, así como síntomas de **prurito** y **debilidad muscular proximal**.

ESCLEROSIS SISTÉMICA, MORFEA Y FASCITIS EOSINOFÍLICA

- La esclerosis sistémica (ES), la morfea y la fascitis eosinofílica son enfermedades inflamatorias distintas que con el tiempo producen una **esclerosis con aspecto de cicatrices de la piel**.
- Aunque la morfea generalizada puede parecerse a una ES difusa temprana, la presencia de **esclerosis digital, anomalías del lecho ungueal, fenómeno de Raynaud e implicación del tracto GI y los pulmones** ayudan a realizar el diagnóstico de ES. A diferencia de la ES y la fascitis eosinofílica, **la morfea no involucra a los órganos internos**.
- La morfea profunda a menudo es difícil de distinguir de la fascitis eosinofílica. En ambos procesos hay una inflamación profunda y fibrosis de la dermis profunda y la hipodermis, lo que resulta en una apariencia ondulada **"seudocelulítica"** de la piel afectada. El **"signo de la muesca"** es bastante específico de la fascitis eosinofílica, donde las venas aparecen como depresiones hundidas y lineales dentro de la piel indurada. Aunque la ES y la fascitis eosinofílica se presentan en forma característica con induración simétrica de la piel, **la morfea no tiene distribución simétrica**.
- Los hallazgos de laboratorio y los **perfiles de autoanticuerpos** también permiten distinguir estos trastornos. Los pacientes con ES a menudo muestran altas titulaciones positivas para AAN, anticuerpos anti-centrómeros y anticuerpos anti-topoisomerasa I (Scl-70). Como su nombre lo sugiere, los pacientes con fascitis eosinofílica cursan con una notable **eosinofilia periférica** y AAN negativos.

REFERENCIAS

1. Bolognia J, Jorizzo J, Schaffer J, eds. *Dermatology.* 3rd ed. Philadelphia, PA: Elsevier Saunders, 2012.
2. Pendergraft WF 3rd, Niles JL. Trojan horses: drug culprits associated with antineutrophil cytoplasmic autoantibody (ANCA) vasculitis. *Curr Opin Rheumatol.* 2014;26(1):42-49.
3. Martinez-Taboada VM, Blanco R, Garcia-Fuentes M, Rodriguez-Valverde V. Clinical features and outcome of 95 patients with hypersensitivity vasculitis. *Am J Med.* 1997;102(2):186.
4. Calabrese LH, Duna GF. Drug-induced vasculitis. *Curr Opin Rheumatol.* 1996;8(1):34.
5. Zurada JM, Ward KM, Grossman ME. Henoch-Schönlein purpura associated with malignancy in adults. *J Am Acad Dermatol.* 2006;55:s65-s70.
6. Uppal SS, Hussain MA, Al-Raqum HA, et al. Henoch-Schönlein's purpura in adults versus children/adolescents: a comparative study. *Clin Exp Rheumatol.* 2006;24(2 Suppl 41):s26-s30.
7. Pillebout E, Thervet E, Hill G, et al. Henoch-Schönlein purpura in adults: outcome and prognostic factors. *J Am Soc Nephrol.* 2002;13:1271-1278.
8. Jones D, Dorfman DM, Barnhill RL, Granter SR. Leukemic vasculitis. A feature of leukemia cutis in some patients. *Am J Clin Pathol.* 1997;107:637-642.
9. Maessen-Visch MB, Koedam M, Hamulyak K, Neumann HA. Atrophie blanche. *Int J Dermatol.* 1999;38:161-172.
10. Hairston BR, Davis MDP, Pittelkow MR, Ahmed I. Livedoid vasculopathy. Further evidence for procoagulant pathogenesis. *Arch Dermatol.* 2006;142:1413-1418.
11. Milstone LM, Braverman IM, Lucky P, Fleckman P. Classification and therapy of atrophie blanche. *Arch Dermatol.* 1983;119:963-969.
12. Callen JP. Livedoid vasculopathy. What it is and how the patient should be evaluated and treated. *Arch Dermatol.* 2006;142:1481-1482.
13. Braverman IM. Protective effects of erythema nodosum in coccidioidomycosis. *Lancet.* 1999; 353:168.

14. Honma T, Bang D, Lee S, et al. Ultrastructure of endothelial cell necrosis in classical erythema nodosum. *Hum Pathol.* 1992;24:384-390.

15. Hanauer SB. How do I treat erythema nodosum, aphthous ulcerations, and pyoderma gangrenosum? *Inflamm Bowel Dis.* 1998;4:70.

16. Cribier B, Caille A, Heid E, et al. Erythema nodosum and associated diseases. A study of 129 cases. *Int J Dermatol.* 1998;37:667-672.

17. White WL, Hitchcock MG. Diagnosis: erythema nodosum or not? *Semin Cutan Med Surg.* 1999;18:47-55.

18. Gilchrist H, Patterson JW. Erythema nodosum and erythema induratum (nodular vasculitis): diagnosis and management. *Dermatol Ther.* 2010;23:320-327.

19. Kronzon I, Saric M. Cholesterol embolization syndrome. *Circulation.* 2010;122:631-641.

20. Falanga V, Fine MJ, Kapoor WN. The cutaneous manifestations of cholesterol crystal embolization. *Arch Dermatol.* 1986;122:1194-1198.

21. Lawson JM. Cholesterol crystal embolization: more common than we thought? *Am J Gastroenterol.* 2001;96:3230-3232.

22. Manganoni AM, Venturini M, Scolari F et al. The importance of skin biopsy in the diverse clinical manifestations of cholesterol embolism. *Br J Dermatol.* 2004;150:1230-1232.

23. Powell FC, Su WPD, Perry HO. Pyoderma gangrenosum: classification and management. *J Am Acad Dermatol.* 1996;34:395-409.

24. Maverakis E, Ma C, Shinkai K, et al. Diagnostic criteria of ulcerative pyoderma gangrenosum: a Delphi consensus of international experts. *JAMA Dermatol.* 2018;154(4):461-466.

25. Miller J, Yentzer BA, Clark A, et al. Pyoderma gangrenosum: a review and update on new therapies. *J Am Acad Dermatol.* 2010;62:646-654.

26. Ormerod AD, Thomas KS, Craig FE, et al. Comparison of the two most commonly used treatments for pyoderma gangrenosum: results of the STOP GAP randomised controlled trial. *BMJ.* 2015;350:h2958.

27. Patridge ACR, Bai JW, Rosen CF, et al. Effectiveness of systemic treatments for pyoderma gangrenosum: a systematic review of observational studies & clinical trials. *Br J Dermatol.* 2018;179(2):290-295.

28. Song H, Lahood N, Mostaghimi A. Intravenous immunoglobulin as adjunct therapy for refractory pyoderma gangrenosum: systematic review of cases and case series. *Br J Dermatol.* 2018;178(2):363-368.

29. Juillerat P, Christen-Zäch S, Troillet FX, et al. Infliximab for the treatment of disseminated pyoderma gangrenosum associated with ulcerative colitis. Case report and literature review. *Dermatology.* 2007;215:245-251.

30. Raza S, Kirkland RS, Patel AA, et al. Insight into Sweet's syndrome and associated-malignancy: a review of the current literature. *Int J Oncol.* 2013;42(5):1516-1522.

31. Giasuddin AS, El-Orfi AH, Ziu MM, et al. Sweet's syndrome: is the pathogenesis mediated by helper T cell type 1 cytokines? *J Am Acad Dermatol.* 1998;39:940-943.

32. Cockerell CJ, Dolan ET. Widespread cutaneous and systemic calcification (calciphylaxis) in patients with the acquired immunodeficiency syndrome and renal disease. *J Am Acad Dermatol.* 1992;26:559-562.

33. Ivker RA, Woosley J, Briggaman RA. Calciphylaxis in three patients with end-stage renal disease. *Arch Dermatol.* 1995;131:63-68.

34. Weenig RH, Sewell LD, David MD, et al. Calciphylaxis: natural history, risk factor analysis, and outcome. *J Am Acad Dermatol.* 2007;56:569-579.

35. Lal G, Nowell AG, Liao J, et al. Determinants of survival in patients with calciphylaxis: a multivariate analysis. *Surgery.* 2009;146:1028-1034.

36. Noureddine L, Landis M, Patel N, et al. Efficacy of sodium thiosulfate for the treatment for calciphylaxis. *Clin Nephrol.* 2011;75:485-490.

37. Robinson MR, Augustine JJ, Korman NJ. Cinacalcet for the treatment of calciphylaxis. *Arch Dermatol.* 2007;143:152-154.

38. Basile C, Montanaro A, Masi M, et al. Hyperbaric oxygen therapy for calcific uremic arteriolopathy: a case series. *J Nephrol.* 2002;15:676-680.

39. Shiraishi N, Kitamura K, Miyoshi T, et al. Successful treatment of a patient with severe calcific uremic arteriolopathy (calciphylaxis) by etidronate disodium. *Am J Kidney Dis.* 2006;48:151-154.

40. Harris RJ, Cropley TG. Possible role of hypercoagulability in calciphylaxis: review of the literature. *J Am Acad Dermatol.* 2011;64:405-412.

41. Yang Y, Wang Y, Li S, et al. Mutations in SCN9A, encoding a sodium channel alpha subunit, in patients with primary erythermalgia. *J Med Genet.* 2004;41:171-174.

42. Drenth JPH, Vuzevski V, Van Joost T, et al. Cutaneous pathology in primary erythermalgia. *Am J Dermatopathol.* 1996;18:30-34.
43. Iqbal J, Bhat MI, Charoo BA, et al. Experience with oral mexiletine in primary erythromelalgia in children. *Ann Saudi Med.* 2009;29:316-318.
44. Michiels JJ, Berneman Z, Schroyens W, et al. Platelet-mediated thrombotic complications in patients with ET: Reversal by aspirin, platelet reduction, and not by coumadin. *Blood Cells Mol Dis.* 2006;36(2):199-205.
45. Chung C, Tumeh PC, Birnbaum R, et al. Characteristic purpura of the ears, vasculitis, and neutropenia--a potential public health epidemic associated with levamisole-adulterated cocaine. *J Am Acad Dermatol.* 2011;65(4):722-725.
46. Gross RL, Brucker J, Bahce-Altuntas A, et al. A novel cutaneous vasculitis syndrome induced by levamisole-contaminated cocaine. *Clin Rheumatol.* 2011;30:1385-1392.
47. Lee KC, Ladizinski B, Nutan FN. Systemic complications of levamisole toxicity. *J Am Acad Dermatol.* 2012;67(4):791-792.

Enfermedad pulmonar intersticial

Yuka Furuya y Adrian Shifren

51

PRINCIPIOS GENERALES

- La enfermedad pulmonar es una causa importante de morbilidad y mortalidad en pacientes con enfermedades del tejido conectivo (ETC). La **enfermedad pulmonar intersticial (EPI)** es una manifestación bien conocida de las ETC, aunque también pueden resultar afectados, en varios grados, las vías aéreas, los vasos pulmonares y la pleura.
- La afectación pulmonar es especialmente común en la esclerosis sistémica (ES), la artritis reumatoide (AR), las miopatías inflamatorias, el síndrome de Sjögren y el lupus eritematoso sistémico (LES), todos los cuales se consideran en este capítulo.
- **Debe considerarse la EPI inducida por fármacos en el diagnóstico diferencial** de cualquier enfermedad pulmonar que ocurra en el contexto de la terapia con antirreumáticos modificadores de la enfermedad (ARME), porque dichos fármacos se asocian con el desarrollo de toxicidad pulmonar. Sin embargo, en muchos casos es difícil distinguir la EPI inducida por fármacos de las manifestaciones pulmonares de una ETC subyacente. La EPI inducida por fármacos se considera en forma separada.
- Algunas personas con EPI presentan rasgos clínicos o marcadores serológicos sugestivos de una ETC subyacente, pero no cumplen con los criterios establecidos para las ETC definidas. En 2015, se propuso el término "neumonía intersticial con características autoinmunes" (NICAI) para caracterizar más a estos pacientes.[1] En la tabla 51-1 se resumen los criterios diagnósticos actuales para NICAI.[1]
- Un **enfoque multidisciplinario** que involucra a la neumología, la reumatología, la radiología y la patología ha cobrado cada vez más importancia en el diagnóstico y tratamiento de estas complejas enfermedades multiorgánicas.

Definición

- La EPI, conocida también como enfermedad pulmonar parenquimal difusa (EPPD), es un grupo heterogéneo de enfermedades con afección variable del **intersticio pulmonar, las vías aéreas, la pleura y los vasos pulmonares.**
- En algunos casos, la enfermedad pulmonar es la **primera manifestación** de una ETC que quizá se hace evidente más tarde.

Clasificación

- No existe un sistema de clasificación establecido para la EPI asociada con ETC. La clasificación histológica y radiográfica para la neumonía intersticial idiopática (NII) se ha utilizado históricamente para describir los patrones de enfermedad en ETC-EPI.[2,3]
- Algunos patrones histológicos/radiográficos observados en las ETC incluyen la neumonía intersticial no específica (NINE), la neumonía intersticial usual (NIU), la neumonía organizada (NO) y la neumonía intersticial linfoide (NIL).
- Otras manifestaciones pueden incluir derrames pleurales, inflamación pleural (pleuritis), inflamación bronquial (bronquiolitis), nódulos pulmonares (con o sin cavitación) y hemorragia alveolar difusa (HAD).

TABLA 51-1 · CRITERIOS DIAGNÓSTICOS PARA LA NICAI

1. Presencia de una neumonía intersticial (según TCAR o biopsia pulmonar quirúrgica) *y*
2. Exclusión de etiologías alternativas *y*
3. No cumple con los criterios de una enfermedad del tejido conectivo definida *y*
4. Al menos una característica de cuando menos uno de estos dominios:
   A. Dominio clínico
   B. Dominio serológico
   C. Dominio morfológico
A. Dominio clínico
   1. Grietas digitales distales (es decir, "manos de mecánico")
   2. Ulceraciones de la punta digital distal
   3. Artritis inflamatoria *o* rigidez articular matutina poliarticular $\geq$ 60 min
   4. Telangiectasia palmar
   5. Fenómeno de Raynaud
   6. Edema digital inexplicable
   7. Exantema fijo inexplicable en las superficies extensoras digitales (signo de Gottron)
B. Dominio serológico
   1. AAN $\geq$ 1:320 títulos, patrones difusos, moteados, homogéneos *o*
      a. AAN, patrón nucleolar (cualquier título) *o*
      b. AAN, patrón centrómero (cualquier título)
   2. Factor reumatoide $\geq$ 2$\times$ del límite superior de lo normal
   3. Anti-CCP
   4. Anti-ADNds
   5. Anti-Ro (SS-A)
   6. Anti-La (SS-B)
   7. Anti-ribonucleoproteína (RNP)
   8. Anti-Smith
   9. Anti-topoisomerasa I (Scl-70)
   10. Anti-ARNt sintetasa (p. ej., Jo-1, PL-7, PL-12, EJ, OJ, KS, Zo, RSt)
   11. Anti-PM-Scl
   12. Anti-MDA-5
C. Dominio morfológico
   1. Patrones radiológicos sugestivos en TCAR:
      a. NINE
      b. NO
      c. NINE con traslape NO
      d. NIL
   2. Patrones histopatológicos o rasgos obtenidos de la biopsia pulmonar quirúrgica:
      a. NINE
      b. NO
      c. NINE con traslape NO
      d. NIL
      e. Agregados linfoides intersticiales con centros germinales
      f. Infiltrados linfoplasmacíticos difusos (con o sin folículos linfoides)
   3. Afectación de múltiples compartimentos (además de la neumonía intersticial)
      a. Engrosamiento o derrame pleural inexplicable
      b. Engrosamiento o derrame pericárdica inexplicable
      c. Enfermedad de la vía aérea intrínseca inexplicable (por PFP, imágenes o patología)
      d. Vasculopatía pulmonar inexplicable

AAN, anticuerpo antinuclear; NICAI, neumonía intersticial con características autoinmunes; NINE, neumonía intersticial no específica; NO, neumonía organizada; PFP, pruebas de función pulmonar; TCAR, tomografía computarizada de alta resolución.

Fisiopatología

- ETC-EPI son un grupo heterogéneo de enfermedades con **diversas presentaciones clínicas e historias naturales**. La patogénesis de EPI en esta población de pacientes es poco clara.
- El mecanismo exacto de lesión, inflamación y fibrosis no se comprende bien y es probable que sea específico a una ETC subyacente.

DIAGNÓSTICO

- El diagnóstico de EPI está sugerido por pruebas de función pulmonar (PFP) anormales, radiografía de tórax y tomografía computarizada de alta resolución (TCAR).
- En el caso de todos los pacientes con sospecha de EPI, en la primera visita deben obtenerse **PFP completas** (espirometría, volúmenes pulmonares y capacidad de difusión) junto con **gasometría de sangre arterial** (GSA).

Presentación clínica

- Además de EPI, algunas ETC suelen presentarse con complicaciones de la vía aérea y de la pleura, que se resumen en la tabla 51-2.
- Los síntomas más comunes son **disnea** de inicio gradual y **tos** persistente y no productiva.
- En pacientes con afectación de la vía aérea, quizá se aprecien sibilancias, tos productiva y episodios de exacerbación.
- Los pacientes con afectación pleural quizá reporten dolor pleurítico: un dolor torácico agudo que empeora con la inspiración.
- Los pacientes con HAD quizá manifiesten hemoptisis; sin embargo, la ausencia de tos productiva con esputo sanguinolento no excluye la presencia de HAD.

Historia clínica

- Es particularmente importante obtener la **historia de tabaquismo**, porque algunas NII, como la neumonía intersticial descamativa (NID) o la EPI asociada con bronquiolitis respiratoria (EPI-BR), tienen una fuerte relación con el consumo de cigarrillos, y suelen responder al cese del hábito.
- Las **exposiciones ocupacionales y ambientales** pueden explicar algunas EPI, como la neumonitis por hipersensibilidad (NH), o neumoconiosis por metales duros.
- Algunas EPI presentan un fuerte patrón hereditario, por lo que la historia familiar puede ayudar en el diagnóstico.
- Finalmente es vital conocer el **uso previo de medicamentos** para la evaluación de ETC-EPI, porque muchos agentes terapéuticos utilizados en el tratamiento de ETC se asocian con toxicidad pulmonar.

Exploración física

- La exploración física puede ser bastante inespecífica, incluyendo **crepitaciones inspiratorias**, estertores y sibilancias.
- En ocasiones se aprecia acropaquia digital en la fibrosis pulmonar.
- Debe sospecharse afectación de la vía aérea en pacientes con sibilancias.
- Los signos de **enfermedad sistémica subyacente**, tales como "manos de mecánico", pápulas de Gottron, exantemas cutáneos específicos, fenómeno de Raynaud o edema digital pueden ayudar al diagnóstico.

Pruebas diagnósticas

Pruebas de laboratorio

- Dado que la enfermedad pulmonar quizá sea la primera manifestación de una ETC subyacente, es recomendable efectuar **pruebas serológicas** en los pacientes recién diagnosticados con EPI sin exámenes previos, especialmente en presencia de rasgos de alto riesgo (NINE o patrón de NO, características clínicas de ETC, esófago dilatado en la tomografía computarizada [TC]).

TABLA 51-2	COMPARTIMENTO ANATÓMICO AFECTADO Y CARACTERÍSTICAS EN DISTINTAS ETC	ES	RA	MI	SSp	LES	Inducida por fármacos
Pleura	Derrame pleural, pleuritis		+			++	
Vía aérea	Bronquiectasia	+	+		++		
	Bronquiolitis folicular		+				
Parénquima	NINE	++	+	++	++	+	
	NIU	+	++	+	+	+	
	NO	+	+	+		+	++
	NIL				+		
	DAD					+	+
	Nódulos pulmonares		+				
Vasculatura	HAP	++	+	+	+	+	
	HAD					+	

AR artritis reumatoide; DAD, daño alveolar difuso; ES, esclerosis sistémica; ETC, enfermedades del tejido conectivo; HAD, hemorragia alveolar difusa; HAP, hipertensión arterial pulmonar; LES, lupus eritematoso sistémico; MI, miopatías inflamatorias; NIL, neumonía intersticial linfoide; NINE, neumonía intersticial no específica; NIU, neumonía intersticial usual; NO, neumonía organizada; SSp, síndrome de Sjögren primario.

- Por lo común, se prescriben serologías para anticuerpos antinucleares (AAN), anti-factor reumatoide (FR), anti-péptido citrulinado cíclico (CCP) y anti-ADN de doble cadena (ADNds), anti-topoisomerasa I (Scl-70), anti-Smith (Sm), anti-SSA, anti-SSB, anti-ribonucleoproteína (RNP).
- Al buscar MI, se revisan la creatinina fosfocinasa (CPK) y la aldolasa.
- También pueden hacerse pruebas de anticuerpos específicos de miositis (MI) en presencia de debilidad muscular proximal, si las enzimas musculares están elevadas, o en los casos donde existe una sospecha clínica de dermatomiositis clínicamente amiopática (DMCA).

Imagenología
- **La TCAR es el estándar para el diagnóstico de EPI.** Utilizando un grosor de corte fino (1 a 2 mm), la TCAR optimiza la resolución espacial. Muchos protocolos incluyen tomar las imágenes durante la fase espiratoria de la respiración, lo que ayuda a diagnosticar el atrapamiento de aire. Las imágenes obtenidas en posición prona pueden minimizar la distorsión creada por atelectasias en las regiones dependientes del pulmón.
- En la TCAR, **NINE** se caracteriza por **retículas bilaterales relativamente simétricas (engrosamiento del septo alveolar), opacidades de vidrio esmerilado (OVE) y bronquiectasia de tracción** (figura 51-1). Con frecuencia estos hallazgos predominan en el lóbulo inferior. La **preservación subpleural**, cuando está presente, se considera específica de NINE y puede

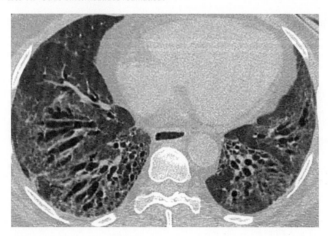

FIGURA 51-1. Patrón de la neumonía intersticial no específica en la tomografía computarizada de alta resolución.

ayudar a distinguirla de una NIU temprana. Desde el punto histológico, NINE se caracteriza por una inflamación intersticial homogénea difusa y linfocitos infiltrantes (NINE celular, o bien fibrosis intersticial homogénea (NINE fibrótica).

- En la TACR, la **NIU se manifiesta como una retícula bilateral de predominancia subpleural y pulmonar inferior con aspecto de panal de abeja, con/sin bronquiectasia de tracción** (figura 51-2). Desde el punto de vista histológico, NIU se caracteriza por una heterogeneidad temporal y espacial de afectación pulmonar, con áreas de inflamación intersticial y fibrosis alternando con regiones preservadas. Otros rasgos quizá incluyen distorsión arquitectónica, con frecuencia con panal de abeja microscópico, y la presencia de focos patognómicos fibroblásticos.
- En contraste, **NO exhibe una consolidación irregular y OVE en un patrón periférico y peribroncovascular** (figura 51-3). Quizá se aprecien nódulos pulmonares, a veces con un claro u OVE central, lo cual se denomina "signo del halo invertido".

Procedimientos diagnósticos

- Prueba de función pulmonar
  - o La espirometría y los volúmenes pulmonares a menudo muestran un **defecto ventilatorio restrictivo (DVR),** definido por una disminución en la **capacidad pulmonar total (CPT).** La reducción simétrica tanto en el volumen espiratorio forzado en el primer segundo (VEF_1) y la capacidad vital forzada (CVF) con una relación preservada VEF_1:CVF (> 80%) puede sugerir una restricción subyacente cuando no se realiza una medición del volumen pulmonar.
  - o Se sugiere la **afectación de la vía aérea,** no poco común en la AR, cuando se detecta un **defecto ventilatorio obstructivo.** La obstrucción se caracteriza por una relación reducida VEF_1:CVF (< 70%).
  - o Además, el atrapamiento de aire, caracterizado por un incremento en el volumen residual (VR), quizá sugiera enfermedad de vías aéreas pequeñas.
  - o La **capacidad de difusión del monóxido de carbono (DL_{CO})** valora el intercambio de gas alveolar, midiendo la cantidad de monóxido de carbono (CO) transferida del gas alveolar a los eritrocitos en los capilares pulmonares. Una disminución aislada en DL_{CO} en el contexto de PFP normales puede ser un signo de hipertensión pulmonar (HP) subyacente.

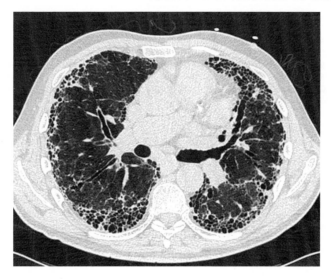

FIGURA 51-2. Patrón de la neumonía intersticial usual en la tomografía computarizada de alta resolución.

- Broncoscopia
  - o Existe un **papel limitado para la broncoscopia y la biopsia transbronquial** en el diagnóstico de la enfermedad pulmonar difusa, dado su bajo rendimiento debido a un error de muestreo aleatorio, el proceso irregular de la enfermedad y el tamaño pequeño de la biopsia.
  - o Sin embargo, **la broncoscopia y el lavado broncoalveolar (LBA) pueden ser útiles para descartar infección pulmonar,** particularmente en casos que justifican altas dosis de inmunosupresión.

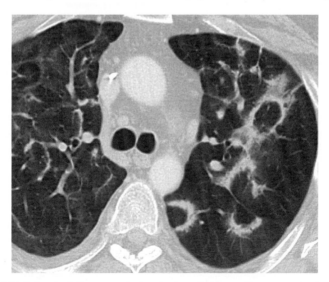

FIGURA 51-3. Patrón de la neumonía organizada en la tomografía computarizada de alta resolución.

- Biopsia pulmonar quirúrgica
  - o Las biopsias pulmonares quirúrgicas, usualmente a través de cirugía toracoscópica asistida por video (VATS), proveen tamaños de muestra adecuados para evaluar la arquitectura pulmonar.
  - o **En general, no se realizan biopsias pulmonares en ETC-EPI**, ya que no es común que el patrón histopatológico dicte el tratamiento en esta población. Además, muchos pacientes con función pulmonar adecuada y mala oxigenación no toleran una biopsia pulmonar quirúrgica.

TRATAMIENTO

Medicamentos

- En la mayoría de los casos, **la decisión de iniciar la terapia debe ser individualizada,** dependiendo de los síntomas, la gravedad de la disfunción fisiológica en las PFP, la tasa de progreso de la enfermedad y la preferencia del paciente.
- El tratamiento varía en función de la etiología subyacente.
- En general, se inicia con **glucocorticoides sistémicos** para la enfermedad más grave o para exacerbaciones agudas de la enfermedad, así como una reducción programada.
- Al margen de la etiología, los pacientes con NO suelen responder más a la terapia glucocorticoide, seguidos por aquellos con NINE y después NIU, que casi siempre es la que responde menos favorablemente a cualquier tratamiento.
- Otros agentes inmunosupresores usados para tratar ETC-EPI incluyen **micofenolato de mofetilo (MMF), ciclofosfamida, rituximab, azatioprina e inhibidores de la calcineurina (ICN).**
- **Para la EPI inducida por fármacos**, el tratamiento de primera línea es **el retiro del agente ofensivo.**

Otras terapias no farmacológicas

- Muchos pacientes tienen una condición física significativamente reducida como resultado de su enfermedad subyacente, y se benefician de la **rehabilitación pulmonar**.
- El **trasplante de pulmón** es una opción viable para pacientes en la etapa terminal de ETC-EPI que no tienen comorbilidades significativas. Un estudio longitudinal reciente comparó a 275 pacientes con ETC-EPI sin esclerodermia sometidos a trasplante de pulmón con pacientes trasplantados por fibrosis pulmonar idiopática (FPI). No hubo diferencias en la sobrevivencia (ajustada para datos demográficos), episodios de rechazo agudo o desarrollo de rechazo crónico.[4]
- En el caso de la esclerodermia, las tasas de supervivencia post-trasplante reportados para pacientes con ES-EPI fueron similares a las observadas en receptores sin ES.[5] Sin embargo, dada la asociación entre el rechazo crónico y el reflujo gastroesofágico, algunos centros consideran que la enfermedad esofágica significativa (a menudo apreciada en ES) es una contraindicación relativa para el trasplante de pulmón.
- Si bien se piensa en general que los pacientes con enfermedad de un solo órgano son candidatos ideales para trasplante, la determinación de esta candidatura varía ampliamente entre los centros de trasplantes. Algunos autores consideran que los pacientes con afectación multiorgánica (p. ej., enfermedad renal) son candidatos a trasplante.

RESULTADO/PRONÓSTICO

- **El pronóstico y el desenlace varían ampliamente, en función de la enfermedad subyacente y del patrón histológico.** En general, los pacientes con ETC-EPI tienen un pronóstico más favorable en comparación con quienes tienen una histología comparable de naturaleza idiopática, como la FPI.
- En un análisis retrospectivo de 422 pacientes con ETC o FPI no diferenciadas, 144 de quienes cumplían con los criterios para NICAI, aquellos con ETC-EPI definida tuvieron el mejor pronóstico, comparados con NICAI o FPI. Los pacientes con NICAI con un patrón NIU y los

pacientes con FPI tuvieron una sobrevivencia similar y les fue peor comparados con aquellos con NICAI sin patrón NIU o ETC-EPI.[6]
- En otro estudio, la supervivencia fue mejor para los pacientes con ETC-NIU comparados con pacientes con FPI, incluso después de controlar para edad, sexo y función pulmonar basal.[7]

ESCLERODERMIA

PRINCIPIOS GENERALES

- La prevalencia de DVR en las PFP en pacientes con ES es de aproximadamente 40%.[8] Se puede encontrar una fibrosis sutil en hasta 90% de los pacientes en la TCAR.[9] **Junto con la enfermedad vascular pulmonar, la EPI es responsable de un 60% de todas las muertes relacionadas con ES.**[10,11]
- Con base en la clasificación de la Organización Mundial de la Salud (OMS), la HP grupo 1, o hipertensión pulmonar arterial (HPA) se manifiesta en 10%-15% de los pacientes con ES y puede ocurrir con o sin EPI concomitante.
- Además de la HPA, puede ocurrir HP grupo 2 (hipertensión venosa pulmonar) con afectación cardiaca en la ES, y es factible apreciar HP grupo 3 (enfermedad pulmonar/o hipoxia) en casos de EPI subyacente severa e hipoxemia resultante.

DIAGNÓSTICO

- **Todos los pacientes con ES deben someterse a pruebas de imagen para buscar la presencia de EPI, con PFP completas y TCAR.**
- Por lo común, las PFP muestran DVR con VEF_1, CVF y CPT reducidos. Aunque no es común, debe sospecharse afectación de la vía aérea cuando se aprecia un patrón obstructivo con VEF_1 reducido y razón VEF_1/CVF disminuida.
- La **NINE**, en particular su variante fibrótica, **es el patrón TCAR más común en la ES**. Las broncoectasias pueden ser pronunciadas, en especial en los lóbulos inferiores, debido tanto a una broncoectasia de tracción por fibrosis subyacente como aspiración crónica. A menudo se aprecia un esófago dilatado en la tomografía computarizada (TC), lo que apoya el diagnóstico.
- NIU es el siguiente patrón más común en la EPI.

TRATAMIENTO

- En el *Scleroderma Lung Study* (SLS) II,[12] se aleatorizó a 142 pacientes con ES-EPI a MMF (dosis objetivo, 1 500 mg dos veces al día) por 24 meses, o ciclofosfamida oral por 12 meses, seguidos por placebo por 12 meses. Ambos grupos mostraron una mejoría en el porcentaje de CVF; sin embargo, **MMF fue mejor tolerado, con menos deserciones,** y tuvo menos episodios de leucopenia y trombocitopenia. Con base en los resultados de este estudio, no queda claro el papel de los glucocorticoides adyuvantes.
- Con base en los hallazgos mencionados, cabe recomendar una terapia inicial con MMF sobre la terapia con ciclofosfamida.

VIGILANCIA/SEGUIMIENTO

- Es recomendable practicar **pruebas de imagen anuales con PFP completas** en todos los pacientes con ES asintomáticas.
- Actualmente no se recomienda una TCAR anual para esta población, debido a preocupaciones por la dosis acumulada de radiación.
- Debido al riesgo de desarrollar HP, se recomienda un **ecocardiograma anual**, con estimación de la presión arterial pulmonar.

- En pacientes con ES-EPI confirmada, lo que procede es consulta y manejo junto con un neumólogo.

RESULTADO/PRONÓSTICO

- En una revisión sistemática de pacientes ES-EPI, porcentaje de DL_{CO} predicho más bajo, edad avanzada y CVF más baja predijeron mortalidad en más de un estudio. Sin embargo, **la extensión de la enfermedad en la TCAR** fue la única variable que predijo en forma independiente tanto la mortalidad como la progresión de EPI.[13]
- En un estudio de cohortes de 215 pacientes con ES estudiados con TCAR, la supervivencia general a 10 años fue de 59%.[14]

ARTRITIS REUMATOIDE

PRINCIPIOS GENERALES

- **AR-EPI es la causa más común de ETC-EPI.**
- Hasta 81% de los pacientes asintomáticos con AR exhiben PFP anormales, o una TC de tórax anormal.
- Un estudio estimó el riesgo de desarrollar AR-EPI durante la vida en 7.7%; aunque dicho estudio subestima la verdadera prevalencia de AR-EPI, pues no implementó un protocolo de pruebas de imagen, y las pruebas diagnósticas como TC y PFP se realizaron solo bajo indicación clínica.[15]
- **AR puede afectar todos los compartimentos pulmonares,** incluyendo el parénquima, vías aéreas, pleura y vasculatura en distintos grados.
- Los factores de riesgo para el desarrollo de EPI incluyen edad avanzada, sexo masculino, **historia de tabaquismo y seropositividad para FR o anticuerpos anti-CCP.**
- Los títulos altos para FR y anticuerpos anti-CCP son predictivos del desarrollo de AR-EPI.
- Se ha postulado que el tabaquismo puede llevar a la producción de anticuerpos anti-CCP, que reaccionan en forma cruzada a las proteínas citrulinadas. La producción de anticuerpos anti-CCP en el parénquima pulmonar, y la observación de que EPI puede preceder a la enfermedad extrapulmonar en la AR apoyan esta hipótesis.

DIAGNÓSTICO

- El diagnóstico de AR-EPI se realiza mediante una combinación de PFP, TCAR y presentación clínica.
- La presentación clínica puede variar dependiendo del componente afectado.
- Con **afectación de la vía aérea superior**, los pacientes quizá presenten ronquera, disfagia, odinofagia o tos. **La afectación parenquimal y de la vía aérea inferior** puede manifestarse con tos, disnea, tolerancia disminuida al ejercicio y sibilancia.
- A diferencia de casi todas las otras ETC-EPI, **NIU es el hallazgo de TCAR más común (56%)** en AR-EPI, seguido por NINE (33%) y NO (11%).[16]
- Otras manifestaciones pulmonares incluyen nódulos pulmonares, derrames pleurales, bronquiolitis folicular, bronquiectasia y bronquiolitis obliterante.[17]
- La bronquiolitis folicular puede manifestarse como pequeños nódulos centrilobulares, con o sin nódulos peribronquiales y OVE. Se puede apreciar atenuación en mosaico, indicativa de atrapamiento de aire, en los escaneos espiratorios.
- Dada su presentación variable, y la alta prevalencia de uso de ARME en esta población, puede ser difícil distinguir AR-EPI de la EPI inducida por fármacos.

TRATAMIENTO

- Los pacientes asintomáticos con enfermedad radiográfica leve o deficiencias leves en las PFP pueden ser monitoreados cuidadosamente con imágenes seriales y PFP.
- **La respuesta a los glucocorticoides varía con base en los hallazgos histopatológicos/ TCAR;** NO es la que más responde y NIU la que menos.
- En un estudio retrospectivo de 125 pacientes con ETC-EPI, 18 de los cuales cursaban con AR-EPI, MMF fue bien tolerado, con una tasa de suspensión de 10%. El porcentaje predicho de CVF (%CVF) mejoró después del inicio de MMF, comparado con el pre-tratamiento, aunque la diferencia no alcanzó una significancia estadística.
- **La mejoría en %CVF y %DLCO fue mayor** en los pacientes con ETC-EPI con un **patrón no NIU**, comparados con aquellos con NIU.[18]
- Se utilizan otros inmunosupresores como azatioprina o ciclofosfamida en pacientes que no responden a los glucocorticoides o a los agentes ahorradores de esteroides.
- Dada la similitud en la morfología y el curso de la enfermedad con FPI, el papel de los anti-fibróticos (como pirfenidona y nintedanib) en el tratamiento de AR-EPI que manifiesta un patrón NIU se halla actualmente bajo investigación.

RESULTADO/PRONÓSTICO

Quienes cursan con un **patrón de enfermedad NIU** tienen más declinación progresiva en DLCO[19] y **peor sobrevivencia a 5 años** comparados con pacientes con patrón **NINE o NO** en el escaneo con TC.[20]

MIOPATÍAS INFLAMATORIAS

PRINCIPIOS GENERALES

La prevalencia de EPI en pacientes con polimiositis (PM)/dermatomiositis (DM) oscila entre 23.1 a 65%, dependiendo del método de diagnóstico.[21,22] Sin embargo, en poblaciones selectas como con DMCA y quienes cursan con síndrome antisintetasa, la prevalencia y la extensión de la afectación pulmonar pueden ser mucho más altas.

DIAGNÓSTICO

- La presentación clínica puede variar en forma importante, de **enfermedad asintomática a EPI rápidamente progresiva y a menudo fatal** que se aprecia en quienes tienen un anticuerpo para el gen asociado con la diferenciación del melanoma 5 (MDA-5).
- Además de la presentación clásica de MI (debilidad muscular proximal simétrica, exantema heliotropo, pápulas de Gottron o signo del chal), se debe interrogar y examinar cuidadosamente a los pacientes para rasgos consistentes con síndrome antisintetasa (poliartritis no erosiva, fiebre, **manos de mecánico,** fenómeno de Raynaud).
- La presencia de anticuerpos específicos de MI, en particular anticuerpos anti-tARN sintetasa (antisintetasa), en conjunción con una historia e imagenología consistentes puede ayudar en el diagnóstico y, en algunos casos, en el pronóstico.
- Las enzimas musculares (**CPK y aldolasa**) pueden ayudar a monitorear la actividad de la enfermedad.
- Debe revisarse periódicamente la GSA del aire ambiente, porque la enfermedad pulmonar restrictiva y la **insuficiencia respiratoria hipercápnica pueden ser el resultado de una afectación del diafragma y de otros músculos de la pared torácica**.
- En el síndrome antisintetasa, la TCAR suele mostrar NINE, a menudo con áreas sobrepuestas de NO.
- En un estudio de 33 pacientes con síndrome antisintetasa, OVE (100%) y las retículas (87%) fueron el hallazgo más común, seguido de bronquiectasia por tracción (76%) y consolidaciones

(45%). **NINE (45%) fue el patrón más común observado, seguido de NO (21%) y después el traslape de NINE-NO (24%).**

* Debe sospecharse dismotilidad esofágica en pacientes con disfagia y en aquellos cuyos hallazgos TCAR son sugestivos de **aspiración crónica**. Esto incluye esófago dilatado e infiltrados en regiones pulmonares dependientes, incluyendo OVE, infiltrados de árbol en brote sugestivos de bronquiolitis, y bronquiolectasia/bronquiectasia. Estos hallazgos requieren de pruebas diagnósticas adicionales.

TRATAMIENTO

* Es razonable iniciar una terapia temprana en individuos con anticuerpos de alto riesgo, como anti-MDA-5.
* Los **glucocorticoides sistémicos** son el tratamiento inicial para la EPI relacionada con MI, en una dosis de 1 mg/kg/día, con una reducción gradual en el transcurso de meses, para una duración total de la terapia de 6 a 12 meses.
* Un 50% de los pacientes son refractarios a los esteroides[23] y requieren terapia adicional. Aunque no se han realizado ensayos controlados aleatorizados (RCT), ha habido reportes de tratamiento exitoso con **azatioprina, MMF, ICN, rituximab y metotrexato (MTX)**.
* Se ha utilizado **tacrolimus** para tratar la MI asociada con EPI refractaria a otros tratamientos, con resultados favorables.[24]
* Un estudio retrospectivo de Japón comparando a 25 pacientes sin tratamiento previo que fueron tratados con tacrolimus contra terapia convencional (prednisolona, ciclofosfamida intravenosa y/o ciclosporina), con 24 pacientes con tendencia similar tratados solo con terapia convencional, mostró una sobrevivencia sin complicaciones más larga en el grupo de tacrolimus comparada con la de terapia convencional (razón de probabilidad [RR] ajustada 0.32 [95%, intervalo de confianza (IC) 0.14-0.75]; $p = 0.0008$).
* También se ha utilizado **rituximab**, principalmente en casos con anticuerpos antisintetasa positivos. Aunque no se ha establecido un régimen estandarizado de dosificación, comúnmente se usan 1 000 mg administrados en el día 0 y en los días 7-14.[25] Las dosis pueden repetirse cada 6 meses según sea necesario.

RESULTADO/PRONÓSTICO

* Un gran estudio retrospectivo de 107 pacientes con MI-EPI identificó tres patrones distintos del curso de la enfermedad: 32.7% respondió a la inmunosupresión con resolución radiográfica y funcional completa, 51.4% mostró mejoría sin resolución completa y 15.9% mostró deterioro radiográfico y funcional. Los patrones histológicos de **NO y NINE fueron más frecuentes en pacientes que tuvieron resolución y mejoría, y NIU se asoció con deterioro.** La tasa de mortalidad general fue 7.5%.[26]
* La **positividad a anti-MDA-5** se ha asociado con una mayor incidencia (50%) de EPI, un **curso de EPI rápidamente progresivo y peor sobrevivencia** comparada con pacientes con DM y DMCA sin el anticuerpo.[27]

SÍNDROME DE SJÖRGEN

PRINCIPIOS GENERALES

* El síndrome de Sjörgen primario (SSp) es la ETC más común después de la AR.
* Ocurre afectación pulmonar en cerca de 9%-20% de los pacientes y **es más común que afecte las vías aéreas**.[28,29]
* La afectación de las glándulas epiteliales de la vía aérea puede llevar a xerotráquea, o resequedad del epitelio de la vía aérea, y puede presentarse como tos no productiva.

• La enfermedad de la vía aérea puede afectar los bronquios/bronquiolos centrales y periféricos, y dar como resultado bronquiectasia y engrosamiento de la pared bronquial.

DIAGNÓSTICO

• En SSp, EPI suele manifestarse como **NINE, seguida de NIU, NIL y NO. La positividad anti-SSA es el factor de riesgo para el desarrollo de EPI.**
• **NIL y la bronquiolitis folicular caen dentro del espectro de los trastornos linfoproliferativos y se consideran benignas.**
• Las PFP suelen mostrar DVR en la mayoría de los casos, pero en los casos de afectación de la vía aérea pueden apreciarse patrones obstructivos.
• Los hallazgos TCAR en NIL incluyen OVE diseminadas, nódulos centrilobulares, engrosamiento de la pared bronquial y reticulación. En algunos casos se presenta como una enfermedad de predominio quístico, con quistes de pared delgada que están distribuidos al azar. La atenuación en mosaico en las imágenes espiratorias sugiere atrapamiento de aire y afectación de la vía aérea pequeña.

TRATAMIENTO

• Los pacientes asintomáticos pueden monitorearse de cerca sin una terapia específica para EPI.
• Como con otras ETC-EPI, NINE y NO suelen responder a **glucocorticoides sistémicos** y otros inmunosupresores. Aunque existen reportes de tratamiento exitoso con **azatioprina, MMF y rituximab,** a la fecha no existe un RCT.
• NIL puede responder a los glucocorticoides sistémicos, aunque el componente quístico suele persistir a pesar del tratamiento.

COMPLICACIONES

• Los pacientes con SSp están **en riesgo de linfoma no Hodgkin (LNH).** En un análisis combinado que incluyó 12 estudios de control de casos, la relación de probabilidades de que los pacientes con SSp tengan LHN fue **4.8,** comparada con 2.7 en LES y 1.06 en AR.[30]
• **El linfoma de tejido linfoide asociado con mucosas (MALT),** una forma de linfoma de células B de zona marginal, es el LNH identificado más común.
• Aunque el LNH ocurre con más frecuencia en las glándulas salivales, el linfoma pulmonar primario se presenta en 1%-2% de los pacientes, y cualquier **nódulo pulmonar focal que aparezca en la TC justifica un seguimiento estrecho.**

LUPUS ERITEMATOSO SISTÉMICO

PRINCIPIOS GENERALES

• El **LES suele afectar a la pleura,** y la pleuritis o los derrames pleurales pueden detectarse en > 90% de los pacientes con LES en la autopsia.
• Otras manifestaciones pulmonares de LES incluyen la neumonitis lúpica aguda, **HAD, EPI crónica y síndrome del pulmón encogido.**
• EPI crónica en LES no es tan prevalente como en otras ETC-EPI, con una prevalencia reportada de alrededor de 3%.[31]

DIAGNÓSTICO

• El LES involucra principalmente a la pleura, y en forma menos común las vías aéreas, el intersticio y la vasculatura pulmonar.
• La presentación clínica varía según la ubicación de la enfermedad.

- Los pacientes con enfermedad pleural pueden presentar **dolor torácico pleurítico** o disnea en presencia de derrame significativo. El derrame pleural puede ser unilateral o bilateral.
- En el lupus, los derrames pleurales son exudados y por lo general, aunque no siempre, tienen baja concentración de glucosa y bajo pH. Los AAN positivos ≥ 1:160 en el líquido pleural puede ayudar al diagnóstico.
- La **neumonitis lúpica aguda** es similar a la neumonía intersticial aguda (NIA), también conocida como síndrome Hamman-Rich. Los pacientes pueden cursar con un leve periodo prodrómico que dura 1 a 2 semanas antes de la presentación. Los síntomas incluyen **fiebre, tos y disnea que puede progresar rápidamente, lo que lleva a una hipoxemia que con frecuencia requiere de ventilación mecánica**. NIA es clínicamente indistinguible del síndrome de dificultad respiratoria del adulto (SDRA), y debe buscarse una etiología subyacente para SDRA (sepsis, inhalación tóxica, drogas) antes de considerar NIA/neumonitis lúpica aguda.
- La neumonitis lúpica aguda mostrará opacidades en el espacio aéreo bilaterales y difusas y engrosamiento intersticial en las imágenes. TCAR suele revelar **OVE, consolidaciones irregulares y engrosamiento del septum**. Estos hallazgos son similares a los que se ven en NIA o SDRA. Los hallazgos histológicos en la neumonitis lúpica aguda muestran daño alveolar difuso (DAD), que es el hallazgo histológico típico de SDRA. Los cambios vasculíticos son poco comunes.
- **HAD** suele presentarse con tos, disnea y hemoptisis, con o sin fiebre. Debe notarse que la hemoptisis puede estar ausente en la presentación, y que la ausencia de hemoptisis no descarta HAD.
- En EPI crónica, los síntomas pueden incluir disnea al ejercicio, tos no productiva y dolor torácico pleurítico. EPI crónica en LES puede manifestarse en cualquier forma, incluyendo NO, NINE, NIU, bronquiolitis o NIL.
- El **síndrome de pulmón encogido** se manifiesta como un inicio insidioso de **disnea, dolor torácico pleurítico episódico, pérdida progresiva de volumen pulmonar en las imágenes** en ausencia de enfermedad pulmonar o pleural, y **DVR en las PFP**. Se desconoce la etiología de este síndrome.
- En presencia de **afectación parenquimal difusa, deben realizarse una broncoscopia y un LBA** para descartar etiologías tales como infección o hemorragia pulmonar. El LBA secuencial puede ser diagnóstico de HAD. El fluido del LBA debe enviarse para estudios microbiológicos y citología. La citología del LBA puede revelar macrófagos cargados de hemosiderina en HAD.

TRATAMIENTO

- En casos leves, la pleuritis lúpica responde bien a la **monoterapia con antiinflamatorios no esteroideos (AINE)**. En los casos resistentes pueden usarse glucocorticoides sistémicos.
- Para la neumonitis lúpica aguda, el pilar del tratamiento son los cuidados de apoyo. Deben iniciarse **glucocorticoides sistémicos** en dosis moderadas (1-1.5 mg/kg/día) si hay sospecha de NIA. En casos resistentes o severos, a menudo se administran dosis altas de glucocorticoides (metilprednisolona, 1 g por 3 días) en un intento por controlar la enfermedad.
- Deben iniciarse antibióticos de amplio espectro y se continúan hasta descartar una etiología infecciosa.

RESULTADO/PRONÓSTICO

- **La neumonitis lúpica aguda tiene una alta tasa de mortalidad** (33%-100%). En una serie de casos de 12 pacientes con LES y "neumonitis aguda", la tasa de mortalidad fue de 50%.[32]
- En un estudio longitudinal de 14 pacientes con LES-EPI, con un seguimiento medio de 7.3 años, la mortalidad debida a afectación respiratoria fue de 21%. Dos pacientes murieron de fibrosis pulmonar, y uno falleció por una neumonía bacteriana.[31]

EPI INDUCIDA POR FÁRMACOS

PRINCIPIOS GENERALES

* Metotrexato (MTX)
    o La **toxicidad pulmonar aguda** después de la exposición a MTX está bien documentada. Se piensa que la incidencia de toxicidad pulmonar aguda está entre 0.3% y 8%.
    o Se manifiesta clínicamente con disnea, tos no productiva y fiebre.
    o Se han reconocido varios factores de riesgo, incluyendo **edad > 60 años, DM, hipoalbuminemia, afectación pleuropulmonar reumatoide y uso previo de ARME.**
    o La TCAR suele mostrar opacidad intersticial, micronódulos mal definidos y OVE. La radiografía de tórax puede ser normal, especialmente en las etapas iniciales.
    o La presentación quizá sea indistinguible de una infección respiratoria aguda, y **es esencial** la exclusión de un proceso infeccioso, por lo común a través de **broncoscopia.**
    o Aunque se ha reportado esporádicamente, no se ha demostrado que ocurra EPI fibrosante crónica como resultado del uso de MTX en estudios longitudinales.[33] Aunque existe la enfermedad pulmonar fibrosante crónica que se desarrolla en el contexto de MTX, es difícil **diferenciarla retrospectivamente de AR-EPI.**
* Leflunomida (LEF)
    o Se han reportado casos de complicaciones pulmonares con el uso de LEF, incluyendo **DAD, neumonía eosinofílica aguda** y **NO.**
    o La mayoría de los casos se reportan en Japón, **y las complicaciones pulmonares con LEF parecen ser más altas en las poblaciones asiáticas** (0.5%-1%) que en Occidente (< 0.1%). Esto quizá se debe a una susceptibilidad genética o a una mayor conciencia que lleva a una tasa más alta de diagnósticos.
    o En un estudio de cohortes a gran escala parcialmente patrocinado por la industria de 62 734 pacientes con AR a quienes se prescribieron ARME, el riesgo aumentado de EPI con LEF se restringió a aquellos con una historia previa de EPI, o a quienes previamente habían tomado MTX (RR 2.6; 95% IC [1.2-5.6], lo que sugiere la posibilidad de un sesgo de canalización.[34] En 2016, **un metaanálisis de varios RCT no demostró ningún aumento en los eventos adversos respiratorios en pacientes que recibieron LEF** frente al placebo u otros ARME.[35]
* Inhibidores del factor de necrosis tumoral (TNF)-α
    o Se ha demostrado que TNF-α tiene funciones pro-fibróticas y anti-fibróticas en modelos animales.
    o Se han publicado reportes de casos, series de casos y encuestas postcomercialización que reportan EPI de nuevo inicio en pacientes tratados con los inhibidores TNF infliximab, etanercept, adalimumab y certolizumab. Sin embargo, no se tomaron en cuenta varios factores de confusión como infección, tratamiento previo o concomitante con otros ARME (particularmente MTX) y la gravedad de la enfermedad subyacente. **No se ha establecido claramente su causalidad.**
* Otras toxicidades farmacológicas. En la tabla 51-3 se resumen las toxicidades pulmonares asociadas con terapias utilizadas en el tratamiento de ETC-EPI.

TRATAMIENTO

En casos leves, quizá sea suficiente **el retiro del agente causal.** En casos severos puede darse el equivalente de **prednisona** 1 mg/kg/día, aunque faltan datos definitivos con respecto al beneficio de este esquema en lo referente a la mortalidad.

TABLA 51-3 TOXICIDAD FARMACOLÓGICA PULMONAR

	EPG	DAD	Neumonitis	Fibrosis	Riesgo de infección	NO	BO	NE	HAD
Ciclofosfamida		x	x	x	x	x			x
Metotrexato	x (patrón NH)	x		?	pequeño	x			
Leflunomida			x	?	x				
Inhibidores de TNF-α	x (infección)				Micobacteriana	x			
Micofenolato			x	?	x	x			
Azatioprina		x	x	x	x	x		x	
Rituximab			x		x	x			x
Oro			x			x	x		
Sulfasalazina	x			x	x	x	x	x	
Penicilamina				x	x		?		x

BO, bronquiolitis obliterante; DAD, daño alveolar difuso; EPG, enfermedad pulmonar granulomatosa; HAD, hemorragia alveolar difusa; NE, neumonía eosinofílica; NH, neumonitis por hipersensibilidad; NO, neumonía organizada. ?, reportado, pero la relación entre el fármaco y el efecto es incierta.

REFERENCIAS

1. Fischer A, Antoniou KM, Brown KK, et al. An official European Respiratory Society/American Thoracic Society research statement: interstitial pneumonia with autoimmune features. *Eur Respir J.* 2015;46:976-987.

2. American Thoracic S and European Respiratory S. American Thoracic Society/European Respiratory Society International Multidisciplinary Consensus Classification of the Idiopathic Interstitial Pneumonias. This joint statement of the American Thoracic Society (ATS), and the European Respiratory Society (ERS) was adopted by the ATS board of directors, June 2001 and by the ERS Executive Committee, June 2001. *Am J Respir Crit Care Med.* 2002;165:277-304.

3. Travis WD, Costabel U, Hansell DM, et al. An official American Thoracic Society/European Respiratory Society statement: update of the international multidisciplinary classification of the idiopathic interstitial pneumonias. *Am J Respir Crit Care Med.* 2013;188:733-748.

4. Courtwright AM, El-Chemaly S, Dellaripa PF, et al. Survival and outcomes after lung transplantation for non-scleroderma connective tissue-related interstitial lung disease. *J Heart Lung Transplant.* 2017;36:763-769.

5. Pradere P, Tudorache I, Magnusson J, et al. Lung transplantation for scleroderma lung disease: An international, multicenter, observational cohort study. *J Heart Lung Transplant.* 2018;37:903-911.

6. Oldham JM, Adegunsoye A, Valenzi E, et al. Characterisation of patients with interstitial pneumonia with autoimmune features. *Eur Respir J.* 2016;47:1767-1775.

7. Strand MJ, Sprunger D, Cosgrove GP, et al. Pulmonary function and survival in idiopathic vs secondary usual interstitial pneumonia. *Chest.* 2014;146:775-785.

8. Chang B, Wigley FM, White B, et al. Scleroderma patients with combined pulmonary hypertension and interstitial lung disease. *J Rheumatol.* 2003;30:2398-2405.

9. White B. Interstitial lung disease in scleroderma. *Rheum Dis Clin North Am.* 2003;29:371-390.

10. Steen VD, Medsger TA. Changes in causes of death in systemic sclerosis, 1972-2002. *Ann Rheum Dis.* 2007;66:940-944.

11. Tyndall AJ, Bannert B, Vonk M, et al. Causes and risk factors for death in systemic sclerosis: a study from the EULAR Scleroderma Trials and Research (EUSTAR) database. *Ann Rheum Dis.* 2010;69:1809-1815.

12. Tashkin DP, Roth MD, Clements PJ, et al. Mycophenolate mofetil versus oral cyclophosphamide in scleroderma-related interstitial lung disease (SLS II): a randomised controlled, double-blind, parallel group trial. *Lancet Respir Med.* 2016;4:708-719.

13. Winstone TA, Assayag D, Wilcox PG, et al. Predictors of mortality and progression in scleroderma-associated interstitial lung disease: a systematic review. *Chest.* 2014;146:422-436.

14. Goh NS, Desai SR, Veeraraghavan S, et al. Interstitial lung disease in systemic sclerosis: a simple staging system. *Am J Respir Crit Care Med.* 2008;177:1248-1254.

15. Bongartz T, Nannini C, Medina-Velasquez YF, et al. Incidence and mortality of interstitial lung disease in rheumatoid arthritis: a population-based study. *Arthritis Rheum.* 2010;62:1583-1591.

16. Lee HK, Kim DS, Yoo B, et al. Histopathologic pattern and clinical features of rheumatoid arthritis-associated interstitial lung disease. *Chest.* 2005;127:2019-2027.

17. Jokerst CA, Azok J, Cummings W, et al. High-resolution CT imaging findings of collagen vascular disease-associated interstitial lung disease. *Curr Respir Med Rev.* 2015;11:73-82.

18. Fischer A, Brown KK, Du Bois RM, et al. Mycophenolate mofetil improves lung function in connective tissue disease-associated interstitial lung disease. *J Rheumatol.* 2013;40:640-646.

19. Zamora-Legoff JA, Krause ML, Crowson CS, et al. Progressive decline of lung function in rheumatoid arthritis-associated interstitial lung disease. *Arthritis Rheumatol.* 2017;69:542-549.

20. Tsuchiya Y, Takayanagi N, Sugiura H, et al Lung diseases directly associated with rheumatoid arthritis and their relationship to outcome. *Eur Respir J.* 2011;37:1411-1417.

21. Marie I, Hachulla E, Cherin P, et al. Interstitial lung disease in polymyositis and dermatomyositis. *Arthritis Rheum.* 2002;47:614-622.

22. Fathi M, Dastmalchi M, Rasmussen E, et al. Interstitial lung disease, a common manifestation of newly diagnosed polymyositis and dermatomyositis. *Ann Rheum Dis.* 2004;63:297-301.

23. Dickey BF, Myers AR. Pulmonary disease in polymyositis/dermatomyositis. *Semin Arthritis Rheum.* 1984;14:60-76.

24. Ando M, Miyazaki E, Yamasue M, et al. Successful treatment with tacrolimus of progressive interstitial pneumonia associated with amyopathic dermatomyositis refractory to cyclosporine. *Clin Rheumatol.* 2010;29:443-445.

25. Andersson H, Sem M, Lund MB, et al. Long-term experience with rituximab in anti-synthetase syndrome-related interstitial lung disease. *Rheumatology (Oxford)*. 2015;54:1420.1428.

26. Marie I, Hatron PY, Dominique S, et al. Short-term and long-term outcomes of interstitial lung disease in polymyositis and dermatomyositis: a series of 107 patients. *Arthritis Rheum*. 2011;63:3439-3447.

27. Moghadam-Kia S, Oddis CV, Sato S, et al. Anti-melanoma differentiation-associated gene 5 is associated with rapidly progressive lung disease and poor survival in US patients with amyopathic and myopathic dermatomyositis. *Arthritis Care Res (Hoboken)*. 2016;68:689.694.

28. Nannini C, Jebakumar AJ, Crowson CS, et al. Primary Sjogren's syndrome 1976-2005 and associated interstitial lung disease: a population-based study of incidence and mortality. *BMJ Open*. 2013;3:e003569.

29. Strimlan CV, Rosenow EC, III, Divertie MB, et al. Pulmonary manifestations of Sjogren's syndrome. *Chest*. 1976;70:354-361.

30. Ekstrom Smedby K, Vajdic CM, Falster M, et al. Autoimmune disorders and risk of non-Hodgkin lymphoma subtypes: a pooled analysis within the InterLymph Consortium. *Blood*. 2008;111:4029.4038.

31. Weinrib L, Sharma OP, Quismorio FP, Jr. A long-term study of interstitial lung disease in systemic lupus erythematosus. *Semin Arthritis Rheum*. 1990;20:48.56.

32. Matthay RA, Schwarz MI, Petty TL, et al. Pulmonary manifestations of systemic lupus erythematosus: review of twelve cases of acute lupus pneumonitis. *Medicine (Baltimore)*. 1975;54:397.409.

33. Dawson JK, Graham DR, Desmond J, et al. Investigation of the chronic pulmonary effects of low-dose oral methotrexate in patients with rheumatoid arthritis: a prospective study incorporating HRCT scanning and pulmonary function tests. *Rheumatology (Oxford)*. 2002;41:262-267.

34. Suissa S, Hudson M, Ernst P. Leflunomide use and the risk of interstitial lung disease in rheumatoid arthritis. *Arthritis Rheum*. 2006;54:1435.1439.

35. Conway R, Low C, Coughlan RJ, et al. Leflunomide use and risk of lung disease in rheumatoid arthritis: a systematic literature review and metaanalysis of randomized controlled trials. *J Rheumatol*. 2016;43:855.860.

Osteoporosis

Kelvin J. Lee y Deborah L. Parks

52

PRINCIPIOS GENERALES

Definición

- La osteoporosis es un trastorno esquelético caracterizado por una disminución en la cantidad y calidad de la masa ósea, lo que da como resultado una reducción en la fuerza de los huesos y un aumento en el riesgo de fractura.
- Conceptualmente, la poca fuerza ósea se relaciona con una baja densidad mineral ósea (DMO) y mala calidad ósea.
  - o La **DMO** se refiere a la cantidad de gramos de mineral por área (o volumen) de hueso. Esta información se obtiene fácilmente a través de una absorciometría dual de rayos X (DEXA) y se expresa como dos valores:
    - **Puntuación Z.** Número de desviaciones estándar (DE) en que la DMO de un paciente difiere de la DMO media de una población de edad similar.
    - **Puntuación T.** Número de DE en que la DMO de un paciente difiere de la DMO media de una población de referencia de adultos jóvenes.
  - o La **calidad ósea** se refiere a las características arquitectónicas del hueso (p. ej., tasa de remodelación ósea, conectividad trabecular, grado de mineralización y acumulación de daño). La biopsia ósea es la mejor forma de obtener información sobre la calidad ósea, lo cual dificulta su acceso rutinario.

Clasificación

- La osteoporosis puede clasificarse como primaria o secundaria en función de la causa.
- En la **osteoporosis primaria**, el deterioro de la masa ósea está relacionado con el envejecimiento o la disminución de la función de las gónadas. Es típico observarla en mujeres posmenopáusicas y hombres por lo general mayores de 70 años.
- La **osteoporosis secundaria** es resultado de trastornos crónicos o del uso de medicamentos, como corticoesteroides, que aceleran la pérdida ósea.

Epidemiología

- La osteoporosis suele ser asintomática hasta que se desarrollan complicaciones. Aproximadamente, cada año se producen 1.5 millones de fracturas relacionadas con osteoporosis en Estados Unidos.[1]
- Las mujeres posmenopáusicas integran la vasta mayoría de las facturas por fragilidad. **Las mujeres caucásicas y méxico-estadounidenses posmenopáusicas están especialmente en alto riesgo de osteoporosis y fracturas relacionadas.** La prevalencia de osteoporosis ajustada a la edad es más baja en hombres y en adultos de raza negra.[2,3]
- La osteoporosis tiene mayor **comorbilidad en pacientes con enfermedades reumatológicas** debido al incremento del uso de corticoesteroides, disminución de la actividad física, inflamación sistémica y alteración del equilibrio normal de resorción/formación del hueso.

Fisiopatología

- La osteoporosis se caracteriza por **una densidad ósea disminuida o por una pobre calidad del hueso**.
- La pérdida de masa ósea ocurre durante la remodelación, cuando la resorción (debida a la actividad de los osteoclastos) ocurre con mayor rapidez que la formación de éste (resultado de la actividad de los osteoblastos).

- o Los reguladores fundamentales de la resorción osteoclástica del hueso incluyen el **ligando RANK** (RANKL; un miembro de la familia del ligando del factor de necrosis tumoral [TNF]) y **sus dos receptores, RANK y osteoprotegerina (OPG)**.
- o El ligando RANK es expresado por los osteoblastos, que interactúa con su receptor RANK correspondiente, el cual es expresado por los osteoclastos.
- o Esta interacción promueve la diferenciación, activación y la supervivencia prolongada de los osteoclastos.
- o La OPG, secretada por los osteoblastos y las células estromales, bloquea la interacción del ligando RANK con el RANK, lo cual regula el recambio óseo (véase figura 52-1).
- Después de los 40 años, el hueso cortical se pierde a una velocidad de 0.3%-0.5% por año.
  - o La pérdida de hueso trabecular puede iniciarse a una edad todavía más temprana. Esta pérdida de hueso cortical y trabecular se acelera después de la menopausia, ya que **la deficiencia de estrógenos causa el incremento del recambio óseo y un desequilibrio del remodelado**.
  - o El aumento de la actividad y la función de los osteoclastos durante este periodo parece deberse al aumento en la expresión de **las citocinas proinflamatorias osteoclastogénicas, como interleucina (IL)-1 y TNF**, las cuales son reguladas de forma negativa por el estrógeno.
- Histológicamente, el hueso presenta disminución del grosor cortical y una reducción del número y tamaño de las trabéculas.
  - o Aunque el hueso trabecular o esponjoso que se encuentra principalmente en el esqueleto axial comprende solo 20% del hueso, y el hueso cortical, que se encuentra principalmente en las diáfisis de los huesos largos, abarca 80% del hueso, **el hueso trabecular es donde se produce mayor recambio óseo** como resultado de un área superficial mayor.
  - o Por tanto, es más susceptible a los desequilibrios en el remodelado y se asocia más a menudo con fracturas por osteoporosis.
  - o **Las zonas anatómicas donde con más frecuencia se producen fracturas por osteoporosis son la columna vertebral, la cadera y el tercio distal del radio.**

Factores de riesgo

- La DMO se correlaciona con un aumento del riesgo de osteoporosis primaria. Los **factores de predicción de la DMO disminuida** incluyen género femenino, edad avanzada, deficiencia de estrógenos, raza caucásica o asiática, peso e índice de masa corporal reducidos, historial familiar de osteoporosis, tabaquismo, historia de fracturas, menarquia tardía y menopausia prematura.
- Las causas secundarias de osteoporosis son extensas.

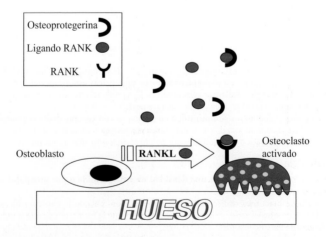

FIGURA 52-1. Fisiopatología de la osteoporosis.

- o Abarcan **enfermedades relacionadas con la regulación hormonal**, que incluyen síndrome de Cushing, amenorrea primaria o secundaria, hipogonadismo, hipertiroidismo, diabetes mellitus tipo 1 e hiperparatiroidismo.
- o La desnutrición, síndromes de malabsorción, anemia perniciosa, nutrición parenteral y gastrectomía son factores predisponentes.
- o Las enfermedades hepáticas y renales graves, la enfermedad pulmonar obstructiva crónica, la hemocromatosis y la mastocitosis también hacen que los pacientes presenten un mayor riesgo de osteoporosis.
- o Las **enfermedades reumatológicas** como artritis reumatoide y espondilitis anquilosante también predisponen a la osteoporosis incluso después de excluir a los pacientes que reciben glucocorticoides.[4]
- o Ciertos fármacos y toxinas (como corticoesteroides, anticonvulsivos, heparina, litio, tiroxina, fármacos citotóxicos, uso de etanol y tabaco) también se ven implicados en este proceso.

DIAGNÓSTICO

Cuadro clínico

Historia clínica

- La osteoporosis es comúnmente asintomática hasta que se producen fracturas.
- Las **fracturas por compresión vertebral** casi siempre ocurren en la región T-11 a L-2 y pueden presentarse como pérdida de estatura más que como dolor de espalda.
- Otros puntos comunes de fracturas son la **porción distal de la muñeca (fractura de Colles)**, la **cadera** y la **pelvis**.

Exploración física

- La exploración física puede revelar sensibilidad a lo largo de la columna, escoliosis, cifosis o joroba de viuda.
- Los signos y síntomas de las causas secundarias pueden observarse durante el interrogatorio y la exploración física (p. ej., hipogonadismo, evidencia de enfermedad tiroidea y características cushingoides).

Criterios diagnósticos

- Debe diagnosticarse la osteoporosis en **cualquier paciente que sufre una fractura por fragilidad, al margen de su DMO.**
- Los criterios actuales de la **Organización Mundial de la Salud (OMS) para pacientes mayores de 50 años son:**
  - o **Normal.** DMO dentro de 1 DE de la media de referencia ($T \geq -1.0$).
  - o **Osteopenia.** DMO entre 1 y 2.5 DE por debajo de la media de referencia ($-2.5 < T < -1.0$).
  - o **Osteoporosis.** DMO de 2.5 DE o más por debajo de la media de referencia ($T \leq -2.5$).
- **En mujeres premenopáusicas u hombres menores de 50 años, el diagnóstico no debe basarse solo en la puntuación de DMO,** porque la relación entre la DMO y el riesgo de fractura no es la misma en hombres y mujeres más jóvenes. Asimismo, deben usarse puntuaciones Z, no T. Un cambio en la puntuación T o Z de 1 DE corresponde *grosso modo* a 10% de variación en la DMO.
- La DMO es un factor de predicción excelente del riesgo de fractura, pero cuando se combina con factores de riesgo clínico, es un mejor factor de predicción que cualquiera de ellos solo. La **Fracture Risk Assessment Tool (FRAX)** estima la probabilidad a 10 años de fractura sobre la base de los factores de riesgo clínico y la DMO en el cuello del fémur. FRAX es una herramienta clínica electrónica (www.shef.ac.uk/FRAX) y solo es útil para tomar decisiones de tratamiento en pacientes con osteopenia.
- El American College of Rheumatology y la National Osteoporosis Foundation recomiendan **la evaluación de todas las mujeres mayores de 65 años y los hombres mayores de 70, así como de cualquier adulto con algún trastorno o que tome medicamentos asociados con masa ósea baja o pérdida ósea.**
- **Los pacientes con enfermedades reumáticas con un riesgo más alto de osteoporosis deben ser vigilados cuando se inician los glucocorticoides a dosis de 10 mg o más y la duración del tratamiento se anticipa por más de 3 meses en consideración al tratamiento profiláctico para evitar la pérdida de hueso.**

Diagnóstico diferencial

El diagnóstico diferencial de la osteoporosis incluye la osteomalacia, cáncer metastásico en huesos, mieloma múltiple, hipertiroidismo, hiperparatiroidismo, osteodistrofia renal, síndromes de malabsorción, deficiencias vitamínicas y enfermedad de Paget.

Pruebas diagnósticas

Pruebas de laboratorio

- Las pruebas de laboratorio limitadas a lo que sugieran la historia y la exploración física (p. ej., calcio en suero y orina, fósforo en suero, valores de fosfatasa alcalina y hormona tiroidea, electroforesis de proteínas séricas, hormonas paratiroideas [PTH], nivel de vitamina D, testosterona sérica en hombres, cortisol y función renal y hepática) pueden ser útiles en el diagnóstico de las causas secundarias.
- Los marcadores de recambio óseo no son útiles para hacer el diagnóstico de osteoporosis.

Imagenología

- Las **radiografías simples** pueden mostrar osteopenia y fracturas vertebrales por compresión, pero por lo general son poco fiables como marcadores de la masa ósea, ya que debe perderse entre 20% y 50% del hueso antes de que los cambios sean evidentes en las radiografías.
- Las técnicas de valoración de DMO incluyen **DEXA** (densitometría), absorciometría simple de rayos X, DEXA periférica, tomografía computarizada (TC) cuantitativa y densitometría por ecografía.
  - o **La DEXA central es el estándar de oro que se recomienda para adultos que han tenido fracturas osteoporóticas o que se someten a valoración general.**
  - o La imagenología DEXA presenta una exposición de bajo nivel a la radiación (1/10 de una radiografía tradicional) y tiene excelente reproducibilidad y precisión.
  - o La densidad ósea debe determinarse tanto en la columna como en la cadera. **En mujeres menores de 65 años, las radiografías de columna pueden ser más útiles,** ya que es aquí donde antes se produce la pérdida ósea, y las fracturas vertebrales son las más comunes en este grupo de edad. **En mujeres mayores de 65 años, la densidad ósea en la cadera es más útil clínicamente** ya que las fracturas de cadera son las más preocupantes y la densidad ósea de la columna tiene mayor probabilidad de falsas elevaciones debidas a calcificaciones vasculares u osteoartrosis de la columna.
  - o También puede usarse DEXA para medir la muñeca, pero las mediciones en este sitio son de importancia clínica limitada, debido a los valores de predicción menores y a una menor reproducibilidad.
- La **TC cuantitativa** tiene una capacidad semejante a la de DEXA central para predecir fracturas. La TC cuantitativa es menos eficaz por la superposición de osteoartrosis; sin embargo, los escaneos con TC cuantitativa son más costosos y requieren una mayor dosis de radiación, así que clínicamente no se usan con tanta frecuencia.
- La **densidad ósea periférica** medida con DEXA o con absorciometría simple de rayos X permite medir la DMO del antebrazo, los dedos o el talón, mientras que la ecografía periférica casi siempre mide la masa ósea del talón. Las ventajas de las pruebas de densidad ósea periférica y la ecografía son la portabilidad y la capacidad de estas pruebas para efectuarse en consultorios de atención primaria; sin embargo, no son criterios universalmente aceptados por las diferentes máquinas disponibles. Asimismo, la precisión de las máquinas no permite su uso en el seguimiento de la respuesta a la terapia. Las **pruebas periféricas no se utilizan para el diagnóstico de osteoporosis** pero, si se llevan a cabo, los resultados anormales deben analizarse con DEXA central para establecer o confirmar el diagnóstico.

TRATAMIENTO

- La National Osteoporosis Foundation ha publicado pautas de práctica clínica para el tratamiento de la osteoporosis dirigidas a mujeres posmenopáusicas y hombres mayores de 50 años para todos los grupos étnicos en Estados Unidos. Su objetivo es ayudar a los clínicos en la toma de decisiones en el cuidado individualizado de los pacientes.

- El **objetivo principal en el tratamiento de la osteoporosis es la prevención de fracturas**. En promedio, el riesgo de fractura se duplica aproximadamente por cada disminución de 1 DE en la puntuación T. Los siguientes criterios son indicaciones para iniciar la terapia específica para osteoporosis. Cabe señalar que los ensayos farmacológicos aleatorios prospectivos controlados para el tratamiento de la osteoporosis han tenido lugar en poblaciones principalmente formadas por mujeres caucásicas, así que los datos disponibles sobre el beneficio terapéutico de los agentes farmacológicos en hombres y grupos minoritarios son limitados.
  - o Todos los adultos con fracturas osteoporóticas de cadera o columna.
  - o Adultos con puntuación T ≤ – 2 DE sin factores de riesgo específicos para osteoporosis.
  - o Adultos con una puntuación T ≤ – 1.5 DE que tengan factores de riesgo para osteoporosis.
  - o Mujeres > 70 años con múltiples factores de riesgo que presentan suficiente riesgo para iniciar el tratamiento sin pruebas de DMO.
- El consumo adecuado de **calcio y vitamina D se recomienda para todos los pacientes**.
  - o El consumo diario de **calcio** elemental debe ser de por lo menos **1 200 mg**. Los complementos de calcio se pueden obtener en su mayor parte como carbonato o citrato de calcio. Los alimentos con alto contenido de calcio incluyen productos lácteos, sardinas y zumos reforzados.
  - o Todos los adultos deben recibir por lo menos **800 a 1 000 UI de vitamina D** al día. Los alimentos ricos en vitamina D incluyen la leche reforzada, cereales, yemas de huevo e hígado.
- También se recomienda el **ejercicio regular con peso** para todos los pacientes.
- **Prevención de caídas.** La mayoría de las fracturas osteoporóticas implican caídas o traumatismo de bajo impacto. Debe evaluarse si el paciente presenta posibles causas de caídas, como tomar un exceso de medicamentos, problemas neurológicos o de la visión y calzado inadecuado.
- Debe alentarse el dejar de fumar y evitar la ingestión excesiva de alcohol.

Medicamentos

Los agentes farmacológicos para el tratamiento de la osteoporosis se clasifican ya sea como anti-resorción o anabólicos. Los fármacos de cada tipo han demostrado producir una mejoría en la DMO y reducir el riesgo de fracturas.

- **Bisfosfonatos**
  - o **Bisfosfonatos.** Alendronato, risedronato, ibandronato y ácido zoledrónico se usan comúnmente como tratamiento de primera línea en mujeres que no tienen contraindicaciones.
  - o Los bisfosfonatos se unen con fuerza a los cristales de hidroxiapatita en el hueso y son resistentes a la degradación metabólica. **Reducen la capacidad de los osteoclastos para causar resorción del hueso y acelerar la apoptosis de los osteoclastos**.
  - o Los bisfosfonatos orales se usan en dosis semanales (alendronato y risedronato) o mensuales (ibandronato y risedronato). En la práctica clínica, los **efectos secundarios esofágicos** y gástricos son los que se reportan con mayor frecuencia, y los bisfosfonatos orales no deben prescribirse a pacientes con enfermedad esofágica clínicamente significativa.
  - o Los bisfosfonatos intravenosos (ibandronato [cada tres meses] y el ácido zoledrónico [anualmente]) son alternativas que no requieren uso frecuente por parte del paciente. La administración intravenosa de los bisfosfonatos puede causar una **reacción de fase aguda (síntomas parecidos al resfriado)**. Se ha reportado un riesgo aumentado de fibrilación auricular en algunos ensayos de ácido zoledrónico, pero no en otros.
  - o Se han observado dos (raros pero más graves) efectos adversos con los bisfosfonatos: **osteonecrosis mandibular (ONM)** y **fracturas atípicas de fémur (FAF)**.
    - La mayoría de los casos de ONM se han asociado con el uso de bisfosfonatos intravenosos en pacientes con enfermedad ósea metastásica.
    - La incidencia de FAF aumenta con la duración de la exposición al bisfosfonato, aproximadamente 1 por 1000 pacientes-años después de 10 años de exposición.[5]
  - o Los datos de la administración a largo plazo de alendronato y risedronato han demostrado que aportan eficacia y seguridad durante 10 y 7 años, respectivamente.

- o Suspender la terapia después de cinco años o un "descanso farmacológico" de un año o dos puede ser razonable, ya que parece haber beneficio residual para la DMO y las fracturas.
- **Denosumab**
  - o El **denosumab** es un anticuerpo monoclonal humanizado que se une de manera específica a RANKL y bloquea la unión de RANKL con RANK. En consecuencia, reduce la diferenciación de los osteoclastos, lo que produce una reducción en las fracturas. Se administra en dosis de 60 mg subcutánea (SC) cada 6 meses.
  - o A diferencia de los bisfosfonatos, no se depura por vía renal; así, no hay restricción para su uso en enfermedad renal crónica.
  - o También, en contraste con los bisfosfonatos, la interrupción de denosumab provoca pérdida ósea inmediata, y se asocia con un riesgo aumentado de fractura. También se ha demostrado, a través de marcadores de la rotación ósea, que el efecto en la remodelación ósea es reversible al poco tiempo de la suspensión. Deben hacerse consideraciones para una terapia alternativa después de la suspensión.
  - o Como con los bisfosfonatos, se han observado casos raros de FAF y osteonecrosis mandibular con denosumab. Las reacciones cutáneas también son posibles efectos adversos.
- **PTH sintética. Teriparatida** es un producto recombinante de la porción del péptido N-terminal activo de la PTH.
  - o Los efectos esqueléticos de la PTH dependen del patrón de la exposición sistémica. La exposición continua a la PTH (como en el caso de pacientes con hiperparatiroidismo primario) conduce al aumento de la resorción ósea, mientras que la exposición intermitente estimula la formación de hueso.
  - o La teriparatida es un agente farmacológico anabólico que funciona preferencialmente al estimular la actividad de los osteoblastos. Se administra por autoinyección diaria y está aprobado por hasta dos años.
  - o **La mejoría de la DMO que se observa con la teriparatida es mayor que la de otros agentes disponibles para la osteoporosis.** Sin embargo, debido a su costo significativo, la teriparatida serviría mejor para pacientes con osteoporosis grave (es decir, puntuación T por debajo de -3) o en pacientes en donde falla la terapia anti-resorción.
  - o Existe una advertencia acerca del riesgo de osteosarcoma, con base en estudios del uso de altas dosis a largo plazo en roedores. Así que no debe prescribirse para pacientes con enfermedad ósea metastásica y quienes tienen un riesgo aumentado basal de osteosarcoma, como la enfermedad de Paget y terapia de radiación previa que involucra al esqueleto.
  - o **Moduladores de los receptores selectivos de estrógeno (MRSE): El raloxifeno es un MRSE** que muestra efecto proestrógeno en algunos tejidos y antiestrógeno en otros. Los estudios han mostrado que disminuye la tasa de nuevas fracturas vertebrales en 40% a 50% y mejora la DMO en la columna y la cadera. No se ha determinado que tenga un efecto significativo sobre las fracturas de cadera o fracturas totales no vertebrales. El candidato ideal para raloxifeno es una mujer que no pueda tolerar los bisfosfonatos. La dosis típica es de 60 mg vía oral (VO) diarios. El raloxifeno aumenta el riesgo de sufrir un accidente vascular cerebral o una trombosis venosa profunda y embolia pulmonar.
- **Otros**
  - o **Terapia de reemplazo hormonal.** Se ha demostrado que previene la pérdida de hueso, pero no se usa en el tratamiento de la osteoporosis porque existe un **balance desfavorable de los beneficios y riesgos**, especialmente enfermedad cardiovascular y accidentes tromboembólicos.
  - o **Calcitonina.** Es un péptido endógeno que mejora la DMO al inhibir la actividad de osteoclastos. Está disponible tanto en forma SC como intranasal. La evidencia de sus efectos en la osteoporosis es limitada comparada con los agentes ya mencionados. Cabe enfatizar que la calcitonina intranasal **ha demostrado eficacia en el tratamiento del dolor en las fracturas agudas vertebrales por compresión**.
  - o **Ranelato de estroncio.** Es un agente aprobado en Europa, pero no por la FDA. Aumenta la captación de calcio y la formación de hueso, e inhibe la resorción ósea.

o El **romosozumab** es un anticuerpo monoclonal humanizado que se une a la esclerostina, un inhibidor de la actividad osteoblástica derivado de los osteocitos; genera un aumento en la formación de hueso. El medicamento no ha sido aprobado todavía por la FDA, pero los resultados de un ensayo ARCH fundamental mostraron que superó al alendronato.[7]

- **Terapia combinada.** Esta terapia con dos medicamentos anti-resorción no ha mostrado una mayor reducción del riesgo de fractura de la que se obtendría con un solo agente. Iniciar la terapia anti-resorción después de completar la terapia anabólica tiene sentido conceptual, y está especialmente sustentado por los resultados del estudio DATA-Switch;[8] sin embargo, se requieren más estudios para validar esto. Ocurrió pérdida ósea en pacientes que cambiaron de denosumab a teriparatida, lo que ilustra aún más la importancia de la secuencia del tratamiento.

CONSIDERACIONES ESPECIALES

- La **terapia con glucocorticoides** causa la pérdida de hueso a través de un sinnúmero de mecanismos diferentes, incluida la absorción intestinal deficiente de calcio, aumento de la excreción urinaria de calcio, disminución de la formación de hueso, incremento de la resorción ósea a través de la estimulación de la actividad de los osteoclastos por factor estimulante de colonias de macrófagos y supresión de la producción de esteroides endógenos por las gónadas.[9]
- La terapia con glucocorticoides conduce a una pérdida temprana y a veces sorprendente de hueso trabecular, con menos efecto en el hueso cortical.
- El uso de glucocorticoides es responsable de la **forma más común de osteoporosis medicamentosa,** y con frecuencia se ve en pacientes con enfermedades reumáticas.
  o Los glucocorticoides deben prescribirse en la **menor dosis eficaz durante el tiempo más corto posible.**
  o Se considera que los pacientes que reciben glucocorticoides (p. ej., prednisona > 5 mg VO al día) durante > 2 meses presentan alto riesgo de pérdida de hueso excesiva, pero ha habido cierta polémica respecto a la dosis a la que se produce el aumento del riesgo de fracturas.
  o Para diagnosticar y prevenir la osteoporosis inducida por glucocorticoides, **obtenga una valoración inicial de la DMO de la cadera o la columna antes de comenzar cualquier terapia a largo plazo (> 3 meses).**
- Para la osteoporosis inducida por esteroides, los estudios aleatorios controlados demuestran que el carbonato de calcio, en dosis de 1000 mg VO diarios, y la vitamina D, 500 UI VO al día, son una terapia preventiva eficaz para algunos pacientes que reciben prednisona.
- El American College of Rheumatology actualizó, en 2017, pautas para la prevención y tratamiento de la osteoporosis inducida por glucocorticoides.[10]
  o Las mujeres posmenopáusicas y los hombres mayores de 50 años con un historial de toma de esteroides de por lo menos tres meses, fueron clasificaron en grupos de bajo, medio y alto riesgo sobre la base de sus pruebas de FRAX y DMO, y considerando además otros factores de riesgo.
  o Los pacientes de bajo riesgo no requieren más tratamiento y deben ser monitoreados anualmente, y con una DEXA cada 2 o 3 años. Los grupos de medio y alto riesgo deben tomar bisfosfonatos si están recibiendo cualquier dosis de esteroides.
  o Para mujeres premenopáusicas y hombres menores de 50 años, los datos no son suficientes para hacer una recomendación. Deben tenerse en cuenta las circunstancias individuales y la fertilidad en las mujeres.

COMPLICACIONES

- Las posibles consecuencias de la fractura debida a osteoporosis son dolor agudo y crónico, depresión, pérdida de condición física, dependencia y cambios en la apariencia incluidas pérdida de estatura y cifosis.
- Las fracturas están asociadas con una tasa de mortalidad de hasta 20% en mujeres y de 30% en hombres durante el primer año de la fractura, casi siempre debido a comorbilidades. Un 20%

de los pacientes hospitalizados debido a fractura de cadera requieren atención domiciliaria, y 50% de los supervivientes son incapaces de desenvolverse de manera independiente o presentan alguna discapacidad permanente.

VIGILANCIA/SEGUIMIENTO

- El seguimiento de los pacientes incluye la vigilancia en busca de complicaciones, efectos secundarios y respuesta al tratamiento. Es necesaria la valoración continua para detectar factores de riesgo modificables y determinar el riesgo de caídas. Debe hacerse un seguimiento de la estatura para evaluar las fracturas vertebrales asintomáticas.
- **La DMO debe reevaluarse cada 1 o 2 años para medir la respuesta a la terapia.** Las mediciones repetidas realizadas antes de este tiempo son difíciles de interpretar, ya que el cambio esperado en la DMO a lo largo de un periodo breve puede ser semejante a la precisión de la máquina. **Los cambios en la DMO deben ser ≥ 3% para considerarlos significativos.** Es necesario repetir las mediciones en la misma máquina DEXA para permitir la comparación precisa de los resultados. Los pacientes que se evalúan para osteoporosis pero que no están bajo tratamiento deben esperar dos años antes de someterse a la repetición de la prueba de DMO.
- La vigilancia con marcadores del recambio óseo es otra opción. Es posible medir el N-telopéptido (NTX) de orina en ayunas o los enlaces cruzados de colágeno carboxi-terminal (CTX) antes y después de 3 a 6 meses después de iniciar terapia. Una disminución mayor de 50% en la excreción urinaria de NTX o de 30% en la CTX sérica es una prueba de la adhesión y la eficacia del fármaco. Es posible que una reducción de los marcadores menor de esta cantidad no necesariamente indica el fallo del tratamiento, y deben considerarse el incumplimiento del mismo o la malabsorción.[11]

REFERENCIAS

1. Black DM, Rosen CJ. Postmenopausal osteoporosis. *N Engl J Med.* 2016;374:254-262.
2. Wright NC, Looker AC, Saag KG, et al. The recent prevalence of osteoporosis and low bone mass in the United States based on bone mineral density at the femoral neck or lumbar spine. *J Bone Miner Res* 2014;29:2520-2526.
3. Looker AC, Borrud LG, Dawson-Hughes B, et al. Osteoporosis or low bone mass at the femur neck or lumbar spine in older adults: United States, 2005-2008. *NCHS Data Brief.* 2012;1-8.
4. Roux C. Osteoporosis in inflammatory joint diseases. *Osteoporos Int.* 2011;22:421-433.
5. Dell RM, Adams AL, Greene DF, et al. Incidence of atypical nontraumatic diaphyseal fractures of the femur. *JBMR.* 2012;27:2544-2550.
6. Black DM, Schwartz AV, Ensrud KE, et al. Effects of continuing or stopping alendronate after 5 years of treatment: the Fracture Intervention Trial Long Term Extension (FLEX), a randomized trial. *JAMA.* 2006;296:2927-2938.
7. Saag KG, Peterson J, Brandi ML, et al. Romosozumab or alendronate for fracture prevention in women with osteoporosis. *N Engl J Med.* 2017;377:1417-1427.
8. Leder BZ, Tsai JN, Uihlein AV, et al. Denosumab and teriparatide transitions in postmenopausal osteoporosis (the DATA-Switch study): extension of a randomised controlled trial. *Lancet.* 2015;386:1147-1155.
9. Weinstein RS. Clinical practice. Glucocorticoid-induced bone disease. *N Engl J Med.* 2011;365:62-70.
10. Buckley L, Guyatt G, Fink HA, et al. 2017 American College of Rheumatology Guideline for the prevention and treatment of glucocorticoid-induced osteoporosis. *Arthritis Rheumatol.* 2017;69:1521-1537.
11. Naylor K, Eastell R. Bone turnover markers: use in osteoporosis. *Nat Rev Rheumatol.* 2012;8:379-389.

Síndrome de fibromialgia

53

Divya Jayakumar y Amy M. Joseph

PRINCIPIOS GENERALES

Definición

- El síndrome de fibromialgia (SFM) es un síndrome de dolor crónico de etiología desconocida que se caracteriza por presentar procesamiento de dolor aferente central alterado asociado con dolor difuso inexplicable, así como fatiga, discapacidad cognitiva y trastornos del sueño.
- No se considera que este trastorno sea autoinmune o inflamatorio, y hay polémica sobre que se trate de un problema reumatológico. Sin embargo, es un trastorno que atienden los reumatólogos ya que los pacientes se presentan con dolor musculoesquelético.

Epidemiología

- La prevalencia estimada de la fibromialgia es 2%-5%, y la proporción entre mujeres y hombres es de 2:1, con base en los criterios de 2010 del American College of Rheumatology que no requieren un examen de los puntos dolorosos a la palpación.[1]
- El SFM ocurre a cualquier edad.
- Los trastornos psiquiátricos, incluyendo depresión, trastorno por estrés postraumático (TEPT) y trastorno de ansiedad, se observan con una frecuencia significativamente mayor en pacientes con SFM que en la población general.

Fisiopatología

- La fisiopatología de la fibromialgia no se comprende del todo.
- El SFM es un trastorno en el que se **incrementa la respuesta dolorosa**, caracterizada tanto por hiperalgesia –que se define como aumento a la sensibilidad al dolor–, como por alodinia –que es el dolor que se presenta como respuesta a estímulos que no deberían causarlo.
- El SFM puede derivar de trastornos del eje neuroendocrino con **alteraciones subsiguientes en el ánimo, el sueño y la percepción del dolor.**
- No se han identificado trastornos articulares, musculares o del tejido blando en los pacientes con SFM, aunque los padecimientos musculoesqueléticos pueden coexistir con el SFMl.
- Los estudios muestran que los pacientes con frecuencia muestran niveles bajos de serotonina, hormona del crecimiento y cortisol en suero así como concentraciones elevadas de la sustancia P del líquido cefalorraquídeo (LCR). La sustancia P es regulada por la serotonina y puede causar percepción exagerada de los estímulos sensoriales normales.
- Los estudios funcionales con RM han demostrado que los centros de dolor en el cerebro de los pacientes con SFM se activan por estímulos de bajo nivel y muestran campos receptivos expandidos para la percepción del dolor central de una manera muy semejante a la que reaccionan pacientes que cursan con otros trastornos de dolor crónico.
- Los pacientes con SFM tienen alteraciones del sueño, con disminución de su eficacia, aumento del número de despertares y disminución del sueño profundo, lo cual conduce a un sueño no restaurador y a somnolencia durante el día. No se sabe si el dolor altera el sueño o el sueño alterado causa el dolor, o ambas cosas.[3]

Trastornos asociados

- Los pacientes con SFM a menudo cursan con otros padecimientos basados en los síntomas, como síndrome del colon irritable, migraña, cefaleas, cistitis intersticial/síndrome de dolor en la vejiga, síndrome de fatiga crónica y síndrome temporomandibular.
- La fibromialgia primaria ocurre sola, mientras que la secundaria quizá coexista con otros trastornos y enfermedades. Los pacientes con trastornos reumatológicos, como artritis reumatoide

(AR), síndrome de Sjögren (SS) y lupus eritematoso sistémico (LES), tienen SFM concomitante en una prevalencia más alta que en la población general.

DIAGNÓSTICO

Cuadro clínico

- **La característica fundamental del SFM es el dolor musculoesquelético difuso**, que es descrito con frecuencia como ardor o sensación de hormigueo o de mordisqueo. El dolor puede localizarse en el cuello, la espalda, el tórax o las extremidades. Casi siempre los pacientes presentan dolor en ambos lados del cuerpo, y tanto por arriba como por debajo de la cintura.
- Asimismo, pueden quejarse de **rigidez matutina, fatiga, alteraciones del sueño o cefaleas**. Los síntomas de dolor y fatiga empeoran con la inactividad, pero también después de actividades aparentemente menores.
- **La exploración física es normal con excepción de la presencia de sensibilidad.** Es importante llevar a cabo una exploración articular completa para buscar sinovitis, para evitar pasar por alto una artritis inflamatoria concomitante.

Criterios diagnósticos

El American College of Rheumatology publicó criterios preliminares para diagnosticar y valorar la gravedad de los síntomas del SFM en 2010,[4] los cuales se resumen en la tabla 53-1.

Diagnóstico diferencial

Otros diagnósticos a considerar incluyen hipotiroidismo, miopatías inducidas por fármacos (p. ej., un inhibidor inducido de 3-hidroxi-3-metilglutaril-coenzima A reductasa [HMGCR]), polimialgia reumática, síndrome de dolor miofascial, enfermedad de Lyme, ciática, esclerosis múltiple, miopatía metabólica, depresión, síndrome de la articulación temporomandibular, apnea del sueño y trastornos reumatológicos (p. ej., AR, LES, síndrome de Sjögren, espondilitis anquilosante [EA]).

Pruebas diagnósticas

- El diagnóstico del SFM se realiza clínicamente.
- Las pruebas de laboratorio y los estudios radiológicos con frecuencia no revelan nada, pero son útiles para excluir otras enfermedades.
- Lleve a cabo un historial cuidadoso del sueño y considere realizar **estudios sobre el sueño**, sobre todo en pacientes obesos y en varones con fibromialgia.
- **Evalúe a los pacientes para detectar depresión coexistente**, la cual comúnmente ocurre en sujetos con dolor crónico sin importar el origen.

Pruebas de laboratorio
- Las pruebas iniciales deben incluir un hemograma completo y velocidad de sedimentación globular, química sanguínea estándar, creatina fosfocinasa y estudios de función tiroidea.
- Debido al número de falsos positivos, reserve las pruebas de factor reumatoide (FR), anticuerpos antinucleares (AAN) y anticuerpos de Lyme para aquellos pacientes con sospecha clínica elevada con base en la historia y la explotación física.

Imagenología
Pueden realizarse estudios radiológicos para pacientes con evidencia de artritis o radiculopatía.

TRATAMIENTO

Cuando se ajuste un plan de tratamiento para un paciente concreto, deben incluirse terapias farmacológicas y no farmacológicas.

TABLA 53-1	CRITERIOS DE DIAGNÓSTICO DEL AMERICAN COLLEGE OF RHEUMATOLOGY PARA LA FIBROMIALGIA DE 2010

Un paciente satisface los criterios de diagnóstico para fibromialgia si se cumplen las tres condiciones siguientes:

- Índice de dolor generalizado (IDG) ≥ 7 y puntuación en la escala de gravedad de los síntomas (GS) ≥ 5 o IDG de 3 a 6 y puntuación en la escala GS ≥ 9
- Los síntomas deben haber estado presentes a un nivel semejante por lo menos durante tres meses
- El paciente no tiene un trastorno que explique de otra forma el dolor

IDG. Cuantifique el número de zonas en las cuales el paciente haya tenido dolor en la última semana. La puntuación será de entre 0 y 19

Cintura escapular izquierda	Cadera (glúteo, trocánter) izquierda	Mandíbula, izquierda	Parte superior de la espalda
Cintura escapular derecha	Cadera (glúteo, trocánter) derecha	Mandíbula, derecha	Parte inferior de la espalda
Brazo izquierdo	Muslo izquierdo	Tórax	Cuello
Brazo derecho	Muslo derecho	Abdomen	
Antebrazo izquierdo	Pantorrilla izquierda		
Antebrazo derecho	Pantorrilla derecha		

Puntuación de la escala GS. La suma de la gravedad de los tres síntomas (fatiga, despertar cansado, síntomas cognitivos) más la extensión (gravedad) de los síntomas somáticos en general. La puntuación final estará entre 0 y 12

Por cada uno de los tres síntomas siguientes, indique el nivel de gravedad en la última semana mediante la escala que aparece a continuación:

Fatiga	0 = ningún problema
Despertar cansado	1 = problemas ligeros o leves, por lo general ligeros o intermitentes
Síntomas cognitivos	2 = problemas moderados, considerables, con frecuencia presentes y a nivel moderado o ambas cosas
	3 = problemas graves, persistentes, continuos, que alteran la calidad de vida

Considerando los síntomas somáticos en general, indique si el paciente tiene:[a]

0 = ningún síntoma
1 = pocos síntomas
2 = un número moderado de síntomas
3 = una gran cantidad de síntomas

---

[a] Síntomas somáticos a considerar: fatiga, debilidad/dolor muscular, síndrome del colon irritable, cólicos/dolor abdominales, náuseas, vómito, estreñimiento, diarrea, boca seca, acidez, úlceras orales, pérdida de/cambios en el gusto, pérdida de apetito, problemas para pensar, problemas de memoria, cefaleas, adormecimiento/hormigueo, mareos, visión borrosa, problemas del oído, tinnitus, convulsiones, insomnio, depresión, nerviosismo, falta de aire, sibilancia, dolor en tórax, frecuencia urinaria, disuria y espasmos en vejiga, comezón, fenómeno de Raynaud, urticaria, ojos secos, eccema, sensibilidad al sol, se le forman hematomas con facilidad, pérdida del cabello.

Adaptada de Wolfe F, Clauw DJ, Fitzcharles M, et al. The American College of Rheumatology preliminary diagnostic criteria for fibromyalgia and measurement of symptom severity. *Arth Care Res.* 2010;62:600-610.

Terapias no farmacológicas

- Existe abundante evidencia que apoya el uso del ejercicio y la terapia cognitiva conductual (TCC) en el tratamiento del SFM.[5]

- o La actividad física ayuda a mantener la función en los pacientes. La actividad aeróbica (p. ej., natación, aeróbicos acuáticos, ciclismo, caminata ligera) debe llevarse a cabo por lo menos durante 20 min diarios, con intensidad moderada; esto puede dividirse en dos periodos de 10 min. Los largos intervalos entre las sesiones de ejercicio quizá requieran que el paciente vuelva a comenzar su régimen de ejercicios. El entrenamiento de fuerza debe realizarse 2 o 3 veces por semana con 8 a 12 repeticiones de cada ejercicio.
- o La terapia conductual, la TCC y la biorretroalimentación combinada con relajación y terapia del movimiento han demostrado ser eficaces.
- o Algunos pacientes encuentran alivio en el tai chi y yoga. La acupuntura y la balneoterapia también pueden ser beneficiosas.
- El tratamiento de los trastornos del sueño, incluyendo educación acerca de los principios de higiene del sueño, es importante en el SFM.
- Los trastornos psiquiátricos como depresión, TEPT y trastorno de ansiedad pueden amplificar la percepción del dolor en el SFM, y deben ser tratados.
- La instrucción al paciente es un componente importante de la terapia para el SFM. Los pacientes a menudo se sienten reconfortados de saber que el dolor del SFM no significa que haya un daño tisular, sino que probablemente viene de un trastorno en las señales de procesamiento del dolor al cerebro. También hay grupos de apoyo disponibles para estas personas.
- Establecer una relación estrecha con el médico, con consultas frecuentes, comúnmente ayuda al paciente a manejar su enfermedad.

Medicamentos

- Las terapias farmacológicas con eficacia comprobada incluyen antidepresivos, antiepilépticos y analgésicos.
- Se ha comprobado que los antidepresivos, incluidos los tricíclicos (ATC), los inhibidores de la monoaminooxidasa (IMAO), los inhibidores selectivos de la recaptación de serotonina (ISRS) y los inhibidores de la recaptación de serotonina y noradrenalina (IRSN) son eficaces para reducir los síntomas de fibromialgia.[6]
- La FDA aprobó dos antidepresivos IRSN, **duloxetina y milnaciprán,** para el SFM. Controlan el dolor y los trastornos del sueño del SFM, pero se considera que esto es independiente de su efecto sobre el estado de ánimo.[7,8]
  - o La duloxetina por lo general se administra primero con 30 mg diarios y se aumenta a 60 mg diarios.
  - o El milnaciprán se comienza a 12.5 mg diarios y se ajusta despacio hasta 50 mg dos veces al día (máximo 200 mg diarios).
- El IRSN venlafaxina es otra opción que beneficia a algunos pacientes. Se ha observado que los IMAO y los ISRS disminuyen el dolor en pacientes con SMF.
- Se han estudiado medicamentos antiepilépticos como la **pregabalina** y la **gabapentina** para fibromialgia, y la FDA aprobó la pregabalina para el tratamiento de SFM después de que se demostró que reducía significativamente el dolor y la fatiga, y mejoraba el sueño y la calidad de vida relacionada con la salud.[9,10]
  - o La administración de pregabalina se inicia con 150 mg diarios y se ajusta hasta 300 a 450 mg/día en dosis divididas.
  - o La gabapentina se dosifica en 300 a 2400 mg diarios en dosis divididas.
- Los **medicamentos para los patrones del sueño,** que facilitan el sueño de etapa 4 y proporcionan efectos analgésicos, incluyen ATC como amitriptilina, que por lo general se administra en dosis de 10-50 mg vía oral una vez al día al acostarse. Amitriptilina ha mostrado reducir el dolor, las alteraciones del sueño y la fatiga en pacientes con SFM.[11]
- El relajante muscular de acción central **ciclobenzaprina** ha mostrado ser beneficioso en el SFM (valoración global, sueño y dolor). Por lo general se administran de 10-20 mg diarios en dosis divididas.[12] El mecanismo real de acción de este fármaco no está claro, pero su estructura se relaciona con la de los ATC y la ciproheptadina.
- Los estudios han mostrado mejoría en el dolor y el estado de ánimo con bajas dosis de naltrexona en 30% de los pacientes.[13]

- Los analgésicos no suelen ser benéficos en el SFM:
  - o Sin embargo, existe cierta evidencia de que tramadol puede ser efectivo en dosis de 50-400 mg diarios.[14,15]
  - o Los agentes tópicos (p. ej., crema de capsaicina y lidocaína tópica) pueden usarse como terapias adyuvantes.
  - o **Los opiáceos no deben prescribirse para el SFM** porque los pacientes con SFM tienen peores desenlaces con los opioides que sin ellos.[13]

REFERENCIAS

1. Wolfe F, Ross K, Anderson J, et al. The prevalence and characteristics of fibromyalgia in the general population. *Arthritis Rheum.* 1995;38(1):19-28.
2. Gracely RH, Petzke F, Wolf JM, et al. Functional magnetic resonance imaging evidence of augmented pain processing in fibromyalgia. *Arthritis Rheum.* 2002;46(5):1333-1343.
3. Abad VC, Sarinas PS, Guilleminault C. Sleep and rheumatologic disorders. *Sleep Med Rev.* 2008;12(3):211-228.
4. Wolfe F, Clauw DJ, Fitzcharles MA, et al. The American College of Rheumatology preliminary diagnostic criteria for fibromyalgia and measurement of symptom severity. *Arthritis Care Res (Hoboken).* 2010;62(5):600-610.
5. Busch AJ, Barber KA, Overend TJ, et al. Exercise for treating fibromyalgia syndrome. *Cochrane Database Syst Rev.* 2007;(4):Cd003786.
6. Hauser W, Bernardy K, Uceyler N, et al. Treatment of fibromyalgia syndrome with antidepressants: a meta-analysis. *JAMA.* 2009;301(2):198-209.
7. Mease PJ, Clauw DJ, Gendreau RM, et al. The efficacy and safety of milnacipran for treatment of fibromyalgia. a randomized, double-blind, placebo-controlled trial. *J Rheumatol.* 2009;36(2):398-409.
8. Mease PJ, Russell IJ, Arnold LM, et al. A randomized, double-blind, placebo-controlled, phase III trial of pregabalin in the treatment of patients with fibromyalgia. *J Rheumatol.* 2008;35(3):502-514.
9. Arnold LM, Goldenberg DL, Stanford SB, et al. Gabapentin in the treatment of fibromyalgia: a randomized, double-blind, placebo-controlled, multicenter trial. *Arthritis Rheum.* 2007;56(4):1336-1344.
10. Russell IJ, Crofford LJ, Leon T, et al. The effects of pregabalin on sleep disturbance symptoms among individuals with fibromyalgia syndrome. *Sleep Med.* 2009;10(6):604-610.
11. Hauser W, Petzke F, Uceyler N, et al. Comparative efficacy and acceptability of amitriptyline, duloxetine and milnacipran in fibromyalgia syndrome: a systematic review with meta-analysis. *Rheumatology (Oxford).* 2011;50(3):532-543.
12. Harris RE, Clauw DJ, Scott DJ, et al. Decreased central mu-opioid receptor availability in fibromyalgia. *J Neurosci.* 2007;27(37):10000-10006.
13. Younger J, Noor N, McCue R, et al. Low-dose naltrexone for the treatment of fibromyalgia: findings of a small, randomized, double-blind, placebo-controlled, counterbalanced, crossover trial assessing daily pain levels. *Arthritis Rheum.* 2013;65(2):529-538.
14. Tofferi JK, Jackson JL, O'Malley PG. Treatment of fibromyalgia with cyclobenzaprine: a meta-analysis. *Arthritis Rheum.* 2004;51(1):9-13.
15. Bennett RM, Kamin M, Karim R, et al. Tramadol and acetaminophen combination tablets in the treatment of fibromyalgia pain: a double-blind, randomized, placebo-controlled study. *Am J Med.* 2003;114(7):537-545.

Tecnologías de vanguardia en reumatología

54

Michael A. Paley y Wayne M. Yokoyama

MANIPULACIÓN GENÉTICA

La manipulación científica del genoma ha evolucionado de una mutagénesis aleatoria a eliminación dirigida o inserción del material genético deseado, lo que permite un análisis detallado de los fenotipos atribuibles al genoma alterado.

Recombinación homóloga

* La eliminación o inserción de material genético en animales de laboratorio se basó al principio en el proceso de recombinación homóloga en las células madre embrionarias de ratones, un desarrollo que fue galardonado con el Premio Nobel en Fisiología o Medicina (2007).[1]
* Aunque efectivo y específico, este proceso es arduo e ineficiente.
* *Knocking out* (inactivar) al gen de interés con recombinación homóloga podría requerir más de 12 meses de clonación, cultivos celulares, fertilización *in vitro* y monitoreo para generar una cepa de ratón específica.

Repeticiones palindrómicas cortas, agrupadas y regularmente interespaciadas (CRISPR)

* La más reciente revolución de la ingeniería genética se basa en **CRISPR** (Clustered Regularly Interspaced Short Palindromic Repeats) y en las **nucleasas Cas**, como Cas9.[2,3]
* Cas9 es dirigida mediante secuencias ARN guía para alterar selectivamente objetivos de ADN genómico con base en homología de secuencia.
* La nucleasa Cas9 y el ARN guía pueden ser introducidos directamente en células eucariotas, incluyendo el óvulo fertilizado.[4] Esto permite el desarrollo de nuevos embriones genéticamente alterados, sin necesidad de desarrollar células madre embrionarias. Al dirigirse en forma serial a los ratones y su progenie, esta estrategia también permite generar nuevas cepas mutantes que transportan múltiples mutaciones.
* Este proceso es **altamente específico**, y los efectos fuera de objetivo fluctúan de 1% a 0.01%.[5,6]
* Dado que la mutagénesis ocurre directamente en el embrión, el tiempo para desarrollar una nueva cepa de ratones con genes objetivo ha **disminuido a 6 semanas**, lo que hace más expedita la prueba de nuevas hipótesis *in vivo* y acelera el ritmo del avance científico.[7]

Knock Out o Knock In

* La nucleasa Cas9 crea una ruptura de ADN en el gen objetivo, lo que a menudo lleva a una mutación por desplazamiento del marco de lectura durante la reparación del ADN, *knocking out* (inactivando) al gen objetivo.
* Mutaciones genéticas que causan enfermedad u otro material genético pueden introducirse en los constructos de ADN para lograr mutaciones *knock-in* (activadas). Las secuencias de ADN del donador se incorporan en el ADN genómico en el sitio de la ruptura del ADN.

Represión/activación

Los investigadores han retirado la actividad enzimática de la proteína Cas9 y agregado ya sea activadores o represores transcripcionales para activar o reprimir de forma específica genes objetivo, respectivamente.

MEDICIONES BASADAS EN CITOMETRÍA: CITOMETRÍA DE MASAS

La citometría de flujo ha ayudado a formar los cimientos del entendimiento actual de la inmunología y de las enfermedades inflamatorias o autoinmunes.

Citometría de flujo tradicional

- Desarrollada en la década de 1960-1969.[8]
- Las células se etiquetan con tintes fluorescentes y después se pasan a través de láseres que hacen fluorescer a las etiquetas
- El método más común de etiquetar a las células es a través de anticuerpos monoclonales específicos dirigidos a una única molécula.
- Al medir el número de fotones emitidos por cada célula, puede cuantificarse la abundancia relativa de la molécula objetivo.
- Es posible determinar múltiples parámetros para cada célula usando fluorocromos de distintos colores y sus dispositivos ópticos asociados (p. ej., láseres, espejos, filtros y detectores).
- El citómetro emplea fluídicos o acústicos avanzados para pasar las células en una sola corriente en frente del haz láser a un ritmo de miles a decenas de miles de células por segundo, con lo que permite un análisis de alto rendimiento al nivel de la célula única.
- Sin embargo, una limitación importante de esta técnica es que la superposición espectral de distintas etiquetas fluorescentes provoca que un tinte se derrame en el detector de otro tinte, lo que limita el número de parámetros en un experimento individual.
- Una segunda limitación es una "autofluorescencia" basal, en donde las células excitadas por el láser fluorescen aun cuando no estén etiquetadas, lo que aumenta el contexto del fondo y la posible confusión.

Citometría de masas: citometría por tiempo de vuelo

La citometría por tiempo de vuelo (CyTOF) mide las células etiquetadas con etiquetas de metales pesados en vez de tintes fluorescentes, por citometría de flujo de alto rendimiento.[9]

Ventajas de CyTOF
- La CyTOF aumenta notablemente el número de parámetros por célula evaluada por encima de la citometría de flujo tradicional.
- Al usar etiquetas de metales pesados que no se encuentran naturalmente en materiales orgánicos, la CyTOF no resulta afectada por las señales de fondo.
- Existe un mínimo de "superposición espectral" entre canales comparada con la citometría de flujo tradicional.
- El poder de medir tantos parámetros a la vez ha llevado al descubrimiento de nuevos mecanismos patogénicos en la enfermedad reumatológica.

Ejemplos de descubrimientos reumatológicos basados en CyTOF
- CyTOF demostró las similitudes entre la artritis viral y la artritis reumatoide.[10]
- CyTOF permitió la identificación de un nuevo tipo de linfocitos T ayudantes CD4 en pacientes con artritis reumatoide seropositivos.[11] Estos linfocitos T CD4 interactúan directamente con las células B de la sinovial, lo que promueve respuestas adaptativas de las células B que antes se creía que ocurrían principalmente en el nódulo esplénico o linfático.
- CyTOF se ha usado para identificar la producción aberrante de citocinas proinflamatorias en la sinovial de pacientes con espondiloartritis.[12]

MEDICIONES DE LA EXPRESIÓN DEL ARN: SECUENCIACIÓN UNICELULAR DEL ARN

- La capacidad de medir la expresión de cada gen en el genoma entero ha conducido a un nuevo entendimiento en términos de regulación genética, desarrollo de células inmunes y autoinmunidad.

- El **análisis de micromatrices (*microarray*)** se logra mediante la transcripción inversa del ARN mensajero en un catálogo de ADN complementario (ADNc) que después se hibridiza en un biochip que contiene reactivos para cada gen de interés.
- La **secuenciación de ARN** usa secuenciadores de alto rendimiento de próxima generación para secuenciar directamente el catálogo de ADNc.
- Ambas técnicas usan grandes grupos de células que promedian la expresión de cada gen en toda la población.
- Por el proceso de agrupación se pierde el comportamiento celular raro, las poblaciones pequeñas y la variación de célula a célula en la expresión génica.

Secuenciación unicelular del ARN

- La secuenciación unicelular del ARN (scARNseq) ha provisto una oportunidad para la rápida acumulación de descubrimientos científicos.[13]
- scARNseq utiliza la clasificación de células o los microfluidos para aislar una sola célula en un solo pozo o cámara, o en una microgotita de agua dentro de una inmersión de aceite.[14,15]
- Dentro de la cámara o gotícula, la célula es quebrada, y el ARN se expone a reactivos para la síntesis del ADNc.
- Cada gotícula o cámara tiene un código de barras único, lo que permite la secuenciación y discriminación de alto rendimiento de cada célula.
- Los productos comerciales de scARNseq permiten el procesamiento de alto rendimiento de miles de células, creando millones de puntos de datos para una sola muestra.

Ventajas de scARNseq

- La scARNseq facilita el descubrimiento de **tipos de célula raros** dentro de un grupo mucho más grande y heterogéneo, aun en ausencia de etiquetas o marcadores previamente identificados para ellas.
- La scARNseq permite el análisis de la expresión genética de células únicas en una **población celular mixta**, en vez de usar métodos más antiguos que requerirían aislar la célula de interés antes del análisis de la expresión del ARNm.
- Los estudios transduccionales ya no tienen qué elegir qué tipo de célula se cree de importancia en la patología de una enfermedad, sino que pueden identificar los casos y controles apropiados y permitir que la biología y la bioinformática identifiquen los procesos importantes.
- Instrumentos microfluídicos de gotículas de bajo costo impresos en 3D podrán llevar el perfil del transcriptoma unicelular al entorno clínico.[16]

MUESTREO DE TEJIDOS: BIOPSIAS SINOVIALES

- Con algunas excepciones, la comprensión actual de la enfermedad reumatológica humana se ha basado en gran parte en el análisis de las células inmunes que circulan en la sangre. Sin embargo, estas células quizá no reflejen por completo los cambios patológicos en el sitio de inflamación y destrucción tisular.
- La lesión específica de un tejido quizá sea más relevante para comprender el proceso de la enfermedad, que puede afectar la toma de decisiones médicas.
- Así, ha surgido un renovado interés en las biopsias sinoviales.

Técnica

- Las **biopsias artroscópicas** utilizan un artroscopio para visualizar directamente la sinovial para la biopsia. Esta técnica suele realizarse ya sea en un quirófano o en un cubículo de procedimientos y requiere irrigación de la articulación para lograr una adecuada visualización. La anestesia local quizá sea suficiente; sin embargo, a menudo se necesita sedación;[17] dicha técnica se limita a las grandes articulaciones.
- Las **biopsias guiadas por ecografía** utilizan ultrasonografía para visualizar la colocación de la aguja de biopsia.

- La **biopsia con aguja a ciegas** utiliza puntos de referencia anatómicos para obtener tejido sinovial apropiado. Es una técnica menos confiable para obtener una muestra del tejido sinovial en comparación con las biopsias artroscópicas o guiadas por ecografía.[18]
- Tanto las biopsias guiadas por ecografía y con aguja a ciegas se pueden realizar de forma ambulatoria. La anestesia local es suficiente y con frecuencia no se requiere sedación. Es una técnica menos invasiva que la artroscopia y es adecuada para obtener muestras de articulaciones grandes y pequeñas.[18,19]

Medicina personalizada

- Actualmente hay pocos datos clínicos o de laboratorio que ayuden a los reumatólogos a elegir fármacos antirreumáticos modificadores de la enfermedad (ARME) dirigidos o convencionales.
- Las actuales terapias dirigidas pueden ser efectivas solamente en una fracción de pacientes, dependiendo de la enfermedad reumatológica, como la artritis reumatoide.[20]
- La integración de puntuaciones histológicas y la secuenciación del ARN han revelado tres subtipos distintos de inflamación sinovial.[21]
- El muestreo de tejidos como las biopsias sinoviales brinda oportunidades de personalizar las elecciones de tratamiento para los pacientes individuales y mejorar así los resultados.[20–22]

REFERENCIAS

1. The Nobel Prize in Physiology or Medicine 2007. NobelPrize.org. https://www.nobelprize.org/prizes/medicine/2007/summary/. Accessed October 11, 2019.
2. Hsu PD, Lander ES, Zhang F. Development and applications of CRISPR-Cas9 for genome engineering. *Cell.* 2014;157(6):1262-1278.
3. Adli M. The CRISPR tool kit for genome editing and beyond. *Nat Commun.* 2018;9(1):1911.
4. Parikh BA, Beckman DL, Patel SJ, et al. Detailed phenotypic and molecular analyses of genetically modified mice generated by CRISPR-Cas9-mediated editing. *PLoS One.* 2015;10(1):e0116484.
5. Gori JL, Hsu PD, Maeder ML, et al. Delivery and specificity of CRISPR-Cas9 genome editing technologies for human gene therapy. *Hum Gene Ther.* 2015;26(7):443-451.
6. Tycko J, Barrera LA, Huston NC, et al. Pairwise library screen systematically interrogates Staphylococcus aureus Cas9 specificity in human cells. *Nat Commun.* 2018;9(1):2962.
7. Shalem O, Sanjana NE, Zhang F. High-throughput functional genomics using CRISPR-Cas9. *Nat Rev Genet.* 2015;16(5):299-311.
8. Picot J, Guerin CL, Le Van Kim C, et al. Flow cytometry: retrospective, fundamentals and recent instrumentation. *Cytotechnology.* 2012;64(2):109-130.
9. Spitzer MH, Nolan GP. Mass cytometry: single cells, many features. *Cell.* 2016;165(4):780-791.
10. Miner JJ, Aw-Yeang HX, Fox JM, et al. Chikungunya viral arthritis in the United States: a mimic of seronegative rheumatoid arthritis. *Arthritis Rheumatol.* 2015;67(5):1214-1220.
11. Rao DA, Gurish MF, Marshall JL, et al. Pathologically expanded peripheral T helper cell subset drives B cells in rheumatoid arthritis. *Nature.* 2017;542(7639):110-114.
12. Al-Mossawi MH, Chen L, Fang H, et al. Unique transcriptome signatures and GM-CSF expression in lymphocytes from patients with spondyloarthritis. Nat Commun. 2017;8(1):1510.
13. Stubbington MJT, Rozenblatt-Rosen O, Regev A, et al. Single-cell transcriptomics to explore the immune system in health and disease. *Science.* 2017;358(6359):58-63.
14. Kolodziejczyk AA, Kim JK, Svensson V, et al. The technology and biology of single-cell RNA sequencing. *Mol Cell.* 2015;58(4):610-620.
15. Baran-Gale J, Chandra T, Kirschner K. Experimental design for single-cell RNA sequencing. *Brief Funct Genomics.* 2018;17(4):233-239.
16. Stephenson W, Donlin LT, Butler A, et al. Single-cell RNA-seq of rheumatoid arthritis synovial tissue using low-cost microfluidic instrumentation. *Nat Commun.* 2018;9(1):791.
17. Kane D, Veale DJ, FitzGerald O, et al. Survey of arthroscopy performed by rheumatologists. *Rheumatology (Oxford).* 2002;41(2):210-215.
18. Humby F, Romao VC, Manzo A, et al. A multicenter retrospective analysis evaluating performance of synovial biopsy techniques in patients with inflammatory arthritis: arthroscopic versus ultrasound-guided versus blind needle biopsy. *Arthritis Rheumatol.* 2018;70(5):702-710.

19. Kelly S, Humby F, Filer A, et al. Ultrasound-guided synovial biopsy: a safe, well-tolerated and reliable technique for obtaining high-quality synovial tissue from both large and small joints in early arthritis patients. *Ann Rheum Dis.* 2015;74(3):611-617.

20. Romao VC, Vital EM, Fonseca JE, et al. Right drug, right patient, right time: aspiration or future promise for biologics in rheumatoid arthritis? *Arthritis Res Ther.* 2017;19(1):239.

21. Orange DE, Agius P, DiCarlo EF, et al. Identification of three rheumatoid arthritis disease subtypes by machine learning integration of synovial histologic features and RNA sequencing data. *Arthritis Rheumatol.* 2018;70(5):690-701.

22. Mandelin AM, II, Homan PJ, Shaffer AM, et al. Transcriptional profiling of synovial macrophages using minimally invasive ultrasound-guided synovial biopsies in rheumatoid arthritis. *Arthritis Rheumatol.* 2018;70(6):841-854.

Índice alfabético de materias

Nota: Los números de página en **negritas** indican tabla, los números de página en *cursivas* indican figura.

D